儿科用药手册

主 编 王大庆 李 中

副主编 李 悦 李 昕 张 宁 田晓丽

编 委（按姓氏笔画排序）

王 萍 王大庆 石志华 卢金森 田晓丽 朱慧婷

庄兰春 刘 阳 刘天一 李 中 李 丹 李 良

李 昕 李 悦 李廷昱 李婧华 李璐娟 吴 越

辛 彬 张 宁 张 奇 莫小兰 徐晓琳 董得时

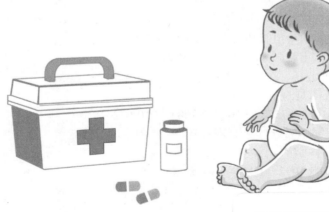

人民卫生出版社

·北 京·

图书在版编目（CIP）数据

儿科用药手册 / 王大庆，李中主编 . -- 北京 ：人民卫生出版社，2024. 11. -- ISBN 978-7-117-36805-6

Ⅰ . R720.5-62

中国国家版本馆 CIP 数据核字第 2024TG3777 号

| 人卫智网 | www.ipmph.com | 医学教育、学术、考试、健康，购书智慧智能综合服务平台 |
| 人卫官网 | www.pmph.com | 人卫官方资讯发布平台 |

儿科用药手册

Erke Yongyao Shouce

主　　编：王大庆　李　中

出版发行：人民卫生出版社（中继线 010-59780011）

地　　址：北京市朝阳区潘家园南里 19 号

邮　　编：100021

E - mail：pmph @ pmph.com

购书热线：010-59787592　010-59787584　010-65264830

印　　刷：三河市君旺印务有限公司

经　　销：新华书店

开　　本：787 × 1092　1/16　印张：43

字　　数：1073 千字

版　　次：2024 年 11 月第 1 版

印　　次：2024 年 11 月第 1 次印刷

标准书号：ISBN 978-7-117-36805-6

定　　价：129.00 元

打击盗版举报电话：010-59787491　E-mail：WQ @ pmph.com

质量问题联系电话：010-59787234　E-mail：zhiliang @ pmph.com

数字融合服务电话：4001118166　E-mail：zengzhi @ pmph.com

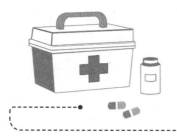

前　言

　　合理用药是药学工作永恒的主题,也是一个颇为复杂的难题,药物的相互作用、配伍禁忌及储存方法都对治疗效果有着极为显著的影响。患者自身的状况对于药物作用的发挥也起着至关重要的作用。儿童由于其在生理和伦理方面的特殊性,一般不宜参加临床试验,因而儿童用药数据缺乏。将儿童自身的生理特征与药物的理化性质相结合,安全合理地用对药、用好药,需要扎实的理论基础和丰富的临床经验。

　　药师是公众用药安全的"守门人",对百姓的合理用药有着重要的责任。我们组织了长年从事一线工作的经验丰富的医生与临床药师团队编写本书,以临床工作中遇到的实际困难和问题为导向,参考国内外知名药学专著以及高质量循证证据,用循证药学的思维来解答临床用药问题。本书翔实地介绍了儿科临床常用药物的用法用量,参考国内外指南、处方集等高等级循证依据补充了不同适应证下的标签外用法、注意事项、相互作用、配伍禁忌等内容,方便医务工作者根据临床实际情况遴选药物并正确应用。为便于读者查阅,本书用法用量分为"新生儿"和"儿童及青少年"两部分。参考《儿科学》(第9版)的儿童年龄分期,新生儿指自胎儿娩出脐带结扎时开始至28日,对于早产儿通过校正胎龄推荐给药剂量及间隔。儿童指29日龄至12周岁,其中婴儿指29日龄至1周岁、幼儿指自1周岁至3周岁,青少年指12周岁至18周岁。

　　编写单位包括首都医科大学附属北京儿童医院、上海复旦大学附属金山医院、广州市妇女儿童医疗中心、江西省儿童医院、长沙市第三医院、沈阳市儿童医院以及大连市妇女儿童医疗中心(集团)的权威儿科医学、药学专家,确保了本书内容的实用性和准确性。

　　我们很希望借助本书把我们多年积累的宝贵经验推广出去,这是我们所有参与本书编写的儿科医药人的夙愿。希望本书能成为医务人员在临床工作中的实用参考书和合理用药的好帮手。由于作者水平有限,书中难免出现纰漏和错误,如果广大读者对书中内容有疑问或者不同见解,欢迎与我们沟通,电子邮箱:dlety@163.com。我们愿以书为媒,广交各位同道,共同提高儿科合理用药水平。

编者团队

2024 年 8 月

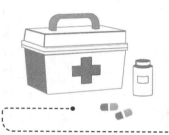

目　录

第一章　抗感染药物 …………… 1

第一节　抗细菌药 ……………… 1

青霉素 ………………………………… 1

氨苄西林 ……………………………… 5

阿莫西林 ……………………………… 8

阿莫西林克拉维酸钾 ……………… 11

美洛西林 …………………………… 15

美洛西林钠舒巴坦钠 ……………… 17

哌拉西林钠他唑巴坦钠 …………… 19

头孢唑林 …………………………… 23

头孢替唑 …………………………… 26

头孢羟氨苄 ………………………… 29

头孢硫脒 …………………………… 30

头孢克洛 …………………………… 32

头孢呋辛 …………………………… 35

头孢替安 …………………………… 38

头孢美唑 …………………………… 40

头孢哌酮 …………………………… 42

头孢哌酮钠舒巴坦钠 ……………… 46

头孢曲松 …………………………… 49

头孢他啶 …………………………… 54

头孢克肟 …………………………… 58

头孢泊肟酯 ………………………… 60

头孢地尼 …………………………… 62

头孢吡肟 …………………………… 65

亚胺培南西司他丁钠 ……………… 69

美罗培南 …………………………… 72

庆大霉素 …………………………… 75

阿米卡星 …………………………… 81

奈替米星 …………………………… 86

红霉素 ……………………………… 89

罗红霉素 …………………………… 92

乙酰吉他霉素 ……………………… 94

阿奇霉素 …………………………… 95

克林霉素 …………………………… 99

万古霉素 …………………………… 103

利奈唑胺 …………………………… 108

夫西地酸 …………………………… 112

呋喃妥因 …………………………… 114

甲硝唑 ……………………………… 116

奥硝唑 ……………………………… 120

磷霉素 ……………………………… 122

磷霉素钙 …………………………… 123

氯霉素 ……………………………… 125

小檗碱 ……………………………… 127

第二节　抗真菌药 …………… 129

制霉菌素 …………………………… 129

氟康唑 ……………………………… 130

伏立康唑 …………………………… 135

卡泊芬净 …………………………… 142

米卡芬净 …………………………… 145

两性霉素 B ………………………… 148

第三节　抗病毒药 …………… 150

利巴韦林 …………………………… 150

奥司他韦 …………………………… 153

阿昔洛韦 …………………………… 156

更昔洛韦 …………………………… 160

第二章　抗感冒药 …………… 165

复方氨酚甲麻 ……………………… 165

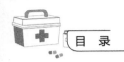

愈酚甲麻那敏 ·········· 167
氨酚麻美 ·········· 168
氨酚黄那敏 ·········· 170
氨酚烷胺 ·········· 171

第三章 解热镇痛药 ·········· 173

布洛芬 ·········· 173
对乙酰氨基酚 ·········· 176
阿司匹林 ·········· 178

第四章 呼吸系统用药 ·········· 182

第一节 祛痰药 ·········· 182
氨溴索 ·········· 182
乙酰半胱氨酸 ·········· 184
第二节 抗炎平喘药 ·········· 186
布地奈德 ·········· 186
布地奈德-福莫特罗 ·········· 191
丙酸氟替卡松 ·········· 194
丙卡特罗 ·········· 195
沙美特罗-氟替卡松 ·········· 196
沙丁胺醇 ·········· 199
特布他林 ·········· 202
异丙托溴铵 ·········· 203
孟鲁司特 ·········· 205
复方异丙托溴铵 ·········· 207
氨茶碱 ·········· 209
第三节 兴奋呼吸中枢药 ·········· 211
咖啡因 ·········· 211
尼可刹米 ·········· 214
洛贝林 ·········· 216
第四节 降低肺表面张力药 ·········· 217
猪肺磷脂 ·········· 217

第五章 消化系统用药 ·········· 220

第一节 抑酸药 ·········· 220
西咪替丁 ·········· 220
奥美拉唑 ·········· 226

第二节 止泻药 ·········· 229
蒙脱石散 ·········· 229
布拉氏酵母菌 ·········· 231
消旋卡多曲 ·········· 232
鞣酸蛋白酵母散 ·········· 234
第三节 助消化药 ·········· 235
复合凝乳酶 ·········· 235
含糖胃蛋白酶 ·········· 236
第四节 调节肠道菌群药 ·········· 237
枯草杆菌二联活菌 ·········· 237
双歧杆菌乳杆菌三联活菌 ·········· 239
第五节 治疗便秘药 ·········· 240
乳果糖 ·········· 240
开塞露 ·········· 241
硫酸镁 ·········· 242
第六节 解痉药 ·········· 245
阿托品 ·········· 245
戊乙奎醚 ·········· 248
东莨菪碱 ·········· 250
山莨菪碱 ·········· 253
第七节 镇吐药 ·········· 254
多潘立酮 ·········· 254
昂丹司琼 ·········· 256
第八节 保肝药 ·········· 259
葡醛内酯 ·········· 259
肌苷 ·········· 260
甘草酸二铵 ·········· 260
复方甘草酸苷 ·········· 262
复方谷氨酰胺 ·········· 263
多烯磷脂酰胆碱 ·········· 264
第九节 生长激素释放抑制药 ·········· 266
生长抑素 ·········· 266
奥曲肽 ·········· 268

第六章 神经系统用药 ·········· 272

第一节 镇静及抗癫痫药 ·········· 272
苯巴比妥 ·········· 272
地西泮 ·········· 277
氯硝西泮 ·········· 281

卡马西平 ……………… 284
奥卡西平 ……………… 288
拉莫三嗪 ……………… 291
左乙拉西坦 …………… 295
丙戊酸钠 ……………… 297
托吡酯 ………………… 300
水合氯醛 ……………… 304

第二节　抗精神病药 …… 306
氯丙嗪 ………………… 306
阿立哌唑 ……………… 310
硫必利 ………………… 313
哌甲酯 ………………… 314
托莫西汀 ……………… 316

第七章　循环系统用药 …… 319

第一节　抗心律失常药 …… 319
普罗帕酮 ……………… 319
胺碘酮 ………………… 322

第二节　抗高血压药 ……… 328
卡托普利 ……………… 328
硝普钠 ………………… 331
硝苯地平 ……………… 334

第三节　脑血管舒张药 …… 337
尼莫地平 ……………… 337
氟桂利嗪 ……………… 339

第四节　抗心绞痛药 ……… 341
硝酸甘油 ……………… 341
普萘洛尔 ……………… 343
美托洛尔 ……………… 349

第五节　抗心力衰竭药 …… 352
地高辛 ………………… 352
米力农 ………………… 358
奥普力农 ……………… 361
去乙酰毛花苷 ………… 363

第六节　心肌辅助药 ……… 366
果糖二磷酸钠 ………… 366
磷酸肌酸钠 …………… 367
三磷酸腺苷 …………… 369

第七节　血管活性药 ……… 370

间羟胺 ………………… 370
酚妥拉明 ……………… 372
麻黄碱 ………………… 375
去甲肾上腺素 ………… 376
肾上腺素 ……………… 379
异丙肾上腺素 ………… 382
多巴胺 ………………… 384
前列腺素 E_1 ………… 387

第八节　利尿药与脱水药 … 389
呋塞米 ………………… 389
氢氯噻嗪 ……………… 393
螺内酯 ………………… 396
甘露醇 ………………… 399
甘油果糖 ……………… 402

第九节　抗利尿药 ………… 403
去氨加压素 …………… 403

**第八章　维生素、微量元素及肠外
营养药** ……………… 406

第一节　维生素补充药 …… 406
维生素 AD …………… 406
维生素 B_1 …………… 407
维生素 B_2 …………… 410
维生素 B_6 …………… 411
维生素 B_{12} ………… 413
复合维生素 B ………… 415
赖氨肌醇维 B_{12} …… 416
维生素 C ……………… 417
维生素 D ……………… 420

第二节　微量元素补充药 … 423
十维铁 ………………… 423
多糖铁复合物 ………… 424
复方锌铁钙 …………… 426
葡萄糖酸钙 …………… 428
甘草锌 ………………… 431
碳酸钙 ………………… 433
阿法骨化醇 …………… 435
骨化三醇 ……………… 437

第三节　肠外营养药 ……… 440

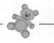

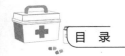

中/长链脂肪乳（C_{8~24}） ………… 440

长链脂肪乳（OO） ………… 442

水溶性维生素 ………… 444

脂溶性维生素（Ⅰ） ………… 445

第四节 其他营养药 ………… 447

左卡尼汀 ………… 447

第九章 抗变态反应药 ………… 450

氯苯那敏 ………… 450

苯海拉明 ………… 452

异丙嗪 ………… 454

氯雷他定 ………… 456

曲普利啶 ………… 458

西替利嗪 ………… 460

左卡巴斯汀 ………… 461

酮替芬 ………… 463

泼尼松 ………… 464

氢化可的松 ………… 466

甲泼尼龙 ………… 470

地塞米松 ………… 475

曲安奈德 ………… 479

第十章 血液系统用药 ………… 483

第一节 抗凝血药 ………… 483

肝素钠 ………… 483

低分子肝素钙 ………… 488

依诺肝素钠 ………… 490

华法林 ………… 493

双嘧达莫 ………… 498

第二节 溶栓药 ………… 500

尿激酶 ………… 500

第三节 止血药 ………… 503

维生素 K₁ ………… 503

氨甲苯酸 ………… 505

酚磺乙胺 ………… 506

白眉蛇毒血凝酶 ………… 508

硫酸鱼精蛋白 ………… 510

第四节 升白细胞、血小板药 ………… 512

重组人促红素（CHO 细胞） ………… 512

重组人粒细胞刺激因子 ………… 515

重组人血小板生成素 ………… 517

第五节 其他血液制品药 ………… 519

人免疫球蛋白 ………… 519

人血白蛋白 ………… 521

第十一章 麻醉与麻醉辅助用药 ………… 524

第一节 吸入性麻醉药 ………… 524

七氟烷 ………… 524

第二节 全身麻醉及辅助用药 ………… 526

氯胺酮 ………… 526

依托咪酯 ………… 528

丙泊酚 ………… 530

咪达唑仑 ………… 533

氟马西尼 ………… 536

右美托咪定 ………… 538

第三节 局部麻醉药 ………… 542

利多卡因 ………… 542

罗哌卡因 ………… 545

阿替卡因肾上腺素 ………… 548

第四节 骨骼肌松弛药 ………… 550

苯磺顺阿曲库铵 ………… 550

维库溴铵 ………… 553

罗库溴铵 ………… 555

新斯的明 ………… 558

第五节 镇痛药 ………… 560

吗啡 ………… 560

哌替啶 ………… 565

芬太尼 ………… 567

舒芬太尼 ………… 570

瑞芬太尼 ………… 573

曲马多 ………… 576

第六节 阿片受体拮抗剂 ………… 578

纳洛酮 ………… 578

第十二章　内分泌系统用药 …… 582

绒促性素 ················· 582
曲普瑞林 ················· 583
亮丙瑞林 ················· 585
左甲状腺素 ··············· 586
甲巯咪唑 ················· 588
胰岛素 ··················· 590
地特胰岛素 ··············· 594
甘精胰岛素 ··············· 597
门冬胰岛素 ··············· 601

第十三章　抗肿瘤药及其辅助
用药 ············· 606

第一节　作用于 DNA 分子结构药 ··· 606
多柔比星 ················· 606
表柔比星 ················· 609
博来霉素 ················· 612
环磷酰胺 ················· 615
异环磷酰胺 ··············· 618
卡铂 ··················· 621

第二节　影响核酸合成药 ·········· 623
甲氨蝶呤 ················· 623
阿糖胞苷 ················· 629
巯嘌呤 ··················· 634

第三节　其他抗肿瘤药 ············ 635
长春瑞滨 ················· 635
高三尖杉酯碱 ············· 637
门冬酰胺酶 ··············· 639
培门冬酶 ················· 642
三氧化二砷 ··············· 644
替莫唑胺 ················· 646
托泊替康 ················· 648
伊立替康 ················· 650
达沙替尼 ················· 653

第四节　抗肿瘤辅助药 ············ 655
美司钠 ··················· 655
右雷佐生 ················· 656
环孢素 ··················· 659
他克莫司 ················· 665
吗替麦考酚酯 ············· 669
匹多莫德 ················· 672
羟氯喹 ··················· 673

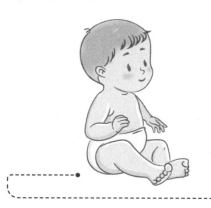

第一章

抗感染药物

第一节 抗细菌药

青 霉 素
Benzylpenicillin

【适应证】

青霉素适用于敏感细菌所致各种感染,如脓肿、菌血症、肺炎和心内膜炎等[1]。

【用法用量】

一、新生儿

1. 非中枢神经系统感染　肌内注射或静脉滴注。按照用药新生儿是否足月斟酌用法用量[1]。

(1)足月新生儿:每次 5 万 U/kg;出生第 1 周每 12 小时 1 次,1 周以上者每 8 小时 1 次,严重感染者每 6 小时 1 次。

(2)早产儿:每次 3 万 U/kg,出生第 1 周每 12 小时 1 次,第 2~4 周者每 8 小时 1 次,以后每 6 小时 1 次。

2. 炭疽,全身性　肌内注射或静脉滴注。

胎龄 32~34 周(不含 34 周),日龄≤7 日:每日 20 万 U/kg,分 2 次,每 12 小时给药 1 次。

胎龄 32~34 周(不含 34 周),日龄 8~28 日:每日 30 万 U/kg,分 3 次,每 8 小时给药 1 次。

胎龄 34~37 周(不含 37 周),日龄≤7 日:每日 30 万 U/kg,分 3 次,每 8 小时给药 1 次。

胎龄 34~37 周(不含 37 周),日龄 8~28 日:每日 40 万 U/kg,分 4 次,每 6 小时给药 1 次[2]。

3. 脑膜炎(早产儿和足月新生儿)　静脉滴注。

(1)乙型溶血性链球菌性脑膜炎

日龄≤7 日:每日 45 万 U/kg,分 3 次,每 8 小时给药 1 次。

日龄 8~60 日:每日 50 万 U/kg,分 4 次,每 6 小时给药 1 次[3]。

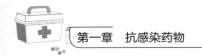

（2）其他细菌引起的脑膜炎

日龄≤7日：每日15万U/kg，分次给药，每8~12小时给药1次。

日龄8~28日：每日20万U/kg，分次给药，每6~8小时给药1次。

疗程取决于病原体和临床反应；一般来说，持续时间如下：乙型溶血性链球菌性脑膜炎（简单疗程），14日；乙型溶血性链球菌性脑室炎，≥4周；李斯特菌，≥21日；对于长期或复杂的课程，可能需要更长的时间[3-5]。

4. 先天性梅毒

日龄≤7日：每次5万U/kg，每12小时给药1次，在胎龄第8日，提高到每次5万U/kg，每8小时给药1次，总疗程10日。

日龄8~28日：每次5万U/kg，每8小时给药1次，总疗程10日[3]。

二、儿童

1. 一般剂量

（1）肌内注射：2.5万U/kg，每12小时给药1次。

（2）静脉滴注，每日5万~20万U/kg，分2~4次给药[1]。或根据感染程度选择给药剂量，具体是：

1）轻、中度感染，每日10万~15万U/kg，分4次，每6小时给药1次，最大日剂量800万U。

2）重度感染，每日20万~30万U/kg，分次给药，每4~6小时给药1次，最大日剂量2 400万U[3]。

2. 炭疽，全身性　静脉滴注。每日40万U/kg，分次给药，每4小时给药1次，最大剂量400万U/次。总疗程60日[2]。

3. 气性坏疽　静脉滴注。每次6万~10万U/kg，每6小时给药1次，最大剂量400万U/次[6]。

4. 白喉　静脉滴注。每日15万~25万U/kg，分次给药，每6小时给药1次，疗程7~10日，美国儿科学会（American Academy of Pediatrics，AAP）建议为14日[3]。

5. 细菌性心内膜炎　静脉滴注。每日20万~30万U/kg，分次给药，每4小时给药1次，最大日剂量2 400万U[7]。

6. 莱姆病　静脉滴注。每日20万~40万U/kg，分次给药，每4小时给药1次，最大日剂量2 400万U。治疗持续时间取决于临床综合征；治疗脑膜炎或神经根病14~21日[8]。

7. 脑膜炎　静脉滴注。每日30万~40万U/kg，每4~6小时给药1次，最大剂量每次400万U；最大日剂量2 400万U[3]。

8. 社区获得性肺炎　静脉滴注。大于3个月儿童，中重度[最低抑菌浓度（minimum inhibitory concentration，MIC）对青霉素≤2.0μg/ml]，每日10万~25万U/kg，分次给药，每4~6小时给药1次[9]。

9. 梅毒　静脉滴注。儿童，每次5万U/kg，每4~6小时给药1次，连续应用10日[10]。

10. 破伤风　静脉滴注。每日10万U/kg，分次给药，每6小时给药1次，最大日剂量2 000万U，连续给药7~10日[3]。

【剂量调整】

轻、中度肾功能损害者使用常规剂量无须减量，严重肾功能损害者应延长给药间隔或调整剂量。当内生肌酐清除率为10~50ml/（min·1.73m²）时，给药间期的范围是8~12小时或

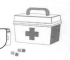

给药间期不变、剂量减少 25%；内生肌酐清除率小于 10ml/(min·1.73m^2) 时，给药间期的范围是 12~18 小时或每次剂量减至正常剂量的 25%~50% 而给药间期不变[1]。

【给药说明】

每 50 万 U 青霉素钠溶解于 1ml 灭菌注射用水，超过 50 万 U 则需要加灭菌注射用水 2ml，不应以氯化钠注射液为溶剂；静脉滴注时给药速度不能超过 50 万 U/min，以免发生中枢神经系统毒性反应[1]。

青霉素水溶液在室温不稳定，20U/ml 青霉素溶液 30℃放置 24 小时效价下降 56%，青霉烯酸含量增加 200 倍，因此应用本品须新鲜配制[1]。

【注意事项】

1. 药物可能引起过敏性休克，有青霉素类药物过敏史或青霉素皮试阳性患者禁用。
2. 有哮喘、湿疹、花粉症、荨麻疹等过敏性疾病患者应慎用本品[1]。

【用药监护】

1. 应用本品前需要详细询问患者的药物过敏史并进行青霉素皮试，皮试液为 1ml 含 500U 青霉素，皮内注射 0.05~0.10ml，经 20 分钟后，观察皮试结果，呈阳性反应者禁用。必须在使用者脱敏后应用，应随时做好过敏反应的急救准备。
2. 本品可使血清谷丙转氨酶(glutamic-pyruvic transaminase，GPT)或谷草转氨酶(glutamic-oxaloacetic transaminase，GOT)升高，注意定期监测。
3. 限制钠盐摄入患者应注意，静脉滴注本品可出现血钠测定值增高[1]。

【相互作用】

药品名称	作用程度	相互作用
红霉素	慎用	红霉素为抑菌剂，可干扰青霉素的杀菌效能，故当需要产生快速杀菌作用如治疗脑膜炎时，两者不宜合用
米诺环素	禁忌	青霉素的药效可能降低
阿米卡星	慎用	肠外给予某些青霉素类时可使某些氨基糖苷类失活，不能将二者混合
肝素	慎用	合用出血风险增加
华法林	慎用	静脉注射大剂量的青霉素类药物可通过延长出血时间增加抗凝血药的出血风险
甲氨蝶呤	慎用	甲氨蝶呤的血药浓度可能增加，发生毒性的风险增加
氯霉素	微弱	在抗微生物时可能产生协同作用，但动物实验中也报道过拮抗作用

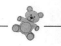

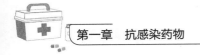

【药物相容性】

容器	相容的药物	不相容的药物
Y型管	氨茶碱、顺阿曲库铵、地塞米松、呋塞米、氟康唑、甘露醇、肝素、芬太尼、舒芬太尼、环磷酰胺、甲泼尼龙、克林霉素、链激酶、阿米卡星、阿托品、硫酸镁、奈替米星、庆大霉素、氯化钙、氯化钾、尿激酶、葡萄糖酸钙、红霉素、碳酸氢钠、头孢呋辛、头孢哌酮、头孢曲松、头孢他啶、硝酸甘油、亚胺培南西司他丁、昂丹司琼、苯海拉明、多巴胺、利多卡因、咪达唑仑、纳洛酮、肾上腺素、西咪替丁、异丙肾上腺素、胰岛素、去甲肾上腺素、左氧氟沙星	地西泮、更昔洛韦、鱼精蛋白、多巴酚丁胺
混合管	阿莫西林克拉维酸、阿昔洛韦、氨苄西林、奥曲肽、呋塞米、氟康唑、甘露醇、甲硝唑、克林霉素、利巴韦林、硫酸镁、氯化钙、琥珀胆碱、氯化钾、葡萄糖酸钙、东莨菪碱、头孢美唑、头孢哌酮、头孢哌酮舒巴坦、头孢他啶、头孢唑林、西咪替丁、苯海拉明、利多卡因、洛贝林、山莨菪碱	氨甲苯酸、阿米卡星、苯巴比妥、地西泮、酚磺乙胺、酚妥拉明、甲泼尼龙、两性霉素B、阿托品、博来霉素、鱼精蛋白、氯霉素、奈替米星、去甲万古霉素、红霉素、四环素、替硝唑、头孢呋辛、B族维生素、维生素C、亚叶酸钙、多巴胺、氯丙嗪、万古霉素、异丙嗪、间羟胺、去甲肾上腺素

【不良反应】

1. 过敏反应　青霉素过敏反应较常见,包括荨麻疹等各类皮疹、白细胞减少、间质性肾炎、哮喘发作等和血清病型反应;过敏性休克偶见,一旦发生,必须就地抢救,予以保持气道畅通、吸氧及使用肾上腺素、糖皮质激素等治疗措施。

2. 毒性反应　少见,但静脉滴注大剂量本品或鞘内给药时,可因脑脊液药物浓度过高导致抽搐、肌阵挛、昏迷及严重精神症状等(青霉素脑病)。此种反应多见于婴儿和肾功能不全患者。

3. 赫氏反应和治疗矛盾　用青霉素治疗梅毒、钩端螺旋体病等疾病时可由病原体死亡致症状加剧,称为赫氏反应;治疗矛盾也见于梅毒患者,系治疗后梅毒病灶消失过快,而组织修补相对较慢或病灶部位纤维组织收缩,妨碍器官功能所致。

4. 二重感染　可出现耐青霉素金黄色葡萄球菌、革兰氏阴性杆菌或念珠菌等二重感染。

5. 应用大剂量青霉素钠可因摄入大量钠盐而导致心力衰竭[1]。

【药物过量】

1. 药物过量表现　药物过量主要表现是中枢神经系统不良反应,应及时停药并予以对症支持治疗。

2. 药物过量处置方法　血液透析可清除本品,而腹膜透析则不能[1]。

【药理作用】

青霉素通过抑制细菌细胞壁合成而发挥杀菌作用。青霉素对溶血性链球菌等链球菌

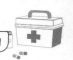

属、肺炎链球菌和不产青霉素酶的葡萄球菌具有良好的抗菌作用。对肠球菌有中等程度抗菌作用，淋病奈瑟球菌、脑膜炎奈瑟菌、白喉棒状杆菌、炭疽杆菌、牛型放线菌、念珠状链杆菌、李斯特菌、钩端螺旋体和梅毒螺旋体对本品敏感。本品对流感嗜血杆菌和百日咳鲍特菌亦有一定的抗菌活性，其他革兰氏阴性需氧或兼性厌氧菌对本品敏感性差。本品对梭状芽孢杆菌属、厌氧消化链球菌以及产黑色素拟杆菌等具有良好抗菌作用，对脆弱拟杆菌的抗菌作用差[1]。

【药代动力学】

本品广泛分布于组织、体液中。胸、腹腔和关节腔液中浓度约为血清浓度的 50%。本品不易透入眼、骨组织、无血供区域和脓腔中，易透入有炎症的组织。青霉素可通过胎盘，除在妊娠头 3 个月羊水中青霉素浓度较低外，一般在胎儿和羊水中皆可获得有效治疗浓度。本品难以透过血 - 脑脊液屏障，在无炎症脑脊液中的浓度仅为血药浓度的 1%~3%。在有炎症的脑脊液中浓度可达同期血药浓度的 5%~30%。乳汁中可含有少量青霉素，其浓度为血药浓度的 5%~20%。

本品血浆蛋白结合率为 45%~65%。血消除半衰期（$t_{1/2}$）约为 30 分钟，肾功能减退者可延长至 2.5~10 小时，老年人和新生儿也可延长。新生儿的 $t_{1/2}$ 与体重、日龄有关，体重低于 2kg 者，7 日龄和 8~14 日龄新生儿的 $t_{1/2}$ 分别为 4.9 小时和 2.6 小时；体重高于 2kg 者，7 日龄和 8~14 日龄的 $t_{1/2}$ 则分别为 2.6 小时和 2.1 小时。

本品约 19% 在肝内代谢。肾功能正常的情况下，约 75% 的给药量于 6 小时内自肾脏排出。青霉素主要通过肾小管分泌排泄，在健康成人经肾小球滤过排泄者仅占 10% 左右；但在新生儿，青霉素则主要经肾小球滤过排泄。亦有少量青霉素经胆道排泄，肌内注射 600mg 青霉素后 2~4 小时胆汁中浓度达到峰值，为 10~20mg/L。由于青霉素被肠道细菌所产生的青霉素酶破坏，所以粪便中不含或仅含少量青霉素[1]。

【药物贮存】

密闭，在凉暗干燥处保存[1]。

氨苄西林
Ampicillin

【适应证】

适用于敏感菌所致的呼吸道感染、胃肠道感染、尿路感染、软组织感染、心内膜炎、脑膜炎、败血症等[11]。

【用法用量】

一、新生儿

1. 治疗敏感菌所致的感染　包括尿路感染、中耳炎、鼻窦炎、无并发症社区获得性感染。

（1）口服（严重感染时加倍）

7~20 日龄：每次 30mg/kg（最大剂量 125mg），一日 3 次。

 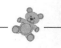

21~28 日龄：每次 30mg/kg（最大剂量 125mg），一日 4 次[12]。

（2）静脉滴注

小于 7 日龄：每次 30mg/kg，每 12 小时 1 次。

7~20 日龄：每次 30mg/kg，每 8 小时 1 次。

21~28 日龄：每次 30mg/kg，每 6 小时 1 次。

治疗严重感染、社区获得性肺炎、沙门氏菌感染时，上述剂量加倍[12]。

2. 治疗乙型溶血性链球菌感染、肠球菌心内膜炎（联合其他抗菌药）　静脉滴注。

小于 7 日龄：每次 50mg/kg，每 12 小时 1 次。

7~20 日龄：每次 50mg/kg，每 8 小时 1 次。

21~28 日龄：每次 50mg/kg，每 6 小时 1 次。

治疗李斯特菌脑膜炎时剂量加倍[12]。

二、儿童

1. 治疗敏感菌所致的感染　包括尿路感染、中耳炎、鼻窦炎、无并发症的社区获得性感染。

（1）口服（重症感染时剂量加倍）

1~11 个月：每次 125mg，一日 4 次。

1~4 岁：每次 250mg，一日 4 次。

5~17 岁：每次 500mg，一日 4 次[12]。

（2）静脉滴注

1 个月至 17 岁：每次 25mg/kg（最大剂量 1g），每 6 小时 1 次。

治疗严重感染、社区获得性肺炎、沙门氏菌感染时，上述剂量加倍[12]。

2. 治疗李斯特菌脑膜炎、乙型溶血性链球菌感染、肠球菌心内膜炎（联合其他抗菌药）

1 个月至 17 岁：静脉滴注，一次 50mg/kg（最大剂量 2g，每 4 小时 1 次），每 4~6 小时 1 次[12]。

【给药说明】

口服用药时，至少饭前 30 分钟服药。禁止鞘内注射。本品需新鲜配制。静脉使用的浓度为 50~100mg/ml，溶于 5% 或者 10% 葡萄糖溶液、0.45% 或者 0.9% 氯化钠溶液，当剂量超过 50mg/kg 时，静脉滴注时间应在 30 分钟以上，以避免神经毒性反应（包括惊厥）[12]。

【注意事项】

1. 传染性单核细胞增多症、巨细胞病毒感染、淋巴细胞白血病、淋巴瘤等患者应用本品时易发生皮疹，因此，本品应避免用于上述患者。

2. 用药前必须先进行青霉素皮试，阳性者禁用[11]。

【用药监护】

1. 应用本品前应详细询问过敏史并进行青霉素皮试。

2. 如果有严重肾功能损害，肌酐清除率（Ccr）小于 10ml/（min·1.73m²），需要减少剂量或给药次数[12]。

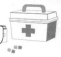

【相互作用】

药品名称	作用程度	相互作用
米诺环素	禁忌	青霉素类的药效和治疗作用可能降低
阿米卡星、奈替米星、庆大霉素	慎用	肠外给予某些青霉素类时可使某些氨基糖苷类失活,不能将二者混合
肝素	慎用	合用出血风险增加
华法林	慎用	静脉注射大剂量的青霉素类药物可通过延长出血时间增加抗凝血药的出血风险
甲氨蝶呤	慎用	甲氨蝶呤的血药浓度可能增加,发生毒性的风险增加
螺内酯	慎用	该药物增强螺内酯的效应,机制不明确
红霉素	微弱	氨苄西林和红霉素合用时治疗效应难预测
氯霉素	微弱	在抗微生物时可能产生协同作用,但动物实验中也报道过拮抗作用
丙磺舒	慎用	合用会延长氨苄西林的半衰期
别嘌醇	慎用	可使氨苄西林皮疹反应发生率增加,尤其多见于高尿酸血症

【药物相容性】

容器	相容的药物	不相容的药物
Y型管	氨磷汀、阿奇霉素、阿糖胞苷、阿昔洛韦、奥沙利铂、丙泊酚、奥曲肽、醋酸钾、醋酸钠、放线菌素 D、非格司亭、伏立康唑、氟尿嘧啶、甘露醇、甲氨蝶呤、甲硝唑、卡铂、卡莫司汀、利奈唑胺、乳酸钠林格注射液、利妥昔单抗、氟达拉滨、博来霉素、长春新碱、罗库溴铵、美司钠、门冬酰胺酶、培美曲塞、羟乙基淀粉130、氯化钠注射液、米力农、塞替派、顺铂、替加环素、维库溴铵、亚叶酸钙、格拉司琼、吉西他滨、多柔比星脂质体、美沙酮、瑞芬太尼、伊立替康、右美托咪定、依托泊苷、异环磷酰胺、右雷佐生	氨茶碱、苯妥英钠、卡泊芬净、地西泮、氟康唑、更昔洛韦、磺胺甲噁唑甲氧苄啶、两性霉素 B 脂质体、鱼精蛋白、氟哌啶醇、胺碘酮、昂丹司琼、苯海拉明、表柔比星、多巴酚丁胺、多柔比星、氯胺酮、氯丙嗪、咪达唑仑、柔红霉素、伊达比星、托泊替康
混合管	呋塞米	阿托品、酚磺乙胺、阿米卡星、硫酸镁、庆大霉素、碳酸氢钠、多巴胺、氯丙嗪、异丙肾上腺素、红霉素、肾上腺素、间羟胺、葡萄糖酸钙、维生素 B、维生素 C

【不良反应】

1. 皮疹是最常见的反应,多发生在用药 5 日后,呈荨麻疹或斑丘疹。
2. 可能发生间质性肾炎。
3. 少数患者出现 GOT 和 GPT 升高。
4. 少见抗菌药物相关性肠炎。

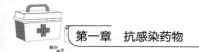

5. 大剂量静脉给药可发生抽搐等神经系统毒性反应。

6. 过敏性休克偶见。

7. 偶见中性粒细胞和血小板减少。

8. 婴儿应用氨苄西林后可出现颅内压增高,表现为前囟隆起[11]。

【药理作用】

氨苄西林对革兰氏阳性球菌和杆菌(包括厌氧菌)的抗菌作用基本与青霉素相同,但对粪肠球菌的作用较后者为强。革兰氏阴性细菌中脑膜炎奈瑟菌、淋病奈瑟球菌、流感嗜血杆菌、百日咳鲍特菌、布鲁氏菌属、奇异变形杆菌、沙门菌属等皆对本品敏感。部分大肠埃希菌对本品敏感,但多数耐药;其余肠杆菌科细菌、铜绿假单胞菌、脆弱拟杆菌等亦对本品耐药[11]。

【药代动力学】

肌内注射 0.5g 氨苄西林,达峰时间(t_{max})为 0.5~1 小时,稳态血药浓度峰值(C_{max})为 7~14mg/L(平均 12mg/L);6 小时的血药浓度为 0.5mg/L。静脉注射 0.5g 后 15 分钟和 4 小时的血药浓度分别为 17mg/L 和 0.6mg/L。

本品口服后吸收约 40%,但受食物影响。空腹口服 1g,t_{max} 为 2 小时,C_{max} 为 7.6mg/L,6 小时的血药浓度为 1.1mg/L,$t_{1/2}$ 为 1.5 小时。新生儿和早产儿肌内注射后 t_{max} 为 1 小时。肌内注射 10mg/kg 和 25mg/kg,C_{max} 分别为 20mg/L 和 60mg/L,$t_{1/2}$ 为 1.0~1.2 小时。

氨苄西林的体内分布良好。细菌性脑膜炎患者每日静脉注射 150mg/kg,前 3 日脑脊液中浓度可达 2.9mg/L,以后浓度将随炎症减轻而降低。正常脑脊液中仅含少量氨苄西林。本品可通过胎盘屏障到达胎儿循环,在羊水中达到一定浓度。肺部感染患者的支气管分泌液中浓度为同期血药浓度的 1/50。胸腔积液、腹水、关节腔积液、眼房水中皆含相当量的本品。伤寒带菌者胆汁中浓度平均为血药浓度的 3 倍,最高可达 17.8 倍。本品分布容积为 0.28L/kg,血浆蛋白结合率为 20%~25%。12%~50% 的本品在肝内代谢。

氨苄西林的肾清除较青霉素略缓,部分通过肾小球滤过,部分通过肾小管分泌。口服后 24 小时尿中排出的氨苄西林为给药量的 20%~60%,肌内注射后为 50%,静脉注射后 70%。胆汁中的药物浓度甚高。丙磺舒可使本品经肾清除变缓。氨苄西林可为血液透析所清除,但腹膜透析对本品的清除无影响[11]。

【药物贮存】

密闭,在干燥处(10~30℃)保存[11]。

阿 莫 西 林
Amoxicillin

【适应证】

阿莫西林适用于敏感菌(不产内酰胺酶菌株)所致下列感染。

1. 溶血性链球菌、肺炎链球菌、葡萄球菌或流感嗜血杆菌所致中耳炎、鼻窦炎、咽炎、扁桃体炎等上呼吸道感染。

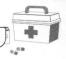

2. 大肠埃希菌、奇异变形杆菌或粪肠球菌所致的泌尿生殖道感染。

3. 溶血性链球菌、葡萄球菌或大肠埃希菌所致的皮肤软组织感染。

4. 溶血性链球菌、肺炎链球菌、葡萄球菌或流感嗜血杆菌所致急性支气管炎、肺炎等下呼吸道感染。

5. 本品尚可用于治疗伤寒及钩端螺旋体病[13-14]。

【用法用量】

一、新生儿

1. 敏感菌所致的感染　包括尿路感染、中耳炎、鼻窦炎、流感嗜血杆菌感染[15]。

（1）口服

<7 日龄：1 次 30mg/kg（最大剂量 62.5mg），1 日 2 次。

7~28 日龄：1 次 30mg/kg（最大剂量 62.5mg），1 日 3 次。

重症感染者，剂量加倍[15]。

（2）静脉滴注

<7 日龄：1 次 30mg/kg，每 12 小时 1 次。

7~28 日龄：1 次 30mg/kg，每 8 小时 1 次。

重症感染者，剂量加倍[15]。

2. 无并发症的社区获得性肺炎　静脉滴注。

<7 日龄：1 次 50mg/kg，每 12 小时 1 次。

7~28 日龄：1 次 50mg/kg，每 8 小时 1 次[15]。

3. 李斯特菌脑膜炎，乙型溶血性链球菌感染，肠球菌心内膜炎（联合其他抗菌药）　静脉滴注。

<7 日龄：1 次 50mg/kg，每 12 小时 1 次。

7~21 日龄：1 次 50mg/kg，每 8 小时 1 次。

22~28 日龄：1 次 50mg/kg，每 6 小时 1 次[15]。

二、儿童

1. 敏感菌所致的感染　包括尿路感染、中耳炎、鼻窦炎、流感嗜血杆菌感染[3]。

（1）口服

1~11 个月：1 次 62.5mg，1 日 3 次。

1~4 岁：1 次 125mg，1 日 3 次。

5~17 岁：1 日 500mg，1 日 3 次。

重症感染，剂量加倍[15]。

（2）肌内注射

1 个月 ~17 岁：1 次 30mg/kg（最大剂量 500mg），每 8 小时 1 次[15]。

（3）静脉滴注

1 个月至 17 岁：1 次 20~30mg/kg（最大剂量 500mg），每 8 小时 1 次[15]。

严重感染时剂量加倍[3]。

2. 无并发症的社区获得性肺炎

（1）口服

1~11 个月：1 次 125mg，1 日 4 次。

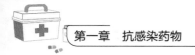

1~4 岁：1 次 250mg，1 日 4 次。

5~17 岁：1 次 500mg，1 日 4 次[15]。

（2）静脉滴注

1 个月至 17 岁：1 次 30mg/kg（最大剂量 4g），每 6 小时 1 次。

3. 李斯特菌脑膜炎，乙型溶血性链球菌感染，肠球菌心内膜炎（联合其他抗菌药）　静脉滴注。

1 个月至 17 岁：1 次 50mg/kg（最大剂量 2g），每 4~6 小时 1 次。

治疗脑膜炎时剂量加倍[13-14]。

【注意事项】

青霉素过敏及青霉素皮试阳性患者禁用[1-2]。

【用药监护】

1. 本品应避免用于传染性单核细胞增多症患者。

2. 用药前必须进行青霉素皮试，阳性者禁用。

3. 用药后，如发生过敏性休克，应就地抢救，予以保持气道畅通、吸氧及应用肾上腺素、糖皮质激素等治疗措施。

4. 疗程较长患者应检查肝、肾功能和血常规[13-14]。

【相互作用】

药品名称	作用程度	相互作用
米诺环素	禁忌	青霉素的药效和治疗作用可能降低
华法林	慎用	该药物增强华法林的效应
甲氨蝶呤	慎用	甲氨蝶呤的血药浓度可能增加，发生毒性的风险增加
红霉素	微弱	青霉素和红霉素合用时治疗效应难预测
氯霉素	微弱	在抗微生物时可能产生协同作用，但动物实验中也报道过拮抗作用

【不良反应】

1. 腹泻、恶心、呕吐等胃肠道反应较氨苄西林钠少见。

2. 皮疹易发生于传染性单核细胞增多症患者，应避免使用。

3. 有药物热、哮喘、二重感染、嗜酸性粒细胞增多和白细胞减少的不良反应的报道[13-14]。

【药理作用】

阿莫西林为广谱抗生素，对革兰氏阳性菌和阴性菌均有强而迅速的杀灭作用，其强大的抗菌作用源于干扰细菌细胞壁黏肽的生物合成。对肺炎链球菌、溶血性链球菌、金黄色葡萄球菌、梭状芽孢杆菌、炭疽杆菌、流感嗜血杆菌、大肠埃希菌、淋病奈瑟球菌、脑膜炎奈瑟菌、奇异变形杆菌、沙门菌、霍乱弧菌、志贺属、百日咳鲍特菌等均有抗菌作用[13-14]。

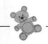

【药代动力学】

口服后可迅速吸收,75%~90% 可自胃肠道吸收。食物对药物吸收的影响不显著。

患慢性中耳炎的儿童口服本品 1g 后 1~2 小时,中耳积液中的药物浓度为 6.2mg/L,高于氨苄西林。静脉注射本品 2g 后 1.5 小时,脑脊液中的药物浓度达到 2.9~40.0mg/L,为同时期血药浓度的 8%~93%。本品的表观分布容积为 0.41L/kg,血浆蛋白结合率为 17%~20%[13-14]。

【药物贮存】

密闭,室温保存[13]。

阿莫西林克拉维酸钾
Amoxicillin and Clavulanate Potassium

【适应证】

本品适用于敏感菌引起的各种感染。

1. 上呼吸道感染　鼻窦炎、扁桃体炎、咽炎等。

2. 下呼吸道感染　急性支气管炎、慢性支气管炎急性发作、肺炎、肺脓肿和支气管合并感染等。

3. 泌尿系统感染　膀胱炎、尿道炎、肾盂肾炎、前列腺炎、盆腔炎、淋病奈瑟球菌尿路感染及软性下疳等。

4. 皮肤和软组织感染　疖、脓肿、蜂窝织炎、伤口感染、腹内脓毒症等。

5. 其他感染　中耳炎、骨髓炎、败血症、腹膜炎和手术后感染等[16-17]。

【用法用量】

口服。

1. 常规剂量(以阿莫西林计)

(1)新生儿及 3 个月以下婴儿:混悬液(阿莫西林:克拉维酸 =4:1),每次 15mg/kg,每 12 小时 1 次[18]。

(2)3 个月及以上婴儿及体重小于 40kg 儿童:片剂、混悬液或咀嚼片(阿莫西林:克拉维酸 =4:1 或 7:1),每次 12.5mg/kg、每 12 小时 1 次,或每次 7mg/kg、每 8 小时 1 次;较重感染,每次 25mg/kg、每 12 小时 1 次,或每次 14mg/kg、每 8 小时 1 次[18-19]。

2. 轻度至中度感染(以阿莫西林计)

(1)3 个月及以上:每日 25mg/kg,分次给药,每 12 小时 1 次(每次最大剂量 500mg),或每日 20mg/kg,分次给药,每 8 小时 1 次(每次最大剂量 250mg)[18-19]。

(2)疗程:

1)2~24 个月的婴幼儿尿路感染推荐疗程为 7~14 日。

2)葡萄球菌和链球菌感染引起的脓疱病推荐疗程为 7 日。

3)对于非复杂性蜂窝织炎,若用药 5 日后有所改善,5 日疗程即可[18]。

3. 较为严重感染(鼻窦炎、下呼吸道感染)(以阿莫西林计)

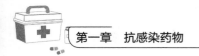

（1）3个月及以上：每日45mg/kg，分次给药，每12小时1次（每次最大剂量875mg）。或每日40mg/kg，分次给药，每8小时1次（每次最大剂量500mg）[18]。

（2）疗程：

1）急性细菌性鼻窦炎的推荐疗程为10~14日。

2）2~24个月的婴儿尿路感染的推荐疗程为7~14日。

3）社区获得性肺炎的推荐剂量为每日45mg/kg，分3次给药，总疗程10日[18]。

【剂量调整】

目前对于肾功能受损的儿科患者没有给药建议。下列建议适用于体重大于40kg使用成人剂量的肾功能不全患儿[16-17]。

1. 口服用量

（1）肾功能不全患儿

$10ml/(min \cdot 1.73m^2) \leqslant Ccr \leqslant 30ml/(min \cdot 1.73m^2)$，每12小时给予250~500mg阿莫西林/125mg克拉维酸。

$Ccr < 10ml/(min \cdot 1.73m^2)$，每24小时给予250~500mg阿莫西林/125mg克拉维酸[18]。

（2）透析患儿

对于正在接受成人剂量并正在进行血液透析、体重超过40kg的患儿，推荐剂量为每24小时给予250~500mg阿莫西林/125mg克拉维酸。透析期间和结束时给予补充剂量。

用法：40kg以下儿童不宜用375mg片剂（阿莫西林与克拉维酸比例2∶1）。3个月以下新生儿宜采用5ml∶156.25mg混悬液，不推荐应用5ml∶250mg混悬液。本品与食物同服可减少胃肠道反应[18]。

2. 静脉滴注用量（阿莫西林∶克拉维酸=5∶1）

0~3个月：围产期的早产儿及足月新生儿，每12小时给药1次，每次30mg/kg；随后增加至每8小时1次，每次30mg/kg。

3个月至12岁：常用剂量为每8小时1次，每次30mg/kg；严重感染者，可增至每6小时1次，每次30mg/kg。

12岁以上：常用剂量为每8小时1次，每次1.2g；严重感染者，可增至每6小时1次，每次1.2g[18]。

3. 剂量调整（儿童按成人用法进行调整）

$Ccr > 30ml/(min \cdot 1.73m^2)$，用量不变。

$10ml/(min \cdot 1.73m^2) \leqslant Ccr \leqslant 30ml/(min \cdot 1.73m^2)$，开始给予本品1.2g，然后每12小时给予本品600mg。

$Ccr < 10ml/(min \cdot 1.73m^2)$，开始给予本品1.2g，然后每24小时给予本品600mg。采用透析法可降低血中本品浓度，应在透析中或透析后补充给予本品600mg。

用法：应采取静脉注射或静脉滴注，不适用于肌内注射。

静脉注射：配制好的注射液应在20分钟内立即使用，用3~4分钟缓慢注射。也可直接经静脉导管注入静脉。

静脉滴注：配制好的输注液应在4小时以内，用30~40分钟的时间完成滴注[18]。

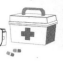

【给药说明】

配制:可用 10ml 注射用水加入 600mg 小瓶中调制成注射液;本品注射剂可用注射用水或生理盐水配制,并立即将 600mg 规格的本品注射液稀释到 50ml 的输液中。本品在含有葡萄糖、葡聚糖或碳酸氢盐的溶液中较不稳定,所以配制好的本品注射液不应加入此类注射用溶液中,但可在 3~4 分钟内注入输液管中[18]。

【注意事项】

1. 对本品中任一成分或青霉素类过敏以及有 β-内酰胺类过敏性休克史者禁用。

2. 有其他 β-内酰胺类如头孢菌素过敏史者慎用。

3. 有与本品或青霉素类药物相关的胆汁淤积性黄疸或肝功能不全病史患者慎用。

4. 单核细胞增多症患者慎用(易发生皮疹)。

5. 本品混悬液含阿斯巴甜(天冬酰苯丙氨酸甲酯),因此在苯丙酮尿症患者中应慎用本品。

6. 克拉维酸可与 IgG 和白蛋白在红细胞表面发生非特异性结合,造成 Coombs 试验假阳性。

7. 长期使用本品偶尔会引起非敏感性细菌的过度生长[16-17]。

【用药监护】

1. 部分患者应用本品可出现肝功能异常,临床意义尚不明确,故本品应慎用于肝功能不全患者。

2. 肾功能不全患者应减量使用。

3. 本品在应用时需要定期复查血常规及肝、肾功能,尤其是长期应用本品的患者。

4. 本品有多种制剂和规格,其中阿莫西林与克拉维酸配伍比例也不同,不同制剂与不同规格不可相互替代。

5. 接受抗凝治疗的患者使用本品应慎重。为维持所需抗凝水平必要时需要调整口服抗凝血药的剂量。

6. 当患者接受大剂量本品注射给药治疗时,对于限钠饮食的患者应将本品所含钠量计入摄钠总量。

7. 服用高剂量阿莫西林时,建议患者摄入足量液体并保证足够的尿量排出以降低发生阿莫西林结晶尿的可能性[16-18]。

【相互作用】

药品名称	作用程度	相互作用
阿昔洛韦	慎用	阿莫西林和该药物通过降低肾清除率增加二者的浓度
多西环素、霍乱疫苗、卡介苗、米诺环素	慎用	阿莫西林通过药效学拮抗作用降低这些药物的效应
甲氨蝶呤	慎用	阿莫西林通过降低肾清除率,增加甲氨蝶呤的浓度
吗替麦考酚酯	慎用	阿莫西林可能通过损伤肝肠循环降低该药物的浓度或效应

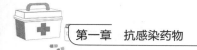

【药物相容性】

本品不应与血液制品及其他蛋白液（如蛋白水解液或脂质乳液）相混合。不应与氨基糖苷类在同一注射器或输注容器中混合。

容器	相容的药物	不相容的药物
Y 型管	氨茶碱、地塞米松、酚磺乙胺、呋塞米、华法林、利巴韦林、磷霉素、阿托品、硫酸镁、氢化可的松、东莨菪碱、红霉素、三磷酸腺苷、头孢呋辛、头孢美唑、头孢哌酮、头孢曲松、头孢他啶、头孢唑林、维生素 B$_6$、维生素 C、西咪替丁、硝酸甘油、利多卡因、山莨菪碱	阿米卡星、苯巴比妥、地西泮、血液制品、庆大霉素、氯丙嗪、咪达唑仑、异丙嗪、右旋糖酐 40、左氧氟沙星

【不良反应】

常见腹泻、消化不良、恶心、皮疹、静脉炎和阴道炎。亦可导致患者谷丙转氨酶、谷草转氨酶增高；少数可发生肝炎和胆汁淤积性黄疸。罕见多形性红斑、剥脱性皮炎、中毒性表皮坏死松解症、过敏性休克、间质性肾炎、白细胞减少、血小板减少症、溶血性贫血以及兴奋、焦虑、失眠、头晕等中枢神经系统症状[16-17]。

【药物过量】

表现：用药过量患者通常是无症状的。一旦出现，主要表现为胃肠道症状、水及电解质紊乱。

处置：可采用水和电解质的对症疗法并保持水与电解质平衡，血中的本品可通过透析法清除[16-17]。

【药理作用】

克拉维酸钾与阿莫西林合用，可保护后者免遭 β- 内酰胺酶水解，使阿莫西林仍保持抗菌活性，并可扩大抗菌谱。阿莫西林克拉维酸钾对产 β- 内酰胺酶的葡萄球菌属、流感嗜血杆菌、卡他莫拉菌、淋病奈瑟球菌、脑膜炎奈瑟菌以及大肠埃希菌、沙门菌属、克雷伯菌属、变形杆菌属等肠杆菌科细菌亦具有良好的抗菌作用。脆弱拟杆菌、梭形杆菌属细菌和消化链球菌等厌氧菌也对本品敏感。但本品对铜绿假单胞菌、耐甲氧西林金黄色葡萄球菌以及肠杆菌属、柠檬酸杆菌属、沙雷菌属等抗菌作用差[16-17]。

【药代动力学】

阿莫西林与克拉维酸钾配伍后对各自的药代动力学参数无显著影响。药物对胃酸稳定，口服后阿莫西林和克拉维酸钾均吸收良好，食物对两者吸收的影响不显著。口服本品 375mg（阿莫西林 250mg，克拉维酸 125mg），阿莫西林 t_{max} 为 1.5 小时，C_{max} 为 5.6mg/L；克拉维酸 t_{max} 为 1 小时，C_{max} 为 3.4mg/L。服药后 6 小时分别有 50%~70% 的阿莫西林和 25%~40% 的克拉维酸以原型自尿中排出。静脉注射本品 600mg（阿莫西林 500mg，克拉维酸 100mg）和 1 200mg（阿莫西林 1 000mg，克拉维酸 200mg），阿莫西林 C_{max} 分别为 32.2mg/L 和 105.4mg/L，克拉维酸 C_{max} 分别为 10.5mg/L 和 28.5mg/L。静脉注射本品后 6 小时内分别有

66.5%~77.4% 的阿莫西林和 46.0%~63.8% 的克拉维酸以原型自尿中排出。静脉滴注（>30分钟）本品 2 200mg（阿莫西林 2 000mg，克拉维酸 200mg），阿莫西林和克拉维酸 C_{max} 分别为 108.3mg/L 和 13.9mg/L，两者的 $t_{1/2}$ 分别为 0.9~1.07 小时和 0.9~1.12 小时。本品在多数组织和体液中分布良好，但血 - 脑屏障通透性差。阿莫西林和克拉维酸的血浆蛋白结合率分别为 18% 和 25%。阿莫西林和克拉维酸均可被血液透析清除[16-17]。

【药物贮存】

未经配制的本品（注射剂）应在 25℃以下干燥处，密封保存。将配制好的注射液加到预冷的输液袋中，在 5℃条件下，可稳定贮藏 8 小时。当注射液的温度达到室温时应立即用掉[16-17]。

美 洛 西 林
Mezlocillin

【适应证】

用于大肠埃希菌等肠杆菌属、变形杆菌等敏感革兰氏阴性杆菌所致的呼吸系统、泌尿系统、消化系统及生殖系统感染[20]。

【用法用量】

一、新生儿[21]

体重 /kg	≤7 日新生儿用量	>7 日新生儿用量	给药途径
<1.2	75mg/kg, q.12h.	75mg/kg, q.12h.	静脉滴注或肌内注射
1.2~2	75mg/kg, q.12h.	75mg/kg, q.8h.	
>2	75mg/kg, q.8h.	75mg/kg, q.6h.	

二、其他儿童

每日 0.1~0.2g/kg，严重感染者可增至 0.3g/kg。静脉滴注，每 6~8 小时 1 次，严重感染者可每 4~6 小时 1 次；肌内注射分 2~4 次[20]。

【剂量调整】

肾功能减退患者应适当降低用量。新生儿重度肾功能不全时稍延长给药间隔[21]。

【给药说明】

1. 肌内注射临用前加灭菌注射用水溶解[20]。

2. 静脉给药通常加入 5% 葡萄糖氯化钠注射液或 5%~10% 葡萄糖注射液溶解[20]。新生儿泵入时间 >30 分钟[21]。

3. 由锌化合物制造的橡皮管或瓶塞可影响药物活性[20]。

 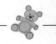

【注意事项】

1. 对青霉素过敏者禁用。用药前必须做青霉素皮试,阳性者禁用。
2. 对其他青霉素类、青霉胺及头孢菌素类可能存在交叉过敏反应。
3. 有哮喘、湿疹、花粉症、荨麻疹等过敏性疾病史者慎用。
4. 对诊断的干扰 ①用药期间,以硫酸铜法进行尿糖测定时可出现假阳性,用葡萄糖氧化酶法则不受影响;②大剂量注射给药可出现高钠血症;③血清谷丙转氨酶或谷草转氨酶升高。
5. 本品有少量随乳汁分泌,可使婴儿致敏、腹泻、皮疹、念珠菌属感染等,应用前须权衡利弊[20]。

【用药监护】

1. 大剂量应用时应定期检测血清钠。
2. 观察静脉给药部位有无外渗。
3. 定期监测血细胞计数及分类、血小板和肝肾功能[20]。

【相互作用】

药品名称	作用强度	相互作用
米诺环素	禁忌	青霉素的药效和治疗作用可能降低
甲氨蝶呤	慎用	甲氨蝶呤的血药浓度可能增加,发生毒性的风险增加
阿米卡星、奈替米星、庆大霉素	慎用	肠外给予某些青霉素类时可使某些氨基糖苷类失活,不能将二者混合

【药物相容性】

避免与酸碱性较强的药物配伍:pH<4.5 发生沉淀;pH<4.0 及 pH>8.0 效价下降较快。

与氨基糖苷类混合两者活性明显减弱,不可置于同一容器内给药。本品与重金属,特别是铜、锌、汞呈配伍禁忌,因可破坏其噻唑环。可被氧化剂、还原剂或羟基化合物灭活。

容器	相容的药物	不相容的药物	不确定
混合管	甲硝唑	阿米卡星、间羟胺、两性霉素 B、洛贝林、琥珀胆碱、庆大霉素、去甲肾上腺素、四环素、万古霉素、维库溴铵、维生素 B_6、维生素 C、异丙嗪	阿昔洛韦、苯巴比妥、更昔洛韦

【不良反应】

食欲减退、恶心、呕吐、腹泻、肌内注射局部疼痛和皮疹。多在给药过程中发生,大多程度较轻,不影响继续用药;重者停药后上述症状迅速减轻或消失。少数病例可出现血清氨基转移酶、碱性磷酸酶(alkaline phosphatase,ALP)升高及嗜酸性细胞一过性增多。中性粒细胞减少、低钾血症等极为罕见。未见肾功能改变以及血液电解质紊乱等严重反应[20]。

【药理作用】

对大肠埃希菌等肠杆菌属、肺炎克雷伯菌、变形杆菌属,铜绿假单胞菌和不动杆菌属等非发酵菌,以及对青霉素敏感的革兰氏阳性菌有较强的抗菌活性。可被青霉素酶破坏[20]。与哌拉西林有交叉耐药性。

【药代动力学】

本品在胆汁中浓度极高,胆汁排泄率为 1.65%~7.0%。脑脊液渗透率为 17%~25%,蛋白结合率为 42%,尿排泄率为 50%~55%,胆汁消除率变化较大,为 0.05%~25%(与肝功能有关)。静脉滴注时生物半衰期约为 1 小时、肌内注射的生物半衰期约为 1.5 小时,<7 日的新生儿静脉滴注时生物半衰期约为 4.3 小时,≥7 日的足月儿静脉滴注时生物半衰期约为 1.6 小时。70% 经肾脏排泄,30% 经肝脏排泄[20]。

【药物贮存】

密封,在凉暗(避光,≤20℃)干燥处保存[20]。

美洛西林钠舒巴坦钠
Mezlocillin Sodium and Sulbactam Sodium

【适应证】

呼吸系统感染;泌尿生殖系统感染;腹腔感染;皮肤及软组织感染;其他严重感染,如脑膜炎、细菌性心内膜炎、腹膜炎等[22]。

【用法用量】

静脉滴注。

按美洛西林舒巴坦总量计算,美洛西林与舒巴坦比例为 4:1。

<3kg 儿童:每次 75mg/kg,每日 2 次。

≥3kg 或 1~14 岁儿童:每次 75mg/kg,每日 2~3 次。

14 岁以上儿童:每次 2.5~5.0g,每 8~12 小时 1 次,疗程 7~14 日[22]。

【剂量调整】

肾功能损伤者需调整剂量,避免脑脊液药物过高增加惊厥发生率[22]。

【给药说明】

静脉滴注:临用前用灭菌注射用水或 5% 葡萄糖氯化钠注射液或 5%~10% 葡萄糖注射液溶解,4℃最多保存 24 小时。100ml 药液滴注时间为 30~50 分钟[22]。

【注意事项】

1. 对本品过敏者禁用。

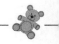

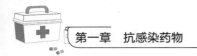

2. 肝功能不全者慎用。

3. 长期、重复用药可导致耐药细菌或真菌的重度感染。

4. 其他注意事项见美洛西林[22]。

【用药监护】

1. 与高剂量肝素、抗凝血药合用时,应监测凝血参数。

2. 长期用药应监测血象及肝肾功能。

3. 因使用本品发生腹泻的患者应谨慎处理,注意假膜性结肠炎的可能。

4. 任何原因引起的严重电解质紊乱患者,应注意本品中所含钠离子的影响[22]。

【相互作用】

见美洛西林。

【药物相容性】

避免与酸碱性较强（pH<4.0 或 pH>8.0）的药物配伍。

【不良反应】

1. 胃肠道反应　腹泻、恶心、呕吐。停药可消失。严重、持续腹泻应考虑假膜性小肠结肠炎,必须立即停药,可口服万古霉素 250mg（成人剂量）,每日 4 次。禁用减少胃肠蠕动药物。

2. 过敏反应　出现荨麻疹时必须停药。不能继续使用青霉素类药物。发生过敏性休克后立即静脉注射肾上腺素、扩容代用品及高剂量激素等。

3. 血液系统反应　高剂量时罕见血小板功能紊乱（出血时间延长、紫癜或黏膜出血）,通常仅见于严重肾功能损害者。发生出血且无其他原因时,必须停药。个别患者出现白细胞减少、粒细胞缺乏症、贫血、血小板减少症。

4. 中枢神经系统　高剂量时因脑脊液中浓度过高,可出现焦虑、肌肉痉挛及惊厥等。

5. 局部反应　罕见血栓性静脉炎或疼痛。

6. 实验室检查　氨基转移酶一过性升高,碱性磷酸酶、胆红素、肌酐、非蛋白氮升高,低钾血症,Coombs 试验阳性等[22]。

【药理作用】

美洛西林通过干扰细菌细胞壁合成起杀菌作用;舒巴坦仅对奈瑟菌科和不动杆菌有抗菌活性,但对多数 β- 内酰胺酶具有不可逆的抑制作用,可防止耐药菌破坏青霉素类及头孢菌素类抗生素。体外试验表明,两者合用可增强对多种产酶菌株如金黄色葡萄球菌、大肠埃希菌的抗菌作用[22]。

【药代动力学】

舒巴坦口服吸收不良,静脉注射 1.0g,5 分钟后血药浓度峰值为 104μg/ml,6 小时后浓度降至 0.56μg/ml,1~2 小时平均尿浓度为 9.82μg/ml。0~24 小时尿排泄率为 98.8%[22]。

美洛西林该部分内容见相关章节。

【药物贮存】

在凉暗干燥处（避光且≤20℃），密封保存。

哌拉西林钠他唑巴坦钠
Piperacillin Sodium and Tazobactam Sodium

【适应证】

医院获得性肺炎、脓毒血症，以及包括尿路感染、皮肤及软组织感染在内的复杂感染、中性粒细胞减少患儿的感染、复杂的腹腔内感染[23]。

【用法用量】

一、新生儿

按照哌拉西林他唑巴坦的总量计算，哌拉西林：他唑巴坦为 8：1[23]。

每次 90mg/kg，静脉滴注，每 8 小时 1 次[24]。

二、儿童

1. 医院获得性肺炎、脓毒血症，以及包括尿路感染、皮肤及软组织感染在内的复杂感染，静脉滴注。

1 个月至 11 岁，每次 90mg/kg，每 6~8 小时给药 1 次，最大剂量为每 6 小时给药 4.5g。

12~17 岁，每次 4.5g，每 8 小时给药 1 次，严重感染可增加至每 6 小时给药 1 次[24]。

2. 中性粒细胞减少患儿的感染，静脉滴注。

1 个月至 17 岁，每次 90mg/kg，每 6 小时给药 1 次，每次最大剂量 4.5g[24]。

3. 复杂的腹腔内感染，静脉滴注。

2~11 岁，每次 112.5mg/kg，每 8 小时给药 1 次，每次最大剂量 4.5g。

12~17 岁，每次 4.5g，每 8 小时给药 1 次，严重感染可增加至每 6 小时给药 1 次[24]。

【剂量调整】

肾功能减退者，需要根据患儿肾功能进行剂量调整。

（1）小于 12 岁儿童，Ccr<50ml/（min·1.73m²），每次 78.75mg/kg，最大剂量 4.5g，每 8 小时给药 1 次。

（2）12~17 岁儿童，20ml/（min·1.73m²）≤Ccr<40ml/（min·1.73m²），每次最大剂量 4.5g，每 8 小时给药 1 次。

（3）12~17 岁儿童，Ccr<20ml/（min·1.73m²），每次最大剂量 4.5g，每 12 小时给药 1 次[24]。

【给药说明】

1. 复溶药物的稀释液用量标准为每克药物使用 5ml 稀释液，可用的稀释液有 0.9% 氯化钠注射液、灭菌注射用水、5% 葡萄糖注射液。

2. 用于静脉滴注，可使用 5% 葡萄糖注射液或 0.9% 氯化钠注射液稀释至 15~90mg/ml，推荐每次给药体积为 50~150ml，给药时间不少于 30 分钟。其他相容的静脉稀释液包括乳

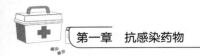

酸钠林格注射液、6% 右旋糖酐氯化钠注射液。

3. 复溶后的药物应立即使用，没有使用的部分在室温（20~25℃）下放置 24 小时后应当丢弃，冷藏保存（2~8℃）48 小时后应当丢弃。

4. 药物配制　稳定性研究表明，室温条件下 24 小时内是稳定的（复溶后药物的效价、溶液的 pH 和溶液的澄清度），冷藏条件下在 1 周内保持稳定。本品不含防腐剂，操作时应当采用适当的无菌技术[23]。

【注意事项】

1. 注意药物可能引起过敏性休克，有青霉素类药物过敏史或青霉素皮试阳性患者禁用。

2. 可引起严重的皮肤不良反应，例如：重症多形性红斑、中毒性表皮坏死松解症、药物反应伴嗜酸性粒细胞增多和全身性症状和急性泛发性发疹性脓疱病（acute generalized exanthematous pustulosis，AGEP），若患者出现皮疹，应密切观察，若损伤加重，则停用本品。

3. 高于推荐的静脉给药剂量，患者可能会出现惊厥形式的神经系统并发症（特别是患者患有肾功能损害时容易发生）。

4. 哌拉西林的使用可使囊性纤维化患者发热和皮疹发生率升高。

5. 在缺乏确诊或高度可疑细菌感染的证据或缺乏预防用药的指征下，处方给予哌拉西林和他唑巴坦可能不会使患者受益却可增加耐药菌发生的风险[23]。

【用药监护】

1. 几乎所有抗菌药物（包括本品）的应用都有艰难梭菌相关性腹泻（Clostridium difficile associated diarrhea，CDAD）的报告，其严重程度可表现为轻度腹泻至致死性结肠炎。如果怀疑或确定 CDAD，可能需要在正使用的抗菌药物中停用不直接针对艰难梭菌的抗菌药物。应按照临床指征开始适当的液体和电解质管理、蛋白质补充、艰难梭菌的抗菌治疗以及外科评估。

2. 使用 β- 内酰胺类抗生素（包括哌拉西林）治疗的部分患者可有出血表现。这些反应常与凝血试验（如凝血时间、血小板聚集和凝血酶原时间）异常有关，并多见于肾衰竭患者。如果有出血的表现，应当停用抗生素（本品）治疗，并采取相应的治疗措施。定期评估患者的造血功能。

3. 与本品给药相关的白细胞减少 / 中性粒细胞减少是可逆的，并且在长期用药的情况下最常出现。定期评估患者的造血功能。

4. 注意药物引起的电解质紊乱，在本品中，每克哌拉西林共含有 65mg（2.84mEq）的 Na^+。治疗需要限制盐摄入的患者时，需要考虑这一点。钾储备较低的患者应定期测量电解质，并且，对于钾储备可能较低以及接受细胞毒性治疗或利尿药的患者，应考虑低钾血症的可能性[23]。

【相互作用】

药品名称	作用程度	相互作用
米诺环素	禁忌	青霉素的药效和治疗作用可能降低

续表

药品名称	作用程度	相互作用
阿米卡星、奈替米星、庆大霉素	慎用	肠外给予某些青霉素类时可使某些氨基糖苷类失活,不能将二者混合
阿奇霉素	慎用	阿奇霉素通过药效学拮抗作用降低该药物的效应
阿曲库铵、维库溴铵	慎用	哌拉西林可能加强非去极化类肌松药的作用,导致长时间的呼吸抑制
肝素	慎用	合用出血风险增加
华法林	慎用	静脉注射大剂量的青霉素类药物可通过延长出血时间增加抗凝血药的出血风险
甲氨蝶呤	慎用	甲氨蝶呤的血药浓度可能增加,发生毒性的风险增加
万古霉素	慎用	该药物通过不明确的机制增加万古霉素的毒性。合用时应检测肾功能
依诺肝素	慎用	该药物和依诺肝素均促进抗凝作用
红霉素	微弱	青霉素和红霉素合用时治疗效应难预测
氯霉素	微弱	在抗微生物时可能产生协同作用,但动物实验中也报道过拮抗作用

【药物相容性】

容器	相容的药物	不相容的药物
混合管	氨茶碱、地塞米松、氟康唑、呋塞米、西咪替丁、右旋糖酐40	阿昔洛韦、更昔洛韦、两性霉素B、多巴酚丁胺、氯丙嗪、异丙嗪、万古霉素

【不良反应】

1. 血液及淋巴系统 血小板减少、贫血、白细胞减少、粒细胞减少、溶血性贫血、紫癜、出血时间延长等。

2. 免疫系统 过敏反应,甚至过敏性休克。

3. 代谢异常 血白蛋白减少,血糖降低,低钾血症。

4. 神经系统 头痛、失眠。

5. 心血管系统 低血压、静脉炎。

6. 消化系统 腹泻、腹痛、恶心呕吐、便秘、消化不良、假膜性结肠炎、口腔黏膜炎。

7. 肝胆系统 谷草转氨酶升高、谷丙转氨酶升高、血碱性磷酸酶升高、黄疸、肝炎。

8. 皮肤及皮下组织 皮疹、瘙痒、多形性红斑、荨麻疹、斑丘疹、中毒性表皮坏死松解症、重症多形性红斑、药物反应伴嗜酸性粒细胞增多和全身性症状、急性泛发性发疹性脓疱病(AGEP)、大疱性皮炎。

9. 肌肉和骨骼组织 关节痛、肌痛。

10. 泌尿系统 血肌酐升高、血尿素氮升高、肾功能衰竭、肾小管间质性肾炎。

11. 给药部位 注射部位反应、寒战[23]。

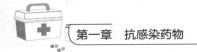

【药物过量】

表现:恶心、呕吐和腹泻。若高于建议的静脉给药剂量,患者可能会出现神经肌肉兴奋或惊厥(特别是患者患有肾衰竭时)。

处置:出现用药过量时,应停止哌拉西林他唑巴坦治疗。目前尚无治疗本品过量的专用解毒剂。应根据患者的临床表现给予支持和对症治疗。可通过血液透析降低血清中过高的哌拉西林或他唑巴坦浓度[23]。

【药理作用】

1. 哌拉西林是一种广谱半合成青霉素,对于许多革兰氏阳性和革兰氏阴性的需氧菌及厌氧菌具有抗菌活性,它通过抑制细菌细胞壁的合成发挥杀菌作用。

2. 他唑巴坦是一种结构与青霉素相似的β-内酰胺类药物,是很多β-内酰胺酶(β-内酰胺酶通常导致青霉素和头孢菌素耐药)的抑制剂,但是不能抑制头孢菌素酶或金属β-内酰胺酶。他唑巴坦扩大了哌拉西林的抗菌谱,包含很多产生β-内酰胺酶而对哌拉西林耐药的细菌。

3. 体外研究和临床感染均已证明,哌拉西林他唑巴坦对下列微生物中的多数分离株具有抗菌活性。

革兰氏阳性菌:金黄色葡萄球菌(仅限于对甲氧西林敏感的分离株)。

革兰氏阴性菌:不动杆菌、大肠埃希菌、流感嗜血杆菌(β-内酰胺酶阴性、对氨苄西林产生耐药性的分离株除外)、肺炎克雷伯菌、铜绿假单胞菌(与对该分离株敏感的氨基糖苷类药物联合应用)。

厌氧菌:脆弱拟杆菌属(脆弱拟杆菌、卵形拟杆菌、多形拟杆菌和普通拟杆菌)。

4. 已获得以下体外数据,但它们的临床意义尚不清楚。

革兰氏阳性菌:粪肠球菌(仅限于对氨苄西林或青霉素敏感的分离株)、表皮葡萄球菌(仅限于对甲氧西林敏感的分离株)、乙型溶血性链球菌、肺炎链球菌(仅限于对青霉素敏感的分离株)、甲型溶血性链球菌(又称为草绿色链球菌)。

革兰氏阴性菌:科氏柠檬酸杆菌、卡他莫拉菌、摩氏摩根菌、淋病奈瑟球菌、奇异变形杆菌、普通变形杆菌、黏质沙雷菌、斯氏普鲁威登菌、雷氏普鲁威登菌、沙门菌。

厌氧菌:产气荚膜梭菌、吉氏拟杆菌、产黑素普雷沃菌[23]。

【药代动力学】

药物	给药途径	表观分布容积 /L	$t_{1/2}$/h
哌拉西林	静脉注射	15.4~17.4	0.79~0.84
他唑巴坦	静脉注射	14.7~17.0	0.68~0.82

哌拉西林和他唑巴坦都是大约 30% 与血浆蛋白结合。哌拉西林或他唑巴坦与蛋白质结合不受其他化合物的影响。他唑巴坦代谢物与蛋白质结合可忽略不计。哌拉西林和他唑巴坦广泛分布在组织和体液内,包括肠黏膜、胆囊、肺、女性生殖组织(子宫、卵巢和输卵管)、细胞间液和胆汁。平均组织浓度通常为血浆中浓度的 50%~100%。和其他青霉素类药物一

样,哌拉西林和他唑巴坦在无脑脊髓膜炎症的受试者的脑脊液中分布较低。

对 2 月龄及以上的儿童患者进行了哌拉西林和他唑巴坦药代动力学研究。在年龄较小的儿童患者中,这两种化合物的清除都比在年龄较大儿童患者和成人患者中慢[23]。

【药物贮存】

遮光、密闭,在 10~25℃保存[23]。

头 孢 唑 林
Cefazolin

【适应证】

适用于治疗敏感细菌所致的中耳炎、支气管炎、肺炎等呼吸道感染,尿路感染,皮肤软组织感染,骨和关节感染,败血症,感染性心内膜炎,肝胆系统感染,以及眼、耳、鼻、喉等部位的感染。本品也可作为外科手术前的预防用药。本品不宜用于中枢神经系统感染。对慢性尿路感染,尤其伴有尿路解剖异常者的疗效较差。本品不宜用于治疗淋病和梅毒[25]。

【用法用量】

一、新生儿

静脉滴注或肌内注射,每次 25mg/kg。给药间隔参照表 1-1-1[26]。

肾功能、药物消除与校正胎龄直接相关,校正胎龄(postmenstrual age,PMA)= 孕龄 + 产后年龄。

校正胎龄是决定给药间隔的重要因素,出生后年龄作为次级因素。

表 1-1-1 头孢唑林的给药间隔

校正胎龄 / 周	产后日龄 /d	给药间隔 /h
≤29	0~28	12
	>28	8
30~36	0~14	12
	>14	8
37~44	0~7	12
	>7	8
≥45	全部	6

二、儿童

1. 常规剂量 ≥28 日龄的患者,静脉滴注或肌内注射,每日 50~100mg/kg,分为每 8 小时 1 次,每次最高剂量 2g。

2. 社区获得性肺炎 ≥3 个月的患者,静脉滴注,每日 150mg/kg,每 8 小时 1 次,每次最高剂量 2g,疗程 10 日。

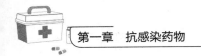

3. 感染性心内膜炎（苯唑西林敏感的葡萄球菌属）　适用于≥29 日龄的患者。

（1）自体瓣膜：单独使用。静脉滴注，每日 100mg/kg，每 8 小时 1 次，每日最高剂量 6g，持续 6 周。可联用庆大霉素，每 8 小时静脉给药或肌内注射 1mg/kg，持续 3~5 日。

（2）人工瓣膜：与利福平和庆大霉素联用。

1）头孢唑林：静脉滴注，每日 100mg/kg，每 8 小时 1 次，每日最高剂量 6g，疗程≥6 周。

2）利福平：静脉滴注或口服给药，每日 20mg/kg（最高剂量 0.9g），每 8 小时 1 次，疗程≥6 周。

3）庆大霉素：每 8 小时静脉滴注或肌内注射 1mg/kg，持续 2 周[3,27]。

4. 预防感染性心内膜炎　≥30 日龄的患者。涉及牙齿、呼吸道、皮肤或软组织感染或肌肉骨骼等部位的外科操作前 30~60 分钟静脉滴注或肌内注射 50mg/kg。每次最高剂量 50mg/kg。

5. 皮肤及软组织感染

对甲氧西林敏感的金黄色葡萄球菌（methicillin sensitive *Staphylococcus* aureus，MSSA）感染：每日 50mg/kg，分 3 次静脉滴注。

非化脓性链球菌感染（如蜂窝织炎）或金黄色葡萄球菌所致的坏死性感染：每 8 小时静脉滴注 33mg/kg。

6. 手术预防　≥30 日龄的患者，切口前 30~60 分钟静脉滴注 25~50mg/kg。若术程超过 2 个半衰期（2~5 小时），术中可重复给药 1 次。每次最高 2g。

手术结束后预防用药通常不超过 24 小时。对于心血管手术，建议疗程为 24~48 小时[26,28]。

【剂量调整】

肾损伤程度	Ccr/[ml/(min·1.73m²)]	剂量调整[25]
轻中度	40~70	常规日剂量的 60%，分为 12 小时 1 次
中度	20~40	常规日剂量的 25%，分为 12 小时 1 次
严重	5~20	常规日剂量的 10%，每 24 小时 1 次

【给药说明】

静脉滴注、静脉注射或肌内注射给药。用 5% 葡萄糖注射液、10% 葡萄糖注射液、0.9% 氯化钠注射液配制。

静脉滴注：稀释至 5~20mg/ml，滴注时间为 10~60 分钟。

静脉注射：浓度为 100mg/ml，3~5 分钟内缓慢推入。

肌内注射：浓度为 225mg/ml。最高剂量为 330mg/ml[29]。

【注意事项】

1. 对本品及其他头孢菌素类过敏者及有青霉素类过敏性休克史者禁用。
2. 肾功能不全者慎用。
3. 胃肠道疾病，尤其是结肠炎患者慎用。
4. 氨基糖苷类与本品合用易产生肾毒性。

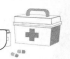

5. 应用头孢唑林的患者有 1% 可出现直接或间接 Coombs 试验阳性及尿糖假阳性反应（硫酸铜法）。少数患者的碱性磷酸酶、血清氨基转移酶可升高[29]。

【用药监护】

1. 肾功能不全者须减量。大剂量时可出现脑病反应。

2. 肝功能损害、肾功能损害或营养状况不良的患者,疗程较长的患者和以往经抗凝治疗稳定的患者,可出现与头孢唑林相关的凝血酶原活性下降风险。

3. 长期应用可导致对本品耐药的细菌过度生长,治疗期间一旦发生二重感染,应及时采取适当措施[29]。

【相互作用】

药品名称	作用程度	相互作用
阿米卡星、奈替米星、庆大霉素、新霉素	慎用	肾毒性可增强,针对特定病原体的杀菌效应可增强。机制不明确
丙磺舒	慎用	该药物通过竞争肾小管清除增加头孢唑林的浓度
达肝素、磺达肝癸钠、依诺肝素	慎用	头孢唑林通过药效学的协同作用增加这些药物的效应
霍乱疫苗、卡介苗、伤寒疫苗	慎用	头孢唑林通过药效学的拮抗作用降低这些药物的效应
肝素	慎用	一些头孢类抗菌药物,比如头孢唑林,会导致凝血障碍,与肝素可能有相加作用。合用增加出血可能
华法林	慎用	合用华法林的抗凝效应增强

【药物相容性】

容器	相容的药物	不相容的药物
Y 型管	阿昔洛韦、氨甲苯酸、奥曲肽、地塞米松、酚磺乙胺、华法林、甲硝唑、利巴韦林、磷霉素、阿托品、硫酸镁、羟乙基淀粉、氢化可的松、腺苷三磷酸、头孢美唑、头孢哌酮、头孢哌酮舒巴坦、头孢他啶、维库溴铵、昂丹司琼、洛贝林	胺碘酮、卡泊芬净、万古霉素、西咪替丁
混合管		氨茶碱、苯巴比妥、丙泊酚、地西泮、肝素、芬太尼、两性霉素 B、氯霉素、头孢呋辛、维生素 B_6、维生素 C、西咪替丁、多巴胺、多巴酚丁胺、利多卡因、氯胺酮、氯丙嗪、吗啡、肾上腺素、异丙肾上腺素、间羟胺、去甲肾上腺素、四环素、葡萄糖酸钙、阿米卡星、卡那霉素、金霉素、土霉素、红霉素、多黏菌素、多黏菌素 E

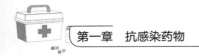

【不良反应】

1. 肾功能减退者大剂量应用可出现脑病反应。
2. 静脉炎和嗜酸性粒细胞增多。
3. 胃肠道反应。
4. 偶见白念珠菌二重感染。
5. 个别患者可出现暂时性血清氨基转移酶、碱性磷酸酶升高[25]。

【药物过量】

主要给予对症治疗和大量补水及补液等[25]。

【药理作用】

头孢唑林为第一代头孢菌素,除肠球菌属、耐甲氧西林葡萄球菌属外,本品对其他革兰氏阳性球菌均有良好抗菌活性,肺炎链球菌和溶血性链球菌对本品高度敏感。白喉棒状杆菌、炭疽杆菌、李斯特菌和梭状芽孢杆菌对本品也十分敏感。本品对部分大肠埃希菌、奇异变形杆菌和肺炎克雷伯菌具有良好的抗菌活性,但对金黄色葡萄球菌的抗菌作用较差。伤寒杆菌、志贺菌属和奈瑟菌属对本品敏感,其他肠杆菌科细菌、不动杆菌属、铜绿假单胞菌、脆弱拟杆菌和产酶淋病奈瑟球菌对本品耐药。流感嗜血杆菌中度敏感,革兰氏阳性厌氧菌和某些革兰氏阴性厌氧菌对本品多敏感[25]。

【药代动力学】

新生儿半衰期为 3~5 小时。肌内注射本品 500mg 后,C_{max} 经 1~2 小时达 38mg/L(32~42mg/L),6 小时血药浓度尚可测得 7mg/L。20 分钟内静脉滴注本品 0.5g,稳态血药浓度峰值为 118mg/L,有效浓度维持 8 小时。本品难以透过血 - 脑屏障。本品在胸腔积液、腹水、心包积液和滑液中可达较高浓度。炎症渗出液中的药物浓度基本与血清浓度相等;胆汁中浓度等于或略超过同期血药浓度。胎儿血药浓度为母体血药浓度的 70%~90%,乳汁中含量低。本品蛋白结合率为 74%~86%。正常成人的血消除半衰期 $t_{1/2\beta}$ 为 1.5~2 小时,肾衰竭患者的 $t_{1/2\beta}$ 可延长,内生肌酐清除率为 12~17ml/(min·1.73m²) 和低于 5ml/(min·1.73m²) 时,$t_{1/2\beta}$ 分别为 12 小时和 57 小时。出生 1 周内新生儿的 $t_{1/2\beta}$ 为 4.5~5 小时。本品在体内不代谢;原型通过肾小球滤过,部分通过肾小管分泌,自尿中排出。24 小时内可排出给药量的 80%~90%[25]。

【药物贮存】

密闭,在凉暗干燥处(避光并不超过 20℃)保存[25]。

头孢替唑
Ceftezole

【适应证】

败血症、肺炎、支气管炎、支气管扩张症(感染时)、慢性呼吸系统疾病的继发性感染、肺脓肿、腹膜炎、肾盂肾炎、膀胱炎、尿道炎[30]。

【用法用量】

静脉注射、静脉滴注或肌内注射。

每日 20~80mg/kg,分 1~2 次给药[30]。

【剂量调整】

严重肾功能障碍者,可持续在血中保持高的浓度,视肾功能损害程度相应调整剂量及用药时间[31]。

【给药说明】

静脉注射:溶于注射用水、生理盐水或 5% 葡萄糖注射液,缓慢注射。大量注射偶尔可引起注射部位血管疼痛、血栓性静脉炎,注意调整注射部位和注射方法,注射速度尽量缓慢。

静脉滴注:溶于生理盐水或 5% 葡萄糖注射液。

肌内注射:溶于 0.5% 利多卡因注射液,溶解后不可用于静脉注射,不可在同一部位反复注射,以免发生注射部位疼痛、硬结。

以上溶液溶解后最好立即使用,如需保存,应置于避光阴凉处,存放时间≤24 小时。溶解时如因温度原因出现混浊,可加温使其澄清后使用[31]。

【注意事项】

1. 对本品或头孢类抗生素有过敏史者禁用。

2. 对利多卡因或酰基苯胺类局部麻醉剂有过敏史者禁止肌内注射。

3. 慎用的情况包括有青霉素过敏史;本人或直系亲属中有易发生支气管哮喘、皮疹、荨麻疹等体质者。

4. 对诊断的干扰:使用本内迪克特试剂(Benedict reagent)、费林试剂(Fehling reagent)及 Clinitest 试剂检测尿糖曾出现假阳性;可出现直接 Coombs 试验阳性[30-31]。

【用药监护】

1. 虽极少发生休克,但仍需严密观察。当出现不适感、口内异常感、哮喘、眩晕、突然排便异常、耳鸣、出汗等症状时,立即停药。

2. 出现皮疹、荨麻疹、皮肤发红、瘙痒、发热等,应停药,进行必要处理。

3. 定期检查肾功能,如发现异常应立即停药,进行必要处理。

4. 监测血常规,如出现粒细胞减少、白细胞减少、嗜酸性粒细胞增多、血小板减少等异常时,应停药。

5. 监测肝功能,如出现 GOT、GPT、碱性磷酸酶增加等异常,立即停药。

6. 当有腹痛、腹泻时应立即停药,给予适当处理。

7. 罕见肺嗜酸性粒细胞增多症性的间质性肺炎,如出现发热、咳嗽、呼吸困难、胸部 X 线检查异常、嗜酸性粒细胞增多,应立即停药,并给予相应治疗。

8. 对进食较差或需静脉营养者、体弱者,可能出现维生素 K 缺乏,需要进行严密观察。

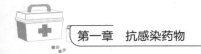

9. 用药前需要详细询问患者过敏史并建议进行皮肤过敏试验。用药后保持安静,接受观察[31]。

【相互作用】

药品名称	相互作用
氨基糖苷类、强效利尿药(呋塞米、依他尼酸、布美他尼)	加重肾毒性,勿合用

【药物相容性】

容器	不相容的药物
混合管	氨茶碱、苯海拉明、苯妥英钠、间羟胺、金霉素、氯化钙、去甲肾上腺素、葡萄糖酸钙、B族维生素、维生素 C

【不良反应】

处置详见用药监护。①休克:极少发生;②过敏反应;③罕见肝肾功能损害、血液和呼吸系统异常、头痛、全身不适、发热、浅表性舌炎;④消化系统异常:偶见恶心、呕吐、畏食,罕见假膜性结肠炎;⑤菌群失调:罕见念珠菌病;⑥维生素缺乏症:罕见发生维生素 K 及 B 族维生素缺乏症[30]。

【药理作用】

抑制细菌细胞壁合成。对革兰氏阳性菌,尤其是球菌,包括产青霉素酶或不产青霉素酶的金黄色葡萄球菌、化脓性链球菌、肺炎球菌、乙型溶血性链球菌、甲型溶血性链球菌、表皮葡萄球菌,以及白喉棒状杆菌、炭疽杆菌都比较敏感。对某些革兰氏阴性菌中度敏感,如大肠埃希菌、克雷伯菌属、沙门菌属、志贺菌属、奇异变形杆菌等。但对铜绿假单胞菌、黏质沙雷菌和普通变形杆菌抗菌活性差[31]。

【药代动力学】

给药途径	达峰时间 /h	$t_{1/2}$/h
肌内注射	25	1.5
静脉注射	—	0.41

口服不被胃肠道吸收。主要经肝脏代谢,80% 以上由尿排泄[31]。

【药物贮存】

密封,在凉暗干燥处(≤20℃)保存[30]。

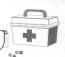

头孢羟氨苄
Cefadroxil

【适应证】

主要用于葡萄球菌、链球菌、肺炎球菌等对头孢羟氨苄敏感的细菌引起的呼吸系统、消化系统、泌尿系统、皮肤软组织及口腔的感染性疾病和中耳炎等。如肺炎、鼻窦炎、支气管炎、咽喉炎、扁桃体炎、尿道炎、膀胱炎、前列腺炎、肾盂肾炎、淋病、蜂窝织炎、疖等[32]。

【用法用量】

一、新生儿

每次 15~25mg/kg，口服，每 12 小时 1 次，可与奶同喂[33]。

二、儿童

1. 由革兰氏阳性菌及革兰氏阴性菌引起的感染　6~17 岁：口服。体重 <40kg，500mg，每日 2 次；体重≥40kg，0.5~1g，每日 2 次（皮肤、软组织及非复杂性尿路感染给予 1g，每日 1 次）[34]。

2. 脓疱病　每日 30mg/kg，分 1~2 次口服。最大日剂量为 1g[35-37]。

3. 咽炎/扁桃体炎　每日 30mg/kg，分 1~2 次口服。最大日剂量为 1g。疗程 10 日[38-41]。

4. 皮肤及软组织感染　每日 30mg/kg，分 1~2 次口服。最大日剂量为 1g[42-43]。

5. 泌尿道感染　每日 30mg/kg，分 1~2 次口服。最大日剂量为 2g[35-36]。

【剂量调整】

对于有肾功能损伤的儿童患者中头孢羟氨苄的剂量调整尚无可靠数据，但应参考成人剂量成比例调整。以下为参考成人得出的剂量调整方案。

$10ml/(min \cdot 1.73m^2) \leqslant Ccr \leqslant 25ml/(min \cdot 1.73m^2)$：每 24 小时 15mg/kg。

$Ccr < 10ml/(min \cdot 1.73m^2)$：每 36 小时 15mg/kg[36]。

【给药说明】

食物对混悬液和胶囊的使用没有影响。与食物同服可能会减少胃肠道不耐受的问题[32]。

【注意事项】

1. 对本品及其他头孢菌素类过敏者禁用。

2. 有青霉素过敏史者慎用。

3. 有胃肠道疾病者，特别是结肠炎病者，慎用本品。本品不宜长期服用，以免引起假膜性结肠炎。

4. 应用头孢羟氨苄患者的直接 Coombs 试验可出现阳性；以硫酸铜法测定尿糖可有假阳性反应；血尿素氮（blood urea nitrogen，BUN）、GPT、GOT 和碱性磷酸酶可有短暂性升高[44]。

【用药监护】

1. 应对有肾损害的患者监测肾功能，肾功能减退者应用本品时需减量。

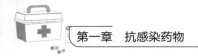

2. 不宜用于严重感染[45]。

【相互作用】

1. 与抗凝血药合用有延长凝血酶原时间的风险。
2. 丙磺舒可以延缓头孢羟氨苄和其他多种头孢菌素的肾排泄。
3. 通过影响肠道菌群增加地高辛的浓度或效应,慎用。

【不良反应】

头孢羟氨苄的不良反应少而轻,总反应发生率约为 4%,以胃肠道反应为主。少数人有恶心、食欲下降、皮疹等,停药后自行消失[32]。

【药理作用】

本品为头孢菌素抗生素,对革兰氏阳性菌有较好的抗菌作用,对革兰氏阴性菌和部分厌氧菌亦有一定的抗菌活性。本品对除肠球菌外的革兰氏阳性菌和部分革兰氏阴性菌具有较好的抗菌作用。如产青霉素酶和不产青霉素酶的金黄色葡萄球菌、表皮葡萄球菌、肺炎球菌、甲型溶血性链球菌、大肠埃希菌、奇异变形杆菌对本品敏感;本品对沙门菌属、志贺菌属、流感嗜血杆菌、淋病奈瑟球菌的抗菌活性较头孢氨苄强。耐甲氧西林葡萄球菌、肠球菌属、吲哚试验呈阳性的变形杆菌、肠杆菌属、沙雷菌属及铜绿假单胞菌等对本品耐药[32]。

【药代动力学】

口服后几乎完全吸收,空腹口服本品 0.5g 后 t_{max} 为 1.5 小时,C_{max} 为 16mg/L,12 小时后尚有微量,$t_{1/2}$ 为 1.5 小时。进食对其吸收无明显影响。头孢羟氨苄在胃肠道的吸收较头孢氨苄和头孢拉定缓慢,但血药浓度较后二者持久。空腹口服头孢羟氨苄、头孢氨苄和头孢拉定 0.5g 后的稳态血药浓度峰值分别为 16mg/L、21mg/L 和 18mg/L,4 小时后血药浓度分别为 5mg/L、1mg/L 和 1mg/L,消除半衰期分别为 1.27 小时、0.57 小时和 0.61 小时。头孢羟氨苄和头孢氨苄的蛋白结合率分别为 20% 和 17%。口服本品 1g 后 2~5 小时的痰液、胸腔积液和肺组织中的浓度分别为同期血药浓度的 23%、31% 和 43%。胆汁中浓度一般较血药浓度为低。24 小时尿中排出给药量的 86%。本品能为血液透析所清除[32]。

【药物贮存】

密封,在阴凉处(不超过 20℃)保存[32]。

头 孢 硫 脒
Cefathiamidine

【适应证】

用于敏感菌所引起的呼吸系统、肝胆系统、五官、泌尿系统感染及心内膜炎、败血症[46]。

【用法用量】

肌内注射：一日 50~100mg/kg，分 3~4 次给药。

静脉滴注：一日 50~100mg/kg，分 2~4 次给药[46]。

【剂量调整】

肾功能减退患者应用本品须适当减量[46]。

【给药说明】

临用前加灭菌注射用水或氯化钠注射液适量溶解。药物宜现用现配，配制后不宜久放[47]。

【注意事项】

1. 对头孢菌素类抗生素过敏者禁用。

2. 有胃肠道疾病史者，特别是溃疡性结肠炎、局限性肠炎或抗生素相关性结肠炎（头孢菌素类很少产生假膜性结肠炎）者应慎用[46]。

【用药监护】

1. 应用本品前须详细询问头孢菌素类及青霉素类的药物过敏史，对一种头孢菌素或头霉素过敏者对其他头孢菌素或头霉素也可能过敏。对青霉素类、青霉素衍生物或青霉胺过敏者也可能对头孢菌素或头霉素过敏。对青霉素过敏患者应用头孢菌素时发生过敏反应者达 5%~7%；如做免疫反应测定，则对青霉素过敏患者也对头孢菌素过敏者达 20%。

2. 对青霉素过敏患者应用本品时应根据患者情况充分权衡利弊后决定。有青霉素过敏性休克或即刻反应者，不宜再选用头孢菌素类。

3. 注射用头孢硫脒易发生严重过敏反应，如过敏性休克，医务人员在使用本品前应详细询问患者的过敏史，对本品所含成分过敏者禁用，过敏体质者慎用。给药期间密切观察患者，一旦出现过敏症状，应立即停药并进行救治[46]。

【相互作用】

药品名称	相互作用
丙磺舒	降低头孢硫脒的尿排泄

【不良反应】

偶有荨麻疹、哮喘、皮肤瘙痒，寒战、高热、血管神经性水肿等，偶见治疗后非蛋白氮和谷丙转氨酶升高[46]。

【药物过量】

药物过量可能导致消化系统异常及肾功能损害。

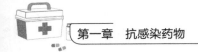

【药理作用】

1. 头孢硫脒对革兰氏阳性菌及部分阴性菌有抗菌活性,对革兰氏阳性球菌的作用尤强。

2. 体外抗菌活性试验表明,头孢硫脒对肺炎球菌、化脓性链球菌、金黄色葡萄球菌(MSSA菌株)、表皮葡萄球菌[对甲氧西林敏感的表皮葡萄球菌(methicillin-susceptible *Staphylococcus epidermidis*,MSSE)菌株]和卡他莫拉菌有较强的抗菌活性,对肺炎链球菌 90% 最低抑菌浓度(MIC$_{90}$)为 0.25μg/ml,对化脓性链球菌 MIC$_{90}$ 为 0.5μg/ml,对其他 3 种细菌的 MIC$_{90}$ 均小于 8.0μg/ml,对流感嗜血杆菌亦有较强的抗菌活性,MIC$_{90}$ 为 2.0μg/ml。对肠球菌亦显示有很强的体外抗菌活性,MIC$_{90}$ 为 2.0μg/ml。对甲型溶血性链球菌、非溶血性链球菌、白喉棒状杆菌、产气荚膜杆菌、破伤风梭菌和炭疽杆菌均有良好的抗菌作用。对金黄色葡萄球菌[耐甲氧西林金黄色葡萄球菌(methicillin resistant *Staphylococcus* aureus,MRSA)菌株]、表皮葡萄球菌[耐甲氧西林表皮葡萄球菌(methicillin resistant *Staphylococcus* epidermidis,MRSE)菌株]的体外抗菌活性不如万古霉素。

3. 作用机制为抑制敏感菌的细胞壁合成,而产生杀菌作用[46]。

【药代动力学】

给药途径	达峰时间 /h	$t_{1/2}$/h
静脉注射	—	1.19 ± 0.12
肌内注射	0.78 ± 0.08	1.38 ± 0.21

注射后在体内组织分布广泛,以胆汁、肝、肺等处含量为高,不透过血 - 脑脊液屏障。在机体内几乎不代谢,主要从尿中排出,12 小时尿中排出给药量的 90% 以上。肾功能减退患者,肌内注射后血清半衰期延长至 13.2 小时,约为正常半衰期的 10 倍,24 小时尿中仅排出给药量的 3.2%,血液透析可排出给药量的 20%~30%[47]。

【药物贮存】

密闭,在凉暗(避光并不超过 20℃)干燥处保存[46]。

头 孢 克 洛
Cefaclor

【适应证】

适用于治疗敏感菌株引起的感染:中耳炎,下呼吸道感染(包括肺炎),上呼吸道感染,尿道感染(包括肾盂肾炎和膀胱炎),皮肤和皮肤组织感染,鼻窦炎,淋病奈瑟球菌性尿道炎[48]。

【用法用量】

1. 敏感细菌引起的感染 有两种给药方式。

(1) 1 个月至 12 岁:日剂量 20mg/kg,分 3 次口服,严重感染时可加倍。最大剂量为

1g/d。

（2）细分年龄后,按照如下用法用量给药。

1~11 个月 :62.5mg/ 次,每日 3 次,口服,严重感染时可加倍。

1~4 岁 :125mg/ 次,每日 3 次,口服,严重感染时可加倍。

5~17 岁 :250mg/ 次,每日 3 次,口服,严重感染时可加倍。

以上年龄用药,最大剂量均为 1g/d。

2. 流感嗜血杆菌无症状携带者或囊性纤维化的轻微发作

1~11 个月 :125mg/ 次,每日 3 次,口服。

1~6 岁 :250mg/ 次,每日 3 次,口服。

7~17 岁 :500mg/ 次,每日 3 次,口服。

以上年龄用药,最大剂量为 1g/d[49-50]。

【剂量调整】

轻度肾功能损害患者不需要进行剂量调整[49]。

【给药说明】

口服给药,与食物同服会降低稳态血药浓度峰值,延长达峰时间,但总吸收率不变[49]。

【注意事项】

1. 新生儿使用头孢克洛的疗效和安全性尚未确立。

2. 对头孢克洛及其他头孢菌素类过敏者禁用[48]。

【用药监护】

1. 出现对头孢克洛的过敏反应,应立即停药,使用适当的药物(如抗组胺药或皮质类固醇类药物)治疗。

2. 使用药物的患者发生腹泻,应注意假膜性结肠炎的诊断,通常停药就可恢复,对于严重病例,应采取适当的治疗措施。

3. 长期使用药物,会使得不敏感株大量繁殖。如果治疗期间发生二重感染,必须采取适当措施。

4. 药物在无尿症患者体内的半衰期为 2.3~2.8 小时。严重肾功能不全时要慎用头孢克洛,中至重度肾功能受损患者,剂量通常不变,注意监护[48]。

【相互作用】

药品名称	作用程度	相互作用
华法林	慎用	头孢呋辛能影响产维生素 K 的肠道菌群,在几日后可能会令国际标准化比值(international normalized ratio,INR)升高。会增强华法林的效应

【不良反应】

1. 过敏反应　荨麻疹样皮疹、瘙痒、多形性红斑。

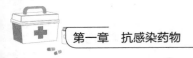

2. **胃肠道反应**　腹泻、恶心、呕吐。罕见胆汁淤积性黄疸,有报道假膜性结肠炎。

3. **其他**　生殖器瘙痒或阴道炎、血小板减少、间质性肾炎、念珠菌病等[48]。

【药物过量】

表现:药物过量后发生的毒性综合征包括恶心、呕吐、上腹部不适和腹泻,上腹部不适和腹泻的严重程度与剂量有关。

处置:在治疗过量服用综合征时,要考虑多种药物过量的可能性,药物间相互作用以及患者药代动力学方面的差异。除非服用了头孢克洛正常量的五倍。否则没必要清除胃肠道中的过量药物。注意保护患者的气道,维持换气和灌注,在可接受的限度内,细致地监测和维持患者的生命体征、血气和血清电解质等。给予活性炭,可以降低药物经胃肠道的吸收,活性炭在许多情况下比呕吐和灌洗更有效。进行胃排空或给予活性炭时,要保护患者的气道。强制性利尿、腹膜透析、血液透析或活性炭血液灌注等措施,没有被证实对解救头孢克洛的过量服用有好处[48]。

【药理作用】

1. 头孢克洛通过抑制细菌细胞壁的合成发挥作用,体外研究表明大多数细菌对头孢克洛敏感,但适应证中只叙述了以下细菌引发感染的敏感性。

(1)中耳炎:由肺炎双球菌、流感嗜血杆菌、葡萄球菌、化脓性链球菌(乙型溶血性链球菌)和卡他莫拉菌引起。

(2)下呼吸道感染(包括肺炎):由肺炎双球菌、流感嗜血杆菌、化脓性链球菌(乙型溶血性链球菌)和卡他莫拉菌引起。

(3)上呼吸道感染(包括咽炎和扁桃体炎):由化脓性链球菌(乙型血性链球菌)和卡他莫拉菌引起。

需要说明的是,青霉素是治疗和预防链球菌感染(包括预防风湿热)的常用药,美国心脏协会推荐阿莫西林作为预防牙科、口腔和上呼吸道感染引起的细菌性心内膜炎的药物,在此方面,对于预防甲型溶血性链球菌感染,青霉素 V 是合理的选择。一般说来头孢克洛对于消灭鼻咽部的链球菌有效,然而,对于预防继发性风湿热或细菌性心内膜炎,目前尚无证实头孢克洛疗效的重要数据。治疗乙型溶血性链球菌感染时,至少应给予 10 日的头孢克洛治疗量。

(4)尿道感染(包括肾盂肾炎和膀胱炎):由大肠埃希菌、奇异变形杆菌、克雷伯菌属和凝固酶阴性的葡萄球菌引起。头孢克洛对急性和慢性尿道感染都有效。

(5)皮肤和软组织感染:由金黄色葡萄球菌和化脓性链球菌(乙型溶血性链球菌)引起。

(6)鼻窦炎。

(7)淋病奈瑟球菌性尿道炎:应进行适当的组织培养和敏感性研究,以测定致病菌对头孢克洛的敏感性。

2. 假单胞菌属,醋酸钙不动杆菌属,多数的肠球菌、肠杆菌属,摩氏摩根菌,雷氏变形杆菌,β- 内酰胺酶阴性、对氨苄西林耐药的流感嗜血杆菌,吲哚试验呈阳性的变形杆菌和沙雷菌属对头孢克洛耐药[47]。

【药代动力学】

无论是否与食物同服,总吸收率相同。口服半衰期为 0.6~0.9 小时。当与食物同服时,

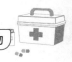

达到的稳态血药浓度峰值为空腹服用后稳态血药浓度峰值的 50%~75%,通常会延后 45~60 分钟才出现。60%~85% 的药物以原型经肾从尿中排泄[48]。

【药物贮存】

遮光,密封,凉暗(避光且不超过 20℃)干燥处保存[48]。

头 孢 呋 辛
Cefuroxime

【适应证】

本药适用于治疗敏感菌所致的下列感染。

1. 下呼吸道感染。

2. 尿路感染。

3. 骨和关节感染。

4. 皮肤、软组织感染。

5. 鼻窦炎、中耳炎、咽炎和扁桃体炎。

6. 急性化脓性脑膜炎(用于治疗对磺胺类、青霉素或氨苄西林耐药的脑膜炎球菌、流感嗜血杆菌所致脑膜炎)。

7. 败血症等其他严重感染。

8. 耐青霉素菌株所致单纯性淋病。

9. 本药也可用于手术前预防用药[51]。

【用法用量】

一、新生儿

1. 常规剂量　每日 30~100mg/kg,分 2 次或 3 次,静脉注射。

2. 脑膜炎　静脉注射,起始剂量为每日 100mg/kg。根据临床需要剂量可减至每日 50mg/kg[51]。

二、儿童

1. 静脉注射

(1) 常规剂量:每日剂量为 30~100mg/kg,分 3~4 次。对于大多数感染,每日剂量按 60mg/kg 较为合适。

(2) 脑膜炎:婴儿与儿童,每日 200~240mg/kg,分 3~4 次。治疗 3 日后,如有临床症状改善,可将剂量减至每日 100mg/kg[51]。

2. 口服　混悬剂,3 个月至 12 岁。

(1) 急性中耳炎:每日 30mg/kg,分 2 次口服。最大日剂量 1g。对于可以吞咽整片药品的中耳炎患儿,头孢呋辛片剂的推荐剂量为每次 250mg,每日 2 次。

建议疗程:6 岁及以上轻中度感染,持续 5~7 日;2~5 岁轻中度感染,持续 7 日;2 岁以下或重度感染,持续 10 日。

(2) 急性细菌性鼻窦炎、敏感的肺炎链球菌感染:每日 30mg/kg,分 2 次口服。最大日剂

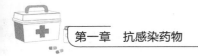

量 1g。建议疗程为 10~14 日。对于可以吞咽整片药品的患儿,头孢呋辛片剂的推荐剂量为每次 250mg,每日 2 次。

（3）脓疱病:每日 30mg/kg,分 2 次口服。最大日剂量 1g。建议疗程为 10 日。

（4）咽炎 / 扁桃体炎:每日 20mg/kg,分 2 次口服。最大日剂量 500mg。建议疗程为 10 日[52]。

3. 口服　片剂,13 岁及以上。

（1）急性细菌性鼻窦炎 / 敏感的肺炎链球菌感染:每次 250mg,每日 2 次。疗程为 10~14 日。

（2）细菌性慢性支气管炎的加重:每次 250~500mg,每日 2 次。疗程为 10 日。

（3）咽炎 / 扁桃体炎:每次 250mg,每日 2 次。疗程为 10 日。

（4）单纯性皮肤感染:每次 250~500mg,每日 2 次。疗程为 10 日。

（5）无并发症的尿路感染:每次 250mg,每日 2 次。疗程为 7~10 日[52]。

【剂量调整】

$10ml/(min \cdot 1.73m^2) \leq Ccr \leq 30ml/(min \cdot 1.73m^2)$:每 24 小时给予标准剂量 1 次。

$Ccr < 10(min \cdot 1.73m^2)$（无血液透析）:每 48 小时给予标准剂量 1 次。

血液透析:每次透析后给予 1 次额外的标准剂量[52]。

【给药说明】

1. 配制　本品不能用碳酸氢钠溶液溶解。

2. 肌内注射　将注射剂加入注射用水中,轻轻摇匀,可配成不透明的混悬液,以 225mg/ml 浓度,在臀大肌或股外侧肌等大肌肉块中深部肌内注射。

3. 静脉注射　将注射剂溶解于注射用水中,浓度范围是 90~95mg/ml,注射在 3~5 分钟内完成。

4. 静脉滴注　浓度范围是 1~30mg/ml,滴注在 15~60 分钟内完成。

5. 注射剂配成溶液后,应在 2~8℃以下保存不超过 24 小时。

6. 如溶液发生混浊或有沉淀则不能使用。

7. 不同浓度的溶液可呈微黄色至琥珀色,本品粉末、混悬液和溶液在不同的存放条件下颜色可变深。

8. 头孢呋辛钠不可与其他抗感染药物在同一容器中给药。

9. 混悬液每次口服前需摇匀[53]。

【注意事项】

1. 对本品及其他头孢菌素类过敏者禁用。

2. 头孢呋辛口服混悬液和片剂不具有生物等效性,不能以相同质量互相替代。

3. 药物应于餐后服用以增加吸收、提高血药浓度,并可减少胃肠道反应。

4. 有青霉素过敏史者慎用,有青霉素过敏性休克史者避免应用。

5. 胃肠道疾病,尤其是有结肠炎病史者慎用。

6. 本品可导致高铁氰化物法血糖试验呈假阴性,故应用本品期间,应以葡萄糖氧化酶法或抗坏血酸氧化酶试验测定血糖浓度。

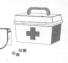

7. 本品可使硫酸铜法尿糖试验呈假阳性,但葡萄糖氧化酶法则不受影响[31]。

【用药监护】

1. 对于肾功能已有损害的患者,作为预防,应对其肾功能进行监测。
2. 肝功能或肾功能损害及营养状况不良者,凝血酶原活性下降的风险增加。
3. 药片应整片吞服,不可嚼碎,因此 5 岁以下儿童不宜服用片剂。
4. 混悬液必须与食物同服。片剂服用可不考虑食物的影响。
5. 同时服用袢利尿药的患者使用本品时应注意监测肾功能[54-55]。

【相互作用】

药品	作用程度	相互作用
阿加曲班、比伐卢定、达肝素、肝素、磺达肝癸钠、依诺肝素	慎用	头孢呋辛可增加这些药物的浓度或效应
丙磺舒	慎用	该药物通过竞争肾小管清除增加头孢呋辛的浓度或效应
华法林	慎用	头孢呋辛影响产维生素 K 的肠道菌群,在几日后可能会令 INR 值升高,即头孢呋辛会增强华法林的效应
霍乱疫苗、卡介苗	慎用	头孢呋辛可通过药效学拮抗作用降低该药物的效应
阿奇霉素、红霉素、米诺环素、四环素、克拉霉素、多西环素	慎用	这些药物通过药效学拮抗作用降低头孢呋辛的效应
阿米卡星、奈替米星、庆大霉素、新霉素	慎用	肾毒性可增强,针对特定病原体的杀菌效应可增强。机制不明确
奥美拉唑、雷贝拉唑、氢氧化铝、法莫替丁、碳酸钙、碳酸氢钠	慎用	这些药物可通过增加胃 pH 降低头孢呋辛的浓度或效应
西咪替丁	关注	改变胃液酸度可影响药物吸收,同用时组胺 H_2 受体拮抗剂可降低头孢呋辛的生物利用度
炔雌醇	慎用	头孢呋辛通过改变肠道菌群降低该药物的浓度或效应

【药物相容性】

容器	相容的药物	不相容的药物
Y 型管	阿昔洛韦、胺碘酮、氨曲南、法莫替丁、呋塞米、肝素、甲硝唑、克林霉素、利奈唑胺、氯化钾、吗啡、米力农、泮库溴铵、庆大霉素、维库溴铵	阿奇霉素、氟康唑、咪达唑仑、雷尼替丁、碳酸氢钠、万古霉素

【不良反应】

1. 假膜性结肠炎,轻度患者停药即可缓解;中度和重度患者需对症处理,并予甲硝唑等抗艰难梭菌药物。
2. 最常见的不良反应为口服药物后引起的恶心、呕吐和腹泻。
3. 静脉注射常见注射部位的局部反应。

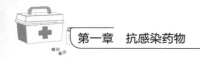

4. 有报道称 5% 的患者会出现暂时性的味觉失灵。

5. 少见氨基转移酶升高、胆汁淤积性黄疸和短暂性的肝炎[53]。

【药物过量】

表现:可能会导致大脑受刺激及引起惊厥。

处置:血液透析法或腹膜透析法可降低头孢呋辛的血清浓度[53]。

【药理作用】

头孢呋辛对革兰氏阳性球菌的活性与第一代头孢菌素相似或略差,但对葡萄球菌和革兰氏阴性杆菌产生的 β- 内酰胺酶相当稳定。耐甲氧西林葡萄球菌、肠球菌属和李斯特菌属对本品耐药,其他革兰氏阳性球菌(包括厌氧球菌)对本品均敏感。对金黄色葡萄球菌的抗菌活性较头孢唑林差。本品对流感嗜血杆菌有较强的抗菌活性,部分大肠埃希菌、奇异变形杆菌等可对本品敏感;吲哚试验呈阳性的变形杆菌、柠檬酸菌属和不动杆菌属对本品敏感性差,沙雷菌属、铜绿假单胞菌、弯曲杆菌属和脆弱拟杆菌对本品耐药。

头孢呋辛酯为头孢呋辛的前体药,其抗菌活性甚低,但口服经胃肠道吸收后,在酯酶作用下迅速水解,释放出头孢呋辛而发挥其抗菌作用,因此其抗菌作用与头孢呋辛相同[53]。

【药代动力学】

头孢呋辛静脉注射和肌内注射相同剂量后的浓度 - 时间曲线下面积(area under the concentration-time curve,AUC)相似。本品在各种体液、组织中分布良好,能进入炎性脑脊液。亦能分布至腮腺液、眼房水和乳汁中。血浆蛋白结合率为 31%~41%。本品大部分于给药后 24 小时内经肾小球滤过和肾小管分泌排泄,尿药浓度甚高。$t_{1/2}$ 为 1.2 小时,新生儿和肾功能减退患者 $t_{1/2}$ 延长,同时合用丙磺舒可延长本品的 $t_{1/2}$。血液透析可清除本品。

头孢呋辛酯脂溶性强,口服吸收良好。吸收后于 3~4 分钟内在肠黏膜和门静脉循环中被非特异性酯酶迅速水解而释放出头孢呋辛,随后分布至全身细胞外液;血浆蛋白结合率为 50%。口服混悬液和片剂后生物不等效,健康成人口服混悬液的 AUC 和 C_{max} 分别为口服片剂的 91% 和 71%。餐后口服片剂 250mg 和 500mg 后,t_{max} 为 2.5~3 小时,C_{max} 分别为 4.1mg/ml 和 7.0mg/ml。食物可促进本品吸收,空腹服药的生物利用度(F)为 37%,而餐后服药 F 可达 52%。同时饮用牛奶可使 AUC 增加,这种影响在儿童中更为显著。$t_{1/2}$ 为 1.2~1.6 小时[53]。

【药物贮存】

遮光,密封,凉暗(避光且不超过 20℃)干燥处保存[51]。

头 孢 替 安
Cefotiam

【适应证】

用于敏感菌所致的败血症、术后感染、烧伤感染、皮肤及软组织感染、呼吸道感染、骨和

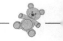

关节炎、腹腔感染、泌尿道感染等[56]。

【用法用量】

每日 40~80mg/kg，败血症、脑脊髓膜炎等重症和难治性感染可增至 160mg/（kg·d），分 3~4 次静脉给药[56]。

【给药说明】

1. 本品只可用于静脉给药。

2. 为避免大剂量给药偶尔引起的血管痛、血栓性静脉炎，尽量减慢给药速度。

3. 静脉滴注　可用 5ml 生理盐水或葡萄糖注射液溶解后使用。也可将 0.25~2g 本品添加到糖液、电解质液或氨基酸等输液中。滴注时间 0.5~1 小时。

4. 静脉注射　1g 稀释至 20ml 后注射。

5. 溶解后应迅速使用。若必须贮存应在 8 小时内用完。微黄色可随时间延长而加深。

6. 配制过程中药液接触皮肤如发生肿、痒、发红等接触性麻疹症状或腹痛、恶心、呕吐，应避免再次接触本品[57]。

【注意事项】

1. 对本品有休克史、对本品或其他头孢菌素过敏者禁用。

2. 下列患者慎用。有青霉素过敏史者；家族敏感性体质者；严重肾功能障碍者、营养不良者。肾功能衰竭患者大剂量给药有可能出现痉挛等神经症状。

3. 对临床化验值有影响，除检尿糖试条外，用本内迪克特试剂、费林试验（Fehling test）检查尿糖有时出现假阳性反应；有时可使直接库姆斯试验出现阳性[56]。

【用药监护】

1. 给药后如患者出现不适感、口内感觉异常、喘鸣、眩晕、排便感、耳鸣、出汗等症状，应停药。为避免发生休克，用药前最好皮试。

2. 若出现皮疹、荨麻疹、红斑、瘙痒、发热、淋巴结肿大、关节痛等过敏反应停药，并适当处置。

3. 定期监测肾功能，避免出现急性肾功能衰竭等情况。出现异常停药，并适当处置。

4. 定期监测血常规，注意是否有红细胞、粒细胞及血小板减少，嗜酸性粒细胞增高，血小板减少，溶血性贫血等情况。

5. 定期监测肝功能，注意 GOT、GPT、碱性磷酸酶增高，胆红素、乳酸脱氢酶（lactate dehydrogenase，LDH）、γ-谷氨酰胺转肽酶增高等情况。

6. 如出现伴随发热、咳嗽、呼吸困难、胸部 X 线检查异常、嗜酸性粒细胞增高等症状的间质性肺炎症状，应停药，并采取注射肾上腺皮质激素等适当处置。

7. 经口摄取不良的患者或采取肠道外营养的患者、全身状态不佳者可出现维生素缺乏症，应充分观察。表现为：维生素 K 缺乏症，包括低凝血酶原血症、出血倾向等；B 族维生素缺乏症，包括舌炎、口腔炎、食欲减退、神经炎等[57]。

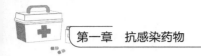

【相互作用】

药品名称	相互作用
其他头孢菌素、利尿药	增强肾毒性,合用应监测肾功能

【不良反应】

处置方式详见用药监护。

1. 偶见休克。
2. 过敏性反应。
3. 肝肾功能、血液系统损伤。
4. 消化、呼吸及中枢神经系统异常。
5. 菌群交替现象 偶见口腔炎、念珠菌病。
6. 维生素缺乏症 偶见维生素 K 及 B 族维生素缺乏症。
7. 其他 偶见头晕、头痛、倦怠感、麻木感等[56]。

【药物过量】

处置:立即停药,必要时可进行血液透析或腹膜透析。

【药理作用】

阻碍细菌细胞壁合成,对革兰氏阴性菌和阳性菌有广泛抗菌作用。对细菌细胞外膜有良好的通透性,对 β- 内酰胺酶较稳定,且对青霉素结合蛋白 1B 和 3 亲和性高,增强其对细胞壁黏肽交叉联结的抑制作用,从而增强其对革兰氏阴性菌的抗菌活性[56]。

【药代动力学】

血清半衰期为 0.6~1.1 小时。静脉给药后可广泛分布于体内各组织,血液、肾组织及胆汁中浓度较高,但难以透过血 - 脑屏障。体内无蓄积作用,主要以原型经肾排泄,其次为胆汁。血清蛋白结合率约为 8%[56]。

【药物贮存】

密封,在凉暗(避光并不超过 20℃)干燥处贮存[56]。

头 孢 美 唑
Cefmetazole

【适应证】

适用于对头孢美唑敏感的呼吸系统感染、泌尿生殖系统感染、腹腔感染及颌下腺炎、脓性颌下炎、败血症等[58]。

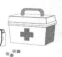

【用法用量】

儿童每日 25~100mg/kg（难治性及严重感染可增至 150mg/kg），分 2~4 次静脉注射或静脉滴注[58]。

【剂量调整】

严重肾功能损害者，可能出现血药浓度升高、半衰期延长，应适当调节给药剂量及间隔，慎重用药[58]。

【给药说明】

静脉注射：1g 本品溶于 10ml 注射用水、生理盐水或葡萄糖注射液中，缓慢静脉注射。

静脉滴注：不得用注射用水稀释（药液渗透压不等张）。

静脉内大量给药可能引起血管刺激性疼痛，应注意药液配制、注射部位及注射方法，尽量缓慢注入[59]。

【注意事项】

1. 对本品有过敏性休克史者禁用。

2. 下列情况慎用：对本品或头孢类抗生素有过敏史者；本人或直系亲属为过敏体质者；严重肾损害者；营养不良者（易出现维生素 K 缺乏）；早产儿及新生儿。

3. 对检验结果有影响。除用检尿糖用的试纸反应外，用本内迪克特试剂、费林试剂及 Clinitest 进行尿糖检查时呈假阳性；用雅费氏反应进行肌酐检查时，表观肌酐值可能显示高值；直接库姆斯试验，有时呈阳性[59]。

【用药监护】

1. 原则上应做药敏试验。

2. 为防止耐药菌出现，用药应限于治疗疾病必要的最短时间。

3. 给药期间及给药后 1 周避免饮用含乙醇的饮品[59]。

【相互作用】

药品名称	作用程度	相互作用
乙醇	—	双硫仑样作用（颜面潮红、心悸、眩晕、头痛、恶心等）
利尿药	—	可能增加肾损害
华法林	慎用	本品可增强华法林的作用

【不良反应】

1. 过敏反应（皮疹、瘙痒、发热等）。罕见过敏性休克和重症多形性红斑。

2. 中性粒细胞减少症、嗜酸性粒细胞增多症、贫血、血小板减少症和凝血功能障碍等血液系统异常，亦有中性粒细胞缺乏症和溶血性贫血的报道。

3. 肝功能检查异常（如 GOT、GPT 增高等）。

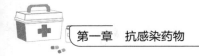

4. 食欲减退、恶心、呕吐和腹泻等胃肠道反应,假膜性结肠炎罕见。

5. 维生素缺乏症,如维生素 K 缺乏症(凝血酶原过少,出血倾向)和 B 族维生素缺乏症(舌炎、口炎、食欲减退和周围神经炎)。

6. 其他不良反应少见,如头痛、头晕、潮热、眩晕、急性肾功能衰竭和间质性肺炎等[59]。

【药理作用】

本品为半合成头霉素类抗生素,与细菌细胞壁的青霉素结合蛋白结合,抑制细菌细胞壁的合成而发挥杀菌作用。对 β- 内酰胺酶(包括超广谱 β- 内酰胺酶)高度稳定。

对对甲氧西林敏感的葡萄球菌、化脓性链球菌和肺炎链球菌具有良好抗菌活性。肠球菌属和耐甲氧西林葡萄球菌对本品耐药。奈瑟菌属、卡他莫拉菌和流感嗜血杆菌对本品敏感。对大肠埃希菌、克雷伯菌属、奇异变形杆菌、吲哚试验呈阳性的变形杆菌和普鲁威登菌属具有良好抗菌活性。铜绿假单胞菌、弗氏柠檬酸杆菌和沙雷菌属对本品耐药。对脆弱拟杆菌、其他拟杆菌属和其他厌氧菌(消化球菌、梭菌属等)具有良好抗菌活性[59]。

【药代动力学】

广泛分布于各组织、体液中,如痰液、腹水、腹膜渗出液、胆囊壁、胆道、子宫/卵巢、盆腔积液、颌骨、上颌窦黏膜和牙龈等;亦可分布到羊水和脐带血中,尚有少量分泌到乳汁。蛋白结合率约为 84%。$t_{1/2}$ 为 1~1.2 小时,主要以原型经肾排泄[59]。

【药物贮存】

密封,凉暗(避光,≤20℃)干燥处保存[58]。

头 孢 哌 酮
Cefoperazone

【适应证】

1. 单独用药

(1)治疗由敏感细菌引起的下列感染:上、下呼吸道感染;腹膜炎、胆囊炎、胆管炎和其他腹腔内感染;败血症;脑膜炎;皮肤和软组织感染;盆腔炎、子宫内膜炎、淋病和其他生殖道感染;上、下泌尿道感染;骨和关节感染。

(2)预防感染:本品可用于预防腹部、妇科、心血管和骨科手术患者的手术后感染。

2. 联合用药 本品抗菌谱广,单用本品已足以治疗绝大多数感染。病情需要时本品可与其他抗生素联合使用。如与氨基糖苷类抗生素合用,疗程中应监测患者的肾功能[60]。

【用法用量】

一、新生儿

每日 50~200mg/kg,出生不足 8 日的新生儿应每 12 小时静脉滴注 1 次。

二、儿童

儿童每日 50~200mg/kg,每 8~12 小时静脉滴注 1 次。每日最大剂量 12g[60]。

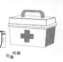

【剂量调整】

由于头孢哌酮主要通过胆汁排泄,因此有肾功能损害者,仍可用常用剂量。有肝功能损害或胆道梗阻者,也可用常用剂量,因此时肾脏排泄可增加(可达90%),以代偿胆道排泄的减少。同时有肝、肾功能损害者,其排泄量将明显减少,故用药量必须减少,以免血药浓度过高而引起毒性反应[61]。

【给药说明】

1. 头孢哌酮给药时应快速静脉滴注或缓慢静脉注射,不宜快速静脉注射。

2. 间歇静脉滴注 每瓶本品(1g或2g)应溶于20~100ml可配伍的无菌静脉注射液中,于15分钟或1小时内输注完毕。如选用灭菌注射用水作为稀释液,药瓶内加入量不应超过20ml。

3. 连续静脉滴注 每1g本品应溶于5ml灭菌注射用水中,然后将其加到适宜的静脉注射液中。

4. 直接静脉注射 应将本品溶于适宜的稀释液中,配制成最终浓度为100mg/ml的注射液,注射时间不得少于3~5分钟。

用不同注射稀释液配制的适宜浓度的本品在一定的保存条件和规定时间内保持稳定(见表1-1-2)。超过规定时间而未使用的溶液应弃用。配制好的本品溶液可保存在玻璃和塑料注射器中,或保存在玻璃或软塑料注射液容器中。已结冰的溶液使用前应在室温下解冻,解冻后而未使用的溶液应弃用,不可再反复冰冻[60-61]。

表 1-1-2 不同注射稀释液配制的适宜浓度的本品在不同保存条件下保持稳定的时间

配制溶液的稀释液	保存条件	保持稳定的时间
(1)5% 葡萄糖注射液(2~50mg/ml)	控制室温(15~25℃)	24 小时
(2)5% 葡萄糖和乳酸钠林格注射液(2~50mg/ml)		
(3)5% 葡萄糖和 0.9% 氯化钠注射液(2~50mg/ml)		
(4)10% 葡萄糖注射液(2~50mg/ml)		
(5)乳酸钠林格注射液(2mg/ml)		
(6)0.5% 盐酸利多卡因注射液(300mg/ml)		
(7)0.9% 氯化钠注射液(2~300mg/ml)		
(8)灭菌注射用水(300mg/ml)		
(1)5% 葡萄糖注射液(2~50mg/ml)	冰箱温度(2~8℃)	5 日
(2)5% 葡萄糖和 0.9% 氯化钠注射液(2~50mg/ml)		
(3)乳酸钠林格注射液(2mg/ml)		
(4)0.5% 盐酸利多卡因注射液(300mg/ml)		
(5)0.9% 氯化钠注射液(2~300mg/ml)		
(6)灭菌注射用水(300mg/ml)		
(1)5% 葡萄糖注射液(50mg/ml)	冷冻室温度(−20~−10℃)	3 周
(2)5% 葡萄糖和 0.9% 氯化钠注射液(2mg/ml)		
(1)0.9% 氯化钠注射液(300mg/ml)	冷藏库温度(−20~−10℃)	5 周
(2)灭菌注射用水(300mg/ml)		

【注意事项】

1. 对本品及其他头孢菌素类过敏者禁用。

2. 头孢哌酮治疗婴儿感染可获得较好疗效,但对早产儿和新生儿的研究尚少。因此本品在新生儿和早产儿应用时,须充分权衡利弊后再决定是否用药。

3. 用硫酸铜法进行尿糖测定时可出现假阳性反应,直接 Coombs 试验呈阳性反应;偶有血清碱性磷酸酶、GOT、GPT、血清肌酐和尿素氮增高。

4. 长期应用头孢哌酮可导致耐药菌的大量繁殖,引起二重感染。

5. 对一种头孢菌素过敏者,对其他头孢菌素也可能过敏。对青霉素过敏患者也应慎用[61]。

【用药监护】

1. 头孢哌酮主要通过胆汁排泄。在肝病和胆道梗阻患者体内,半衰期延长(病情严重者延长至原半衰期的 2~4 倍),尿中头孢哌酮排泄量增多;肝病、胆道梗阻严重或同时有肾功能减退者,胆汁中仍可获得有效治疗浓度。给药剂量需予以适当调整,且应进行血药浓度监测。

2. 部分患者用本品治疗可引起维生素 K 缺乏和低凝血酶原血症。用药期间应进行出血时间、凝血酶原时间和部分凝血酶原时间监测。同时应用维生素 K_1 可防止出血症状的发生。

3. 同时应用头孢哌酮和氨基糖苷类抗生素者应进行肾功能监测。

4. 使用前应仔细询问过敏史,对 β- 内酰胺类抗菌药物过敏患者使用本品时应谨慎。一旦发生过敏反应,应停药并给予适当治疗。发生严重过敏样反应的患者须立即给予肾上腺素,必要时吸氧、静脉给予激素,保持气道通畅,包括气管插管等治疗措施。

5. 有胃肠道疾病史尤其是结肠炎的患者,应慎重使用头孢哌酮。使用头孢菌素有假膜性结肠炎的报道。轻度结肠炎病例仅停药即可缓解;中重度病例应根据指征补充液体、电解质和蛋白质。结肠炎经停药不能缓解或为重度时,可选用口服万古霉素治疗艰难梭菌引起的抗生素相关性假膜性结肠炎[61-62]。

【相互作用】

药品	作用程度	相互作用
乙醇	禁忌	患者使用含甲基四氮唑基团的头孢类药物后摄入乙醇,可能会发生双硫仑样反应,表现为面色潮红、心动过速、出汗、恶心、呕吐等
阿米卡星、奈替米星、庆大霉素、新霉素	慎用	肾毒性可增强;针对特定病原体的杀菌效应可增强,机制不明确
肝素	慎用	一些头孢会导致凝血障碍,与肝素合用可能有相加作用。合用增加出血可能
华法林	慎用	合用华法林的抗凝效应增强

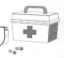

【药物相容性】

容器	相容的药物	不相容的药物	相容性不确定的药物
Y型管	阿奇霉素、阿糖胞苷、阿昔洛韦、氨茶碱、苯巴比妥、地塞米松、呋塞米、氟康唑、氟尿嘧啶、甘露醇、肝素、芬太尼、舒芬太尼、环磷酰胺、甲氨蝶呤、甲泼尼龙、甲硝唑、卡铂、克林霉素、利奈唑胺、链激酶、阿托品、氯化钾、尿激酶、葡萄糖酸钙、顺铂、碳酸氢钠、头孢呋辛、头孢曲松、头孢他啶、亚胺培南西司他丁、利多卡因、肾上腺素、托泊替康、异丙肾上腺素、右美托咪定、依托泊苷、丙泊酚、异环磷酰胺	卡泊芬净、地西泮、更昔洛韦、酚妥拉明、长春瑞滨、两性霉素B脂质体、阿米卡星、庆大霉素、鱼精蛋白、罗库溴铵、氯化钙、门冬酰胺酶、米诺环素、西咪替丁、苯海拉明、表柔比星、多巴胺、多巴酚丁胺、氯丙嗪、咪达唑仑、柔红霉素、万古霉素、伊达比星、异丙嗪、胰岛素、左氧氟沙星	氨苄西林、硫酸镁、氯霉素、氢化可的松、红霉素、瑞芬太尼
混合管	阿昔洛韦、奥曲肽、地塞米松、呋塞米、氟康唑、甲硝唑、克林霉素、利巴韦林、阿托品、羟乙基淀粉、东莨菪碱、三磷酸腺苷、亚叶酸钙、山莨菪碱	阿米卡星、氨茶碱、奥硝唑、苯巴比妥、丙泊酚、地高辛、地西泮、酚磺乙胺、复方氨基酸、硫酸镁、氯丙嗪、尼莫地平、氢化可的松、庆大霉素、去甲肾上腺素、肾上腺素、维生素B₆、维生素C、西咪替丁、昂丹司琼、苯海拉明、多巴胺、多巴酚丁胺、氯胺酮、吗啡、哌替啶、异丙嗪、异丙肾上腺素、间羟胺、左氧氟沙星	

【不良反应】

1. 以皮疹、注射部位疼痛、静脉炎较为多见。

2. 少数患者可发生腹泻、腹痛、嗜酸性粒细胞增多、轻度中性粒细胞减少以及暂时性血清氨基转移酶、碱性磷酸酶、尿素氮或肌酐升高。

3. 血小板减少、凝血酶原时间延长、凝血酶原活力降低等可见于个别病例,偶有胃肠道出血、维生素K缺乏。

4. 菌群失调可在少数患者出现。

5. 应用本品期间饮酒或接受含乙醇药物者可出现双硫仑样反应[60]。

【药物过量】

表现:有关人体发生头孢哌酮急性中毒的资料有限。预计本品药物过量所出现的临床表现主要是已被报道的不良反应的延伸。脑脊液中高浓度的β-内酰胺类抗生素可引起中枢神经系统副作用,如癫痫发作等。

处置:头孢哌酮可通过血液透析从血循环中被置换出来,因此,如肾功能损害的患者发

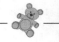

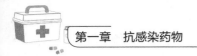

生药物过量,通过血液透析治疗可增加本品从体内排出[60]。

【药理作用】

本品的抗菌谱与头孢噻肟相仿,其抗菌活性除铜绿假单胞菌外,多较头孢噻肟为差,但血药浓度仍可超过最低抑菌浓度。头孢哌酮对对甲氧西林敏感的金黄色葡萄球菌的抗菌活性与头孢噻肟相仿。本品对表皮葡萄球菌的抗菌活性差异大。对化脓性链球菌、乙型溶血性链球菌、甲型溶血性链球菌和肺炎链球菌均有抗菌活性。耐甲氧西林金黄色葡萄球菌、肠球菌和李斯特菌属对本品耐药。

本品在相对较低浓度时对绝大部分肠杆菌科细菌,如大肠埃希菌、克雷伯菌属、柠檬酸菌属、奇异变形杆菌、沙门菌属、志贺菌属均具有抗菌活性,对产或不产超广谱 β- 内酰胺酶 (extended spectrum β lactamase, ESBL) 的流感嗜血杆菌和脑膜炎奈瑟菌的 MIC ≤ 0.25mg/L。本品对普通变形杆菌、肺炎克雷伯菌、普鲁威登菌属、沙雷菌属和肠杆菌属的抗菌活性较差,MIC_{90} 为 4~64mg/L。对铜绿假单胞菌的活性较头孢他啶为差,MIC 为 8mg/L,部分庆大霉素耐药菌株亦可对本品敏感,鼠伤寒沙门菌和不动杆菌属对本品耐药,脆弱拟杆菌对本品耐药,本品对产黑色素拟杆菌和其他拟杆菌、梭形杆菌属、消化球菌属均具有抗菌活性。

头孢哌酮对多数广谱 β- 内酰胺酶的稳定性较差,可不同程度地被质粒和染色体所介导的 β- 内酰胺酶水解灭活[61]。

【药代动力学】

头孢哌酮单剂量注射后,药物在血清、胆汁和尿中可达到高浓度。本品的平均血清半衰期约为 2 小时,不受给药途径影响。本品在检测的体液和组织中均能达到治疗浓度,这些体液和组织包括:腹水、脑膜炎患者的脑脊液、尿液、胆汁和胆囊壁、痰和肺、扁桃体和鼻窦黏膜、心耳、肾脏、输尿管、前列腺、睾丸、子宫和输卵管、骨、脐带血和羊水。

本品经胆汁和尿排出。胆汁中药物浓度通常在给药后 1~3 小时内达峰值,可超出同期血清浓度 100 多倍。肾功能正常者经不同给药途径给予不同剂量后,12 小时内尿中平均回收率为 20%~30%。

健康受试者反复给药后未出现体内药物蓄积现象。肝功能障碍患者的血清半衰期延长,经尿排泄药量增加。在同时合并肾功能和肝功能不全患者的血清中,本品可能蓄积。健康受试者与肾功能障碍患者的稳态血药浓度峰值、浓度 - 时间曲线下面积、血清半衰期相似[60]。

【药物贮存】

密闭,冷处保存[60]。

头孢哌酮钠舒巴坦钠
Cefoperazone Sodium and Sulbactam Sodium

【适应证】

用于呼吸道、泌尿生殖道、腹腔、皮肤和软组织、骨骼和关节等部位的感染以及败血症、脑膜炎等[63]。

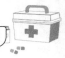

【用法用量】

头孢哌酮与舒巴坦比例为 1 : 1，给药剂量以头孢哌酮舒巴坦计。

一、新生儿

日龄≤7 日：每日 40~80mg/kg（舒巴坦最高剂量每日 80mg/kg），每 12 小时 1 次，静脉滴注。

日龄 >7 日：同儿童。

二、儿童

儿童每日 40~80mg/kg，重症感染可按 1 : 1 的比例增至每日 160mg/kg（舒巴坦最高剂量每日 80mg/kg），分等量，每 6~12 小时 1 次，静脉滴注[63]。

【剂量调整】

1. 肾功能降低患者舒巴坦清除减少，依肌酐清除率调整给药剂量：

（1）15ml/（min·1.73m^2）≤Ccr≤30ml/（min·1.73m^2）：舒巴坦最高剂量每日 2g，分等量每 12 小时 1 次。

（2）Ccr<15ml/（min·1.73m^2）：舒巴坦最高剂量每日 1g，分等量每 12 小时 1 次。

（3）血液透析患者在透析结束后给药。

2. 遇严重感染，必要时可单独增加头孢哌酮的用量。

3. 头孢哌酮大部分经肝胆系统排泄，严重胆道梗阻、肝功能严重减退者需要调整给药剂量及间隔。

4. 合并肝肾功能损害者，应监测头孢哌酮的血药浓度，依需要调整剂量。无法监测者，成人每日剂量≤2g[63]。

【给药说明】

1g 本品使用 3.4ml 溶媒复溶后，可得 250mg/ml 药液。

1. 静脉给药 1g 药物用适量的 5% 葡萄糖溶液、0.9% 氯化钠溶液或灭菌注射用水溶解。乳酸钠林格注射液不可作为最初溶媒。灭菌注射用水将药物复溶后，可用乳酸钠林格注射液稀释至 5mg/ml。

2. 静脉滴注 稀释至 20ml，滴注时间至少为 15~60 分钟。

3. 静脉注射 注射时间≥3 分钟。

4. 肌内注射 2% 利多卡因不可用作最初溶媒。灭菌注射用水复溶后可用利多卡因稀释[64]。

【注意事项】

1. 已知对青霉素类、舒巴坦、头孢哌酮及其他头孢菌素类抗生素过敏或对本品成分有休克史者禁用。

2. 使用本内迪克特试剂或费林试剂检查尿糖时，可出现假阳性反应。

3. 头孢哌酮不能将胆红素从血浆蛋白结合部位中置换出来。

4. 仅有少量进入乳汁中，但哺乳期妇女仍应小心使用[64]。

【用药监护】

1. 密切监测休克、过敏性休克/类过敏反应(呼吸困难等),有任何异常立即停药,采取适当措施。

2. 定期监测肾功能,结果有任何异常,应采取适当措施,如停药。

3. 注意是否有伴有血便的假膜性结肠炎之类的严重结肠炎。出现腹痛或频繁腹泻时,应采取适当措施。

4. 如出现伴有发热、咳嗽、呼吸困难、X射线或嗜酸性粒细胞检查异常的间质性肺炎及肺嗜酸性粒细胞浸润症,应立即停药,采取适当措施,如给予肾上腺皮质激素。

5. 如出现重症多形性红斑及中毒性表皮坏死松解症的症状,应立即停药,采取适当措施。

6. 定期监测血常规,如出现溶血性贫血、全血细胞减少、粒细胞减少(包括粒细胞缺乏症)、血小板减少等,应采取适当措施,如停药。

7. 定期监测肝功能,定期行肝炎相关检查,如有异常结果,应采取适当措施,如停药。

8. 本品可抑制肠道菌群,少数患者出现维生素K缺乏、营养及吸收不良、长期静脉给予高营养制剂者、接受抗凝血药治疗者应补充维生素K,并监测凝血酶原时间。

9. 服药期间及停药后1周内避免饮用含乙醇的饮料;肠内或肠外营养时,应避免给予含有乙醇成分的液体。

10. 长期用药可引起不敏感细菌过度生长,治疗过程中应观察病情变化。

11. 若疗程较长,建议定期检查肝肾功能及血液系统,对新生儿、早产儿、婴儿尤为重要[63]。

【相互作用】

药品名称	作用程度	相互作用
乙醇	禁忌	患者使用含甲基四氮唑基团的头孢类药物后摄入乙醇,可能会发生双硫仑样反应,表现为面色潮红、心动过速、出汗、恶心、呕吐等
阿米卡星、奈替米星、庆大霉素、新霉素	慎用	肾毒性可增强,针对特定病原体的杀菌效应可增强。机制不明确
肝素	慎用	一些头孢会导致凝血障碍,与肝素可能有相加作用。合用增加出血可能
华法林	慎用	合用华法林的抗凝效应增强

【药物相容性】

与氨基糖苷类抗生素有物理配伍禁忌。联用可采取序贯间歇静脉滴注方式,但必须使用不同的输液管,或在输注间歇用适宜稀释液充分冲洗;两者给药间隔尽可能长一点。

容器	相容的药物	不相容的药物
Y型管		氨基糖苷类
混合管	阿托品、地塞米松、东莨菪碱、酚磺乙胺、呋塞米、红霉素、利巴韦林、利多卡因、氢化可的松、三磷酸腺苷、硝酸甘油	阿米卡星、氨茶碱、地西泮、磷霉素、硫酸镁、奈替米星、庆大霉素、维生素C、西咪替丁、异丙嗪

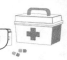

【不良反应】

表现及处置详见"用药监护"。

1. 休克、过敏性休克 / 类过敏反应（呼吸困难等）。
2. 急性肾功能衰竭。
3. 假膜性结肠炎。
4. 间质性肺炎、肺嗜酸性粒细胞浸润症。
5. 重症多形性红斑和中毒性表皮坏死松解症（Lyell 综合征）。
6. 恶病质。
7. 急性重型肝炎。
8. 维生素 K 缺乏[64]。

【药物过量】

表现：脑脊液中高浓度的 β- 内酰胺类抗生素可引起中枢神经系统不良反应，如抽搐等。

处置：头孢哌酮和舒巴坦均可通过血液透析从血循环中被清除，血液透析可增加本品从体内的排出[63]。

【药理作用】

舒巴坦可保护头孢哌酮不被 β- 内酰胺酶水解，保持其抗菌活性，扩大其抗菌谱。对克雷伯菌属、柠檬酸杆菌属、变形杆菌属、普鲁威登菌属、沙雷菌属、沙门菌属、志贺菌属、大肠埃希菌属等肠杆菌科细菌、铜绿假单胞菌与不动杆菌属均具有良好抗菌活性。淋病奈瑟球菌、脑膜炎奈瑟菌亦对本品敏感。对对甲氧西林敏感的葡萄球菌和肺炎链球菌、化脓性链球菌等链球菌属有抗菌作用，但耐甲氧西林葡萄球菌和肠球菌属对本品耐药。脆弱拟杆菌等拟杆菌属、梭形杆菌属、消化链球菌、梭菌属、真细菌属和乳杆菌属等厌氧菌均对本品敏感[64]。

【药代动力学】

头孢哌酮和舒巴坦均能较好地分布到各组织和体液，包括胆汁、胆囊、皮肤、阑尾、输卵管、卵巢、子宫和其他组织及体液中。注射本品后约 25% 的头孢哌酮和 84% 的舒巴坦经肾脏排泄，其余的头孢哌酮大部分经胆汁排泄。儿童患者药动学参数与成人无明显差异，头孢哌酮半衰期为 1.44~1.88 小时，舒巴坦半衰期为 0.91~1.42 小时[63]。

【药物贮存】

密闭，在凉暗干燥处保存[63]。

头 孢 曲 松
Ceftriaxone

【适应证】

对头孢曲松敏感的致病菌引起的感染，如：脓毒血症，脑膜炎，播散性莱姆病（早、晚期），腹部感染（腹膜炎、胆道及胃肠道感染），骨、关节、软组织、皮肤及伤口感染，肾脏及泌尿道感染，呼吸道感染，尤其是肺炎、耳鼻喉感染，生殖系统感染，包括淋病，免疫功能低下患者的感染，以及术前预防感染[65]。

【用法用量】

一、新生儿

1. 常规剂量　静脉注射或静脉滴注。

出生体重≥2kg 且日龄≤7 日：每日 1 次，每次 25mg/kg。

出生体重≥2kg 且日龄 >7 日：每日 1 次，每次 50mg/kg。

2. 败血症　静脉注射或静脉滴注，每 24 小时 50mg/kg。

3. 脑膜炎　静脉注射或静脉滴注，负荷剂量 100mg/kg，之后每 24 小时 80mg/kg。

4. 传染性淋病奈瑟球菌感染和头皮脓肿　肌内注射，或静脉注射，或静脉滴注，每日 1 次，每次 25~50mg/kg（最高剂量 125mg），连用 7 日。如有脑膜炎，持续时间为 10~14 日。

5. 单纯性淋病奈瑟球菌性眼炎　肌内注射，或静脉注射，或静脉滴注，每日 1 次，每次 25~50mg/kg（最高剂量 125mg）。

局部使用抗生素剂量是不够的，全身使用抗生素后局部无须用药[66]。

二、儿童

1. 常规剂量　静脉注射或肌内注射，每日 50~75mg/kg。可 1 次给药，也可分 2 次给药。每日最高剂量 2g[67]。

2. 急性细菌性鼻窦炎

严重者：予静脉注射，每 12 小时 1 次，每次 25mg/kg。视临床情况，适时调整为口服抗生素。

无法口服给药者：初始予 50mg/kg，静脉注射或肌内注射，每日 1 次。如果情况允许，24 小时内改为口服给药[68-69]。

3. 急性中耳炎

病情严重、口服抗生素无法耐受者：予 50mg/kg 肌内注射，单剂量给药。最高剂量每次 1g。

病情严重、治疗失败者：予 50mg/kg 静脉滴注或肌内注射，每日 1 次，持续 3 日。每日最高剂量 1g[70]。

4. 细菌性脑膜炎

≥29 日龄：静脉注射，每日 80~100mg/kg，分 1~2 次给药，每剂最多 4g。脑膜炎奈瑟菌和流感嗜血杆菌感染建议疗程为 7 日；肺炎链球菌感染建议疗程为 10~14 日；乙型溶血性链球菌感染建议疗程为 14~21 日；革兰氏阴性杆菌感染建议疗程为 21 日。

对于可能对青霉素和头孢曲松耐药的肺炎链球菌引起的脑膜炎，建议联用万古霉素[71]。

5. 针对密切接触脑膜炎链球菌患者的预防

<15 岁：肌内注射，单剂量 125mg。

≥15 岁：肌内注射，单剂量 250mg[72]。

6. 社区获得性肺炎

（1）肺炎链球菌所致社区获得性肺炎≥3 个月：静脉滴注，每日 100mg/kg，分 1~2 次给药，持续 10 日。每日最高剂量 4g。

（2）流感嗜血杆菌（产 ESBL）所致社区获得性肺炎≥3 个月：静脉滴注，每日 50~100mg/kg，分 1~2 次给药，持续 10 日。每日最高剂量 4g[9]。

7. 淋病奈瑟球菌感染

（1）婴儿和体重≤45kg 的儿童

无并发症：肌内注射，单剂量 125mg。

伴随菌血症或关节炎：每日 1 次肌内注射或静脉滴注 50mg/kg，持续 7 日。每日最高剂量 1g。

（2）体重 >45kg 的儿童和青少年

无并发症：肌内注射，单剂量 250mg。加用口服阿奇霉素 1g。

淋病奈瑟球菌性结膜炎：肌内注射，单剂量 1g。没有关于儿童联合用药疗效的数据，但推荐头孢曲松 + 阿奇霉素用于治疗青少年淋病奈瑟球菌感染。

伴随菌血症或关节炎：每日 1 次肌内注射或静脉注射 1g，共 7 日，加用阿奇霉素单剂量口服 1g。

淋病奈瑟球菌性脑膜炎及心内膜炎：每 12~24 小时静脉注射 1~2g。脑膜炎的疗程应持续 10~14 日；心内膜炎的疗程应持续 4 周。没有儿童联用其他抗菌药的数据，但推荐青少年和成人联用头孢曲松和阿奇霉素[66]。

8. 感染性心内膜炎

（1）自体瓣膜，对青霉素高度敏感的链球菌：每 24 小时静脉滴注或肌内注射 100mg/kg。每日最高剂量 2g。疗程 4 周。

（2）自体瓣膜，对青霉素耐药的链球菌：每 24 小时静脉滴注或肌内注射 100mg/kg，每日最高剂量 2g，疗程 4 周。加用庆大霉素每日静脉滴注或肌内注射 3mg/kg。

（3）人工瓣膜，青霉素敏感性链球菌感染：每 24 小时静脉滴注或肌内注射 100mg/kg，每日最高剂量 2g，疗程 4 周。加或不用庆大霉素，庆大霉素给药为每日静脉滴注 3mg/kg，疗程 2 周。

（4）人工瓣膜，青霉素耐药链球菌感染：每 24 小时静脉滴注或肌内注射 100mg/kg，每日最高剂量 2g。加或不用庆大霉素，每日静脉滴注庆大霉素 3mg/kg，分 1~3 次给药。疗程 6 周。

（5）感染性心内膜炎的预防：在牙科手术、呼吸系统手术或皮肤或肌肉骨骼组织手术之前 0.5~1 小时静脉滴注或肌内注射 50mg/kg，最高剂量 1g。

9. 莱姆病（以蜱为媒介的螺旋体感染） 每日 1 次肌内注射 50~70mg/kg。疗程 14 日（范围为 10~28 日）。每日最高剂量 2g[73]。

10. 性传播疾病（淋病奈瑟球菌除外） 单次肌内注射 250mg[65]。

【剂量调整】

同时有肝损伤和明显肾脏疾病的患者，头孢曲松每日最高剂量 2g[65]。

【给药说明】

1. 静脉滴注 可用 5% 葡萄糖注射液、0.9% 氯化钠注射液、葡萄糖氯化钠注射液等稀释，推荐浓度 10~40mg/ml，如有必要，可降低药液浓度，新生儿给药时间约 60 分钟、儿童 30 分钟。

2. 静脉注射（>11 岁） 用灭菌注射用水稀释至 100mg/ml，在 2~4 分钟内给予。

3. 肌内注射 复溶至 250mg/ml 或 350mg/ml，新生儿推荐使用 250mg/ml。为减少疼痛，可用不含肾上腺素的 1% 利多卡因稀释。选择相对大些的肌肉,不主张在一处的肌肉内注射 1g 以上的剂量。利多卡因溶液绝对不能用于静脉注射。

4. 配制后推荐立即使用。如需保存,室温下稳定性达 6 小时,2~8℃保持 24 小时。依浓度及保存时间的不同,溶液呈现为淡黄色到琥珀色。

5. 避免与含钙的溶液合用,可产生沉淀。静脉通路中不允许与含钙溶液混合。若需先后使用,则应在换药前以相容的液体彻底冲管[65]。

【注意事项】

1. 对本品及其他头孢菌素类抗生素过敏者禁用。有青霉素过敏性休克史者避免使用本品。

2. 头孢曲松禁止与含有钙的溶液混合,可引起婴儿致死性心肺阻塞。

3. 避免本品与含钙药品(包括胃肠外营养液)同时静脉给药。如前后使用,二者之间应有其他静脉输液间隔,新生儿应有 48 小时以上的时间间隔。

4. 头孢曲松可使胆红素从白蛋白结合位点游离,从而升高血液中游离胆红素水平。禁用于高胆红素血症的新生儿。

5. 有胆汁淤积和胆汁淤积危险因素者使用本品,继发于胆道阻塞的胰腺炎发生风险增加。

6. 胃肠道疾病史,尤其是结肠炎病史者,慎用本品。

7. 维生素 K 合成损害的患者使用本品,凝血酶原时间改变的风险增加。

8. 长期使用本品可导致二重感染。

9. 应用本品期间,饮酒或应用含乙醇的药物时,个别患者可出现"双硫仑样反应"[65,74]。

【用药监护】

1. 监测高危患者的凝血酶原时间(如慢性肝病和营养不良者)。与维生素 K 拮抗剂同用时,应经常监测凝血参数。

2. 注意嗜酸性粒细胞增多、血小板增多、白细胞减少等情况。

3. 监测血清电解质、血尿氮素、肌酐、GOT、GPT、胆红素。

4. 有致溶血性贫血的报道,并有病例致死。一旦出现溶血性贫血应立即停药[75]。

【相互作用】

药品名称	作用程度	相互作用
醋酸钙、碳酸钙、氯化钙、枸橼酸钙、葡萄糖酸钙	禁忌	与任何含钙溶液合用后,会在肾和肺部产生致命性的颗粒沉着。二者应至少间隔 48 小时使用
阿加曲班、达肝素、依诺肝素、磺达肝癸钠、肝素	严重	头孢曲松会增强这些药物的效应
卡介苗、霍乱疫苗、伤寒疫苗	严重	头孢曲松通过药效学拮抗作用降低这些药物的效应
氯霉素、多西环素、红霉素、四环素	慎用	这些药物通过药效学拮抗作用降低头孢曲松的效应
丙磺舒	慎用	该药物通过竞争肾小管清除增加头孢曲松的浓度或效应
华法林	慎用	头孢曲松增加该药物的效应

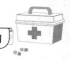

【药物相容性】

由于可能会产生药物间的不相容性,故不能将本品混合或加入含有其他抗菌药物的溶液中。

容器	相容的药物	不相容的药物
Y 型管	阿糖胞苷、阿昔洛韦、氨茶碱、苯巴比妥、奥曲肽、卡泊芬净、地塞米松、多种维生素、放线菌素 D、呋塞米、伏立康唑、氟尿嘧啶、甘露醇、肝素、芬太尼、舒芬太尼、环磷酰胺、甲氨蝶呤、酚妥拉明、甲硝唑、甲泼尼龙、卡铂、利奈唑胺、链激酶、阿米卡星、阿托品、博来霉素、奈替米星、庆大霉素、罗库溴铵、氯化钾、美司钠、门冬酰胺酶、尿激酶、羟乙基淀粉氯化钠、米力农、红霉素、三氧化二砷、顺铂、碳酸氢钠、头孢呋辛、头孢哌酮、头孢他啶、维库溴铵、硝酸甘油、多巴胺、利多卡因、咪达唑仑、纳洛酮、肾上腺素、西咪替丁、异丙肾上腺素、右美托咪定、依托泊苷、胰岛素、去甲肾上腺素、左氧氟沙星	苯海拉明、表柔比星、地西泮、多巴酚丁胺、更昔洛韦、克林霉素、鱼精蛋白、氯丙嗪、氯化钙、葡萄糖酸钙、柔红霉素、亚胺培南西司他丁、亚叶酸钙、异丙嗪
混合管	—	氨茶碱、氨基糖苷类、苯妥英钠、氟康唑、间羟胺、克林霉素、利奈唑胺、两性霉素 B、磷霉素、硫酸镁、氯丙嗪、去甲肾上腺素、红霉素、四环素、万古霉素、B 族维生素、维生素 C、吗啡、哌替啶、异丙嗪

【不良反应】

皮疹、瘙痒、发热、支气管痉挛、血清病等过敏反应;头痛、头晕;腹泻、恶心、呕吐等消化道反应;黄疸。

严重但少见的不良反应,包括重症多形性红斑、中毒性表皮坏死松解症、变态反应、溶血性贫血、新生儿胆红素脑病、肺和肾的钙盐沉淀[65]。

【药物过量】

处置:一旦发生药物过量,血液透析或腹膜透析不会降低血药浓度,亦无特殊解毒剂,应给予对症治疗[65]。

【药理作用】

广谱抗生素,对革兰氏阳性菌、革兰氏阴性菌及部分厌氧菌具有杀菌作用。对青霉素及甲氧西林敏感的金黄色葡萄球菌菌株、普通肺炎链球菌及耐药肺炎链球菌、化脓性链球菌、乙型溶血性链球菌及甲型溶血性链球菌均具有抗菌活性。对卡他莫拉菌、脑膜炎奈瑟菌及淋病奈瑟球菌,包括产 β- 内酰胺酶菌株具有高度抗菌活性。绝大多数肠杆菌科细菌如大肠埃希菌、克雷伯菌属、变形杆菌属、普鲁威登菌属、摩氏摩根菌、沙雷菌属、柠檬酸菌属、沙门菌属、志贺菌属对本品极为敏感,但阴沟肠杆菌对本品敏感性较差。肠球菌属、单核细胞增

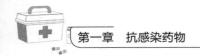

多性李斯特菌、星形奴卡菌通常对本品耐药。流感嗜血杆菌,包括产β-内酰胺酶菌株对本品高度敏感,氯霉素、氨苄西林耐药菌株对本品依然敏感。绝大多数铜绿假单胞菌对本品耐药。食酸假单胞菌、施氏假单胞菌对本品敏感,其他假单胞菌对本品耐药。洋葱伯克霍尔德菌及嗜麦芽窄食单胞菌对本品高度耐药。本品对消化链球菌、产气荚膜杆菌具有抗菌活性,但艰难梭菌通常耐药。本品对脆弱拟杆菌及多数拟杆菌属作用差[74]。

【药代动力学】

肌内注射生物利用度可达100%,2~3小时后达最高血药浓度。蛋白结合率为85%~95%。体内分布广泛,如脑脊液、胆汁、支气管分泌物、肺组织、腹水、中耳等组织,可保持高于致病菌MIC的浓度达24小时以上。可透过新生儿、婴儿及儿童感染的脑膜。新生儿与婴儿静脉注射50~100mg/kg,4小时后脑脊液浓度达峰值,24小时后药物浓度>1.4mg/L。本品在体内不被分解代谢,仅被肠道内菌株转变为无活性的代谢产物。以原型经胆汁(40%)和肾脏排出。新生儿70%的剂量经尿液清除。8日以内的新生儿平均清除半衰期通常为成人的2~3倍。儿童血浆半衰期约为4.5小时,早产儿血浆半衰期为5~16小时[65]。

【药物贮存】

遮光,密闭,阴凉(≤20℃)干燥处保存[65]。

头 孢 他 啶
Ceftazidime

【适应证】

用于敏感革兰氏阴性杆菌所致的败血症、下呼吸道感染、腹腔和胆道感染、复杂性尿路感染和严重皮肤软组织感染等。对于由多种耐药革兰氏阴性杆菌引起的免疫缺陷者感染、医院内感染以及革兰氏阴性杆菌或铜绿假单胞菌所致中枢神经系统感染尤为适用[76]。

【用法用量】

一、新生儿

1. 常规剂量　静脉滴注或肌内注射,每次30mg/kg。

给药间隔调整:肾功能、药物消除与校正胎龄直接相关。校正胎龄(PMA)=孕龄+产后年龄,它是决定给药间隔的主要因素,出生后年龄作为次要因素[77]。具体见表1-1-3。

表1-1-3　头孢他啶的给药间隔

校正胎龄/周	产后日龄/d	给药间隔/h
≤29	0~28	12
	>28	8
30~36	0~14	12
	>14	8

校正胎龄／周	产后日龄／d	给药间隔／h
37~44	0~7	12
	>7	8
≥45	全部	8

2. 脑膜炎

0~7 日龄：100~150mg/（kg·d）静脉滴注，分次给药，每 8~12 小时 1 次。低出生体重的新生儿（<2 000g）可能需要使用更低的剂量及更长的给药间隔。

8~28 日龄：150mg/（kg·d）静脉滴注，分次给药，每 8 小时 1 次。低出生体重的新生儿（<2 000g）可能需要使用更低的剂量及更长的给药间隔[77]。

二、儿童

1. 常规用量　≥29 日龄的患儿，每 8 小时给药 1 次，每日总剂量 100~150mg/kg，静脉滴注或肌内注射。每次给药不超过 2g。

2. 细菌性脑膜炎　每日总剂量 150mg/kg，分次给药，静脉滴注，每 8 小时给药 1 次。每次给药不超过 2g[77]。

【剂量调整】

Ccr/[ml/（min·1.73m²）]	用法用量（按千克体重给药）
31~50	每 12 小时一次，每次 30~50mg/kg
16~30	每 24 小时一次，每次 30~50mg/kg
6~15	每 24 小时一次，每次 15~25mg/kg
≤5	每 48 小时一次，每次 15~25mg/kg[76]

【给药说明】

1. 新生儿　可静脉注射，持续 3~5 分钟，浓度不超过 200mg/ml；或者以 1~40mg/ml 的浓度间歇静脉滴注，持续 30 分钟。大肌肉群部位深部肌内注射可用于非严重感染。头孢他啶可与 1% 的利多卡因（不含肾上腺素）以减轻肌内注射部位的疼痛。

2. 儿童　可静脉注射，持续 3~5 分钟，浓度不超过 200mg/ml；或者以 1~40mg/ml 的浓度间歇静脉滴注，持续 30 分钟。大肌肉群部位深部肌内注射可用于非严重感染。

3. 以生理盐水、5% 葡萄糖注射液或乳酸钠稀释成的静脉注射液（20mg/ml）在室温存放不宜超过 24 小时[78]。

【注意事项】

1. 对本品及其他头孢菌素过敏者禁用。

2. 长期应用本品可能导致不敏感菌或耐药菌的过度繁殖，导致二重感染。

3. 本品可诱导肠杆菌属、假单胞菌和沙雷菌属产 I 型 β- 内酰胺酶，治疗过程中病原菌可产生耐药性,导致抗感染治疗失败。

4. 有胃肠道疾病史,尤其是结肠炎患者慎用。

5. 本品可导致硫酸铜测定法尿糖检验呈现假阳性[78]。

【用药监护】

1. 肾功能不全患者应用常规剂量时,可发生药物浓度增高、半衰期延长,因此肾功能不全患者需减量应用。血药浓度升高可导致惊厥、脑病、震颤、神经‐肌肉兴奋和肌阵挛。

2. 询问患者过敏史,慎用于对青霉素类过敏的患者,因可能发生交叉过敏反应。发生过敏性休克时,需立即停药,保持呼吸道通畅,吸氧,并予以肾上腺素、糖皮质激素及抗组胺药等紧急救治。

3. 应监测血象、凝血酶原时间(尤其是使用华法林的患者)、是否有艰难梭菌相关性腹泻的迹象[79]。

【相互作用】

药品名称	作用程度	相互作用
阿米卡星、奈替米星、庆大霉素、新霉素	慎用	肾毒性可增强,针对特定病原体的杀菌效应可增强。机制不明确
丙磺舒	慎用	头孢他啶通过竞争肾小管清除增加该药物的浓度或效应
雌二醇	慎用	头孢他啶通过改变肠道菌群降低该药物的浓度或效应
华法林	慎用	该药物影响产维生素 K 的肠道菌群,在几日后可能会令 INR 值升高。它会增强华法林的效应
霍乱疫苗、卡介苗、伤寒疫苗	慎用	头孢他啶通过药效学的拮抗作用降低该药物的效应

【药物相容性】

容器	相容的药物	不相容的药物
Y 型管	阿糖胞苷、阿昔洛韦、氨茶碱、奥沙利铂、苯巴比妥、布美他尼、奥曲肽、醋酸钠、地高辛、地塞米松、法莫替丁、放线菌素 D、呋塞米、伏立康唑、氟尿嘧啶、甘露醇、肝素、芬太尼、枸橼酸钠、舒芬太尼、环磷酰胺、甲氨蝶呤、酚妥拉明、甲泼尼龙、甲硝唑、卡铂、卡莫司汀、克林霉素、利奈唑胺、利妥昔单抗、链激酶、氟达拉滨、阿米卡星、阿托品、博来霉素、吗啡、硫酸镁、奈替米星、庆大霉素、罗库溴铵、琥珀胆碱、氯化钾、美司钠、门冬酰胺酶、尿激酶、葡萄糖酸钙、林格注射液、米力农、塞替派、顺铂、碳酸氢钠、替加环素、头孢呋辛钠、头孢哌酮、头孢曲松、头孢西丁、头孢唑林、维库溴铵、维生素 B_{12}、维生素 K_1、西咪替丁、硝酸甘油、亚胺培南西司他丁、亚叶酸钙、多巴胺、格拉司琼、吉西他滨、雷尼替丁、利多卡因、氯胺酮、美沙酮、纳洛酮、哌替啶、普鲁卡因胺、瑞芬太尼、肾上腺素、异丙肾上腺素、伊立替康、依托泊苷、胰岛素、异环磷酰胺、右雷佐生、长春新碱、间羟胺、去甲肾上腺素	苯妥英钠、卡泊芬净、地西泮、更昔洛韦、华法林、磺胺甲噁唑甲氧苄啶、两性霉素 B 脂质体、鱼精蛋白、氯化钙、氯霉素、培美曲塞、氟哌啶醇、头孢噻肟、硝普钠、胺碘酮、苯海拉明、表柔比星、多柔比星、多柔比星脂质体、氯丙嗪、咪达唑仑、柔红霉素、托泊替康、异丙嗪

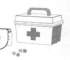

续表

容器	相容的药物	不相容的药物
混合管	阿昔洛韦、氨苄西林、地塞米松、酚磺乙胺、甲硝唑、克林霉素、利巴韦林、利奈唑胺、阿托品、硫酸镁、氯化钾、氯霉素、羟乙基淀粉、东莨菪碱、三磷酸腺苷、碳酸氢钠、替硝唑、头孢呋辛、头孢哌酮、头孢唑林、亚叶酸钙、昂丹司琼、洛贝林	氨茶碱、苯巴比妥、丙泊酚、地西泮、琥珀胆碱、利多卡因、磷霉素钠、阿米卡星、氯化钙、庆大霉素、替考拉宁、头孢美唑、西咪替丁、苯海拉明、多巴胺、多巴酚丁胺、雷尼替丁、氯胺酮、氯丙嗪、咪达唑仑、肾上腺素、四环素、异丙嗪、异丙肾上腺素、间羟胺、去甲肾上腺素

【不良反应】

不良反应	处置方法
正常剂量可导致肾损伤患者发生癫痫、脑病、昏迷、无定向性、神经肌肉兴奋和肌阵挛	肾损伤的患者应调整剂量。若发生该不良反应,应停药。必要时抗惊厥治疗
可能导致高危患者(如肝肾损伤、营养不良、接受抗凝治疗者)的凝血酶原活性降低	监测凝血功能,包括凝血酶原时间,必要时给予维生素 K
可发生静脉注射后的局部反应、过敏和胃肠道症状	
少见溶血性贫血[76]	

【药理作用】

本品为第三代头孢菌素类抗生素。对大肠埃希菌、肺炎杆菌等肠杆菌科细菌和流感嗜血杆菌、铜绿假单胞菌等有高度抗菌活性。对硝酸盐阴性杆菌、产碱杆菌等亦有良好抗菌作用。对于细菌产生的大多数 β- 内酰胺酶高度稳定,故其对上述革兰氏阴性杆菌中多重耐药菌株仍可有抗菌活性。肺炎球菌、溶血性链球菌等革兰氏阳性球菌对本品高度敏感,但本品对葡萄球菌仅有中度活性,肠球菌和耐甲氧西林葡萄球菌则往往对本品耐药。本品对消化球菌等厌氧菌具一定抗菌活性,但对脆弱拟杆菌抗菌作用差。其作用机制为与细菌细胞膜上的青霉素结合蛋白(penicillin-binding protein,PBP)结合。使转肽酶酰化,抑制细菌中隔和细胞壁的合成,影响细胞壁黏肽成分的交叉连结,使细胞分裂和生长受到抑制,细菌形态变长,最后溶解和死亡[80]。

【药代动力学】

头孢他啶广泛分布在组织和体液中(脑脊液、胆汁、支气管分泌物、肺组织、腹水、中耳)。蛋白质结合率低,大多以原型由尿液排出。头孢他啶与氨基糖苷类抗生素具有协同作用,静脉注射给药后血浆半衰期约为 1.9 小时,新生儿半衰期为 3~12 小时。肾损伤的患者中半衰期明显延长[80]。

 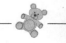

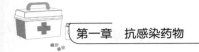

【药物贮存】

密封,在凉暗处(避光并不超过20℃)保存[76]。

头 孢 克 肟
Cefixime

【适应证】

适用于对头孢克肟敏感的链球菌属(肠球菌除外)、淋病奈瑟球菌、卡他莫拉菌、大肠埃希菌、克雷伯菌属、沙雷菌属、变形杆菌属及流感嗜血杆菌等引起的下列细菌感染性疾病。①支气管炎、支气管扩张症(感染时),慢性呼吸系统感染性疾病的继发感染,肺炎;②肾盂肾炎、膀胱炎、淋病奈瑟球菌性尿道炎;③胆囊炎、胆管炎;④猩红热;⑤中耳炎、副鼻窦炎[81]。

【用法用量】

1. 常规剂量 6个月及以上:每日8mg/kg口服,分1~2次给药。最大剂量每日400mg。只有口服混悬液或咀嚼片可用于治疗中耳炎。治疗化脓性链球菌尤其是链球菌性咽炎,推荐疗程10日[82]。

2. 急性细菌性鼻窦炎 6个月及以上:每12小时给予4mg/kg口服,疗程10~14日。最大剂量每次200mg。联用克林霉素,克林霉素剂量按照30~40mg/(kg·d),每8小时1次(最大剂量每次600mg)[83]。

3. 非复杂性淋病奈瑟球菌感染,替代疗法。12岁及以上:每次口服400mg,联用阿奇霉素1g单剂量口服。但只有在头孢曲松不可用时,才推荐头孢克肟与阿奇霉素联用,属于替代疗法[84]。

4. 非复杂性泌尿道感染 2个月及以上:每日8mg/kg,分1~2次口服。最大剂量每日400mg。推荐治疗泌尿道感染疗程7~14日[85]。

【剂量调整】

对于儿童患者无特定的推荐。肾功能损伤的患者包括进行持续性腹膜透析和血液透析的患者应进行剂量调整[82]。

【给药说明】

可与或不与食物同服。咀嚼片须咀嚼或研磨后服用。

【注意事项】

1. 对本品及其他头孢菌素类过敏者禁用。

2. 对青霉素过敏者慎用,有青霉素过敏性休克史者避免用本品。

3. 有胃肠疾病史,尤其是结肠炎患者慎用。

4. 小于6个月婴儿慎用。

5. 服用相同剂量混悬液与片剂后血药浓度以前者为高。

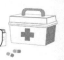

6. 中耳炎患者宜用混悬液或咀嚼片治疗。

7. 应用本品后尿糖、尿酮体、直接 Coombs 试验可出现假阳性。

8. 不应将牛奶、果汁等与药混合后放置[86]。

【用药监护】

1. 肾功能不全者血清半衰期延长，需要根据肾功能调整给药剂量。

2. 为防止耐药菌株的出现，使用本品前原则上应确认敏感性，将剂量控制在控制疾病所需的最小剂量。

3. 对高风险的患者（肾功能或肝功能损伤，营养状态不佳，延长抗菌药治疗时间，进行稳定抗凝治疗）应监测凝血酶原时间[81]。

【相互作用】

药品	作用程度	相互作用
华法林	慎用	头孢克肟影响产维生素 K 的肠道菌群，在几日后可能会令 INR 值升高。它会增强华法林的效应

【不良反应】

1. 最常见的为胃肠道反应，有腹泻、排便次数增多、腹痛、恶心、消化不良、腹胀。其次有皮疹、荨麻疹、药物热、瘙痒、头痛、头晕。一过性不良反应包括血清氨基转移酶、碱性磷酸酶、乳酸脱氢酶、胆红素、尿素氮、肌酐值升高，血小板和白细胞计数一过性减少及嗜酸性粒细胞增多等。

2. 严重不良反应 ①休克：如出现不适感，口内异常感、哮喘、眩晕、便意、耳鸣、出汗等现象，应停止给药，采取适当处置；②过敏样症状：有出现过敏样症状（包括呼吸困难、全身潮红、血管性水肿、荨麻疹等）的可能性，应严密观察，有异常发生时停止给药，采取适当处置；③皮肤病变：有发生重症多形性红斑、中毒性表皮坏死松解症的可能性，应密切观察；④血液障碍：有发生粒细胞缺乏症、溶血性贫血、血小板减少等的可能；⑤肾功能障碍：有引起急性肾功能不全等严重肾功能障碍的可能性；⑥结肠炎：可能引起伴有血便的严重大肠炎例如假膜性结肠炎等，当有腹痛、反复腹泻出现时，应立即停止给药，采取适当处置；⑦有发生间质性肺炎及肺嗜酸性粒细胞浸润症的可能性，应停止给药，采取给予糖皮质激素等适当处置[81,86]。

【药物过量】

由于没有特异的解救药物，建议洗胃。血液透析或腹膜透析均不能明显从体内除去头孢克肟[81]。

【药理作用】

头孢克肟为第三代头孢菌素，对多数 β- 内酰胺酶稳定，许多产青霉素酶和头孢菌素酶菌株仍对本品敏感。头孢克肟在体外和体内对革兰氏阳性球菌如肺炎链球菌、化脓性链球菌，革兰氏阴性菌如流感嗜血杆菌（包括产酶菌株）、卡他莫拉菌（包括产酶菌株）、大肠埃希

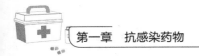

菌、奇异变形杆菌、淋病奈瑟球菌（包括产酶菌株）均具有良好抗菌作用。本品对葡萄球菌属抗菌作用差，对铜绿假单胞菌、肠杆菌属、脆弱拟杆菌、梭菌属等无抗菌作用[81]。

【药代动力学】

口服后吸收 40%~50%。服用本品混悬液后 C_{max} 较片剂高 25%~50%，AUC 高 10%~25%。血浆蛋白结合率为 70%。表观分布容积为 0.11L/kg。$t_{1/2}$ 为 3~4 小时，肾功能减退者 $t_{1/2}$ 延长。口服后体内分布良好。24 小时内给药量的 20% 左右以原型经尿排出，给药量的 60% 左右经非肾机制消除。血液透析或腹膜透析不能清除本品[86]。

【药物贮存】

遮光，密封，在阴凉处（不超过 20℃）保存[81]。

头孢泊肟酯
Cefpodoxime

【适应证】

适用于敏感菌引起的下列感染。

1. 上呼吸道感染　如耳、鼻和喉部感染，包括急性中耳炎、鼻窦炎、扁桃体炎和咽喉炎等。

2. 下呼吸道感染　如社区获得性肺炎、慢性支气管炎急性发作。

3. 单纯性泌尿道感染　如膀胱炎。

4. 单纯性皮肤和皮肤软组织感染　毛囊炎（包括脓疱性痤疮）、疖、痈、丹毒、蜂窝织炎、淋巴管（结）炎、化脓性甲沟炎、皮下脓肿、汗腺炎、簇状痤疮、皮脂腺囊肿合并感染。

5. 其他　急性单纯性淋病奈瑟球菌性尿道炎和子宫颈炎，由淋病奈瑟球菌引起的肛周炎[87]。

【用法用量】

一、新生儿

敏感菌感染（>15 日）：口服，每次 4mg/kg，每日 2 次[88]。

二、儿童

1. 敏感菌感染　口服。

<6 个月：每次 4mg/kg，每日 2 次。

6 个月至 2 岁：每次 40mg，每日 2 次。

3~8 岁：每次 80mg，每日 2 次。

9~12 岁：每次 100mg，每日 2 次。

13~17 岁：每次 100mg，每日 2 次[88]。

2. 鼻窦炎、皮肤软组织感染、无并发症的上尿路感染和下呼吸道感染，剂量可增至每次 200mg，每日 2 次，口服[89]。

3. 无并发症淋病　12~17 岁：单剂量每次 200mg，口服[89]。

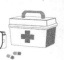

4. 急性中耳炎　每日剂量 10mg/kg，每次 5mg/kg，每 12 小时 1 次，口服，疗程 5 日。每日最大剂量为 0.4g[89]。

5. 扁桃体炎、鼻窦炎　每日剂量 10mg/kg，每次 5mg/kg，每 12 小时 1 次，口服，疗程 5~10 日。每日最大剂量为 0.2g[89]。

【给药说明】

餐后口服[90]。

【注意事项】

1. 对本品或其他头孢菌素类过敏者禁用。

2. 头孢菌素类与青霉素类抗生素存在交叉过敏反应。因此对有青霉素过敏史者需在严密观察下慎用本品，用药前应仔细询问有无药物过敏史或家族史，以及过敏性疾病史或家族史。有青霉素过敏性休克史者避免使用本品。

3. 不推荐本品用于 2 个月以下婴幼儿患者。

4. 头孢泊肟酯可导致直接 Coombs 试验阳性。

5. 被诊断为假膜性结肠炎的腹泻患者慎用。

6. 应用利尿药的患者慎用头孢泊肟酯[87]。

【用药监护】

1. 肝硬化患者应用本品无须调整剂量。

2. 与肾毒性药物合用时需要监测肾功能[90]。

【相互作用】

药品	作用程度	相互作用
阿奇霉素、红霉素	慎用	通过药效学拮抗作用降低头孢泊肟酯的效应
地高辛	慎用	该药物通过影响肠道菌群增加地高辛的浓度或效应
肝素、依诺肝素	慎用	头孢泊肟酯通过药效学的协同作用增强肝素/依诺肝素的效应
华法林	慎用	头孢泊肟酯影响产维生素 K 的肠道菌群，在几日后可能会令 INR 值升高。它会增强华法林的效应
西咪替丁	关注	改变胃液酸度可影响药物吸收；同用时组胺 H_2 受体拮抗剂可降低头孢的生物利用度

【不良反应】

1. 胃肠道反应　有时出现恶心、呕吐、腹泻、软便、胃痛、腹痛、食欲减退或胃部不适感，偶见便秘等。

2. 过敏症状　当出现皮疹、荨麻疹、红斑、瘙痒、发热、淋巴结肿胀或关节痛时应停药并适当处理。

3. 血液系统异常　有时出现嗜酸性粒细胞增多、血小板减少，偶见粒细胞减少。

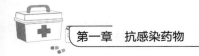

4. 肝功能异常　有时出现 GOT、GPT、ALP、LDH 等上升。

5. 肾功能异常　有时出现 BUN、血中肌酐上升。

6. 二重感染　偶见口腔炎、念珠菌病。

7. 维生素缺乏症　偶见维生素 K 缺乏症状(低凝血酶原血症、出血倾向等)、B 族维生素缺乏症状(舌炎、口腔炎、食欲减退、神经炎等)。

8. 其他　偶见眩晕、头晕、浮肿[90]。

【药物过量】

表现:未有药物过量报道。药物过量可能有以下症状:恶心、呕吐、腹泻、上腹不适。

处置:由药物过量引起的严重毒性反应,在肾功能许可的情况下,可用血液透析和腹膜透析以降低体内头孢泊肟的血清浓度[87]。

【药理作用】

本品为口服广谱第三代头孢菌素,是头孢泊肟的前体药物。本品对多数 β- 内酰胺酶稳定。本品对对甲氧西林敏感的金黄色葡萄球菌、腐生葡萄球菌、肺炎链球菌、化脓性链球菌、乙型溶血性链球菌等革兰氏阳性球菌具有较强抗菌活性。对耐甲氧西林葡萄球菌、青霉素耐药肺炎链球菌和肠球菌属无抗菌活性。对产 β- 内酰胺酶及不产 β- 内酰胺酶的流感嗜血杆菌、卡他莫拉菌、产 β- 内酰胺酶及不产 β- 内酰胺酶的淋病奈瑟球菌具有高度抗菌活性。对大肠埃希菌、肺炎克雷伯菌、产酸克雷伯菌、奇异变形杆菌、异型柠檬酸杆菌、普通变形杆菌、雷氏普鲁威登菌具有高度抗菌活性。对肠杆菌科细菌的活性与头孢克肟相仿。肠杆菌属、铜绿假单胞菌、其他假单胞菌属和不动杆菌属等非发酵菌均对本品耐药[90]。

【药代动力学】

口服后在肠上皮细胞内经酯酶水解去酯化后生成具有抗菌活性的头孢泊肟而被吸收。单次口服 100mg、200mg 和 400mg 本品后的 C_{max} 分别为 1.4mg/L、2.3mg/L 和 3.9mg/L,t_{max} 为 2~3 小时;空腹口服后的生物利用度为 50%,进食可增加本品的吸收,使生物利用度达 70%。抗酸药和 H_2 受体拮抗药可减少其吸收,并使稳态血药浓度峰值减低。连续服药后体内无蓄积现象。血浆蛋白结合率为 22%~33%[87]。

【药物贮存】

密闭,在阴凉(不超过 20℃)干燥处保存[87]。

头 孢 地 尼
Cefdinir

【适应证】

本品适用于治疗由敏感菌引起的社区获得性肺炎、咽炎或扁桃体炎、非复杂性皮肤和软组织感染、急性中耳炎等感染[91]。

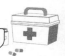

【用法用量】

1. 细菌性鼻窦炎

6个月至12岁：口服每次14mg/kg，每日1次，或口服每次7mg/kg，每12小时1次；每日最大剂量600mg[92]。治疗持续10~14日[83,93]。

13岁及以上：口服每次600mg，每日1次，或口服每次300mg，每12小时1次。治疗持续10~14日[92]。

2. 慢性支气管炎，急性发作　13岁及以上：口服每次600mg，每日1次，持续10日；或口服每次300mg，每12小时一次，持续5~10日[92]。

3. 社区获得性肺炎　13岁及以上：口服每次300mg，每12小时1次，持续10日[92]。

4. 中耳炎　6个月至12岁：口服每次14mg/kg，每日1次；或口服每次7mg/kg，每12小时1次。每日最大剂量600mg。建议6岁及以上有轻中度疾病的患者疗程5~7日，建议2~5岁有轻中度疾病的患者疗程7日，建议2岁以下有重度疾病的患者疗程10日[92]。

5. 咽炎/扁桃体炎

6个月至12岁：口服每次14mg/kg，每日1次，持续10日，或口服每次7mg/kg，每12小时1次，持续5~10日。每日最大剂量600mg。

13岁及以上：口服每次600mg，每日1次，持续10日，或口服每次300mg，每12小时1次，持续5~10日[92]。

6. 皮肤及软组织感染，非复杂性

6个月至12岁：口服每次7mg/kg，每12小时1次，持续10日。每日最大剂量600mg。

13岁及以上：口服每次300mg，每12小时1次，持续10日[92,94]。

【剂量调整】

肾损伤：Ccr<30ml/(min·1.73m^2)者，给予7mg/kg，每日1次，每日最大剂量300mg。

血液透析：每隔1日给予7mg/kg，最大剂量每隔1日给予300mg。每次透析后应补充给予一剂7mg/kg，最大剂量300mg[92]。

【给药说明】

食物对药物的使用无影响。

含铁的婴儿配方奶粉不影响头孢地尼的吸收[91]。

【注意事项】

1. 对本品和其他头孢菌素类过敏者禁用。

2. 对青霉素有过敏史者慎用，有青霉素过敏性休克史者避免使用本品。

3. 有结肠炎病史者慎用。

4. 长期使用可导致二重感染。

5. 本人或亲属中有易发生支气管哮喘、皮疹、荨麻疹等的过敏体质者慎用。

6. 严重肾功能障碍患者应慎用。

7. 严重基础疾病、不能很好进食或非经口摄取营养者、恶病质患者应慎用。

8. 应注意除试纸法尿糖试验之外，在用本内迪克特试剂、费林试剂和Clinitest试验法进

 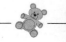

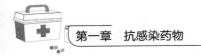

行尿糖检查时,可出现假阳性。

9. 应注意可出现血清抗球蛋白试验阳性。

10. 与添加铁的产品合用时可能出现红色粪便。可能出现红色尿[95]。

【用药监护】

1. 应在确定微生物对本品的敏感性后使用,本品的疗程应限于治疗患者所需的最短周期,以防止耐药菌产生。

2. 避免与铁制剂及抗酸药合用。如果合用不能避免,应在服用本品 3 小时后(至少 2 小时)再使用铁制剂。

3. 由于头孢地尼在严重肾功能障碍患者血清中存在时间较长,应根据肾功能障碍的严重程度酌减剂量以及延长给药间隔时间。

4. 严重基础疾病、不能很好进食或非经口摄取营养者、恶病质等患者因可出现维生素 K 缺乏,要进行严密临床观察。

5. 对于体重过低的早产儿、新生儿的用药安全性尚未确立[95-96]。

【相互作用】

药品	作用程度	相互作用
阿奇霉素	慎用	阿奇霉素通过药效学拮抗作用降低该药物的效应
肝素、依诺肝素	慎用	通过药效学的协同作用增强肝素 / 依诺肝素的效应
华法林	慎用	该药物影响产维生素 K 的肠道菌群,在几日后可能会令 INR 值升高,增强华法林的效应
西咪替丁	慎用	西咪替丁通过增加胃中 pH,降低药物的效应或浓度

【不良反应】

1. 最常见胃肠道反应,有腹泻、排便次数增多、腹痛、恶心、消化不良、腹胀。若有假膜性结肠炎出现的迹象,无论如何都要停药。

2. 其次有皮疹、荨麻疹、药物热、瘙痒、头痛、头晕。

3. 实验室检查表现为一过性血清氨基转移酶、碱性磷酸酶、乳酸脱氢酶、胆红素、尿素氮、肌酐值升高,血小板和白细胞计数一过性减少及嗜酸性粒细胞增多,直接 Coombs 试验阳性等[95,97]。

【药物过量】

表现:在急性、毒性、侵蚀性溃疡的研究中,单一口服 5 600mg/kg 剂量并未产生副作用。而其他 β- 内酰胺类抗生素,超剂量用药时可表现出以下副作用:恶心、呕吐、腹泻和惊厥。

处置:血液透析可以清除人体内的头孢地尼。对超剂量用药引起毒性反应的患者,血液透析是有效的,尤其是肾功能不全患者[95]。

【药理作用】

头孢地尼对甲氧西林敏感的金黄色葡萄球菌、对青霉素敏感的肺炎链球菌、化脓性链球菌等革兰氏阳性球菌具有良好的抗菌作用,其抗菌活性高于头孢克肟;对甲氧西林敏感的表皮葡萄球菌、甲型和乙型溶血性链球菌亦具有抗菌活性。对耐甲氧西林葡萄球菌、肠球菌属无抗菌作用。对产 β- 内酰胺酶及不产 β- 内酰胺酶的流感嗜血杆菌、副流感嗜血杆菌和卡他莫拉菌均具有高度抗菌活性。对异型柠檬酸杆菌、大肠埃希菌、肺炎克雷伯菌及奇异变形杆菌亦具有抗菌作用。假单胞菌属、其他非发酵革兰氏阴性菌和肠杆菌属细菌对本品耐药[91]。

【药代动力学】

胶囊剂生物利用度为 16%~21%,混悬液生物利用度为 25%。血浆蛋白结合率为 60%~70%。儿童的分布容积为 0.67L/kg。在体内分布广泛,在痰液、扁桃体组织、鼻窦黏膜、肺组织、中耳分泌物和皮肤水疱液分布良好,乳汁中不能检出本品。本品在体内不被代谢,主要以原型经肾排泄,经尿液排出给药量的 11.6%~18.4%。$t_{1/2}$ 为 1.6~1.8 小时。

肾功能减退患者对本品排泄延迟,$t_{1/2}$ 延长,血药浓度增高。肌酐清除率的范围在 30~60ml/(min·1.73m^2) 时,C_{max} 和 $t_{1/2}$ 约增加 2 倍、AUC 增加约 3 倍;肌酐清除率 <30ml/(min·1.73m^2) 者,C_{max}、$t_{1/2}$、AUC 分别增加约 2 倍、5 倍和 6 倍。肾功能明显减退[肌酐清除率 <30ml/(min·1.73m^2)]行血液透析患者需调整给药剂量。由于本品主要经肾脏排泄,所以肝功能不全者无须调整给药剂量[91]。

【药物贮存】

遮光,密封,在凉暗(避光并不超过 20℃)处保存[95]。

头 孢 吡 肟
Cefepime

【适应证】

本品可用于治疗敏感细菌引起的中至重度感染,如下呼吸道感染(肺炎和支气管炎)、单纯性和复杂性尿路感染(包括肾盂肾炎)、非复杂性皮肤和皮肤软组织感染、复杂性腹腔内感染(包括腹膜炎和胆道感染)、败血症、中性粒细胞减少症伴发热患者的经验治疗、细菌性脑脊髓膜炎等[98]。

【用法用量】

一、新生儿

1. 常规用量

早产儿和足月新生儿:静脉滴注,每 12 小时给予 30mg/kg。

2. 脑膜炎、铜绿假单胞菌或肠杆菌属引起的严重感染 静脉滴注,每 12 小时给予 50mg/kg[99]。

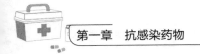

二、儿童

1. 常规用量 每日 50~100mg/kg,分 2 次肌内注射或静脉滴注[98]。

2. 细菌性脑膜炎

静脉滴注,每 8 小时给予 50mg/kg。最大剂量每次 2g。

建议疗程:流感嗜血杆菌为 7 日;肺炎链球菌为 10~14 日[100]。

3. 发热性中性粒细胞减少、肺炎 ≥2 个月的患儿:静脉滴注,每 8 小时给予 50mg/kg。最大剂量每次 2g[101]。

4. 感染性心内膜炎 静脉滴注,每 8 小时给予 50mg/kg。可与其他适宜的抗生素联合治疗。最大剂量每次 2g[102]。

5. 皮肤和皮肤软组织感染 ≥2 个月的患儿:静脉滴注,每 12 小时给予 50mg/kg。最大剂量每次 2g[103]。

6. 泌尿道感染 ≥2 个月的患儿:静脉滴注,每 8~12 小时给予 50mg/kg。最大剂量每次 2g。轻中度、非复杂性的尿路感染可肌内注射。由大肠埃希菌引起的复杂性尿路感染,如果静脉给药不适宜,也可以使用肌内注射[103]。

【剂量调整】

肾损伤:肾功能衰竭的儿童患者暂无调整方案,但剂量调整应与成人推荐的剂量成正比。儿童患者静脉给药 50mg/kg 的剂量与成人 2g 的剂量相当。

1. 原方案为每 8 小时 50mg/kg

$30ml/(min \cdot 1.73m^2) \leqslant Ccr \leqslant 60ml/(min \cdot 1.73m^2)$:每 12 小时 50mg/kg。

$11ml/(min \cdot 1.73m^2) \leqslant Ccr < 30ml/(min \cdot 1.73m^2)$:每 24 小时 50mg/kg。

$Ccr < 11ml/(min \cdot 1.73m^2)$:每 24 小时 25mg/kg。

腹膜透析患者:每 48 小时 50mg/kg。

血液透析患者:每 24 小时 25mg/kg(血液透析后)。

2. 原方案为每 12 小时 50mg/kg

$30ml/(min \cdot 1.73m^2) \leqslant Ccr \leqslant 60ml/(min \cdot 1.73m^2)$:每 24 小时 50mg/kg。

$11ml/(min \cdot 1.73m^2) \leqslant Ccr < 30ml/(min \cdot 1.73m^2)$:每 24 小时 25mg/kg。

$Ccr < 11ml/(min \cdot 1.73m^2)$:每 24 小时 12.5mg/kg。

腹膜透析患者:每 48 小时 50mg/kg。

血液透析患者:第一日 25mg/kg,之后每 24 小时 12.5mg/kg(血液透析后)[103]。

【给药说明】

静脉滴注:可将本品 1~2g 溶于 50~100ml 0.9% 氯化钠注射液,5% 或 10% 葡萄糖注射液,乳酸钠注射液,5% 葡萄糖和 0.9% 氯化钠混合注射液,乳酸钠林格注射液和 5% 葡萄糖混合注射液中,药物浓度不应超过 40mg/ml。

静脉注射:应先使用灭菌注射用水、5% 葡萄糖注射液或 0.9% 氯化钠注射液将本品溶解,配好的溶液可直接注射到静脉中。以 1~100mg/ml 的浓度在 15~30 分钟内完成给药。推荐的静脉给药标准浓度为 40mg/ml 和 100mg/ml。

肌内注射:本品 0.5g 溶于 1.5ml 注射用水,或 1g 加 3.0ml 注射用水溶解。肌内注射的浓度为 280mg/ml。为了减轻肌内注射部位的疼痛,可与不含肾上腺素的 1% 利多卡因溶液

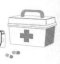

混合[98]。

【注意事项】

1. 对本品或其他头孢菌素类过敏者禁用。

2. 对于有任何过敏疾病史,特别是药物过敏史的患者应慎用本品。有青霉素过敏史者需要在严密观察下慎用本品。有青霉素过敏性休克史者避免使用本品。

3. 本品可导致硫酸铜还原法尿糖试验呈假阳性。

4. 本品不宜与氨基糖苷类、万古霉素、甲硝唑、氨苄西林、氨茶碱同瓶滴注,因可能发生理化性质相互作用[98]。

【用药监护】

1. 如发生头孢吡肟过敏反应,应立即停药。发生过敏性休克患者需要立即停药,并应用肾上腺素和其他急救措施。

2. 与氨基糖苷类或袢利尿药联合应用可能增加肾毒性,需要检测肾功能。

3. 对于存在引起凝血酶原活性下降危险因素的患者,如肝、肾功能不全,营养不良以及延长抗菌治疗的患者应监测凝血酶原时间,必要时给予外源性维生素 K。

4. 长期使用本品可能会导致不敏感微生物的过度生长。因此必须对患者的状况反复地评价。一旦在治疗期间发生二重感染,应采取适当的措施[104]。

【相互作用】

药品	作用程度	相互作用
丙磺舒	慎用	头孢吡肟通过竞争肾小管清除,增加该药物的浓度或效应
雌二醇、炔雌醇、左炔诺孕酮	慎用	头孢吡肟通过影响肠道菌群降低该药物的浓度或效应
霍乱疫苗、卡介苗、伤寒疫苗	慎用	头孢吡肟通过药效学的拮抗作用降低该药物的效应
无水枸橼酸、氧化镁	慎用	头孢吡肟通过影响代谢降低该药物的效应

【药物相容性】

容器	相容的药物	不相容性药物
Y 型管	阿奇霉素、阿糖胞苷、胺碘酮、布美他尼、奥曲肽、醋酸钾、醋酸钠、地塞米松、放线菌素 D、呋塞米、氟康唑、氟尿嘧啶、舒芬太尼、环磷酰胺、磺胺甲噁唑甲氧苄啶、甲氨蝶呤、甲泼尼龙、甲硝唑、卡铂、卡莫司汀、利奈唑胺、氟达拉滨、阿米卡星、博来霉素、庆大霉素、罗库溴铵、美司钠、哌拉西林他唑巴坦、葡萄糖酸钙、米力农、瑞芬太尼、塞替派、碳酸氢钠、替加环素、亚胺培南西司他丁、亚叶酸钙、多柔比星脂质体、格拉司琼、雷尼替丁、氯胺酮、右美托咪定、胰岛素	阿昔洛韦、奥沙利铂、苯妥英钠、卡泊芬净、地西泮、法莫替丁、伏立康唑、甘露醇、更昔洛韦、两性霉素 B 脂质体、硫酸镁、长春新碱、门冬酰胺酶、培美曲塞、红霉素、顺铂、维库溴铵、西咪替丁、昂丹司琼、苯海拉明、表柔比星、多柔比星、吉西他滨、氯丙嗪、咪达唑仑、哌替啶、柔红霉素、托泊替康、伊达比星、伊立替康、异丙嗪、依托泊苷、异环磷酰胺、右雷佐生

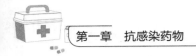

续表

容器	相容的药物	不相容性药物
混合管	奥硝唑、地塞米松、氟康唑、呋塞米、肝素、华法林、克林霉素、氯化钾、右旋糖酐40	阿昔洛韦、氨茶碱、昂丹司琼、地西泮、多巴酚丁胺、更昔洛韦、红霉素、甲硝唑、枸橼酸钠、两性霉素B、硫酸镁、氯丙嗪、吗啡、奈替米星、哌替啶、庆大霉素、万古霉素、西咪替丁、异丙嗪

【不良反应】

不良反应	处置方法
最常见的为恶心、腹泻、呕吐、消化不良、便秘等胃肠道反应,皮疹等过敏反应及头痛	—
较少见的不良反应有发热、口腔及阴道念珠菌感染、假膜性结肠炎、注射部位局部疼痛或静脉炎等	假膜性结肠炎轻症患者仅停用头孢吡肟即可缓解;中、重度患者还需要予以甲硝唑口服,无效时考虑用万古霉素或去甲万古霉素口服
常见的实验室检查异常常有一过性肝功能异常,嗜酸性粒细胞增多、贫血、血小板减少症、Coombs试验阳性	—
严重不良反应有肌阵挛、癫痫发作、脑病、肾损害,均少见	多数情况下神经毒性症状是可逆的,在停用头孢吡肟和/或血液透析后症状缓解[98]

【药物过量】

处置:应仔细观察并使用支持疗法,并通过血液透析治疗促进药物排出,而不宜采用腹膜透析。在血液透析开始的3小时内,体内68%的头孢吡肟可排出[98]。

【药理作用】

头孢吡肟抗菌谱广,对大多数革兰氏阳性菌和革兰氏阴性杆菌,包括部分耐氨基糖苷类和耐第三代头孢菌素的菌株有抗菌作用。头孢吡肟对对甲氧西林敏感的金黄色葡萄球菌活性较头孢他啶强。本品对肺炎链球菌(包括青霉素耐药肺炎链球菌)、乙型溶血性链球菌和化脓性链球菌的抗菌活性较头孢他啶疗效强。但耐甲氧西林葡萄球菌对本品耐药。本品对流感嗜血杆菌有良好作用。对产头孢菌素酶(cephalosporinase)的细菌如阴沟肠杆菌、摩根菌属等也有良好作用。对肺炎克雷伯菌、产气肠杆菌、阴沟肠杆菌、摩根菌属、沙雷菌属等的活性明显较头孢他啶和头孢噻肟强。对沙门菌属、志贺菌属作用强。对铜绿假单胞菌的抗菌活性与头孢他啶相仿或略差。其他非发酵革兰氏阴性杆菌、黄杆菌属以及厌氧菌对本品耐药[105]。

【药代动力学】

本品在组织中分布广,在尿液、胆汁、腹膜液、水疱液、气管黏膜、痰液、前列腺液、阑尾和胆囊中均可达到有效治疗浓度。本品的$t_{1/2}$约为2.6小时。一次静脉注射2g,组织中有效浓度可维持8~12小时。每次给药2g,每8小时1次,连续应用9日未见药物在体内蓄积的现

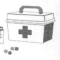

象。本品总清除率为 120ml/min,几乎全部经肾脏排泄,主要经肾小球滤过。80%~90% 的给药量以原型自尿中排出。本品的血浆蛋白结合率为 15%~19%[105]。

【药物贮存】

遮光,密闭,在干燥凉暗处保存[98]。

亚胺培南西司他丁钠
Imipenem and Cilastatin Sodium

【适应证】

本品用于敏感菌所致的各种感染,特别适用于多种细菌复合感染和需氧菌及厌氧菌的混合感染,如腹膜炎、肝胆感染、腹腔内脓肿、阑尾炎、妇科感染、下呼吸道感染、皮肤和软组织感染、尿路感染、骨和关节感染以及败血症等[106]。

【用法用量】

亚胺培南与西司他丁比例为 1:1,给药剂量以亚胺培南计。静脉滴注。

一、新生儿

小于 7 日龄:20mg/kg,每 12 小时给药 1 次。

7~20 日龄:20mg/kg,每 8 小时给药 1 次。

21~28 日龄:20mg/kg,每 6 小时给药 1 次[107]。

二、儿童

小于 3 个月:20mg/kg,每 6 小时给药 1 次。

3 个月至 17 岁:15mg/kg(最大剂量 500mg),每 6 小时给药 1 次。对于假单胞菌属及其他敏感性较低的菌株引起的感染,危及生命的感染,中性粒细胞减少的发热患者的感染,可给予 25mg/kg(最大剂量 1g),每 6 小时给药 1 次[108]。

囊性纤维化:静脉输注。1 个月至 17 岁:25mg/kg(最大剂量 1g),每 6 小时给药 1 次[108]。

【给药说明】

1. 静脉滴注时用 0.9% 氯化钠溶液稀释至 5mg(以亚胺培南计)/ml。或者用 5% 葡萄糖稀释至 2.5mg(以亚胺培南计)/ml。

2. 稀释液通常在室温下(25℃)可保存 4 小时,冷藏条件下(4℃)可保存 24 小时。

3. 500mg 的亚胺培南给药时间为 20~30 分钟。

4. 超过 500mg 的亚胺培南给药时间为 40~60 分钟[106]。

【注意事项】

1. 本品不推荐用于治疗脑膜炎。

2. 对亚胺培南、西司他丁或其他碳青霉烯类药物过敏者,或对其他 β- 内酰胺类药物有过敏性休克史者禁用。

3. 对曾患过胃肠道疾病尤其是结肠炎的人,需小心使用。

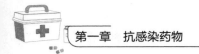

4. 本品一般为静脉滴注给药,严禁静脉注射给药[107]。

【用药监护】

1. 接受丙戊酸钠或双丙戊酸钠制剂的患者合并使用碳青霉烯类药物会导致丙戊酸钠浓度降低,增加丙戊酸钠或双丙戊酸钠制剂的剂量并不足以克服该类相互作用。丙戊酸钠浓度可能低于治疗范围,发生癫痫的风险增加。不推荐同时给药,如果必须使用本品,应考虑补充抗惊厥治疗。

2. 肾功能减退者需要根据其内生肌酐清除率减量应用。

3. 原有中枢神经系统疾病患者宜避免应用;确有指征需要使用时,应在严密观察下慎用。

4. 在输注的前 30 分钟应注意观察患者是否有过敏的迹象。

5. 应进行血象、肝功能、肾功能的监测。

6. 监测患者是否有静脉炎的指征,如静脉周围是否有发热、疼痛、红色条纹。监测输注部位是否有疼痛。

7. 评估患者的胃肠道情况,是否有恶心呕吐[108]。

【相互作用】

药品	作用程度	相互作用
更昔洛韦	慎用	更昔洛韦和该药物相互增加对方的毒性,发生血液学毒性的风险增加
丙戊酸钠	慎用	碳青霉烯类抗菌药抑制丙戊酸葡萄糖苷酶的水解作用。丙戊酸的血药浓度可能降低,可导致癫痫的控制不佳
环孢素	关注	两者的中枢神经系统的副作用均增多,可能与相加或协同的毒性有关

【药物相容性】

亚胺培南在酸性或碱性环境中不稳定,建议不要与其他抗菌药物混合。

容器	相容的药物	不相容的药物
Y 型管	氨磷汀、阿糖胞苷、阿昔洛韦、奥沙利铂、顺阿曲库铵、丙泊酚、布美他尼、奥曲肽、醋酸钾、卡泊芬净、醋酸钠、地高辛、地塞米松、法莫替丁、放线菌素 D、呋塞米、伏立康唑、氟尿嘧啶、肝素、芬太尼、舒芬太尼、环磷酰胺、甲氨蝶呤、酚妥拉明、甲泼尼龙、甲硝唑、维生素 C、克林霉素、利奈唑胺、利妥昔单抗、链激酶、林格注射液、氟达拉滨、阿米卡星、阿托品、博来霉素、硫酸镁、庆大霉素、鱼精蛋白、长春新碱、罗库溴铵、琥珀胆碱、氯化钾、美司钠、门冬酰胺酶、尿激酶、培美曲塞、红霉素、塞替派、顺铂、替加环素、头孢呋辛、头孢哌酮、头孢噻肟、头孢他啶、头孢西丁、头孢唑林、维生素 B_{12}、维生素 K_1、西咪替丁、硝酸甘油、亚叶酸钙、昂丹司琼、苯海拉明、表柔比星、多巴胺、多柔比星、多柔比星脂质体、格拉司琼、雷尼替丁、美沙酮、纳洛酮、去氧肾上腺素、柔红霉素、瑞芬太尼、肾上腺素、头孢吡肟、伊立替康、异丙肾上腺素、依托泊苷、胰岛素、异环磷酰胺、右雷佐生、去甲肾上腺素	苯妥英钠、地西泮、甘露醇、更昔洛韦、磺胺甲噁唑甲氧苄啶、两性霉素 B 脂质体、米力农、碳酸氢钠、头孢曲松、维库溴铵、胺碘酮、吉西他滨、氯丙嗪、托泊替康、间羟胺

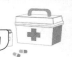

续表

容器	相容的药物	不相容的药物
混合管	阿昔洛韦、昂丹司琼	氨茶碱、阿莫西林、丙泊酚、氟康唑、甘露醇、氯化钾、咪达唑仑、哌替啶、维生素 C、氢化可的松、碳酸氢钠

【不良反应】

不良反应	处置方法
静脉滴注过快可出现头晕、出汗、全身乏力、恶心、呕吐等反应	需要减慢滴注速度,如症状仍不消失,需要停用本品
中枢神经系统不良反应如头晕、抽搐、肌阵挛及精神症状。主要发生于亚胺培南每日用量较大、有抽搐病史及肾功能减退者之中	当出现抽搐等中枢神经系统症状时需停用亚胺培南,并给予抗惊厥药物,如苯妥英钠或地西泮治疗[109]
二重感染如假膜性结肠炎、口腔白念珠菌感染	
其他如过敏反应,血栓性静脉炎,注射部位疼痛,恶心、呕吐等反应	

【药理作用】

1. 亚胺培南为碳青霉烯类抗生素,临床应用的药品为亚胺培南与西司他丁的 1:1 复合制剂。

2. 亚胺培南可与多种青霉素结合蛋白相结合,抑制细菌细胞壁的合成,导致细胞溶解和死亡。亚胺培南对大多数 β- 内酰胺酶高度稳定,对某些细菌具有抗生素后效应。亚胺培南的抗菌谱极广,对大多数革兰氏阳性、阴性需氧菌及厌氧菌均具有抗菌作用。对甲氧西林敏感的葡萄球菌、链球菌属及部分肠球菌属对其敏感,但屎肠球菌、耐甲氧西林葡萄球菌对其耐药。对大多数肠杆菌科细菌包括克雷伯菌属、柠檬酸菌属、摩根菌属、大肠埃希菌等肠杆菌科细菌具有良好抗菌作用。大部分铜绿假单胞菌对其敏感,但近年来耐药性有上升趋势。洋葱伯克霍尔德菌和嗜麦芽窄食单胞菌对其耐药。

3. 西司他丁为肾去氢肽酶 -Ⅰ 抑制药,不具有抗菌作用,对 β- 内酰胺酶也无抑制作用,两者联合后西司他丁可减少亚胺培南被肾小管上皮细胞的去氢肽酶水解并可防止亚胺培南引起近端肾小管坏死[106]。

【药代动力学】

亚胺培南在胃酸中不稳定,因此不能口服给药。亚胺培南在人体内分布广泛,在肺组织、痰液、渗出液、胆汁、皮肤等组织和体液中可达到对多数敏感菌的有效治疗浓度。亚胺培南的血浆蛋白结合率约为 20%,西司他丁约为 40%。主要经尿液排出。新生儿半衰期为 1.5~3 小时,儿童半衰期为 1~1.5 小时,肾功能受损者半衰期延长[106]。

【药物贮存】

干粉剂需要在室温下（15~25℃）贮存[109]。

美 罗 培 南
Meropenem

【适应证】

美罗培南适用于治疗由单一或多种对美罗培南敏感的细菌引起的感染：如肺炎（包括医院获得性肺炎）、尿路感染、腹腔内感染、妇科感染（如子宫内膜炎和盆腔炎）、皮肤软组织感染、脑膜炎、败血症。经验性治疗粒细胞减少症伴发热患者，可单独应用本品或联合抗病毒药或抗真菌药使用。单用或与其他抗微生物制剂联合使用可用于治疗多重感染[110]。

【用法用量】

静脉注射或静脉滴注。

一、新生儿

1. 腹腔和非中枢神经系统的感染　考虑合用氨基糖苷类抗生素。

孕龄 / 周	产后年龄 /d	给药剂量 /(mg·kg⁻¹)	给药间隔 /h
<32	0~14	20	12
	>14	20	8
≥32	0~14	20	8
	>14	30	8

2. 细菌性脑膜炎　剂量和给药间隔尚缺乏临床数据。

孕龄 / 周	产后年龄 /d	给药剂量 /(mg·kg⁻¹)	给药间隔 /h
<32	0~14	40	12
	>14	40	8
≥32	0~14	40	8
	>14	40	8[111]

二、儿童

1. 细菌性脑膜炎

年龄 >2 个月：每次 40mg/kg，每 8 小时 1 次。最多每次 2g。

推荐疗程：奈瑟菌所致脑膜炎推荐疗程为 7 日；肺炎衣原体所致脑膜炎推荐疗程为 10~14 日；革兰氏阴性杆菌所致脑膜炎推荐疗程为 21 日；单核细胞增多性李斯特菌所致脑

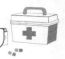
膜炎推荐疗程为至少 21 日[112]。

2. 囊性纤维化 >2 岁：与妥布霉素联用，每次 40mg/kg，每 8 小时 1 次。最多 2g/ 次[111]。

3. 伴有发热的中性粒细胞减少症 >3 个月龄：每次 20mg/kg，每 8 小时 1 次。最多每次 1g[111]。

4. 腹腔感染 >3 个月龄：每次 20mg/kg，每 8 小时 1 次。最多每次 1g[113-114]。

5. 复杂的皮肤及软组织感染 可考虑与覆盖 MRSA 的抗菌药物联用[112,115]。

>3 个月龄：每次 10mg/kg，每 8 小时 1 次。最多每次 0.5g。

由铜绿假单胞菌引起的皮疹和组织感染或混合坏死性感染：每次 20mg/kg，每 8 小时 1 次。最多每次 1g。

【剂量调整】

肝功能损害患者应用本品时无须调整剂量。

没有数据证实可用于儿科肾功能衰竭患者，以下剂量调整是基于成人肾功能损伤的调整建议。

$26ml/(min \cdot 1.73m^2) \leq Ccr \leq 50ml/(min \cdot 1.73m^2)$，每 12 小时给予常用剂量。

$10ml/(min \cdot 1.73m^2) \leq Ccr < 26ml/(min \cdot 1.73m^2)$，每 12 小时给予 50% 常用剂量。

$Ccr < 10ml/(min \cdot 1.73m^2)$，每 24 小时给予 50% 常用剂量[110]。

【给药说明】

1. 可用 5% 葡萄糖注射液、葡萄糖氯化钠注射液、0.9% 氯化钠注射液稀释。

2. 使用 0.9% 氯化钠注射液稀释后稳定性可维持 6 小时；5% 葡萄糖稀释后可维持 3 小时。

3. 静脉注射最高浓度 50mg/ml，持续时间 3~5 分钟。

4. 静脉滴注推荐浓度为 20~50mg/ml。滴注持续时间 3 小时可延长药物浓度高于 MIC 的时间[116]。

【注意事项】

1. 对本品以及其他碳青霉烯类药物过敏者禁用。

2. 对 β- 内酰胺类药物有过敏性休克者禁用。

3. 慎用于对其他 β- 内酰胺类药物过敏的患者。

4. 有中枢神经系统基础疾病、精神异常、癫痫史或合并应用其他可能导致癫痫的药物的患者，应慎用本品。

5. 细菌性脑膜炎患者、其他中枢神经系统疾病患者或肾功能损害患者使用本品，癫痫发作以及其他中枢神经系统不良反应的风险增加。

6. 避免与双丙戊酸钠制剂、丙戊酸钠制剂、丙磺舒制剂同用。

7. 严重肝脏疾病的患者，有可能加重肝脏疾病。

8. 营养不良的患者可能引起维生素 K 缺乏的症状[116-117]。

【用药监护】

1. 监测白细胞计数、定期监测肝肾功能，尤其是长期用药后。

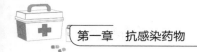

2. 使用本药前未能确定细菌敏感性时,应在给药开始后第 3 日确定其对本药是否敏感。

3. 根据患者情况需要连续给药 7 日以上时,应明确长期给药理由,并密切观察是否有皮疹及肝功异常等不良反应[118]。

【相互作用】

药品	作用程度	相互作用
卡介苗、霍乱疫苗、伤寒疫苗	严重	美罗培南可通过药效学拮抗作用降低这些药物的效应
丙戊酸钠	严重	使丙戊酸钠血药浓度降低,导致癫痫再发作
地高辛	慎用	美罗培南可通过改变肠道菌群增加该药物的浓度或效应
雌二醇、共轭雌激素	慎用	美罗培南可通过改变肠道菌群减少这两种药物的浓度或效应
丙磺舒	慎用	竞争性激活肾小管分泌,抑制肾脏排泄,导致美罗培南半衰期延长,血药浓度增加
氧化镁、无水枸橼酸	慎用	美罗培南可通过改变代谢减少这两种药物的效应

【药物相容性】

容器	相容的药物	不相容的药物
Y 型管	氨茶碱、阿托品、苯巴比妥、地塞米松、地高辛、多巴胺、多巴酚丁胺、氟康唑、呋塞米、肝素、甲氧氯普胺、卡泊芬净、利奈唑胺、氯化钾、雷尼替丁、吗啡、米力农、庆大霉素、去甲肾上腺素、西咪替丁、胰岛素、依那普利	甲硝唑、两性霉素 B、葡萄糖酸钙、齐多夫定、碳酸氢钠
混合管	—	美罗培南不应与其他药物混合

【不良反应】

1. 腹泻、恶心呕吐、皮疹。

2. 可在注射部位引发炎症。

3. 增加假膜性结肠炎和真菌感染的风险。

4. 使用碳青霉烯类抗生素可导致肠杆菌、假单胞菌、沙雷菌属、变形杆菌属、柠檬酸杆菌属和不动杆菌属对头孢菌素耐药的发展[116]。

【药物过量】

在治疗过程中若使用过量,特别对肾功能损害的患者,应及时处理。通常药物可通过肾脏迅速排泄,肾功能不全的患者可通过血液透析清除美罗培南及其代谢物[110]。

【药理作用】

本品通过抑制细菌细胞壁的合成发挥作用,对大多数 β- 内酰胺酶高度稳定,但可被嗜麦芽窄食单胞菌等少数细菌所产金属酶和其他碳青霉烯酶水解。对铜绿假单胞菌具有抗生素后效应。对人类肾去氢肽酶 - Ⅰ 稳定,无须与去氢肽酶抑制药联合使用。0.1mg/L 本品可

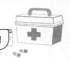

抑制大肠埃希菌、肺炎克雷伯菌、阴沟肠杆菌、柠檬酸杆菌属等大多数肠杆菌科细菌;对铜绿假单胞菌和不动杆菌属亦有良好作用。黄杆菌属、嗜麦芽窄食单胞菌和部分洋葱伯克霍尔德菌对本品不敏感。本品对化脓性链球菌、乙型溶血性链球菌、肺炎链球菌以及对甲氧西林敏感的金黄色葡萄球菌和凝固酶阴性葡萄球菌均具有良好抗菌作用,对粪肠球菌仅具有中度抑菌作用,对尿肠球菌和耐甲氧西林葡萄球菌则无抗菌活性。本品对脆弱拟杆菌、产黑素普雷沃菌、产气梭状芽孢杆菌、革兰氏阳性厌氧球菌和艰难梭菌等大多数厌氧菌具有高度抗菌活性[116]。

【药代动力学】

美罗培南可很好地渗入脑脊液和大多数身体组织中。对革兰氏阴性和阳性病原体呈时间依赖的杀菌性,给药间隔应保证游离药物浓度高于 MIC 40% 以上。对肾脏脱水肽酶的灭活相对稳定。血浆蛋白结合率很小。清除率与肾功能直接相关,70% 的药物以原型经尿液排出。肾清除率和丙磺舒的作用表明肾小球滤过和肾小管分泌均参与美罗培南的肾脏代谢过程。肝功能不影响药代动力学[116]。

早产儿美罗培南血浆半衰期为 3 小时,足月新生儿为 2 小时。

3 个月以下患儿抗菌药物药代动力学参数(从少数数据群体药代动力学分析中获得数值)如表 1-1-4[119]。

表 1-1-4　3 个月以下患儿美罗培南的药代动力学参数

孕龄/周	出生年龄/周	给药剂量	Cl/(L/(h·kg))	V_d/(L/kg)	AUC/(μg·h/ml)	C_{max}/(μg/ml)	C_{min}/(μg/ml)	$t_{1/2}$/h
≤32	<2	20mg/kg,q.12h.	0.089	0.489	448	44.3	5.36	3.82
	≥2	20mg/kg,q.8h.	0.122	0.467	491	46.5	6.65	2.68
≥32	<2	20mg/kg,q.8h.	0.135	0.463	445	44.9	4.84	2.33
	≥2	30mg/kg,q.8h.	0.202	0.451	444	61	2.1	1.58
其余全部			0.119	0.468	467	46.9	565	2.68

注:Cl 表示清除率(clearance),V_d 表示表观分布容积(apparent volume of distribution),AUC 表示曲线下面积(area under the curve),C_{max} 表示稳态血药浓度峰值(steady state maximum concentration),C_{min} 表示稳态血药浓度谷值(steady state minimal concentration),$t_{1/2}$ 表示半衰期(half life)。

【药物贮存】

密闭,室温保存[110]。

庆 大 霉 素
Gentamicin

【适应证】

1. 适用于治疗敏感革兰氏阴性杆菌　如克雷伯菌属、变形杆菌属、沙雷菌属、铜绿假单

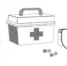

胞菌、大肠埃希菌以及对甲氧西林敏感的葡萄球菌所致的严重感染,如败血症、下呼吸道感染、肠道感染、盆腔感染、腹腔感染、皮肤软组织感染、复杂性尿路感染等。治疗腹腔感染及盆腔感染时应与抗厌氧菌药物合用,临床上多采用庆大霉素与其他抗菌药物联合应用。与青霉素(或氨苄西林)合用可治疗肠球菌属感染。

2. 用于敏感细菌所致中枢神经系统感染　如脑膜炎、脑室炎时,可同时用本品鞘内注射作为辅助治疗[120]。

【用法用量】

一、新生儿

1. 用量　延长给药间隔剂量:早产儿及足月儿,每次 5mg/kg 静脉给药,每 36 小时 1 次[121]。

2. 标准用量　肾功能、药物消除与校正胎龄直接相关。校正胎龄(PMA)= 孕龄 + 产后年龄。校正胎龄是决定给药间隔的重要因素,出生后日龄作为次级因素。根据校正胎龄和出生后日龄判断新生儿使用庆大霉素的用法用量,见表 1-1-5[122]。

表 1-1-5　校正胎龄和出生后日龄指导下的新生儿使用庆大霉素的用法用量

校正胎龄 / 周	产后日龄 /d	给药剂量 /(mg · kg⁻¹)	给药间隔 /h
≤29*	0~7	5	48
	8~28	4	36
	>29	4	24
30~34	0~7	4.5	36
	≥8	4	24
≥35	全部	4	24

注:* 或 >29 周但出现显著窒息、动脉导管未闭(patent ductus arteriosus,PDA),或联用吲哚美辛。

3. 血药浓度监测　在第一次给药(5mg/kg)后 22 小时测量的血药浓度可用于确定新生儿的给药间隔,具体关系见表 1-1-6[123]。

表 1-1-6　血药浓度监测指导下的新生儿给药间隔

22 小时血药浓度 /(mg · L⁻¹)*	建议给药间隔 /h**
≤1.2	24
1.3~2.6	36
2.7~3.5	48
>3.5	暂停给药,24 小时内重复测量

注:* 研究不包括尿量小于 1ml/(kg · h)的婴儿、缺氧缺血性脑病或联合应用吲哚美辛的患者;** 以 5mg/kg 给药,在建议的频次下,出生≤7 日的婴儿平均稳态血药浓度峰值和谷值分别为 10.55mg/L(6.8~15.1mg/L)、0.75mg/L(0.4~1.7mg/L),>7 日的婴儿平均稳态血药浓度峰值和谷值分别为 9.8mg/L、0.6mg/L。

当治疗超过 48 小时,测量血药浓度。在输注结束后 30 分钟测得稳态血药浓度峰值,在下一次剂量之前测得稳态血药浓度谷值。当治疗严重感染、体液或肾功能显著改变的患者时,考虑测定给药 24 小时的血药浓度,并使用下表建议的给药间隔。用于监测血清药物浓度的血液样品应该尽快离心,冷藏或冷冻保存。

4. 治疗剂量下的血药浓度　稳态血药浓度峰值:5~12mg/L(或 C_{max}/MIC>8∶1)。稳态血药浓度谷值:0.5~1mg/L。

根据 24 小时血药浓度,指导新生儿给药间隔。具体见表 1-1-7。

表 1-1-7　24 小时血药浓度指导下的给药间隔

24 小时血药浓度 /(mg·L⁻¹)	半衰期 /h	建议给药间隔 /h
≤1	8	24
>1~2.3	12	36
>2.4~3.3	15	48
>3.3	—	在 24 小时内测定

二、儿童

1. 常规剂量　2~2.5mg/kg 静脉注射或肌内注射,每 8 小时 1 次。或每日剂量 5~7.5mg/kg,一次性静脉注射[102]。

2. 细菌性心内膜炎

链球菌性:每次 3mg/kg,每日 1 次,静脉注射或肌内注射,或每 8 小时 1 次,1mg/kg 静脉注射或肌内注射,与恰当的抗菌药物合用。

葡萄球菌性、肠球菌性以及培养结果阴性者:每 8 小时 1 次,每次 1mg/kg 静脉注射或肌内注射,与恰当的抗菌药物合用[121]。

3. 手术预防(心血管及胸部)　切口前 30 分钟内予 1.5~2mg/kg 并联合万古霉素 10~15mg/kg 静脉注射。若手术不能在两个半衰期(3~6 小时)内结束,则在术中重复给药 1 次。通常手术预防给药应在手术结束后 24 小时内停止。对于心血管手术,建议预防给药 24~48 小时[124]。

4. 细菌性脑膜炎 / 分流感染　0.5~2mg,每日 1 次脑室内给药。应使用不含防腐剂的制剂。注射时将药液稀释至不超过 0.2% 的浓度,抽入 5ml 或 10ml 的无菌针筒内,进行腰椎穿刺后先使相当量的脑脊液流入针筒内,边抽边推,将全部药液于 3~5 分钟内缓缓注入[125]。

【剂量调整】

应调整剂量以维持治疗药物浓度。对于肾损伤的患者应减少剂量或延长给药间隔以避免肾毒性。

肥胖:肥胖患者(超过理想体重的 20%)的用药剂量应根据校正体重(瘦体重 + 体重超重部分的 40%)来决定[122,126]。

血液透析:每个透析疗程后根据感染的严重程度给予 2~2.5mg/kg 静脉注射或肌内注射[127]。

用法:以 1mg/ml、2mg/ml、4mg/ml 或 10mg/ml 的浓度静脉滴注 30~120 分钟[120]。

【给药说明】

1. 相容溶液　5% 葡萄糖溶液、10% 葡萄糖溶液、0.9% 氯化钠溶液。

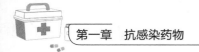

2. 以 2mg/ml 或 10mg/ml 的浓度在 30~120 分钟内滴注完成。

3. 肌内注射时吸收速率可改变,尤其是对于婴儿[128]。

【注意事项】

1. 对庆大霉素或其他氨基糖苷类过敏者禁用。

2. 在原有肾功能不全或肾功能正常者使用剂量过大、疗程过长者易发生前庭功能或听力损害,也易出现肾毒性。

3. 避免联合应用肾、耳毒性药物及强效利尿药。如氨基糖苷类与第一代注射用头孢菌素类合用时可能加重肾毒性。

4. 庆大霉素等氨基糖苷类不可快速静脉注射给药,以避免神经肌肉阻滞作用的发生,引起呼吸抑制。局部使用该类药物较大剂量时亦可发生上述不良反应。

5. 庆大霉素滴耳液局部应用亦可致耳毒性的发生。

6. 氨基糖苷类不可用于眼内或结膜下给药,因可引起黄斑坏死。

7. 氨基糖苷类避免使用于重症肌无力患者,慎用于帕金森病和其他肌无力的患者。

8. 某些庆大霉素注射剂含亚硫酸钠,在某些敏感人群中可能引起过敏性休克或其他严重过敏反应。

9. 本品长期应用可能导致耐药菌过度生长。

10. 本品不宜用于皮下注射[124]。

【用药监护】

1. 治疗期间定期监测血钙、血镁及血钠。

2. 血药浓度监测 治疗期间定期监测血药浓度。在输注结束后 30 分钟或肌内注射后 1 小时测得稳态血药浓度峰值,在下一剂之前测得稳态血药浓度谷值。对严重感染、体液或肾功能显著改变的患者,考虑更频繁地测定血药浓度,对于每日 1 次给药者,建议当监测到稳态血药浓度谷值高于 $0.5~1\mu g/ml$ 时降低到合适的剂量。也建议测定 2 次药物浓度(如在输注开始后 3 小时及 6 小时)并推测出稳态血药浓度峰值及稳态血药浓度谷值。调整剂量以获得期望的药物浓度。

3. 庆大霉素等氨基糖苷类应用疗程超过 14 日的安全性未确立,因此治疗疗程一般不宜大于 2 周,以减少耳、肾毒性的发生。

4. 在使用本品过程中应定期检查尿常规、血尿素氮、血肌酐,注意患者听力变化或听力损害先兆(耳鸣、耳胀、高频听力损害)。有条件者应进行血药浓度监测,避免稳态血药浓度峰值超过 $10\mu g/ml$ 或是稳态血药浓度谷值低于 $2\mu g/ml$。

5. 早产儿、新生儿、婴幼儿应尽量避免用氨基糖苷类,临床有明确指征需应用时,则应进行血药浓度监测,调整给药方案,坚持个体化给药。

6. 肾功能减退者宜避免应用氨基糖苷类,有应用指征时需根据肾功能减退程度减量用药,并进行血药浓度监测。

7. 应监测血药浓度,尤其是新生儿和肾功能不全的患者。接受庆大霉素鞘内注射者应同时监测脑脊液内药物浓度。

8. 给予首次负荷剂量后,有肾功能不全、前庭功能或听力减退的患者所用维持量应酌减。

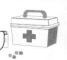

9. 疗程中应给予患者充足的水分,以减少肾小管损害[121,128]。

【相互作用】

药品	作用程度	相互作用
阿米卡星、阿昔洛韦、碘佛醇、卡铂、卡那霉素、两性霉素 B 脂质体、顺铂、替考拉宁、妥布霉素、新霉素	慎用	庆大霉素和这些药物均增加肾毒性和 / 或耳毒性
万古霉素	慎用	两者合用时发生肾毒性的风险增加
阿曲库铵、罗库溴铵、维库溴铵	慎用	非去极化类肌松药的效应可能被增强。可能有药效学协同作用。仅在必要时合用
琥珀胆碱	慎用	氨基糖苷类加强琥珀胆碱的神经肌肉作用
阿司匹林、多巴酚丁胺、福莫特罗、去甲肾上腺素、沙丁胺醇、沙美特罗、肾上腺素、特布他林、氢氯噻嗪、依托考昔、异丙肾上腺素、吲达帕胺	慎用	庆大霉素和这些药物均降低血钾浓度
阿替洛尔、艾司洛尔、倍他洛尔、吡罗昔康、氯化钾、美洛昔康、美托洛尔、萘普生、卡维地洛、枸橼酸钾、氨苯蝶啶、拉贝洛尔、普萘洛尔、磷酸钾、塞来昔布、酮洛芬、双氯芬酸	慎用	这些药物增加血钾浓度,庆大霉素降低血钾浓度
螺内酯	慎用	该药物通过 P 糖蛋白外排转运子增加庆大霉素的浓度或效应。该药物增加血钾浓度,庆大霉素降低血钾浓度
胺碘酮、地尔硫草、红霉素、克拉霉素、奎尼丁、氯雷他定、尼卡地平、维拉帕米、伊曲康唑、茚地那韦	慎用	这些药物通过 P 糖蛋白外排转运子增加庆大霉素的浓度或效应
苯巴比妥、苯妥英钠、克霉唑、利福平、利血平、咪达唑仑、曲唑酮、硝苯地平	慎用	这些药物通过 P 糖蛋白外排转运子降低庆大霉素的浓度或效应
环孢素、他克莫司	慎用	环孢素通过 P 糖蛋白外排转运子增加庆大霉素的浓度或效应。这两种药物与环孢素均增强肾毒性及耳毒性
布洛芬、吲哚美辛	慎用	尽可能避免合用。非甾体抗炎药可能通过降低肾小球滤过率导致氨基糖苷类蓄积,其血药浓度增高
布美他尼、呋塞米、依他尼酸	慎用	庆大霉素和该药物均通过药效学协同作用增强对方的毒性
泮库溴铵、顺阿曲库铵、筒箭毒碱	慎用	庆大霉素通过药效学的协同作用增强这些药物的效应
霍乱疫苗、卡介苗、伤寒疫苗	慎用	庆大霉素通过药效学拮抗作用降低这些药物的效应
雌二醇	慎用	庆大霉素通过影响肠道菌群降低该药物的浓度或效应

续表

药品	作用程度	相互作用
地高辛	慎用	庆大霉素通过影响肠道菌群增加该药物的浓度或效应
氨苄西林、美洛西林、哌拉西林、青霉素	慎用	肠外给予某些青霉素类时可使某些氨基糖苷类失活,不能将二者混合
头孢呋辛、头孢拉定、头孢哌酮、头孢曲松、头孢噻肟、头孢他啶、头孢唑林	慎用	肾毒性可增强,针对特定病原体的杀菌效应可增强。机制不明确
阿糖胞苷	关注	在使用庆大霉素治疗肺炎球菌感染时,应用阿糖胞苷的患者如不迅速出现治疗作用可能需要重新调整抗菌治疗方案

【药物相容性】

由于潜在的不相容性,庆大霉素通常不能与其他药物在注射器或输液器中混合,也不能在同一通道输注。氨基糖苷类和β-内酰胺类联用时,必须分瓶滴注。不可与含青霉素的药物共用输液器,应单独输液。

【不良反应】

不良反应	处置方法
耳毒性,表现为对前庭功能影响较大,对耳蜗的损害相对较小	及早发现、及时停药
肾毒性,常与合用其他肾毒性药物有关	如早期发现、及时停药,大多可逆
神经肌肉阻滞作用	静脉内给予钙盐可抵抗其神经肌肉阻滞作用
过敏反应,与同类药物可发生交叉过敏反应,严重过敏罕见	
神经系统毒性	
偶有血液病、紫癜、恶心、呕吐、口腔炎、肝功能损害[128]	

【药物过量】

处置:腹膜透析或血液透析可将庆大霉素从血液中清除。可静脉注射或静脉滴注使用钙盐以对抗神经肌肉阻滞作用,新斯的明的作用尚不确定。新生儿也可考虑换血疗法[120]。

【药理作用】

本品为氨基糖苷类抗生素,其作用机制是与细菌核糖体30S亚基结合,抑制细菌蛋白质的合成。本品对大肠埃希菌、肺炎克雷伯菌、变形杆菌等多数肠杆菌科细菌及铜绿假单胞菌等具有良好抗菌作用,奈瑟菌属和流感嗜血杆菌对其中度敏感。对布鲁氏菌属、鼠疫杆菌、弯曲菌等也有抗菌作用。对甲氧西林敏感的葡萄球菌对本品多数敏感。单用治疗严重感染疗效常不够满意,通常与β-内酰胺类或其他抗菌药联合使用治疗严重感染,不宜用于单纯

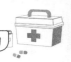

性下尿路感染。近年来革兰氏阴性杆菌对庆大霉素耐药株显著增多,耐药性主要是由细菌产生的氨基糖苷类钝化酶引起的[129]。

【药代动力学】

肌内注射后吸收迅速而完全。吸收后主要分布于细胞外液,其中 5%~15% 再分布到组织中,在肾皮质细胞中蓄积,本品可穿过胎盘屏障。分布容积为 0.2~0.25L/kg。尿液中药物浓度高。支气管分泌物、脑脊液、蛛网膜下隙、眼组织以及房水中含药量少。血浆蛋白结合率低。$t_{1/2}$ 在成人为 2~3 小时,肾功能衰竭者为 40~50 小时。发热、贫血、严重烧伤患者或合用羧苄西林的患者 $t_{1/2}$ 可能缩短;在不同患者间有很大差异。儿童 $t_{1/2}$ 为 5~11.5 小时,体重轻者 $t_{1/2}$ 较长。

本品在体内不代谢,经肾小球滤过排出,尿中浓度可超过 100mg/L,24 小时内排出给药量的 50%~93%。新生儿出生 5~40 日者,给药后 12 小时内排出 40%[128]。

【药物贮存】

密闭,在凉暗处保存[120]。

阿 米 卡 星
Amikacin

【适应证】

仅限用于对其他氨基糖苷类抗生素耐药的革兰氏阴性杆菌感染。通常与 β- 内酰胺类抗生素联合应用[130]。

【用法用量】

一、新生儿

校正胎龄(PMA)= 孕龄 + 产后年龄。根据校正胎龄确定新生儿使用阿米卡星的用法用量,具体见表 1-1-8[131]。

表 1-1-8 校正胎龄后新生儿使用阿米卡星的用法用量

校正胎龄 / 周	产后日龄 /d	给药剂量 /(mg·kg^{-1})	给药间隔 /h
≤29*	0~7	18	48
	8~28	15	36
	≥29	15	24
30~34	0~7	18	36
	≥8	15	24
≥35	全部	15	24

注:* 或 >29 周但出现显著窒息、PDA,或联用吲哚美辛。

给药 48 小时后监测血药浓度。稳态血药浓度峰值应为 20~30μg/ml（或 C_{max}/MIC>8：1），稳态血药浓度谷值应为 2~5μg/ml。当治疗严重感染、体液或肾功能显著改变的患者时，考虑测定给药后 24 小时的血药浓度，并使用表 1-1-9 建议的给药间隔。

表 1-1-9　根据需要浓度监测调整阿米卡星给药间隔

给药后 24 小时血药浓度 /(μg·ml⁻¹)	半衰期 /h	建议给药间隔 /h
≤5	9	24
5.1~8.0	12	36
8.1~10.5	16	48
≥10.6		在 24 小时内测量血药浓度

二、儿童

1. 常规剂量　每日 15~20mg/kg（最高日剂量 1.5g）肌内注射或静脉滴注，分 2~3 次给药，每 8~12 小时 1 次[132]。

2. 中性粒细胞减少伴发热　每日 1 次静脉滴注 20mg/kg（最高日剂量 1.5g），与一种适宜的广谱抗生素联用[133]。

3. 严重细菌感染　每日 1 次静脉滴注 15~20mg/kg（最高日剂量 1.5g）[134]。

4. 细菌性脑膜炎　每日 20~30mg/kg，分 3 次静脉滴注，每 8 小时 1 次。最高日剂量 1.5g。不应单独用药，而应与其他药物联合治疗细菌性脑膜炎[135]。

【剂量调整】

为避免肾损伤患者的肾毒性，应减少给药剂量或延长给药间隔以维持有效的血药浓度[130]。

【给药说明】

1. 本品不可直接静脉注射，以免产生神经肌肉阻滞和呼吸抑制作用。

2. 可用 0.9% 氯化钠注射液、5% 葡萄糖注射液稀释至 2.5~10mg/ml 静脉滴注。

3. 新生儿与婴儿输注时间为 60~120 分钟。儿童输注时间为 30~60 分钟。

4. 稀释后室温下 24 小时内稳定[136]。

【注意事项】

1. 本品对听力的影响大于庆大霉素。

2. 氨基糖苷类与 β- 内酰胺类混合可导致相互失活，因此需联合应用时必须分瓶滴注。

3. 对本品或其他氨基糖苷类过敏者禁用。

4. 肌内注射时吸收速率可能发生改变，尤其用于婴儿时。

5. 长期用药可能导致耐药菌过度生长。

6. 本品可用于气溶胶吸入。

7. 不宜与同类抗感染药物同时静脉滴注。

8. 下列情况应慎用本品：失水、听神经损害、重症肌无力、帕金森病及肾功能损害者。

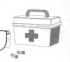

9. 本品可使谷丙转氨酶、谷草转氨酶、血清胆红素浓度及乳酸脱氢酶浓度的测定值增高;血钙、镁、钾、钠浓度的测定值可能降低。

10. 早产儿及新生儿的肾脏组织尚未发育完全,使本类药物的半衰期延长,药物易在体内蓄积产生毒性反应[137-138]。

【用药监护】

1. 监测血药浓度,尤其是新生儿、婴儿和肾功能减退患者。当治疗超过 48 小时时,测量血药浓度。稳态血药浓度峰值在输注结束后 30 分钟(肌内注射后 1 小时)测量,稳态血药浓度谷值在下次给药前测定。每周测 2 次阿米卡星血药浓度。用于监测血药浓度的血液样品应该尽快离心,冷藏或冷冻保存。本品的有效治疗浓度范围为 15~25mg/L,避免稳态血药浓度峰值持续高于 35mg/L 及稳态血药浓度谷值高于 5mg/L。一日 1 次用药时稳态血药浓度峰值宜为 56~64μg/ml,稳态血药浓度谷值应低于 1μg/ml。

2. 不能测定血药浓度时,应根据肌酐清除率调整剂量。

3. 首剂给予负荷量后,有肾功能不全、前庭功能损害或听力减退的患者维持量酌减。

4. 为减少肾小管损害,应给予患者足够的水分。

5. 烧伤患者的消除半衰期较短(1~1.5 小时),剂量可调整至每 6 小时给予 5~7.5mg/kg。

6. 用药期间应进行尿常规和肾功能测定,以防出现严重肾毒性反应。

7. 应进行听力检查或听电图检查,尤其注意高频听力损害[139]。

【相互作用】

药品	作用程度	相互作用
两性霉素 B 脂质体、新霉素	禁忌	这两种药物与阿米卡星均增强肾毒性和 / 或耳毒性
阿曲库铵、顺阿曲库铵、罗库溴铵、琥珀胆碱、维库溴铵	严重	阿米卡星通过药效学协同作用增强这些药物的效应
杆菌肽、环孢素、碘佛醇、他克莫司、替考拉宁	严重	这些药物与阿米卡星均增强肾毒性和 / 或耳毒性
卡介苗、霍乱疫苗、伤寒疫苗	严重	阿米卡星通过药效学拮抗作用降低这些药物的效应
呋塞米	严重	阿米卡星和该药物通过药效学协同作用增强对方的肾毒性和耳毒性
奎尼丁	严重	该药物通过 P 糖蛋白外派转运子增强阿米卡星的浓度或效应
阿昔洛韦、卷曲霉素、卡铂、顺铂、庆大霉素、卡那霉素、奈替米星、两性霉素 B、链霉素、妥布霉素、万古霉素	慎用	这些药物与阿米卡星均增加肾毒性和 / 或耳毒性
克拉霉素、克霉唑、地尔硫草、红霉素、伊曲康唑、氯雷他定、尼罗替尼、螺内酯、维拉帕米	慎用	该药物通过 P 糖蛋白外派转运子增强阿米卡星的浓度或效应
地高辛	慎用	阿米卡星通过影响肠道菌群增加该药物的浓度或效应

续表

药品	作用程度	相互作用
雌二醇	慎用	阿米卡星通过影响肠道菌群降低该药物的浓度或效应
布洛芬	慎用	该药物通过降低肾清除率增加阿米卡星的浓度
咪达唑仑、硝苯地平、苯巴比妥、苯妥英钠、利血平、利福平、曲唑酮	慎用	这些药物通过 P 糖蛋白外排转运子降低阿米卡星的浓度或效应
华法林	慎用	阿米卡星增强该药物的效应,机制不明确

【药物相容性】

阿米卡星不宜与其他药物同瓶滴注。不宜与两性霉素 B、头孢噻吩钠、呋喃妥因钠、磺胺嘧啶钠和四环素等联合应用,因可发生配伍禁忌。

容器	相容的药物	不相容的药物
Y 型管	阿糖胞苷、阿昔洛韦、氨茶碱、苯巴比妥、奥曲肽、卡泊芬净、地塞米松、多种维生素、放线菌素 D、呋塞米、伏立康唑、氟尿嘧啶、甘露醇、肝素、芬太尼、舒芬太尼、环磷酰胺、甲氨蝶呤、酚妥拉明、甲硝唑、甲泼尼龙、卡铂、利奈唑胺、链激酶、阿米卡星、阿托品、博来霉素、奈替米星、庆大霉素、罗库溴铵、氯化钾、美司钠、门冬酰胺酶、尿激酶、羟乙基淀粉氯化钠、米力农、红霉素、三氧化二砷、顺铂、碳酸氢钠、头孢呋辛、头孢他啶、维库溴铵、硝酸甘油、多巴胺、利多卡因、咪达唑仑、纳洛酮、瑞芬太尼、肾上腺素、西咪替丁、异丙肾上腺素、右美托咪定、依托泊苷、去甲肾上腺素、左氧氟沙星、亚胺培南西司他丁、异丙嗪	苯海拉明、表柔比星、地西泮、多巴酚丁胺、更昔洛韦、克林霉素、鱼精蛋白、氯丙嗪、氯化钙、葡萄糖酸钙、柔红霉素、头孢哌酮、亚叶酸钙
混合管		氨茶碱、氨基糖苷类、氟康唑、间羟胺、克林霉素、利奈唑胺、两性霉素 B、磷霉素、阿米卡星、硫酸镁、庆大霉素、氯丙嗪、去甲肾上腺素、红霉素、四环素、碳酸氢、头孢噻吩、万古霉素、维生素 B、维生素 C、吗啡、哌替啶、异丙嗪

【不良反应】

不良反应	处置方法
患者可发生听力减退、耳鸣或耳胀;少数患者亦可发生眩晕、步履不稳等症状	听力减退一般于停药后症状不再严重
有一定的肾毒性,患者可出现血尿,排尿次数减少或尿量减少、血尿素氮、血肌酐值增高等	大多系可逆性,停药后即见减轻。钙通道阻滞剂可能对多种肾病有所帮助

续表

不良反应	处置方法
少见软弱无力、嗜睡、呼吸困难等神经肌肉阻滞作用	静脉内给予钙盐可抵抗其神经肌肉阻滞,新斯的明的作用不稳定
其他,包括头痛、震颤、抽搐、关节痛、药物热、肝功能异常、视力模糊等[136]	

【药物过量】

处置:由于缺少特异性拮抗剂,本品过量或引起毒性反应时,主要用对症疗法和支持疗法,同时补充大量水分。血液透析或腹膜透析有助于从血中清除阿米卡星。新生儿也可考虑换血疗法[136]。

【药理作用】

本品为氨基糖苷类抗生素,作用于细菌核糖体的 30S 亚基,抑制细菌蛋白质合成。阿米卡星对多数肠杆菌科细菌,如克雷伯菌属、大肠埃希菌等肠杆菌属、不动杆菌属、产碱杆菌属等有良好作用;对脑膜炎奈瑟菌、淋病奈瑟球菌、流感杆菌、耶尔森菌属、结核分枝杆菌及某些分枝杆菌属亦有较好抗菌作用,其抗菌活性较庆大霉素略低。最突出的优点是对许多肠道革兰氏阴性杆菌所产生的氨基糖苷类钝化酶稳定。对于革兰氏阳性球菌,对对甲氧西林敏感的葡萄球菌有良好抗菌作用,肺炎链球菌、各组链球菌及肠球菌属对本品大多耐药。对厌氧菌无效。本品与半合成青霉素类或头孢菌素类合用常可获协同抗菌作用[130,140]。

【药代动力学】

主要分布于细胞外液,正常婴儿脑脊液中浓度可达血药浓度的 10%~20%,当脑膜有炎症时,则可达血药浓度的 50%;可穿过胎盘屏障。5%~15% 的药量重新分布到各种组织,可在肾脏皮质细胞和内耳液中积蓄。尿中药物浓度高,滑膜中也可达有效治疗浓度。但在支气管分泌物、胆汁及房水中浓度低;心脏心耳组织、心包积液、肌肉、脂肪和间质液内的浓度很低;腹水中浓度很难预测。分布容积为 0.21L/kg,血浆蛋白结合率低,在肾脏皮质中可与组织结合。

肌内注射后吸收迅速,t_{max} 为 0.75~1.5 小时。发热患者血药浓度减低,成人中 $t_{1/2}$ 为 2~2.5 小时,无尿患者中 $t_{1/2}$ 可长达 30 小时,烧伤患者中为 1~1.5 小时;新生儿为 4~8 小时(与出生时体重和年龄成反比)。

本品在体内不代谢。主要经肾小球滤过排出,9 小时内排出 84%~92%;一次肌内注射 0.5g,尿药浓度可高达 800mg/L 以上,24 小时内排出 94%~98%,10~20 日内完全排泄。血液透析与腹膜透析可从血液中清除相当量的药物,从而使消除半衰期明显缩短[140]。

【药物贮存】

密闭,在凉暗处(避光并不超过 20℃)保存[136]。

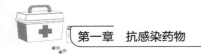

奈 替 米 星
Netilmicin

【适应证】

治疗由需氧革兰氏阴性杆菌（如假单胞菌、克雷伯菌、大肠埃希菌）引起的感染。通常与β-内酰胺类抗生素联合使用[141]。

【用法用量】

一、新生儿

1. 静脉注射泵给药，给药时长约为 30 分钟。

2. 肾功能、药物消除与校正胎龄直接相关。校正胎龄（孕龄＋产后年龄）是决定给药间隔的重要因素，出生后年龄作为次级因素。具体给药剂量与间隔见表 1-1-10[142]。

表 1-1-10　校正胎龄指导下的奈替米星新生儿给药的用法用量

校正胎龄 / 周	产后日龄 /d	给药剂量 /(mg·kg^{-1})	给药间隔 /h
≤29*	0~7	5	48
	8~28	4	36
	≥29	4	24
30~34	0~7	4.5	36
	≥8	4	24
≥35	全部	4	24

注：* 或 >29 周但出现显著窒息、PDA，或联用吲哚美辛。

3. 当治疗超过 48 小时时，测量血药浓度。当治疗严重感染、体液或肾功能显著改变的患者时，考虑测定给药 24 小时的血药浓度，并使用表 1-1-11 建议的给药间隔。有效血药浓度如下。

稳态血药浓度峰值：5~12μg/ml（或 C_{max}/MIC>8∶1）。

稳态血药浓度谷值：0.5~1μg/ml。

表 1-1-11　根据血药浓度调整奈替米星的给药间隔

给药 24 小时后血药浓度 /(μg·ml^{-1})	半衰期 /h	建议给药间隔 /h
≤1	8	24
1.1~2.3	12	36
2.4~3.2	15	48
≥3.3		在 24 小时内测量血药浓度

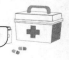

二、儿童

肌内注射或稀释后静脉滴注。每日 5.5~8.0mg/kg。可以每 8 小时 1 次,每次用量为 1.8~2.7mg/kg;也可以每 12 小时 1 次,每次用量 2.7~4.0mg/kg[142]。

【剂量调整】

1. 剂量相同时,发热患者的血药浓度较无发热者低,半衰期亦较后者为短,但热退后其血药浓度可能增高,故通常无须调整剂量。
2. 在贫血患者中的半衰期亦可能较短[143]。
3. 其他调整方案详见【用法用量】。

【给药说明】

每次剂量溶于 50~200ml 适当的 5% 葡萄糖注射液或 0.9% 氯化钠注射液中。儿童患者的液体量相应减少。10mg/ml 的药液在冰箱中可稳定保存 72 小时,不可冷冻。

不可快速静脉注射给药,以避免神经肌肉阻滞作用的发生[144]。

【注意事项】

1. 疗程超过 14 日的安全性未确立,因此一般不宜超过 14 日,以减少耳、肾毒性的发生。
2. 对本品及其他氨基糖苷类过敏者禁用。
3. 早产新生儿、足月新生儿、婴幼儿及肾功能减退者应尽量避免用氨基糖苷类。临床有明确指征需应用时,则应进行血药浓度监测,调整给药方案,坚持个体化给药。
4. 肌内注射时吸收速率可发生改变,尤其是对于婴儿。
5. 在原有肾功能不全或肾功能正常者使用剂量过大、疗程过长者易发生前庭功能或听力损害,也易出现肾毒性。
6. 氨基糖苷类不可快速静脉注射给药,以避免神经肌肉阻滞作用的发生,引起呼吸抑制。局部使用该类药物较大剂量时亦可发生上述不良反应。
7. 氨基糖苷类不可用于眼内或结膜下给药,因可引起黄斑坏死。
8. 氨基糖苷类避免使用于重症肌无力患者[141,144]。

【用药监护】

1. 在使用本品过程中应定期检查尿常规、血尿素氮、血肌酐。
2. 注意患者听力变化或听力损害先兆(耳鸣、耳胀、高频听力损害)。
3. 有条件者应进行血药浓度监测。在输注结束后 30 分钟获得稳态血药浓度峰值,在下一次剂量之前获得稳态血药浓度谷值。用于监测血清药物浓度的血液样品应该尽快离心,冷藏或冷冻保存[145]。

【相互作用】

药品	作用程度	相互作用
阿米卡星	慎用	该药物与阿米卡星均增加肾毒性和 / 或耳毒性

续表

药品	作用程度	相互作用
阿曲库铵、罗库溴铵、维库溴铵	慎用	非去极化类肌松药的效应可能被增强。可能有药效学协同作用。仅在必要时合用
胺碘酮、红霉素、螺内酯	慎用	胺碘酮通过P糖蛋白外排转运子增加这些药物的浓度或效应
环孢素	慎用	环孢素通过P糖蛋白外排转运子增加该药物的浓度或效应。该药物与环孢素均增强肾毒性及耳毒性
布洛芬、吲哚美辛	慎用	尽可能避免合用。非甾体抗炎药可能通过降低肾小球滤过率导致氨基糖苷类蓄积,血药浓度增高
地高辛	慎用	该药物通过影响肠道菌群增加地高辛的浓度或效应
呋塞米	慎用	耳毒性可增强,出现不同程度的听力损伤。可能出现不可逆的听力损伤
头孢呋辛、头孢拉定、头孢哌酮、头孢曲松、头孢噻肟、头孢他啶、头孢唑林	慎用	肾毒性可增强,针对特定病原体的杀菌效应可增强。机制不明确
氨苄西林、美洛西林、哌拉西林、青霉素	慎用	肠外给予某些青霉素类时可使某些氨基糖苷类失活,不能将二者混合
华法林	慎用	该药物增强华法林的效应,机制不明确
琥珀胆碱	慎用	氨基糖苷类加强琥珀胆碱的神经肌肉作用
万古霉素	慎用	两者合用时发生肾毒性的风险增强

【药物相容性】

本品不宜与其他药物混合静脉滴注。不可与含青霉素的药物共用输液器,应单独输液。

容器	相容的药物	不相容的药物
Y型管	阿托品、氨曲南、地塞米松、氢化可的松、甲硝唑、克林霉素、利奈唑胺、氯化钾、葡萄糖酸钙、普鲁卡因胺、去甲肾上腺素、瑞芬太尼、碳酸氢钠、维生素 K_1、异丙肾上腺素、右旋糖酐铁	氨苄西林、苯唑西林、呋塞米、肝素(>1U/ml)、美洛西林、萘夫西林、青霉素 G、替卡西林 / 克拉维酸、丙泊酚

【不良反应】

不良反应	处置方法
耳毒性,表现为对前庭功能影响较大,对耳蜗的损害相对较小	及早发现、及时停药
肾毒性,常与合用其他肾毒性药物有关	如早期发现、及时停药,大多可逆
神经肌肉阻滞作用	静脉内给予钙盐可抵抗其神经肌肉阻滞
变态反应,与同类药物可发生交叉过敏反应,严重过敏罕见	

续表

不良反应	处置方法
神经系统毒性	
偶有血液病、紫癜、恶心、呕吐、口腔炎、肝功能损害	

【药物过量】

如果发生过量或毒性反应，可用血液透析将其从血液中清除，特别是在肾功能受损，或将受损的情况下[141]。

【药理作用】

本品为半合成的氨基糖苷类广谱抗生素。其作用机制是通过抑制敏感微生物的正常蛋白合成而起效。本品具有广泛的抗微生物作用，主要针对革兰氏阴性杆菌属和少数革兰氏阳性菌，包括枸橼酸菌属、克雷伯菌属、摩根菌属、铜绿假单胞菌、大肠埃希菌等肠杆菌属、沙门菌属、志贺菌属和葡萄球菌属（耐青霉素和甲氧西林菌）。本品体外对某些分离的不动杆菌、奈瑟菌属、吲哚试验呈阳性的变形杆菌、假单胞菌属、沙雷菌属也有活性。多数链球菌和厌氧微生物如拟杆菌属和梭菌属对氨基糖苷类药物耐药[144]。

【药代动力学】

肌内注射后吸收迅速而完全。局部冲洗或局部应用后亦可吸收一定药量。吸收后主要分布于细胞外液，其中 5%~15% 再分布到组织中，在肾皮质细胞中蓄积，本品可穿过胎盘屏障。分布容积为 0.2~0.25L/kg（0.06~0.63L/kg）。尿液中药物浓度高。支气管分泌物、脑脊液、蛛网膜下隙、眼组织以及房水中含药量少。血浆蛋白结合率低。$t_{1/2}$ 在成人为 2~3 小时，肾功能衰竭者为 40~50 小时。发热、贫血、严重烧伤或合用羧苄西林的患者可能缩短。儿童 $t_{1/2}$ 为 5~11.5 小时，体重轻者较长。

本品在体内不代谢，经肾小球滤过排出，尿中浓度可超过 100mg/L，24 小时内排出给药量的 50%~93%。新生儿出生 3 日以内者，给药后 12 小时内排出 10%；新生儿出生 4~40 日者，给药后 12 小时内排出 40%[144]。

【药物贮存】

密闭，在阴凉处保存[144]。

红 霉 素
Erythromycin

【适应证】

本品可作为青霉素过敏患者治疗下列感染的替代用药：①溶血性链球菌、肺炎链球菌等所致的急性扁桃体炎、急性咽炎、鼻窦炎；溶血性链球菌所致猩红热、蜂窝织炎；白喉及白喉带菌者；气性坏疽、炭疽、破伤风；放线菌病；梅毒；李斯特菌病等。②军团菌病。③肺炎支

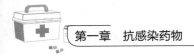

原体肺炎。④肺炎衣原体肺炎。⑤衣原体属、支原体属所致泌尿生殖系统感染。⑥沙眼衣原体结膜炎。⑦淋病奈瑟球菌感染。⑧厌氧菌所致口腔感染。⑨空肠弯曲菌肠炎。⑩百日咳[146]。

【用法用量】

一、新生儿

1. 口服

治疗沙眼衣原体引起的肺炎和结膜炎：每次 12.5mg/kg，每 6 小时口服 1 次，共 14 日。

其他感染和预防：每次 10mg/kg，每 6 小时口服 1 次[147]。

2. 静脉滴注　严重感染无法口服时：每 6 小时静脉泵入 5~10mg/kg，泵入时间不少于 60 分钟。药液浓度 1~5mg/ml。勿肌内注射[148]。

3. 新生儿眼部炎症预防　取适量的浓度为 0.5% 的红霉素软膏用于双眼结膜囊中。

二、儿童

1. 口服

常规剂量：每日口服 30~50mg/kg，分次给药，每 6~8 小时 1 次。每日最大剂量 4g。

衣原体感染：小于 8 岁且体重小于 45kg 者，每日口服 50mg/kg，分次给药，每 6 小时 1 次，疗程 14 日。每次最大剂量 500mg。

脓疱病：每日口服 40mg/kg，分次给药，每 6~8 小时 1 次，疗程 7 日[149]。

2. 静脉给药

常规剂量：每日 15~40mg/kg，静脉注射，分次给药，每 6 小时 1 次，每次最大剂量 1g。

以 1~5mg/ml 的浓度间断性静脉滴注，持续 20~60 分钟。也可以 1mg/ml 的浓度持续静脉滴注。不推荐使用静脉注射[150]。

3. 眼部感染　取适量（约长 1cm）的浓度为 0.5% 的红霉素软膏涂于感染的部位，根据感染严重程度，每日最多可用 6 次[151]。

【给药说明】

1. 口服给药可不考虑饮食的影响。

2. 配制乳糖酸红霉素滴注液时，先加灭菌注射用水 10ml 至 0.5g 乳糖酸红霉素粉针瓶中，用力振摇至溶解。然后加到生理盐水或其他电解质溶液中稀释。红霉素输注浓度为 1%~5%。溶解后也可加入含葡萄糖的溶液稀释，但因葡萄糖溶液偏酸性，必须每 100ml 溶液中加入 4% 碳酸氢钠 1ml[146]。

【注意事项】

1. 对红霉素及药品中任何成分过敏，以及对任何其他大环内酯类药物过敏者禁用。

2. 本品禁止与特非那定、阿司咪唑、西沙必利、匹莫齐特合用。

3. 红霉素可干扰 Higerty 法的荧光测定，使尿儿茶酚胺的测定值出现假性增高。血清碱性磷酸酶、胆红素、GOT 和 GPT 的测定值均可能增高。

4. 口服及静脉滴注，均可引起较严重的胃肠道反应和肝毒性。

5. 与耳毒性药物合用可增加耳毒性[152]。

【用药监护】

1. 肝功能损害患者尽可能避免应用;如有必要使用红霉素,需适当减量并密切随访肝功能。肝病患者不宜使用红霉素酯化物。

2. 有重症肌无力病史的患者使用本品,有病情加重的风险。

3. 为获得较高血药浓度,除酯化物外,红霉素需空腹(餐前 1 小时或餐后 3~4 小时)服用。

4. 注意腹部不适及腹泻。

5. 静脉给药期间密切监测心率和血压。

6. 红霉素静脉用药时静脉刺激较为常见,应观察注射部位是否有浸润现象[152]。

【相互作用】

药品名称	相互作用
氯霉素、林可霉素、克林霉素	因竞争药物的结合点,可产生拮抗作用
卡马西平、苯妥英钠和丙戊酸钠	本品可抑制这些抗癫痫药的代谢,使其血药浓度增高而发生毒性反应
阿芬太尼	可抑制阿芬太尼的代谢,延长其作用时间
环孢素、他克莫司、地高辛	本品可使环孢素、他克莫司、地高辛血药浓度增加
溴隐亭、丙吡胺	减少溴隐亭、丙吡胺的代谢
抗凝血药	长期服用抗凝血药的患者应用红霉素时可导致凝血酶原时间延长,增加出血的危险
茶碱类	可使茶碱的肝清除减少,导致茶碱血药浓度升高和 / 或毒性反应增加
洛伐他汀	抑制洛伐他汀的代谢,引起横纹肌溶解综合征
咪达唑仑、三唑仑	减少咪达唑仑、三唑仑的清除而增强其作用
麦角胺、二氢麦角碱	个别患者出现麦角中毒,表现为外周血管痉挛、皮肤感觉迟钝

【药物相容性】

容器	相容的药物	不相容的药物
Y 型管	阿昔洛韦、氨茶碱、胺碘酮、西咪替丁、艾司洛尔、法莫替丁、氢化可的松、利多卡因、劳拉西泮、硫酸镁、氯化钾、咪达唑仑、吗啡、尼卡地平、齐多夫定、碳酸氢钠、戊巴比妥、雷尼替丁	氨苄西林、氟康唑、呋塞米、利奈唑胺、甲氧氯普胺、氯霉素、头孢吡肟、头孢噻肟、头孢他啶

【不良反应】

不良反应	处置方法
胃肠道反应,包括腹泻、恶心、呕吐、腹痛等	发生率与剂量大小有关。稀释后缓慢注射
肝毒性少见,患者可有乏力、恶心、呕吐、腹痛、发热及肝功能异常,偶见黄疸	对症处置

续表

不良反应	处置方法
大剂量用于肝肾功能不全患者可引起听力减退	与血药浓度过高有关,停药后大多可恢复
过敏反应如药物热、皮疹、嗜酸性粒细胞增多等	对症处置
已有报道与红霉素相关的 Q-T 间期延长和室性心律失常,包括室性心动过速和尖端扭转型室性心动过速[146]	对症处置

【药物过量】

处置:应及时停药给予对症和支持治疗。血液透析或腹膜透析后极少被消除[146]。

【药理作用】

红霉素属大环内酯类,对甲氧西林敏感的葡萄球菌属(包括产酶菌株)、各组链球菌和某些革兰氏阳性杆菌均具有良好抗菌活性。奈瑟菌属、百日咳鲍特菌等也对本品敏感,流感嗜血杆菌呈中度敏感。本品对除脆弱拟杆菌和梭形杆菌属以外的各种厌氧菌亦具有抗菌作用;对军团菌属、胎儿弯曲菌、某些螺旋体、肺炎支原体、解脲脲原体、立克次体属、衣原体属和溶组织阿米巴原虫也有抑制作用。本品系抑菌药,但在高浓度时对某些细菌也有杀菌作用。本品可透过细菌细胞膜,与细菌核糖体的 50S 亚基呈可逆性结合,阻断转肽作用和信使核糖核酸(mRNA)的位移,抑制细菌蛋白质合成[152]。

【药代动力学】

口服红霉素不同盐类的生物利用度为 30%~65%。口服 200~250mg,达峰时间 t_{max} 为 2~3 小时,稳态血药浓度峰值(C_{max})一般低于 1mg/L。红霉素口服吸收后除脑脊液和脑组织外,广泛分布于各组织和体液中,尤以肝脏、胆汁和脾脏中的药物浓度为高,在肾、肺等组织中的药物浓度亦可高于同期血药浓度数倍,在胆汁中的药物浓度可达血药浓度的 10~40 倍甚至可能更高。在皮下组织、痰及支气管分泌物中的药物浓度也比较高,痰中药物浓度与血药浓度相仿;在胸腔积液、腹水、脓液中的药物浓度可达到有效治疗水平。本品主要在肝脏中代谢灭活,经胆汁排出,并进行肝肠循环。口服及静脉给药后,分别有 2%~5% 和 10%~15% 的药物以原型经肾小球滤过排出。消除半衰期($t_{1/2\beta}$)为 1.4~2 小时,无尿患者的 $t_{1/2\beta}$ 可延长至 4.8~6 小时[152]。

【药物贮存】

密闭,在干燥处保存[146]。

罗 红 霉 素
Roxithromycin

【适应证】

1. 化脓性链球菌引起的咽炎及扁桃体炎。
2. 敏感菌所致鼻窦炎、中耳炎、急性支气管炎、慢性支气管炎急性细菌感染性加重。

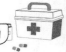

3. 肺炎支原体或衣原体所致肺炎。

4. 沙眼衣原体引起的尿道炎和宫颈炎。

5. 敏感菌引起的皮肤及软组织感染[153]。

【用法用量】

一、新生儿

口服,每次 5mg,每 24 小时 1 次。疗程一般为 3 日。

新生儿安全性尚未确定。

二、儿童

每日 5~10mg/kg,分 2 次口服[154]。

【剂量调整】

参考成人数据,方案如下。

轻度肾功能不全:无须调整剂量。

严重肾功能不全:每日 1 次 150mg。

严重肝硬化者:$t_{1/2}$ 可延长 2 倍以上,确需使用,每日 1 次 150mg[155]。

【给药说明】

1. 空腹服用。餐后服药可使生物利用度下降约 50%。

2. 新生儿喂奶前 1 小时或喂奶后 2 小时给药。

3. 勿与含铝或含镁的制剂同服[153]。

【注意事项】

1. 对本品或大环内酯类过敏者禁用。

2. 肝肾功能不全者慎用[153]。

【用药监护】

1. 注意肝功能变化。

2. 观察胃肠道耐受情况[153]。

【相互作用】

药品名称	作用程度	相互作用
地高辛	慎用	该药物通过影响肠道菌群增加地高辛的浓度或效应
肝素、华法林、环孢素、鱼精蛋白、依诺肝素	慎用	该药物通过抑制代谢增加这些药物的效应
氨茶碱	慎用	可降低氨茶碱清除率,提高其血药浓度。合用时应适当减量或监测氨茶碱血药浓度

本品对细胞色素 P450(CYP450)同工酶的亲和力远低于红霉素,相互作用较少。对氨

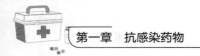

茶碱代谢影响小。与抗酸药、卡马西平、泼尼松龙、雷尼替丁等几乎无相互作用。

【不良反应】

1. 胃肠道反应 中上腹不适、胃绞痛、恶心、呕吐、腹泻等。较红霉素轻。
2. 变态反应 偶见皮疹、药物热、嗜酸性粒细胞增多等。
3. Q-T 间期延长 少见。
4. 肝功能损害 偶见[153]。

【药理作用】

半合成十四元环大环内酯类,作用机制与红霉素相同。抗菌谱与红霉素相仿,对革兰氏阳性菌较红霉素略差;对嗜肺军团菌的作用较红霉素强;对肺炎衣原体、肺炎支原体、溶脲脲原体的作用与红霉素相仿或略强[153]。

【药代动力学】

给药途径	t_{max}/h	$t_{1/2}$/h	血浆蛋白结合率
口服	2	新生儿:18	96%

本品耐酸,口服吸收率较红霉素高,生物利用度为50%。分布广泛,组织中药物浓度高,扁桃体、鼻窦、中耳、肺、痰液、前列腺及其他泌尿生殖系统中的药物浓度均可达到有效治疗水平。主要经 CYP450 酶代谢,约半数由胆汁排泄,小部分经肾和呼吸道排泄[155]。

【药物贮存】

密封,在干燥处保存[156]。

乙酰吉他霉素
Acetylkitasamycin

【适应证】

适用于革兰氏阳性菌所致的各种感染,特别适用于金黄色葡萄球菌,肺炎球菌及表皮葡萄球菌引起的上下呼吸道感染及表皮软组织感染。据文献报道,本品对百日咳、猩红热、中耳炎等症也有良好的疗效[157]。

【用法用量】

儿童及青少年每次 10mg(1.0 万 U)/kg,每日 3~4 次,口服,疗程 7~10 日,每日总量不超过 1.2g[157]。

【给药说明】

撕开小袋,倒入 40℃以下温开水中,混溶后服用[157]。

【注意事项】

本品偶可引起一过性血清氨基转移酶增高。对大环内酯类过敏或肝功能不全者慎用[158]。

【用药监护】

1. 注意药物引起的过敏性皮疹,出现皮肤发红、皮疹等症状,应终止服用。
2. 用药期间定期随访肝功能[157]。

【不良反应】

偶有胃部不适,皮疹[157]。

【药理作用】

本品为大环内酯类抗生素。作用机制同红霉素,抗菌谱与红霉素也相似,但对大多数革兰氏阳性菌的抗菌活性略差,部分耐红霉素的金黄色葡萄球菌仍对吉他霉素敏感,本品对白喉棒状杆菌、破伤风梭菌、淋病奈瑟球菌、百日咳鲍特菌、立克次体属和沙眼衣原体也有相当活性[158]。

【药代动力学】

本品口服后迅速吸收,在脏器内分布广泛,在肝和胆汁中浓度尤高,在肺、肾肌肉等组织中也较血药浓度为高。主要经胆排泄。据文献资料报道:乙酰吉他霉素儿童口服 0.1~0.2g后,血药浓度为:30 分钟后 4.3~6.8μg/ml,3 小时后 2.7~5.8μg/ml,4 小时后 0.4~2.8μg/ml[157]。

【药物贮存】

密封,在干燥处保存[157]。

阿 奇 霉 素
Azithromycin

【适应证】

1. 化脓性链球菌引起的急性咽炎、急性扁桃体炎。
2. 敏感细菌引起的鼻窦炎、中耳炎、急性支气管炎、慢性支气管炎急性发作。
3. 肺炎链球菌、流感嗜血杆菌以及肺炎支原体所致的肺炎。
4. 沙眼衣原体及非多重耐药淋病奈瑟球菌所致的尿道炎和宫颈炎。
5. 敏感细菌引起的皮肤软组织感染[159]。

【用法用量】

一、新生儿

百日咳感染的治疗与预防:口服,每次 10mg/kg,每日 1 次,连用 5 日。静脉滴注未明确[160]。

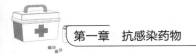

沙眼衣原体所致新生儿眼炎：口服，每次 20mg/kg，每日 1 次，连用 3 日。

给药方法：静脉滴注的药液浓度为 1~2mg/ml，1mg/ml 的药液给药时间应控制在 3 小时以内，2mg/ml 的药液给药时间在 1 小时之内。口服混悬液可与或不与食物同服[161]。

二、儿童

1. 口服

（1）常规剂量：每日 10mg/kg，每日 1 次，连服 3 日。或采用 5 日疗法：每日 1 次，首日 10mg/kg；第 2~5 日，5mg/kg。

（2）急性细菌性鼻窦炎：生产方建议的治疗鼻窦炎剂量是 6 个月及以上患儿，10mg/kg，每日 1 次，口服 3 日。每次最大剂量 500mg。但由于肺炎链球菌对其耐药率高（接近 30%），美国传染病学会（Infectious Diseases Society of America，IDSA）于 2012 年发表的《2012IDSA：关于儿童和成人急性细菌性鼻窦炎的临床实践指南》（*IDSA Clinical Practice Guideline for Acute Bacterial Rhinosinusitis in Children and Adults*，*2012*）不推荐利用大环内酯类经验性治疗儿童细菌性鼻窦炎，建议阿莫西林或阿莫西林克拉维酸钾作为一线治疗方案[162]。

（3）急性中耳炎：6 个月及以上患儿，30mg/kg 单剂量口服，最大剂量 1 500mg；或 10mg/kg，每日 1 次口服，连服 3 日，最大剂量 500mg/ 次；或第 1 日 10mg/kg，最大剂量 500mg，第 2~5 日 5mg/kg，最大剂量 500mg，每日 1 次口服[162]。

（4）衣原体感染：8 岁及以上儿童、小于 8 岁但体重大于 45kg 的儿童以及青少年，1g 单剂量口服[161]。

（5）沙眼衣原体肺炎：婴儿，20mg/（kg·次），每日 1 次，口服 3 日[161]。

（6）社区获得性肺炎：6 个月及以上患儿，第 1 日 10mg/kg（最大剂量 500mg），每日 1 次口服，第 2~5 日 5mg/kg（最大剂量 250mg），每日 1 次口服[162]。

（7）非复杂性淋病奈瑟球菌感染：12 岁及以上，1g 单剂量口服，并肌内注射 250mg 头孢曲松。若无头孢曲松建议阿奇霉素联合单剂量口服 400mg 头孢克肟[161]。

（8）预防感染性心内膜炎：在涉及牙齿、呼吸道、受感染的皮肤及相关组织、肌肉骨骼等相关操作前 30~60 分钟一次性给予 15mg/kg 口服。最大剂量 500mg[163]。

（9）治疗或预防百日咳：小于 6 个月患儿，10mg/kg 每日 1 次，口服 5 日；6 个月及以上患儿，第 1 日 10mg/kg（最大剂量 500mg），每日 1 次口服，第 2~5 日 5mg/kg（最大剂量 250mg），每日 1 次口服[164]。

（10）链球菌扁桃体炎和咽炎：2 岁及以上，12mg/kg 每日 1 次，口服 5 日，最大剂量 500mg/ 次[165]。

（11）旅行者腹泻：6 个月及以上患儿，10mg/kg 每日 1 次，口服 3 日，最大剂量 500mg/ 次[166]。

（12）伤寒热：6 个月及以上患儿，10~20mg/kg 每日 1 次，口服 7 日。最大剂量 500mg/ 次[167]。

2. 静脉应用

（1）社区获得性肺炎

1）3 个月至 16 岁，静脉注射 10mg/kg，每 24 小时给药 1 次或 2 次，若情况允许之后转为口服，最大剂量 500mg/ 次。

2）16 岁以上，给予 500mg 静脉注射，每日 1 次，用药 2 日后，口服阿奇霉素 500mg，每日 1 次，直至达到 7 日的疗程[168]。

（2）盆腔炎：16 岁及以上，500mg 静脉注射，每日 1 次，用药 1 或 2 日，然后口服阿奇霉素 250mg，每日 1 次，直至达到 7 日的疗程。

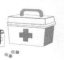

（3）细菌性结膜炎:1 岁及以上,向受感染的眼内滴入 1 滴药液,每日 2 次(间隔 8~12 小时),给药 2 日后改为每日 1 次,再用药 5 日[169]。

【给药说明】

1. 静脉给药　将本品用适量注射用水充分溶解后,用 0.9% 氯化钠注射液或 5% 葡萄糖注射液稀释。将复溶溶液(100mg/ml)稀释至 1~2mg/ml。1mg/ml 的溶液给药 3 小时,2mg/ml 的溶液给药 1 小时。

2. 口服　口服混悬液或片剂可与或不与食物同服[170]。

【注意事项】

1. 进食对口服阿奇霉素的药效无影响。

2. 对大环内酯类或酮内酯类抗生素过敏的患者、先前有使用阿奇霉素致胆汁淤积性黄疸 / 肝功能障碍者禁用。

3. 肝、肾功能损害者慎用。

4. Q-T 间期延长者慎用。

5. 阿奇霉素不得与含铝和镁的抗酸剂同服[160]。

【用药监护】

1. 应评估胃肠道耐受性。

2. 如果出现肝炎的体征和症状,应立即停用阿奇霉素。

3. 长期用药应定期监测血象、肝、肾功能[160]。

【相互作用】

药品	作用程度	相互作用
胺碘酮、三氧化二砷、昂丹司琼	严重	阿奇霉素和这些药物均延长 Q-T 间期
抗凝血酶Ⅲ、阿加曲班、比伐卢定、达肝素、依诺肝素、磺达肝癸钠、肝素、重组水蛭素、鱼精蛋白、华法林	严重	阿奇霉素通过抑制代谢增加这些药物的效应
卡介苗、霍乱疫苗、伤寒疫苗	严重	阿奇霉素通过药效学拮抗作用降低这些药物的效应
地高辛	严重	阿奇霉素通过改变肠道菌群增加该药物的浓度或效应
奎尼丁、拓扑替康	严重	这两种药物通过影响 P 糖蛋白外排转运子增加阿奇霉素的浓度或效应
氢氧化铝、碳酸钙、碳酸氢钠、枸橼酸钠	慎用	这些药物通过抑制胃肠道吸收降低阿奇霉素的浓度
阿托伐他汀、克拉霉素、克霉唑、环孢素、地尔硫䓬、红霉素、非洛地平、茚地那韦、伊曲康唑、氯雷他定、洛伐他汀、尼卡地平、螺内酯、他克莫司、维拉帕米	慎用	这些药物通过影响 P 糖蛋白外排转运子增加阿奇霉素的浓度或效应

续表

药品	作用程度	相互作用
咪达唑仑、硝苯地平、苯巴比妥、苯妥英钠、利血平、利福平	慎用	这些药物通过影响 P 糖蛋白外排转运子降低阿奇霉素的浓度或效应
阿米替林、阿司咪唑、氯丙嗪、西沙必利、西酞普兰、氯米帕明、地昔帕明、多塞平、氟哌利多、肾上腺素、氟康唑、氟奋乃静、福莫特罗、吉妥珠单抗（gemtuzumab）、氟哌啶醇、丙米嗪、吲达帕胺、马普替林、米非司酮、去甲替林、奥曲肽、奋乃静、普鲁卡因胺、异丙嗪、奎宁、特非那定	慎用	阿奇霉素和这些药物均延长 Q-T 间期
头孢地尼、头孢西丁、头孢泊肟、头孢呋辛、哌拉西林	慎用	阿奇霉素通过药效学拮抗作用降低这些药物的效应
达比加群酯	慎用	阿奇霉素通过影响 P 糖蛋白外排转运子增加该药物的浓度或效应
亮丙瑞林、曲普瑞林	慎用	这两种药物通过影响 Q-T 间期增加阿奇霉素的毒性
维生素 B_6、维生素 B_1	慎用	阿奇霉素通过改变肠道菌群降低这两种药物的浓度或效应
利伐沙班	慎用	阿奇霉素通过影响 CYP3A4 代谢增加该药物的浓度

【药物相容性】

容器	相容的药物	不相容的药物
Y 型管	阿加曲班、阿糖胞苷、阿替洛尔、阿昔洛韦、氨苄西林、氨茶碱、氨基己酸、奥沙利铂、苯巴比妥、顺阿曲库铵、奥曲肽、醋酸钾、醋酸钠、地高辛、地塞米松、厄他培南、伏立康唑、氟康唑、氟尿嘧啶、甘露醇、肝素、更昔洛韦、舒芬太尼、环磷酰胺、甲氨蝶呤、甲泼尼龙、甲硝唑、卡铂、利奈唑胺、两性霉素 B 脂质体、磷酸钾、磷酸钠、硫酸镁、长春新碱、氯化钙、琥珀胆碱、美罗培南、美司钠、门冬酰胺酶、泮托拉唑、培美曲塞、葡萄糖酸钙、米力农、顺铂、碳酸氢钠、替加环素、头孢哌酮、头孢西丁、头孢唑林、头孢唑肟、维库溴铵、西咪替丁、硝普钠、硝酸甘油、亚叶酸钙、昂丹司琼、苯海拉明、多巴胺、多巴酚丁胺、多柔比星脂质体、雷尼替丁、利多卡因、美沙酮、纳洛酮、哌替啶、普鲁卡因胺、瑞芬太尼、肾上腺素、头孢吡肟、万古霉素、异丙嗪、异丙肾上腺素、伊达比星、依托泊苷、右雷佐生	苯妥英钠、地西泮、硫喷妥钠、胺碘酮、表柔比星、多柔比星、氯丙嗪、咪达唑仑
混合管	奥硝唑、达托霉素、氯化钾	庆大霉素、阿米卡星、氯霉素、万古霉素

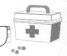

【不良反应】

儿童患者与成人相比出现的不良反应类型相似,最常见不良反应有腹泻、腹痛、呕吐、恶心及皮疹[159]。

【药物过量】

表现:过量时发生的不良反应事件与推荐剂量的相同。

处置:根据病情给予对症和支持治疗[170]。

【药理作用】

本品为十五元环大环内酯类,其作用机制主要是与细菌核糖体的 50S 亚基结合,抑制细菌蛋白质合成。本品对化脓性链球菌、肺炎链球菌及流感嗜血杆菌具有杀菌作用,对对甲氧西林敏感的葡萄球菌具有抑菌作用。阿奇霉素对葡萄球菌、链球菌属等革兰氏阳性球菌的抗菌作用较红霉素略差,其 MIC 值较后者高 2~4 倍;对流感嗜血杆菌及卡他莫拉菌的抗菌作用较红霉素强 4~8 倍及 2~4 倍;对少数大肠埃希菌、沙门菌属、志贺菌属也具有抑菌作用。对消化链球菌属等厌氧菌、肺炎支原体及沙眼衣原体等也具有良好抗维生素作用[170]。

【药代动力学】

口服后吸收迅速,生物利用度为 37%。单次口服 500mg 后 t_{max} 为 2.5~2.6 小时,C_{max} 为 0.4~0.45mg/L。在体内分布广泛,各种组织内药物浓度可达同期血药浓度的 10~100 倍。在巨噬细胞及成纤维细胞内药物浓度高,巨噬细胞能将阿奇霉素转运至炎症部位。单次给药后的 $t_{1/2}$ 为 35~48 小时,给药量的 50% 以上以原型经胆道排出,给药后 72 小时内约 4.5% 以原型经尿排出[170]。

【药物贮存】

密闭,在干燥处保存[170]。

克 林 霉 素
Clindamycin

【适应证】

本品适用于链球菌属、葡萄球菌属及厌氧菌(包括脆弱拟杆菌、产气荚膜杆菌、放线菌等)所致的中、重度感染,如吸入性肺炎、脓胸、肺脓肿、骨髓炎、腹腔感染、盆腔感染及败血症等[171]。

【用法用量】

一、新生儿

常规剂量:静脉滴注或口服,5~7mg/(kg·次)。对于肝功能严重障碍者,应延长给药间隔。

肾功能、药物消除与校正胎龄直接相关。校正胎龄（PMA）＝孕龄＋产后年龄。校正胎龄是决定给药间隔的主要因素，出生后年龄作为次要因素。具体的给药间隔见表 1-1-12。

表 1-1-12 校正胎龄和产后日龄指导下的给药间隔

校正胎龄 / 周	产后日龄 /d	给药间隔 /h
≤29	0~28	12
	>28	8
30~36	0~14	12
	>14	8
37~44	0~7	12
	>7	8
≥45	全部	6

用法：静脉给药时间控制在 10~60 分钟，每分钟不超过 30mg，浓度不超过 18mg/ml。新生儿推荐浓度为 6mg/ml[172]。

二、儿童

1. 静脉注射或肌内注射

（1）常规剂量：每日 20~40mg/kg 静脉注射或肌内注射，分次给药，每 6~8 小时给药 1 次。最大剂量 2.7g/d。发生危及生命的感染时可用至 4.8g/d[173]。

（2）社区获得性耐甲氧西林金黄色葡萄球菌感染：每日 40mg/kg，静脉注射，分次给药，每 6~8 小时给药 1 次。每次最大剂量 600mg[174]。

（3）社区获得性肺炎：≥3 个月的患儿，每日 40mg/kg 静脉注射，分次给药，每 6~8 小时给药 1 次，疗程 10 日。每次最大剂量 600mg[175]。

（4）青霉素过敏者感染性心内膜炎的预防：在涉及牙齿、呼吸道、感染的皮肤及相关结构或肌肉骨骼的相关操作前 30~60 分钟予 20mg/kg，静脉注射或肌内注射，每次最大剂量 600mg[173]。

（5）皮肤及软组织感染

蜂窝织炎：每次 10~13mg/kg 静脉注射，每 8 小时 1 次。若在第 5 日临床症状改善则可不再继续给药。

梭状菌属、链球菌或金黄色葡萄球菌导致的坏死性感染：每次 10~13mg/kg 静脉注射，每 8 小时 1 次。梭状菌属、链球菌所致感染需与青霉素联用（每次 60 000~100 000U/kg 静脉注射，每 6 小时 1 次）。

多种微生物所致的坏死性感染：每次 10~13mg/kg 静脉注射，每 8 小时 1 次，与头孢噻肟联用（每次 50mg/kg 静脉注射，每 6 小时 1 次）。

对甲氧西林敏感的金黄色葡萄球菌或耐甲氧西林金黄色葡萄球菌所致感染：每日 25~40mg/kg 静脉注射，分次给药，每 8 小时 1 次[176]。

（6）对 β- 内酰胺类药物过敏患者的手术预防：切口前 1 小时内予 10~15mg/kg 静脉注射。若手术不能在 2 个半衰期（3~6 小时）内结束，可在术中重复给药。每次最大剂量 600mg。

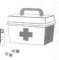

通常手术预防应不超过术后 24 小时。对于心血管手术推荐预防性使用 24~48 小时[177]。

2. 口服

（1）常规剂量：≥29 日的患儿，每日 10~30mg/kg，分次给药，每 6~8 小时 1 次。每次最大剂量 600mg。治疗金黄色葡萄球菌所致的骨髓炎剂量可增至每日 40mg/kg，分次给药，每 6 小时 1 次[178]。

（2）青霉素过敏的急性中耳炎：每日 30~40mg/kg，分次给药，每 8 小时 1 次，6 岁及以上轻中度患者推荐疗程 5~7 日，2~5 岁轻中度患者推荐疗程 7 日，2 岁及以上重度患者推荐疗程 10 日。每次最大剂量 600mg[179]。

（3）急性细菌性鼻窦炎：每日 30~40mg/kg，分次给药，每 8 小时 1 次（每次最大剂量 600mg），与头孢克肟（每次 4mg/kg，每 12 小时 1 次，每次最大剂量 200mg）或头孢泊肟（每次 5mg/kg，每 12 小时 1 次，每次最大剂量 200mg）联用。总疗程 10~14 日[180]。

（4）社区获得性耐甲氧西林金黄色葡萄球菌感染：每日 40mg/kg，分次给药，每 6~8 小时给药 1 次。每次最大剂量 600mg[174]。

（5）社区获得性肺炎：≥3 个月患儿，每日 30~40mg/kg，分次给药，每 6~8 小时给药 1 次，总疗程 10 日。每次最大剂量 600mg[175]。

（6）青霉素过敏者感染性心内膜炎的预防：在涉及牙齿、呼吸道、感染的皮肤及相关结构或肌肉骨骼的相关操作前 30~60 分钟予 20mg/kg 口服，每次最大剂量 600mg[173]。

（7）皮肤及软组织感染

脓疱病：每日 20mg/kg，分 3 次使用，疗程 7 日。

耐甲氧西林金黄色葡萄球菌（MRSA）感染：每日 30~40mg/kg，分次给药，每 8 小时 1 次。

甲氧西林敏感的金黄色葡萄球菌（MSSR）感染：每日 25~30mg/kg，分次给药，每 8 小时 1 次[176]。

（8）对青霉素过敏的链球菌性咽炎：每日 20mg/kg，分次给药，每 8 小时 1 次，疗程 10 日，每次最大剂量 600mg[175]。

【给药说明】

1. 肌内注射需将本品用生理盐水配制成 50~150mg/ml 澄明液体并即时使用。静脉滴注需要将本品 0.6g 用 100~200ml 生理盐水或 5% 葡萄糖注射液稀释成 ≤6mg/ml 浓度的药液。

2. 静脉给药时间控制在 10~60 分钟，每分钟不超过 30mg，浓度不超过 18mg/ml。持续 1 小时的滴注中给药剂量不应超过 1 200mg。肌内注射给药剂量不应超过 600mg。

3. 口服可与或不与食物同服；应服用一整杯水；不应将复溶的溶液冷藏[171]。

【注意事项】

1. 对克林霉素或林可霉素有过敏史者禁用。

2. 胃肠疾病或有既往史者，特别如溃疡性结肠炎、局限性肠炎或抗生素相关肠炎慎用。

3. 肝功能减退者慎用。

4. 肾功能严重减退者慎用[171]。

【用药监护】

1. 用药期间须密切注意大便次数,如出现排便次数增多,应注意假膜性结肠炎的可能。
2. 为防止急性风湿热的发生,用本类药物治疗溶血性链球菌感染的疗程至少为 10 日。
3. 不宜加入组成复杂的输液中,以免发生配伍禁忌。
4. 和青霉素、头孢菌素类抗生素无交叉过敏反应,可用于青霉素过敏者。
5. 用药期间监测肝功能和胃肠道状态[172-175]。

【相互作用】

药品	作用程度	相互作用
阿曲库铵、顺阿曲库铵、罗库溴铵、琥珀胆碱、筒箭毒碱、维库溴铵	严重	克林霉素通过药效学协同作用增加这些药物的效应
卡介苗、霍乱疫苗、伤寒疫苗	严重	克林霉素通过药效学的拮抗作用降低这些药物的效应
雌二醇、炔雌醇	慎用	克林霉素通过改变肠道菌群降低这些药物的浓度或效应
地高辛	慎用	克林霉素通过改变肠道菌群增加该药物的浓度或效应
氧化镁、无水枸橼酸	慎用	克林霉素通过改变代谢降低这两种药物的效应
华法林	慎用	克林霉素影响产维生素 K 的肠道菌群,可能使国际标准化比值(INR)在几日后增加

【药物相容性】

容器	相容的药物	不相容的药物
Y 型管	胺碘酮、阿糖胞苷、阿昔洛韦、氨茶碱、昂丹司琼、奥沙利铂、奥曲肽、苯巴比妥、苯海拉明、表柔比星、醋酸钾、醋酸钠、地高辛、地塞米松、多巴胺、多柔比星、多柔比星脂质体、法莫替丁、放线菌素 D、呋塞米、伏立康唑、氟尿嘧啶、甘露醇、肝素、芬太尼、舒芬太尼、环磷酰胺、甲氨蝶呤、甲泼尼龙、甲硝唑、卡铂、卡莫司汀、雷尼替丁、利多卡因、利奈唑胺、链激酶、两性霉素 B 脂质体、复方氯化钠注射液、氟达拉滨、阿米卡星、阿托品、氯胺酮、博来霉素、硫酸镁、纳洛酮、哌替啶、普鲁卡因胺、庆大霉素、罗库溴铵、氯化钙、氯化钾、美司钠、门冬酰胺酶、尿激酶、葡萄糖酸钙、瑞芬太尼、肾上腺素、万古霉素、米力农、塞替派、顺铂、碳酸氢钠、替加环素、头孢呋辛钠、头孢哌酮、头孢噻肟、头孢他啶、头孢西丁、头孢唑林钠、头孢唑肟、维库溴铵、维生素 B_{12}、维生素 K_1、西咪替丁、硝普钠、硝酸甘油、亚胺培南西司他丁、亚叶酸钙、异丙肾上腺素、伊立替康、依托泊苷、胰岛素、异环磷酰胺、右雷佐生、去甲肾上腺素	苯妥英钠、卡泊芬净、地西泮、更昔洛韦、氯丙嗪、柔红霉素、头孢曲松、托泊替康、异丙嗪
混合管	阿米卡星、氟康唑、肝素、甲泼尼龙、氯化钾、碳酸氢钠、头孢吡肟、头孢哌酮、头孢噻肟、头孢西丁、头孢他啶、头孢呋辛、西咪替丁	氨苄青霉素、氨茶碱、苯妥英钠、硫酸镁、葡萄糖酸钙、头孢曲松

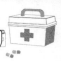

【不良反应】

1. 假膜性结肠炎 如出现,轻症患者停药即可,中至重症患者需补充水,电解质和蛋白质。如经上述处理无效可选用万古霉素口服。

2. 恶心、呕吐、腹痛、腹泻等胃肠道反应。

3. 血液系统 偶可见白细胞减少、中性粒细胞减少、嗜酸性粒细胞增多和血小板减少;罕见再生障碍性贫血。

4. 过敏反应 必要时停药、维持气道通畅、给予肾上腺素、氨茶碱、给氧,静脉注射糖皮质激素。

5. 肝、肾功能异常。

6. 静脉滴注可引起静脉炎,肌内注射局部可能出现疼痛、硬结和无菌性脓肿。

7. 耳鸣、眩晕等[171]。

【药物过量】

处置:一旦发生过量,应立即停止用药,并予支持对症治疗,血液透析和腹膜透析都不能有效地清除血中的克林霉素[181]。

【药理作用】

作用于敏感菌核糖体的 50S 亚基,抑制细菌细胞的蛋白质合成。体外试验表明,克林霉素对以下微生物有活性:

(1)需氧革兰氏阳性菌:金黄色葡萄球菌、表皮葡萄球菌(包括产青霉素酶和不产青霉素酶)、链球菌(粪肠球菌除外)、肺炎球菌。

(2)厌氧革兰氏阳性不产芽孢杆菌属:丙酸杆菌属、真细菌属、放线菌属。

(3)厌氧和微需氧的革兰氏阳性杆菌属:消化球菌属、微需氧链球菌和消化链球菌属[181]。

【药代动力学】

克林霉素磷酸酯 300mg 肌内注射后,t_{max} 为 2.5 小时,C_{max} 为 4.9mg/L,8 小时后血药浓度仍可达 2.8mg/L;在 30 分钟内静脉滴注克林霉素磷酸酯 300mg,C_{max} 为 14.7mg/L,静脉滴注后 2 小时及 4 小时的血药浓度分别为 4.9mg/L 及 3.9mg/L。每 8 小时肌内注射 1 次或静脉滴注克林霉素磷酸酯后,8 小时内尿中药物的排出量分别为用药量的 8% 及 28%[171]。

【药物贮存】

遮光,密闭,在阴凉处(不超过 20℃)保存[171]。

万 古 霉 素
Vancomycin

【适应证】

本品适用于耐甲氧西林金黄色葡萄球菌及其他细菌所致的感染:败血症、感染性心内膜炎、骨髓炎、关节炎、灼伤、手术创伤等浅表性继发感染、肺炎、肺脓肿、脓胸、腹膜炎、脑膜炎[182]。

【用法用量】

一、新生儿

1. 脑膜炎 每次 15mg/kg,静脉注射。
2. 菌血症 每次 10mg/kg,静脉注射。
3. 给药间隔见表 1-1-13[183]。

表 1-1-13 万古霉素的新生儿给药间隔

校正胎龄 / 周	产后日龄 /d	给药间隔 /h
≤29	0~14	18
	>14	12
30~36	0~14	12
	>14	8
37~44	0~7	12
	>7	8
≥45	全部	6

二、儿童

1. 静脉滴注

(1)常规剂量:29 日及以上的患者每 6 小时给予 10mg/kg,静脉滴注[183]。

(2)细菌性脑膜炎(怀疑或确定对青霉素类和头孢菌素类不敏感):29 日及以上的患者每 6 小时给药一次,静脉滴注,每日总剂量 60mg/kg。不应单独用于治疗细菌性脑膜炎,维持稳态血药浓度谷值 15~20μg/ml。建议抗肺炎链球菌疗程 10~14 日,抗耐甲氧西林金黄色葡萄球菌疗程 14 日[184]。

(3)感染性心内膜炎(非 MRSA):日龄在 29 日及以上的患儿,每 8~12 小时给药一次,静脉滴注,每日总剂量 40mg/kg,单独给药或与其他适宜的抗菌药联合使用。调整剂量使稳态血药浓度谷值在 10~15μg/ml 的范围内[185]。

(4)侵袭性耐甲氧西林金黄色葡萄球菌感染:怀疑或确定感染侵袭性 MRSA 的 29 日及以上的患儿,每 6 小时给予 15mg/kg,静脉滴注。该给药剂量预期的 AUC/MIC 应大于 400。

(5)侵袭性肺炎球菌感染(非脑膜炎,怀疑或确认对青霉素类和头孢菌素类不敏感):29 日及以上的患儿每 6~8 小时给药一次,静脉滴注,每日总剂量 40~60mg/kg[186-187]。

(6)皮肤及软组织感染

耐甲氧西林金黄色葡萄球菌:每 6 小时予 10mg/kg,静脉给药。

坏死性感染,混合感染:每 8 小时予 10~13mg/kg,静脉滴注,并联合给予哌拉西林他唑巴坦每 6 小时 60~75mg/kg(以哌拉西林计),静脉滴注。

耐药性金黄色葡萄球菌导致的坏死性感染:每 6 小时予 15mg/kg,静脉滴注[183]。

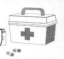

2. 口服

（1）艰难梭菌感染：每 6 小时给药一次，每日总剂量 40mg/kg，疗程 10 日。每次最高剂量 500mg[188]。

（2）葡萄球菌小肠结肠炎：每 6~8 小时给药一次，每日总剂量 40mg/kg，疗程 7~10 日。每次最高剂量 500mg[189]。

【剂量调整】

肥胖：对于肥胖患者，应根据实际体重决定万古霉素的初始剂量，随后应根据万古霉素的血药浓度计算给药量，以获得目标浓度。

肾损伤：对于有肾损害的患者，应先给予负荷剂量 15mg/kg，之后根据万古霉素的血药浓度优化给药剂量和给药间隔[184-187]。

【给药说明】

1. 静脉滴注　在含本品 0.5g 的小瓶中加入 10ml 注射用水溶解，再以至少 100ml 生理盐水或 5% 葡萄糖注射液稀释。间歇性静脉滴注时间应控制在 60~120 分钟范围内，药物浓度不超过 5mg/ml，给药速度控制在 10mg/min。对于限制液体入量的患者，药物最高浓度为 10mg/ml。

2. 配制后的溶液应尽早使用　若必须保存，则可保存于室温、冰箱内，在 24 小时内使用。

3. 口服　静脉给药剂型应用约 30ml 水稀释后口服[182]。

【注意事项】

1. 对本品或去甲万古霉素过敏者禁用。

2. 对替考拉宁、糖肽类或氨基糖苷类抗生素有既往过敏史者慎用。

3. 肝功能损害患者慎用。

4. 用药后血尿素氮可能会增高，对诊断造成影响。

5. 出现听力减退或耳聋，有肾功能减退者慎用[182]。

【用药监护】

1. 为了将万古霉素的耳毒性风险降到最低，联用其他耳毒性药物的患者应监测听觉功能。

2. 监测肾功能，注意药物引起的肾毒性。

3. 长期应用万古霉素或联用可使患者中性粒细胞减少的药物时，应定期监测患者的白细胞计数。

4. 监测输液相关事件，包括低血压和红人综合征。

5. 建议监测万古霉素的稳态血药浓度谷值以评估药效。稳态血药浓度谷值为药物达到稳态后下一次给药前的血药浓度（约在第四次给药前），重复测量稳态血药浓度谷值以作为临床必要的参考。稳态血药浓度谷值（非稳态血药浓度峰值）为评估临床药效最确切的指标，在大多数情况下不建议监测稳态血药浓度峰值。因为万古霉素为非浓度依赖性抗生素，稳态血药浓度峰值可受多隔室药代动力学的特性影响。从药代动力学参数的变异性考

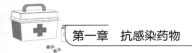

虑,稳态血药浓度谷值和稳态血药浓度峰值的结果可以为新生儿个体化治疗提供合理依据。如需测量稳态血药浓度峰值,应在输液结束 60 分钟后采血。

6. 原发性心内膜炎(非 MRSA)建议稳态血药浓度谷值范围为 10~15μg/ml。

7. 对于非严重的 MRSA 感染,建议的稳态血药浓度谷值范围为 10~15μg/ml。

8. 对于 MRSA 引起的菌血症、感染性心内膜炎、骨髓炎、脑膜炎、肺炎、复杂皮肤和软组织感染或骨 / 关节感染,多数专家建议万古霉素的稳态血药浓度谷值为 15~20μg/ml。AUC/MIC>400 时可提供近似最大程度的杀菌活性,可作为治疗 MRSA 时的替代监测参数。上述剂量下,特别是治疗 MIC 大于 1μg/ml 的感染时,可增加肾毒性的风险,此类患者的治疗失败率也可能增加[190]。

【相互作用】

药品	作用程度	相互作用
阿曲库铵、维库溴铵、琥珀胆碱	慎用	神经肌肉阻滞作用可能增强。尽量避免合用
奥沙利铂、碘佛醇、杆菌肽、卡铂、两性霉素 B 脂质体、顺铂、他克莫司、替考拉宁	慎用	合用增加肾毒性和 / 或耳毒性
地高辛	慎用	万古霉素通过改变肠道菌群增加该药物的浓度或作用效果
环孢素	慎用	该药物与环孢素均增强肾毒性及耳毒性
霍乱疫苗、卡介苗、伤寒疫苗	慎用	万古霉素通过药效学降低其作用效果
甲氨蝶呤	慎用	甲氨蝶呤血药浓度可能升高,清除可延迟,增加发生毒性的风险
奈替米星、庆大霉素	慎用	两者合用时发生肾毒性的风险增强
哌拉西林	慎用	该药物通过不明确的机制增加万古霉素的毒性。合用时检测肾功能
无水枸橼酸、氧化镁	慎用	万古霉素通过影响代谢降低该药物的作用效果
阿米卡星	慎用	合用可能增加耳毒性与肾毒性

【药物相容性】

容器	相容的药物	不相容的药物
Y 型管	阿奇霉素、阿米卡星、阿糖胞苷、阿托品、阿昔洛韦、胺碘酮、昂丹司琼、奥曲肽、奥沙利铂、苯巴比妥、苯海拉明、表柔比星、博来霉素、醋酸钾、醋酸钠、地高辛、地塞米松、多巴胺、多巴酚丁胺、多柔比星、厄他培南、法莫替丁、放线菌素 D、芬太尼、伏立康唑、氟康唑、甘露醇、环磷酰胺、甲硝唑、卡铂、卡莫司汀、卡泊芬净、克林霉素、雷尼替丁、利多卡因、利福平、利奈唑胺、硫酸镁、氯胺酮、氯丙嗪、氯化钙、氯化钾、吗啡、美罗培南、美沙酮、美司钠、门冬酰胺酶、咪达唑仑、纳洛酮、哌替啶、葡萄糖酸	氨茶碱、苯妥英钠、地西泮、呋塞米、氟尿嘧啶、更昔洛韦、链激酶、两性霉素 B 脂质体、氯霉素、尿激酶、头孢哌酮、亚叶酸钙

续表

容器	相容的药物	不相容的药物
Y 型管	钙、普鲁卡因胺、庆大霉素、去氧肾上腺素、柔红霉素、米力农、乳酸钠林格注射液、红霉素、肾上腺素、舒芬太尼、顺铂、碳酸氢钠、替加环素、托泊替康、维库溴铵、维生素 B_{12}、维生素 K_1、西咪替丁、硝普钠、硝酸甘油、瑞芬太尼、伊立替康、依托泊苷、胰岛素、异丙嗪、异丙肾上腺素	
混合管	阿昔洛韦、法莫替丁、甲氨蝶呤、鱼精蛋白、氯化钾、葡萄糖酸钙、头孢美唑、维库溴铵、维生素 B_6、雷尼替丁	阿奇霉素、阿米卡星、氨苄西林、氨茶碱、胺碘酮、昂丹司琼、苯巴比妥、地塞米松、多巴胺、多巴酚丁胺、呋塞米、氟康唑、华法林、硫酸镁、氯胺酮、氯丙嗪、吗啡、氯霉素、美罗培南、尿激酶、哌拉西林他唑巴坦、青霉素、红霉素、头孢吡肟、头孢曲松、头孢他啶、哌替啶、肾上腺素、异丙嗪、异丙肾上腺素

【不良反应】

1. 红人综合征　控制给药速度,抗组胺药预防处理。

2. 听力减退、耳鸣或耳胀(耳毒性)。

3. 长期使用可能会导致二重感染和 / 或艰难梭菌相关性腹泻(*Clostridium difficile associated diarrhea*,CDAD)。若怀疑 CDAD,补液给予电解质、蛋白质,抗艰难梭菌治疗。

4. 血尿、尿量或排尿次数显著增多或减少、食欲减退、恶心或呕吐、异常口渴、软弱无力。

5. 偶有药物热、皮疹、瘙痒、过敏样反应,静脉给药可引起血栓性静脉炎,偶有中性粒细胞或血小板减少、心力衰竭[190]。

【药物过量】

表现:可出现急性肾功能不全等肾脏损害。耳聋等听神经损害等症状。

处置:有使用 HPM 进行血液透析后血药浓度下降的报道[182]。

【药理作用】

万古霉素对多数革兰氏阳性球菌和杆菌具有杀菌作用;对肠球菌具有抑制作用。作用机制主要为抑制细菌细胞壁的合成,作用部位与青霉素类和头孢菌素类不同。本品与细胞壁肽聚糖的前体 D- 丙氨酰 -D- 丙氨酸紧密结合,抑制细胞壁肽聚糖的合成,导致细菌细胞溶解;本品也可能改变细菌细胞膜渗透性,并选择性地抑制 RNA 的合成。本品不与青霉素类竞争结合部位。

万古霉素对革兰氏阴性菌、分枝杆菌、拟杆菌属、立克次体属、衣原体属或真菌无效[190]。

【药代动力学】

本品口服不易吸收。一次静脉给药 0.5g 及 1g 后,C_{max} 分别为 10~30mg/L 及 25~50mg/L。本品广泛分布于全身大多数组织和体液内,在血浆、胸膜、心包、腹膜、腹水和滑膜液中可达较高药物浓度,尿中浓度高,少量经胆汁排泄;不易穿过正常血 - 脑屏障进入脑脊液中,但脑膜有炎症时渗入脑脊液中的药物浓度可达 3.5~5mg/ml。本品可通过胎盘屏障。分布容积 0.43~1.25L/kg。血浆蛋白结合率约为 55%。本品在体内不代谢。

本品 $t_{1/2}$ 儿童为 2~3 小时;约 90% 药物在 24 小时内由肾小球滤过并经尿以原型排泄,肾功能不全者 $t_{1/2}$ 明显延长。血液透析或腹膜透析不能有效地清除本品[190]。

【药物贮存】

贮存:室温(1~30℃)下保存[182]。

利 奈 唑 胺
Linezolid

【适应证】

限用于万古霉素及其他抗生素无效的革兰氏阳性菌(如耐甲氧西林金黄色葡萄球菌、耐青霉素肺炎链球菌、耐万古霉素屎肠球菌)引起的感染,包括心内膜炎、心室炎。不用于治疗任何革兰氏阴性菌引发的感染[191]。

【用法用量】

一、新生儿

常规剂量:口服或静脉滴注,每次 10mg/kg,每 8 小时 1 次。

不满 1 周的早产儿:口服或静脉给药,每次 10mg/kg,每 12 小时 1 次[192]。

二、儿童

1. 复杂性皮肤及相关结构感染,社区获得性肺炎(包括并发菌血症),医院获得性肺炎

29 日至 11 岁:静脉滴注或口服,每次 10mg/kg,每 8 小时 1 次,疗程 10~14 日。最多每次 600mg。

12 岁及以上:静脉滴注或口服,每次 600mg,每 12 小时 1 次,疗程 10~14 日[174,193]。

2. 感染性心内膜炎(对青霉素、氨基糖苷类、万古霉素耐药的屎肠球菌) 静脉滴注或口服,每次 10mg/kg,每 8 小时 1 次,疗程至少 8 周。最多每次 400mg[192]。

3. 非复杂性皮肤及相关结构感染

29 日至 5 岁:每次口服 10mg/kg,每 8 小时 1 次,疗程 10~14 日。

5~11 岁:每次口服 10mg/kg,每 12 小时 1 次,疗程 10~14 日。最多每次 600mg。

12 岁及以上:每次口服 600mg,每 12 小时 1 次,疗程 10~14 日。

4. 万古霉素耐药的屎肠球菌感染(包括并发菌血症)

29 日至 11 岁:静脉滴注或口服,每次 10mg/kg,最多每次 600mg,每 8 小时 1 次,疗程 14~28 日。

12 岁及以上:静脉滴注或口服,每次 600mg,每 12 小时 1 次,疗程 14~28 日[174]。

【剂量调整】

肾功能异常及中度肝功能损害患者剂量无须调整[194]。

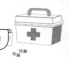

【 给药说明 】

静脉滴注:本药为即用型输液袋(2mg/ml),无须进一步稀释。药液可呈黄色,并随时间加深,不影响药效。应在 30~120 分钟内完成用药。不能将此静脉输液袋串联在其他静脉给药通路中。不可在此溶液中加入其他药物。如果同一静脉通路用于几种药物依次给药,在应用前后使用与本品及其他药物可配伍的溶液进行冲洗。

口服:进食对药效无影响。混悬液用药前应颠倒 3~5 次,不可摇晃[194]。

【 注意事项 】

1. 已知对利奈唑胺或本品其他成分过敏者禁用。

2. 禁止本品与单胺氧化酶(monoamine oxidase,MAO)抑制药合用或使用间隔不足 2 周。

3. 禁用于类癌综合征,除非能监测 5- 羟色胺(5-hydroxytryptamine,5-HT)综合征的体征或症状[191,194]。

【 用药监护 】

1. 有可逆性骨髓抑制的报道。对应用本品及应用前已有骨髓抑制的患者应每周进行全血细胞计数的检查,尤其是用药超过 2 周者。发生骨髓抑制的患者应停用。

2. 由于本品具有单胺氧化酶抑制作用,应避免食用含有大量酪氨酸的食品,包括腌制、泡制、烟熏、发酵的食品。

3. 有发生乳酸性酸中毒的报道。如发生反复恶心或呕吐、不明原因的酸中毒或低碳酸血症,需进行相关检查。

4. 有周围神经病和视神经病变的报道,疗程超过 28 日者风险增加。若出现视力损害的症状,应及时进行眼科检查。

5. 有癫痫病史或有癫痫发作危险因素的患者应用时需要注意观察[194]。

【 相互作用 】

药品	作用程度	相互作用
苯扎贝特	禁忌	利奈唑胺和该药物通过药效学的协同作用增加彼此的毒性
咖啡因、多巴酚丁胺、多巴胺、麻黄碱、肾上腺素、异丙肾上腺素、哌甲酯、去甲肾上腺素、去氧肾上腺素	禁忌	利奈唑胺通过药效学的协同作用增加这些药物的效应。有急性高血压发作的风险
卡马西平	禁忌	该药物增加利奈唑胺的毒性,机制不明确
氟西汀	禁忌	利奈唑胺和该药物均可升高 5- 羟色胺浓度。利奈唑胺抑制 MAO-A 令 5- 羟色胺浓度升高
沙丁胺醇、福莫特罗、沙美特罗、特布他林	严重	利奈唑胺通过药效学的协同作用增加这些药物的效应。有急性高血压发作的风险

续表

药品	作用程度	相互作用
阿芬太尼、丁丙诺啡、布托啡诺、可待因、海洛因、地诺芬酯、美沙酮、舒芬太尼	严重	利奈唑胺增加这些药物的毒性,机制不明确
阿米替林、西酞普兰、氯米帕明、可卡因、地昔帕明、右美沙芬、多塞平、度洛西汀、丙米嗪、异烟肼、左旋多巴、马普替林、哌替啶、吗啡、去甲替林、帕罗西汀、喷他佐辛、司来吉兰、舍曲林	严重	利奈唑胺和这些药物均可升高 5- 羟色胺浓度。利奈唑胺抑制 MAO-A 令 5- 羟色胺升高
卡介苗、霍乱疫苗、伤寒疫苗	严重	利奈唑胺通过药效学的拮抗作用降低这些药物的效应
芬太尼、瑞芬太尼	严重	利奈唑胺和这两种药物通过影响 5- 羟色胺浓度增加彼此的毒性
利血平	严重	利奈唑胺抑制 MAO,导致去甲肾上腺素（norepinephrine,NE）在神经元蓄积,该药物促使 NE 释放。有急性高血压发作的风险
地高辛	慎用	利奈唑胺通过影响肠道菌群增加该药物的浓度或效应
雌二醇	慎用	利奈唑胺通过影响肠道菌群降低该药物的浓度或效应
依托咪酯、氯胺酮、丙泊酚、七氟烷	慎用	利奈唑胺通过药效学协同作用增加这些药物的浓度
格列美脲、格列吡嗪、格列喹酮、格列本脲、门冬胰岛素、地特胰岛素、甘精胰岛素、赖脯胰岛素、人普通胰岛素、甲苯磺丁脲	慎用	利奈唑胺增加这些药物的效应,机制不明确
二甲双胍	慎用	利奈唑胺增加该药物的浓度或效应,机制不明确

【药物相容性】

容器	相容的药物	不相容的药物
Y 型管	阿米卡星、阿奇霉素、阿糖胞苷、阿昔洛韦、氨苄西林、氨茶碱、胺碘酮、昂丹司琼、奥曲肽、奥沙利铂、苯巴比妥、苯海拉明、表柔比星、博来霉素、醋酸钙、醋酸钾、醋酸钠、地高辛、地塞米松、多巴胺、多柔比星、厄他培南、法莫替丁、芬太尼、呋塞米、伏立康唑、氟康唑、氟尿嘧啶、甘露醇、肝素、更昔洛韦、环磷酰胺、甲氨蝶呤、甲泼尼龙、甲硝唑、卡铂、卡莫司汀、克林霉素、雷尼替丁、利多卡因、复方氯化钠注射液、硫酸镁、罗库溴铵、氯化钙、氯化钾、美罗培南、美沙酮、美司钠、咪达唑仑、米力农、葡萄糖酸钙、普鲁卡因胺、庆大霉素、去氧肾上腺素、柔红霉素、瑞芬太尼、肾上腺素、舒芬太尼、顺铂、碳酸氢钠、替加环素、替考拉宁、	苯妥英钠、地西泮、氯丙嗪、两性霉素 B、红霉素

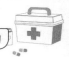

续表

容器	相容的药物	不相容的药物
Y 型管	头孢吡肟、头孢呋辛、头孢哌酮、头孢噻肟、头孢他啶、头孢西丁、头孢唑林、万古霉素、维库溴铵、西咪替丁、硝普钠、硝酸甘油、亚胺培南西司他丁、亚叶酸钙、伊达比星、胰岛素、异丙嗪、异丙肾上腺素、异环磷酰胺	
混合管	地塞米松、庆大霉素、头孢唑林、头孢他啶	甲泼尼龙、阿米卡星、氢化可的松、红霉素、头孢曲松

【不良反应】

1. 常见腹泻、恶心呕吐、头痛、发热、头晕、味觉改变、口腔念珠菌病、外阴阴道念珠菌病、真菌感染、肝功能检查异常、血尿素氮增高、血小板减少等。

2. 可逆性骨髓抑制。需要停药。

3. 5- 羟色胺综合征。需要停药,必要时给予 5- 羟色胺拮抗剂。

4. 少见周围神经病、癫痫和视神经病变、乳酸性酸中毒、血胆红素升高、血肌酐升高等[194–195]。

【药物过量】

处置:建议应用支持疗法,维持肾小球的滤过。血液透析能加速利奈唑胺的清除[191]。

【药理作用】

利奈唑胺与细菌核糖体 50S 亚基结合,抑制 m-RNA 与核糖体连接,阻止 70S 起始复合物的形成,从而抑制细菌蛋白质的合成。对葡萄球菌、肠球菌属、链球菌属均显示良好的抗菌作用,包括金黄色葡萄球菌(甲氧西林耐药或敏感菌株)、凝固酶阴性葡萄球菌(甲氧西林耐药或敏感菌株)、粪肠球菌属(万古霉素敏感或耐药)、屎肠球菌(万古霉素敏感或耐药)、乙型溶血性链球菌、化脓性链球菌、甲型溶血性链球菌;对厌氧菌亦具有抗菌活性,对艰难梭菌的作用与万古霉素相似,对拟杆菌属和梭形杆菌属具有一定抗菌作用;对革兰氏阴性菌作用差,在兼性厌氧革兰氏阴性菌中,对卡他莫拉菌、流感嗜血杆菌、淋病奈瑟球菌均具有抗菌作用。对巴斯德菌属和脑膜脓毒性黄杆菌有一定抗菌作用。对支原体属、衣原体属、结核分枝杆菌、鸟分枝杆菌亦有一定抑制作用。假单胞菌属等非发酵革兰氏阴性杆菌则对本品耐药[191]。

【药代动力学】

口服吸收快速且完全,生物利用度 100%。在体内广泛分布于血液灌注良好的组织,血浆蛋白结合率为 31%。本品为时间依赖性抗菌药,表观分布容积为 40~50L。在体内氧化生成两个失活代谢产物,氨基乙氧乙酸(A)和羟乙基氨基乙酸(B)。非肾清除率约占利奈唑胺总清除率的 65%。稳态时,约有 30% 的药物以原型、40% 以代谢产物 B 的形式、10% 以代谢产物 A 的形式随尿排泄。利奈唑胺的肾脏清除率低、提示有肾小管的重吸收。大约有 6% 和 3% 的药物分别以代谢产物 A 和 B 的形式经粪便排出。消除半衰期为 4.5~5.5 小时[194]。

【药物贮存】

室温存放,不可冷藏[191]。

夫 西 地 酸
Fusidate

【适应证】

主要治疗由葡萄球菌引起的各种感染,如骨髓炎、皮肤及软组织感染、创伤性感染等[196]。

【用法用量】

一、新生儿

对青霉素耐药的葡萄球菌感染,如骨髓炎、心肌内膜炎等:口服混悬液,每次 15mg/kg,每日 3 次。混悬液吸收程度优于片剂。需与其他抗菌药物联用[196]。

二、儿童

1. 皮肤葡萄球菌感染

<12 岁:乳膏外用,每日 3~4 次,疗程 7 日。必要时可重复一个疗程。严重或顽固性感染,应辅助全身抗菌药物治疗。

12~17 岁:每 12 小时口服片剂 250mg,疗程 5~10 日。

2. 对青霉素耐药的葡萄球菌感染 如骨髓炎、心肌内膜炎等。需要与其他抗菌药物联用。

(1)推荐口服混悬液,混悬液吸收程度优于片剂

1~11 个月:每次 15mg/kg,每日 3 次。

1~4 岁:每次 250mg,每日 3 次。

5~11 岁:每次 500mg,每日 3 次。

12~17 岁:每次 750mg,每日 3 次。

(2)口服片剂

12~17 岁:每 8 小时口服 500mg,严重感染可增至 1g。

3. 易感菌引起的葡萄球菌感染

静脉滴注:每 500mg 滴注时间 2~4 小时。

儿童体重 <50kg:每次 6~7mg/kg,每日 3 次。

儿童体重 ≥50kg:每次 500mg,每日 3 次[197]。

【剂量调整】

肾功能不全及血液透析患者使用本品无须调整剂量。本品透析清除量较低[198]。

【给药说明】

1. 将注射用粉针充分溶于附带的无菌缓冲溶液中,再用生理盐水或 5% 葡萄糖注射液稀释至 1mg/ml 静脉滴注。稀释后 24 小时内用完。若葡萄糖注射液过酸,溶液将呈乳状,不

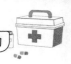

可使用。通过大的外周静脉给药,每瓶的输注时间不应少于 2~4 小时。

2. 静脉给药应选择血流良好、直径较大的静脉,或中心静脉插管输入,减少静脉痉挛及血栓性静脉炎的发生。

3. 未经稀释不得直接静脉注射,亦不得肌内注射或皮下注射,避免局部组织损伤。

4. 局部外用避免接触眼睛。不宜长期、大面积使用,疗程应少于 10 日[196]。

【注意事项】

1. 谨慎选用,避免产生耐药。

2. 体外试验　本品可在白蛋白结合位点上取代胆红素,新生儿使用本品后并未发现核黄疸。但早产儿、黄疸、酸中毒及严重病弱的新生儿使用本品仍需留意。

【用药监护】

肝功能不全及胆道异常者长期大剂量使用夫西地酸或与其他排泄途径相似的药品(如利福平)联用时,应定期检查肝功能[198]。

【相互作用】

1. 因严重或深部感染需长时间用药时,建议与其他抗葡萄球菌药物联用,以减少耐药性的发生。

2. 可与耐酶青霉素、头孢菌素、红霉素、氨基糖苷、林可霉素、利福平或万古霉素联合使用,获得协同效果。

【药物相容性】

溶液 pH<7.4 将沉淀。不可与卡那霉素、庆大霉素、万古霉素、头孢噻啶、阿莫西林、全血、氨基酸溶液及含钙溶液混合。

【不良反应】

1. 全身使用会影响胆红素的运输和代谢。

2. 静脉注射可能导致血栓性静脉炎和静脉痉挛。

3. 静脉给药日用量 1.5~3g 可出现氨基转移酶可逆性增高。

4. 大剂量静脉给药可出现可逆性黄疸,特别是严重的金黄色葡萄球菌性菌血症患者。黄疸持续不退应停用,胆红素可恢复正常。

5. 局部应用偶尔有轻微的刺激感,腿部深度溃疡的治疗伴有疼痛,但无须停药。

6. 对本品过敏者禁用,但过敏反应十分罕见[196,199]。

【药理作用】

夫西地酸为窄谱革兰氏阳性菌抗菌药物,对革兰氏阳性菌有强大的抗菌作用。革兰氏阴性菌对本品耐药。抑制细菌的蛋白质合成而产生杀菌作用。包括对青霉素、甲氧西林和其他抗菌药物耐药的葡萄球菌,对本品仍高度敏感。与其他抗菌药物之间无交叉耐药性。毒性极低,与其他抗菌药物间无交叉过敏,可用于对其他抗菌药物禁忌者[196]。

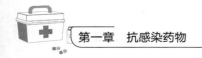

【药代动力学】

外用夫西地酸渗透进入正常皮肤深层的量很低。但在皮肤病理条件下易透入深层皮肤,进入感染病灶。口服吸收不完全。全身给药后体内分布广泛,组织渗透极好,在血管分布较少的组织中也有高浓度。在肝脏代谢,主要由胆汁排出,几乎不经肾脏排泄[196]。

【药物贮存】

室温(15~25℃)保存[196]。

呋 喃 妥 因
Nitrofurantoin

【适应证】

用于对其敏感的肠球菌属、葡萄球菌属以及克雷伯菌属、大肠埃希菌等肠杆菌科细菌所致的急性单纯性下尿路感染,也可用于尿路感染的预防[200]。

【用法用量】

1. 单纯性下尿路感染用低剂量;1个月以上儿童每日5~7mg/kg,分4次口服。疗程至少1周,或用至尿培养转阴后至少3日。

2. 对尿路感染反复发作予本品预防者,睡前口服,儿童一日1mg/kg,一日一次[201]。

【剂量调整】

肝肾功能不全或既往有呋喃妥因相关性胆汁淤积性黄疸的患儿禁用[202]。

【给药说明】

宜与食物同服,以减少胃肠道刺激[203]。

【注意事项】

1. 新生儿、肾功能减退及对呋喃妥因类药物过敏患者禁用。

2. 疗程应至少7日,或继续用药至尿中细菌清除3日以上。

3. 葡萄糖-6-磷酸脱氢酶缺乏症、周围神经病变、肺部疾病患者慎用[200]。

【用药监护】

1. 可导致溶血的药物与呋喃妥因合用时,有增加溶血反应的可能。

2. 与肝毒性药物合用有增加肝毒性反应的可能;与神经毒性药物合用,有增加神经毒性的可能。

3. 药物的肝毒性罕见但严重,有时是致命的肝反应,如胆汁淤积性黄疸、肝炎、肝坏死,与使用有关,如果监测到患儿出现肝炎应立即停止使用,定期监测肝功能。

4. 临床使用观察到急性、亚急性或慢性肺反应,如果出现这些情况应立即停止治疗。

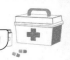

监测患儿是否有不适、呼吸困难、咳嗽、发热、弥漫性间质性肺炎或纤维化的影像学证据。

5. 长期使用可能导致二重感染,包括抗生素相关性腹泻[200]。

【相互作用】

药物	作用程度	相互作用
苯妥英钠	慎用	苯妥英钠血药浓度可能降低,导致其药学效应可能下降
地高辛	慎用	该药物通过影响肠道菌群增加地高辛的浓度或效应
阿托品	微弱	阿托品可能增加呋喃妥因的血药浓度,可导致不良反应增强

【不良反应】

1. 消化系统 恶心、呕吐、纳差和腹泻等胃肠道反应较常见。
2. 血液系统 有葡萄糖-6-磷酸脱氢酶缺乏者尚可发生溶血性贫血。
3. 中枢神经系统 头痛、头昏、嗜睡、肌痛、眼球震颤等神经系统不良反应偶可发生,多数可逆,严重者可发生周围神经炎,原有肾功能减退或长期服用本品的患者易于发生。
4. 其他 呋喃妥因偶可引起发热、咳嗽、胸痛、肺部浸润和嗜酸性粒细胞增多等急性肺炎表现,停药后可迅速消失,重症患者采用皮质激素可能减轻症状;长期服用6个月以上的患者,偶可引起间质性肺炎或肺纤维化,应及早停药并采取相应治疗措施[202]。

【药物过量】

处置:支持性治疗或洗胃[200]。

【药理作用】

1. 本品为抗菌药。大肠埃希菌对本品多呈敏感,产气肠杆菌、阴沟肠杆菌、变形杆菌属、克雷伯菌属等其他肠杆菌科细菌的部分菌株对本品敏感,铜绿假单胞菌通常对本品耐药。
2. 对肠球菌属等革兰氏阳性菌具有抗菌作用。
3. 抗菌活性不受脓液及组织分解产物的影响,在酸性尿液中的活性较强,抗菌作用机制为干扰细菌体内氧化还原酶系统,从而阻断其代谢过程[200]。

【药代动力学】

给药途径	表观分布容积 /(L·kg^{-1})	蛋白结合率	$t_{1/2}$/min
口服	0.8	60%~90%	20~60[202]

【药物贮存】

密封保存[200]。

甲 硝 唑
Metronidazole

【适应证】

1. 对青霉素耐药的脆弱拟杆菌及其他厌氧菌导致的脑膜炎、脑室炎和心内膜炎。
2. 梭状芽孢杆菌结肠炎。
3. 严重腹腔内感染。
4. 阴道毛滴虫所致感染[204]。

【用法用量】

一、新生儿

负荷剂量：口服或静脉泵入，15mg/kg。

维持剂量：口服或静脉泵入，7.5mg/kg。

肾功能、药物消除与校正胎龄直接相关【校正胎龄（PMA）= 孕龄 + 产后年龄】。校正胎龄是决定给药间隔的重要因素，出生后年龄作为次级因素。具体给药间隔见表 1-1-14[205]。

表 1-1-14　校正胎龄和产后日龄指导下的新生儿甲硝唑给药间隔

校正胎龄 / 周	产后日龄 /d	给药间隔 /h
≤29	0~28	48
	>28	24
30~36	0~14	24
	>14	12
37~44	0~7	24
	>7	12
≥45	全部	8

二、儿童

1. 静脉给药

（1）厌氧菌感染：每次 7.5mg/kg（最多 500mg），每 6~8 小时 1 次。

（2）阑尾炎与穿孔：≥2 岁，每日 1 次 30mg/kg（最多 1g）；联用头孢曲松，每日 1 次 50mg/kg（年龄较大儿童，最多 1.5g），疗程 5 日[206]。

（3）皮肤及软组织感染

坏死性、混合型感染：每 6 小时 7.5mg/kg。

联用头孢噻肟：每 6 小时 50mg/kg[207]。

（4）手术预防：切口前 1 小时内给予 7.5~15mg/kg。术程超过 2 个半衰期（6~8 小时），可重复给药 1 次。每次最多 1g。预防通常在术后 24 小时停药。

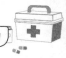

2. 口服

（1）厌氧菌感染：每日 30~40mg/kg，每 6~8 小时 1 次。每次最多 0.5g[206,208]。

（2）阿米巴痢疾或肝脓肿：每日 35~50mg/kg，每 8 小时 1 次，疗程 10 日。每次最多 0.75g[209]。

（3）细菌性阴道炎：12 岁及以上患者，每次 0.5g，每日 2 次，疗程 7 日[210]。

（4）艰难梭菌感染：每日 30mg/kg，每 6 小时 1 次，每次最多 0.5g。疗程 10 日[188,211]。

（5）贾第虫病（蓝氏贾第鞭毛虫）：每日 15~22.5mg/kg，每 8 小时 1 次，疗程 5 日；每次最多 250mg[212]。

（6）幽门螺杆菌感染：每日 20mg/kg，每 12 小时 1 次，每次最多 0.5g。与阿莫西林和奥美拉唑联用，疗程 7~14 日[213]。

阿莫西林：每日 50mg/kg，分 2 次，每次最多 1g。

奥美拉唑：每日 1mg/kg，每 12 小时 1 次，每次最多 20mg。

序贯疗法（剂量同上）：阿莫西林和质子泵抑制剂（proton pump inhibitor，PPI）联用 5 日，然后克林霉素、硝基咪唑类（甲硝唑或替硝唑）和质子泵抑制剂联用 5 日。

（7）盆腔炎：12 岁及以上患者，每次 0.5g，每日 2 次。同时肠外使用第三代头孢菌素和多西环素，持续 14 日[210]。

（8）滴虫病：12 岁及以上患者，单剂量 2g，或每次 0.5g，每日 2 次，连用 7 日[210]。

【剂量调整】

1. 肾功能衰竭者减半。

2. 严重肝功能减退患者，需适当减量，并监测血药浓度[204]。

【给药说明】

1. 静脉滴注 浓度 5mg/ml，持续 30~60 分钟。液体量较高可延长至 90~180 分钟。

2. 药物不应与含铝的针头和套管接触。避免与其他药物同瓶滴注[214]。

【注意事项】

1. 与其他硝基咪唑类药物可能有交叉过敏反应。

2. 可干扰 GPT、乳酸脱氢酶、甘油三酯、己糖激酶等的测定结果，使其测定值降至 0[214]。

【用药监护】

1. 严重肝功能减退者需适当减量，并监测血药浓度。

2. 治疗前后均应监测白细胞总数及分类计数。

3. 发生中枢神经系统不良反应须及时停药。

4. 代谢产物可使尿液呈深红色[204,214]。

【相互作用】

药品	作用程度	相互作用
阿司咪唑、西沙必利、麦角胺、红霉素、芬太尼、洛伐他汀、辛伐他汀、特非那定	严重	甲硝唑通过影响 CYP3A4 代谢增加这些药物的浓度或效应

续表

药品	作用程度	相互作用
卡介苗、霍乱疫苗、伤寒疫苗	严重	甲硝唑通过药效学的拮抗作用降低这些药物的效应
胺碘酮、阿托伐他汀、布地奈德、卡马西平、秋水仙碱、可的松、环孢素、地塞米松、地西泮、地尔硫䓬、氢化可的松、氯雷他定、美沙酮、甲泼尼龙、咪达唑仑、泼尼松龙、泼尼松、奎尼丁、瑞格列奈、西地那非、他克莫司、茶碱、替硝唑、曲唑酮、三唑仑、维拉帕米	慎用	甲硝唑通过影响 CYP3A4 增加这些药物的浓度或效应
卡维地洛、氯沙坦、那格列奈、苯妥英钠	慎用	甲硝唑通过影响 CYP2C9/10 增加这些药物的浓度或效应
氯吡格雷	慎用	甲硝唑通过影响 CYP3A4 降低该药物的浓度或效应
地高辛	慎用	甲硝唑通过改变肠道菌群增加该药物的浓度或效应
炔雌醇	慎用	甲硝唑通过改变肠道菌群降低该药物的浓度或效应
异烟肼	慎用	甲硝唑通过影响 CYP2E1 代谢增加该药物的浓度或效应
华法林	需严密监护	甲硝唑通过影响 CYP2C9/10 和 CYP3A4 增加该药物的浓度或效应

【药物相容性】

容器	相容的药物	不相容的药物
Y 型管	阿米卡星、阿奇霉素、阿糖胞苷、阿昔洛韦、氨苄西林、氨茶碱、胺碘酮、昂丹司琼、奥曲肽、奥沙利铂、苯巴比妥、苯海拉明、表柔比星、博来霉素、醋酸钙、醋酸钾、醋酸钠、地高辛、地塞米松、多巴胺、多柔比星、厄他培南、法莫替丁、放线菌素 D、芬太尼、呋塞米、伏立康唑、氟康唑、氟尿嘧啶、甘露醇、肝素、环磷酰胺、甲氨蝶呤、甲泼尼龙、卡铂、卡莫司汀、克林霉素、雷尼替丁、利奈唑胺、硫酸镁、氯胺酮、氯丙嗪、氯化钙、琥珀胆碱、氯化钾、美罗培南、美沙酮、美司钠、咪达唑仑、米力农、纳洛酮、哌拉西林他唑巴坦、哌替啶、葡萄糖酸钙、庆大霉素、去氧肾上腺素、柔红霉素、瑞芬太尼、肾上腺素、舒芬太尼、顺铂、碳酸氢钠、替加环素、头孢吡肟、头孢呋辛、头孢哌酮、头孢曲松、头孢噻肟、头孢他啶、头孢西丁、头孢唑林、维库溴铵、西咪替丁、硝普钠、硝酸甘油、亚胺培南西司他丁、亚叶酸钙、多柔比星脂质体、利多卡因、万古霉素、伊达比星、伊立替康、依托泊苷、胰岛素、异丙嗪、异丙肾上腺素、异环磷酰胺、右雷佐生、去甲肾上腺素	苯妥英钠、地西泮、更昔洛韦、两性霉素 B 脂质体、普鲁卡因胺

续表

容器	相容的药物	不相容的药物
混合管	阿托品、多巴胺、地塞米松、呋塞米、氟康唑、肝素、利巴韦林、利多卡因、硫酸镁、鱼精蛋白、美洛西林、咪达唑仑、青霉素、红霉素、头孢呋辛、头孢美唑、头孢哌酮、头孢曲松、头孢他啶、亚叶酸钙	氨茶碱、苯巴比妥、华法林、尿激酶、头孢吡肟、氯胺酮、氯丙嗪、肾上腺素、西咪替丁、异丙嗪、异丙肾上腺素

【不良反应】

1. 中枢神经系统不良反应,应及时停药。
2. 消化道反应,一般不影响治疗。
3. 过敏反应,如皮疹、荨麻疹。
4. 血液系统反应,如白细胞减少、血小板减少及可逆性中性粒细胞减少。
5. 局部反应,如血栓性静脉炎等[214]。

【药物过量】

表现:大剂量可致抽搐[215]。

【药理作用】

甲硝唑对大多数厌氧菌具有强大抗菌作用,但对需氧菌和兼性厌氧菌则无作用。抗菌谱包括脆弱拟杆菌和其他拟杆菌、梭形杆菌、产气荚膜杆菌、真杆菌、韦荣球菌、消化球菌和消化链球菌等。放线菌属、乳酸杆菌属、丙酸杆菌属对本品耐药。其杀菌浓度稍高于抑菌浓度。对溶组织阿米巴、阴道滴虫具有良好的抗原虫作用。

杀菌机制尚未完全阐明,厌氧菌的硝基还原酶在敏感菌株的能量代谢中起重要作用。本品硝基被还原后的代谢产物可抑制细菌的 DNA 代谢过程,促使细菌死亡。耐药菌往往缺乏硝基还原酶,因而对本品耐药。本品抗阿米巴原虫的机制为抑制其氧化还原反应,使原虫的氮链发生断裂[214]。

【药代动力学】

口服吸收快而完全,t_{max} 为 1~2 小时,生物利用度在 80% 以上。食物可延缓吸收。直肠栓剂的生物利用度为 60%~80%。血中主要为原型药,少量为 2- 羟甲基代谢产物,二者均具有抗菌作用。血浆蛋白结合率低于 20%。表观分布容积为 0.6~0.8L/kg。脑脊液、胎盘、唾液、乳汁、胆汁中的药物浓度与同期血药浓度相近。肝脓肿病灶内脓液、肺、骨、精液、阴道分泌物中均可达到有效杀菌浓度。本品在肝脏中代谢,其羟化代谢产物具有抗菌活性。本品及代谢产物 60%~80% 经尿排出,其中约 20% 以原型排出。6%~15% 随粪便排泄。本品的肾清除率为 10ml/min。原型药的 $t_{1/2\beta}$ 为 7~8 小时,酒精性肝硬化患者 $t_{1/2\beta}$ 可达 18 小时(10~29 小时)。本品及其代谢物可很快经血液透析清除,血液透析患者的 $t_{1/2\beta}$ 为 2.6 小时。腹膜透析不能清除本品。肾功能减退者单次给药后的药代动力学参数不变,但肝功能减退者本品清除缓慢。妊娠期 28~31 周、32~35 周、36~40 周出生的新生儿,其 $t_{1/2\beta}$ 分别为 75 小时、35 小时和 25 小时[214]。

【药物贮存】

避光保存,不可冷藏。低温可使甲硝唑晶体析出,升至室温可重新溶解[215]。

奥　硝　唑
Ornidazole

【适应证】

1. 用于治疗由脆弱拟杆菌、狄氏拟杆菌、卵形拟杆菌、多形拟杆菌、普通拟杆菌、梭状芽孢杆菌、真杆菌、消化球菌和消化链球菌、幽门螺杆菌、黑色素拟杆菌、CO_2噬纤维菌、牙龈类杆菌等敏感厌氧菌所引起的多种感染性疾病,包括以下几类。

（1）腹部感染:腹膜炎、腹内脓肿、肝脓肿等。

（2）盆腔感染:子宫内膜炎、输卵管或卵巢脓肿、盆腔软组织感染、嗜血杆菌阴道炎等。

（3）口腔感染:牙周炎、根尖周炎、冠周炎、急性溃疡性龈炎等。

（4）外科感染:伤口感染、表皮脓肿、褥疮溃疡感染、蜂窝织炎、气性坏疽等。

（5）脑部感染:脑膜炎、脑脓肿。

（6）败血症、菌血症等严重厌氧菌感染等。

2. 用于手术前预防感染和手术后厌氧菌感染的治疗。

3. 治疗消化系统严重阿米巴虫病,如阿米巴痢疾、阿米巴肝脓肿等[216]。

【用法用量】

一、新生儿

新生儿胆道闭锁术后预防性使用,如:头孢曲松或头孢哌酮加甲硝唑或奥硝唑10mg/kg每日2次静脉滴注,静脉用药2~4周后,交替口服两种抗生素［头孢菌素和磺胺类药物（建议≥2个月的婴儿应用）］,每2周交替1次,口服至6个月[216]。

二、儿童

治疗厌氧菌感染,儿童剂量为每日20~30mg/kg,每12小时静脉滴注1次,滴注时间30分钟[216]。

【剂量调整】

肝损伤患者用药每次剂量与正常用量相同,但用药间隔时间要加倍,以免药物蓄积[216]。

【给药说明】

将本品用适量5%葡萄糖注射液、10%葡萄糖注射液或0.9%氯化钠注射液溶解后,再加入该液体中缓慢静脉滴注,滴注浓度为5mg/ml,每100ml滴注时间不少于30分钟[216]。

【注意事项】

禁用于对本品及其他硝基咪唑类药物过敏的患者。禁用于脑和脊髓发生病变的患者,癫痫及各种器官硬化症、造血功能低下、慢性酒精中毒患者。儿童慎用,建议3岁以下儿童不用[216]。

【用药监护】

使用过程中,如有异常神经症状应立即停药,并进一步观察治疗[216]。

【相互作用】

药品名称	相互作用
华法林	奥硝唑能使华法林半衰期延长,增强抗凝血药的药效。当与华法林同用时,应注意观察凝血酶原时间并调整给药剂量
苯妥英钠、苯巴比妥	加快奥硝唑代谢
维库溴铵	延缓肌松作用

【药物相容性】

本品溶液显酸性,pH 为 3.0~4.0,与多种药物有配伍反应,临床使用应单独给药,需要合并使用其他药物时,应分别溶解稀释,分别滴注,两组药物之间需冲管。不可直接与其他药物混合使用。

【不良反应】

1. 消化系统 包括轻度胃部不适(如恶心、呕吐)、胃痛、口腔异味等。
2. 神经系统 包括头痛及困倦、眩晕、颤抖、运动失调、周围神经病、癫痫发作、意识短暂消失,四肢麻木、痉挛和精神错乱等。
3. 过敏反应 如皮疹、瘙痒等。
4. 局部反应 包括刺感、疼痛等。
5. 其他 白细胞减少等[216]。

【药理作用】

本品为第三代硝基咪唑类衍生物,其发挥抗微生物作用的机制可能是通过其分子中的硝基,在无氧环境中还原成氨基或通过自由基的形成,与细胞成分相互作用,从而导致微生物死亡[216]。

【药代动力学】

奥硝唑在肝中代谢,静脉给药半衰期为 14 小时,在尿中主要以轭合物和代谢物排泄,少量在粪便中排泄。已报道单剂量口服本品后于 5 日消除量为 85%,其中经尿消除 63%,经粪便消除 22%。胆汁排泄在奥硝唑及其代谢物的消除中约占 4.1%[216]。

【药物贮存】

遮光、密闭保存[216]。

磷 霉 素
Fosfomycin

【适应证】

本品用于敏感菌所致的呼吸道感染、尿路感染、皮肤软组织感染等。也可与其他抗生素联合应用治疗由敏感菌所致重症感染如败血症、腹膜炎、骨髓炎等[217]。

【用法用量】

一、新生儿

校正胎龄 ≤40 周:静脉滴注,每日 100mg/kg,分 2 次给药。

校正胎龄 40~44 周:静脉滴注,每日 200mg/kg,分 3 次给药。

二、儿童

1. 常规用量

≤10kg:静脉滴注,每日 200~300mg/kg,分 3 次给药。

10~39kg:静脉滴注,每日 200~400mg/kg,分 3~4 次给药。

≥39kg:静脉滴注,每日 12~24g,分 2~3 次给药(最多每次 8g)。

严重感染,特别是确定或疑似由不敏感微生物引起的感染,可考虑使用高剂量方案。

2. 女性急性单纯性下尿路感染 12~17 岁:将颗粒溶解后立即服用,单剂 3g。空腹服用,每日一次,睡前排空膀胱后服用疗效最佳[218]。

【给药说明】

注射剂先用适量注射用水溶解,再用 5% 葡萄糖注射液、0.9% 氯化钠注射液稀释后静脉滴注。磷霉素钠应注意钠离子浓度,用 100ml 0.9% 氯化钠注射液最多稀释 2 支[217]。

【注意事项】

1. 低体重出生儿、新生儿慎用。

2. 对本品有过敏史的患者禁用。肝减退者慎用。

3. 肾功能减退者如需应用需减量。肾小球滤过率 <10ml/(min·1.73m^2),应避免口服。

4. 严重感染及金黄色葡萄球菌感染,需与其他抗菌药物联用。

5. 钠盐制剂含钠较高,静脉给药慎用于心功能不全、醛固酮增多症、高钠血症、高血压及肺水肿。

6. 静脉滴注速度宜缓慢,以减少静脉炎的发生。

7. 本品可在乳汁中分泌,哺乳期妇女用药时需注意[217]。

【用药监护】

1. 静脉使用应注意电解质和体液平衡。

2. 应用较大剂量应监测肝功能[219]。

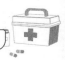

【相互作用】

药品名称	相互作用
β- 内酰胺类药物	联用对金黄色葡萄球菌（包括 MRSA）、铜绿假单胞菌具有协同作用
万古霉素	对 MRSA 有效,且可减少细菌耐药性的产生

【不良反应】

1. 常见胃肠功能紊乱,如恶心、纳差、中上腹不适、稀便或轻度腹泻。一般不影响继续用药。

2. 偶发生皮疹、嗜酸性粒细胞增多、周围血象红细胞及血小板一过性降低、白细胞降低、血清氨基转移酶一过性升高、头晕、头痛等。

3. 在快速及大剂量滴注时偶见静脉炎。

4. 极个别患者可能出现休克[217]。

【药理作用】

磷霉素对革兰氏阳性菌、阴性菌均有杀菌作用。可抑制细菌细胞壁的早期合成,其分子结构与磷酸烯醇丙酮酸相似,因此可与细菌竞争同一转移酶,使细菌细胞壁合成受到抑制而导致细菌死亡。抗菌活性较青霉素类、头孢菌素类稍弱。与其他抗菌药物有协同作用,而无拮抗作用,且不存在交叉耐药性及交叉过敏[219-220]。

【药代动力学】

空腹口服生物利用度为 37%,进食后下降至 30%。口服 2 小时、肌内注射 1 小时、静脉给药 30 分钟后可达血药浓度峰值。体内分布广泛,以肾为最高,其次为心、肺、肝等,可进入脑脊液。血浆蛋白结合率 <5%。$t_{1/2\beta}$ 为 3~5 小时。主要经肾脏排泄,24 小时内约 90% 自尿液排出,剩余随粪便和乳汁排泄。血液透析可清除 70%~80% 的药物[221]。

【药物贮存】

密闭,阴凉（≤20℃）干燥处保存[217]。

磷 霉 素 钙
Fosfomycin Calcium

【适应证】

敏感菌所致单纯性下尿路感染和肠道感染（包括细菌性痢疾）等[222]。

【用法用量】

本品的常用剂量,按 $C_3H_7O_4P$ 计,为每袋 0.5g（50 万 U）。每日 50~100mg/kg,分 3~4 次

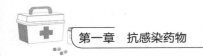

口服。口服每日 3~4 次,每次剂量如下。

  1~5 个月:每次 1/8 袋。

  6~11 个月:每次 1/6 袋。

  12~23 个月:每次 1/4 袋。

  2~3 岁:每次 1/3 袋。

  4~5 岁:每次 3/8 袋。

  6~8 岁:每次 1/2 袋。

  9~14 岁:每次 1 袋。

  >14 岁:每次 2 袋[222]。

【给药说明】

吸收不受食物影响[222]。

【注意事项】

1. 对本品过敏者禁用。

2. 磷霉素在体外对二磷酸腺苷(ADP)介导的血小板凝集有抑制作用,剂量加大时更为显著,但临床应用中尚未见引起出血的报道[222]。

【相互作用】

药品名称	相互作用
其他抗菌药	联用常有协同作用,并可减少或延迟耐药性产生;不存在交叉耐药性
甲氧氯普胺	使本品血药浓度降低。其他胃肠促动药也可有类似情况,不宜同用

【不良反应】

轻度胃肠道反应,如恶心、胃纳减退、中上腹不适、稀便或轻度腹泻等。一般不影响继续用药,偶可发生皮疹、嗜酸性粒细胞增多、谷丙转氨酶升高等,未见肾、血液系统等的毒性反应[222]。

【药理作用】

广谱抗生素。抑制细菌细胞壁的早期合成,使其合成受到阻抑而死亡。抗菌谱较广,对大多数革兰氏阳性菌和革兰氏阴性菌均有一定的抗菌作用,包括金黄色葡萄球菌、大肠埃希菌、痢疾杆菌、沙雷菌属、志贺菌属、铜绿假单胞菌、肺炎克雷伯菌和产气肠杆菌等[222]。

【药代动力学】

口服后约 30%~40% 自胃肠道吸收。健康成人口服 0.5g、1.0g 和 2.0g 后 2~4 小时血药浓度达到峰值,分别为 3.5μg/ml、5.3μg/ml 和 7.0μg/ml。每 6 小时口服 0.5g,稳态血药浓度可达 6~8μg/ml。吸收后广泛分布于各组织和体液中,以肾为最高,其次为心、肺、肝等。可透过血-脑屏障进入脑脊液中,炎症时可达血药浓度的 50% 以上。可进入胸、腹腔、支气管分泌

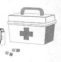

物和眼房水中。口服后约 1/3 于 24 小时经尿中排出，1/3 在 72 小时内随粪便排出。消除半衰期为 2~5 小时。血液透析后 70%~80% 的药物可被清除[222]。

【药物贮存】

遮光,密封保存[222]。

氯 霉 素
Chloramphenicol

【适应证】

其他抗菌药物无效的细菌性脑膜炎及其他严重感染[223]。

【用法用量】

一、新生儿
静脉滴注,每日不超过 25mg/kg,分 4 次给予[224]。
二、儿童
静脉滴注,每日 25~50mg/kg,分 3~4 次给予[223]。

【剂量调整】

肾功能不全时,氯霉素用量不必调整,但应注意骨髓抑制反应。肝功能不全时,应避免应用,或适当减量[225]。

【注意事项】

1. 对氯霉素过敏者禁用。
2. 禁止与其他骨髓抑制药物合用。
3. 严格掌握适应证,剂量不可过大,严禁长疗程使用。
4. 新生儿尤其是早产儿应禁用。确有指征必须用药时,应在监测血药浓度下使用[226]。

【用药监护】

1. 有条件时应进行氯霉素的血药浓度监测。血药浓度大于 50mg/L 已证实与"灰婴综合征"相关。与剂量有关的可逆性骨髓抑制,常见于血药浓度超过 25mg/L 的患者。肝肾功能损害患者应控制稳态血药浓度峰值在 25mg/L 以下,稳态血药浓度谷值在 5mg/L 以下。超过此范围可能增加骨髓抑制的危险。

2. 长疗程患者应每 2~3 日监测 1 次全血细胞计数和网织红细胞计数,必要时作骨髓检查,以便及时发现与剂量有关的可逆性骨髓抑制,但全血象检查不能预测通常在治疗完成后发生的再生障碍性贫血。

3. 评估肝、肾功能[226-228]。

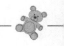

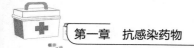

【相互作用】

药品名称	作用程度	相互作用
苯妥英钠	慎用	苯妥英钠的血药浓度增加,可能发生毒性反应。氯霉素浓度也可能会发生改变
富马酸亚铁	慎用	由于氯霉素的直接骨髓毒性,铁的清除率降低,红细胞生成减少。氯霉素可增高血铁浓度
华法林	慎用	可能抑制口服抗凝血药在肝脏的代谢,口服抗凝血药的抗凝效应可能增强
他克莫司	慎用	他克莫司的浓度可能升高,增加发生毒性的风险。可能与他克莫司的肝脏代谢受到抑制有关
头孢曲松	慎用	该药物通过药效学的拮抗作用降低头孢曲松的效应
维生素 B_{12}	慎用	维生素 B_{12} 在恶性贫血的患者中的血液学效应可能降低
右旋糖酐铁	慎用	由于氯霉素的直接骨髓毒性,铁的清除率降低,红细胞生成减少。氯霉素可增高血铁浓度
苯巴比妥	关注	合用时氯霉素的代谢可增加,效应降低;巴比妥类的代谢降低,效应增强
环孢素	关注	环孢素的稳态血药浓度谷值可升高,增加不良反应发生的可能性
利福平	关注	由于利福平对肝脏微粒体酶的诱导,合用时氯霉素代谢增强,血药浓度降低,抗感染作用可能降低,这种效应在利福平停药后仍可持续数日
阿莫西林、氨苄西林、哌拉西林、青霉素	微弱	在抗微生物时可能产生协同作用,但动物实验中也报道过拮抗作用
对乙酰氨基酚	微弱	未见有明显相互作用的报道
环磷酰胺	微弱	环磷酰胺的效应可能减弱或延迟
阿莫西林克拉维酸	关注	合用于细菌性脑膜炎时,远期后遗症的发生率较两者单用时高
红霉素	禁忌	红霉素与氯霉素有拮抗作用,不推荐合用

【药物相容性】

容器	相容的药物	不相容的药物
Y 型管	阿昔洛韦、氨茶碱、多巴胺、肝素、甲硝唑、利多卡因、硫酸镁、氯化钙、氯化钾、吗啡、葡萄糖酸钙、青霉素、碳酸氢钠、维生素 K_1	红霉素、万古霉素

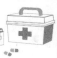

【不良反应】

不良反应	处置方法
再生障碍性贫血	用药期间注意监测血常规,如有相关表现,应及时停药,并给予适当处理
灰婴综合征	新生儿尤其是早产儿应在确有指征必须用药时使用,并监测血药浓度
可逆性骨髓抑制	避免重复疗程使用
周围神经炎、视神经炎	多见于长程治疗。及早停药常可逆。也有发生视神经萎缩而致盲者[226]

【药物过量】

氯霉素无特异性拮抗药。药物过量时应给予对症和支持治疗[223]。

【药理作用】

氯霉素为广谱抗菌药物,对革兰氏阴性菌的作用优于革兰氏阳性菌。对厌氧菌敏感。本品为脂溶性药物,通过弥散进入细菌细胞内,并可逆性结合在细菌核糖体的 50S 亚基上,使肽链增长受阻,从而抑制蛋白质的合成[226]。

【药代动力学】

静脉注射后广泛分布于全身组织和体液,肝、肾组织浓度较高,之后依次为肺、脾、心肌、肠和脑组织。可透过血 - 脑屏障,脑膜无炎症时脑脊液浓度为同期血药浓度的 21%~50%,有炎症时可达同期血药浓度的 45%~89%,新生儿及婴儿患者可达同期血药浓度的 50%~99%。可透过血 - 眼屏障进入房水、玻璃体液,达到治疗浓度。血浆蛋白结合率为 50%~60%[226]。

出生后年龄	$t_{1/2}$/h
<2 周	24
2~4 周	12
>1 个月	4

【药物贮存】

避光保存。避免配制过程中析出结晶[224]。

小 檗 碱
Berberine

【适应证】

用于志贺菌属、霍乱弧菌、痢疾杆菌、大肠埃希菌等敏感病原菌引起的胃肠炎、细菌性痢

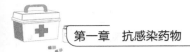

疾等肠道感染[229]。

【用法用量】

年龄/岁	每次用量/mg	次数	给药途径
1~3	50~100	每日3次	口服
4~6	100~150	每日3次	口服
7~9	150~200	每日3次	口服
10~12	200~250	每日3次	口服
>12岁	100~300[230]	每日3次	口服

【给药说明】

我国仅作为口服给药[230]。

【注意事项】

溶血性贫血患者及葡萄糖-6-磷酸脱氢酶缺乏者禁用[230]。

【相互作用】

药品名称	相互作用
含鞣质中药	鞣质为生物碱沉淀剂,二者集合生成难溶性鞣酸盐沉淀,降低疗效

【不良反应】

口服不良反应较少,偶有恶心、呕吐、皮疹和药物热,停药后消失[230]。

【药理作用】

本品对痢疾杆菌、大肠埃希菌引起的肠道感染有效。对其他细菌抑菌作用微弱[230]。

【药代动力学】

口服吸收差[239]。

【药物贮存】

遮光,密封保存[230]。

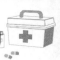

第二节 抗真菌药

制霉菌素
Nystatin

【适应证】

1. 局部用药治疗口腔念珠菌感染,如鹅口疮(雪口)、义齿性口炎、正中菱形舌、念珠菌性口角炎、念珠菌性唇炎和增殖型念珠菌感染等。

2. 口服治疗肠道或食管念珠菌病。

3. 皮肤、黏膜念珠菌病的治疗[231]。

【用法用量】

1. 消化道念珠菌病　每日 5 万 ~10 万 U/kg,分 3~4 次口服[232]。

2. 口腔念珠菌感染

(1) 涂口:将片剂 50 万 U 研细,与鱼肝油 10ml 混匀,取适量涂抹于病灶局部,每日 3 次,疗程 7~14 日。

(2) 混悬液:每次 10 万 ~20 万 U,每日 3~4 次。

(3) 含漱液:本品 250 万 U、甘油 10ml 及纯净水振摇混匀为 100ml 含漱液。含于口中或口腔中漱用约 10 分钟,使药液充分接触病损面,然后吞服(如不能耐受本品特殊味道,或出现消化道症状,可吐出)。安全起见,5 岁以下儿童不推荐此用法[233]。

3. 皮肤念珠菌病　用乳膏或软膏涂敷于患处,每日 2 次[232]。

【给药说明】

治疗口腔念珠菌感染应在餐后进行[232]。

【注意事项】

1. 对深部及全身真菌感染无效。

2. 对本品过敏者禁用[234]。

【用药监护】

1. 为防止复发,患者应服药至症状消失、培养转阴后 48 小时。

2. 停药 1 周后复查,并做念珠菌培养,视培养结果决定是否继续用药。

【不良反应】

有特殊味道,可引起不适,出现恶心等消化道反应[232]。

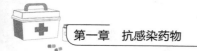

【药物过量】

表现:口服较大剂量可发生腹泻、恶心、呕吐和上腹部疼痛。

处置:减量或停药后迅速消失[234]。

【药理作用】

多烯类抗真菌药,对念珠菌属的抗菌活性高,对深部真菌感染无效。可与真菌细胞膜上的甾醇相结合,产生真菌细胞膜通透性的改变,抑制重要细胞内容物漏失而发挥抗真菌作用[234]。

【药代动力学】

口服不吸收,几乎全部自粪便排出。局部外用也不被皮肤和黏膜吸收[234]。

【药物贮存】

遮光,密闭,在阴凉(≤20℃)干燥处保存[234]。

氟 康 唑
Fluconazole

【适应证】

本品适用于治疗黏膜念珠菌病(口咽、食管)、侵袭性念珠菌病、隐球菌性脑膜炎;预防免疫受损患者的念珠菌感染;用作维持治疗,预防复发风险高的儿童患者隐球菌性脑膜炎复发[235]。

【用法用量】

一、新生儿

1. 治疗球孢子菌感染　每日口服或注射 6~12mg/kg,持续经验性治疗,直到排除感染的可能。

2. 治疗侵袭性念珠菌感染　口服或静脉注射。负荷剂量每次 12~25mg/kg,之后转为每次 6~12mg/kg。新生儿与儿童的建议用量为每日 12mg/kg。

胎龄和产后日龄指导下的新生儿氟康唑给药间隔见表 1-2-1。

表 1-2-1　胎龄和产后日龄指导下的新生儿氟康唑给药间隔

胎龄/周	产后日龄/d	给药间隔/h
≤29	0~14	48
	>14	24
>30	0~7	48
	>7	24

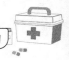

若无其他转移性并发症,在临床感染症状痊愈、血培养念珠菌呈阴性后持续使用 2 周。

对于严重感染或 MIC 较高(4~8μg/ml)的假丝酵母菌株的感染,考虑使用更高的剂量。

3. 预防侵袭性念珠菌感染　出生体重 <1 000g 或 1 500g:在念珠菌感染率高的新生儿监护病房,静脉应用或口服,每次 3~6mg/kg,每周 2 次,持续 6 周。

4. 治疗鹅口疮　口服,第一日 6mg/kg,之后每 24 小时口服 3mg/kg[236-242]。

二、儿童及青少年

1. 常规剂量

(1)口服:每日 1 次,每次 3~6mg/kg。

(2)静脉滴注

浅表真菌感染:每日 1 次,每次 1~2mg/kg。

深部真菌感染:每日 1 次,每次 3~6mg/kg。

2. 隐球菌病

(1)中枢神经系统感染(脑膜炎)和转移性疾病

诱导治疗:两性霉素 B 每日 1mg/kg 静脉注射,联用氟胞嘧啶每 6 小时口服 25mg,疗程至少 2 周。

巩固治疗:诱导治疗后,每日 1 次,口服氟康唑 10~12mg/kg(最多每日 0.4~0.8g),疗程至少 8 周。

慢性抑制(次级预防):每日 1 次,口服 6mg/kg(接受移植者最多每日 0.2~0.4g),疗程 6~12 个月。

(2)隐球菌性肺炎:每日 1 次,口服 6~12mg/kg(最多每日 0.4g),疗程 6~12 个月。

3. 食管念珠菌病　第 1 日,口服或静脉注射 6mg/kg(最多 200mg),随后每日 1 次,每次 3mg/kg,疗程至少 3 周;根据临床疗效可加至每日 12mg/kg(最多 400mg)。症状消失后继续治疗 2 周。

4. 口咽部念珠菌病　第 1 日,口服或静脉注射 6mg/kg(最多 200mg),随后每日 1 次,每次 3mg/kg(最多 100mg),疗程至少 2 周以降低复发的可能。

5. 预防免疫抑制患者的念珠菌感染　每日 1 次,口服或静脉注射 3~6mg/kg(最多每日 0.4~0.6g)。

6. 系统性念珠菌感染

(1)初始负荷剂量为口服或静脉注射 12mg/kg(最多每次 800mg),随后每日 1 次,口服或静脉注射 6~12mg/kg(最多每日 400~600mg)。推荐新生儿及儿童每日 12mg/kg。

(2)疗程

没有转移性并发症的念珠菌血症:血培养结果阴性且症状消失后继续使用 2 周。

腹腔念珠菌感染:根据感染原控制情况及临床疗效而定。

脉络膜视网膜炎:至少治疗 4~6 周。

中枢系统感染:持续至所有临床症状及脑脊液情况恢复正常。

7. 球孢子菌病

脑膜(初级治疗)或弥散性肺或弥散性非脑膜疾病(替代疗法):5~6mg/kg,每日 2 次,口服或静脉注射(最多 800mg/d)。

慢性抑制(次级预防):每日 1 次,口服 6mg/kg(最多 400mg)。

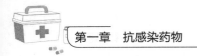

8. 组织胞浆菌病 慢性抑制(次级预防):替代疗法,每日 1 次,口服 3~6mg/kg(最多 200mg)[240,243-251]。

【剂量调整】

参照成人肾损伤调整方案,如下。

肾损伤患者:正常负荷剂量,之后减少日维持剂量。

Ccr≤50ml/(min·1.73m^2)(非透析患者):每日剂量应减少 50%。

对于接受透析的患者:每次透析后给予 100% 的常规剂量。非透析日根据肌酐清除率减少剂量[252]。

【给药说明】

1. 口服给药时,进食对药效无影响。

2. 患儿口服药物过程中,因吞咽困难或抗拒用药,会将药物呕吐或喷出,此时应做好防护。

3. 静脉给药,可用 20% 葡萄糖溶液、复方氯化钠注射液、葡萄糖氯化钾溶液、4.2% 碳酸氢钠溶液、混合氨基酸溶液、0.9% 氯化钠注射液稀释。以 2mg/ml 的浓度静脉输注 1~2 小时(最快 200mg/h)[253]。

4. 建议在生物安全柜配制药液,戴手套和防护罩,避免眼睛、面部、呼吸系统接触药物。用药过程中也应采取必要的防护措施,防止药物喷溅。

【注意事项】

1. 对本品有过敏史者禁用。对其他吡咯类抗真菌药过敏者慎用。

2. 疗程需要视感染部位及个体治疗反应而定。一般治疗应持续至真菌感染的临床表现及实验室检查指标显示真菌感染消失为止。

3. 禁用于使用西沙必利的患者,否则可发生危及生命的心律失常。

4. 氟康唑每日用量高于 400mg 的患者禁止同时服用特非那定。

5. 禁止与经由 CYP3A4 代谢、可延长 Q-T 间期的药物合用,包括阿司咪唑、西沙必利、红霉素、匹莫齐特和奎尼丁。

6. 浅部真菌感染患者怀疑氟康唑相关皮疹,考虑停用氟康唑[235,244,252-253]。

【用药监护】

1. 严密监测肝功能和直接胆红素水平,特别是对高剂量及与肝毒性药物合用时。出现相关症状或肝功能持续异常,立即停药[254]。

2. 定期检查肾功能。肾功能减退者需减量[255]。

3. 若出现较广泛皮疹并呈进展性,需终止治疗[255]。

4. 定期测定嗜酸性粒细胞增多患者的全血细胞计数[255]。

5. 念珠菌感染应每日或隔日进行念珠菌血培养,直至结果呈阴性[255]。

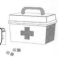

【相互作用】

药品	作用程度	相互作用
吲达帕胺、普鲁卡因胺	禁忌	氟康唑和这两种药物均延长 Q-T 间期
红霉素、奎尼丁	禁忌	氟康唑通过影响 CYP3A4 代谢增加这两种药物的浓度或效应。Q-T 间期延长的作用相加，严重室性心律失常等心脏毒性反应发生的风险增加
胺碘酮、阿昔替尼、氯米帕明、地昔帕明、二氢麦角碱、麦角胺、芬太尼、丙米嗪	严重	氟康唑通过影响 CYP3A4 代谢增加这些药物的浓度或效应
洛伐他汀、辛伐他汀等 HMG-CoA 还原酶抑制剂	严重	发生肌病或横纹肌溶解综合征的风险增大
阿司咪唑、特非那定、西沙必利	严重	使这些药物的血药浓度增加、引起 Q-T 间期延长，并可导致严重室性心律失常，包括尖端扭转型室性心动过速
阿米替林、三氧化二砷、氯丙嗪、克拉霉素、肾上腺素、福莫特罗、伊曲康唑、马普替林、莫西沙星、去甲替林、奥曲肽、昂丹司琼、奋乃静、异丙嗪、曲唑酮	严重	氟康唑和该药物均延长 Q-T 间期
氯吡格雷	严重	氟康唑通过影响 CYP2C19 代谢降低该药物的效应
华法林等双香豆素类药物	严重	氟康唑通过抑制代谢增加该类药物的浓度，增强其抗凝作用
阿普唑仑、阿立哌唑、阿托伐他汀、布地奈德、卡马西平、氯氮平、秋水仙碱、可的松、环孢素、地塞米松、地西泮、地尔硫䓬、多柔比星、雌二醇、炔雌醇、依托泊苷、氢化可的松、伊潘立酮、伊立替康、氯雷他定、美沙酮、甲泼尼龙、咪达唑仑、奈韦拉平、尼卡地平、泼尼松龙、泼尼松、瑞格列奈、利伐沙班、西地那非、他克莫司、茶碱、替硝唑、三唑仑、维拉帕米	慎用	氟康唑通过影响 CYP3A4 代谢增加这些药物的浓度或效应 与高剂量氟康唑合用时，可使环孢素血药浓度升高，发生肾功能不全、胆汁淤积或感觉异常等毒性反应的风险增加。因此必须监测环孢素血药浓度 茶碱血药浓度约可增高 13%，可导致不良反应发生
西酞普兰、奥美拉唑	慎用	氟康唑通过影响 CYP2C19 代谢增加这两种药物的浓度或效应 本品抑制 CYP2C19 对西酞普兰的代谢，导致发生 5- 羟色胺综合征的风险增加
阿奇霉素、氧氟沙星、奎宁、磺胺甲噁唑、特拉万星、伏立康唑、氟卡尼、氟西汀、吉妥珠单抗（gemtuzumab）、利培酮、甲氧苄啶	慎用	氟康唑和这些药物均延长 Q-T 间期
卡维地洛、双氯芬酸	慎用	氟康唑通过影响 CYP2C9/10 增加这两种药物的浓度或效应

续表

药品	作用程度	相互作用
格列喹酮	慎用	氟康唑通过抑制代谢增加该药物的浓度
亮丙瑞林、左氧氟沙星、曲普瑞林	慎用	这些药物通过影响 Q-T 间期增加氟康唑的毒性
利福平、利福喷丁	慎用	这两种药物通过增强代谢降低氟康唑的浓度
甲苯磺丁脲、格列本脲、格列美脲或格列吡嗪等口服降血糖药	慎用	可减少该类药物在肝脏的代谢,使其血药浓度升高,导致低血糖症,因此需检测血糖,并减少磺酰脲类降血糖药的剂量
苯妥英钠	慎用	使苯妥英钠的血药浓度升高。两者合用时需监测苯妥英钠血药浓度并据此调整本品剂量

注:HMG-CoA 指 β- 羟基 -β- 甲戊二酸单酰辅酶 A(β-hydroxy-β-methylglutaryl-CoA)。

【药物相容性】

容器	相容的药物	不相容的药物
Y 型管	阿米卡星、阿昔洛韦、氨茶碱、氨曲南、胺碘酮、苯妥英钠、苯唑西林、丙泊酚、地塞米松、多巴胺、多巴酚丁胺、法莫替丁、肝素、更昔洛韦、氢化可的松、甲硝唑、卡泊芬净、奎奴普丁、劳拉西泮、雷尼替丁、利奈唑胺、氯化钾、吗啡、美罗培南、咪达唑仑、萘夫西林、哌拉西林、泮库溴铵、齐多夫定、青霉素、庆大霉素、人免疫球蛋白、瑞芬太尼、头孢吡肟、头孢西丁、头孢唑啉、妥布霉素、万古霉素、维库溴铵、西咪替丁、硝酸甘油	氨苄西林、地高辛、呋塞米、克林霉素、两性霉素 B、氯霉素、葡萄糖酸钙、红霉素、头孢曲松、头孢噻肟、头孢他啶、亚胺培南
混合管	不推荐与其他任何药物混合	

【不良反应】

1. 消化道反应,如恶心、呕吐、腹痛或腹泻;过敏反应;肝毒性反应;一过性中性粒细胞减少和血小板减少。
2. 神经系统异常[256]。

【药物过量】

表现:伴随幻觉和妄想行为。

处置:对症治疗,支持疗法,必要时洗胃。氟康唑大部分由尿排出,强迫利尿可能增加其清除率。3 小时的血液透析治疗可使氟康唑的血浆浓度降低约 50%[253]。

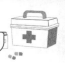

【药理作用】

本品具有广谱抗真菌作用,对白念珠菌、近平滑念珠菌、热带念珠菌等具有良好抗菌作用;对隐球菌属亦具有良好作用。对球孢子菌、皮炎芽生菌、荚膜组织胞浆菌亦具有抗菌作用。但克柔念珠菌的大多数菌株对本品呈现耐药;对光滑念珠菌的作用亦较差,抑菌率约为60%;曲霉属对本品多数耐药。本品治疗上述敏感菌所致实验动物感染有效[256]。

【药代动力学】

口服吸收完全,t_{max} 为 1~2 小时,生物利用度超过 90%。单次口服或静脉给药 100mg后,C_{max} 为 4.5~8mg/L。口服量在 50~400mg 范围内,C_{max} 成比例增加。多次给药后,C_{max} 升高,5~10 日达稳态血药浓度。血浆蛋白结合率低,仅为 11%~12%。在体内广泛分布于皮肤、水疱液、腹膜液、痰液等组织和体液中。脑膜炎时,脑脊液中药物浓度可达同期血药浓度的 54%~85%。主要自肾排泄,以原型药物自尿中排出给药量的 80% 以上。少量在肝脏代谢。$t_{1/2}$ 为 27~37 小时,肾功能减退时明显延长。本品可经由血液透析、腹膜透析被部分清除[256]。

【药物贮存】

30℃以下干燥处贮存[235,253]。

伏 立 康 唑
Voriconazole

【适应证】

本品为广谱的三唑类抗真菌药,适用于治疗成人和 2 岁及 2 岁以上儿童患者的下列真菌感染。

1. 侵袭性曲霉病。
2. 非中性粒细胞减少患者的念珠菌血症。
3. 对氟康唑耐药的念珠菌引起的严重侵袭性感染(包括克柔念珠菌)。
4. 由足放线菌属和镰刀菌属引起的严重感染。

本品主要用于进展性的、可能威胁生命的真菌感染性患者的治疗。

预防接受异基因造血干细胞移植(hematopoietic stem cell transplantation,HSCT)的高危患者的侵袭性真菌感染[257]。

【用法用量】

一、小于 2 岁儿童

初始治疗采用静脉滴注,负荷剂量为每次 9mg/kg,每日 2 次,维持剂量为每次 8mg/kg,每日 2 次[258]。

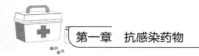

二、2 岁及以上儿童及青少年

1. 静脉滴注

（1）侵袭性曲霉病

1）2~11 岁

负荷剂量：每 12 小时 9mg/kg，连用 2 次。

维持剂量：每 12 小时 8mg/kg。

若反应不佳，可按照 1mg/kg 逐步减少剂量，若剂量不耐受，可按照 1mg/kg 逐步增加剂量。病情控制后可转为口服治疗。

2）12~14 岁且体重 <50kg

负荷剂量：每 12 小时 9mg/kg，连用 2 次。

维持剂量：每 12 小时 8mg/kg。

若反应不佳，可按照 1mg/kg 逐步减少剂量，若剂量不耐受，可按照 1mg/kg 逐步增加剂量。病情控制后可转为口服治疗。

3）12~14 岁且体重 ≥50kg

负荷剂量：每 12 小时 6mg/kg，连用 2 次。

维持剂量：每 12 小时 4mg/kg，至少用药 7 日，7 日后静脉应用每 12 小时 4mg/kg。

4）15~18 岁，不限体重

负荷剂量：每 12 小时 6mg/kg，连用 2 次。

维持剂量：每 12 小时 4mg/kg，至少用药 7 日，7 日后静脉应用每 12 小时 4mg/kg。

疗程：6~12 周，根据疾病部位，疾病进展及免疫抑制状态判断。

（2）念珠菌血症 / 播散性念珠菌病

1）2~12 岁

负荷剂量：每 12 小时 9mg/kg，连用 2 次。

维持剂量：每 12 小时 8mg/kg。

若反应不佳，可按照 1mg/kg 逐步减少剂量，若剂量不耐受，可按照 1mg/kg 逐步增加剂量。病情控制后可转为口服治疗。

2）12~14 岁且体重 <50kg

负荷剂量：每 12 小时 9mg/kg，连用 2 次。

维持剂量：每 12 小时 8mg/kg。

若反应不佳，可按照 1mg/kg 逐步减少剂量，若剂量不耐受，可按照 1mg/kg 逐步增加剂量。病情控制后可转为口服治疗。

3）12~14 岁且体重 ≥50kg

负荷剂量：每 12 小时 6mg/kg，连用 2 次。

维持剂量：每 12 小时 3~4mg/kg。

4）15 岁及以上且体重 ≥40kg

负荷剂量：每 12 小时 6mg/kg，连用 2 次。

维持剂量：每 12 小时 3~4mg/kg。

疗程：在没有转移性并发症的情况下，治疗持续至血液中念珠菌得到清除且症状消失后 2 周。对于腹腔念珠菌感染，应根据临床表现判断感染是否得到充分控制，来调整疗程。

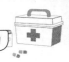

（3）免疫功能低下患者预防真菌感染

1）2~11 岁：无法口服者给予每 12 小时 4mg/kg（>20kg，最多 100mg；体重≤20kg，最多 50mg）。

2）12 岁及以上

负荷剂量：每 12 小时 6mg/kg，连用 2 次。

维持剂量：每日 4mg/kg，每 12 小时给药 1 次。

一般在静脉给予负荷剂量后，可转为口服给予维持剂量；对于不耐受口服的患者，可继续静脉给予维持剂量。

疗程：在造血干细胞移植前开始给药，一般使用 100 日，高危患者使用 180 日。对于中性粒细胞减少的患者，平均疗程为 24 日（11~70 日）。

2. 口服给药

（1）侵袭性曲霉病

1）2~11 岁：每次 9mg/kg，每 12 小时 1 次，每次最大剂量 350mg。或者初始负荷剂量每日 400mg，分 2 次给药；维持剂量每日 200~300mg，分 2 次给药。

2）12~14 岁且体重 <50kg：每次 9mg/kg，每 12 小时 1 次，每次最大剂量 350mg。对于 <40kg 的青少年，也可先给予 2 次负荷剂量，即每 12 小时给予 200mg；维持剂量每次 100~150mg，每 12 小时 1 次。

3）12~14 岁且体重≥50kg，或 15 岁及以上：每次 200mg，每 12 小时 1 次。对于≥40kg 开始口服者，可先给予 2 次负荷剂量，即每 12 小时 400mg。对于未获得理想疗效的患者，可考虑增加维持剂量至每 12 小时 300mg。

疗程：至少治疗 6~12 周。

（2）念珠菌病 / 播散性念珠菌病

1）2~11 岁且体重 <50kg：每次 9mg/kg，每 12 小时 1 次，最多每次 350mg。

2）2~11 岁且体重≥50kg：每次 200~300mg，每 12 小时 1 次。

3）12~14 岁且体重 <50kg：每次 9mg/kg，每 12 小时 1 次，最多每次 350mg。

4）12~14 岁且体重≥50kg，或≥15 岁：一次 200mg，每 12 小时 1 次。对于未获得理想疗效的患者，可考虑增加维持剂量至一次 300mg，每 12 小时 1 次。建议在开始口服治疗时，可先给予 2 次负荷剂量，即每 12 小时 400mg；维持剂量为一次 200~300mg，每 12 小时 1 次。

疗程：在没有转移性并发症的情况下，治疗持续至血液中念珠菌得到清除且症状消失后 2 周。对于腹腔念珠菌感染，应根据临床表现判断感染是否得到充分控制，来调整疗程。对于脉络膜视网膜炎，治疗应持续 4~6 周。

（3）食管念珠菌病

1）2~11 岁：一次 9mg/kg，每 12 小时 1 次，最多每次 350mg。

2）12 岁及以上且体重 <40kg：一次 100mg，每 12 小时 1 次，至少使用 14 日，在症状消失后至少使用 7 日。

3）12 岁及以上且体重≥40kg：一次 200mg，每 12 小时 1 次，使用 14~21 日，在症状消失后至少使用 7 日。

（4）口咽念珠菌感染

1）2~11 岁：一次 9mg/kg，每 12 小时 1 次，最多每次 350mg。

2）12 岁及以上：一次 200mg，每 12 小时 1 次，使用 14~21 日，在症状消失后至少使用 7 日。

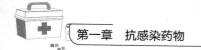

（5）免疫功能低下患者预防真菌感染

1）2~11 岁

体重 <20kg：每次 50mg，每日 2 次。

体重 ≥20kg：每次 100mg，每日 2 次。

2）12 岁以上：每次 200mg，每日 2 次[241,259-265]。

【剂量调整】

1. 肾功能损伤　Ccr<50ml/（min·1.73m²），应使用口服剂型。

2. 不能耐受治疗　青少年的剂量应减至 3mg/kg 静脉给药，每 12 小时 1 次；儿童的调整剂量不明。

3. 肝功能损伤　青少年使用标准的负荷剂量，维持剂量降低 50%；儿童的调整剂量不明。

4. 与苯妥英钠合用　青少年伏立康唑的维持剂量应从 4mg/kg 静脉给药增加至 5mg/kg 静脉给药，每 12 小时 1 次；儿童的调整剂量不明。体重 ≥40kg 的青少年，伏立康唑的剂量增加至每 12 小时口服 400mg；体重 <40kg 的青少年，每 12 小时口服 200mg。

5. 药效不足　对于体重 ≥40kg 的患者，剂量可增加至每 12 小时 300mg 口服；对于体重 <40kg 的青少年，每 12 小时口服 150mg。对于不能耐受更高剂量的患者、体重 ≥40kg 患者的给药剂量以 50mg 的增量增加至每 12 小时最少口服 200mg；体重 <40kg 的青少年每 12 小时口服 100mg[257,259,267]。

【给药说明】

1. 口服　餐前或餐后 1 小时给药。

2. 配制　伏立康唑粉针剂使用时先用 19ml 注射用水溶解成 20ml 的澄清溶液，溶解后的浓度为 10mg/ml。如果瓶内真空无法将稀释剂吸进粉针瓶，则弃去此瓶。稀释后摇动药瓶直至药物粉末溶解。本产品仅供单次使用，未用完的溶液应当丢弃。只有清澈、无颗粒的溶液才能使用。用药时，已溶解好的浓缩液按所需量加到稀释液中。伏立康唑可采用下列注射液稀释：0.9% 氯化钠注射液、复方乳酸钠注射液、5% 葡萄糖和复方乳酸钠注射液、5% 葡萄糖和 0.45% 氯化钠注射液、5% 葡萄糖注射液、含有 39mg 氯化钾的 5% 葡萄糖注射液、0.45% 氯化钠注射液、5% 葡萄糖和 0.9% 氯化钠注射液。

3. 静脉给药　以 0.5~5mg/ml 的浓度给药，给药速度最快 3mg/（kg·h）（1~3 小时）。避免给药速度过快。建议给药浓度 5mg/ml。不能与任何血液制品和浓缩电解质溶液同时使用，若需使用，应在不同的静脉通路内使用。

4. 稀释后的溶液在 2~8℃保存，置于冰箱内不超过 24 小时[266]。

【注意事项】

对本品中任一成分过敏者禁用。有其他吡咯类抗真菌药过敏史者慎用。

1. 本品禁止与 CYP3A4 底物如特非那定、阿司咪唑、西沙必利、匹莫齐特或奎尼丁合用，因为本品可增加上述药物的血药浓度，导致 Q-T 间期延长，可引起尖端扭转型室性心动过速。

2. 禁止与利福平、利福布汀、利托那韦、卡马西平和长效巴比妥类合用，因为这些药物可以显著降低本品的血药浓度。

3. 禁与麦角生物碱类药物合用。麦角生物碱为 CYP3A4 的作用底物,二者合用会使麦角类药物的血药浓度增高而导致麦角中毒。

4. 禁止与西罗莫司合用,本品可以使西罗莫司的血药浓度显著增加,因此二者禁止同时应用。

5. 存在潜在心律失常的患者慎用本品[266]。

【用药监护】

1. 在使用伏立康唑的首月,至少每周评估一次肝功能及胆红素水平。若患者临床状态稳定,则该监测可减至每月 1 次。

2. 评估有发生急性胰腺炎风险的患者的胰腺功能,包括最近接受过化疗或血液干细胞移植的患者。

3. 在伏立康唑治疗期间,应评估肾脏功能,监测血肌酐是否有上升。建议中重度肾功能损伤的患者[Ccr<50ml/(min·1.73m²)] 口服伏立康唑。若必须静脉给药,应严密监测该患者的情况。

4. 若伏立康唑治疗超 28 日,应进行视力评估(视敏度、视野、色觉)。

5. 在用药前及期间监测并纠正血电解质失衡(钾、镁、钙),以避免发生心律失常和 Q-T 间期延长。

6. 对于有光毒性相关损伤,但仍继续使用伏立康唑的儿童,应进行系统性的皮肤学评估,以早期发现和管理癌前病变。

7. 对于儿童患者,由于伏立康唑复杂的药代动力学及易变的血药浓度,建议进行血药浓度监测以确保疗效。目标稳态血药浓度谷值为 1~6μg/ml。Meta 分析建议目标浓度应小于 4μg/ml,以尽可能减少毒性。建议在给药后 10~12 小时期间检测准确的谷值。有人建议每周监测 1 次稳态血药浓度谷值,持续 4 周;然后 2~12 岁儿童每 2 周监测 1 次,小于 2 岁每周监测 1 次。

8. 定期进行影像学检查和系列医学检测以评估侵袭性曲霉菌病的治疗情况。

9. 对于念珠菌血症,应每日或每隔一日监测血培养结果直到念珠菌清除。

10. 应进行全血细胞计数等血液学检查。

11. 可能会有低钾血症,注意监测。

12. 可能有耳毒性,包括耳鸣、眩晕、听力损失等。

13. 伏立康唑主要被 CYP2C19 代谢,也受 CYP2C9 和 CYP3A4 影响,其同时也是 CYP2C19、CYP2C9 和 CYP3A4 的抑制剂,其与多种药物具有相互作用,应注意调整。

14. 为避免光敏反应的发生,患者在治疗过程中要避免日照[266]。

【相互作用】

药物	作用程度	相互作用
阿普唑仑、地西泮、氯硝西泮、咪达唑仑	禁忌	合用时增强并延长中枢神经抑制及精神运动损伤,在唑类抗真菌药停用后可能仍会持续数日
苯巴比妥、卡马西平、利福霉素、利福平	禁忌	可增强伏立康唑的代谢(CYP3A4),伏立康唑血药浓度可能降低,疗效减弱

续表

药物	作用程度	相互作用
阿司咪唑、西沙必利、匹莫齐特、奎尼丁、特非那定	禁忌	合用可导致 Q-T 间期延长,偶可导致尖端扭转型室性心动过速
胺碘酮、红霉素、环孢素	慎用	该药物通过影响 CYP3A4 增加胺碘酮、红霉素、环孢素的浓度或效应
苯妥英钠	慎用	乙酰脲的血药浓度可能增加,产生毒性的风险增加。伏立康唑的血药浓度可能降低,效应降低
布地奈德、地塞米松、氟替卡松、甲泼尼龙、泼尼松、泼尼松龙	慎用	合用时可能抑制类固醇类的代谢,减少清除。类固醇的效应和毒性可能增高
芬太尼、舒芬太尼	慎用	阿片类镇痛药的药效和不良反应可增强。可能与唑类抗真菌药抑制阿片类镇痛药的代谢(CYP3A4)有关
氟康唑	慎用	氟康唑和该药物均延长 Q-T 间期
华法林	慎用	通过抑制华法林代谢,华法林的抗凝效应可增强
氯雷他定	慎用	唑类抗真菌药抑制氯雷他定的代谢(CYP3A4),氯雷他定血药浓度可能升高,增加发生不良反应的风险
他克莫司	慎用	他克莫司的稳态血药浓度谷值可能升高,增加发生毒性的风险。伏立康唑抑制他克莫司的肝脏代谢(CYP3A4)
依托泊苷	慎用	依托泊苷的血药浓度可能升高,不良反应发生率上升
长春新碱	慎用	唑类抗真菌药可能抑制长春碱类的代谢(CYP3A4),发生长春碱类毒性的风险增加。尽量避免合用
伏立康唑	慎用	伏立康唑可能会使经 CYP3A4 代谢的苯二氮䓬类药物血药浓度增高,进而导致该类药物镇静作用时间延长
羟考酮、阿芬太尼	慎用	合用可使羟考酮、阿芬太尼血药浓度上升,应降低羟考酮、阿芬太尼剂量,监测不良反应
美沙酮、双氯芬酸	慎用	合用可使美沙酮、双氯芬酸血药浓度上升,应监测不良反应和毒性。必要时降低美沙酮的剂量
奥美拉唑	慎用	合用可使奥美拉唑血药浓度上升,必要时降低奥美拉唑剂量
洛伐他汀、阿托伐他汀	慎用	合用可使他汀类药物的血药浓度增高,从而导致横纹肌溶解,合用时应考虑减少他汀类药物的剂量
甲苯磺丁脲、格列吡嗪、格列本脲	慎用	合用可使磺酰脲类药物的血药浓度增高,从而引起低血糖症,合用时应考虑减少磺酰脲类药物的剂量
伊马替尼	慎用	唑类抗真菌药可能会抑制伊马替尼的代谢,伊马替尼的血药浓度可能会升高,药效和毒性可能会增强
布洛芬、酮洛芬、吲哚美辛	关注	非甾体抗炎药的血药浓度可能升高,增强药效和不良反应

【药物相容性】

容器	相容的药物	不相容的药物
Y 型管	阿米卡星、阿奇霉素、阿糖胞苷、阿昔洛韦、氨苄西林、氨茶碱、胺碘酮、昂丹司琼、奥曲肽、奥沙利铂、苯巴比妥、苯海拉明、表柔比星、博来霉素、醋酸钙、醋酸钾、醋酸钠、地高辛、地塞米松、多巴胺、多巴酚丁胺、厄他培南钠、法莫替丁、放线菌素 D、芬太尼、呋塞米、氟康唑、氟尿嘧啶、甘露醇、肝素、更昔洛韦、环磷酰胺、甲氨蝶呤、甲硝唑、卡铂、卡莫司汀、卡泊芬净、克林霉素、利多卡因、利奈唑胺、两性霉素 B 脂质体、硫酸镁、罗库溴铵、氯丙嗪、氯化钙、氯化钾、美罗培南、美沙酮、美司钠、咪达唑仑、米力农、葡萄糖酸钙、氢化可的松、庆大霉素、乳酸钠林格注射液、红霉素、肾上腺素、舒芬太尼、顺铂、碳酸氢钠、头孢呋辛、头孢曲松、头孢噻肟、头孢他啶、头孢西丁、头孢唑林、托泊替康、万古霉素、维库溴铵、西咪替丁、硝酸甘油、亚胺培南西司他丁、亚叶酸钙、多柔比星脂质体、去氧肾上腺素、柔红霉素、瑞芬太尼、伊立替康、依托泊苷、胰岛素、异丙嗪、异丙肾上腺素、异环磷酰胺、右雷佐生	苯妥英钠、地西泮、硝普钠、多柔比星、头孢吡肟、伊达比星
混合管	氯化钾 * 说明书:本品禁止和其他药物,包括肠外营养剂在同一静脉输液通路中同时滴注	* 说明书:本品禁用 4.2% 碳酸氢钠稀释

【不良反应】

1. 常见的不良反应为视物障碍、发热、皮疹、恶心、呕吐、腹泻、头痛、幻觉、周围性水肿和腹痛。通常为轻度到中度。

2. 视物障碍,出现视觉改变、视物模糊、色觉改变或畏光　视物障碍通常为轻度,罕有导致停药者。这种改变在疗程超过 29 日后不再进展,并且停药后可以完全恢复。

3. 皮肤及其附件不良反应　可能发生皮疹、光敏反应、剥脱性皮炎、重症多形性红斑、荨麻疹等。一旦患者出现皮疹,必须进行严密观察,若皮损加重,则必须停药。

4. 肝功能试验异常　可能与较高的血药浓度或剂量有关。在伴有其他严重肝脏基础疾病的患者中,偶可发生严重的肝毒性反应,包括黄疸。肝炎、肝昏迷或致死性的肝衰竭极为少见。绝大部分患者不影响继续用药,或者调整剂量后继续用药(包括停药)均可缓解。

5. 心血管系统　常见心动过速、高血压、低血压、血管扩张;少见心律失常、完全性房室传导阻滞、深静脉血栓、Q-T 间期延长、晕厥、室性心动过速等。

6. 消化系统　常见恶心、呕吐、腹泻、肝功能异常、胆汁淤积性黄疸、口干;少见食欲减退、便秘、胰腺炎;偶见假膜性结肠炎。

7. 血液系统　常见血小板减少症、贫血;少见中性粒细胞缺乏症、嗜酸性粒细胞增多、骨髓抑制等。

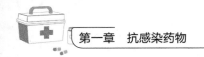

8. 神经系统　眩晕、幻觉等常见;精神错乱、抑郁、焦虑、震颤、激动、感觉异常等。

9. 静脉滴注相关反应:有过敏性休克样的即刻反应,包括面红、发热、出汗、心动过速、胸闷、晕厥、恶心等。

10. 泌尿与生殖系统:血肌酐及血尿素氮增高、发生蛋白尿及血尿,重症患者应用本品可发生急性肾衰竭。建议中重度肾功能损伤的患者[Ccr<50ml/(min·1.73m^2)]口服伏立康唑。若必须静脉给药,应严密监测该患者的情况[257,266]。

【药物过量】

处置:目前尚无已知的伏立康唑解毒剂。药物过量时血液透析有助于将伏立康唑和赋形剂从体内清除[266]。

【药理作用】

本品属三唑类抗真菌药,具有广谱抗真菌作用。对多数曲霉具有杀菌作用;对赛多孢子菌和镰孢菌的作用在不同菌株间差异较大;对白念珠菌及非白念珠菌,包括耐氟康唑菌株具有抗菌活性。对新型隐球菌、皮炎芽生菌、粗球孢子菌、马尔尼菲青霉、组织胞浆菌和孢子丝菌属均具有抗菌作用[257]。

【药代动力学】

口服本品吸收迅速而完全,口服后生物利用度约为 96%,t_{max} 为 1~2 小时。血浆蛋白结合率约为 58%。脑脊液中药物浓度约为同期血药浓度的 42%~67%。伏立康唑主要在肝脏通过细胞色素 P450 酶系(CYP2C19、CYP2C9、CYP3A4)代谢。$t_{1/2}$ 约为 6 小时。仅有少于 2% 的药物以原型经尿排出。根据疾病的状态、合用的药物及基因多态性,伏立康唑的代谢可能发生变化。建议进行治疗药物监测以获得理想的疗效,尤其是重症患者及合用会对伏立康唑浓度产生影响的药物者[257]。

【药物贮存】

密闭,在室温下保存[266]。

卡 泊 芬 净
Caspofungin

【适应证】

1. 对于发热、中性粒细胞减少症并怀疑为真菌感染的患者进行经验治疗。
2. 治疗中性粒细胞减少症或非中性粒细胞减少患者的侵袭性念珠菌病,包括念珠菌血症。
3. 治疗食管念珠菌病。
4. 治疗难治性或对其他疗法不能耐受的侵袭性曲霉菌病患者[268]。

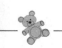

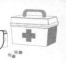

【用法用量】

一、新生儿

静脉滴注:每次 25mg/m²,24 小时 1 次(此剂量尚未进行临床研究评价)。

治疗念珠菌感染疗程:在无转移性并发症的情况下,应在念珠菌血培养为阴性且无感染症状后持续用药 2 周[241]。

二、儿童及青少年

怀疑或确诊曲霉菌或念珠菌感染的用药方案如下。

年龄范围在 29 日至 3 个月:25mg/m² 静脉滴注,每日 1 次(此剂量尚未进行临床研究评价)。

年龄范围在 3 个月及以上:第一日静脉滴注 70mg/m²,每日 1 次(最大剂量 70mg)。之后静脉滴注 50mg/m²,每日 1 次(最大剂量 70mg)。若 50mg/m² 日剂量疗效不佳,但患者的耐受性良好,可将日剂量增至 70mg/m²(最大剂量 70mg)。

疗程:无转移性并发症的念珠菌感染者,疗程为血培养阴性后 2 周停药。对于腹腔内念珠菌感染的患者,可根据临床反应决定疗程。对于骨关节感染患者,若治疗骨髓炎应至少使用 2 周,之后使用氟康唑 6~12 个月;若治疗化脓性关节炎,至少使用本品 4 周[237,241,269-274]。

【剂量调整】

1. 肝损伤　在肝损伤的儿科患者中无使用卡泊芬净的经验,但在成年肝损伤患者中(Child-Pugh 评分 7~9),建议在常规的负荷剂量后减少日剂量的 30%。

2. 同时使用促进卡泊芬净清除的药物,如与利福平、依非韦仑(efavirenz)、苯妥英钠、地塞米松或卡马西平等同用时,应考虑给予 70mg/m²,每日 1 次(最大剂量每次 70mg)。

3. 用法　缓慢静脉滴注给药约 1 小时,浓度不应超过 0.5mg/ml。推荐浓度 0.5mg/ml[268]。

【给药说明】

在无菌条件下加入 10.5ml 的无菌注射用水,溶解后瓶中药液浓度分别为 7.2mg/ml(每瓶 70mg 装)或 5.2mg/ml(每瓶 50mg 装)。轻轻混合,直到获得透明的溶液。将上述溶解的药物用氯化钠注射液或乳酸钠林格注射液 250ml 稀释,如医疗上需要一日剂量为 50mg 或 35mg,可将输注液的容积减少到 100ml。

保存于 25℃或以下温度的初溶液(7.2mg/ml 或 5.2mg/ml),在 24 小时之内可以使用。如输注液储存于 25℃或以下的环境中,必须在 24 小时内使用;如储存于 2~8℃的冰箱中,则必须在 48 小时内使用[268]。

【注意事项】

1. 对本品或其任何成分过敏者禁用。

2. 本品不宜与环孢素合用,除非利大于弊[275]。

【用药监护】

1. 对肝功能检查异常的患者要密切监测其病情变化。

2. 肝脏损伤的患者应该减少卡泊芬净的使用剂量。

3. 定期监测血钾、钙以及氨基转移酶。

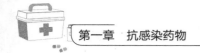

4. 对于念珠菌感染,应每日或每隔一日监测血培养情况直至念珠菌清除[275]。

【相互作用】

药品	作用程度	相互作用
环孢素	严重	有机阴离子转运多肽底物浓度提高,该药物会增加卡泊芬净的浓度或效应
阿托伐他汀、辛伐他汀	慎用	有机阴离子转运多肽 B_1 抑制剂可增加肌病的风险,卡泊芬净增强该药物的毒性
卡马西平、利福平	慎用	该药物通过促进代谢降低卡泊芬净的浓度

【药物相容性】

容器	相容的药物	不相容的药物
Y 型管	氨曲南、多巴酚丁胺、多巴胺、法莫替丁、氟康唑、利奈唑胺、氯化钾、美罗培南、吗啡、万古霉素、胰岛素	阿昔洛韦、呋塞米、肝素、克林霉素、哌拉西林他唑巴坦、头孢唑林、头孢曲松

【不良反应】

不良反应	处置方法
常见发热、寒战、头痛、恶心、呕吐、皮疹以及静脉炎	减量或停药
常见实验室检查异常有血清氨基转移酶、胆红素、碱性磷酸酶、血肌酐、血尿素氮升高,血钾、红细胞压积和血红蛋白含量降低	对症处置

【药物过量】

临床研究中,已使用过的最大剂量为 210mg,这一剂量曾在 6 名成人健康受试者中单次给予过,耐受良好。另外,曾在 15 名成人健康受试者中按照每日 100mg、连续 21 日的剂量使用,结果耐受性良好。卡泊芬净不能由透析清除[268]。

【药理作用】

本品在体外有广谱抗真菌活性。本品对烟曲霉、黄曲霉、土曲霉和黑曲霉具有良好抗菌活性;对念珠菌属具有杀菌作用,对白念珠菌、光滑念珠菌、吉列蒙念珠菌、克柔念珠菌、近平滑念珠菌和热带念珠菌具有高度抗真菌活性,明显优于氟康唑和氟胞嘧啶,与两性霉素 B 相仿。此外,本品对镰孢菌属、丝状真菌和一些双相真菌如顶孢霉属、拟青霉属等具有抗菌活性,其作用优于两性霉素 B。对组织胞浆菌和肺孢菌也有一定的作用。新型隐球菌对本品天然耐药。本品对镰孢菌属、根霉属、丝孢酵母属等作用差。

作用机制:本品属半合成棘白菌素类,非竞争性抑制葡萄糖多聚物 β-(1,3)-D- 葡聚糖合成酶,破坏真菌细胞壁糖苷的合成[275]。

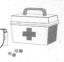

【药代动力学】

卡泊芬净的血浆蛋白结合率可高达 97%。肝、肾和大肠的 AUC_{24h} 组织 - 血浆比分别为 16、2.9 和 2。小肠、肺、脾的药物浓度与血药浓度相似,而心、脑和大腿的药物浓度低于血药浓度。

本品消除半衰期为 9~10 小时。本品血浆总清除率为 0.72L/h。

本品主要在肝脏经水解和 N- 乙酰化代谢,代谢速度缓慢。给药后,约 35% 的本品及其代谢产物经粪便排泄;41% 经尿液排泄,其中约 1.4% 以原型从尿液排泄,表明其母药的肾清除率甚低,仅为 0.15ml/min;而本品的总清除率为 12ml/min。

本品应用于轻度至终末期肾功能不全或轻度肝功能不全患者时,无须调整剂量。血液透析不能清除本品。对于中度肝功能不全患者,应适当减少剂量[275]。

【药物贮存】

密闭的瓶装冻干粉末应储存于 2~8℃[268]。

米 卡 芬 净
Micafungin

【适应证】

由曲霉菌和念珠菌引起的下列感染:真菌血症、呼吸道真菌病、胃肠道真菌病[276]。

【用法用量】

一、新生儿

1. 常规剂量 每次 7~10mg/kg,静脉滴注,每 24 小时 1 次[277]。

2. 侵袭性念珠菌血症 建议所有足月儿和早产儿每日使用 10mg/kg,以预防念珠菌性脑膜炎的发生[278]。念珠菌感染疗程在无转移性并发症的情况下,应在念珠菌血培养为阴性且感染症状消失后持续 2 周。极不成熟的新生儿(妊娠小于 27 周,日龄 <14 日)和脑膜炎患者及早产儿的分布容积相对较高,新生儿及小年龄组婴儿按体重调整的清除率大于大年龄组婴儿及成人,所以应使用更高的剂量[279]。

二、儿童及青少年

1. 食管念珠菌感染(≥4 个月)

体重≤30kg:每日 1 次静脉给药 3mg/kg[280]。

体重 >30kg:每日 1 次静脉给药 2.5mg/kg。每次最多 150mg[280-281]。

2. 侵袭性念珠菌

每日 1 次静脉给药 2mg/kg,每次最多 100mg[280]。5 日后,若疗效不佳,或疾病恶化,或培养结果仍为阳性,则增加剂量至每日 4mg/kg,每次最多 200mg[282-284]。

疗程:对于没有转移性并发症的念珠菌感染,应在念珠菌血培养为阴性且感染症状消失后持续使用 2 周。腹腔念珠菌感染的患者,根据临床疗效决定疗程。骨关节感染患者,骨髓炎疗程至少为 2 周,然后使用氟康唑 6~12 个月;化脓性关节炎,疗程至少为 4 周[285]。

3. 难治性侵袭性曲霉菌感染

体重≤40kg:初始剂量,每日 1 次静脉给药 1.5mg/kg;若疗效不佳,或疾病恶化,或培养结果仍为阳性,则每 5~7 日增加 1.5mg/kg,每次最多 4.5mg/kg 或 225mg[286-287]。

体重 >40kg:初始剂量,每日 1 次静脉给药 75mg;若疗效不佳,或疾病恶化,或培养结果仍为阳性,则每 5~7 日增加 75mg,每次最多 225mg[286-287]。

4. 预防造血干细胞移植后侵袭性真菌感染　每日 1 次静脉给药 1mg/kg。每次最多 50mg[288]。

【给药说明】

因本品容易起泡且泡沫不易消失,配制时轻缓旋转小瓶溶解冻干粉末,不可震摇。配制后切勿用力摇晃输液袋。

将药物用 0.9% 氯化钠注射液或 5% 葡萄糖注射液稀释至 0.5~1.5mg/ml,推荐 1mg/ml,给药时间约 1 小时。浓度高于 1.5mg/ml 时应通过中心静脉给药,最高浓度为 4mg/ml。

连续静脉滴注给药前应用生理盐水冲洗滴管。

因本品在光线下可缓慢分解,应避免阳光直射。如果从配制到输液结束超过 6 小时,应将输液袋遮光[276,289]。

【注意事项】

对本品中任何成分或其他棘白菌素类药物过敏者禁用[276]。

【用药监护】

1. 监测肝、肾功能。如出现肝功能异常,应严密监测肝功能是否恶化,并仔细权衡利弊后再决定是否继续使用。

2. 可发生血肌酐值和尿素氮增高,极个别患者出现肾功能不全或急性肾衰竭。出现肾功能异常时,应严密监测肾功能是否恶化。

3. 可能发生血管内溶血和血红蛋白尿症。如出现临床或实验室溶血反应或溶血性贫血的证据时,应严密监测病情是否恶化,并仔细权衡利弊后再决定是否继续使用。

4. 个别患者可对本品发生严重过敏反应,应立即停药并予恰当治疗[290]。

【相互作用】

药品	作用程度	相互作用
阿昔替尼、替硝唑	慎用	米卡芬净通过影响 CYP3A4 代谢增加该药物的浓度
环孢素	慎用	环孢素的血药浓度可升高,增强药学效应和不良反应
硝苯地平	慎用	米卡芬净增加该药物的浓度,机制不明确

【药物相容性】

本品与其他药物一起溶解时可能产生沉淀。在碱性溶液中不稳定,效价会降低。

容器	相容的药物	不相容的药物
Y 型管	氨茶碱、呋塞米、肝素、环孢素、卡铂、硫酸镁、氯化钙、氯化钾、美司钠、葡萄糖酸钙、米力农、硝酸甘油、多巴胺、利多卡因、依托泊苷、去甲肾上腺素	奥曲肽、罗库溴铵、人血白蛋白、维库溴铵、胺碘酮、昂丹司琼、多巴酚丁胺、吗啡、肾上腺素、胰岛素、左氧氟沙星
混合管	阿昔洛韦、氨苄西林、更昔洛韦、环丙沙星、庆大霉素、维生素 B_1、维生素 B_6、维生素 K_2、西咪替丁、多柔比星、柔红霉素、万古霉素	

【不良反应】

不良反应	处置方法
有报道称在围产期暴露于人类免疫缺陷病毒(human immunodeficiency virus, HIV)和丙型肝炎感染的早产婴儿出现肝氨基转移酶升高和总胆红素升高。使用米卡芬净[8mg/(kg·d)]16 日后停用，实验室值逐渐下降	减量或停用
常见的不良反应是腹泻、呕吐、发热、低钾血症、血小板减少症和组胺介导的症状(包括皮疹，瘙痒，面部肿胀和血管舒张)	降低滴速或减量停药。滴速过快可使组胺介导的反应次数增加[289]

【药物过量】

本品与蛋白高度结合，因此不能经透析除去。未见有米卡芬净给药过量的报道。在临床试验中成年患者重复每日剂量达 8mg/kg(最大总剂量达 896mg)，未报告有剂量限制性毒性[276]。

【药理作用】

米卡芬净是一种半合成脂肽类化合物，能竞争性抑制真菌细胞壁的必需成分 1, 3-β-D-葡聚糖的合成。本品对白念珠菌(包括氟康唑敏感及耐药菌)、光滑念珠菌、克柔念珠菌、近平滑念珠菌、热带念珠菌具有杀菌作用；对曲霉菌具有抑菌作用，可抑制孢子发芽和菌丝生长；对隐球菌属、镰孢菌、毛孢子菌无效[289]。

【药代动力学】

口服剂型的米卡芬净主要通过胃肠道被吸收，其血浆蛋白结合率大于 99%，主要与血浆白蛋白结合。

米卡芬净主要通过芳香基硫酸酯酶代谢为它的邻苯二酚的形式，然后通过邻苯二酚甲基转移酶进一步代谢为甲基化结构。米卡芬净通过细胞色素 P450 同工酶可以羟基化。

用药 28 日后，大约 71% 的药物经粪便排出，12% 经尿液排出体外。半衰期平均为 14.0~17.2 小时[289]。

【药物贮存】

室温下密闭避光保存[276]。

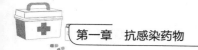
两性霉素 B
Amphotericin B

【适应证】

本品适用于下列真菌感染的治疗:隐球菌、皮炎芽生菌、播散性念珠菌、球孢子菌、组织胞浆菌、马尔尼菲青霉,由毛霉属、根霉属、犁头霉属、内孢霉属、蛙粪霉属和暗色真菌、申克孢子丝菌、烟曲霉、黄曲霉、黑曲霉等所致血流感染、心内膜炎、脑膜炎(隐球菌及其他真菌)、腹腔感染(包括与透析有关或无关者)、尿路感染和眼内炎等;亦可作为美洲利什曼原虫病的替代治疗药物[291]。

【用法用量】

一、新生儿

静脉滴注,1mg/kg,每日 1 次(初始剂量为每日 0.1mg/kg),7 日后可减 1mg/kg,隔日 1 次[292]。

二、儿童及青少年

1 个月至 17 岁,开始时按每日 0.1mg/kg 给药,以后逐渐增至每日 0.25mg/kg(周期应超过 2~4 日),如果可耐受则继续加量至每日 1mg/kg。严重感染,可增加剂量至 1.5mg/(kg·d) 或 1.5mg/kg,隔日 1 次,需要长期治疗时,剂量应不低于每日 0.25mg/kg 并逐渐增加。

两性霉素 B 脂质体(amphotericin B liposome,AMBL)每日 3~5mg/kg,缓慢静脉滴注。

两性霉素 B 脂质复合体(amphotericin B lipid complex,ABLC)每日 2.5~5mg/kg,静脉滴注时间宜在 2 小时以上。

鞘内给药首次 0.05~0.1mg,以后逐渐增至每次 0.5mg,最大剂量每次 1mg,一周给药 2~3 次,总量在 15mg 左右。鞘内给药时宜与小剂量地塞米松或琥珀酸氢化可的松同时给予,并需用脑脊液反复稀释药液,边稀释边缓慢注入以减少不良反应[292]。

【给药说明】

1. 静脉滴注　先以灭菌注射用水 10ml 配制本品 50mg(或以 5ml 配制 25mg),然后用 5% 葡萄糖注射液稀释(不可用 0.9% 氯化钠,因可产生沉淀),滴注液的药物浓度不超过 10mg/100ml,避光缓慢静脉滴注,每次静脉滴注时间至少 6 小时。稀释用葡萄糖注射液的 pH 应在 4.2 以上。

2. 鞘内注射　先以灭菌注射用水 10ml 配制本品 50mg(或以 5ml 配制 25mg),然后取 5mg/ml 的药液 1ml,加 5% 葡萄糖注射液 19ml 稀释,使最终浓度达到 250μg/ml,注射时取所需药液量以脑脊液 5~30ml 反复稀释,并缓慢注入。鞘内注射液的药物浓度不可高于 25mg/100ml,pH 应在 4.2 以上。

3. 静脉滴注本品前或静脉滴注时可给予小剂量肾上腺皮质激素以减轻不良反应,但后者宜用最小有效剂量及最短疗程。

4. 本品治疗如中断 7 日以上,需要重新自小剂量开始逐渐增加至所需治疗量[292]。

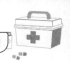

【注意事项】

1. 本品毒性大,不良反应多见,应仅限用于已确诊的深部真菌感染。由于本品是治疗危重深部真菌感染的唯一有效药物,选用本品时必须权衡利弊后作出决定。

2. 下列情况应慎用

(1)肾功能损害:本品主要在体内灭活,故肾功能重度减退时半衰期仅轻度延长,因此肾功能轻、中度损害的患者如病情需要仍可选用本品,重度肾功能损害者则需延长给药间期或减量应用,应用其最小有效量;当治疗累积剂量大于 4g 时可引起不可逆性肾功能损害。

(2)肝功能损害:本品可致肝毒性,肝病患者避免应用本品。严重肝病的患者禁用。

3. 药液静脉滴注时应避免外漏,因本品可致局部刺激。

4. 仅 5mg 规格用于鞘内注射。

5. 两性霉素 B 含脂复合制剂因其药动学特性而使肾毒性有所降低。因此,本品含脂复合制剂适用于不能耐受两性霉素 B 引起的肾毒性,或用后出现严重毒性反应的患者。其中两性霉素 B 胆固醇复合体尚可适用于中性粒细胞缺乏患者发热疑为真菌感染的经验治疗。含脂质复合制剂静脉滴注时全身反应较两性霉素 B 去氧胆酸盐为低[292]。

【用药监护】

治疗期间定期严密随访血、尿常规,肝、肾功能,血钾,心电图等,当血尿素氮或血肌酐明显升高时,则需减量或暂停治疗,直至肾功能恢复[292]。

【相互作用】

药品名称	作用程度	相互作用
阿米卡星	慎用	该药物与阿米卡星均增加肾毒性和 / 或耳毒性
环孢素	慎用	环孢素的肾毒性效应可增强
地高辛	慎用	合用时可因低血钾而致洋地黄中毒
更昔洛韦	慎用	合用可能增加血肌酐的水平

【不良反应】

1. 静脉滴注过程中或静脉滴注后发生寒战、高热、严重头痛、食欲减退、恶心、呕吐,有时可出现血压下降、眩晕等。

2. 几乎所有患者在疗程中均可出现不同程度的肾功能损害,尿中可出现红细胞、白细胞、蛋白和管型、血尿素氮和肌酐增高,肌酐清除率降低,也可引起肾小管性酸中毒。

3. 由于尿中排出大量钾离子,可发生低钾血症。

4. 血液系统毒性反应有正常红细胞性贫血,偶可有白细胞或血小板减少。

5. 肝毒性,较少见,可致肝细胞坏死,急性肝功能衰竭亦有发生。

6. 心血管系统反应 静脉滴注过快可引起心室颤动或心脏停搏。此外本品所致的电解质紊乱亦可导致心律失常的发生。本品静脉滴注时易发生血栓性静脉炎。

7. 神经系统毒性反应,鞘内注射本品可引起严重头痛、发热、呕吐、颈项强直、下肢疼痛及尿潴留等,严重者可发生下肢截瘫等。

  8. 过敏性休克、皮疹等变态反应偶有发生。

  9. 可出现腹泻、消化不良、食欲减退、体重减轻等不良反应[292]。

【药物过量】

  药物过量可能引起呼吸循环衰竭,应立即中止给药,并进行临床及实验室监测,予以支持、对症处理[293]。

【药理作用】

  本品为多烯类抗真菌药物。对本品敏感的真菌有新型隐球菌、皮炎芽生菌、组织胞浆菌、球孢子菌属、孢子丝菌属、念珠菌属等;皮肤和毛发癣菌则大多耐药;本品对细菌、立克次体、病毒等无抗菌活性。常用治疗量所达到的药物浓度对真菌仅具抑菌作用。作用机制为本品通过与敏感真菌细胞膜上的固醇相结合,损伤细胞膜的通透性,导致细胞内重要物质如钾离子、核苷酸和氨基酸等外漏,破坏细胞的正常代谢从而抑制其生长[291]。

【药代动力学】

  口服吸收少且不稳定。静脉滴注起始剂量每日 1~5mg 并逐渐增至每日 0.4~0.6mg/kg 时,C_{max} 为 0.5~2mg/L,C_{ss} 为 0.5mg/L。本品与组织结合量大,与组织结合后可逐渐释放,故有双相 $t_{1/2}$,开始 $t_{1/2}$ 为 24 小时,终末 $t_{1/2}$ 为 15 日。血浆蛋白结合率 >90%。体内分布广,有炎症的胸腔积液、腹水、滑膜液和眼房水中的药物浓度约为同期血药浓度的 2/3;但脑脊液中药物浓度极低,很少超过同期血药浓度的 2.5%;仅有微量可进入玻璃体液和正常的羊水中。本品在人体组织中的分布尚缺乏完整资料。氚标记本品应用于灵长类动物实验结果显示,组织中药物浓度最高者为肾,依次为肝、脾、肾上腺、肺、甲状腺、心、骨骼肌、胰腺、脑和骨组织。脑脊液中药物浓度约为同期血药浓度的 2%~4%。本品通过肾脏缓慢排泄(数周至数个月),以活性形式自尿中排出给药量的 2%~5%,由于排泄缓慢,在停药后 7 周尚可自尿中检出该药。在碱性尿液中药物排泄增多。本品不易为透析所清除[291]。

【药物贮存】

  遮光,密闭,冷处(2~10℃)保存[294]。

第三节　抗病毒药

利巴韦林
Ribavirin

【适应证】

  本品适用于治疗病毒性上呼吸道感染、皮肤疱疹病毒感染以及丙型肝炎病毒感染等[295]。

【用法用量】

1. 一般对于病毒性上呼吸道感染,使用 20mg/ml 溶液雾化吸入 12~18 小时,疗程 3~7 日。对于呼吸道合胞病毒性肺炎和其他病毒感染,也可持续吸药 3~6 日;或每日 3 次,每次 4 小时,疗程 3 日[296]。

2. 用于严重的呼吸道合胞病毒、副流感病毒感染和免疫功能低下儿童的腺病毒感染,1 个月至 17 岁:静脉滴注约 15 分钟。首次 33mg/kg,之后 4 日每 6 小时 16mg/kg,之后 3 日每 8 小时 8mg/kg[297]。

3. 慢性丙型肝炎(与干扰素 α 联用),用于先前未经治疗且无肝功能失代偿的、>3 岁儿童及青少年:

体重 <47kg:每日 15mg/kg,分 2 次口服。

体重 47~49kg:早间口服 200mg,晚间口服 400mg。

体重 50~64kg:每次口服 400mg,每日 2 次。

体重 65~79kg:早间口服 400mg,晚间口服 600mg。

体重 80~104kg:每次口服 600mg,每日 2 次。

体重 ≥105kg:早间口服 600mg,晚间口服 800mg。

4. 病毒性上呼吸道感染,皮肤疱疹病毒感染。

口服:每日 10mg/kg,分 4 次给药,疗程 7~14 日[298]。

静脉滴注:每日 10~15mg/kg,分 2 次给药,疗程 3~7 日[299]。

【剂量调整】

Ccr≤50ml/(min·1.73m^2)者不应使用[296]。

【给药说明】

1. 静脉滴注　用 0.9% 氯化钠注射液或 5% 葡萄糖注射液稀释至 1mg/ml,给药时间维持在 >20 分钟[300]。

2. 口服　可以与食物同服。不可将胶囊打开或压碎。

3. 雾化　不应与其他气雾剂同时给药。应使用指定的气雾发生器(国内暂无),颗粒粒径在 1.2~1.6μm。婴儿可通过面罩给药,流量 12.5L/min,给药浓度 20mg/ml。

4. 尽早用药　呼吸道合胞病毒性肺炎病初 3 日内给药一般有效[296]。

【注意事项】

1. 对本品有过敏史者、血红蛋白病患者禁用。

2. 严重贫血者不宜应用。

3. 自身免疫性肝炎患者禁忌与干扰素 α2b 合用。

4. 肝功能异常者慎用。

5. 未确诊为呼吸道合胞病毒感染的患者不宜使用。

6. 雾化吸入药物可能沉淀在呼吸器上,妨碍安全、有效通气,辅助呼吸婴儿不应采用本品气雾剂。

7. 儿童患者(青春期为主)的自杀观念或企图高于成人。

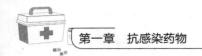

8. 怀孕的医护人员应尽量减少暴露于药物中[296]。

【用药监护】

1. 慢性丙型肝炎给药前应满足下列条件：①血小板≥90 000 个 /mm^3；②中性粒细胞绝对值≥1 500 个 /mm^3；③血肌酐浓度小于正常上限的 1.5 倍；④促甲状腺激素（thyroid stimulating hormone，TSH）和甲状腺素（thyroxine，T$_4$）值在正常范围内或甲状腺功能得到充分控制；血红蛋白：女性≥120g/L，男性≥130g/L[301]。

2. 肾功能损害者本品毒性反应风险增大，用药期间应监测肾功能并相应调整剂量[296]。

3. 雾化吸入应用时，仔细检测患儿的呼吸功能和体液状况。需要机械通气的婴儿，如气溶胶发生器的气流没有适当调整、呼吸阀未经常清洁、单向阀和过滤器未与通气通道一起使用就可能发生呼气压力增加。每 2~4 小时应检测 1 次肺部压力[302]。

4. 口服及静脉应用时，慢性丙型肝炎病毒感染患者在治疗的前 12 周应每月进行 1 次检测，然后每隔 8~12 周进行 1 次检测，直到治疗结束。检测的指标包括全血细胞计数、血清肌酐、GPT 和 HCV RNA 的基线值及 4 周、12 周、24 周的数值，之后每间隔 4~12 周检测 1 次，直至治疗结束。治疗结束后的 24 周应进行再次检测。

5. 持续病毒应答但患有肝硬化的人应继续定期检测，包括筛查肝细胞癌[303]。

6. 治疗期间每间隔 12 周检测 1 次甲状腺功能。

7. 每次就诊时应评估副作用、药物依从性和是否有抑郁情况。

8. 对有先兆心脏病的患者进行心电图检查。

9. 对所有患者进行视力检查，并定期对已有眼科疾病的患者进行治疗。

10. 定期进行口腔检查[296]。

【相互作用】

药品名称	相互作用
干扰素 α2b 或 PEG 干扰素 α	严重抑郁、自杀观念、溶血性贫血（约 10%）、骨髓抑制、自身免疫性和感染性疾病、肺功能紊乱（呼吸困难、肺浸润性病变、局限性肺炎等）、胰腺炎、糖尿病等
华法林	合用可降低华法林的抗凝效应

【药物相容性】

容器	相容的药物	不相容的药物	不确定
混合管	阿莫西林克拉维酸、阿米卡星、阿托品、氨苄西林、氨甲苯酸、奥曲肽、地塞米松、东莨菪碱、酚磺乙胺、呋塞米、肝素、甲硝唑、利多卡因、磷霉素钠、硫酸镁、洛贝林、氯霉素、羟乙基淀粉、青霉素、氢化可的松、庆大霉素、三磷酸腺苷、山莨菪碱、头孢呋辛、头孢米唑、头孢哌酮、头孢哌酮舒巴坦、头孢他啶、头孢唑林、维生素 B$_6$、维生素 C、西咪替丁、新斯的明、亚叶酸钙、异丙嗪	氨茶碱、苯巴比妥、地西泮、多巴胺、多巴酚丁胺、间羟胺、氯丙嗪、去乙酰毛花苷、去甲肾上腺素、肾上腺素、异丙肾上腺素	红霉素

【不良反应】

1. 较常见的有静脉或口服给药后主要的不良反应有溶血性贫血、血红蛋白减低及贫血、乏力等,停药后可消失。较少见的有疲倦、头疼、失眠等,以及食欲减退、恶心等,多见于应用大剂量者。

2. 长期或大剂量服用对肝功能、血象有不良影响。

3. 吸入用药可导致肺功能退化、细菌性肺炎、气胸和心血管反应(血压下降及心脏停搏)等,罕见贫血和网织红细胞过多的报道。也有结膜炎、皮疹发生。吸入用药时医护人员可发生头痛、皮肤瘙痒、皮肤发红、眼周水肿。

4. 静脉滴注可引起寒战[296]。

【药物过量】

表现:大剂量应用可致心脏损害。对呼吸道疾病如慢性阻塞性肺疾病或哮喘患者可致呼吸困难、胸痛等[300]。

【药理作用】

主要抑制肌苷脱氢酶,阻断肌苷 - 磷酸向黄嘌呤核苷 - 磷酸的转化等作用,从而抑制核酸合成,阻止病毒复制[295]。

【药代动力学】

1. 口服后很快被吸收,1~1.5 小时内血药浓度达到峰值。消除半衰期儿童 6.5~11 小时,成人 24 小时。

2. 儿童每日以面罩吸药 2.5 小时,共 3 日,C_{max} 为 0.2mg/L;每日吸药 20 小时,共 5 日,C_{max} 为 1.7mg/L。本品与血浆蛋白几乎不结合。呼吸道分泌物中药物浓度大多高于血药浓度。

3. 静脉滴注进入体内迅速分布到身体各部分,并可透过血 - 脑屏障。药物在呼吸道分泌物中的浓度大多高于血药浓度。血浆药物消除半衰期($t_{1/2\beta}$)为 0.5~2 小时。

4. 进入体内磷酸化后生成活性代谢物 - 利巴韦林单磷酸。药物能进入红细胞内,且蓄积量大,可蓄积数周。长期用药后脑脊液内药物浓度可达同期血药浓度的 67%。可透过胎盘屏障进入胎儿血液循环,也能通过乳汁分泌。与血浆蛋白几乎不结合。在肝内代谢,主要经肾脏排泄,仅有少量随粪便排出[296]。

【药物贮存】

遮光,密封保存[300]。

奥 司 他 韦
Oseltamivir

【适应证】

用于甲型和乙型的流行性感冒(简称"流感")的治疗与预防[304]。

【用法用量】

一、新生儿

治疗:矫正胎龄 <38 周:每次 1.0mg/kg;矫正胎龄 38~40 周,每次 1.5mg/kg;矫正胎龄 >40 周:每次 3.0mg/kg。每日 2 次,疗程 5 日[305]。

二、儿童及青少年

1. 预防　接触后每日 1 次口服。

3~8 个月:3mg/kg,疗程 7 日。

9~11 个月:3.5mg/kg,疗程 7 日[305]。

1~12 岁且 10~14kg:30mg,疗程 10 日。

1~12 岁且 15~22kg:45mg,疗程 10 日。

1~12 岁且 23~40kg:60mg,疗程 10 日。

体重 >40kg:75mg[306]。

2. 治疗　每日 2 次,疗程 5 日。

1~8 个月:3mg/kg。

9~11 个月:3.5mg/kg[305]。

1~12 岁且 10~14kg:30mg。

1~12 岁且 15~22kg:45mg。

1~12 岁且 23~40kg:60mg。

体重 >40kg 及成人:75mg[305]。

【剂量调整】

1. 肾功能不全患者需调整用药剂量

1)间歇性透析患者

体重 ≤15kg:每次血液透析后 7.5mg。

体重 >15kg 至 ≤23kg:每次血液透析后 10mg。

体重 >23kg 至 ≤40kg:每次血液透析后 15mg。

体重 >40kg:每次血液透析后 30mg。

2)非透析患者:目前尚缺少儿科患者、肾功能不全患者相关研究数据,建议参考成人患者剂量调整方案,见表 1-3-1。

表 1-3-1　肾功能不全的成人患者奥司他韦给药剂量调整方案

Ccr	治疗剂量	预防剂量
>30ml/(min·1.73m²)	无须调整	—
10~30ml/(min·1.73m²)	减量 25%,每日 1 次	减量 25%,隔日 1 次;或每日服用常量的 30%
<10ml/(min·1.73m²) 严重肾衰竭需定期透析者	不推荐使用	—

2. 肝功能不全　研究未表现出肝功能不全患者的奥司他韦水平显著增高或其活性代

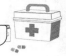

谢产物显著降低,剂量调整的证据有限[304]。

【给药说明】

1. 药物吸收不受进食影响。进食服药可提高药物的耐受性。

2. 为避免本品作为抗病毒药物抑制活疫苗病毒的复制,除非临床需要,在使用减毒活流感疫苗 2 周内不应服用本品;服用本品后 48 小时内不应使用减毒活流感疫苗。三价灭活流感疫苗可以在服用本品前后任何时间使用[307]。

【注意事项】

1. 奥司他韦在 1 岁以下儿童中的使用数据有限。除非病情严重,否则不推荐用于 3 个月以下婴儿。

2. 由于新生儿可能无法将本品代谢为其活性形式,可能对新生儿无效。

3. 本品仅在用药时才具有预防流感作用,不可取代流感疫苗[304]。

【用药监护】

密切注意患者是否有自我伤害和谵妄等异常行为[308]。

【相互作用】

1. 本品与其他药物之间基本无具有临床意义的显著的相互作用。

2. 其活性代谢产物不是 CYP450 同工酶的底物或抑制剂,所以不会引发药物间相互作用[304]。

【不良反应】

1. 儿童可见咳嗽、鼻炎、发热、呕吐、腹痛、鼻衄、耳痛和结膜炎等。一般只出现 1 次,继续服药可缓解,不会导致停药。

2. 有自我伤害和谵妄等异常行为的报告,应立即停药[304]。

【药物过量】

可能表现为恶心,伴随或不伴随呕吐[304]。

【药理作用】

神经氨酸酶是病毒表面的一种糖蛋白,其活性对新形成的病毒颗粒从被感染细胞中释放和感染性病毒在人体内进一步播散至关重要。奥司他韦为前体药物,其活性代谢产物奥司他韦羧酸盐可选择性地抑制甲型和乙型流感病毒神经氨酸酶活性[304]。

【药代动力学】

口服后在胃肠道迅速吸收,>90% 的药物迅速经肝脏和 / 或肠壁的酯酶转化为活性代谢产物奥司他韦羧酸盐。至少 75% 以活性代谢产物的形式进入体内循环,与血浆蛋白结合可忽略不计,其血浆浓度与服用剂量成正比,且不受进食影响;半衰期为 6~10 小时。分布广泛,在肺、支气管、肺泡灌洗液、鼻黏膜、中耳和气管中均可达到抗病毒的有效浓度。少于 5%

以前体形式存在。活性代谢产物不被进一步代谢,绝大部分由肾脏随尿排泄。

儿童对奥司他韦及其羧酸盐的清除率较成人快,按体重计算相同剂量下儿童利用度低。儿童 2mg/kg 与成人 75mg 剂量的利用度相当。12 岁以上儿童的药代动力学与成人相似[304]。

【药物贮存】

密封保存[304]。

阿 昔 洛 韦
Acyclovir

【适应证】

1. 单纯疱疹病毒感染 用于生殖器疱疹病毒感染初发和复发病例,对反复发作病例口服本品用作预防。
2. 带状疱疹 用于免疫功能正常者带状疱疹和免疫缺陷者轻症病例的治疗。
3. 免疫缺陷者水痘的治疗[309]。

【用法用量】

一、新生儿

1. 单纯性疱疹病毒感染

胎龄 <30 周:每 8~12 小时静脉滴注 20mg/kg。

胎龄 ≥30 周:每 8 小时静脉滴注 20mg/kg[310–311]。

局限性单纯性疱疹疗程 14 日。扩散性或中枢神经系统感染疗程 21 日;若脑脊液复测 PCR 单纯疱疹病毒仍呈阳性,继续用药 7 日。未确诊的干预性治疗疗程为 10 日[312]。

经上述治疗后立即开始慢性抑制治疗,每次口服 300mg/m^2,每日 3 次。疗程 6 个月[312]。

2. 水痘 - 带状疱疹病毒感染 每 8 小时静脉滴注 10~15mg/kg,疗程 5~10 日[313]。

3. 肾功能不全足月新生儿患者剂量调整[314] 见表 1-3-2。

表 1-3-2 阿昔洛韦剂量调整(适用于足月新生儿)

Ccr/[ml/(min·1.73m^2)]	Scr/(μmol/L)	尿量	用药调整
25~50	70~97	—	常量 q.12h.
10~<25	98~132	伴尿量减少	常量 q.24h.
<10	>132	或排尿量 <1ml/(kg·h)	半量 q.24h.

二、儿童及青少年

1. 严重的生殖器单纯性疱疹 12 岁及以上:每 8 小时静脉滴注 5~10mg/kg,疗程 2~7 日。之后转为口服治疗,总疗程 10 日[315]。

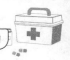

2. 单纯性疱疹脑膜炎

3 个月至 11 岁：每 8 小时静脉注射 20mg/kg，疗程 10 日。

12 岁及以上：每 8 小时静脉注射 10mg/kg，疗程 10~21 日。

3. 免疫功能低下者的皮肤黏膜单纯性疱疹

29 日龄至 11 岁：每 8 小时静脉注射 10mg/kg，疗程 7~14 日。

12 岁及以上：每 8 小时静脉注射 5mg/kg，疗程 7~14 日。

每日 4 次口服 20mg/kg（最多每次 800mg）[316-317]。

4. 新生儿期单纯疱疹病毒感染

29 日龄至 2 个月：每 8 小时静脉注射 20mg/kg。

疗程：中枢系统感染及扩散性感染 21 日；皮肤及黏膜感染 14 日。之后转为慢性抑制治疗，每日 3 次口服 300mg/m^2，疗程 6 个月[312]。

5. 免疫功能低下者的带状疱疹　带状疱疹急性发作应在 72 小时内治疗。

29 日龄至不足 1 岁：每 8 小时静脉注射 10mg/kg，疗程 7~10 日，直至 48 小时无新发病变。

1 岁以上至不足 12 岁：每 8 小时静脉注射 10mg/kg 或 500mg/m^2，直至皮肤和内脏病变消除。随后转为口服治疗，疗程 10~14 日。

12 岁及以上：每日 5 次口服 800mg，疗程 5~7 日[317]。

6. 免疫功能低下者的水痘　水痘应在急性发作 24 小时内进行治疗。

1 岁以下：每 8 小时静脉注射 10mg/kg，疗程 7~10 日或直至 48 小时无新发病变。

1 岁至不足 2 岁：每 8 小时静脉注射 10mg/kg 或 500mg/m^2，当临床完成治疗后可以转为口服治疗。

2 岁及以上：每日 4 次口服 20mg/kg，疗程 5 日。最多每次 800mg[312]。

7. 单纯性生殖器疱疹

12 岁以下：每日 40~80mg/kg 分 3~4 次口服，疗程 5~10 日（最多每日 1g）[318]。

12 岁及以上：初始每日 3 次口服 400mg，或每日 5 次口服 200mg，疗程 7~10 日[315]。

反复发作的慢性抑制治疗：每日 2 次口服 400mg；12 个月后评价治疗的安全性与有效性[315]。

复发的间歇性治疗：每日 3 次口服 400mg 或每日 2 次口服 800mg，疗程 5 日。或每日 3 次口服 800mg，疗程 2 日[315]。

【剂量调整】

1. 静脉给药

Ccr/[ml/(min·1.73m^2)]	调整方案
25~50	常量 q.12h.
10~<25	常量 q.24h.
<10	半量 q.24h.

注：透析患者应在完成透析后给药 1 次。

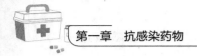

2. 口服给药

Ccr/[ml/(min·1.73m^2)]	常规方案	调整方案
10~25	800mg,每日 5 次	800mg,q.8h.
<10	200mg,每日 5 次	200mg,q.12h.
	400mg,每日 2 次	200mg,q.12h.
	800mg,每日 5 次	800mg,q.12h.[319]

【给药说明】

1. 注射剂 0.5g 溶于 10ml 注射用水,复溶后不可冷藏,常温下 12 小时内稳定。用生理盐水或 5% 葡萄糖注射液稀释至最少 100ml。生理盐水稀释后应在 24 小时内使用。

2. 静脉滴注宜缓慢(≥1 小时),避免药物在肾小管内结晶沉淀,引起急性肾功能衰竭。

3. 严格按照适应证及推荐用量使用,避免剂量过大、滴注速度过快、浓度过高。

4. 静脉给药 2 小时后尿药浓度最高。充足饮水,防止药物沉积于肾小管内。

5. 肥胖患者剂量应按标准体重计算[309]。

【注意事项】

1. 更昔洛韦与本品存在交叉过敏。

2. 静脉滴注药液浓度过高、漏至血管外易引起疼痛及静脉炎。

3. 急慢性肾功能不全者不宜静脉滴注,以免滴速过快引起肾功能衰竭。

4. 免疫功能不全者使用本品可发生血栓、血小板减少性紫癜、溶血、尿毒症综合征,甚至死亡[309]。

【用药监护】

1. 每周 1~2 次监测尿常规和肾功能。观察有无少尿、无尿、血尿、腰痛等。

2. 如注射部位有静脉炎迹象,更换部位,并稀释药液。

3. 每周 1~2 次监测全血细胞计数[312]。

【相互作用】

药物	作用程度	相互作用
阿米卡星、庆大霉素	慎用	该药物与阿米卡星、庆大霉素均增加肾毒性和 / 或耳毒性
阿莫西林克拉维酸	慎用	阿莫西林和该药物通过降低肾清除率增加对方的浓度
苯妥英钠	慎用	合用时苯妥英钠的血药浓度可能降低,导致活性降低
环孢素	慎用	该药物与环孢素均增强肾毒性及耳毒性
吗替麦考酚酯	微弱	阿昔洛韦的血药浓度可上升,药效增强,机制不明确,可能与阿昔洛韦的肾清除率降低有关
干扰素	慎用	合用可能引起精神异常

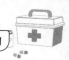

续表

药物	作用程度	相互作用
甲氨蝶呤	慎用	同时甲氨蝶呤鞘内注射,可能引起精神异常
肾毒性药物	慎用	合用可加重肾毒性,特别是肾功能不全者更易发生
齐多夫定	慎用	合用可引起肾毒性,表现为深度昏睡和疲劳
丙磺舒	慎用	与丙磺舒竞争性抑制有机酸分泌,合并用丙磺舒可使本品的排泄减慢,半衰期延长,体内药物蓄积

【药物相容性】

注射剂呈碱性(pH=10)。与其他药物混合容易引起 pH 改变,避免配伍使用。

容器	相容的药物	不相容的药物
Y 型管	阿奇霉素、阿糖胞苷、氨苄西林、苯巴比妥、奥曲肽、地高辛、地塞米松、厄他培南、法莫替丁、放线菌素 D、呋塞米、伏立康唑、氟康唑、氟尿嘧啶、甘露醇、肝素、芬太尼、舒芬太尼、环磷酰、磺胺甲噁唑甲氧苄啶、甲氨蝶呤、甲泼尼龙、甲硝唑、卡铂、克林霉素、利奈唑胺、两性霉素 B 脂质体、阿米卡星、博来霉素、硫酸镁、氯化钙、氯化钾、氯霉素、葡萄糖酸钙、红霉素、米力农、顺铂、碳酸氢钠、替加环素、头孢呋辛、头孢哌酮、头孢曲松钠、头孢噻肟、头孢他啶、头孢西丁、头孢唑林、西咪替丁、硝酸甘油、亚胺培南西司他丁、亚叶酸钙、多柔比星脂质体、雷尼替丁、瑞芬太尼、万古霉素、异丙肾上腺素、右美托咪定、依托泊苷、胰岛素、异环磷酰胺	苯妥英钠、地西泮、美司钠、维库溴铵、硝普钠、胺碘酮、昂丹司琼、表柔比星、多巴胺、多柔比星、利多卡因、氯胺酮、氯丙嗪、美沙酮、咪达唑仑、普鲁卡因胺、去氧肾上腺素、柔红霉素、肾上腺素、头孢吡肟、托泊替康、伊达比星、伊立替康、异丙嗪、右雷佐生
混合管	氨苄西林、地塞米松、氟康唑、华法林、阿米卡星、硫酸镁、庆大霉素、青霉素、氢化可的松、红霉素、头孢呋辛、头孢哌酮、头孢曲松、头孢他啶、头孢唑林、西咪替丁、亚胺培南西司他丁、万古霉素	昂丹司琼、苯巴比妥、丙泊酚、多巴胺、多巴酚丁胺、氯胺酮、吗啡、美罗培南、哌拉西林、哌替啶、他唑巴坦、头孢吡肟、间羟胺

【不良反应】

1. 肾脏　高血尿蛋白症、肌酐升高、血尿、急性肾功能衰竭等。出现肾功能异常立即停药。

2. 中性粒细胞减少　发生率约为 20%。新生儿若中性粒细胞 <500 个 /mm³ 应减少剂量或联用粒细胞刺激因子。

3. 消化道　恶心、呕吐、腹泻等。

4. 过敏　发热、头痛、外周红肿等。

5. 神经反应　头痛、过度兴奋、共济失调、昏迷、意识模糊、意识减退、神志错乱、头昏眼花、幻觉、局部麻痹、嗜睡等。

6. 血液及淋巴系统　贫血、白细胞及血小板减少等。

7. 肝胆胰腺　肝炎、高胆红素血症、黄疸等。

8. 肌肉、骨骼　肌肉疼痛。

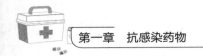

9. 皮肤　脱发、感光性皮疹、瘙痒症、表皮坏死、风疹等。

10. 局部反应　眼部不适感[319]。

【药物过量】

表现:兴奋、激动、昏迷、震颤、无力。快速静脉注射过高剂量,可因肾小管中浓度过大而结晶积存,导致肌酐酶及血尿素氮升高而继发引起肾衰。

处置:无特殊解毒药,主要采用对症治疗和支持疗法。给予充足水分防止药物沉积于肾小管。肾衰竭及无尿患者需进行透析。必要时进行复苏[309]。

【药理作用】

对病毒有特殊的亲和力,对哺乳动物宿主细胞毒性低。体外对单纯性疱疹病毒、水痘带状疱疹病毒、巨细胞病毒等具抑制作用。进入疱疹病毒感染的细胞后,与脱氧核苷竞争病毒胸苷激酶或细胞激酶。药物被磷酸化成活化型阿昔洛韦三磷酸酯,通过2种方式抑制病毒复制:①干扰病毒 DNA 聚合酶;②在 DNA 聚合酶作用下与增长的 DNA 链结合,使其延伸中断[319]。

【药代动力学】

给药途径	年龄	剂量	稳态血药浓度峰值 / $(g \cdot ml^{-1})$	稳态血药浓度 / $(\mu g \cdot ml^{-1})$	稳态血药浓度谷值 / $(\mu g \cdot ml^{-1})$
静脉滴注	>1 岁	250mg/m²	—	9.8	0.7
		500mg/m²	—	20.7	2.3
	<3 个月	10mg/kg, q.8h.	13.8	—	2.3

口服吸收率为 15%~30%,生物利用度为 10%~20%。广泛分布至各组织及体液中,肾、肝和小肠浓度高,脑脊液浓度约为血中一半。蛋白结合率为 9%~33%。肝内代谢,经肾由肾小球滤过和肾小管分泌,45%~79% 的药物以原型随尿排泄。儿童静脉给药的半衰期约为 1.8 小时,口服混悬液的约为 2~3.5 小时,肾功能不全半衰期延长,血液透析患者半衰期约为 5 小时[319]。

【药物贮存】

10~30℃遮光密闭保存[309]。

更 昔 洛 韦
Ganciclovir

【适应证】

1. 免疫功能缺陷者发生的巨细胞病毒性视网膜炎。

2. 预防可能发生于接受器官移植者的巨细胞病毒感染[320]。

【用法用量】

一、新生儿

用于伴有中枢神经系统症状的先天性巨细胞病毒感染的婴儿,可预防进行性听力损失,并减少发育迟缓的情况。

常规用量:静脉滴注,每 12 小时 6mg/kg,持续 1 小时,疗程≥6 周[321]。

长期抑制:每 8 小时口服 30~40mg/kg[321]。

二、儿童及青少年

治疗和预防巨细胞病毒感染。

常规用量:口服或静脉滴注。

诱导治疗:每 12 小时 5mg/kg,缓慢滴注 1 小时以上。疗程 14~21 日。

维持治疗:每日 1 次 5mg/kg,每周 3 次[322]。

【剂量调整】

1. 血液学毒性　中性粒细胞 <500 个 /mm³ 时剂量减半,恢复至 750 个 /mm³ 时使用原剂量;若 1 周内未恢复应停药。

2. 移植患者预防巨细胞病毒感染　中性粒细胞 <1 000 个 /mm³ 时停用更昔洛韦最少 2日;当高于 1 000 个 /mm³ 连续 2 日后重新用药。某些患者需要使用集落刺激因子[323]。

3. 肾功能减退者应酌减。静脉给药。根据 Ccr 调整剂量方式可参考成人,见表 1-3-3。

表 1-3-3　更昔洛韦剂量调整[322]

Ccr/(ml·min⁻¹)	诱导剂量	维持剂量
50~69	每 12 小时 2.5mg/kg	每 24 小时 2.5mg/kg
25~49	每 24 小时 2.5mg/kg	每 24 小时 1.25mg/kg
10~24	每 24 小时 1.25mg/kg	每 24 小时 0.625mg/kg
<10	血液透析后 1.25mg/kg,每周 3 次	血液透析后 0.625mg/kg,每周 3 次

【给药说明】

1. 配制　500mg 药物加入 10ml 灭菌注射用水,充分摇匀使其成为澄清溶液,然后用 100ml 0.9% 氯化钠注射液或 5% 葡萄糖注射液、复方氯化钠注射液、乳酸钠林格注射液稀释。最高浓度 10mg/ml。

2. 静脉给药时只可缓慢滴注,持续 1 小时以上。并宜选择较粗静脉。

3. 为避免严重的组织刺激,不能肌内注射或皮下给药。

4. 口服剂型餐后服用可增加药物吸收。

5. 给药期间应摄入充足水分[322]。

【注意事项】

1. 对本品及阿昔洛韦过敏者禁用。
2. 中性粒细胞计数 $<50 \times 10^9$/L 或血小板计数 $<25 \times 10^9$/L 者禁用[322]。

【用药监护】

1. 用药期间应注意口腔卫生[322]。
2. 若输注的溶液 pH 过高,输注位置可能会出现静脉炎或者疼痛[324]。
3. 治疗前 3 周每间隔 2~3 日监测全血细胞计数。之后若稳定,降为每周 1 次。
4. 避免药液与皮肤或黏膜接触或吸入。如不慎溅及,立即用肥皂和清水冲洗。不慎溅入眼内应用清水冲洗[322]。

【相互作用】

药品	作用程度	相互作用
亚胺培南西司他丁	严重	更昔洛韦和该药物相互增加对方的毒性,发生血液学毒性的风险增加
齐多夫定	严重	更昔洛韦通过药效学协同作用增加该药物的毒性
多柔比星	慎用	更昔洛韦通过药效学协同作用增加该药物的毒性
拉米夫定	慎用	更昔洛韦和该药物通过药效学协同作用相互增加对方的毒性,发生血液学毒性的风险增加
吗替麦考酚酯、丙磺舒	慎用	更昔洛韦通过竞争肾小管清除率增加该药物的浓度或效应
替卡西林	慎用	更昔洛韦和该药物通过降低肾清除率互相增加对方的浓度

【药物相容性】

容器	相容的药物	不相容的药物	不确定
Y 型管	阿奇霉素、苯巴比妥、奥曲肽、卡泊芬净、醋酸钠、地高辛、地塞米松、厄他培南、呋塞米、伏立康唑、氟康唑、甘露醇、肝素、芬太尼、舒芬太尼、环磷酰胺、甲氨蝶呤、卡铂、利奈唑胺、利妥昔单抗、阿托品、博来霉素、鱼精蛋白、长春新碱、罗库溴铵、氯化钙、氯化钾、门冬酰胺酶、尿激酶、培美曲塞、葡萄糖酸钙、乳酸钠林格、米力农、顺铂、替加环素、替尼泊苷、维生素 B_{12}、维生素 K_1、硝酸甘油、亚叶酸钙、多柔比星脂质体、格拉	氨磷汀、阿糖胞苷、氨苄西林、氨茶碱、醋酸钾、地西泮、酚妥拉明、甲泼尼龙、甲硝唑、维生素 C、克林霉素磷、链激酶、阿米卡星、吗啡、硫酸镁、奈替米星、庆大霉素、琥珀胆碱、美司钠、哌拉西林他唑巴坦、青霉素、红霉素、碳酸氢钠、头孢呋辛、头孢哌酮、头孢曲松、头孢他啶、头孢唑林、维库溴铵、亚胺培南西司他丁、胺碘酮、昂丹司琼、苯海拉明、表柔比星、多巴胺、多巴酚丁胺、多柔比星、利多卡因、美沙酮、咪达唑仑、哌替啶、柔红霉素、肾上腺素、头孢吡肟、托泊替康、万古霉素、西咪替丁、伊达比星、	顺阿曲库铵、丙泊酚

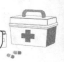

续表

容器	相容的药物	不相容的药物	不确定
Y 型管	司琼、纳洛酮、瑞芬太尼、右美托咪定、依托泊苷、胰岛素、异环磷酰胺	伊立替康、异丙嗪、异丙肾上腺素、右雷佐生、间羟胺、去甲肾上腺素、左氧氟沙星	
混合管	丙泊酚、氟康唑	哌拉西林他唑巴坦、头孢哌酮、布比卡因、昂丹司琼	美洛西林、亚胺培南西司他丁

【不良反应】

不良反应	处置方法
中性粒细胞减少、贫血、血小板减少症	血液透析和补液。停药或降低剂量可逆转血液学不良反应;血细胞计数应在 3~7 日内恢复正常。若将药物剂量减半后中性粒细胞依然减少,则停止治疗。集落刺激因子与更昔洛韦联用可限制其血液学毒性[325]
中枢神经系统症状如精神异常、紧张、震颤等,偶有昏迷、抽搐等	对症处置
可出现皮疹、药物热、恶心、呕吐、腹痛、食欲减退、肝功能异常、血肌酐和尿素氮升高等	对症处置
静脉给药时可发生静脉炎	输注部位可发生静脉炎和 / 或疼痛。故应注入血流充足的静脉,以使药液快速稀释分布[324]

【药物过量】

表现:不可逆转的各类血小板减少症、持续性骨髓抑制、可逆性中性粒细胞减少或粒细胞减少症、肝肾功能损害和癫痫[320]。

处置:血液透析和补液能降低血药浓度。停药或降低剂量可逆转血液学不良反应,血细胞计数应在 3~7 日内恢复正常。集落刺激因子与更昔洛韦联用可限制其血液学毒性[325]。

【药理作用】

对巨细胞病毒(cytomegalovirus,CMV)和单纯疱疹病毒(herpes simplex virus,HSV)有效。更昔洛韦进入细胞后迅速被磷酸化而形成单磷酸化合物,然后经细胞激酶的作用成为三磷酸化合物,在已感染巨细胞病毒的细胞内,其磷酸化的过程较正常细胞中更快。更昔洛韦三磷酸盐可竞争性抑制 DNA 聚合酶,并渗入病毒及宿主细胞的 DNA 中,从而抑制 DNA 合成。本品对病毒 DNA 聚合酶的抑制作用较宿主细胞更强[322]。

【药代动力学】

口服吸收差,空腹服药时生物利用度为 5%,进食后服药为 6%~9%。在体内广泛分布于各种组织中,可透过胎盘屏障进入胎儿血液循环;脑脊液内药物浓度为同期血药浓度的 7%~67%;亦可进入眼内组织。分布容积为 0.74L/kg。血浆蛋白结合率低,为 1%~2%。在体内不代谢,主要以原型经肾排出。正常成人 $t_{1/2}$ 为 2.5~3.6 小时(静脉注射)和 3.1~5.5 小时(口服);肾功能减退者 $t_{1/2}$ 分别延长至 9~30 小时(静脉注射)和 15.7~18.2 小时(口服)。成人静脉滴注 5mg/kg(1 小时内)后的 C_{max} 可达 8.3~9mg/L,一次口服 3g 后 C_{max} 仅为 1~1.2mg/L。本品可经血液透析清除[322]。

【药物贮存】

遮光保存[320]。

第一章
参考文献

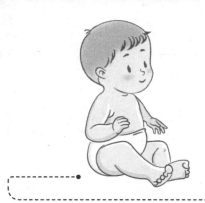

第二章

抗 感 冒 药

复方氨酚甲麻
Compound Paracetamol and Methylephedrine

【成分】

本品为复方制剂,每 1ml 口服液成分如下所示。

对乙酰氨基酚:11.25mg。

氢溴酸右美沙芬:0.6mg。

马来酸氯苯那敏:93.75μg。

盐酸甲基麻黄碱:0.937 5mg。

愈创木酚磺酸钾:2.5mg。

核黄素磷酸钠(维生素 B$_2$):33μg。

无水咖啡因:1.0mg[1]。

【适应证】

缓解感冒早期的流涕、鼻塞、打喷嚏、咽喉痛、咳嗽、咳痰、恶寒、发热、头痛、关节痛、肌痛等症状[1]。

【用法用量】

3~5 个月:每次 3.0ml。

6~11 个月:每次 3.5ml。

1~2 岁:每次 4.5ml。

3~6 岁:每次 6.0ml。

7~10 岁:每次 9.0ml。

11~13 岁:每次 12.0ml。

14~17 岁:每次 18.0ml[1]。

每日口服 4 次。

【给药说明】

1. 本品为黄色澄明黏稠液体,味香甜[1]。
2. 不得长期服用。

【注意事项】

1. 对本品所含成分有过敏反应者禁用。
2. 服用本品或其他含有相同成分的感冒药、解热镇痛药发生过哮喘的患者禁用。
3. 下列情况慎用:①本人或家族成员为过敏体质;②肝、肾、甲状腺疾病,糖尿病及高血压者,体虚者,高热患者;③心脏病患者;④运动员[1]。

【用药监护】

1. 不能同时服用与本品成分相似的其他抗感冒药。
2. 服用过程中避免进行需精神高度集中的活动。
3. 出现下述症状应及时停药:①服药后立即出现荨麻疹、浮肿(喉头、眼睑、口唇等)、胸闷,面色苍白、手足发凉、出冷汗、气短等;②伴高热,在全身皮肤、口及眼的黏膜部位出现皮疹、皮肤发红、烧伤样水疱等;③发生哮喘时。
4. 服药期间勿服用含有乙醇类的饮料,避免增加对乙酰氨基酚的肝毒性[1]。

【相互作用】

药品名称	相互作用
巴比妥类、三环类	对大量对乙酰氨基酚的代谢能力下降,使其半衰期延长
其他解热镇痛药	增加肾毒性
乙醇	增加对乙酰氨基酚过量引起的肝毒性

不宜与解痉药、酚妥拉明、洋地黄毒苷类同时服用。

【不良反应】

偶见皮疹、皮肤发红、恶心、呕吐、便秘、食欲减退、排尿困难、眩晕等[1]。

【药理作用】

1. 对乙酰氨基酚 解热镇痛药,主要抑制前列腺素合成。
2. 右美沙芬 镇咳药,通过抑制延髓咳嗽中枢产生作用。
3. 氯苯那敏 抗组胺药,可消除或减轻感冒的流泪、打喷嚏和流涕症状。
4. 甲基麻黄碱 拟肾上腺素药,可收缩鼻黏膜血管,减轻鼻塞、流涕症状。
5. 维生素 B_2 在体内转化为黄素单核苷酸和黄素腺嘌呤二核苷酸,二者均为组织呼吸的重要辅酶,并可激活维生素 B_6,将色氨酸转换为烟酸,并可能与维持红细胞的完整性有关。
6. 咖啡因 中枢神经兴奋药,可兴奋大脑皮层,提高对外界的感应性,并有收缩脑血管,加强解热镇痛药缓解头痛的作用[1]。

【药代动力学】

对乙酰氨基酚口服后自胃肠道吸收迅速而完全,在体液中分布均匀,90%~95% 在肝脏代谢,主要以与葡糖醛酸结合的形式从肾脏排泄。

马来酸氯苯那敏口服经胃肠吸收较慢,生物利用度为 25%~50%,蛋白结合率为 72%,口服后 15~60 分钟起效,主要经肝代谢,代谢产物和未代谢的药物主要经肾排出;氢溴酸右美沙芬服药后半小时起效,作用持续 6 小时,在肝脏代谢,血浆中右啡烷低,主要为 3- 甲氧基吗啡烷、3- 羟基 -17- 甲基吗啡烷及 3- 羟基吗啡烷三种代谢产物,由肾脏排泄,包括原型物和脱甲基代谢产物等[1]。

【药物贮存】

10~30℃室温密封保存[1]。

愈酚甲麻那敏
Guaifenesin, Methylephedrine and Chlorphenamine

【成分】

本品为复方制剂,每袋含愈创木酚甘油醚 50mg,消旋盐酸甲麻黄碱 10mg,马来酸氯苯那敏 1mg[2]。

【适应证】

用于因感冒、支气管炎等引起的支气管充血性咳嗽、咳痰[2]。

【用法用量】

口服,每日 3~4 次或遵医嘱,给药剂量参考如下:
1 岁以下,每次 1/4 袋。
1~3 岁,每次 1/2 袋。
4~6 岁,每次 3/4 袋。
7~9 岁,每次 1 袋。
10~12 岁,每次 1 袋半。
或按体重给药,每千克不超过 1/5 袋[2]。

【给药说明】

口服。温开水送服。将本品投入 20~50ml 温开水中搅拌,使其溶散成均匀的混悬液后服用[2]。

【注意事项】

1. 足月新生儿或早产儿不宜服用本品。
2. 对本品活性成分过敏者禁用。

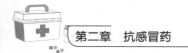

3. 运动员、心脏病、高血压、甲状腺功能亢进者慎用[2]。

【用药监护】

1. 不能同服与本品成分相似的其他抗感冒药。
2. 服药期间避免进行需精神高度集中的活动。
3. 注意观察心脏病、高血压、甲状腺疾病、糖尿病、抑郁症和哮喘等患者的用药反应。
4. 服药期间勿服用含有乙醇类的饮料,避免增加对乙酰氨基酚的肝毒性。

【药物相互作用】

本品不宜与解痉药、酚妥拉明、洋地黄毒苷类、帕吉林同时服用。

【不良反应】

偶见胃部不适、眩晕、头痛、心悸等[2]。

【药物过量】

药物过量可引起震颤、焦虑、失眠、头痛、心悸、出汗等[2]。

【药理作用】

本品是由愈创木酚甘油醚、消旋盐酸甲麻黄碱、马来酸氯苯那敏组成的复方制剂。其中愈创木酚甘油醚为恶心祛痰剂,通过刺激胃黏膜,引起轻微的恶心而反射性地使呼吸道腺体分泌增加,痰液稀释而易于咳出;消旋盐酸甲麻黄碱为拟肾上腺素药,可收缩鼻黏膜血管,减轻鼻塞、流涕症状;马来酸氯苯那敏为抗组胺药,可消除或减轻感冒的流泪、打喷嚏和流涕症状[2]。

【药代动力学】

愈创木酚甘油醚:吸收、排泄均快,无蓄积作用。

消旋盐酸甲麻黄碱:口服吸收迅速,15~60分钟起效,持续作用3~5小时。半衰期随尿的pH变化,$t_{1/2\beta}$为3~6小时。吸收后仅有少量经脱胺氧化,大部分以原型自尿排出。

马来酸氯苯那敏:口服经胃肠道吸收较慢,生物利用度为25%~50%,蛋白结合率为72%。口服后15~60分钟起效,血药浓度3~6小时达峰值,$t_{1/2}$为12~15小时,主要经肝代谢,中间代谢产物无药理活性。代谢产物和未代谢的药物主要经肾排出[2]。

【药物贮存】

避光、密封保存[2]。

氨 酚 麻 美
Paracetamol, Pseudoephedrine, Dextromethorphan

【成分】

本品为复方制剂,每包含对乙酰氨基酚:80mg;伪麻黄碱:7.5mg;右美沙芬:2.5mg[3]。

【适应证】

缓解儿童普通感冒及流行性感冒引起的发热、头痛、四肢酸痛、打喷嚏、流鼻涕、鼻塞、咳嗽、咽痛等症状[3]。

【用法用量】

1~3 岁,每次 1 包。

4~6 岁,每次 1.5 包。

7~10 岁,每次 2 包。

11~14 岁,每次 4 包。

口服,每日 3~4 次[3]。

【给药说明】

1. 每包用 10ml 温开水调成混悬液。

2. 服药期间不得饮用含乙醇的饮料[3]。

【注意事项】

1. 对本品过敏者及严重肝肾功能不全者禁用。

2. 过敏体质者及肝肾功能不全者、运动员慎用[3]。

【用药监护】

1. 用药 3~7 日若症状未缓解,建议及时就医。

2. 不能同服与本品成分相似的其他抗感冒药。

3. 服药期间避免进行需精神高度集中的活动。

4. 注意观察心脏病、高血压、甲状腺疾病、糖尿病、抑郁症和哮喘等患者的用药反应[3]。

【相互作用】

1. 避免与其他解热镇痛药服用,可能增加肾毒性的风险。

2. 不宜与氯霉素、巴比妥类(如苯巴比妥)、解痉药(如颠茄)、酚妥拉明、洋地黄毒苷并用。

【不良反应】

轻度头晕、乏力、恶心、上腹不适、口干、食欲减退和皮疹等。可自行恢复[3]。

【药理作用】

对乙酰氨基酚:通过对下丘脑体温调节中枢产生解热作用。

伪麻黄碱:选择性收缩血管,消除鼻咽部黏膜充血、肿胀,减轻鼻塞症状。

右美沙芬:对延髓咳嗽中枢有直接作用,抑制咳嗽反射,无成瘾性[3]。

【药物贮存】

密封保存[3]。

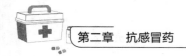
氨酚黄那敏

Paracetamol, Atificial Cow-bezoar and Chlorphenamine Maleate

【成分】

本品为复方制剂,每袋含对乙酰氨基酚 125mg,马来酸氯苯那敏 0.5mg,人工牛黄 5mg[4]。

【适应证】

适用于缓解儿童普通感冒及流行性感冒引起的发热、头痛、四肢酸痛、打喷嚏、流鼻涕、鼻塞、咽痛等症状[4]。

【用法用量】

按年龄或体重给药,参考剂量如下表所示[4]:

年龄 / 岁	体重 /kg	单次用量 / 袋	次数
1~3	10~15	0.5~1	一日 3 次
4~6	15~21	1~1.5	
7~9	21~27	1.5~2	
10~12	27~32	2~2.5	

【给药说明】

温水冲服[4]。性状发生改变时禁止使用。

【注意事项】

1. 严重肝肾功能不全者禁用。肝、肾功能不全者慎用。
2. 对本品过敏者禁用,过敏体质者慎用[4]。

【用药监护】

1. 不能同时服用与本品成分相似的其他抗感冒药。
2. 服用本品期间不得饮酒或含有乙醇的饮料[4]。
3. 用药 3~7 日,症状未缓解,需评估病情,必要时调整治疗方案。

【药物相互作用】

1. 与其他解热镇痛药同用,可增加肾毒性的危险。
2. 本品不宜与氯霉素、巴比妥类(如苯巴比妥)等并用[4]。

【不良反应】

有时有轻度头晕、乏力、恶心、上腹不适、口干、食欲减退和皮疹等,可自行恢复[4]。

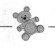

【药理作用】

本品中对乙酰氨基酚能抑制前列腺素合成,有解热镇痛作用;马来酸氯苯那敏为抗组胺药,能减轻流涕、鼻塞、打喷嚏症状;人工牛黄具有解热、镇痛作用[4]。

【药物贮存】

密封,在阴凉(不超过 20℃)干燥处保存[4]。

氨 酚 烷 胺
Paracetamol and Amantadine Hydrochloride

【成分】

本品为复方制剂,每袋含对乙酰氨基酚 0.1g,盐酸金刚烷胺 0.04g,人工牛黄 4mg,咖啡因 6mg,马来酸氯苯那敏 0.8mg[5]。

【适应证】

适用于缓解儿童普通感冒及流行性感冒引起的发热、头痛、四肢酸痛、打喷嚏、流鼻涕、鼻塞、咽痛等症状,也可用于儿童流行性感冒的预防和治疗[5]。

【用法用量】

1~2 岁,每次半袋。

3~5 岁,每次 1 袋。

6~12 岁,每次 1~2 袋。

口服,每日 2 次[5]。

【给药说明】

温开水冲服[5]。

【注意事项】

1. 肝肾功能不全者慎用;严重肝肾功能不全者禁用。

2. 有精神病史或癫痫病史患者慎用。

3. 对本品过敏者禁用,过敏体质者慎用[5]。

【用药监护】

1. 用药 3~7 日,症状未缓解,请咨询医师或药师。

2. 服用本品期间不得饮酒或含有乙醇的饮料。

3. 不能同时服用与本品成分相似的其他抗感冒药[5]。

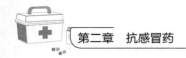

【药物相互作用】

与其他解热药镇痛药同用,可增加肾毒性的危险。

本品不宜与氯霉素、巴比妥类(如苯巴比妥)等并用[5]。

【不良反应】

有时有轻度头晕、乏力、恶心、上腹不适、口干、食欲减退和皮疹等,可自行恢复[5]。

【药理毒理】

对乙酰氨基酚能抑制前列腺素合成,有解热镇痛的作用;金刚烷胺可抗"亚-甲型"流感病毒,抑制病毒繁殖;咖啡因为中枢兴奋药,能增强对乙酰氨基酚的解热镇痛效果,并能减轻其他药物所致的嗜睡、头晕等中枢抑制作用;马来酸氯苯那敏为抗过敏药,能减轻流涕、鼻塞、打喷嚏等症状;人工牛黄具有解热、镇惊作用。上述诸药配伍制成复方,可增强解热、镇痛效果,解除或改善感冒所引起的各种症状[5]。

【药物贮存】

密封,在阴凉(不超过20℃)干燥处保存[5]。

第二章
参考文献

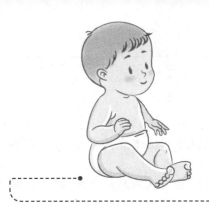

第三章

解热镇痛药

布　洛　芬
Ibuprofen

【适应证】

本品可用于新生儿动脉导管未闭的治疗[1]；儿童及青少年的发热、疼痛[2-3]、类风湿关节炎[4]、囊性纤维化[5]、偏头痛[6]的治疗。

【用法用量】

一、新生儿

动脉导管未闭：初始剂量口服 10mg/kg，24 小时和 48 小时之后分别口服 5mg/kg。有限的临床证据支持更高剂量应用，初始口服 15~20mg/kg，12 小时和 24 小时之后服用 7.5~10mg/kg，更高剂量也意味着更大的用药风险，需加强监护[1]。

二、儿童及青少年

1. 解热、镇痛

体重 ≤60kg：按需每 6~8 小时口服 5~10mg/kg。最多每日 40mg/kg[2]。

体重 >60kg：按需每 6~8 小时口服 0.4~0.6g，最多每次可达 0.8g，每日 3.2g[3]。

2. 幼年型类风湿关节炎　≥1 岁：每日 30~50mg/kg，分 3~4 次口服。轻症可每日 20mg/kg。最多每次 0.8g，每日 3.2g[4]。

3. 囊性纤维化　6~17 岁：每次 20~30mg/kg，最多 1.6g，每日 2 次[5]。剂量可调整至血药浓度峰值达 50~100μg/ml（该浓度与肺部炎症减少相关）[6]。

4. 偏头痛　≥4 岁：单剂，每次 7.5~10mg/kg，最多每次 400mg[7]。

【剂量调整】

轻度肾功能不全者可使用最小有效剂量，密切监测肾功能和水钠潴留情况[8]。

【给药说明】

新生儿服药可与 0.5ml 牛奶混合，或通过胃管给药。

儿童可通过与食物或牛奶同服以减少胃肠道的不适[9]。

【注意事项】

1. 下列患者禁用：活动性消化性溃疡者；对阿司匹林或其他非甾体抗炎药过敏者（避免交叉过敏）；严重肝病及中重度肾功能不全者[8]。

2. 有消化性溃疡病史、支气管哮喘、心功能不全、高血压、血友病或其他出血性疾病、骨髓功能减退病史者慎用[10]。

3. 缺乏与对乙酰氨基酚交替使用的临床数据。

【用药监护】

1. 使用抗凝血药或凝血功能障碍者应监测凝血功能[11]。

2. 长期用药应监测肝、肾功能[12]。

3. 注意消化道出血表现[12]。

4. 监测血压[11]。

【相互作用】

药物	作用程度	相互作用
阿米卡星、奈替米星、庆大霉素	慎用	尽可能避免合用。非甾体抗炎药可能通过降低肾小球滤过率导致氨基糖苷类蓄积，其血药浓度增高
阿司匹林	慎用	低剂量阿司匹林的心脏保护作用可能降低。二者均有胃刺激性
苯妥英钠	慎用	苯妥英钠的血药浓度可能增加，药效和毒性增强
地高辛	慎用	合用时地高辛的肾脏清除率降低，地高辛血药浓度可能会暂时性升高
多巴酚丁胺	慎用	该药物促进镇静，多巴酚丁胺降低镇静作用
呋塞米	关注	袢利尿药的效应可能降低
氟伏沙明	慎用	合用时上消化道出血的风险增加
氟康唑、伏立康唑	关注	非甾体抗炎药的血药浓度可能升高，增强药效和不良反应
肝素	慎用	通过抑制凝血瀑布和血小板凝结，发生出血性不良反应的风险增加
华法林	慎用	合用增强抗凝效应，出血风险增加
环孢素	慎用	合用时二者的肾毒性可增强
甲氨蝶呤	慎用	甲氨蝶呤的毒性增加，但剂量低时不易出现，可能与肾清除率降低有关
卡托普利	慎用	二者具有药效学拮抗作用，联合使用可能导致肾功能显著下降。非甾体抗炎药可能会降低 ACEI 类药物的降压效果
螺内酯	慎用	螺内酯和该药物均增加血清钾浓度
美托洛尔、普萘洛尔	慎用	合用时 β 受体拮抗剂的抗高血压效应可下降。尽量避免合用
氢氯噻嗪	慎用	噻嗪类的降血压效应和利尿效应可能降低

续表

药物	作用程度	相互作用
双香豆素	慎用	联用有增加出血的危险
维拉帕米	慎用	合用时可降低维拉帕米的降血压效果
维生素 K₁	慎用	该药物促进抗凝,维生素 K₁ 抑制抗凝作用
西咪替丁	微弱	非甾体抗炎药的治疗效应可能发生改变
伊马替尼	慎用	伊马替尼通过影响 CYP2C9/10 代谢增加布洛芬的浓度或效应。伊马替尼和布洛芬均增加对方的毒性
伊曲康唑	关注	伊曲康唑可降低非甾体抗炎药的血药浓度,降低有效性
依诺肝素	慎用	与该药物合用可能增加出血风险

【不良反应】

1. 消化道　消化不良、烧心、胃痛、恶心、呕吐。少见胃溃疡及消化道出血。
2. 神经系统　少见头痛、嗜睡、眩晕、耳鸣。
3. 过敏　少见皮疹、支气管哮喘发作。
4. 其他　少见氨基转移酶升高、血压升高、白细胞计数减少、水肿、水钠潴留等。罕见肾功能不全[9]。

【药物过量】

处置:洗胃,口服活性炭、抗酸药和 / 或利尿药,给予监测及其他支持疗法。

【药理作用】

抑制前列腺素的合成,发挥解热、镇痛、抗炎作用[10]。

【药代动力学】

给药途径	起效时间	达峰时间	持续时间 /h	$t_{1/2}$/h
口服(镇痛)	0.5 小时	—	4~6	儿童:1~2
口服(抗风湿)	2 日	1~2 周	—	儿童:1~2

口服易吸收,与食物同服时吸收减慢,但吸收量不减少。与含铝和镁的抗酸药同服不影响吸收。血浆蛋白结合率为 99%。服药 5 小时后关节液浓度与血药浓度相等,之后 12 小时内关节液浓度高于血浆浓度。经肝脏代谢,60%~90% 经肾由尿排出,100% 于 24 小时内排出,其中约 1% 为原型,一部分随粪便排出[9]。

【药物贮存】

遮光,密闭,不超过 20℃保存[10]。

对乙酰氨基酚
Paracetamol

【适应证】

用于普通感冒或流行性感冒引起的发热,也用于缓解轻至中度疼痛如头痛、关节痛、偏头痛、牙痛、肌肉痛、神经痛、痛经[13-14]。

【用法用量】

一、新生儿

口服,每次 10mg/kg,每 6~8 小时 1 次。有黄疸者应减量至 5mg/kg[13]。

二、儿童及青少年

体重 <60kg:按需每 4~6 小时口服 1 次,每次 10~15mg/kg[15]。

体重 ≥60kg:按需每 4~6 小时口服 1 次,每次 650~1 000mg[16]。

最大日剂量 75mg/kg[13],每日总量不可超过 4 000mg[16]。

【注意事项】

1. 过敏者及严重肝肾功能不全者禁用。
2. 对胃肠道刺激小,不会引起胃肠出血。
3. 阿司匹林过敏者慎用。阿司匹林哮喘患者中有不到 5% 的患者服用本品后致轻度支气管痉挛性反应[13]。

【用药监护】

给药前注意患者肝、肾功能,对长期较大剂量用药者应定期复查血象及肝肾功能[13]。

【相互作用】

药物	作用程度	相互作用
苯巴比妥、苯妥英钠	微弱	诱导肝药酶的代谢,加速对乙酰氨基酚的代谢。对乙酰氨基酚的潜在肝脏毒性可能增加,治疗效果可能降低
普萘洛尔	微弱	对对乙酰氨基酚进行糖苷化和氧化代谢的酶可能受普萘洛尔抑制,对乙酰氨基酚的药效可能增强
呋塞米	微弱	对乙酰氨基酚可降低肾脏前列腺素的分泌,减少血浆肾素活性,袢利尿药的效应可能降低
卡马西平	微弱	卡马西平可诱导肝药酶的代谢,加速对乙酰氨基酚的代谢。对乙酰氨基酚的潜在肝脏毒性可能增加,治疗效果可能降低
阿托品、苯海索、东莨菪碱、山莨菪碱	微弱	抗胆碱药降低胃肠道的蠕动程度,延缓对乙酰氨基酚的吸收,使其起效变慢,但最终药效不受影响
氯霉素	微弱	未见有明显相互作用的报道

续表

药物	作用程度	相互作用
华法林	慎用	对乙酰氨基酚可能增强口服抗凝血药的抗血栓效应,使用低剂量或偶尔使用临床效应不明显,与剂量相关
地塞米松	慎用	合用可增加消化性溃疡的发生率
乙醇	慎用	缓慢消耗乙醇可增加对乙酰氨基酚导致的肝脏损伤的风险
阿司匹林	慎用	长期大量同用有引起肾脏病变包括肾乳头坏死、肾癌或膀胱癌的可能
异烟肼	关注	有发生肝脏毒性的报道,机制不明确
拉莫三嗪	关注	拉莫三嗪血药浓度可能降低,疗效下降
利福霉素、利福平	关注	利福霉素可诱导肝微粒体酶,加速对乙酰氨基酚的分解,对乙酰氨基酚的治疗效应可能下降,毒性可增强
伊马替尼	禁忌	伊马替尼可抑制对乙酰氨基酚的 O- 葡糖醛酸化。有死亡案例,使用伊马替尼者应避免使用含对乙酰氨基酚的处方药和非处方药

【不良反应】

1. 常规剂量较少引起不良反应,偶见过敏性皮炎、粒细胞减少等。

2. 长期大量用药可导致肝肾功能异常,产生黄疸、血小板减少,严重可致肝性脑病(hepatic encephalopathy,HE)、弥散性血管内凝血(disseminated intravascular coagulation,DIC)[13]。

【药物过量】

表现:药物毒性反应早期(服药后 12~24 小时内)表现为畏食、恶心、发汗及全身无力。48~72 小时后可出现呕吐、右上腹压痛及肝功能结果升高。

处置:洗胃或催吐,并给予拮抗药 N- 乙酰半胱氨酸,开始口服 140mg/kg,之后每 4 小时口服 70mg/kg,共 17 次。不得给予活性炭,避免对拮抗剂的吸收。严重时可将 N- 乙酰半胱氨酸溶于 200ml 5% 葡萄糖注射液中静脉给药。拮抗药宜尽早应用,12 小时内给药疗效较满意,超过 24 小时疗效较差。治疗中应进行血药浓度监测,并给予血液透析或血液滤过等其他疗法[17]。

【药理作用】

镇痛:抑制中枢神经系统前列腺素合成,阻断痛觉神经末梢的冲动。

退热:通过下丘脑体温调节中枢引起外周血管扩张,皮肤血流增加、出汗,增加散热。

抗炎:与其他非甾体抗炎药相比,对乙酰氨基酚的抗炎作用较弱[13]。

【药代动力学】

给药途径	起效时间 /min	达峰时间 /h	持续时间 /h	$t_{1/2}$/h
口服	15~30	1~1.5	4~6	2

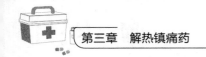

口服经胃肠道吸收迅速而完全（高糖饮食后可降低吸收）。在体液中分布均匀。小剂量时（血药浓度 <60μg/ml）约 25% 与蛋白结合，大剂量或中毒量结合可高达 43%。90%~95% 经肝脏代谢，主要与葡糖醛酸、硫酸及半胱氨酸结合。中间代谢产物对肝脏有毒性作用。主要以与葡糖醛酸结合的形式从肾脏排泄，24 小时内约有 3% 以原型随尿排出[14]。

【药物贮存】

遮光，密闭保存[14]。

阿 司 匹 林
Aspirin

【适应证】

本品对血小板聚集有抑制作用，可防止血栓形成，临床用于预防一过性脑缺血发作、心肌梗死或其他手术后的血栓形成[18-19]。也可用于川崎病急性期的抗炎治疗[20]。

【用法用量】

一、新生儿

1. 反复发作的急性缺血性脑卒中　每日 1 次，每次口服 1~5mg/kg。

2. 预防血栓形成　每日 1 次，每次口服 1~5mg/kg。6~10mg/kg 的高剂量已用于接受心脏手术的新生儿[19]。

二、儿童及青少年

1. 急性缺血性脑卒中（acute ischemic stroke，AIS）初始治疗，每日 1 次，每次口服 1~5mg/kg，直至排除血栓引起的可能（非镰状细胞病相关 AIS）；或作为抗凝治疗终止后的二线预防，推荐疗程最少 2 年[19]。

2. 川崎病　每日 30~100mg/kg，分 3~4 次口服，连用 14 日且无发热至少 48 小时，或用至热退后 2~3 日，减量至每日顿服 3~5mg/kg，疗程 6~8 周。若有冠状动脉病变，应持续用至恢复正常[20]。

3. 预防血栓形成　每日 1 次，每次口服 1~5mg/kg。6~10mg/kg 的高剂量已用于接受心脏手术的新生儿[19]。

【给药说明】

1. 肠溶片及缓释片应整片服用，不可掰开。

2. 与食物同服或多饮水有助于减轻胃肠道不良反应。服药饮水不少于 250ml[18]。

【注意事项】

1. 使用本品或同类药物出现哮喘、荨麻疹等过敏反应者禁用。

2. 使用非甾体抗炎药后出现胃肠道出血或穿孔病史者禁用。

3. 活动性消化性溃疡、出血或既往曾复发者禁用。

4. 重度心力衰竭者禁用。

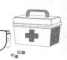

5. 慢性肾功能不全及维生素 K 不足患者慎用。

6. 本品不适用于病毒性感染的儿童。

7. 发热及脱水的儿童患者易出现毒性反应。

8. 对于水痘或流感样疾病儿童可增加瑞氏综合征（Reye syndrome）的发生率。

9. 本品可由乳汁排泄,长期大剂量用药期间哺乳可对婴儿产生不良反应[18]。

【用药监护】

1. 注意观察患者皮肤情况。

2. 抗凝治疗应监测凝血功能。

3. 监测患者尿液 pH。若 pH 突然酸化至 5.5~6.5,可导致血清水杨酸盐水平增加而致毒性[18]。

【相互作用】

药品名称	作用程度	相互作用
呋塞米	微弱	在肝硬化和腹水的患者中袢利尿药的利尿效应可能会降低
苯妥英钠	微弱	水杨酸类和乙内酰脲类竞争性结合血浆蛋白,乙内酰脲的药效和毒性均增强
奥美拉唑	关注	质子泵抑制剂导致的 pH 上升导致水杨酸类的溶出和释放更加迅速
碳酸氢钠	关注	当尿中 pH 升高,水杨酸类的排泄加速。尿 pH 在 7 以上时,水杨酸的肾清除率迅速升高。水杨酸的疗效和毒性可能降低
丙磺舒	慎用	丙磺舒的排尿酸作用可因同时应用本品而降低
布洛芬、吲哚美辛	慎用	低剂量阿司匹林的心脏保护作用可能降低。二者均有胃刺激性
地高辛	慎用	该药物和地高辛均增加血钾浓度
依诺肝素	慎用	与该药物合用可能增加出血风险
胰岛素类	慎用	该药物通过药效学协同作用增强胰岛素的效应。合用可增加低血糖的风险,注意监测
多巴酚丁胺	慎用	该药物增加血清钾浓度,多巴酚丁胺降低血清钾浓度
肝素	慎用	合用出血风险增加
阿莫西林克拉维酸	慎用	合用可减少阿莫西林在肾小管的排泄,因而血药浓度升高,半衰期延长,毒性也可能增加
伊马替尼	慎用	合用可增加对方的毒性
华法林	慎用	合用时抗凝效应可增强,出血风险增加。尽量避免同时使用
丙戊酸钠	慎用	合用时游离形态的丙戊酸钠的血浆浓度会上升
口服降血糖药	慎用	降糖效果可因与本品同用而加强和加速
地塞米松、甲泼尼龙、泼尼松、泼尼松龙、氢化可的松、曲安奈德	慎用	类固醇类可能诱导水杨酸类的肝脏代谢,也可能增加肾脏清除率。合用时水杨酸类的浓度和有效性减少,有增加胃溃疡和出血的危险

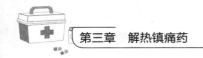

续表

药品名称	作用程度	相互作用
庆大霉素	慎用	庆大霉素和该药物均降低血钾浓度
甲氨蝶呤	慎用	水杨酸类可降低甲氨蝶呤的肾清除率和血浆蛋白结合率,甲氨蝶呤的毒性效应可能增强
美托洛尔、普萘洛尔	慎用	合用时β受体拮抗剂的抗高血压效应可降低
螺内酯	慎用	水杨酸类抑制螺内酯的促尿钠排泄作用,有证据提示水杨酸类不损伤螺内酯的抗高血压作用
卡托普利	慎用	通过抑制前列腺素合成,ACEI类的降血压和扩血管效应可能被降低
链激酶、尿激酶	慎用	合用可增加出血的危险
对乙酰氨基酚	慎用	长期大量同用有引起肾脏病变,包括肾乳头坏死、肾癌或膀胱癌的可能
乙醇	禁忌	阿司匹林和乙醇均损伤胃黏膜屏障,乙醇刺激产生的胃酸加重了这种损伤。合用时乙醇能加重阿司匹林诱导的胃肠道出血,延长出血时间

【不良反应】

1. 严重皮肤病变　非甾体抗炎药可导致严重皮肤病变。提醒患者在出现皮疹或过敏征象时停药。

2. 胃黏膜刺激　3%~9% 的患者可出现恶心、呕吐、上腹部不适或疼痛,停药后多可消失。长期或大剂量服用可致胃肠道出血或溃疡。

3. 中枢神经　可逆性耳鸣、听力下降。多在服用一定疗程,血药浓度在 200~300μg/L 后出现。

4. 过敏反应　0.2% 的患者可出现哮喘、荨麻疹、血管神经性水肿或休克等反应。

5. 肝肾功能损害　易发生于剂量过大(250μg/ml)时。停药后可恢复[18]。

【药物过量】

表现:轻度(水杨酸反应)为头痛、头晕、耳鸣、听力和视力障碍、恶心、呕吐、鼻腔充血和轻度高热。严重时出现过度通气、精神错乱、烦躁不安、体温过高和酸碱平衡失调,主要为呼吸性碱中毒。

处置:催吐或洗胃,给予活性炭,监测及维持生命功能,纠正高热、水、电解质、酸碱失衡以及酮症等,保持血糖正常及监测水杨酸盐血药浓度降至中毒水平以下。一般来说,服药2小时血药浓度达到 500μg/ml 为严重中毒,超过 800μg/ml 可能致死。给予大量碱性药利尿可促使本品排泄,但不应给予碳酸氢钠口服,否则反而促使本品吸收。严重过量者可考虑进行血液透析或腹腔透析等。如有出血,给予输血或维生素 K[21]。

【药理作用】

1. 镇痛　外周性镇痛药,抑制前列腺素及其他痛觉敏感物质(如缓激肽、组胺)的合成。

2. 抗炎　可能机制为抑制前列腺素或组胺的合成、抑制溶酶体酶的释放及白细胞的趋化性。

3. 解热　可能作用于下丘脑体温调节中枢引起外周血管扩张,皮肤血流增加、出汗,增加散热;抑制前列腺素在下丘脑的合成。

4. 抗风湿　抗炎、解热、镇痛。

5. 抗血小板聚集　抑制血小板环氧合酶 -1(cyclooxygenase-1,COX-1),减少前列腺素合成[22]。

【药代动力学】

给药途径	起效时间 /h	达峰时间 /h	持续时间 /h	$t_{1/2}$/min
口服	1	2~4	24	15~20

小肠上部可吸收大部分。肠溶片吸收较慢。蛋白结合率低,但水解后的水杨酸盐结合率为 65%~90%,血药浓度高及肾功能不全时结合率相应降低。大部分在胃肠道、肝脏及血液中快速水解为水杨酸盐,之后经肝脏代谢,产物为水杨尿酸及葡糖醛酸结合物,小部分氧化为龙胆酸。以结合的代谢物和游离的水杨酸形式从肾脏排泄[18]。

【药物贮存】

遮光封闭,干燥处保存[18]。

第三章
参考文献

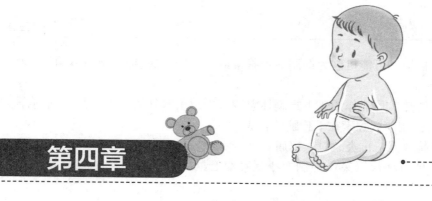

第四章

呼吸系统用药

第一节 祛痰药

氨溴索
Ambroxol

【适应证】

伴有痰液分泌不正常及排痰功能不良的急慢性肺部疾病;早产儿及新生儿的婴儿呼吸窘迫综合征(infant respiratory distress syndrome,IRDS)的治疗;手术后肺部并发症的预防性治疗[1]。

【用法用量】

一、新生儿

婴儿呼吸窘迫综合征:每日 30mg/kg,分 4 次给药,慢速均匀静脉输注。泵入时间至少 5 分钟[2]。

二、儿童及青少年

1. 静脉输注 给药应慢速均匀。

<2 岁:每次 7.5mg,每日 2 次。

2~6 岁:每次 7.5mg,每日 3 次。

7~12 岁:每次 15mg,每日 2~3 次。

>12 岁:每次 15mg,每日 2~3 次。严重者每次可增至 30mg[1]。

2. 口服 餐时或餐后服用。

(1)每日 1.2~1.6mg/kg,分 3 次服用。

(2)或按照年龄根据固定剂量给药:

<2 岁:每次 7.5mg,每日 2 次。

2~5 岁:每次 7.5mg,每日 3 次。

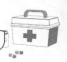

6~12 岁：每次 15mg，每日 3 次[3]。

>12 岁：每次 30mg，每日 3 次。

长期服用可减为每日 2 次[4]。

【给药说明】

30℃以下保存。可用 0.9% 氯化钠注射液、复方氯化钠注射液混合静脉输注，浓度范围是 0.03~0.34mg/ml，室温下 24 小时内稳定。用 5% 葡萄糖注射液稀释后须立即使用[1]。

【注意事项】

1. 可引起严重过敏性休克，特殊人群、过敏史和高敏状态（支气管哮喘等）慎用。

2. 肾功能受损、重度肝病、胃溃疡、青光眼、支气管纤毛运动受阻及呼吸道出现大量分泌物者慎用。

3. 极少数患者会因静脉注射过快而出现头痛、疲劳、下肢沉重等情况[1]。

4. 国内尚无雾化剂型，注射制剂无法达到雾化颗粒要求，无法通过呼吸道清除，可能在肺部沉积，从而增加肺部感染发生率，不建议雾化吸入使用。

【用药监护】

用药后出现新的皮肤或黏膜损伤，立即停药[4]。

【相互作用】

药品名称	相互作用
抗生素	升高阿莫西林、头孢呋辛、红霉素、多西环素在痰液和支气管分泌物中的浓度
支气管扩张剂	与 β_2 受体激动剂、茶碱等药物有协同作用

【药物相容性】

禁止与其他药物在同一容器内混合。特别注意避免与头孢菌素、中药注射剂等配伍[1]。

【不良反应】

部位	表现	处置
免疫系统	红斑，变态反应（包括过敏性休克），血管神经性水肿，皮疹，荨麻疹，瘙痒	出现过敏反应立即停药。依严重程度对症治疗；出现过敏性休克应立即急救[1]
消化系统	口干、便秘、流涎、咽干，胃部灼热、恶心、呕吐、腹泻、消化不良、腹部疼痛	
呼吸系统	流涕、呼吸困难（超敏反应症状之一）	
泌尿系统	排尿困难	
全身	体温升高、畏寒	

【药物过量】

表现:迄今未报告特定用药过量症状。基于意外过量和 / 或用药错误报告,所观察到的症状与本品以推荐剂量给药的已知不良反应一致,高剂量输注可出现恶心、呕吐、呼吸困难等症状。

处置:立即停药,对症处理[1]。

【药理作用】

氨溴索为溴己新的代谢产物,通过减少和断裂黏多糖纤维使痰液黏度降低。同时促进支气管纤毛运动,使痰液易于排出,改善呼吸状况[4]。

【药代动力学】

氨溴索口服吸收快速且完全,0.5~3 小时达峰[4]。从血液至组织分布快且显著,蛋白结合率 90%。肺脏为主要靶器官。半衰期为 7~12 小时,没有累积效应。主要在肝脏代谢,约 90% 由肾脏清除[5]。

【药物贮存】

注射液:请于 30℃ 以下密闭保存[1]。
口服液:遮光,密封保存[6]。

乙酰半胱氨酸
Acetylcysteine

【适应证】

治疗浓稠黏液分泌物过多的呼吸道疾病如:急性支气管炎、慢性支气管炎及其病情恶化者、肺气肿、黏稠物阻塞症以及支气管扩张症[7]。

【用法用量】

1. 痰液黏稠引起的呼吸困难、咳痰困难
喷雾(10% 浓度):每次 3ml,每日 1~2 次。
气管滴入(5% 浓度):每次 0.5~2ml,每日 2~6 次。
口服:每次 100mg,每日 2~4 次。
雾化吸入:每次 0.3g,每日 1~2 次[8]。
2. 治疗对乙酰氨基酚中毒 口服:首次用药剂量为 140mg/kg,然后每 4 小时给 70mg/kg,共给 17 次[9]。

【给药说明】

1. 颗粒剂或泡腾片以温开水溶解后口服[10]。
2. 安瓿瓶开启后应立即使用,开启安瓿瓶的药液应放置在冰箱内,并在 24 小时内使

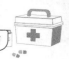

用。对于先前开启的安瓿瓶的药液不得给患者使用[11]。

3. 药物在使用后应清洗喷雾器。

4. 由于本品与橡胶、铁、铜等发生反应,所以将本品吸入治疗时应采用塑胶和玻璃制喷雾器[7]。

5. 应用喷雾剂时应新鲜配制,剩余溶液需保存在冰箱内,48 小时内用完[8]。

6. 在对乙酰氨基酚中毒后 8~10 小时内使用效果最好,超过 15 小时疗效降低,24 小时后可能无效[10]。

7. 雾化溶液每支含 43mg(1.9mmol)钠,限钠饮食的患者应慎用本品[11]。

【注意事项】

1. 对本品过敏者禁用。

2. 患有苯丙酮尿症者禁用。

3. 胃溃疡或有胃溃疡病史的患者,尤其患者已经使用其他对胃黏膜有刺激作用的药物时,慎用本品。

4. 对支气管哮喘或有支气管痉挛史、胃溃疡、胃炎患者慎用[8]。

5. 糖尿病患者慎用[10]。

【用药监护】

1. 使用乙酰半胱氨酸,特别是开始用喷雾剂方式治疗时可液化支气管内的分泌物,并刺激分泌物量增加。如果患者不能适当排痰,应做体位引流或通过支气管内吸痰方式将分泌物排出,以避免分泌物潴留阻塞气道。

2. 患有支气管哮喘的人在治疗期间应密切观察病情,如有支气管痉挛发生应立即终止治疗[8]。

【相互作用】

药品名称	相互作用
硝酸甘油	合用可增加低血压和头痛的发生
青霉素、头孢菌素、四环素	本品可降低青霉素、头孢菌素、四环素等的药效,不宜混合或并用,必要时可间隔 4 小时交替使用
镇咳药	不宜同服
酸性药物	合用降低药效[7]

【不良反应】

1. 偶有过敏反应,如荨麻疹和罕见的支气管痉挛。

2. 可出现胃肠道刺激,如恶心、呕吐[7]。

【药物过量】

患者接受全身大剂量药物时未观察到中毒症状和体征,局部大剂量用药可使黏液脓性

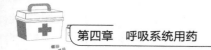

分泌物大量液化,特别是对于不能自行咳嗽、咳痰的患者,需要用吸痰器将痰吸出[7]。

【药理作用】

本品化学结构中的巯基可使黏蛋白的双硫键断裂,降低痰黏度,使黏痰容易咳出[3]。

对乙酰氨基酚过量中毒时,肝脏的葡萄糖醛酸化和硫酸化代谢能力迅速饱和,大量的对乙酰氨基酚主要在肝小叶中央区被 CYP450 代谢为 *N*- 乙酰基对苯醌亚胺(*N-acetyl-p-*benzoquinone imine,NAPQI),因而使肝脏储存的谷胱甘肽耗竭,NAPQI 与肝细胞蛋白质结合,导致肝小叶中央区坏死。*N*- 乙酰半胱氨酸在对乙酰氨基酚中毒早期可抑制 NAPQI 与肝细胞蛋白质的结合,并可作为谷胱甘肽的前体或代替物或硫酸盐的前体与 NAPQI 结合。在中毒后期,*N*- 乙酰半胱氨酸可通过非特异性机制减轻肝细胞坏死,因而对对乙酰氨基酚中毒有解毒作用[12]。

【药代动力学】

本品口服吸收良好,2~3 小时达血药浓度峰值,肺组织可达有效浓度[7]。分布容积为 0.33~0.47L/kg,血浆蛋白结合率约为 50%。30% 经肾脏清除,肾清除率为 0.19~0.21L/(h·kg),3% 以药物原型随粪便排泄。血浆半衰期约为 2 小时,血浆清除率为 0.84L/(h·kg),平均终末半衰期为 5.6 小时。未见蓄积性。喷雾吸入在 1 分钟内起效,最长作用时间为 5~10 分钟。吸收后在肝内脱去乙酰基而成半胱氨酸代谢[12]。

【药物相容性】

本品与碘化油、糜蛋白酶、胰蛋白酶配伍禁忌。

【药物贮存】

在室温下密闭保存[7]。

第二节　抗炎平喘药

布 地 奈 德
Budesonide

一、吸入用布地奈德混悬液(budesonide suspension for inhalation)

【适应证】

治疗支气管哮喘。替代或减少口服类固醇治疗[13]。

【用法用量】

起始剂量、严重哮喘期或减少口服糖皮质激素的剂量:雾化吸入,每次 0.5~1mg,每日 2 次。

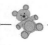

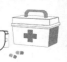

维持剂量：应个体化，保持无症状的最低剂量，雾化吸入，每次 0.25~0.5mg，每日 2 次。如哮喘恶化，每日用药次数和 / 或总量需增加[13]。

【给药说明】

1. 用前振摇小瓶将沉积物混悬。如不能形成完全稳定的悬浮应丢弃。
2. 不推荐使用超声喷雾器。建议使用护目镜避免喷入眼内。
3. 按指导方法使用喷雾器，确保药杯内的药液全部用尽。
4. 用水洗脸漱口，防止声音嘶哑及口咽部念珠菌感染。
5. 用后清洁喷雾器。温水淋洗面罩并晾干。
6. 与支气管扩张剂合用，建议先用前者，间隔几分钟后再用本品，以增加支气管树的进药量。
7. 与其他药物混合后 30 分钟内使用[13-14]。

【注意事项】

1. 对本品过敏者禁用。
2. 运动员慎用。
3. 肺结核患者，特别是活动性肺结核患者慎用。
4. 哮喘合并感染者需同时进行抗感染治疗。
5. 作为缓解急性哮喘发作时不应单独使用，须合用支气管扩张剂。
6. 肝功能下降可能影响本品的清除率[13]。

【用药监护】

1. 定期评估患者哮喘发作的严重程度和频率，尽可能降低剂量。
2. 监测肺功能，包括支气管扩张剂使用前第一秒用力呼气量（forced expiratory volume in first second，FEV_1）/ 用力肺活量（forced vital capacity，FVC）及使用前后的用力呼气量（forced expiratory volume，FEV）。
3. 长期接受治疗的儿童应监测生长情况（如身高）。
4. 对于高风险患者，应在治疗开始时及治疗期间定期监测骨密度。
5. 由全身性糖皮质激素治疗转为局部给药时，应注意肾上腺皮质功能不全的迹象（疲劳无力、恶心呕吐、低血压等）。
6. 定期评估口腔黏膜和咽喉的不良反应，包括局部白念珠菌感染[13]。

【相互作用】

药品名称	作用程度	相互作用
胺碘酮、螺内酯	慎用	胺碘酮和螺内酯通过 P 糖蛋白外排转运子增加布地奈德的浓度或效应，布地奈德通过影响 CYP3A4 降低胺碘酮和螺内酯的浓度或效应
氟康唑、伏立康唑、红霉素、环孢素、甲硝唑、西咪替丁	慎用	通过影响 CYP3A4 代谢增加布地奈德的浓度或效应

续表

药品名称	作用程度	相互作用
华法林	慎用	布地奈德通过影响 CYP3A4 代谢降低华法林的浓度或效应
克拉霉素	慎用	合用可能使布地奈德的代谢受到抑制,并且增加布地奈德的全身暴露量

【药物相容性】

可与 0.9% 氯化钠溶液、特布他林、沙丁胺醇、非诺特罗、乙酰半胱氨酸、色甘酸钠或异丙托溴铵的雾化液混合。混合后 30 分钟内使用[13]。

【不良反应】

本品耐受性好,不良反应多为局部且很轻。全身作用和口咽部并发症与剂量相关[13]。

局部不良反应:沉积喉部引起声带萎缩变形致声音嘶哑;口咽部念珠菌感染;漱口可减少发生率。喉部刺激与咳嗽。

全身不良反应:对下丘脑 - 垂体 - 肾上腺轴有影响[14]。

【药物过量】

过量用药后发生急性毒性的可能性非常低。长时间过量吸入,会出现如肾上腺皮质功能亢进或生长抑制等全身类固醇作用[13]。

【药理作用】

本品为不含卤素的肾上腺皮质激素,与糖皮质激素受体亲和力较强,因而具有较强的局部抗炎作用,可抑制呼吸道炎症反应、减轻呼吸道高反应性、缓解支气管痉挛[13]。

【药代动力学】

儿童雾化 1mg 药物 20 分钟后稳态血药浓度峰值可达 2.6nmol/L。稳态分布容积为 3L/kg。血浆蛋白结合率为 85%~90%。体内经肝脏 CYP3A4 途径被迅速充分代谢,经尿液和粪便排泄。4~6 岁哮喘儿童终末半衰期为 2.3 小时。全身清除率为 0.5L/min,经体重差异校正后,较健康成人约增加 50%[13]。

【药物贮存】

8~30℃保存,不可冷藏[13]。

二、布地奈德粉吸入剂（budesonide powder for inhalation）

【适应证】

适用于需糖皮质激素维持治疗以控制基础炎症的支气管哮喘[15]。

【用法用量】

原有治疗情况	推荐起始剂量	最高推荐剂量	维持剂量	给药途径
无激素治疗	每次 200~400μg,每日 1 次。或每次 100~200μg,每日 2 次	每次 400μg,每日 2 次	每日 100~800μg	吸入[15]
吸入糖皮质激素	每次 200~400μg,每日 1 次。或每次 100~200μg,每日 2 次	每次 400μg,每日 2 次	每日 100~800μg	吸入[15]
口服糖皮质激素	每次 200~400μg,每日 1 次	每次 400μg,每日 2 次	每日 100~800μg	吸入[15]

用药时间为早晨或夜间。适用于 6 岁及 6 岁以上儿童[15]。重度哮喘及哮喘加重期,每日剂量分 3~4 次给予可能对某些患者有益[14]。

【注意事项】

1. 对本品过敏者禁用。肺结核患者慎用。
2. 对于应快速缓解哮喘急性发作患者,需与吸入短效支气管扩张剂合用。
3. 若哮喘得到控制,应将剂量逐步减少至最小有效剂量。
4. 本品内的药物由患者吸入而到达肺中,因此患者通过吸嘴用力深度吸气非常重要[15]。

【用药监护】

1. 由全身给药过渡到吸入给药的患者需特别观察。撤除期某些患者有非特异性的不适感,如肌肉和关节疼痛。个别病例会出现乏力、头痛、恶心和呕吐症状,可能为全身性的糖皮质激素功能不全,需要暂时增加口服糖皮质激素的剂量。
2. 长期大剂量使用,应监测儿童生长情况及骨密度[15]。

【相互作用】

见吸入用布地奈德混悬液。

【不良反应】

不良反应	处置方法
轻度喉部刺激,咳嗽、声嘶	每次吸入后用清水漱口
口咽部念珠菌感染	吸入完所需剂量后,用水充分漱口
速发或迟发过敏	使用全身 / 局部的抗组胺药控制症状
紧张不安,抑郁,行为障碍	罕见,多见于儿童,注意观察[16]

【药物过量】

一次性使用很大剂量不产生临床问题。长期过量使用可能出现糖皮质激素的全身作用,如肾上腺皮质机能亢进和肾上腺抑制[15]。

【药理作用】

吸入常规剂量的布地奈德对呼吸道有直接的抗炎及抗过敏作用,如抑制炎性介质的释放和抑制细胞因子介导的免疫反应,可能在哮喘治疗中起重要作用。其对糖皮质激素受体的亲和力较泼尼松龙高约 15 倍。常规使用可有效预防哮喘的恶化及预防运动诱发的支气管收缩。对高反应患者,可降低气道对直接和间接刺激的反应[15]。

【药代动力学】

布地奈德粉吸入剂吸入给药后,沉积到肺里的药物为标定量的 25%~35%,约相当于压力定量气雾剂(pressurized metered dose inhaler,pMDI)的 2 倍。全身生物利用度约为标识量的 38%。主要经 CYP3A4 代谢,经肾排泄。吸入后 30 分钟内可达最大血药浓度。静脉注射给药的血浆半衰期平均为 2~3 小时。分布容积约为 3L/kg,蛋白结合率为 85%~90%,全身清除率为 1.2L/min[15]。

【药物贮存】

30℃以下存放[15]。

三、布地奈德鼻喷雾剂(budesonide nasal spray)

【适应证】

1. 治疗季节性和常年性过敏性鼻炎,常年性非过敏性鼻炎。
2. 预防鼻息肉切除后鼻息肉的再生,对症治疗鼻息肉[17]。

【用法用量】

6 岁和 6 岁以上儿童:推荐起始剂量为每日 256μg,此剂量可于早晨一次喷入或早晚分 2 次喷入。即:早晨每个鼻孔内喷入 128μg(2×64μg);或早晚 2 次,每次每个鼻孔内喷入 64μg。

剂量调整:在获得预期疗效后,减少至控制症状所需的最小剂量[17]。

【给药说明】

1. 剂量应个体化。每日用量大于 256μg 未见作用增加。
2. 季节性鼻炎推荐在接触变应原前使用[18]。
3. 第一次用药前,振摇药瓶,向空气中喷压 5~10 次。若一整日不使用,再次使用前需要对空气压喷 1 次。
4. 定期清洁药瓶上部塑料部分,打开瓶盖,拧开白色喷头,在温水中清洗塑料部分,晾干后重新装上药瓶[17]。

【注意事项】

1. 过敏者禁用。
2. 运动员慎用。

3. 鼻部真菌感染和疱疹者慎用。

4. 不可接触眼睛,若接触眼睛立即用水清洗[19]。

【不良反应】

常见不良反应为局部刺激、鼻出血、鼻腔出现轻度出血性分泌物[20]。

【药物过量】

即使急性过量也不会产生临床问题[17]。长期大量使用,可出现糖皮质激素全身性作用,如皮质醇增多症和肾上腺抑制[19]。

【药理作用】

本品为高效的局部抗炎糖皮质激素。抗炎作用可能是抑制炎性介质释放和抑制细胞因子介导的免疫反应。

预防性使用本品对鼻刺激引起的嗜酸性细胞迁移和过敏反应有保护作用[17]。

【药代动力学】

鼻喷雾剂的全身利用度为 33%。成人喷入 256μg 后,0.7 小时达稳态血药浓度峰值 0.64nmol/L。成人与儿童的 AUC 分别为 2.7nmol·h/L 和 5.5nmol·h/L,儿童的糖皮质激素全身暴露量更高[17]。

【药物贮存】

≤30℃,不可冷冻[17]。

布地奈德-福莫特罗
Budesonide and Formoterol

【成分】

每吸含布地奈德 80μg、福莫特罗 4.5μg[21]。

【适应证】

适用于需联合应用吸入激素和长效 β_2 受体激动剂的哮喘患者的常规治疗[21]。

【用法用量】

维持治疗:建议与速效支气管扩张剂合用,分年龄用法如下。当症状得到有效控制后,减至每日 1 次使用最低有效剂量[21]。

6~12 岁:吸入给药,每次 2 吸,每日 2 次。

13~17 岁:吸入给药,每次 1~2 吸,每日 2 次。

【给药说明】

1. 根据病情调节剂量个体化用药。逐渐减至有效控制哮喘的最小剂量。

2. 使用最小剂量可长期控制症状,应考虑单独使用吸入激素。

3. 停用需要逐渐减少剂量,不可突然停用。

4. 当通过吸嘴吸药时,药物将随气流吸入气道。吸药时一定要用有力且深长的呼吸。

5. 为了减少口咽部念珠菌感染风险,每次用药后应用水漱口。

6. 每周 1 次用干纸巾擦拭吸嘴。严禁用水或液体擦洗吸嘴外部[21]。

【注意事项】

1. 运动员慎用。甲状腺毒症、嗜铬细胞瘤、糖尿病、未治疗的低血钾、肥大性阻塞性心肌病、特发性瓣膜下主动脉狭窄、严重高血压、动脉瘤或其他严重心血管疾病慎用[22]。

2. 不推荐低于 6 岁儿童使用本品。不建议儿童和青少年使用维持、缓解疗法。

3. 不适用于严重哮喘患者;不用于哮喘的初始治疗。

4. 辅料含少量牛乳蛋白,可导致过敏反应[21]。

【用药监护】

1. 对长期使用皮质激素的儿童和青少年,要密切随访其生长状况[23]。

2. 用于 Q-T 间期延长患者应小心观察,福莫特罗可导致 Q-T 间期延长。

3. 使用高剂量 β_2 受体激动剂可能会导致严重低钾血症。急性严重哮喘时低氧可加重低血钾。以上建议监测血钾浓度。

4. 糖尿病患者需要增加对血糖的控制[22]。

5. 定期评估患者哮喘发作的严重程度和频率,尽可能降低剂量[23]。

6. 监测肺功能,包括支气管扩张剂使用前 FEV_1/FVC 及使用前后的 FEV。

7. 对于高风险患者,应在治疗开始时及治疗期间定期监测骨密度[21]。

【相互作用】

药品名称	相互作用
CYP3A4 强抑制剂	可能增加血浆布地奈德水平,避免合用。如必须合用,应尽量延长间隔
黄嘌呤衍生物、类固醇、利尿药	增加福莫特罗产生低血钾的可能
β 受体拮抗剂	减弱或抑制福莫特罗的作用,不应合用(包括滴眼液)
延长 Q-T 间期药物	增加 Q-T 间期延长及室性心律不齐的风险
左旋多巴、左甲状腺素、乙醇	损坏心脏对福莫特罗等 β_2 受体激动剂的耐受性
单胺氧化酶抑制剂	如呋喃唑酮等可突然引起高血压反应
卤代烃麻醉剂	心律不齐的风险增加
其他 β 肾上腺素药	潜在的协同作用
洋地黄毒苷	低钾血症致心律失常的可能性增加

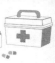

【不良反应】

1. 两药合并使用不良反应发生率未增加,最常见的不良反应是 β 受体激动剂治疗时所出现的可预期的药理学不良反应如震颤和心悸,其余常见不良反应为头痛、口咽部念珠菌感染、眼部轻度刺激、咳嗽和声音嘶哑等。

2. 可发生的支气管痉挛现象,表现为吸入药品后喘鸣立刻加重。应停用。

3. 长期高剂量使用可能发生肾上腺功能抑制、儿童和青少年生长迟缓、骨密度下降等[21]。

【药物过量】

表现:福莫特罗过量可致震颤、头痛、心悸、心动过速、高血糖、低血钾、Q-T 间期延长、心律失常、恶心、呕吐。布地奈德急性过量,即使剂量很大,也不会有临床问题。长期过量使用可能会出现肾上腺皮质激素的全身作用,如肾上腺皮质功能亢进和抑制。

处置:给予支持和对症治疗[21]。

【药理作用】

两种成分通过不同的作用模式协同减轻哮喘加重。布地奈德为糖皮质激素,可减轻哮喘症状,延缓病情加重,吸入的不良反应较全身应用少。福莫特罗为选择性 β_2 肾上腺素受体激动剂,可舒张支气管平滑肌,缓解支气管痉挛[21]。

【药代动力学】

吸收:两者药代动力学无相互影响。复方制剂中布地奈德的 AUC 较单药制剂轻微升高,吸收更快、血浆峰值浓度更高。福莫特罗的血浆峰值浓度相似。吸入布地奈德吸收很快,30 分钟内达血浆浓度峰值。吸入后肺内沉积值为输出剂量的 32%~44%,全身生物利用度约为输出剂量的 49%。福莫特罗吸入后 1~3 分钟起效,10 分钟内达血浆浓度峰值,单剂量可维持至少 12 小时。肺内沉积均值为输出剂量的 28%~49%,全身生物利用度约为 61%。

分布、代谢:福莫特罗和布地奈德的血浆蛋白结合率分别约为 50% 和 90%,分布容积分别为 4L/kg 和 3L/kg。福莫特罗通过结合反应失活。布地奈德在肝脏首关代谢中大约 90% 转化为低糖皮质激素活性代谢产物。福莫特罗和布地奈德之间没有代谢相互作用或任何置换反应。

清除:福莫特罗大部分通过肝代谢转化并通过肾清除,8%~13% 的药物以原型从尿排出,全身清除率高,约 1.4L/min,其终末清除半衰期平均为 17 小时。布地奈德主要通过 CYP3A4 酶催化代谢后清除,代谢产物以游离或结合形式清除入尿。在尿液中,检测到原型几乎可以忽略。全身清除率高,约 1.2L/min。静脉给药后血浆清除半衰期约为 4 小时[21]。

【药物贮存】

低于 30℃密闭保存[21]。

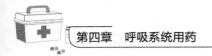

丙酸氟替卡松
Fluticasone Propionate

【适应证】

鼻喷雾剂可用于过敏性鼻炎的预防与治疗[18]。

【用法用量】

4~12 岁:每日 1 次,每侧鼻孔 1 喷(50μg)。如需要最多可增至早晚各 1 次[24]。

12 岁以上:每日 1 次,每侧鼻孔 2 喷(100μg)。如需要最多可增至早晚各 1 次。维持剂量为每日 1 次,每侧鼻孔 1 喷。每日最大剂量为每侧鼻孔 4 喷。

【注意事项】

1. 连用 7 日症状无改善或不能完全控制,需停药检查。未经医师许可连用不得超过 3 个月。

2. 鼻部手术、鼻腔感染或感冒发热者遵医师指导[25]。

3. 避免直接喷向鼻中隔,而应左手喷右鼻腔,右手喷左鼻腔。

4. 推荐清晨在接触过敏原前使用。规律用药 3~4 日达最佳疗效[25]。

5. 首次或超过 1 周未用,应向空中压喷至喷雾正常后使用[26]。

【用药监护】

儿童长期使用应规律监测身高[18]。

【不良反应】

不良反应	处置方法
鼻腔出血	非常常见,对症治疗
鼻喉干燥,头痛	常见,对症治疗
鼻中隔穿孔	罕见,对症治疗
青光眼,眼内压升高,白内障	罕见,对症治疗
过敏样反应	罕见,抗过敏治疗[18]

【药理作用】

本品为糖皮质激素类药物,具有强效的局部抗炎、抗过敏作用[26]。与糖皮质激素受体的亲和力在吸入糖皮质激素中最高[27]。

【药物贮存】

室温密闭保存[26]。

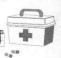

丙 卡 特 罗
Procaterol

【适应证】

适用于缓解支气管哮喘、慢性支气管炎、急性支气管炎、喘息性支气管炎引起的呼吸困难[28]。

【用法用量】

<6 岁：推荐丙卡特罗口服液，每次 1.25μg/kg（0.25ml/kg），每日 2~3 次（早，晚睡前或早，中,晚睡前）。

≥6 岁：每次 25μg，睡前 1 次或早、晚睡前各 1 次。可依据年龄、体重和症状适当增减[28-29]。

【给药说明】

本品抑制变应原引起的皮肤反应,皮试前 12 小时建议停药[29]。

【注意事项】

1. 过敏者禁用。正使用儿茶酚胺制剂（肾上腺素、异丙肾上腺素）患者禁用。

2. 运动员及下列患者慎用。甲亢、糖尿病（可能使病情恶化）;高血压（可能使血压上升）;心脏病（可能产生心悸、心律不齐等）。

3. 对早产儿及新生儿无使用经验,给药安全性尚未确立[29]。

【用药监护】

1. 按正确用量未见疗效时可认为本品不适用,需要中止给药。

2. 低氧血症会增加血清钾值的低下对心律的作用。此时最好监测血清钾值[30]。

【相互作用】

药品名称	相互作用
肾上腺素、异丙肾上腺素	禁止合用。有致心律不齐、心脏停搏的风险
黄嘌呤衍生物	增加降血钾等副作用
糖皮质激素、利尿药	增强降血钾作用

【不良反应】

偶有心律失常、心悸、面部潮红,可有肌肉震颤、头痛、眩晕、耳鸣、胃部不适、皮疹、口渴、鼻塞[29]。

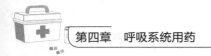
【药物过量】

表现：心律不齐，心动过速、血压降低、震颤、神经过敏、低钾血症、高血糖等，甚至心脏停搏。

处置：洗胃。心律不齐时采用 β 受体拮抗剂（普萘洛尔）会有一定效果，但有可能使气道阻力上升，哮喘患者应注意[30]。

【药理作用】

本品为选择性 β_2 受体激动剂，可舒张支气管平滑肌。还具有一定的抗过敏作用，不仅可抑制速发型的气道阻力增加，而且可抑制迟发型的气道反应性增高。同时可促进呼吸道纤毛运动[30]。对运动性哮喘有抑制作用[29]。

【药代动力学】

给药途径	起效时间 /min	达峰时间 /h	持续时间 /h	$t_{1/2}$（一相）/h	$t_{1/2}$（二相）/h
口服	5	1.5	6~8	3	8.4

10% 由尿排泄[29]。

【药物贮存】

遮光，密闭，口服液于 10~30℃保存[28]。

沙美特罗 - 氟替卡松
Salmeterol Xinafoate and Fluticasone Propionate

【适应证】

以支气管扩张剂和糖皮质激素联合用药形式，治疗可逆性气道阻塞性疾病[31]。

【用法用量】

4~11 岁：每次 1 吸（沙美特罗 50μg、丙酸氟替卡松 100μg），每日 2 次。

12 岁及以上：每次 1 吸（沙美特罗 50μg、丙酸氟替卡松 100μg 或 250μg），每日 2 次。依病情严重程度选择丙酸氟替卡松适宜剂量。

如病情可控，需长效激动剂者可逐渐减至每日 1 次。常于日间发病者在早晨吸入，夜间发病者在晚上吸入[32]。

【剂量调整】

1. 肾功能损伤者无须调整剂量[32]。
2. 肝功能损伤者尚无调整方案[31]。

【给药说明】

1. 只供经口吸入使用。给药后用水漱口并吐出。

2. 保持准纳器干燥。不要对着准纳器呼气。不用时保持关闭状态。只有在准备吸入药物时才可推动滑杆[31]。

【注意事项】

1. 对本品及乳糖、牛奶过敏者禁用。

2. 运动员、肺结核和甲亢患者、心血管疾病患者、有糖尿病病史者、低血钾倾向者慎用。

3. 不适用于缓解急性哮喘症状。

4. 突发性哮喘和进行性恶化可危及生命,应紧急复查,考虑增加激素治疗。

5. 不推荐作为控制哮喘的起始治疗药物,应在按病情所需已确立激素合适剂量时使用。

6. 不可突然中断本品治疗,可引起病情恶化。

7. 本品每剂含乳糖 12.5mg,此剂量通常对乳糖不耐受人群无问题[32]。

8. 任何吸入型激素均可能引起全身反应,特别是长期大剂量使用,但较口服少很多。可能出现的全身作用包括库欣综合征或库欣样特征、肾上腺抑制、儿童和青少年生长发育迟缓、骨矿物密度降低、白内障和青光眼。因此将吸入型激素逐渐降至最小有效维持剂量很重要。

9. 由于广泛的首关代谢作用和肠、肝中 CYP3A4 的高清除作用,通常吸入后丙酸氟替卡松的血药浓度很低,不易由其引起具有临床意义的药物相互作用[31]。

【用药监护】

1. 告知患者须每日用药方可获得理想疗效,即使无症状也应如此。

2. 定期评估疗效,依医师建议以保持最佳剂量。

3. 逐渐调整至最低有效维持剂量;当合并用药最低剂量可控制症状时,可考虑单独吸入皮质激素。

4. 如增加短效支气管扩张剂缓解哮喘症状,提示哮喘控制尚不满意,应再次评估药效。

5. 建议患者随身携带可快速缓解症状的药物,如快速短效的支气管扩张剂。

6. 用药后如出现支气管异常痉挛及喘鸣加重,应立即吸入快速短效支气管扩张剂治疗,并停用本品。对患者进行评估,必要时实施替代治疗。

7. 建议长期吸入激素治疗的儿童定期检查身高。

8. 因存在肾上腺反应不足的可能,由口服激素转为吸入时应特别谨慎,并定期监测肾上腺皮质功能。

9. 全身性治疗应在开始吸入激素的同时逐步撤销。

10. 告知患者在紧急情况发生时所需的附加治疗。

11. 应激状态或择期手术阶段,应考虑肾上腺功能损害的可能,并选择适量的激素治疗[33]。

【相互作用】

药品名称	相互作用
β受体拮抗剂	避免使用选择性与非选择性β受体拮抗剂
含β肾上腺素药	产生潜在的累积作用[31]

【不良反应】

1. 感染　常见:口咽部念珠菌病、肺炎(慢性阻塞性肺疾病患者)。
2. 免疫系统病变　偶见:皮肤过敏反应、呼吸困难。罕见:过敏反应。
3. 内分泌紊乱　偶见:白内障。罕见:青光眼。
4. 代谢疾病和营养不良　偶见:高血糖。
5. 精神疾病　偶见:焦虑、睡眠障碍。罕见:行为变化,多为儿童,包括多动和烦躁。
6. 神经系统疾病　十分常见:头痛。偶见:震颤。
7. 心脏病　偶见:心悸、心动过速、心房颤动。罕见:心律失常,包括室上性心动过速和期前收缩。
8. 呼吸、胸廓和纵隔疾病　常见:声嘶/发音困难。偶见:咽喉刺激。
9. 皮肤和皮下组织疾病　偶见:挫伤。
10. 肌肉骨骼和结缔组织疾病　常见:肌肉痉挛、关节痛[33]。

【药物过量】

1. 沙美特罗过量

表现:可出现β2肾上腺素能过度刺激体征与症状,如震颤、头痛、心动过速、收缩压升高和低钾血症。

处置:首选心脏选择性β受体拮抗剂,此药慎用于有支气管痉挛史的患者。必须停用本品应考虑提供适宜的激素替代治疗。低钾血症时考虑补钾治疗。

2. 丙酸氟替卡松过量

表现:急性吸入过量会导致暂时性下丘脑-垂体肾上腺功能抑制。长期持续超推荐量使用会导致肾上腺轴发生一定程度的明显抑制。

处置:急性吸入过量,肾上腺功能通常于数日内恢复,无须紧急处置。明显抑制时可能需监测肾上腺储备。本品过量时仍可继续使用适宜剂量治疗以控制病情[33]。

【药理作用】

沙美特罗为长效选择性β2受体激动剂。能阻止肺组织释放组胺和白介素而具有抗炎作用,也能抑制抗原诱发的气道反应性增高。吸入25μg后支气管舒张作用相当于沙丁胺醇200μg。

氟替卡松具有与糖皮质激素受体亲和力较高、脂溶性高等特点,其高脂溶性目前位于所有吸入型糖皮质激素之首。由于高脂溶性,氟替卡松在气道内浓度明显升高,存留时间明显延长,并可穿透细胞膜和糖皮质激素受体结合而使局部抗炎活性更强[32]。

【药代动力学】

药品	给药途径	起效时间 /min	达峰时间 /min	持续时间 /h	$t_{1/2}$/h
沙美特罗	吸入	10~20	—	12	—
氟替卡松	吸入	—	30	—	3.1

沙美特罗在体内经羟化作用而代谢,大部分于 72 小时内消除,7 日内分别从尿液及粪便中排泄 25% 和 60%。

氟替卡松吸入后与糖皮质激素受体结合浓度达峰时间比布地奈德快 1 小时。口服生物利用度低,仅为 21%,为布地奈德的 1/10[34]。

【药物贮存】

低于 30℃保存[33]。

沙 丁 胺 醇
Salbutamol

【适应证】

吸入气雾剂:缓解哮喘或慢性阻塞性肺疾病(可逆性气道阻塞疾病)患者的支气管痉挛,及急性预防运动诱发的哮喘,或其他过敏原诱发的支气管痉挛[35]。

雾化吸入溶液:适用于对传统治疗方法无效的慢性支气管痉挛的治疗及严重的急性哮喘发作的治疗[36]。

【用法用量】

一、新生儿

1. 扩张支气管　雾化给药,每 2~6 小时给予 0.1~0.5mg/kg。

2. 降血钾　早产儿,雾化给药,每 2 小时给予 0.4mg,直至血钾降至安全水平(如 <5mmol/L)。若血钾 >7.5mmol/L 应考虑其他降血钾疗法[37]。

二、儿童及青少年

1. 吸入气雾剂　每次 100μg,如有必要可增至 200μg。长期治疗最大剂量为每日 4 次,每次 200μg。

2. 吸入用溶液　最小起始剂量 2.5mg,按需可提高到 5mg。每日可重复 4 次[38]。

【给药说明】

1. 吸入气雾剂

(1)应在运动前或接触过敏原前 10~15 分钟给药。

(2)经口腔吸入使用,吸气与吸药同步进行有困难者可借助储雾器[38]。

（3）使用指导

1）用前摇匀。首次使用或超过 1 周未用时，先向空中试喷。

2）轻轻呼气，直到不再有空气可以从肺内呼出。将吸口置于口中，紧闭双唇，在吸气的同时按下揿钮，将喷出的药物吸入肺中。

3）屏息 10 秒，或在没有不适的感觉下尽量屏息久些，然后缓慢呼气。若需多吸 1 剂，应等待至少 1 分钟。

4）用后将盖子套回咬嘴上。建议至少 1 周清洗 1 次吸入器。把药罐拔出，用温水清洗吸入器，晾干后将药罐放回原位。不可将药罐浸入水中[35]。

2. 吸入用溶液　将药液置于雾化器中，可通过面罩吸入雾化溶液，通常需 3~5 分钟[36]。

【注意事项】

1. 高血压、冠状动脉供血不足、糖尿病、甲状腺功能亢进等慎用。

2. 对其他肾上腺素受体激动剂过敏者可存在交叉过敏。

3. 长期使用可耐药，且有加重哮喘的风险[38]。

【用药监护】

1. 监测心率和血压。

2. 评估支气管痉挛程度。

3. 监测呼吸频率，评估肺功能。

4. 新生儿应持续心电图监测，当心率大于 180 次 /min 时考虑停药治疗。

5. β_2 受体激动剂可升高血糖。伴有糖尿病的患者应监测血糖。

6. β_2 受体激动剂可导致潜在的严重低钾血症，缺氧可加重低血钾对心律的影响。推荐监测血清钾水平。

7. 如发现疗效下降，不可过度增加用量，可酌情更换其他药物，并考虑加强抗感染治疗[36,38]。

【相互作用】

药品名称	作用程度	相互作用
呋塞米	慎用	呋塞米和该药物均降低血清钾浓度
多巴胺	慎用	该药物和多巴胺均降低镇静作用。二者均增强交感神经作用
多巴酚丁胺	慎用	该药物和多巴酚丁胺均降低血清钾浓度
氨茶碱、茶碱	慎用	合用时毒性增强，尤其是心脏毒性。茶碱类的浓度可能降低
利奈唑胺	慎用	利奈唑胺通过药效学的协同作用增加该药物的效应。有急性高血压发作的风险
螺内酯	慎用	螺内酯增加血钾浓度，该药物降低血钾浓度
普萘洛尔	慎用	拟交感神经β受体激动剂的药效可能被β受体拮抗剂拮抗。可能出现支气管痉挛。尽量避免合用
庆大霉素	慎用	庆大霉素和该药物均降低血钾浓度
地高辛	慎用	沙丁胺醇可能降低地高辛的血药浓度，地高辛的效应可能降低

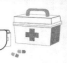

【不良反应】

较常见:震颤、恶心、心悸、心率增快或心脏搏动异常强烈。

较少见:头晕目眩、口炎发干[38]。

【药物过量】

表现:心动过速、震颤、亢进及代谢影响(低钾血症和乳酸酸中毒);反复过量使用偶可引起支气管痉挛。中毒早期出现胸痛、头晕、持续严重的头痛、严重高血压、持续恶心、呕吐、持续心率增快或心脏搏动强烈,情绪烦躁不安等。

处置:心脏症状应考虑中断治疗,给予恰当的对症治疗,如心脏选择性的 β 受体拮抗剂。支气管痉挛时应立即停用并改变治疗方案[36]。

【药理作用】

本品为选择性的支气管 $β_2$ 肾上腺素受体激动剂,激活腺苷酸环化酶,促进环磷酸腺苷(cyclic adenosine monophosphate,cAMP)生成,松弛平滑肌。对心肌 $β_1$ 肾上腺素受体作用很小或无作用[36]。

【药代动力学】

给药途径	起效时间 /min	达峰时间 /h	持续时间 /h	$t_{1/2}$/h
吸入	5~15	1	3~6	3.8
口服	30	2~3	6	2.7~5

1. 吸收　吸入气雾剂:吸入后 10%~20% 到达气道下部,被肺组织吸收进入肺循环,但不在肺部代谢;其余残留于给药系统,或沉积在咽喉部被吞咽下。

2. 分布　血浆蛋白结合率约为 10%。

3. 代谢　抵达系统循环时,经由肝脏代谢,以原型或以酚磺酸盐形式主要经尿排泄。部分药物被吞咽后经肠道吸收,通过肝脏首关代谢成为酚磺酸盐,原型药物及结合物主要从尿中排出。

4. 清除　静脉注射半衰期为 4~6 小时。部分通过肾脏清除,部分代谢为非活性的 4′-O-磺酸盐(酚磺酸盐)主要从尿中排泄。代谢产物小部分从粪便中排出。无论是静脉给药,还是口服或吸入给药,给药量的绝大部分在 72 小时内排泄[36]。

【药物贮存】

吸入气雾剂:30℃下避光保存,避免受冻和阳光直射[36]。

吸入用溶液:30℃下避光保存。去除铝箔外包装后有效期为 3 个月[35]。

特 布 他 林
Terbutaline

【适应证】

缓解支气管哮喘、慢性支气管炎、肺气肿及其他肺部疾病合并的支气管痉挛[22]。

【用法用量】

雾化吸入。

20kg 以下：每次 2.5mg，每日最多 4 次。

20kg 及以上：每次 5mg，可每日 3 次[22]。

【给药说明】

1. 剂量应个体化。雾化液只能通过雾化器给药。无须稀释备用。
2. 提倡短期间断应用。注意肾上腺皮质激素等抗炎药物的联用[39]。

【注意事项】

1. 对本品任一成分过敏者禁用。
2. 甲状腺功能亢进症、冠心病、高血压、糖尿病者慎用。
3. 特布他林可随乳汁分泌，但治疗剂量不会对乳儿产生不良影响。
4. 大剂量应用可使癫痫病史者发生酮症酸中毒。
5. 长期应用可产生耐药性，疗效降低[39]。

【用药监护】

1. 监测心率和血压。
2. 评估支气管痉挛程度。
3. 监测呼吸频率，评估肺功能。
4. 意外进入眼睛应用流水冲洗。
5. β_2 受体激动剂可升高血糖。伴有糖尿病的患者应监测血糖。
6. β_2 受体激动剂可导致潜在的严重低钾血症，缺氧可加重低血钾对心律的影响。推荐监测血清钾水平[40-41]。

【相互作用】

药品名称	相互作用
氟烷	诱发心律失常，联用需调节剂量
茶碱类	增加疗效，心悸等不良反应可能加重
非选择性 β 受体拮抗剂	包括滴眼液，可部分或完全抑制 β_2 受体激动剂作用
黄嘌呤衍生物、类固醇、利尿药	合用可加重低血钾

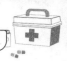

【不良反应】

主要为震颤、强制性痉挛、心悸等[41]。

【药物过量】

1岁儿童使用2mg无症状；2~4岁儿童5~10mg引起轻微中毒，10~30mg轻中度中毒，30~45mg中度中毒；皮下注射1岁儿童1.35mg。

表现：恶心、呕吐、头痛、焦虑、易激惹、兴奋、震颤、瞌睡。可能发生惊厥、心动过速、室上性和室性心律失常、心悸、血压升高或降低。代谢性酸中毒、高血糖和低钾血症。严重病例可能有横纹肌溶解和肾功能衰竭。

处置：如需要，以活性炭洗胃，监测心电图。无哮喘、有症状的心动过速必须给予美托洛尔（或阿替洛尔）或普萘洛尔（或另一种非选择性β受体拮抗剂），而伴有哮喘者则首推维拉帕米。伴有哮喘的室性心律失常患者选择利多卡因。其他室性心律失常给予美托洛尔或普萘洛尔治疗。必须纠正低血钾和代谢性酸中毒，其他对症治疗[40]。

【药理作用】

本品为肾上腺素β₂受体激动剂，选择性兴奋β₂受体扩张支气管。可增加因阻塞性肺病而降低的黏液纤毛清洁功能，从而加速黏液分泌物的清除[40]。

【药代动力学】

给药途径	起效时间/min	达峰时间/h	持续时间/h
雾化吸入	5~30	1~2	3~6

主要在肝脏通过与硫酸结合的方式代谢，并以硫酸结合物形式经肾排泄。不产生活性代谢物[39]。

【药物贮存】

遮光密闭保存。去除铝箔外包装后在3个月内使用。单包装打开后需在24小时内使用[40]。

异丙托溴铵
Ipratropium Bromide

【适应证】

可与吸入性β受体激动剂合用于治疗急性或慢性哮喘引起的可逆性气道阻塞[42]。

【用法用量】

雾化吸入，每次250μg，依据病情可重复给药，12岁以下儿童每日应用超过1mg应在医

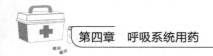

疗监护下给药[42-43]。

【给药说明】

1. 单剂量小瓶不含防腐剂,为防止细菌污染,打开后立即使用。
2. 每次使用新的单剂量小瓶,剩余部分应丢弃。
3. 每 1ml 药液可用生理盐水稀释至 2~4ml。
4. 通过合适的雾化装置经喷嘴或面罩吸入[42]。

【注意事项】

1. 禁用于已知对阿托品或其衍生物或本品中任何成分过敏的患者。
2. 避免药液或气雾进入眼睛[42]。

【用药监护】

评估支气管痉挛程度[43]。

【相互作用】

药品名称	相互作用
抗胆碱药	不推荐长期合并用药
黄嘌呤类制剂	增强支气管扩张作用
β受体激动剂	增加闭角型青光眼病史者急性青光眼发作危险

【药物相容性】

1. 可与氨溴索吸入用溶液、溴己新吸入用溶液、非诺特罗吸入用溶液共同吸入使用。
2. 不可与色甘酸钠吸入用溶液在同一雾化器中同时使用。

【不良反应】

1. 最常见的不良反应包括头痛、咽喉刺激、咳嗽、口干、胃肠动力障碍(便秘、腹泻、呕吐)、恶心、头晕等。
2. 同其他吸入治疗一样,可出现局部刺激症状及超敏反应[43]。

【药物过量】

表现:轻微的全身性抗胆碱能作用,如口干、视力调节障碍和心率增加等[42]。

【药理作用】

拮抗气道平滑肌上 M_3 胆碱能受体,阻止乙酰胆碱和支气管平滑肌上的毒蕈碱受体相互作用引起的细胞内 Ca^{2+} 浓度增高,使平滑肌松弛,气道扩张。其舒张支气管作用比 β_2 受体激动剂弱,起效较慢,但长期应用不易产生耐药[43]。

【药代动力学】

给药途径	起效时间 /min	达峰时间 /h	持续时间 /h	$t_{1/2\beta}$/h
雾化吸入	15~30	1~1.5	4~6	3.2~3.8

支气管扩张作用主要依赖局部药物浓度。体内部分代谢,经粪(48%)与尿排泄[42]。

【药物贮存】

30℃以下避光保存[42]。

孟 鲁 司 特
Montelukast

【适应证】

本品适用于儿童哮喘的预防和长期治疗,包括预防白天和夜间的哮喘症状,治疗对阿司匹林敏感的哮喘患者以及预防运动诱发的支气管收缩;减轻过敏性鼻炎引起的症状[44]。

【用法用量】

1. 长期过敏性鼻炎

6 个月以上至 6 岁以下:口服,每日 1 次,每次 4mg。

6~14 岁:口服,每日 1 次,每次 5mg。

≥15 岁:口服,每日 1 次,每次 10mg。

2. 季节性过敏性鼻炎

2~5 岁:口服,每日 1 次,每次 4mg。

6~14 岁:口服,每日 1 次,每次 5mg。

≥15 岁:口服,每日 1 次,每次 10mg。

3. 预防或治疗哮喘

1~5 岁:口服,每日 1 次,每次 4mg。

6~14 岁:口服,每日 1 次,每次 5mg。

≥15 岁:口服,每日 1 次,每次 10mg[45]。

4. 慢性特发性 / 自发性荨麻疹

≥13 岁:口服,每日 1 次,每次 10mg[46]。

5. 预防运动诱发的支气管收缩　运动前使用。

6~14 岁:口服,每日 1 次,每次 5mg。

≥15 岁:口服,每日 1 次,每次 10mg[47]。

【剂量调整】

对肾功能不全、轻至中度肝损害患者及不同性别的患者无须剂量调整[48]。

【给药说明】

1. 进食不影响药物吸收。

2. 低龄儿童推荐使用颗粒剂型。打开包装后应在 15 分钟内服用。颗粒剂可直接服用，或与一勺室温或冷的软性食物（如苹果酱）、婴儿配方奶粉或母乳混合服用，混合后不可贮存至下次服用。服药后可以饮水[48]。

3. 可根据病情减少合用的支气管扩张剂及吸入糖皮质激素的剂量。某些患者可逐渐减量至停用糖皮质激素，但不可突然替代[44]。

【注意事项】

1. 过敏者禁用。
2. 不应用于治疗急性哮喘发作[49]。
3. 本品不影响儿童的生长速度[48]。

【用药监护】

1. 注意观察患者神经精神症状。
2. 监测是否出现以下症状：嗜酸性粒细胞增多、血管炎性皮疹、肺部症状恶化、心脏并发症及神经病变[48]。

【相互作用】

本品可与其他一些常规用于哮喘预防和长期治疗及治疗过敏性鼻炎的药物合用。在药物相互作用研究中，推荐剂量的本品不对下列药物产生有临床意义的药代动力学影响：茶碱、泼尼松、泼尼松龙、口服避孕药（炔雌醇 - 炔诺酮 35∶1）、特非那定、地高辛和华法林。在合并使用苯巴比妥的患者中，孟鲁司特的血浆浓度 - 时间曲线下面积（AUC）减少大约 40%。但是不推荐调整本品的使用剂量。体外试验表明孟鲁司特是 CYP2C8 的抑制剂。然而，一项关于孟鲁司特和罗格列酮（一种主要通过 CYP2C8 代谢的典型探测底物）药物相互作用的临床研究数据表明孟鲁司特在体内对 CYP2C8 没有抑制作用。因此认为孟鲁司特不会对通过这种酶代谢的药物（例如：紫杉醇、罗格列酮、瑞格列奈）产生影响[47]。

【不良反应】

药品	作用程度	相互作用
苯巴比妥	慎用	苯巴比妥可增加孟鲁司特的肝脏代谢。孟鲁司特血药浓度可能降低，药效减弱
红霉素	慎用	红霉素通过影响 CYP3A4 代谢增加该药物的浓度或效应
泼尼松	关注	合用时泼尼松的不良反应可能增加

不良反应轻微，耐受性好，通常不需要终止治疗。随治疗时间延长不良反应发生情况无变化。可见口渴、腹痛、腹泻、恶心、呕吐、消化不良、超敏反应、肌肉痉挛及疼痛等。少数儿童患者有睡眠异常、兴奋及皮疹等[47]。

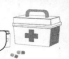

【药物过量】

表现:常见为腹痛、嗜睡、口渴、头痛、呕吐和精神运动过度。

处置:尚不明确本品能否经腹膜或血液透析清除[47]。

【药理作用】

本品为选择性白三烯受体拮抗剂,可特异性拮抗半胱氨酰白三烯(cysteinyl leukotriene,cysteinyl-LT)受体。白三烯是阿司匹林哮喘发生的重要机制,过敏性鼻炎患者的鼻塞症状也与白三烯有关[49]。

【药代动力学】

口服吸收迅速而完全,2~5 岁儿童空腹服用咀嚼片后 2 小时达 C_{max},疗效在用药一日内即出现。平均生物利用度为 64%,蛋白结合率 >99%。代谢完全,本品及其代谢产物几乎全部经胆汁排泄,半衰期为 2.7~5.5 小时[47-48]。

【药物贮存】

密封、避光、室温(15~30℃)保存[50]。

复方异丙托溴铵
Compound Ipratropium Bromide

【成分】

每支 2.5ml,含 0.5mg 异丙托溴铵和 3mg 硫酸沙丁胺醇[51]。

【适应证】

适用于需要多种支气管扩张剂联合应用的患者,用于治疗气道阻塞性疾病有关的可逆性支气管痉挛[51]。

【用法用量】

尚无 12 岁以下儿童使用本品的临床经验,不适用于这类儿童患者。

12 岁及以上:

急性发作:每次 1 支,严重者 2 支。

维持治疗:每次 1 支,每日 3~4 次[52]。

【给药说明】

使用合适的雾化装置通过喷嘴或雾化面罩吸入。雾化时不需要稀释。

本品不含防腐剂,为避免细菌污染,药瓶打开后应立即使用。部分使用后剩余药液应丢弃,不宜再用[51]。

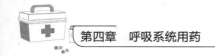

【注意事项】

1. 对本品任一成分及阿托品或其衍生物过敏者禁用。
2. 梗阻性肥厚型心肌病、快速性心律失常者禁用。
3. 未能有效控制的糖尿病、近期发生过心肌梗死、严重器质性心血管疾病、甲亢等患者慎用。
4. 治疗哮喘时,应考虑同时使用抗炎药。
5. 避免药液或气雾进入眼睛[52]。

【用药监护】

详见沙丁胺醇及异丙托溴铵。

【相互作用】

详见沙丁胺醇及异丙托溴铵。

【不良反应】

1. 最常见的反应包括头痛、咽喉刺激、咳嗽、口干、胃肠动力障碍(便秘、腹泻、呕吐)、恶心和头晕。
2. 本品可导致危及生命的矛盾性支气管痉挛,应立即停药,并采用替代疗法治疗[52]。
3. 囊性纤维化患者更易于出现胃肠动力障碍[51]。

【药物过量】

表现:β肾上腺素能过度刺激表现为心动过速、心悸、震颤、高血压、低血压、脉压增宽、心绞痛、心律失常和面色潮红。可致代谢性酸中毒。异丙托溴铵过量症状(如口干、视力调节障碍)轻微且短暂。

处置:选择性 β_1 受体拮抗剂为特异性解毒剂,但须注意加重支气管阻塞的可能。支气管哮喘者应仔细调整剂量。严重病例可使用镇静剂[51]。

【药理作用】

复方制剂中沙丁胺醇起效迅速,异丙托溴铵起效较慢,但作用持久,两者合用有协同作用,但同时出现两种药物的不良反应[51]。

【药代动力学】

详见沙丁胺醇及异丙托溴铵。

【药物相容性】

不要把本品与其他药物混合在同一雾化器中同时使用[51]。

【药物贮存】

25℃以下避光保存[51]。

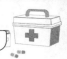

氨　茶　碱
Aminophylline

【适应证】

适用于支气管哮喘、喘息型支气管炎、阻塞性肺气肿等患者,缓解喘息症状,也可用于急性心功能不全和心源性哮喘[53]。

【用法用量】

一、新生儿

新生儿呼吸暂停:负荷量为 4~6mg/kg,12 小时后给予维持量,每次 1.5~2mg/kg,每日 2~3 次。且静脉注射时间要大于 20 分钟[53]。

二、儿童及青少年

1. 口服　每次 3~5mg/kg,每 6~8 小时一次[54-55]。

2. 静脉滴注　负荷量 4~6mg/kg,5% 葡萄糖注射液稀释,维持半小时静脉滴注,之后改为维持量 0.8~1.0mg/(kg·h)[56-57]。

【给药说明】

1. 空腹时(餐前 1 小时,餐后 2 小时)口服,吸收较快,如在用餐时或餐后服用,可减少对胃肠道刺激,但吸收较慢。

2. 静脉注射时需稀释成 <25mg/ml 的稀释液。静脉注射太快可引起一过性低血压或周围循环衰竭;注入时速度一般以每分钟 ≤10mg 为宜,或再度稀释后改为静脉滴注[58]。

【注意事项】

1. 对本品过敏的患者、未经控制的惊厥性疾病患者及急性心肌梗死伴有血压显著低者禁用[53]。

2. 对诊断的干扰:本品可使血清尿酸及尿中儿茶酚胺的测定值增高[58]。

3. 下列情况应慎用,并注意监测血清茶碱浓度:①酒精中毒;②心律失常;③严重心脏病;④充血性心力衰竭(congestive heart failure,CHF);⑤肺源性心脏病;⑥肝脏疾患;⑦高血压;⑧甲状腺功能亢进;⑨严重低氧血症;⑩急性心肌损害;⑪活动性消化性溃疡或有溃疡病史者;⑫肾脏疾患;⑬年龄超过 55 岁,特别是男性和伴发慢性肺部疾病的患者;⑭持续发热患者;⑮茶碱清除率减低者。

4. 静脉用药时,应避免与维生素 C、促皮质激素、去甲肾上腺素、四环素类盐酸盐配伍[59]。

【用药监护】

1. 用于心功能不全的患者时应注意计算氯化钠的摄入量。

2. 给药期间注意体内血药浓度与疗效相关,尤其是长期用药患者,用量通常大于一般人用量,曾认为茶碱有效血药浓度为 10~20μg/ml,超过 20μg/ml 即可产生毒性,近来研究提示 5~10μg/ml 时也可收到较好疗效。

3. 用量应根据标准体重计算,理论上给予茶碱 0.5mg/kg,即可使血清茶碱浓度升高 1μg/ml。

4. 儿童的药物清除率较高,个体差异大,应进行血药浓度监测[59]。

【相互作用】

药品名称	作用程度	相互作用
咖啡因	微弱	合用可导致茶碱类的血药浓度上升
阿普唑仑、地西泮、氯硝西泮、咪达唑仑	微弱	可能因竞争性结合颅内腺苷受体产生拮抗作用,苯二氮䓬类的效应受到抑制
胺碘酮	慎用	胺碘酮可能抑制茶碱的代谢。茶碱浓度升高,可能发生毒性
苯巴比妥	慎用	巴比妥类可能诱导茶碱代谢,增加其清除率。茶碱的浓度可能降低,导致治疗效应减少
奥美拉唑	慎用	茶碱的缓释剂型的吸收速度可能增加
氢化可的松、呋塞米	慎用	茶碱的药学效应可能发生改变
米诺环素	慎用	茶碱发生不良反应的概率上升
泼尼松	慎用	茶碱和泼尼松的药学效应可能发生改变
苯妥英钠	慎用	二者相互增强对方的代谢,茶碱和乙内酰脲类的药学效应可能降低
氟伏沙明	慎用	氟伏沙明抑制茶碱的肝脏代谢,茶碱的血药浓度可能升高,可能出现毒性
普萘洛尔	慎用	有药效学拮抗作用。β受体拮抗剂可减少茶碱的 N- 去甲基化。茶碱的清除率可能降低,可能有药效学拮抗作用
氟康唑、西咪替丁、环丙沙星、普罗帕酮、环孢素、甲硝唑	慎用	合用可能抑制茶碱的肝脏代谢,茶碱的浓度可能增加,可能发生毒性
沙丁胺醇、特布他林、异丙肾上腺素	慎用	合用时毒性增强,尤其是心脏毒性。茶碱类的浓度可能降低
他克莫司	慎用	肌酐的浓度和他克莫司的稳态血药浓度谷值可能升高,增加发生毒性的风险
卡马西平	慎用	可能相互诱导肝脏代谢。茶碱的浓度可能增加或降低,卡马西平的浓度可能降低
大环内酯类	慎用	某些大环内酯类抑制茶碱的代谢
甲巯咪唑、左甲状腺素、甲状腺素	慎用	血液中甲状腺素浓度可能与茶碱清除率有正性相关或间接的关系。甲状腺功能亢进患者中茶碱的清除率增加。当甲状腺功能正常时清除率也会恢复正常
阿曲库铵、维库溴铵	关注	可能出现剂量依赖性神经肌肉阻滞作用的逆转
氯胺酮	关注	可能会发生不可预料的不良反应,有发生癫痫的报道
丙泊酚	关注	茶碱类可能拮抗丙泊酚的镇静作用

续表

药品名称	作用程度	相互作用
麻黄碱	关注	麻黄碱可能引起茶碱类的毒性
干扰素	关注	茶碱的药学效应可能发生增强
异烟肼	关注	异烟肼可能诱导或抑制茶碱的肝脏代谢酶,茶碱的浓度可能有轻微的上升或下降

【不良反应】

1. 常见的不良反应为包括恶心、胃部不适、呕吐、食欲减退,也可见头痛、烦躁、易激动[58]。
2. 茶碱的毒性常出现在血清浓度为 15~20μg/ml,特别是在治疗开始,早期多见的有恶心、呕吐、易激动、失眠等,当血清浓度超过 20μg/ml,可出现心动过速、心律失常,血清中茶碱超过 40μg/ml,可发生发热、脱水、惊厥等症状,严重的甚至引起呼吸停止、心脏停搏致死[60]。

【药理作用】

本品为茶碱和乙二胺的复合物,乙二胺可增加茶碱的水溶性。茶碱通过松弛支气管平滑肌和抑制肥大细胞释放过敏性介质。在解痉的同时还可减轻支气管的充血和水肿,解除多种原因引起的支气管痉挛;并有舒张冠状动脉、外周血管和胆管平滑肌作用;增加心肌收缩力和轻微的利尿作用[60]。

【药代动力学】

本品在体内迅速释放出茶碱,后者的蛋白结合率为 60%。分布容积(V_d)约为 0.5L/kg,半衰期($t_{1/2}$)为 3~9 小时,在半小时内静脉注射 6mg/kg,其血药浓度可达 10μg/L,它在体内 80%~90% 被肝脏氧化代谢,该药生物转化率受多种因素的影响,因此有明显的个体间的差异。本品的大部分以代谢产物形式通过肾排出,10% 以原型排出[60]。

【药物贮存】

遮光,密闭保存[60]。

第三节　兴奋呼吸中枢药

咖　啡　因
Caffeine

【适应证】

治疗早产新生儿原发性呼吸暂停[61]。

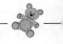

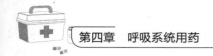
【用法用量】

给药阶段	给药剂量 /mg/kg	给药途径	给药频率
负荷剂量	20	静脉滴注（30 分钟）	1 次
维持剂量	5	静脉滴注（10 分钟）/ 口服	q.24h.

负荷剂量给药 24 小时后开始给予维持剂量,静脉给药只能采用输液泵或其他定量输液装置;维持剂量可通过鼻胃管给药。

如早产新生儿对推荐的负荷剂量临床应答不充分,可在 24 小时后给予最多 10~20mg/kg 的第二次负荷剂量。应答不充分的患儿可考虑采用较高的维持剂量 10mg/kg。

如患者持续 5~7 日不出现明显的呼吸暂停发作,建议停用咖啡因。如果呼吸暂停症状有反复,应考虑重新开始给予咖啡因。根据停用至呼吸暂停复发的间隔时间,可采用维持剂量,也可以是半负荷剂量。由于咖啡因在此类患儿中体内清除缓慢,停药前不需要逐渐减量。

治疗通常持续到新生儿校正胎龄满 37 周,此时早产儿的呼吸暂停常自行好转[61]。

【剂量调整】

下列高风险情况可在血浆咖啡因浓度检测后,依据医师判断适当调整给药剂量:①胎龄 <28 周,和 / 或体重 <1kg,特别是接受胃肠道外营养者;②肝、肾受损的新生儿;③患有癫痫症的新生儿;④患有已知和临床确诊严重心脏病的新生儿;⑤同时使用明确可干扰咖啡因代谢药物的新生儿;⑥接受母乳喂养,母亲使用咖啡因的新生儿。

下列情况建议测定咖啡因浓度基线值:①分娩前已摄入大量咖啡因的妊娠期妇女产下的新生儿;②之前曾给予茶碱治疗的新生儿(由于茶碱可代谢为咖啡因)[61]。

【给药说明】

本品可不经稀释直接使用,也可经 5% 葡萄糖注射液、0.9% 氯化钠注射液、10% 葡萄糖酸钙溶液稀释后给药。仅供单次使用[61]。稀释后在 25℃和 2~8℃条件下可保持 24 小时[62]。

【注意事项】

1. 对本品中任何成分过敏者禁用。

2. 早产新生儿呼吸暂停的诊断是排除性的,当给予咖啡因治疗无应答时,提示可能是其他原因引起的呼吸暂停。

3. 如患儿对第 2 次负荷剂量或维持剂量 10mg/(kg·d)的应答仍不充分,应重新考虑早产新生儿呼吸暂停的诊断。

4. 本品不得经肌内、皮下、椎管内或腹腔注射给药。

5. 停用咖啡因后存在呼吸暂停复发的风险,所以停药后应持续监测患儿约 1 周。

6. 咖啡因可通过乳汁分泌,若接受本品治疗新生儿采用母乳喂养,其母亲不得食用或饮用任何含咖啡因的食物与药物[61]。

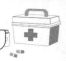

【用药监护】

大多数早产新生儿不需要进行血药浓度常规监测。但对临床应答不充分或出现毒性症状及长期使用本品的患儿,应在整个治疗过程中定期监测咖啡因血药浓度。研究表明与临床受益相关的咖啡因浓度范围为 8~30mg/L。血浆浓度低于 50mg/L 时通常不会引起安全风险[61]。

【相互作用】

药品名称	作用程度	相互作用
利奈唑胺	禁忌	利奈唑胺通过药效学的协同作用增加该药物的效应。有急性高血压发作的风险
多巴胺、多巴酚丁胺	慎用	降低镇静作用,增强交感神经作用
甲氨蝶呤	慎用	合用时甲氨蝶呤的抗肿瘤作用可能降低
氧氟沙星	慎用	喹诺酮降低咖啡因的肝脏代谢,咖啡因的药效可增加
普罗帕酮	关注	普罗帕酮可能抑制咖啡因的代谢(CYP1A2),咖啡因的血药浓度可能升高,发生药源性心律失常的风险增加
氨茶碱、茶碱	微弱	合用可导致茶碱类的血药浓度上升
环丙沙星	微弱	β 受体拮抗剂的药效可能会降低
麻黄碱	微弱	合用可能有相加或协同作用,心血管、代谢和激素反应可能会有轻微的改变
西咪替丁	微弱	西咪替丁可能抑制咖啡因的肝脏代谢,咖啡因的效应可能被增强

【药物相容性】

严禁与其他药品在同一条静脉给药通道内混合或同时使用[61]。

【不良反应】

1. 感染和传染性疾病　败血症。
2. 免疫系统异常　过敏反应。
3. 代谢和营养异常　低血糖、高血糖、发育停止、喂养不耐受。
4. 神经系统异常　易激惹、烦躁不安、颤抖、脑部损伤、惊厥。
5. 耳朵和内耳迷路异常　耳聋。
6. 心脏异常　心动过速,与左心室输出量增加和每搏输出量增加相关。
7. 消化系统　胃食管反流、胃内容物吸入增加、坏死性小肠结肠炎。
8. 给药部位　输注部位静脉炎及相关炎症。
9. 实验室检查结果异常　尿量增加、尿钠尿钙增加、血红蛋白降低、甲状腺素降低[61]。

【药物过量】

表现:高血糖症、低钾血症、四肢微颤、烦躁不安、肌张力亢进、角弓反张、强直阵挛、痉挛、呼吸急促、心动过速、呕吐、胃部刺激、胃肠出血、发热、血中尿素增加、白细胞计数增加、口唇运动异常。1例报告脑室内出血及长期神经后遗症。无咖啡因使用过量相关的早产新生儿死亡报告。

处置：对症和支持性治疗措施。监测血钾和葡萄糖浓度，及时纠正低钾血症和高血糖症。经血浆置换疗法后，血浆咖啡因浓度下降。可通过静脉内给予抗惊厥药物（地西泮或巴比妥类药物）的方式治疗惊厥[61]。

【药理作用】

咖啡因主要刺激中枢神经系统而发挥治疗早产新生儿呼吸暂停的作用。可能的作用机制包括：①刺激呼吸中枢；②增加静息每分钟通气量；③提高机体对血 CO_2 升高的敏感性及反应；④增强骨骼肌张力；⑤减轻膈肌疲劳；⑥增加代谢率；⑦增加耗氧量[61]。

【药代动力学】

人群	给药途径	起效时间	达峰时间/h	分布容积 V_d/$(L \cdot kg^{-1})$	$t_{1/2}$/d
新生儿	静脉注射	几分钟内	0.5~2	0.8~0.9	3~4

咖啡因给药后快速分布进入脑部。早产新生儿脑脊液中咖啡因浓度近于血浆中的浓度。人体内咖啡因主要经过 CYP1A2 代谢。由于早产新生儿肝酶系统不成熟，所以咖啡因的肝脏代谢有限，大部分活性物质通过尿液排泄。虽然咖啡因在早产新生儿体内半衰期较长，存在药物蓄积的可能。但随着校正胎龄的增加，新生儿的咖啡因代谢能力日益增强，因此应答不充分的患儿可考虑采用较高的维持剂量 10mg/kg。胎龄较小的早产新生儿体内咖啡因的清除不依赖于其肝脏功能。在出生后几周，新生儿肝脏代谢功能逐渐增强。成人血浆蛋白结合率约为36%。9个月婴儿对咖啡因的代谢接近于成人，半衰期约为5小时[62]。

【药物贮存】

30℃以下密闭保存[62]。

尼 可 刹 米
Nikethamide

【适应证】

用于中枢性呼吸抑制及各种原因引起的呼吸抑制[63]。

【用法用量】

一、新生儿

新生儿高未结合胆红素血症：作为肝脏葡萄糖醛酰基转移酶激活剂，与苯巴比妥联用治疗新生儿高未结合胆红素血症，两者联用有协同作用，而中枢兴奋和抑制的副作用相互抵消。

取注射剂或口服溶液加 14 倍 5% 葡萄糖注射液稀释成 17mg/ml 浓度的溶液。每次 1ml（17mg）/kg，口服，每 4 小时一次。联用苯巴比妥 2.5mg/kg，口服，每 12 小时一次[64-65]。

二、儿童及青少年

皮下注射、肌内注射或静脉注射：每次 10~15mg/kg，必要时每 30 分钟可重复一次[66]。

【给药说明】

本品作用时间短暂，一次静脉注射只能维持 5~10 分钟，应视病情间隔给药。静脉注射速度不宜太快[63]。

【注意事项】

1. 抽搐、惊厥、重症哮喘、呼吸道机械性梗阻禁用[63]。
2. 急性血卟啉病患者慎用[67]。

【用药监护】

1. 大剂量出现血压升高、震颤及肌强直时，应及时停药以防惊厥。
2. 对呼吸肌麻痹者无效。用药时应同时给予吸氧和人工呼吸[67]。

【相互作用】

药品	作用程度	相互作用
利福平	关注	利福平可增强尼可刹米的肝脏代谢，尼可刹米的药效可能降低
西咪替丁	关注	合用时降低尼可刹米的生物利用度，尼可刹米的药效可能降低

【不良反应】

1. 较大剂量可出现多汗、恶心、喷嚏、呛咳、面部潮红及全身瘙痒。
2. 血压升高、脉搏快，甚至心律失常。
3. 用量过大可出现惊厥发作。如出现惊厥，应及时静脉注射苯二氮䓬类药物或小剂量硫喷妥钠控制[68]。

【药物过量】

表现：中毒症状如兴奋不安、精神错乱、恶心、呕吐、头痛、出汗、抽搐、呼吸急促，同时可出现血压升高、心悸、心律失常、呼吸肌麻痹而死亡。

处置：①出现惊厥时，可注射苯二氮䓬类或小剂量硫喷妥钠或苯巴比妥钠等控制；②静脉滴注 10% 葡萄糖注射液，促进排泄；③给予对症治疗和支持疗法[68]。

【药理作用】

能直接兴奋延髓呼吸中枢，使呼吸加深加快，也可通过刺激颈动脉窦和主动脉体化学感受器，反射性地兴奋呼吸中枢，并提高呼吸中枢对二氧化碳的敏感性[68]。对大脑皮质、血管运动中枢及脊髓也有较弱的兴奋作用，对其他器官无直接兴奋作用，剂量过大可引起惊厥[69]。

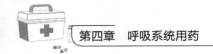

【药代动力学】

口服及注射均易吸收,进入机体后迅速分布至全身各部位。作用时间短暂,一次静脉注射只能维持作用 5~10 分钟。在体内代谢为烟酰胺,然后再被甲基化成为 N- 甲基烟酰胺,经尿排出[68]。

【药物贮存】

遮光,密闭保存[68]。

洛 贝 林
Lobeline

【适应证】

各种原因引起的呼吸抑制,常用于新生儿窒息,一氧化碳、阿片中毒[70]。

【用法用量】

一、新生儿

新生儿窒息:可注入脐静脉 3mg[63]。

二、儿童及青少年

静脉注射:每次 0.3~3mg,必要时每隔 30 分钟可重复使用,青春期儿童不能超过成人量。

皮下或肌内注射:每次 1~3mg,青春期儿童不能超过成人量[63]。

【给药说明】

静脉注射需缓慢[67]。

【不良反应】

1. 恶心、呕吐、呛咳、头痛、头晕、心悸、震颤等。

2. 剂量较大时能引起大量出汗、低体温、低血压、局部麻痹、心动过速、传导阻滞、呼吸抑制甚至昏迷、惊厥[71]。

【药物过量】

剂量较大时能引起心动过速、传导阻滞、呼吸抑制甚至惊厥[70]。

【药理作用】

可刺激颈动脉窦和主动脉体化学感受器(均为 N_1 受体),反射性兴奋呼吸中枢而使呼吸加快,但对呼吸中枢并无直接兴奋作用。对迷走神经中枢和血管运动中枢也同时有反射性兴奋作用;对自主神经节先兴奋后阻断[70]。

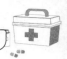

【药代动力学】

静脉注射后,其作用持续时间短,一般为 20 分钟[70]。

【药物贮存】

遮光,密闭保存[70]。

第四节　降低肺表面张力药

猪 肺 磷 脂
Poractant Alfa

【适应证】

治疗和预防早产婴儿的呼吸窘迫综合征(respiratory distress syndrome,RDS)[72]。

【用法用量】

新生儿用法用量如下。

1. 抢救治疗　推荐剂量为一次 100~200mg/kg。如果婴儿还需要辅助通气和补充氧气,则可以每隔 12 小时再追加 100mg/kg(最大总剂量 300~400mg/kg)。建议一经诊断为 RDS,尽快开始治疗。

2. 预防　出生后(15 分钟内)尽早一次给药 100~200mg/kg。第一次给药后 6~12 小时可以再给 100mg/kg,然后如果发生了 RDS 需要机械通气,则再隔 12 小时给药(最大总剂量 300~400mg/kg)[73]。

【给药说明】

1. 本品开瓶即用。使用前将药瓶升温到 37℃。轻轻上下转动,勿振摇,使药液均匀。

2. 用无菌针头和注射器吸取药液,直接通过气管内插管将药液滴注到下部气管,或分成 2 份分别滴注到左右主支气管。

3. 为有利于均匀分布,手工通气约 1 分钟,氧气百分比和给药前相同。然后将婴儿与呼吸机重新连上,根据临床反应和血气的变化适当调整呼吸机参数。以后给药也按同样的方法。

4. 给予本品后不需要辅助通气的婴儿可以不连到呼吸机上。

5. 首次抽吸后残余药液不要再次使用。复温后的药瓶不要重新放回冰箱[72]。

【注意事项】

1. 只能在医院内,由对早产婴儿的护理和复苏训练有素,经验丰富的医师使用。院内应该有适当的通气和 RDS 婴儿的监护设备。

2. 婴儿如果在长时间破膜（超过 3 周）后分娩,可能肺部发育不良和对外源性表面活性物质反应不佳,所以应特别小心。

3. 使用表面活性物质可以减轻 RDS 的严重程度,或降低其发病率,但是早产婴儿可能因发育不全而有其他合并症,因此不可能完全消除与早产有关的病死率和发病率[74]。

【用药监护】

1. 给药后一般会观察到动脉氧分压或氧饱和度立即升高,因此建议密切观察血气。

2. 建议连续监测经皮氧分压或氧饱和度以避免高氧血症。

3. 应保证婴儿的一般状态稳定。纠正酸中毒、低血压、贫血、低血糖和低体温。

4. 用药后胸部扩张很快得到改善,需要及时减少气道峰压,而不必等待血气分析的结果。

5. 预防用药只有在有完善的新生儿监护措施、持续监测和护理的条件下给予,并符合下列情况。

1）妊娠小于 26 周的新生儿推荐预防用药。

2）妊娠在 26~28 周的新生儿:①出生前未使用过皮质激素者,推荐立即预防应用;②出生前使用过皮质激素者,只有在 RDS 发生的情况下使用本品;③考虑到妊娠小于 28 周的危险因素,在有以下 2 项或多项 RDS 危险因素存在的情况下也推荐使用预防用药,包括围产期窒息、出生时需要气管插管、母亲糖尿病、多胎妊娠、男性、家族有 RDS 易患因素、剖宫产。

3）妊娠 29 周或以上:只有在 RDS 发生的情况下使用本品。

6. 使用外源性表面活性剂治疗后,如果肺功能改善,可以在有足够设施的情况下使用经鼻的持续气道正压[74]。

【不良反应】

不良反应	处置方法
偶可出现气管内插管被黏液阻塞;很少报道有心动过缓、低血压、低氧饱和度	中断治疗并采取适当的措施。等情况稳定后仍可以在适当监护下使用本品[72]

【药物过量】

如果对婴儿的呼吸、通气或氧合作用有明确的不良影响,应尽量吸出,同时给予支持疗法,特别注意水和电解质平衡[72]。

【药理作用】

1. 肺表面活性物质是以磷脂和特异性蛋白质为主要成分的混合物质,分布于肺泡表面。其主要功能是降低肺表面张力。

2. 肺表面活性物质降低表面张力的特性对于维持肺泡稳定,避免肺泡在呼气末萎陷,维持整个通气循环有充分的气体交换必不可少。

3. 无论何种原因所致肺表面活性物质缺乏而导致的早产婴儿严重的呼吸衰竭被称为呼吸窘迫综合征（RDS）或透明膜病（hyaline membrane disease, HMD）。RDS 是早产儿急性发病和死亡的主要原因,也会造成长期呼吸和神经系统后遗症。

4. 气管内滴入外源性表面活性物质,可替代性弥补内源性肺表面活性物质的缺乏。

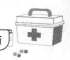

5. 本品的表面活性有助于其在肺内均匀分布,沿肺泡的气液交界面展开。本品治疗表面活性物质缺乏的生理和治疗作用已在不同的动物模型上得到了证实[72]。

【药代动力学】

气管内给药后,本品主要存留在肺内,用 ^{14}C 标记的二棕榈酰磷脂酰胆碱测定其在新生兔内的半衰期为 67 小时。给药后 48 小时,在血浆和肺以外的器官中仅有微量的表面活性磷脂[72]。

【药物贮存】

避光,2~8℃贮藏[72]。

第四章
参考文献

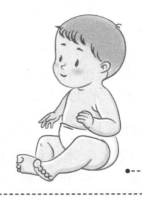

第五章

消化系统用药

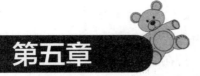

第一节 抑 酸 药

西 咪 替 丁
Cimetidine

【适应证】

预防和治疗胃酸分泌增多的应激性溃疡和消化道出血[1]。

【用法用量】

一、新生儿

口服/静脉给药(静脉滴注或静脉注射):每6~12小时给药2.5~5mg/kg[2]。

二、儿童及青少年

1. 预防和治疗胃酸分泌增多的应激性溃疡和消化道出血 静脉使用或肌内注射(不适宜口服时)。起始剂量:静脉注射,每日25~40mg/(kg·d),每6~8小时1次。最多每次300mg。

16岁及以上:可采用静脉注射、静脉滴注或肌内注射,每6~8小时给予300mg。可增加给药频次使最高日剂量至2 400mg[3]。

2. 胃或十二指肠溃疡

2~15岁:静脉注射或静脉滴注,每日20mg/(kg·d),每12小时1次。直至可换为口服给药。疗程约8周。最高日剂量800mg[4]。

16岁及以上:睡前口服800mg,或每次400mg,每日2次口服[5]。

3. 胃食管反流,食管炎(由于药物的相互作用和不良反应风险增加,西咪替丁并非首选的组胺 H_2 受体拮抗剂)

29日龄至15岁:每日30~40mg/(kg·d),分3~4次口服,疗程12周。最高日剂量1.6g[6]。

16岁及以上:每日1.6g,分2~4次口服,疗程12周。最高日剂量1.6g[5]。

4. 高胃酸分泌疾病 16岁及以上:每日1.2g,分4次口服。可增加给药剂量至最高日剂量 2 400mg[5]。

5. 顽固性疣 1 岁及以上：每日 30~40mg/(kg·d)，分 3~4 次口服。疗程 2~3 个月[7]。最多每次 800mg。与左旋咪唑联用[8]。

【剂量调整】

肾功能损害的患者基于下列用法调整剂量，儿童：每次 5~10mg/kg；成人：每次 300mg[9]。

Ccr/(ml·min⁻¹)	给药间隔
>40	q.6h.
20~40	q.8h. 或减量 25%
<20	q.12h. 或减量 50%

严重肝脏疾病患者推荐减量 50%（基于成人数据）[10]。
透析期间和透析后间隔 12 小时[11]。

【给药说明】

1. 肌内注射 无须稀释[12]。
2. 静脉注射 使用生理盐水或其他相容溶液稀释至 15mg/ml，缓慢注射至少达 5 分钟。
3. 静脉滴注 使用 5% 葡萄糖注射液或其他相容溶液稀释至 6mg/ml，给药时间为 15~20 分钟。
4. 注射液稀释后在室温下 48 小时内稳定。
5. 口服 餐时 / 睡前。勿与抗酸药同服，影响吸收[13]。

【注意事项】

1. 不宜用于急性胰腺炎[1]。
2. 用于极低出生体重儿可能会增加新生儿坏死性小肠结肠炎的发生率[14]。
3. 干扰检验结果，例如胃液隐血试验假阳性、升高血清肌酐及氨基转移酶浓度、降低甲状旁腺激素浓度。
4. 下列情况慎用：严重心脏及呼吸系统疾病；肝、肾功能不全者；慢性炎症（如系统性红斑狼疮）骨髓毒性升高；器质性脑病[1]。

【用药监护】

1. 可监测食管 pH 评估疗效（pH>4）。
2. 观察新生儿是否有意识障碍及自发运动减少。
3. 监测肝肾功能。
4. 与华法林同用时，应监测凝血酶原时间。
5. 治疗期间监测全血细胞计数和血小板计数[13]。

【相互作用】

药品名称	作用程度	相互作用
阿托品、苯海索、东莨菪碱、山莨菪碱	微弱	合用时西咪替丁的生物利用度可能降低
苯巴比妥	微弱	苯巴比妥可能降低西咪替丁的生物利用度
布洛芬、吲哚美辛	微弱	非甾体抗炎药的治疗效应可能发生改变
氟康唑	微弱	氟康唑的血药浓度可能降低,可能减少其抗真菌活性
咖啡因	微弱	西咪替丁可能抑制咖啡因的肝脏代谢,咖啡因的效应可能被增强
氯丙嗪	微弱	西咪替丁可抑制氯丙嗪的胃肠道吸收,氯丙嗪的治疗效应可能降低
氨苯蝶啶、地尔硫䓬、二甲双胍、磺胺、甲氧苄啶、美金刚、普鲁卡因胺	慎用	西咪替丁通过竞争肾小管清除率,增加这些药物的浓度或效应
奥曲肽	慎用	奥曲肽能延迟西咪替丁的肠吸收
苯妥英钠	慎用	乙内酰脲血药浓度可能增高,药效增加。西咪替丁抑制肝脏代谢
表柔比星、布托啡诺、丁丙诺啡、氟伐他汀、氯喹、喷他佐辛、羟考酮、羟吗啡酮、氢化吗啡酮、盐酸地芬诺酯	慎用	西咪替丁可通过抑制代谢,增加这些药物在体内的浓度或效应
丙米嗪、氯米帕明、美西律	慎用	西咪替丁可通过影响 CYP1A2 代谢,增加这些药物在体内的浓度或效应
丙戊酸钠	慎用	西咪替丁可改变丙戊酸钠的代谢,降低丙戊酸钠的清除率,延长半衰期
茶碱、氨茶碱	慎用	合用可能抑制茶碱的肝脏代谢,茶碱的浓度可能增加,可能发生毒性
度洛西汀、氟卡尼、氟哌啶醇、氟西汀、甲基苯丙胺、可待因、氢可酮	慎用	西咪替丁可通过影响 CYP2D6 代谢,增加药物的浓度或效应
多巴酚丁胺	慎用	多巴酚丁胺的加压效应可能增强,可导致高血压
氟尿嘧啶	慎用	氟尿嘧啶的生物利用度可能增加
富马酸亚铁	慎用	胃 pH 增加导致铁的溶解性降低,西咪替丁可能抑制铁的口服吸收。至少提前 1 小时给予铁剂
格列本脲、格列吡嗪、甲苯磺丁脲	慎用	西咪替丁可通过增加胃中 pH,增加这些药物的浓度或效应
环孢素	慎用	西咪替丁可通过影响 CYP1A2、CYP3A4 代谢,增加环孢素在体内的浓度或效应
吉非替尼、硫酸亚铁、头孢地尼、右旋糖酐铁	慎用	西咪替丁通过增加胃中 pH,降低这些药物的效应或浓度

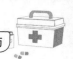

续表

药品名称	作用程度	相互作用
卡马西平	慎用	西咪替丁抑制卡马西平的肝脏代谢,合用时卡马西平血药浓度可上升,可能会产生毒性
克拉霉素	慎用	克拉霉素抗微生物的效应可能降低
利多卡因	慎用	合用时可能抑制利多卡因的肝脏代谢,减慢肝脏的血流速度。利多卡因的清除率可能降低,可能发生毒性
氯吡格雷	慎用	西咪替丁可通过影响 CYP3A4、CYP2C19 代谢,降低氯吡格雷的效应
氯氮平、阿芬太尼、阿立哌唑、多柔比星、阿替米林、阿瑞匹坦、阿托伐他汀、阿扎那韦、氨氯地平、吡格列酮、波生坦、博舒替尼、雌二醇、达非那新、达芦那韦、地塞米松、丁螺环酮、度他雄胺、多奈哌齐、多西他赛、非洛地平、红霉素、加兰他敏、奎尼丁、奎宁、雷贝拉唑、利托那韦、洛伐他汀、氯雷他定、麦角胺碱、美沙酮、奈非那韦、尼卡地平、尼莫地平、泼尼松、泼尼松龙、氢化可的松、秋水仙碱、瑞格列奈、三唑仑、沙格列汀、二氢麦角碱、他克莫司、替硝唑、维拉帕米、西地那非、西洛他唑、硝苯地平、辛伐他汀、伊立替康、伊马替尼、依普利酮、依托泊苷、茚地那韦、长春碱、长春瑞滨、长春新碱、紫杉醇、唑吡坦	慎用	西咪替丁可通过影响 CYP3A4 代谢,增加这些药物在体内的浓度或效应
美托洛尔、普萘洛尔	慎用	西咪替丁可削弱肝脏首关代谢,降低肝血流量,抑制肝脏对某些 β 受体拮抗剂的代谢(CYP2D6)。同用时 β 受体拮抗剂的效应可增强
西酞普兰、异烟肼、那格列奈、卡维地洛	慎用	西咪替丁可通过影响 CYP2C19,增加这些药物的浓度或效应
伊曲康唑	慎用	升高的胃液 pH 影响药物溶出,令唑类抗真菌药生物利用度降低。伊曲康唑可通过抑制主动转运抑制西咪替丁肾小管的主动分泌。合用时伊曲康唑的效应可能降低,西咪替丁的浓度轻微上升。避免合用
阿普唑仑、地西泮、氯硝西泮、咪达唑仑	关注	通过酶抑制作用抑制肝脏氧化代谢,苯二氮䓬类药物浓度可能增加,某些效应,尤其是镇静作用会被增强
胺碘酮	关注	西咪替丁影响细胞色素 P450 氧化系统抑制胺碘酮在肝脏代谢,胺碘酮的血药浓度可增加,药效学和毒性增加

续表

药品名称	作用程度	相互作用
米诺环素	关注	西咪替丁可能降低四环素类的吸收,但仍存在争议
尼可刹米	关注	合用时降低尼可刹米的生物利用度,尼可刹米的药效可能降低
普罗帕酮	关注	合用抑制普罗帕酮的代谢,普罗帕酮的药学效应可能增强
琥珀胆碱	关注	西咪替丁抑制肝脏微粒体酶,导致琥珀胆碱的代谢减慢。可能会延长琥珀胆碱的神经肌肉阻滞作用
地高辛	关注	西咪替丁可能降低或增加地高辛的血药浓度
芬太尼、吗啡、哌替啶、舒芬太尼	关注	阿片类镇痛药的药效可能增强,导致毒性反应。可能与阿片类镇痛药的代谢降低有关
氟伏沙明	关注	5-羟色胺再摄取抑制剂的血药浓度和药效可增加
头孢泊肟、头孢呋辛	关注	改变胃液酸度可影响药物吸收,同用时组胺 H_2 受体拮抗剂可降低头孢的生物利用度
华法林	禁忌	合用增强华法林的效应,有出血的风险
乙醇	禁忌	组胺 H_2 受体拮抗剂可能增加乙醇的吸收和减少乙醇的代谢。可能会增加乙醇的稳态血药浓度峰值和 AUC
阿司咪唑、多非利特、特非那定、西沙必利	禁忌	西咪替丁可抑制这些药物的代谢,增加它们在体内的浓度。有 Q-T 间期延长的风险

【药物相容性】

容器	相容	不相容
Y 型管	阿奇霉素、阿糖胞苷、阿昔洛韦、氨茶碱、阿曲库铵、丙泊酚、奥曲肽、卡泊芬净、地塞米松、多种维生素、放线菌素D、伏立康唑、氟康唑、氟尿嘧啶、甘露醇、肝素、芬太尼、舒芬太尼、环磷酰胺、甲氨蝶呤、酚妥拉明、甲泼尼龙、甲硝唑、卡铂、克林霉素、利奈唑胺、两性霉素B脂质体、阿米卡星、阿托品、博来霉素、硫酸镁、奈替米星、鱼精蛋白、长春新碱、罗库溴铵、氯化钙、氯化钾、美罗培南、门冬酰胺酶、尿激酶、哌拉西林他唑巴坦、葡萄糖酸钙、羟乙基淀粉氯化钠、红霉素、米力农、三氧化二砷、顺铂、碳酸氢钠、头孢呋辛、头孢他啶、头孢曲松、维库溴铵、维生素 B_{12}、硝酸甘油、亚叶酸钙、昂丹司琼、胺碘酮、苯海拉明、表柔比星、多巴胺、多巴酚丁胺、多柔比星、利多卡因、氯丙嗪、咪达唑仑、纳洛酮、庆大霉素、柔红霉素、肾上腺素、托泊替康、万古霉素、伊达比星、异丙嗪、异丙肾上腺素、依托泊苷、胰岛素、异环磷酰胺、去甲肾上腺素、左氧氟沙星	头孢吡肟、头孢哌酮、地西泮、呋塞米、更昔洛韦、苯巴比妥

续表

容器	相容	不相容
混合管	阿莫西林克拉维酸、阿昔洛韦、氨甲苯酸、丙泊酚、奥曲肽、地高辛、地塞米松、酚磺乙胺、氟康唑、甘露醇、芬太尼、甲泼尼龙、克林霉素、利巴韦林、磷霉素、阿米卡星、阿托品、硫酸镁、庆大霉素、鱼精蛋白、氯化钾、美罗培南、尿激酶、哌拉西林他唑巴坦、青霉素、东莨菪碱、去乙酰毛花苷、米力农、红霉素、碳酸氢钠、头孢呋辛、头孢美唑、头孢他啶、维库溴铵、维生素 B_6、维生素 C、昂丹司琼、多巴胺、洛贝林、氯胺酮、咪达唑仑、山莨菪碱、肾上腺素、万古霉素、异丙肾上腺素、胰岛素、右旋糖酐 40、间羟胺、去甲肾上腺素	氨茶碱、苯巴比妥、地西泮、华法林、新斯的明、吗啡、甲硝唑、氢化可的松、三磷酸腺苷、头孢吡肟、头孢唑林、头孢哌酮舒巴坦、胺碘酮、多巴酚丁胺、氯丙嗪、异丙嗪、两性霉素 B

【不良反应】

不良反应	处置方法
抗雄激素作用	停药即可消失
中枢神经毒性	适当减量,用拟胆碱药治疗
肌神经阻断	用氯化钙对抗,新斯的明无效
急性间质性肾炎	具有可逆性,停药
骨髓抑制;中度粒细胞减少	具有可逆性,停药
心动过缓;血压骤降;心脏停搏,呼吸骤停	见药物过量[15]

【药物过量】

表现:呼吸短促、困难;心动过速。

处置:清除胃肠道内尚未吸收的药物,给予临床监护及支持疗法。呼吸衰竭者立即进行人工呼吸;心动过速者给予 β 受体拮抗剂[15]。

【药理作用】

作用于胃壁细胞上 H_2 受体,抑制基础胃酸及由食物、胃泌素、咖啡因及胰岛素等刺激的胃酸分泌[15]。

【药代动力学】

口服达峰时间约为 60 分钟,肌内注射约为 15 分钟。蛋白结合率为 15%~20%。在肝脏经硫酸化和羟基化代谢失活,90% 经肾排泄。$t_{1/2}$:新生儿为 3~4 小时;儿童约为 1.5 小时[13]。

【药物贮存】

密闭保存[15]。

奥 美 拉 唑
Omeprazole

【适应证】

适用于胃溃疡、十二指肠溃疡、应激性溃疡、食管炎和卓‑艾综合征（胃泌素瘤）[16]。
反流性食管炎的短期治疗（短于 8 周）及顽固性十二指肠溃疡的常规治疗[17]。

【用法用量】

一、新生儿

反流性食管炎的短期治疗（短于 8 周）及顽固性十二指肠溃疡的常规治疗[17]。

清晨顿服 0.7mg/kg，7~14 日以后必要时增加至 1.4mg/kg；某些新生儿需用到 2.8mg/kg[18]。

二、儿童及青少年

1. 侵蚀性食管炎

1 个月至 1 岁且体重范围是 3~4kg：口服，2.5mg，每日 1 次。

1 个月至 1 岁且体重范围是 5~9kg：口服，5mg，每日 1 次。

1 个月至 1 岁且体重≥10kg：口服，10mg，每日 1 次。

1 岁以上：参考治疗胃食管反流的用法用量。

疗程：治疗由胃食管反流引起酸性介导的糜烂性食管炎，疗程为 6 周。

2. 胃食管反流和 / 或侵蚀性食管炎

1 岁或以上且体重范围是 5~9kg：口服，5mg，每日 1 次。

1 岁或以上且体重范围是 10~19kg：口服，10mg，每日 1 次。

1 岁或以上且体重≥20kg：口服，20mg，每日 1 次。

疗程：治疗胃食管反流疗程为 4 周。治疗由胃食管反流引起酸性介导的反流性食管炎（reflux esophagitis，EE）疗程为 4~8 周。治疗 8 周后患者未有明显好转，可继续治疗 4 周。如果糜烂性食管炎和胃食管反流复发，可考虑加用 4~8 周。对于酸介导的胃食管反流病（gastroesophageal reflux disease，GERD）、EE 的持续治疗时间是未知的，但对照研究不应超过 12 个月。反射性食管炎的疗程为 3 个月，逐渐减量后停药。PPI 停药后慢性复发性胃食管反流（伴有或不伴有食管炎）的复发表明，长期治疗是必要的[19]。

3. 幽门螺杆菌感染

1 岁以上：口服奥美拉唑每日 1mg/kg，12 小时 1 次（最多每次 20mg）。

序贯疗法：阿莫西林（口服，每日 50mg/kg，12 小时 1 次，最多每次 1g）+ 质子泵抑制剂 5 日，之后克拉霉素（口服，每日 15~20mg/kg，12 小时 1 次，最多每次 500mg）+ 硝基咪唑类 [甲硝唑（每日 20mg/kg，12 小时 1 次，最多每次 500mg）或替硝唑]+ 质子泵抑制剂 5 日[20]。

【给药说明】

1. 肠溶片　整片用最少半杯水送服，不可咀嚼或压碎。可将其分散于水或微酸液体（如果汁）中，30 分钟内服用[21]。

2. 静脉给药　注意某些注射剂型仅供静脉滴注，禁止静脉注射。40mg 溶于 100ml

0.9% 氯化钠注射液后 12 小时内使用;溶于 5% 葡萄糖注射液后 6 小时内使用,时间过长会变成淡红色。40mg 应在 20~30 分钟或更长时间内静脉滴注。

3. 对光不稳定,在整个静脉滴注过程中均应避光。

4. 本品为弱碱性药物,酸性溶液中不稳定[22]。

【注意事项】

1. 对本品过敏者禁用。

2. 肝肾功能不全者慎用。

3. 糖尿病患者有可能发生低血糖。

4. 可能导致胃肠道感染风险轻微升高。

5. 亚洲人初始治疗推荐选用较低剂量。

6. 本品可能引发头晕,用药期间应避免危险活动[16]。

7. 存在骨质疏松风险的患者在使用高剂量和超过 1 年的情况下,骨折风险增加。应适量服用维生素 D 和钙[23]。

【用药监护】

1. 观察用药后 3 日内的症状改善情况。可监测食管内 pH 以评估药效(pH>4.0)。

2. 如治疗期间超过 8 周,监测氨基转移酶、碱性磷酸酶水平。

3. 服药时间大于 1 年有发生低镁血症的可能,应监测镁的水平。

4. 若出现严重腹泻、黑色柏油便、腹部痉挛疼痛或持续头痛,立即停药。

5. 用药超过 3 年应监测血清维生素 B_{12} 水平。

6. 注意一些严重的皮肤反应:如中毒性表皮坏死松解症、重症多形性红斑、血管性水肿、剥脱性皮炎;发热、咽痛、乏力,口唇黏膜溃疡,其中一些严重皮肤病可能是致命的[16,23]。

【相互作用】

药物	作用程度	相互作用
克拉霉素	微弱	克拉霉素可抑制奥美拉唑的代谢,奥美拉唑增强克拉霉素的吸收。克拉霉素和奥美拉唑的血药浓度可上升
伏立康唑	慎用	合用可使奥美拉唑血药浓度上升,必要时降低奥美拉唑剂量
苯妥英钠	慎用	乙内酰脲的血药浓度可能增加,导致药效和毒性的增强
茶碱	慎用	茶碱的缓释剂型的吸收速度可能增加
氟伏沙明	慎用	合用时某些质子泵抑制剂的血药浓度可能升高,增强药效和不良反应
氟康唑	慎用	氟康唑通过影响 CYP2C19 代谢增加该药物的浓度或效应
华法林	慎用	合用时华法林的低凝血酶原效应可能增强
环孢素	慎用	该药物通过影响 CYP1A2 代谢降低环孢素的浓度或效应,该药物和环孢素均增强对方的毒性
甲氨蝶呤	慎用	建议开始甲氨蝶呤治疗前数日停止给予奥美拉唑。甲氨蝶呤的血药浓度增加,发生毒性的风险增加。可能与甲氨蝶呤的肾清除率降低有关

续表

药物	作用程度	相互作用
他克莫司	慎用	他克莫司的血药浓度可能升高,增加发生毒性的风险
头孢呋辛	慎用	该药物可通过增加胃 pH 降低头孢呋辛的浓度或效应
维生素 B_{12}	慎用	维生素 B_{12} 的疗效可能降低
伊曲康唑	慎用	尽量避免同时使用。升高的胃液 pH 影响药物溶出,令唑类抗真菌药生物利用度降低。合用时唑类抗真菌药的浓度可能降低,药效可降低
阿司匹林	关注	质子泵抑制剂导致的 pH 上升导致水杨酸类的溶出和释放更加迅速
地高辛	关注	合用可能促进地高辛吸收,其血药浓度上升
地西泮、氯硝西泮、咪达唑仑	关注	降低苯二氮䓬类的氧化代谢,苯二氮䓬类的清除率可降低,半衰期可延长,血药浓度上升。镇静和共济失调可增加
碳酸钙	关注	合用时 pH 依赖的钙吸收可能受到抑制,降低其治疗浓度
利福平	禁忌	加快本品的代谢速率从而降低血药浓度

【药物相容性】

不应与其他药物混合在同一输液装置中合用[23]。

【不良反应】

不良反应	处置方法
电解质紊乱:低钠血症、低镁血症	补充镁剂,若情况严重,立即停药
头痛、头晕、嗜睡、视力下降	停药后症状可消失
腹泻、腹痛、便秘、恶心、呕吐、腹胀	一般不需停药。难以耐受者停药后可自行缓解
口腔黏膜溃疡	使唾液腺分泌减少,妨碍部分维生素和微量元素(如维生素 B_{12})的吸收
氨基转移酶升高	肝功能不良者半衰期延长,要注意观察皮肤是否黄染;肝功能疾病患者应减量,肝脏受损者不能长期大剂量应用[24]

【药物过量】

表现:恶心、呕吐、头晕、腹痛、腹泻、头痛、淡漠、抑郁、意识模糊、视物模糊、心动过速、出汗、面红、口干等,以及皮炎、瘙痒、荨麻疹等,罕见光敏反应。症状均为暂时性,停药或对症处置后可消失[24]。

处置:奥美拉唑可与蛋白质广泛结合,无法轻易通过透析清除。应立即进行对症治疗和支持治疗[22]。

【药理作用】

本品为质子泵抑制剂,易浓集于酸性环境中,特异性地作用于胃壁细胞顶端膜构成的分

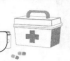

泌性微管和胞质内的管状泡上,即胃壁细胞质子泵(H^+-K^+-ATP 酶)所在部位,并转化为亚磺酰胺的活性形式,然后通过二硫键与质子泵的巯基呈不可逆的结合,生成亚磺酰胺与质子泵的复合物,从而抑制该酶活性,使壁细胞内的 H^+ 不能转运到胃腔中,阻断了胃酸分泌的最后步骤,使胃液中的胃酸量大为减少,对基础胃酸分泌和各种刺激因素引起的胃酸分泌均有很强的抑制作用。此外,由于对质子泵的抑制作用是不可逆的,故抑制作用时间长,待新的质子泵形成后,才能恢复其泌酸作用。

本品对基础胃酸分泌和由组胺、五肽促胃液素及刺激迷走神经引起的胃酸分泌具有强而持久的抑制作用,对 H_2 受体拮抗剂不能抑制的油二丁基环腺苷酸所致胃酸分泌亦有明显的抑制作用。也可抑制胃蛋白酶的分泌[16]。

【药代动力学】

给药途径	起效时间 /h	达峰时间 /h	持续时间 /h	$t_{1/2}$/min
口服	1	2	72	40

健康人单次口服本品抗酸作用可维持 24 小时,多次口服(1 周)可使基础胃酸和五肽促胃液素刺激引起的胃酸分泌抑制 70%~80%。随着胃酸分泌量的明显下降,胃内 pH 迅速升高,一般停药后 3~4 日胃酸分泌可恢复到原有水平。

口服经小肠迅速吸收,1 小时内起效,食物可延迟其吸收,但不影响吸收总量。单次给药生物利用度约为 35%,反复给药可达 60%。口服后 0.5~3.5 小时血药浓度达峰值。血浆蛋白结合率为 95%~96%。可分布到肝、肾、胃、十二指肠、甲状腺等组织,不易透过血 - 脑屏障。在体内完全被 CYP450 迅速氧化代谢,血浆消除半衰期为 0.5~1 小时,慢性肝病患者约为 3 小时,个体差异明显;血药浓度在给药 4~6 小时后基本消失。72%~80% 的代谢物经肾脏排泄,18%~23% 由胆汁分泌随粪便排出[16]。

【药物贮存】

密闭,避光并不超过 20℃保存[22]。

第二节 止 泻 药

蒙 脱 石 散
Montmorillonite Powder

【适应证】

急、慢性腹泻;肠道菌群失调;肠易激综合征;用于食管、胃、十二指肠疾病引起的相关疼痛症状的辅助治疗[25-26]。

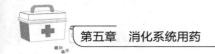

【用法用量】

1. 每日剂量分 3 次服用。

<1 岁:每日 1 袋,口服。

1~2 岁:每日 1~2 袋,口服。

2 岁以上:每日 2~3 袋,口服。

2. 急性腹泻首次剂量可加倍[27];慢性腹泻剂量酌减[25]。

【给药说明】

1. 1 袋药物倒入 50ml 温水中,搅匀后服用[27]。

2. 丸状、糊状服用影响疗效。

3. 胃炎、结肠炎和肠易激综合征应在饭前服用;腹泻宜在两餐之间服用;胃食管反流病、食管炎于餐后服用。

4. 结肠炎、肠易激综合征可采用灌肠疗法[25]。

【注意事项】

本品不作解痉剂使用[25]。

【用药监护】

1. 需要注意过量服用引起便秘。

2. 治疗急性腹泻,应注意纠正脱水。

3. 服用其他药物,需要在服用本品 1 小时前[25]。

【相互作用】

药品名称	相互作用
诺氟沙星	提高对致病性细菌感染的疗效
红霉素	减轻红霉素胃肠反应,提高疗效

【不良反应】

偶见便秘,大便干结[28]。减量后可继续服用[25]。

【药物过量】

表现:易致便秘[28]。

【药理作用】

本品具有层纹状结构及非均匀性电荷分布,对消化道内的病毒,细菌及其产生的毒素有固定、抑制作用;对消化道黏膜有覆盖能力,并通过与黏液糖蛋白相互结合,从质和量两方面修复,提高黏膜屏障对攻击因子的防御功能[28]。

【药代动力学】

口服后不被肠道吸收，不进入血液循环系统，2 小时后可均匀覆盖于整个肠腔表面。6 小时后连同所固定的攻击因子随消化道自身蠕动排出体外[25]。不影响 X 光检查，不改变大便颜色，不改变正常的肠蠕动[28]。

【药物贮存】

密封，在干燥处保存[28]。

布拉氏酵母菌
Saccharomyces Boulardii

【成分】

主要活性成分为冻干布拉氏酵母菌，每袋药粉 765mg，含菌粉 250mg，每 1g 药粉含活菌数 $\geq 1.3 \times 10^9$ CFU[29]。

辅料：果糖、乳糖、微粉硅胶、水果味香精[30]。

【适应证】

用于治疗肠道菌群失调所引起的腹泻症状[30]。

【用法用量】

<3 岁：每次 1 袋，每日 1 次，口服。

≥3 岁：每次 1 袋，每日 2 次，口服[30]。

【给药说明】

1. 用少量温水、奶或甜味饮料混匀后服用。也可与食物混合。

2. 为快速起效，最好不在进食时服用。

3. 本品含活细胞，勿用超过 50℃的热水或冰冻的，或含乙醇的饮料及食物送服[30]。

【注意事项】

1. 下列情况禁用：对本品某一成分过敏者；中央静脉导管输液的患者；果糖不耐受者；先天性半乳糖血症及葡萄糖、半乳糖吸收障碍综合征或乳糖酶缺乏者。

2. 本品为活菌制剂，如经手传播进入血液循环则有引起去全身性真菌感染的危险，不得用于高危的中央静脉导管治疗的患者[30]。

【用药监护】

1. 本品不能代替补液作用。对于严重腹泻患者，应根据其年龄和健康状况补充足够液体。

2. 建议不要在中央静脉输液的患者附近打开散剂，以避免任何方式，特别是经手传播

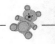

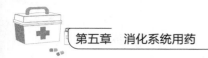

将布拉氏酵母菌定植在输液管上[29]。

【相互作用】

不可与全身性或口服抗真菌药同用[29]。

【不良反应】

1. 偶见全身过敏反应、荨麻疹、顽固性便秘、口干等,停药后可恢复。

2. 罕见全身真菌血症、血管神经性水肿、皮疹。

3. 植入中央静脉导管的住院患者、免疫功能抑制患者、严重胃肠道疾病患者或者高剂量治疗的患者中罕见真菌感染,其中极少数患者血液培养布拉氏酵母菌阳性,极度虚弱的患者中有报道由布拉氏酵母菌引起败血症的病例[29]。

【药理作用】

本品为含活布拉氏酵母菌的微生态制剂。口服后不会在肠道内定植,产生一过性的微生态调节作用[29]。

【药代动力学】

布拉氏酵母菌在胃肠道不被吸收。根据不同的给药剂量,在粪便中的半衰期为 3~9 小时,3~5 日后在粪便中达稳态浓度。治疗结束后粪便中的菌数迅速降低,5 日后无法检测到布拉氏酵母菌[29]。

【药物贮存】

密封,于 25℃ 以下干燥处保存[30]。

消旋卡多曲
Racecadotril Granules

【适应证】

用于 1 个月以上婴儿和儿童的急性腹泻,必要时与口服补液或静脉补液联合使用[31]。

【用法用量】

1. 若按照体重给药,则每次 1.5mg/kg,每日 3 次,口服。日剂量≤6mg/kg,连用≤7 日。

2. 按照年龄计算剂量

1~8 个月:每次 10mg,每日 3 次,口服。

9~29 个月:每次 20mg,每日 3 次,口服。

30 个月至 9 岁:每次 30mg,每日 3 次,口服。

>9 岁:每次 60mg,每日 3 次,口服[32]。

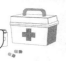

【给药说明】

1. 勿一次服用双倍剂量。
2. 可与食物、水或母乳溶解混合均匀后一起服用[32]。

【注意事项】

1. 下列情况禁用：肝肾功能不全者；对本品及本品的 S- 对映体过敏者；不能摄入果糖，对葡萄糖或半乳糖吸收不良，缺少蔗糖酶、麦芽糖酶者。
2. 肠道功能紊乱、痢疾综合征伴血便或发热者、脱水者慎用[32]。

【用药监护】

连续服用 5 日腹泻症状仍持续应进一步就诊，或采用其他治疗方案[32]。

【相互作用】

药品名称	相互作用
CYP3A4 抑制剂（如红霉素、氟康唑）	可减少本品的代谢，增加毒性，谨慎合用
CYP3A4 诱导剂（如利福平）	可降低本品抗腹泻作用，谨慎合用

【不良反应】

1. 偶见嗜睡、皮疹、便秘、恶心和腹痛等。罕见肠梗阻[32]。
2. 严重水样腹泻的儿童用药后可出现持续性低钾血症。
3. 急性腹泻患者治疗时出现头晕、不适和头痛[33]。

【药物过量】

表现：暂无偶用大剂量发生不良反应的报道。
处置：尚无特异性解毒剂，可按常规药物过量处理[31]。

【药理作用】

口服本品可选择性、可逆性地抑制外周脑啡肽酶，保护内源性脑啡肽免受降解，延长消化道内源性脑啡肽的生理活性，减少水和电解质的过度分泌；不影响中枢神经系统脑啡肽酶活性，且对胃肠道蠕动和肠道基础分泌无明显影响[31]。

【药代动力学】

给药途径	起效时间 /h	达峰时间 /h	持续时间 /h	$t_{1/2}$/h
口服	0.5	2.5	8	3

仅有 1% 药物分布到组织中，血浆蛋白结合率达 90%（主要与白蛋白结合）。进入体内后迅速转变为活性代谢物，之后转变为无活性代谢物，最后经尿、粪便及肺排泄。重复给药

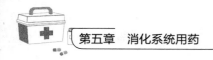

不改变本品药代动力学特性。饮食延长脑啡肽酶抑制作用出现时间,但对峰高和 AUC 无影响[31]。

【药物贮存】

密闭,干燥处保存[31]。

鞣酸蛋白酵母散
Albumin Tannate and Barm Powder

【成分】

每包含鞣酸蛋白 0.1g、干酵母 0.1g、口服葡萄糖 0.1g[34]。

【适应证】

用于儿童肠炎或消化不良引起的腹泻。不适用于细菌性痢疾等感染性腹泻[34]。

【用法用量】

1 岁以下:每次 1 包,每日 3 次,口服。
1~3 岁:每次 2 包,每日 3 次,口服。
4~6 岁:每次 3 包,每日 3 次,口服。
7 岁以上:每次 3~4 包,每日 3 次,口服[34]。

【给药说明】

空腹服用[35]。

【注意事项】

1. 下列情况禁用:对本品过敏者;肠梗阻、便秘、胃肠胀气或严重脱水者;溃疡性结肠炎的急性发作期;广谱抗生素引起的假膜性结肠炎患者。
2. 过敏体质者慎用[35]。

【用药监护】

1. 不适用于细菌性痢疾(表现为发热、便血)等感染性腹泻。
2. 对急性腹泻,如服用本品 48 小时后临床症状无改善,应停用本品,改换其他治疗[35]。

【相互作用】

药品名称	相互作用
胰酶、胃蛋白酶、乳酶生	影响药效,不宜同服

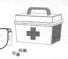

【不良反应】

恶心、呕吐。吸收后对肝脏有损害[34]。

【药物过量】

表现:便秘[35]。

【药理作用】

鞣酸蛋白经口服后在肠内经胰蛋白酶分解,缓慢释放出鞣酸,使肠黏膜表层内的蛋白质沉淀,形成一层保护膜而减轻刺激,降低炎症渗透物和减少肠蠕动,起收敛止泻作用。干酵母为啤酒酵母菌的干燥菌体,富含 B 族维生素,对消化不良有辅助治疗作用[34]。

【药代动力学】

鞣酸蛋白口服后在胃内不被分解,到小肠后逐渐分解出鞣酸,使蛋白凝固,有收敛止泻作用[35]。

【药物贮存】

遮光,密封,干燥处保存[34]。

第三节 助消化药

复合凝乳酶
Gastropylor Complex

【适应证】

1. 婴儿消化不良和腹泻。
2. 各类慢性胃炎、胃下垂、胃大部切除后所致的上腹部不适、食欲减退等[36]。

【用法用量】

婴幼儿:每次 1 粒,每日 3 次,口服[36]。

【给药说明】

1. 婴幼儿只服胶囊内药物。
2. 不宜和奶制品一起调制服用。
3. 在碱性溶液中易破坏失活,pH>6 不稳定。
4. 遇热不稳定,超过 70℃失效。
5. 本品易吸潮,使蛋白消化力降低,如已吸潮或变性,不宜服用[36]。

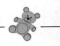

【注意事项】

十二指肠球部炎症、胃黏膜出血及糜烂、胃酸明显偏高、对本品过敏者禁用[36]。

【不良反应】

尚未见有关不良反应报道[36]。

【药理作用】

复方制剂,主要成分为绵羊第四胃黏膜总抽取物、胃蛋白酶、凝乳酶、黏多糖等生物活性成分。具有分解蛋白质、促进胃肠道腺体分泌、改善消化道血液循环、提高消化道对营养成分的吸收能力及对炎症的抵抗力作用[36]。

【药物贮存】

有吸湿性。密封,在阴凉(不超过 20℃)干燥处保存[36]。

含糖胃蛋白酶
Saccharated Pepsin

【适应证】

助消化药,用于胃蛋白酶缺乏或病后消化机能减退引起的消化不良症[37]。

【用法用量】

一、新生儿

每次 10mg/kg,每 6~8 小时 1 次,口服[38]。

二、儿童及青少年

1 岁以下:每次 0.5g,每日 3 次,口服。

1~2 岁:每次 1g,每日 3 次,口服。

3~4 岁:每次 2g,每日 3 次,口服。

5 岁及以上:每次 2~4g,每日 3 次,口服[37]。

【给药说明】

1. 餐前或餐时服用。

2. 遇热不稳定,70℃以上失效。

3. 本品易吸潮,使蛋白消化力降低,如已吸潮或变性,不宜服用。

4. 可与 0.1mol/L 稀盐酸 0.5~2ml 同服;或用 10~20ml 1%~2% 稀盐酸配成胃蛋白酶合剂[37]。

【注意事项】

1. 消化性溃疡患者禁用[37]。

2. 对猪、牛等蛋白质及本品过敏者禁用[39]。

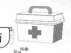

3. 在含有 0.2%~0.4% 盐酸（pH 1.5~2.5）时消化力最强,中性、碱性及强酸时消化力较弱。pH>6 时不稳定[37]。

【用药监护】

由于胃蛋白酶缺乏症常伴胃酸缺乏,故单用难奏效,多与稀盐酸同时服用,以增进食欲,促进消化[39]。

【相互作用】

药品名称	相互作用
鞣酸、没食子酸、多数重金属	发生沉淀
碱性药物	不宜合用
硫糖铝	相拮抗,不宜合用[37]

【不良反应】

偶见过敏反应[39]。

【药理作用】

本品主要成分为猪、羊或牛的胃黏膜中提取的蛋白水解酶。系胃蛋白酶用乳糖、葡萄糖或蔗糖稀释制的。按干燥品计算,每 1g 中含蛋白酶活力不得少于 120U。能使蛋白质分解成䏡或胨,不能进一步分解成氨基酸[39]。

【药物贮存】

密封,在阴凉（≤20℃）干燥处保存[37]。

第四节　调节肠道菌群药

枯草杆菌二联活菌
Combined Bacillus Subtilis and
Enterococcus Faecium Granules with Multivitamines, Live

【成分】

成分	含量（每 1g 含量）
活菌冻干粉	37.5mg
屎肠球菌 R-026	1.35×10^8 个

续表

成分	含量（每1g含量）
谷草杆菌 R-179	1.5×10^7 个
维生素 C	10mg
维生素 B_1	0.5mg
维生素 B_2	0.5mg
维生素 B_6	0.5mg
维生素 B_{12}	1μg
烟酰胺	2mg
乳酸钙（钙）	20mg（2.6mg）
氧化锌（锌）	1.25mg（1mg）[40]

【适应证】

消化不良、食欲减退、营养不良、肠道菌群紊乱引起的腹泻、便秘、腹胀、肠道内异常发酵、肠炎、使用抗生素引起的肠黏膜损伤等症[40]。

【用法用量】

<2 岁：每次 1g，每日 1~2 次，口服。

≥2 岁：每次 1~2g，每日 1~2 次，口服[40]。

【给药说明】

1. 用低于 40℃的水或牛奶冲服，也可直接服用。
2. 3 岁以下婴幼儿不宜直接服用，避免呛咳[40]。

【注意事项】

对本品过敏者禁用[40]。

【不良反应】

极罕见腹泻次数增加，停药可恢复[40]。

【药理作用】

本品为儿童用药，活菌为肠道益生菌，枯草杆菌和屎肠球菌可调节人体肠道环境，促进肠道正常菌群生长繁殖，抑制肠道致病菌的生长，有效保护肠道。依据婴幼儿每日摄取推荐量加入多种维生素及锌、钙[40]。

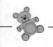

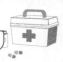

【药物贮存】

密闭,25℃以下避光干燥处保存[40]。

双歧杆菌乳杆菌三联活菌
Live Combined Bifidobacterium and Lactobacillus

【成分】

片剂 0.5g/ 片,每片含有长双歧杆菌活菌≥0.5×10^{7}CFU,保加利亚乳杆菌≥0.5×10^{6}CFU,嗜热链球菌活菌≥0.5×10^{6}CFU[41]。

【适应证】

用于治疗肠道菌群失调引起的腹泻、慢性腹泻、抗生素治疗无效的腹泻及便秘[41]。

【用法用量】

<6 个月:每次 1 片,每日 2~3 次,口服。

6 个月至 3 岁:每次 2 片,每日 2~3 次,口服。

4~11 岁:每次 3 片,每日 2~3 次,口服。

12~17 岁:每次 4 片,每日 2~3 次,口服[41]。

【给药说明】

1. 温开水或牛奶冲服。婴幼儿可将药片碾碎后溶于温牛奶冲服。
2. 真空封装开袋后应尽快服用[41]。

【相互作用】

药品名称	相互作用
青霉素类、头孢菌素类	本品对前者敏感,应错开给药时间

【药理作用】

本品所含三种菌皆为健康人肠道正常菌群,可在人体肠道中生长、繁殖,直接补充人体正常生理细菌,调节肠道菌群平衡,抑制并清除肠道中对人具有潜在危害的细菌[42]。

【药物贮存】

2~8℃避光干燥处保存[41]。

第五节 治疗便秘药

乳 果 糖
Lactulose

【适应证】

1. 便秘 调节结肠的生理节律。
2. 肝性脑病（hepatic encephalopathy，HE） 用于治疗和预防肝昏迷或昏迷前状态[43]。

【用法用量】

1. 用于便秘或需要保持软便，每日一次口服。

年龄	起始剂量/ml	维持剂量/ml
<1 岁	5	5
1~6 岁	5~10	5~10
7~14 岁	15	5~10

2. 肝昏迷及昏迷前期
起始剂量：30~50ml，每日 3 次。
维持剂量：由起始剂量降剂量服用，调至每日最多 2~3 次软便，大便 pH 5.0~5.5[44]。

【给药说明】

宜在早餐时 1 次服用[44]。

【注意事项】

1. 半乳糖血症、对本品过敏者、肠梗阻及急腹痛者禁用[45]。
2. 便秘治疗量下不会对糖尿病患者带来任何问题。治疗肝昏迷或昏迷前期的剂量较高，糖尿病患者应慎用[44]。

【用药监护】

1. 乳糖酶缺乏症患者需注意本品中乳糖含量。
2. 治疗几日后，可根据患者情况酌情减量。如 2 日后仍未有明显效果，可考虑加量[44]。

【相互作用】

药品名称	相互作用
其他导泻剂	禁止合用
结肠 pH 依赖性药物	本品可导致结肠 pH 下降,可能使前者失活

【不良反应】

1. 初始几日可有腹胀,通常继续治疗即可消失。
2. 当剂量高于推荐治疗剂量时,可能会出现腹痛和腹泻,此时应减量。
3. 如长期大剂量服用(通常仅见于肝性脑病治疗),患者可能会因腹泻出现电解质紊乱[44]。

【药物过量】

表现:腹痛或腹泻。
处置:停药即可[44]。

【药理作用】

1. 治疗便秘　乳果糖为人工合成的酸性双糖,因其本身不被吸收,通过渗透作用增加结肠内容量,刺激结肠蠕动,保持大便通畅,缓解便秘,同时恢复结肠的生理节律[44-45]。

2. 治疗肝性脑病　本品不被肠内双糖酶破坏,进入结肠后被肠道菌群转化成乳酸、醋酸和少量甲酸等低分子量有机弱酸。1 分子乳果糖能生成 4 分子的酸,使肠道内 pH 明显下降,有利于将易吸收的非离子化氨(NH_3)转变为不易吸收的离子化铵(NH_4^+),使经肠黏膜吸收的氨减少。当结肠内 pH 由 7.0 降至 5.0 时,结肠黏膜不但不再吸收氨,血液中的氨反而经肠黏膜扩散进入肠腔,从而使血氨降低。同时可促进肠道嗜酸菌(如乳酸杆菌)的生长,抑制蛋白分解菌;促进肠内容物的酸化从而使氨转变为离子状态,直接减少氨的生成。渗透性导泻的同时可减少氨的吸收。此外还具有直接拮抗内毒素的作用[46]。

【药代动力学】

口服后几乎不被吸收,以原型到达结肠,继而被肠道菌群分解代谢。在 25~50g 剂量下可完全代谢;超过该剂量则部分以原型排出[44]。

【药物贮存】

常温(10~30℃),遮光,密封保存[44]。

开 塞 露
Glycerol Enema

【适应证】

用于便秘治疗[47]。

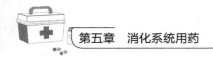

【用法用量】

每次 5~10ml[47]。将瓶盖取下,涂以油脂少许,缓慢插入肛门,将药液挤入直肠内,保留 5 分钟[43]。

【给药说明】

本品性状发生改变时禁止使用[47]。

【注意事项】

对本品过敏者禁用。过敏体质者慎用[47]。

【药理作用】

含甘油 0.625g/ml,能润滑并刺激肠壁,软化大便,易于排出[48]。

【药物贮存】

遮光,密封,在干燥处保存[48]。

硫 酸 镁
Magnesium Sulfate

【适应证】

用于导泻、肠道清洗、利胆、无脉性尖端扭转型室性心动过速、低镁血症、哮喘持续状态、抗惊厥(不作为首选)等,外用热敷以消炎去肿[49-50]。

【用法用量】

一、新生儿

1. 无脉性尖端扭转型室性心动过速　缓慢静脉注射或静脉滴注,25~50mg/kg,推荐输注时间为 10~20 分钟[51-52]。

2. 低镁血症　缓慢静脉注射或静脉滴注,25~50mg/kg,推荐输注时间为 10~20 分钟[51]。

3. 肠外营养　缓慢静脉注射或静脉滴注,每日 125~250mg/kg[53-54]。

二、儿童及青少年

1. 导泻、肠道清洗　每日 1 次 150~250mg/kg,用 100~400ml 水溶解后顿服。致泻作用一般在服药后 2~8 小时内出现,故宜早晨空腹服用,大量饮水,加速导泻作用和防止脱水。

2. 利胆　服用 33% 的溶液,每次 5~10ml,每日 3 次[50]。

3. 无脉性尖端扭转型室性心动过速的复苏　儿童:25~50mg/kg,最高剂量每次 2g。静脉注射或骨内快速输注(持续数分钟)[51-52]。

4. 低镁血症　儿童:静脉注射,25~50mg/kg,最高剂量每次 2g[51]。肌内注射,20~40mg/kg,最高剂量每次 2g。视需要重复给药[55]。

5. 肠外营养镁的每日需求

儿童:静脉注射,每日 125~500mg/kg[53-54]。

青少年和体重 50kg 以上的儿童:静脉注射,推荐每日维持剂量为 5~15g[54]。

6. 哮喘持续状态　治疗急性、难治性哮喘恶化患者,以及作为常规治疗 1 小时后哮喘加重患者的强化治疗。25~75mg/kg,静脉输注 15~30 分钟,最高剂量每次 2g。儿童最高剂量 100mg/kg[56-57]。

7. 抗惊厥(不作为首选)

肌内注射或静脉注射:每次 100~150mg/kg,以 5%~10% 葡萄糖注射液稀释成 1% 溶液,静脉滴注或稀释成 5% 溶液缓慢静脉注射。25% 溶液可做深层肌内注射[49]。

8. 适量外用热敷以消炎去肿[50]。

【给药说明】

静脉输注必须稀释至 100~200mg/ml。静脉滴注需持续 30~60 分钟。根据临床需要重复给药[58]。

【注意事项】

1. 阻塞性心脏病或心肌损伤患者禁用。

2. 肠道出血、急腹症患儿禁用。

3. 镁自肾脏消除,肾功能不全者慎用。内生肌酐清除率 <20ml/(min·1.73m²) 者禁用。

4. 快速给药可能会导致低血压和心动过缓。

5. 高血镁可能会引发呼吸抑制。

6. 可能发生镁蓄积毒性,尤其对肾损害患者。静脉注射前及使用过程中应评估肾功能[49-50],并应配备氯化钙以逆转镁的毒性。

【用药监护】

1. 监测血镁及尿镁水平。定期评估钙、钾、磷等电解质水平。

2. 每次用药前或用药过程中,定时做膝腱反射检查,测定呼吸次数,观察排尿量。当膝腱反射明显减弱或消失,或呼吸次数低于 16 次 /min,或呈少尿状态,应及时停药。

3. 用药过程中突然出现胸闷、胸痛、呼吸急促时应及时听诊,必要时胸部 X 线检查,以便及早发现肺水肿[49-50]。

【相互作用】

药品名称	相互作用
链霉素、四环素、妥布霉素	降低抗菌活性。与四环素可形成不吸收性复合物,服用四环素后 1~3 小时内忌用本品
洋地黄	给予钙剂治疗镁中毒,可发生传导阻滞
中枢神经系统抑制剂	镁剂可增加巴比妥类、麻醉药、安眠药等中枢神经系统的抑制作用,应谨慎调整剂量。钙可拮抗镁产生的抑制作用和外周传输缺陷

续表

药品名称	相互作用
氯氮平、氯丙嗪、双香豆素、地高辛、异烟肼	合用降低上述药品药效
钙剂	同时静脉注射钙剂,可拮抗硫酸镁解除抽搐的效能

【药物相容性】

容器	相容	不相容
Y 型管	亚胺培南西司他丁、阿米卡星、阿糖胞苷、西咪替丁、米卡芬净、卡泊芬净、青霉素、伊立替康、伏立康唑、阿昔洛韦、万古霉素、环磷酰胺、柔红霉素、依托泊苷、异环磷酰胺、右雷佐生、头孢唑林、昂丹司琼、多巴胺、咪达唑仑、米力农、肝素、右美托咪定、维生素 C、长春新碱、阿奇霉素、苯巴比妥、甲硝唑、克林霉素、利奈唑胺、头孢他啶、葡萄糖酸钙、去甲肾上腺素	地西泮、表柔比星、甲泼尼龙、更昔洛韦、地塞米松、头孢吡肟
混合管	阿米卡星、西咪替丁、伊达比星、阿昔洛韦、环磷酰胺、利巴韦林、阿莫西林克拉维酸、甲氨蝶呤、氯化钾、昂丹司琼、多巴胺、米力农、肝素、维生素 C、长春新碱、甲硝唑、头孢他啶、去甲肾上腺素	葡萄糖酸钙、多巴酚丁胺、四环素、青霉素、阿糖胞苷、红霉素、头孢曲松、表柔比星、氨苄西林、头孢哌酮、万古霉素、甲泼尼龙、依托泊苷、更昔洛韦、地塞米松、头孢吡肟、苯巴比妥、克林霉素 与下列溶液合用可形成沉淀: 碱碳酸盐、碳酸氢盐、碱金属氢氧化物、砷酸盐、钡盐、钙盐、酒石酸盐、重金属、氢化可的松、多黏菌素 B

【不良反应】

1. 硫酸镁血浆浓度超过 2mmol/L 时常引起潮红、出汗、口干等症状;快速静脉注射可引起恶心、呕吐、心慌、头晕,个别出现眼球震颤。减慢注射速度症状可消失。

2. 本品为高渗性泻药,易导致钠潴留和脱水。注意监护水、电解质代谢紊乱。

3. 连续使用硫酸镁可引起便秘,部分患者可出现麻痹性肠梗阻。停药后好转。

4. 少见低钙血症。

5. 镁离子可自由穿透胎盘屏障,造成新生儿高镁血症,表现为肌张力低、吸吮能力差、不活跃、哭声不响亮等。少数有呼吸抑制现象[49]。

【药物过量】

表现:大剂量应用可能导致高镁血症。血镁浓度 >5mmol/L 时,可抑制肌肉兴奋性,感觉反应迟钝、膝腱反射消失,呼吸开始受到抑制;血镁浓度 >6mmol/L 时,可发生呼吸停止和心律失常,心脏传导阻滞;血镁浓度进一步升高,可使心脏停搏[49]。

处置:如出现急性镁中毒现象,可用钙剂静脉注射解救,常用量为 10% 葡萄糖酸钙注射

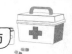

液 10ml 缓慢注射。新生儿高镁血症常需气管内插管人工辅助通气和复苏术,或者间歇正压通气,同时施以静脉钙剂救治[59]。

【药理作用】

1. 导泻　硫酸镁为容积性泻药,口服不被肠道吸收,在小肠内起高渗作用,把水分引入肠腔,内积液导致腹胀,并刺激肠蠕动而排便。同时镁促使肠壁释放胆囊收缩素,致泻作用增加。

2. 利胆　小剂量可使奥狄括约肌(Oddi sphincter)松弛,胆囊收缩,增强胆汁引流[50]。

3. 镁对于多种酶系统的活性是必需的,并且在神经化学传递和肌肉兴奋中起重要作用。镁是细胞内液的阳离子,全身大约 99% 的镁存在于细胞内液中(骨 85%,软组织和肝脏 14%),而细胞外液中仅占 1%。所以血镁水平并不能充分反映全身镁的储备。滤过后的镁大部分(95%)被肾脏重新吸收。

4. 镁缺乏将导致身体不同结构和功能的异常。低镁血症表现包括手足抽搐、心律失常、骨骼稳定性下降、情感淡漠及癫痫易发作。镁缺乏与低钙血症、低钾血症及低磷酸盐血症、尿镁和尿钙水平降低以及脑脊液、骨骼、肌肉和造血细胞中镁水平降低有关[55,60]。

【药代动力学】

口服约 20% 吸收进入血流,而后随尿排出。肌内注射和静脉注射均由肾脏排出,排出速度与血镁浓度和肾小球滤过率相关。

口服起效时间 1 小时,作用持续 1~4 小时。肌内注射 20 分钟起效,静脉注射立刻起效,作用持续 30 分钟[50]。

【药物贮存】

注射液遮光密闭保存[59]。

第六节　解　痉　药

阿　托　品
Atropine

【适应证】

用于心动过缓、术前气管插管、幽门痉挛、解救有机磷酸酯类中毒[61]。

【用法用量】

一、新生儿

1. 心动过缓

静脉注射:每次 10~30μg/kg,给药时间不少于 1 分钟。或采用肌内注射。为达到理想疗效可每 10~15 分钟重复给药 1 次。累计最大剂量 40μg/kg。

气管给药：每次 10~30μg/kg，紧接着给予 1ml 生理盐水。

口服：开始每 4~6 小时服用 20μg/kg。可逐渐增加至每次 90μg/kg。

谨慎调节剂量，过大可引起心率加快，增加心肌耗氧量，并有室颤的危险[62]。

2. 术前气管插管 在使用其他药物前静脉注射 10~20μg/kg，给药时间不少于 1 分钟[63]。

3. 幽门痉挛 于喂奶前 20~30 分钟口服 0.1% 溶液，由 1 滴开始，渐增至 4~6 滴，至面部发红，以后即用此量[64]。

二、儿童及青少年

1. 胆碱酯酶抑制剂中毒

肌内、静脉或骨内注射：中/重度中毒，每次 50μg/kg（最大剂量 4mg）；每隔 5~10 分钟重复给药 1 次，直至肺部阻力改善或分泌物消退。

肌内、静脉或骨内注射：严重胆碱能危象，每次 50~100μg/kg（无最高限量）；每隔 5~10 分钟重复给药 1 次，直至肺部阻力改善或分泌物消退[65-67]。

气管给药：为上述剂量的 2~3 倍。与 3~5ml 生理盐水混合后给药，随后用 3~5ml 生理盐水冲洗。

与胆碱酯酶复活药合用可减少阿托品用量和不良反应，提高治疗有机磷中毒的疗效。抢救往往需要接近中毒的大剂量，达阿托品化方可奏效，表现为瞳孔中度散大、面部潮红、口干、心率加快、四肢回温、轻度不安等[65]。

2. 心动过缓

静脉或骨内注射：20μg/kg（最大剂量每次 0.5mg）。如有需要可重复 1 次[68]。

气管给药：40~60μg/kg，之后给予 5ml 生理盐水冲洗、5 次手动通气[69]。

谨慎调节剂量，过大可引起心率加快，增加心肌耗氧量，并有室颤的危险[70]。

3. 术前用药

静脉、肌内或皮下注射：麻醉诱导前 2~15 分钟 10~20μg/kg，最大剂量 1mg。氯胺酮镇静时可与其混于同一注射器使用。

口服：麻醉诱导前 20~60 分钟 30~50μg/kg，最大剂量 2mg[71]。

静脉注射：快速程序诱导插管前 1~2 分钟 20μg/kg。儿童最大剂量 0.5mg，青少年 1mg[72-73]。

口服：缓解痉挛（幽门、胃肠道、尿道及胆绞痛等）、减少口腔和支气管分泌物，按体重给药，3~6kg，0.1mg；7~10kg，0.15mg；11~17kg，0.2mg；18~29kg，0.3mg；≥30kg，0.4mg[74]。

【给药说明】

1. 可用 5% 葡萄糖注射、生理盐水稀释。

2. 静脉注射宜缓慢。少量反复多次给药可提高对部分不良反应的耐受性，但疗效也随之降低。

3. 与少量 8.5% 氯化钠溶液混合进行肌内注射，可显著延长改善心率作用的时间[75]。

【注意事项】

1. 一般情况下成人口服极量一次为 1mg，静脉给药极量为一次 2mg。

2. 心动过速、高热、胃肠梗阻、甲亢、青光眼禁用。发热、腹泻者慎用。

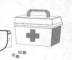

3. 婴幼儿对本品反应极其敏感,特别是痉挛性麻痹与脑损伤的儿童反应更强。

4. 溃疡性结肠炎慎用。用量大时肠蠕动度降低,可导致麻痹性肠梗阻,并诱发加重中毒性巨结肠症。

5. 反流性食管炎者慎用。食管与胃运动减弱、下食管括约肌松弛,可使胃排空延迟,从而促成胃潴留,并增加胃食管反流[75]。

【用药监护】

1. 用药期间监护心率。
2. 胆碱酯酶抑制剂中毒患者应监测气道阻力。
3. 环境温度较高时,因闭汗有体温急骤升高的危险,应用时应严密观察[61]。

【相互作用】

药品名称	作用程度	相互作用
西咪替丁	微弱	合用时西咪替丁的生物利用度可能降低
对乙酰氨基酚	微弱	抗胆碱药降低胃肠道的蠕动,延缓对乙酰氨基酚的吸收,使其起效变慢,但最终药效不受影响
呋喃妥因	微弱	阿托品可能增加呋喃妥因的血药浓度,可导致不良反应增强
地高辛	慎用	给予缓释口服的地高辛,其血药浓度可能上升,效应可能增强
氯化钾	慎用	抗胆碱药通过减缓胃肠道蠕动延缓或阻滞氯化钾片通过胃肠道。禁止与氯化钾固态剂型合用
碳酸氢钠、枸橼酸盐	慎用	合用时阿托品排泄延迟,作用时间和/或毒性增加
氟哌啶醇	慎用	精神分裂症状可能加重,氟哌啶醇的血药浓度可能降低,当抗胆碱药与氟哌啶醇合用时有发生迟发性运动障碍的风险
甲氧氯普胺	慎用	甲氧氯普胺的促进肠胃运动作用可被拮抗
金刚烷胺、吩噻嗪类、扑米酮、普鲁卡因胺	慎用	合用时阿托品的毒副作用可加剧
氯丙嗪、异丙嗪	关注	吩噻嗪类的治疗作用可能降低。应给予个体化给药剂量
左旋多巴	关注	合用时左旋多巴的治疗效用可能降低

【不良反应】

1. 可致心律失常,特别是在静脉给药后最初的 2 分钟内。
2. 儿童数据不足,可参考成人情况。不同剂量所致不良反应大致如下(成人):0.5mg,轻微心率减慢,略有口干及少汗;1mg,口干、心率加速、瞳孔轻度扩大;2mg,心悸、显著口干、瞳孔扩大,有时出现视物模糊;5mg,上述症状加重,并有语言不清、烦躁不安、皮肤干燥发热、小便困难、肠蠕动减少;>10mg,上述症状更重,脉速而弱,中枢兴奋现象严重,呼吸加快加深,出现谵妄,幻觉、惊厥等;严重中毒时可由中枢兴奋转入抑制,产生昏迷和呼吸肌麻痹等。

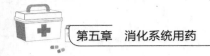

3. 儿童最低致死剂量约为 10mg[61]。

【药物过量】

表现：过量可出现动作笨拙不稳、呼吸困难、心率异常加快、神志不清，甚至惊厥[61]。

处置：可用新斯的明、短效巴比妥类解救[76]。由于本品抑制胃肠道蠕动，增加 Mg^{2+} 吸收，忌用硫酸镁导泻[75]。

【药理作用】

本品为典型的 M 受体拮抗剂，可解除胃肠平滑肌痉挛、抑制腺体分泌、扩大瞳孔、升高眼内压、视力调节麻痹、心率加快、支气管扩张等。大剂量能作用于血管平滑肌，扩张血管、解除痉挛性收缩，改善微循环。对心脏、肠道和支气管平滑肌作用比其他颠茄生物碱更强而持久[61]。

【药代动力学】

给药途径	达峰时间	持续时间 /h	$t_{1/2}$/h
肌内注射	15~20 分钟	眼部：72	3.7~4.3
口服	1~2 小时	其他：4~6	

易透过生物膜，自胃肠道及其他黏膜吸收，也可经眼吸收，少量从皮肤吸收。广泛分布于全身组织。血浆蛋白结合率为 50%。可透过血 - 脑屏障，在 30~60 分钟内中枢神经系统达到较高浓度。主要通过肝细胞酶的水解代谢，有 13%~50% 在 12 小时内以原型随尿排出[61,75]。

【药物贮存】

密闭保存[61]。

戊 乙 奎 醚
Penehyclidine

【适应证】

治疗有机磷毒物中毒。但单独应用疗效差，应与酶重活化剂联合应用[77]。

【用法用量】

肌内注射：参照成人用量，但儿童对本药较敏感，应当慎用，特别是伴有高热的患者更应当慎重。

本品消除半衰期较长，每次用药间隔时间不宜过短，剂量不宜过大。

1. 麻醉前用药 术前半小时，成人用量：0.5~1mg。

2. 救治有机磷毒物（农药）中毒 根据中毒程度选用首次用量。

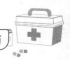

轻度中毒:1~2mg,必要时联用氯解磷定 500~750mg。

中度中毒:2~4mg,同时联用氯解磷定 750~1 500mg。

重度中毒:4~6mg,同时联用氯解磷定 1 500~2 500mg。

首次用药 45 分钟后,当仅有恶心、呕吐、出汗、流涎等毒蕈碱样症状时只应用盐酸戊乙奎醚 1~2mg;仅有肌颤、肌无力等烟碱样症状或全血胆碱酯酶活力低于 50% 时只应用氯解磷定 1 000mg,无氯解磷定时可用碘解磷定代替。当上述症状均有时重复应用盐酸戊乙奎醚和氯解磷定的首次半量 1~2 次。中毒后期或胆碱酯酶老化后可用盐酸戊乙奎醚 1~2mg 维持阿托品化,每次间隔 8~12 小时[77]。

【注意事项】

1. 青光眼患者禁用。

2. 本品对心脏 M_2 受体无明显作用,故对心率无明显影响。

3. 儿童对本药较敏感,应当慎用,特别是伴有高热的患者更应慎重。

4. 因抑制呼吸道腺体分泌,故对于严重的呼吸道感染伴痰少、黏稠者,慎用[77]。

【用药监护】

1. 用本品治疗有机磷毒物中毒时,不能以心率加快来判断是否阿托品化,而应以口干和出汗消失或皮肤干燥等症状判断"阿托品化"。

2. 心率不低于正常值时,一般无须联用阿托品[77]。

【不良反应】

治疗剂量时常常伴有口干、面红和皮肤干燥等,如用量过大,可出现头晕、尿潴留、谵妄和体温升高等。一般无须特殊处理,停药后可自行缓解[77]。

【相互作用】

药品名称	相互作用
其他抗胆碱药(阿托品、东莨菪碱和山莨菪碱等)	联用时有协同作用,应酌情减量

【药物过量】

表现:可出现眩晕、口干、视力模糊、谵妄、尿潴留、体温升高、幻觉、定向障碍和昏迷等。

处置:一般无须特殊处理,停药后可自行缓解,必要时,对症治疗或给予镇静药物[78]。

【药理作用】

盐酸戊乙奎醚是一种新型的抗胆碱药,其药理作用与阿托品相似,但本品既有较强的中枢抗 M 受体和抗 N 受体作用,也有较强的外周抗 M 受体作用,且选择性作用于 M_1 和 M_3 受体亚型,对 M_2 受体亚型无明显作用,半衰期较长。因此其抗胆碱作用比阿托品强,作用持续时间长,用药量和次数比阿托品少,药物不良反应比阿托品少或发生率低,特别适用于毒理作用持续较长或胆碱酯酶易老化的有机磷农药中毒[77]。

【药代动力学】

健康成人肌内注射 1mg 盐酸戊乙奎醚后,2 分钟后可在血中检测出盐酸戊乙奎醚,约 0.56 小时血药浓度达峰值,稳态血药浓度峰值约为 13.20μg/L,消除半衰期约为 10.35 小时。动物实验表明:本品分布到全身各组织,以颌下腺、肺、脾、肠较多。本品主要由尿和胆汁排泄,24 小时总排泄量约为给药量的 94.17%[79]。

【药物贮存】

密闭保存[78]。

东 莨 菪 碱
Scopolamine

【适应证】

丁溴东莨菪碱用于缓解胃肠道或泌尿生殖道的平滑肌痉挛、肠绞痛、急性痉挛及诊疗过程中发生的痉挛[79]。

氢溴酸东莨菪碱用于治疗晕动病、呼吸道分泌物过多等[80]。

【用法用量】

1. 丁溴东莨菪碱

（1）缓解胃肠道或泌尿生殖道的平滑肌痉挛

6~11 岁:每次 10mg 口服,每日 3 次。

12~17 岁:每次 20mg 口服,每日 4 次。

（2）姑息治疗中用于呼吸分泌物过多,肠绞痛

1）口服

1 个月至 2 岁:每次 300~500μg/kg（最大剂量 5mg）,每日 3~4 次。

3~5 岁:每次 5mg,每日 3~4 次。

6~11 岁:每次 10mg,每日 3~4 次。

12~17 岁:每次 10~20mg,每日 3~4 次。

2）肌内注射或静脉注射

1 个月至 4 岁:每次 300~500μg/kg（最大剂量 5mg）,每日 3~4 次。

5~11 岁:每次 5~10mg,每日 3~4 次。

12~17 岁:每次 10~20mg,每日 3~4 次。

（3）急性痉挛及诊疗过程中发生的痉挛

2~5 岁:肌内注射或静脉注射,给予 5mg,如有必要可 30 分钟后重复给予,每日最大剂量 15mg。

6~11 岁:肌内注射或静脉注射,给予 5~10mg,如有必要可 30 分钟后重复给予,每日最大剂量 30mg。

12~17 岁:肌内注射或静脉注射,给予 20mg,如有必要可 30 分钟后重复给予,每日最大

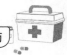

剂量 80mg[81]。

用法:静脉注射时可用 5% 葡萄糖溶液或 0.9% 氯化钠注射液稀释,给药至少持续 1 分钟[82]。

2. 氢溴酸东莨菪碱

(1)晕动病

4~10 岁:搭乘交通工具前 30 分钟口服 75~150μg,必要时可每 6 小时重复给药。24 小时内最多服药 3 次。

11~17 岁:搭乘交通工具前 30 分钟口服 150~300μg,必要时可每 6 小时重复给药。24 小时内最多服药 3 次。

(2)呼吸道分泌物过多

1)口服或舌下给药

2~11 岁:每次 10μg/kg,每次最大剂量 300μg,每日最多 4 次。

12~17 岁:每次 300μg,每日 4 次。

2)经皮给药

1 个月至 3 岁:每 72 小时给予 250μg。

4~10 岁:每 72 小时给予 500μg。

11~17 岁:每 72 小时给予 1mg。

3)与氯氮平治疗有关的唾液分泌过多

12~17 岁:口服,300μg,每日最多服药 3 次;每日最大剂量 900μg[83]。

【给药说明】

1. 在碱性溶液中易失活,忌与碱性药液配伍使用。

2. 皮下或肌内注射时注意避开神经与血管。如需反复注射,不要在同一部位注射,应左右交替注射。

3. 静脉注射速度不宜过快[81]。

【注意事项】

1. 严重心脏病禁用。

2. 器质性幽门狭窄与麻痹性肠梗阻禁用。

3. 青光眼禁用。

4. 婴幼儿与低血压患者慎用。

5. 不宜用于因胃张力低下和胃运动障碍(胃轻瘫)及胃食管反流所引起的上腹痛、烧心等症状[82]。

【用药监护】

若出现过敏反应,应立即停药[82]。

【不良反应】

可出现口渴、视力调节障碍、嗜睡、心悸、面部潮红、恶心、呕吐、眩晕、头痛等反应[79]。还可降低下食管括约肌压力,故可加重胃食管反流。也有出现过敏反应者。大剂量时,易出

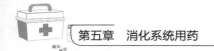

现排尿困难,甚至出现精神失常[82]。

【相互作用】

药物	作用程度	相互作用
对乙酰氨基酚	微弱	抗胆碱药降低胃肠道的蠕动,延缓对乙酰氨基酚的吸收,使其起效变慢,但最终药效不受影响
西咪替丁	微弱	合用时西咪替丁的生物利用度可能降低
地高辛	慎用	给予缓释口服的地高辛,其血药浓度可能上升,效应可能增强
氟哌啶醇	慎用	精神分裂症状可能加重,氟哌啶醇的血药浓度可能降低,当抗胆碱药与氟哌啶醇合用时有发生迟发性运动障碍的风险
氯化钾	慎用	抗胆碱药通过减缓胃肠道蠕动延缓或阻滞氯化钾片通过胃肠道。禁止与氯化钾固态剂型合用
吩噻嗪类	关注	吩噻嗪类的治疗作用可能降低。应给予个体化给药剂量
左旋多巴	关注	合用时左旋多巴的治疗效用可能降低

【药物过量】

表现:儿童过量可出现抽搐,严重者致死。

处置:药物过量可用巴比妥或水合氯醛解救,或用拟胆碱药如新斯的明等对抗[80]。

【药理作用】

氢溴酸东莨菪碱:为一种外周作用较强的抗胆碱药,阻断 M 胆碱受体。本品的外周作用较阿托品强而维持时间短,对中枢作用以抑制为主,能抑制腺体分泌,解除毛细血管痉挛,改善微循环,扩张支气管,解除平滑肌痉挛;对大脑皮质有镇静、安眠及呼吸中枢兴奋作用[80]。

丁溴东莨菪碱:为外周抗胆碱药,除对平滑肌有解痉作用外,尚有阻断神经节及神经肌肉阻滞作用,但对中枢的作用较弱。对肠道平滑肌的解痉作用较阿托品、山莨菪碱强,能选择性地缓解胃肠道、胆道及泌尿道平滑肌痉挛和抑制其蠕动,而对心脏、瞳孔以及唾液腺的影响较小,很少出现类似阿托品引起的中枢神经兴奋、扩瞳、抑制唾液腺分泌等不良反应[79]。

【药代动力学】

氢溴酸东莨菪碱易从胃肠道和结膜吸收。口服后 1 小时达峰值,4~6 小时作用消失。注射给药作用出现较快。半衰期为(2.9 ± 1.2)小时。药物主要在肝脏转化,1 次口服量仅约 1% 以原型从尿中排出[84]。

丁溴东莨菪碱口服吸收差,肌内注射后吸收迅速。静脉注射后 2~4 分钟、皮下或肌内注射后 8~10 分钟、口服后 20~30 分钟起效,药效维持时间为 2~6 小时。有肠肝循环,不易透过血 - 脑屏障。几乎全部在肝脏代谢,主要随粪便排泄,小部分以原型经肾脏排泄[82]。

【药物贮存】

遮光,密闭保存[79-80]。

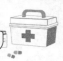

山莨菪碱
Anisodamine

【适应证】

用于感染中毒性休克、胃肠绞痛、胆道痉挛、闭塞性脉管炎,也用于有机磷中毒[85]。

【用法用量】

一、新生儿

主要用于感染性休克:每次 0.2~0.5mg/kg 静脉注射,必要时每 15~30 分钟重复 1 次,临床好转后逐渐延长给药间隔[86]。

二、儿童及青少年

1. 口服

1~2 岁:每次 2.5mg,每日 3 次。

3~6 岁:每次 4~5mg,每日 3 次。

7~10 岁:每次 5~7.5mg,每日 3 次。

11 岁及以上:每次 5~10mg,每日 3 次。

2. 肌内注射　每次 0.1~0.2mg/kg,最大剂量 5~10mg,每日 1~2 次。

3. 静脉注射　用于抗休克及有机磷中毒,每次 0.3~2mg/kg,最大剂量 10~40mg,必要时每隔 10~30 分钟重复给药,病情好转时逐渐延长给药间隔,直至停药[85]。

【注意事项】

1. 颅内压增高者、脑出血急性期患者、青光眼患者、新鲜眼底出血患者及恶性肿瘤患者禁用。

2. 急腹症未明确诊断时,不宜轻易使用。

3. 夏季用药时,因其闭汗作用,可使体温升高。

4. 反流性食管炎,重症溃疡性结肠炎者慎用。

5. 婴幼儿慎用。

6. 慢性疾病可用小剂量,休克、危重者应用大剂量[85]。

【用药监护】

1. 用后若有明显口干,可口含酸梅或维生素 C;静脉滴注过程中,若排尿困难,可肌内注射新斯的明或氢溴酸加兰他敏以解除症状。

2. 在用于治疗感染性休克时,不能减少其他治疗措施(如给予抗感染药物等)[87]。

【药物相容性】

不宜与地西泮在同一注射器中应用,为配伍禁忌。

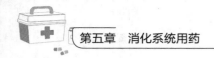

【不良反应】

可有口干、面红、轻度扩瞳、视近物模糊等。个别患者有心率加快及排尿困难等，多在 1~3 小时内消失[88]。用量过大时亦有阿托品样中毒症状，但排泄快（半衰期为 40 分钟），无体内蓄积作用，对肝肾功能无损害[87]。

【药物过量】

表现：剂量过大可出现阿托品样中毒症状。

处置：可用 1% 毛果芸香碱注射液解救[88]。

【药理作用】

本品为 M 胆碱受体拮抗药，通称"654"，其天然品称为"654-1"，人工合成品称"654-2"。作用与阿托品相似或稍弱。654-1 与 654-2 作用与用途基本相同，但后者的不良反应略多。两者都具有明显的外周抗胆碱作用，能使痉挛的平滑肌松弛，并能解除血管痉挛（尤其是微血管），改善微循环，同时有镇痛作用。但扩瞳和抑制腺体（如唾液腺）分泌的作用较弱，且极少引起中枢神经兴奋症状[87]。

【药代动力学】

口服吸收较差，口服 30mg 后组织内药物浓度与肌内注射 10mg 者相近。静脉注射后 1~2 分钟起效，$t_{1/2}$ 约为 40 分钟。注射后很快从尿中排出，无蓄积作用[87]。

【药物贮存】

遮光，密封保存[88]。

第七节　镇　吐　药

多　潘　立　酮
Domperidone

【适应证】

用于消化不良、腹胀、嗳气、恶心、呕吐、腹部胀痛[89]。

【用法用量】

不适用于 12 岁以下婴幼儿、儿童及体重小于 35kg 者。

12~17 岁：每次 10~20mg，每日 3~4 次，饭前半小时口服。

治疗胃食管反流病，疗程 4 周[90]。

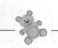

【注意事项】

1. 嗜铬细胞瘤、乳腺癌、机械性肠梗阻、胃肠出血等疾病患者禁用。
2. 心脏病患者(心律失常)以及接受化疗的肿瘤患者应用时需慎重,有可能加重心律失常[90]。
3. 对本品过敏者禁用,过敏体质者慎用。
4. 婴儿期可出现神经系统症状。
5. 肝功能损害、严重肾功能不全者应慎用[89]。

【相互作用】

药物	相互作用
唑类抗真菌药(如伊曲康唑)	不宜同服
大环内酯类抗生素	不宜同服
山莨菪碱	会减弱本品的作用,不宜同服
抗酸药和抑制胃酸分泌的药物	降低本品的生物利用度,间隔合用
对乙酰氨基酚	使对乙酰氨基酚吸收率增加
钙通道阻滞剂(地尔硫䓬、维拉帕米)	导致多潘立酮血药浓度升高
单胺氧化酶抑制剂	不宜同服

【不良反应】

1. 偶见轻度腹部痉挛、口干、皮疹、头痛、腹泻、神经过敏、倦怠、嗜睡、头晕等。
2. 有时导致血清催乳素水平升高、溢乳、男子乳房女性化等,但停药后即可恢复正常[91]。

【药理作用】

本品直接作用于胃肠壁,可增加胃肠道的蠕动和张力,促进胃排空,增加胃窦和十二指肠运动,协调幽门的收缩,同时也能增强食管的蠕动和食管下端括约肌的张力,抑制恶心、呕吐。本品不易透过血 - 脑屏障[91]。

【药代动力学】

本品空腹口服后吸收迅速,30~60 分钟可达血药浓度峰值。胃酸减少会影响多潘立酮的吸收。多潘立酮的血浆蛋白结合率为 91%~93%。健康志愿者单剂量口服本品,血浆半衰期为 7~9 小时,严重肾功能不全的患者半衰期有所延长。本品几乎全部在肝内代谢。用诊断性抑制剂进行的体外代谢试验表明,CYP3A4 是细胞色素 P450 参与多潘立酮 *N*- 去烃化作用的主要形式,而参与多潘立酮芳香族羟基化作用的有 CYP3A4、CYP1A2。通过尿液排泄总量为 31%,原型药占 1%;粪便排泄总量 66%,原型药占 10%[89]。

【药物贮存】

遮光、密封,25℃以下保存[91]。

昂 丹 司 琼
Ondansetron

【适应证】

1. 细胞毒性药物化疗和放射治疗引起的恶心呕吐。
2. 预防和治疗手术后的恶心呕吐[92]。

【用法用量】

1. 治疗化疗所致呕吐　化疗前以 5mg/m² 的剂量静脉注射,12 小时后再口服给药;化疗后应持续口服给药,连服 5 日[92]。6 个月以上儿童,剂量 0.15mg/kg,于化疗前 30 分钟应用,4 小时之后及 8 小时之后再给药 1 次,最大剂量每次 16mg[93]。化疗期间可每 8 小时给药 1 次,持续 2~5 日[94]。

2. 术后的恶心和呕吐　静脉给药,为了预防接受全身麻醉手术的儿童患者出现术后恶心和呕吐,应在诱导麻醉前、期间或之后用本品以 0.1mg/kg 的剂量或最大剂量 4mg,缓慢静脉注射。对于儿童患者已出现的术后恶心、呕吐,可用本品 0.1mg/kg 或最多 4mg 的剂量缓慢静脉注射[92]。

3. 周期性呕吐综合征　静脉给药,每次 0.3~0.4mg/kg,每 4~6 小时给药一次[95],最大剂量每次 16mg[93]。

【剂量调整】

对肾脏损害患者,无须调整剂量、用药次数和用药途径。对肝功能损害患者,肝功能中度或严重损害患者体内廓清本品的能力显著下降,血清半衰期也显著延长,因此,用药剂量每日不应超过 8mg[92]。

【给药说明】

本品可供静脉滴注和静脉注射。静脉注射稀释至 0.08~0.8mg/ml 的浓度,注射时间最少 30 秒,建议在 2~5 分钟内完成注射。静脉注射可以使用 5% 葡萄糖注射液或 0.9% 氯化钠注射液稀释后给药,给药时间 10~15 分钟[92]。

【注意事项】

1. 对本品过敏者、胃肠梗阻者禁用。
2. 腹部手术后不宜使用本品,以免掩盖回肠或胃扩张症状[92]。

【用药监护】

1. 使用昂丹司琼可观察到心电图变化,包括剂量依赖性 Q-T 间期延长。与可导致 Q-T

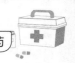

间期延长的药物合用时,需监测患者的电解质异常,特别是镁离子与钾离子,需定期检查心电图以监护心力衰竭的发生。

2. 监测患者 5- 羟色胺综合征的征兆,包括精神状态变化(例如,激动、幻觉、谵妄、昏迷);自主神经不稳定(例如,心动过速、不稳定血压、发汗、头晕、潮红、高热);神经肌肉变化(例如,震颤、僵硬、肌阵挛、高反射、不协调);胃肠道症状(如恶心、呕吐、腹泻);和 / 或癫痫发作。如果出现 5- 羟色胺综合征,停止 5-HT$_3$ 受体拮抗剂治疗并开始支持性治疗[96]。

【 相互作用 】

药品名称	作用程度	相互作用
阿奇霉素、胺碘酮、氟康唑、红霉素、普罗帕酮	慎用	与该药物合用均延长 Q-T 间期
环磷酰胺	慎用	合用时环磷酰胺的血药浓度可降低,降低疗效
利福霉素、利福平	关注	昂丹司琼的血药浓度可能降低,其镇吐作用减弱
顺铂	关注	合用时顺铂的血药浓度可降低,疗效下降
地塞米松	关注	合用可加强镇吐效果

【 药物相容性 】

容器	相容	不相容
Y 型管	阿米卡星、阿奇霉素、阿糖胞苷、胺碘酮、奥沙利铂、顺阿曲库铵、博来霉素、奥曲肽、地高辛、地塞米松、多巴胺、多巴酚丁胺、多柔比星、多柔比星脂质体、放线菌素 D、伏立康唑、氟达拉滨、氟康唑、甘露醇、肝素、芬太尼、舒芬太尼、环磷酰胺、吉西他滨、甲氨蝶呤、酚妥拉明、甲硝唑、间羟胺、卡泊芬净、卡铂、维生素 C 注射液、克林霉素、利奈唑胺、链激酶、依托泊苷、阿托品、硫酸镁、奈替米星、庆大霉素、鱼精蛋白、长春新碱、罗库溴铵、氯丙嗪、氯化钙、琥珀胆碱、氯化钾、美司钠、门冬酰胺酶、哌拉西林他唑巴坦、葡萄糖酸钙、青霉素、氢化可的松、去甲肾上腺素、柔红霉素、乳酸钠林格、红霉素、肾上腺素、顺铂、头孢呋辛、头孢唑林、托泊替康、万古霉素、维库溴铵、维生素 K$_1$、西咪替丁、硝普钠、硝酸甘油、亚胺培南西司他丁、亚叶酸钙、表柔比星、利多卡因、咪达唑仑、米托蒽醌、纳洛酮、哌替啶、瑞芬太尼、伊达比星、伊立替康、异丙嗪、依那普利、异丙肾上腺素、异环磷酰胺、右雷佐生、右美托咪定、长春瑞滨、左氧氟沙星	阿昔洛韦、氨苄西林、氨苄西林舒巴坦、氨茶碱、苯巴比妥、别嘌醇、厄他培南、呋塞米、更昔洛韦、两性霉素 B 脂质体、米卡芬净、米力农、碳酸氢钠、头孢吡肟、头孢哌酮

续表

容器	相容	不相容
混合管	阿糖胞苷、地塞米松、氟康唑、甘露醇、环磷酰胺、甲氨蝶呤、硫酸镁、氯化钾、哌拉西林他唑巴坦、去乙酰毛花苷、顺铂、头孢呋辛、头孢美唑、头孢他啶、头孢唑林、亚胺培南西司他丁、多巴胺、哌替啶、西咪替丁、异丙嗪、依托泊苷、异环磷酰胺	阿昔洛韦、氨苄西林、氨茶碱、呋塞米、更昔洛韦、两性霉素 B、阿米卡星、庆大霉素、氯霉素、美罗培南、美司钠、红霉素、头孢吡肟、头孢哌酮、万古霉素

【不良反应】

1. 过敏反应　皮疹,偶见支气管哮喘或过敏反应。
2. 消化系统　腹部不适、便秘。
3. 肝胆系统　短暂性无症状氨基转移酶增加。
4. 中枢神经系统　头痛,偶见运动失调,癫痫发作。
5. 心血管系统　胸痛、心律不齐、低血压及心动过缓等罕见报告。
6. 其他　口干等[96]。

【药物过量】

表现:视觉障碍、严重便秘、低血压及迷走神经节短暂二级房室传导阻滞。这些现象可得到完全纠正。

处置:本品无特异的解毒药,当怀疑用药过量时,应适当地采取对症疗法和支持疗法。不推荐用吐根治疗本品用药过量,因为患者会因本品自身具有的镇吐作用,而不反应[97]。

【药理作用】

1. 昂丹司琼是强效、高选择性的 5-HT₃ 受体拮抗剂,有强镇吐作用。化疗药物和放射治疗可造成小肠释放 5-HT,经由 5-HT₃ 受体激活迷走神经的传入支,触发呕吐反射。昂丹司琼能阻断这一反射的触发。通过拮抗位于周围和中枢神经局部的神经元的 5-HT 受体而发挥镇吐作用。

2. 手术后恶心、呕吐的作用机制未明,但可能类似细胞毒类致恶心、呕吐的共同途径而诱发。

3. 昂丹司琼能抑制因阿片诱导的恶心,其作用机制尚不清楚。由于本品的高选择性作用,本品不具有其他镇吐药的副作用,如锥体外系反应、过度镇静等[97]。

【药代动力学】[96]

给药途径	起效时间	表观分布容积	蛋白结合率	$t_{1/2}$
静脉注射	30 分钟	1~4 个月:3.5L/kg 5~24 个月:2.3L/kg 3~12 岁:1.65L/kg	70%~76%	(1) 癌症患者 4~17 岁:2.8 小时 (2) 外科手术患者 1~4 个月:6.7 小时 5 个月至 12 岁:2.9 小时

【药物贮存】

避光贮存[96]。

第八节 保 肝 药

葡 醛 内 酯
Glucurolactone

【适应证】

1. 急、慢性肝炎和肝硬化。
2. 食物或药物中毒[98]。

【用法用量】

<5 岁:每次口服 50mg,每日 3 次。

≥5 岁:每次口服 100mg,每日 3 次[98]。

【注意事项】

1. 对本品过敏者禁用。
2. 过敏体质者慎用[98]。

【用药监护】

本品为肝病辅助治疗药,治疗期间应定期到医院检查[99]。

【不良反应】

偶见面红、轻度咳血及胃肠道不适,减量或停药后即消失[99]。

【药理作用】

本品进入机体后在酶的催化作用下转变为葡糖醛酸而发挥作用,可降低淀粉酶的活性,阻止糖原分解,使肝糖原增加,脂肪储量减少。本品在体内解毒过程中起重要作用,许多毒物和药物与本品可结合形成无毒的葡糖醛酸结合物后排出,故具有保肝和解毒作用。本品还是构成人体结缔组织及胶原的重要成分,特别是软骨、骨膜、神经鞘、关节囊、腱、关节液等的组成成分[98]。

【药物贮存】

遮光,密封保存[99]。

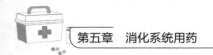

肌 苷
Inosine

【适应证】

1. 各种急、慢性肝病。
2. 白血病或血小板减少症。
3. 肺源性心脏病等心脏疾病。
4. 中心性视网膜炎、视神经萎缩[100]。

【用法用量】

儿童:每次口服 0.1~0.2g,每日 3 次[100]。

【注意事项】

1. 对本品过敏者禁用。
2. 过敏体质者慎用[100]。

【用药监护】

本品为肝病辅助治疗药,治疗期间应定期到医院检查[100]。

【不良反应】

口服有轻微胃肠道反应[100]。

【药理作用】

1. 在体内参与细胞能量代谢和蛋白质合成,提高相关代谢酶的活性,改善肝脏功能,促进受损肝脏的恢复。
2. 直接透过细胞膜进入体细胞,活化丙酮酸氧化酶类,从而使处于低能量和缺氧状态下的细胞能继续顺利进行代谢[101]。

【药物贮存】

遮光,密封保存[101]。

甘草酸二铵
Diammonium Glycyrrhizinate

【适应证】

适用于伴有谷丙转氨酶升高的急、慢性病毒性肝炎的治疗[102]。

【用法用量】

儿童:静脉滴注,每日 1 次,每次 2mg/kg,最大剂量同成人用量,为 150mg[102]。

【给药说明】

1. 未经稀释不得进行注射。

2. 每 150mg 以 10% 葡萄糖注射液 250ml 稀释后缓慢滴注。

3. 本品短期效果显著,但停药后可能发生反跳,与其他保肝降酶药物联合治疗效果较好[102]。

【注意事项】

严重低钾血症、高钠血症、高血压、心衰、肾衰竭患者禁用[102]。

【用药监护】

1. 治疗过程中应定期监测血压及血清钾、钠浓度,如出现高血压、血钠潴留、低钾血症等情况应停药或适当减量。

2. 与呋塞米等利尿药合用可增强本品排钾作用,易导致血清钾值下降,应特别注意观察血清钾值的测定[102]。

【相互作用】

利尿药可增强本品排钾作用。

【不良反应】

症状一般较轻,不影响治疗。

1. 纳差、恶心、呕吐、腹胀。

2. 皮肤瘙痒、荨麻疹、口干和浮肿。

3. 心脑血管系统常见头痛、头晕、胸闷、心悸及血压增高[102]。

【药理作用】

本品是中药甘草有效成分的第三代提取物,具有较强的抗炎、保护肝细胞膜及改善肝功能的作用。抗炎机制与抑制磷脂酶 A_2 活性和前列腺素 E_2 的合成和释放相关。本品能降低实验动物因四氯化碳、D- 氨基半乳糖等毒物引起的血清氨基转移酶的升高。明显减轻 D-氨基半乳糖造成的肝脏组织学损害,改善免疫因子所致肝脏损伤,并能增强肝脏的解毒功能。此外本品还具有抗过敏、抑制钙离子内流、免疫调节及诱导产生 γ- 干扰素等作用[103]。

【药代动力学】

静脉注射后有 92% 以上的药物与血浆蛋白结合,平均滞留时间为 8 小时,在体内以肺、肝、肾分布量为高。主要通过胆汁从粪便中排出,部分从呼吸道以二氧化碳形式排出,尿中以原型排出者约占 2%[103]。

【药物贮存】

遮光,密封保存[102]。

复方甘草酸苷
Compound Glycyrrhizin

【成分】

每片含甘草酸苷 25mg、甘氨酸 25mg、蛋氨酸 25mg[104]。

【适应证】

1. 治疗慢性肝病,改善肝功能异常。
2. 治疗湿疹、皮肤炎、斑秃[104]。

【用法用量】

儿童:每次 1 片,每日 3 次。可依年龄、症状适当增减[105]。

【给药说明】

饭后口服[105]。

【注意事项】

醛固酮症患者、肌病患者、低钾血症患者(可加重低钾血症和高血压症);有血氨升高倾向的末期肝硬化患者(蛋氨酸的代谢可抑制尿素合成,使机体对氨的处理能力低下)禁用[105]。

【用药监护】

1. 注意假性醛固酮表现(如血清钾值等),发现异常应停药。
2. 注意横纹肌溶解表现,如发现肌酸激酶升高、血和尿中肌红蛋白升高时应停药,并适当处置[105]。

【相互作用】

药品名称	相互作用
其他甘草制剂	增加体内甘草酸苷含量,易出现假性醛固酮增多症
利尿药	可增强甘草酸排钾作用,使血清钾进一步降低,出现乏力感、肌力低下等。需充分注意观察血清钾值

【不良反应】

1. 假性醛固酮症 低钾血症、血压上升、钠及液体潴留、浮肿、尿量减少、体重增加。
2. 横纹肌溶解综合征 脱力感、肌力低下、肌肉痛、四肢痉挛、麻痹等[104]。

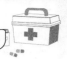

【药理作用】

1. 甘草酸苷具有抗过敏、增强激素的抑制应激反应作用。可以直接与花生四烯酸代谢途径的启动酶-磷脂酶 A_2 结合,并与作用于花生四烯酸使其产生炎性介质的脂氧合酶结合,选择性地阻碍这些酶的磷酸化而抑制其活化,故具有较强的抗炎作用。体外试验具有对 T 淋巴细胞活化的调节、对 γ- 干扰素的诱导、活化自然杀伤细胞(NK cell)及促进胸腺外 T 淋巴细胞分化作用。

2. 甘草酸苷还有抑制由四氯化碳所致的肝细胞损伤作用及对肝细胞增殖的促进作用。

3. 由于大量长期使用甘草酸苷,可能出现电解质代谢异常,导致假性醛固酮增多症状,甘氨酸及盐酸半胱氨酸可抑制或减轻这种症状[105]。

【药代动力学】

正常人口服 100mg,甘草酸苷加水分解物甘草次酸血中浓度出现 2 次高峰,第 1 次在用药后 1~4 小时出现,第 2 次在 10~24 小时出现。10 小时内尿中均未检出甘草酸苷及甘草次酸[104]。

【药物贮存】

密封,阴凉(≤20℃)干燥处保存[106]。

复方谷氨酰胺
Compound Glutamine

【成分】

本品肠溶胶囊组分为 L- 谷氨酰胺、人参、甘草(蜜炙)、白术、茯苓[107]。

【适应证】

1. 各种原因所致的急、慢性肠道疾病和肠道功能紊乱 肠易激综合征;非感染性腹泻;肿瘤治疗引起的肠道功能紊乱;化疗性肠炎。

2. 促进创伤或术后肠道功能的恢复[107]。

【用法用量】

肠道功能紊乱和非感染性腹泻 每次 2~3 粒,每日 3 次。1 周后症状可能会有明显改善。对于病程较长、病情较重的患者,可能需 4 周以上达理想疗效[107]。

【剂量调整】

谷氨酰胺不能用于严重肾功能不全［Ccr<25ml/(min·1.73m²)］或严重肝功能不全患儿[108]。

【给药说明】

1. 饭前口服。

2. 推荐术前 3~4 日开始服用,疗效更明显。

3. 创伤及术后第 2 日可开始服用,视病情可持续两周或更长时间[107]。

4. 本品在高温下会分解破坏,因此必须在室温下,或加入冷的食品及饮料中服用,不能与加热或含酸高的食品混合摄入。

5. 本品加入肠内营养药后,24 小时内使用[109]。

【注意事项】

对本品过敏者禁用[107]。

【用药监护】

1. 不适用于伴有严重肝脏疾病的患者,对有严重肝硬化及其他代谢性疾病患者,血氨增加可诱发肝性脑病。

2. 谷氨酰胺可增加肠道对钠和氯的吸收,进而增加肠道对水分的吸收。对无腹泻的患儿,有可能使大便变硬,造成便秘。若长期服用此药,患儿必须增加纤维含量高的食品摄入,并大量饮水。

3. 本品为氨基酸类药物,慢性肾衰竭患者须在医师的严密观察下服用,以免过量服用对肾脏造成损害。

4. 建议定期检测肝功能[109]。

【不良反应】

1. 消化系统　偶见上腹疼痛、胃部不适、呕吐、恶心、腹泻及便秘等。

2. 其他　偶见口渴,面部红斑疹、颜面潮红等[109]。

【药物过量】

表现:慢性肾衰竭患者如服用过量,会对肾脏造成损害[109]。

【药理作用】

动物实验表明:本品可改善肠道的吸收、分泌及运动功能;增强肠黏膜屏障功能,阻止或减少肠内细菌及毒素入血;促进受损肠黏膜的修复及功能重建[107]。

【药物贮存】

密封,置干燥处保存[107]。

多烯磷脂酰胆碱
Polyene Phosphatidylcholine

【适应证】

各种类型的肝病:肝炎、慢性肝炎、肝坏死、肝硬化、肝昏迷(包括前驱肝昏迷)。脂肪肝(也见于糖尿病患者)。胆汁阻塞。中毒。预防胆结石复发。肝胆手术前后的治疗[109-110]。

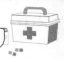

【规格】

胶囊每粒 228mg[110]，注射剂每支 232.5mg（5ml）[109]。

【用法用量】

适用于 12 岁及以上儿童和青少年使用。

口服，每日 3 次，每次 2 粒，每日服用量不能超过 6 粒。

静脉注射，每日缓慢静脉注射 1~2 支，严重病例可增加到 2~4 支[111]。

【给药说明】

1. 药液混浊不得使用。

2. 仅用葡萄糖溶液稀释，严禁用电解质溶液（0.9% 氯化钠注射液、复方氯化钠注射液等）稀释。

3. 配制好的溶液在输注过程中应保持澄清。

4. 口服制剂应在餐中用足量液体整粒吞服，不可咀嚼[111]。

【注意事项】

本品含有苯甲醇，足月新生儿和早产儿禁用。可导致致命性的"喘息综合征"。

【药物相容性】

不可与其他任何注射液混合注射[111]。

【不良反应】

1. 大剂量时偶见胃肠道功能紊乱（腹泻）。

2. 注射过快可引起血压下降。

3. 稳定剂苯甲醇可引起极少数患者过敏[111]。

【药物过量】

未见药物过量或中毒症状[111]。

【药理作用】

本品可提供高剂量容易吸收的多烯磷脂酰胆碱，其在化学结构上与重要的内源性磷脂一致，具有良好的亲脂性，并含有大量不饱和脂肪酸，且在功能上优于后者。主要进入肝细胞，以完整的分子与肝细胞膜及细胞器膜相结合，通过直接影响膜结构使受损的肝功能和酶活力恢复正常、防止肝细胞坏死和新结缔组织增生、促进肝组织再生、调节肝脏的能量平衡、将中性脂肪和胆固醇转化成容易代谢的形式；本品尚可分泌入胆汁，起到稳定胆汁的作用。尚有一定降血脂作用[111]。

【药代动力学】

口服后 90% 在小肠吸收，大部分被磷脂酶 A 分解为 1- 酰基溶血磷脂胆碱，50% 在肠黏

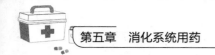

膜立即再次酰化为多聚不饱和磷脂酰胆碱。之后通过淋巴循环进入血液,主要同肝脏的高密度脂蛋白结合。口服 6~12 小时后平均血药浓度达 20%。胆碱的半衰期为 66 小时,不饱和脂肪酸的半衰期是 32 小时。粪便中的排泄率不超过 5%[111]。

【药物贮存】

2~8℃贮存[110]。

第九节　生长激素释放抑制药

生 长 抑 素
Somatostatin

【适应证】

1. 严重急性上消化道出血,包括食管 - 胃底静脉曲张出血、消化性溃疡、应激性溃疡、急性糜烂性或出血性胃炎。

2. 急性胰腺炎及胰腺手术并发症的预防和治疗。

3. 用于胰瘘、胆瘘、肠瘘的辅助治疗。

4. 发生糖尿病酮症酸中毒(diabetic ketoac-idosis,DKA)时胰岛素治疗的辅助治疗[112]。

【用法用量】

首先缓慢静脉注射 3.5μg/kg 的负荷剂量,随后立即以 3.5μg/(kg·h) 的速度维持静脉滴注。

1. 治疗急性上消化道出血,血止后持续应用 48~72 小时。

2. 治疗胰腺、胆囊和肠道瘘管的疗程不超过 20 日[112]。

【给药说明】

1. 负荷剂量用 1ml 生理盐水配制。

2. 维持静脉滴注可用 0.9% 氯化钠注射液、5% 葡萄糖注射液稀释。维持剂量推荐通过输液泵给药。

3. 有研究报道聚丙烯输液袋对本品有较强的吸附作用,避免使用此类输液袋给药[112]。

【注意事项】

1. 对本品过敏者禁用。

2. 胰岛素依赖性糖尿病患者慎用。见用药监护[112]。

【用药监护】

1 型糖尿病患者使用本品可能会出现短暂的低血糖,或在用药 2~3 小时出现高血

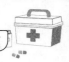

糖。应每隔 3~4 小时测试 1 次血糖浓度。同时尽可能避免使用葡萄糖。必要时使用胰岛素[112]。

【相互作用】

药品名称	作用程度	相互作用
吗啡	关注	吗啡的镇痛效应可降低

【药物相容性】

未测试与其他药物的相容性,所以在注射或静脉滴注时应单独给药[112]。

【不良反应】

1. 消化系统 少数病例可见恶心、眩晕、面部潮红。给药速度超过 50μg/min 会发生恶心、呕吐。
2. 内分泌系统 由于抑制胰岛素及胰高血糖素的分泌,在治疗初期可能会导致短暂的血糖水平下降。有发生危及生命的水潴留伴低钠血症的个案报道。
3. 皮肤 个案报道静脉注射本品 20 小时后出现剥脱性皮炎,停药后症状消失。
4. 停药效应 停药后出现生长激素和其他激素反跳性分泌过多,限制了本品在肢端肥大症的临床使用[112]。

【药物过量】

尚未见由过量所致严重毒性反应的报道[113]。

【药理作用】

本品为人工合成的环状十四氨基酸肽,与天然生长抑素十四肽在原始结构、化学反应及生物效应上完全相同。

1. 抑制胃泌素、胃酸及胃蛋白酶的分泌,治疗上消化道出血。
2. 明显减少内脏器官的血流量,且不引起体循环动脉血压的显著变化。
3. 减少胰腺的内、外分泌,治疗急性胰腺炎、预防和治疗胰腺外科手术后并发症。
4. 抑制胰高血糖素分泌,用作糖尿病酮症酸中毒胰岛素治疗的辅助用药。
5. 抑制胰腺、胆囊、胃和小肠的分泌,辅助治疗胰瘘、胆瘘、肠瘘[112]。

【药代动力学】

健康成人内源性生长抑素在血浆中的浓度很低,一般在 175ng/L 以下。以每小时 75μg 的速度静脉滴注本品,15 分钟内可达到血药浓度峰值 1.25μg/L,代谢清除率为 1L/min 左右。在肝脏中通过肽链内切酶和氨基肽酶裂解分子中的 N- 末端和环化部分,迅速在肝内代谢。半衰期短,静脉注射后正常人为 1.1~3 分钟。4 小时后经尿液排泄 40%,24 小时排泄 70%[112]。

【药物贮存】

遮光密闭,2~8℃保存[113]。

奥 曲 肽
Octreotide

【适应证】

用于持续性高胰岛素性低血糖、乳糜胸、食管或胃静脉曲张大出血的治疗[114]。

【用法用量】

一、新生儿

1. 持续性高胰岛素性低血糖　初始每 6~8 小时皮下注射 2~5μg/kg,根据血糖酌情调整。最高剂量每次 7μg/kg,每 4 小时 1 次[115]。

2. 乳糜胸　初始以 1μg/(kg·h)持续静脉输注,视乳糜生成量调整剂量,每 24 小时可提升 1μg/(kg·h),最高剂量 10μg/(kg·h)。2~7 日内逐渐减量。也可分次皮下注射及静脉滴注给药[116]。

二、儿童及青少年

1. 持续性高胰岛素性低血糖　1 个月至 17 岁:初始每 4~6 小时皮下注射 1~2μg/kg,根据血糖酌情调整。最高剂量每次 7μg/kg,每 4 小时 1 次。

2. 食管或胃静脉曲张大出血　1 个月至 17 岁:持续静脉输注每小时 1μg/kg 或更高,最高剂量每小时 50μg。活动性出血停止 24 小时后逐渐减量[115]。

3. 乳糜胸

持续静脉输注:初始 0.5~4μg/(kg·h),视需求逐步调整至 10~12μg/(kg·h)。乳糜生成量应在 24 小时内显著降低[117]。

间歇给药:皮下注射或静脉注射,每日 10μg/kg,分 3 次给药。必要时每 72~96 小时将日剂量增加 5~10μg/kg,最高剂量每日 40μg/kg。疗程 3~27 日[118]。

【剂量调整】

肝功能不全:肝硬化患者(非脂肪肝)的药物半衰期延长,需要改变维持剂量。

肾功能不全:皮下给药后 AUC 无影响,无须调整用量[114]。

【给药说明】

1. 避免突然停药[115]。

2. 药液应达到室温后再用,以减少局部不适感。

3. 皮下注射　用药前方可打开安瓿。剩余药液应抛弃。避免同一部位短期多次注射。为减少疼痛,用最小体积分次注射。更换注射部位[114]。

4. 静脉给药　由于本品会影响葡萄糖体内平衡,建议使用生理盐水稀释。通常 0.5mg 奥曲肽溶于 60ml 生理盐水中。配制后考虑到微生物污染,应立即使用。若不能则可在

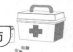

2~8℃下保存,24 小时内使用。静脉注射控制在 3 分钟左右(在紧急情况下也可快速静脉注射);间歇静脉输注可使用浓度为 10~25μg/ml 的药液在 15~30 分钟内给药。持续静脉输注可使用 1μg/ml 的药液[119]。

【注意事项】

1. 对本品过敏者禁用。

2. 下列情况慎用:肾功能异常、胰腺功能异常、胆石症、胰岛素瘤、高尿酸血症、全身感染[114]。

【用药监护】

1. 糖尿病患者应调整降血糖药的剂量。

2. 本品可抑制生长激素的分泌。

3. 本品可影响食物中的脂肪吸收、抑制维生素 B_{12} 水平。

4. 本品可抑制胆囊收缩素的分泌,导致胆囊收缩能力下降,胆泥和结石形成风险升高。

5. 食管静脉曲张出血后发生 1 型糖尿病及已有糖尿病患者胰岛素需求量变化的风险升高,必须密切监测血糖水平。

6. 对有维生素 B_{12} 缺乏史的患者进行维生素 B_{12} 水平监测。

7. 治疗前和治疗期间每隔 6~12 个月进行胆囊超声检查。

8. 糖尿病患者应监测糖耐量和甲状腺功能。

9. 监测肝功能,长期用药者应监测甲状腺功能[114]。

【相互作用】

药物	作用程度	相互作用
阿奇霉素、胺碘酮、氯康唑、红霉素	慎用	与该药合用均延长 Q-T 间期
胰岛素类	慎用	该药物增强胰岛素的效应,机制不明确
环孢素	慎用	该药物通过抑制胃肠道吸收降低环孢素的浓度
西咪替丁	慎用	奥曲肽能延迟西咪替丁的肠吸收

【药物相容性】

本品在全胃肠外营养溶液中不稳定[119]。

【不良反应】

不良反应	表现	处置方法
胃肠道反应	急性肠梗阻,伴有进行性腹胀、严重上腹痛、腹部压痛和肌紧张	避免在皮下注射前后进餐,即在两餐之间或睡觉前给药

续表

不良反应	表现	处置方法
注射部位反应	疼痛、刺痛或烧灼感,伴有红肿。极少持续15分钟以上	药液达到室温后注射;采用浓溶液减少注射体积减轻局部不适
胰腺	治疗数小时或数日内可引起急性胰腺炎	停药后可恢复
神经系统	头痛、头晕	对症处理
肝胆系统	胆石症、胆囊炎、胆泥形成、高胆红素血症	胆结石应采用胆酸溶石或手术治疗
内分泌系统	甲状腺功能减退与障碍(TSH,总 T_4 和游离 T_4 下降)	停药后对症处理
代谢和营养障碍	高血糖症、低血糖症、糖耐量受损、畏食、脱水	停药后对症处置
皮肤/皮下组织	瘙痒、皮疹、脱发	停药后对症处置
全身	无力	停药后对症处置
呼吸系统	呼吸困难	停药后对症处置
心脏疾病	心动过缓或过速	停药后对症处置
检查	氨基转移酶水平升高	停药后对症处置[119]

【药物过量】

表现:轻度的高血糖症。
处置:对症治疗[119]。

【药理作用】

本品是人工合成八肽化合物,为人生长抑素类似物。作用与天然生长抑素相似,但抑制生长激素、胰高血糖素和胰岛素的作用较强。与生长抑素相似,奥曲肽也可抑制黄体生成素(luteinizing hormone,LH)对促性腺激素释放激素(gonadotropin-releasing hormone,GnRH)的反应、降低内脏血流、抑制 5-HT、胃泌素、血管活性肠肽、糜蛋白酶、胃动素、胰高血糖素的分泌[119]。

【药代动力学】

皮下注射吸收迅速且完全,30分钟内血浆浓度达到峰值。分布容积为 0.27L/kg,总体清除率为 160ml/min。血浆蛋白结合率为 65%,与血细胞结合可忽略不计。半衰期皮下注射为100分钟,静脉注射呈双相,α相10分钟,β相90分钟。大部分经粪便排泄,约32%在尿中以原型排出[119]。

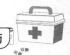

【药物贮存】

2~8℃中冷藏避光保存。不可冷冻。安瓿可在室温储存 2 周[119]。

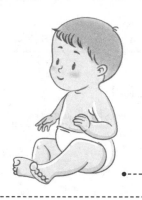

第六章

神经系统用药

第一节 镇静及抗癫痫药

苯巴比妥
Phenobarbital

【适应证】

主要用于抗惊厥、癫痫,是治疗癫痫持续状态的重要药物。可用于麻醉前用药[1]。

【用法用量】

一、新生儿

1. 抗惊厥

首次负荷剂量:20mg/kg,静脉注射[2-4]。

第 2 次负荷剂量:对于早产儿,如果癫痫持续发作或在完成初始负荷剂量后 15 分钟内复发,再给予 10mg/kg 或 20mg/kg 静脉注射。对于足月儿,如果癫痫持续发作或在完成初始负荷剂量后 15 分钟内复发,再给予 20mg/kg 静脉注射[2]。

根据需要,在两次负荷剂量后,每 20~30 分钟增加 10mg/kg 剂量,日总剂量不超过 40mg/kg[3]。

维持剂量:每 8 小时 1.5mg/kg IV 或每 12 小时 2.25mg/kg IV,最大剂量 4.5mg/(kg·d),最多 5 日[2]。

极低出生体重儿(小于 1 500g),早产婴儿可能需要小于 15mg/kg 静脉注射的负荷剂量,24 小时后再注射 1 次小于 3mg/(kg·d)的剂量[5]。

2. 新生儿戒断综合征

负荷剂量:第 1 日口服 16mg/kg[6-8]。

维持剂量:每次 1~4mg/kg,每 12 小时口服 1 次[6-8]。

根据戒断评分,可通过每隔 1 日剂量减少 20% 来实现戒断。

3. 除典型失神发作外的所有类型癫痫:口服或静脉注射,最初缓慢静脉注射 20mg/kg,

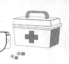

之后每日缓慢静脉注射或口服 2.5~5mg/kg。根据临床反应调整剂量和给药频次[9]。

4. 癫痫持续状态　缓慢静脉注射,不得快于 1mg/(kg·min),初始剂量 20mg/kg,之后每日 1 次或 2 次,每次 2.5~5mg/kg[9]。

二、儿童及青少年

1. 治疗除典型失神发作外的所有类型癫痫[9]

1 个月至 11 岁:口服,最初每次 1~1.5mg/kg,每日 2 次,根据需求每日可增加 2mg/kg。通常维持剂量每次 2.5~4mg/kg,每日 1 次或 2 次。

12~17 岁:口服,每次 60~180mg,每日 1 次。

2. 治疗癫痫持续状态[9]

1 个月至 11 岁:缓慢静脉注射,不得快于 1mg/(kg·min)。初始剂量 20mg/kg,然后每日 1 次或 2 次,每次 2.5~5mg/kg。

12~17 岁:缓慢静脉注射,不得快于 1mg/(kg·min)。初始剂量 20mg/kg(最大剂量 1g),然后每日 2 次 300mg。

3. 用于影像学检查时的镇静

静脉给药:6 周及以上患儿,给予 1~2.5mg/kg 静脉注射,然后以 1~2mg/kg 的增量调整给药剂量以获得理想的效果。每次影像学检查时的最大总剂量为 6mg/kg(或 200mg)。

肌内注射:1 岁及以上患儿,2~6mg/kg(最大剂量 100mg)。

口服:小于 1 岁的患儿,最初在实施相关操作前 30 分钟口服 4mg/kg;然后每 30 分钟给予补充 2mg/kg,最大总剂量为 8mg/kg。

【给药说明】

1. 静脉给药　对于镇静剂量,以 50mg/ml 的浓度在 30 秒到 2 分钟内静脉注射,最大给药速度 50mg/min。对于癫痫发作,可用注射用水稀释至 20mg/ml,在 20 分钟内缓慢静脉注射,不得快于 1mg/(kg·min)[9]。静脉注射速度过快可引起呼吸抑制。

2. 肌内注射　选择大肌肉群深处注射。

【注意事项】

1. 对苯巴比妥药品过敏者、肝功能严重损害者、卟啉病患者、有呼吸系统疾患(呼吸困难或呼吸阻塞、支气管哮喘、呼吸抑制)者禁用。

2. 长期服用苯巴比妥可产生耐药性,并且容易形成依赖性,此时突然停药可出现停药综合征。如作为抗癫痫药治疗,则突然停药可促发癫痫持续状态。

3. 肾功能损害、抑郁、药物滥用史、肺功能不足慎用[1]。

【用药监护】

1. 需数周才能达到最大抗癫痫效果[1]。

2. 有些儿童在服用苯巴比妥后可产生兴奋[1]。

3. 神经衰弱、甲状腺功能亢进、糖尿病、严重贫血、发热、注意缺陷、低血压、高血压、肾上腺功能减退者等慎用[10]。

4. 停药阶段应逐渐减量以免导致癫痫发作或癫痫持续状态[11]。

5. 当用其他抗癫痫药替代苯巴比妥时,苯巴比妥的用量应逐渐减少,同时逐渐增加替代药的剂量,以求控制癫痫发作[1]。

6. 肌内注射或缓慢静脉注射多用于癫痫持续状态,临用前加灭菌注射用水适量溶解。

7. 新生儿服用本品可发生低凝血酶原症及出血,可给予维生素 K 防治[1]。

8. 严密监测呼吸状态和血压。长期用药时应定期进行血液学检查,评估肾功能和肝功能。评估镇静程度。

9. 当作为抗惊厥药应用时,应定期测定血药浓度,以达最大疗效,避免血药浓度过高导致的中毒症状。并根据情况做其他有关检查。

【相互作用】

药品名称	作用程度	相互作用
对乙酰氨基酚	微弱	巴比妥类诱导肝药酶的代谢,加速对乙酰氨基酚的代谢。对乙酰氨基酚的潜在肝脏毒性可能增加,治疗效果可能降低
呋塞米	微弱	相互作用具有争议
美托洛尔	微弱	巴比妥类增强酶诱导及肝脏首关代谢,可能会降低某些 β 受体拮抗剂的口服生物利用度,其药效可降低
西咪替丁	微弱	苯巴比妥可能减少西咪替丁的生物利用度
阿米卡星、阿奇霉素、地高辛、庆大霉素	慎用	该药物通过影响 P 糖蛋白外排转运子降低阿米卡星、阿奇霉素、地高辛、庆大霉素的浓度或效应
茶碱、氨茶碱	慎用	巴比妥类可能诱导茶碱代谢,增加其清除率。茶碱的浓度可能降低,导致治疗效应减少
胺碘酮	慎用	该药物通过影响 CYP3A4 降低胺碘酮的浓度或效应
苯妥英钠	慎用	合用时代谢可能发生改变,巴比妥类的血药浓度可增加
多巴酚丁胺	慎用	该药物促进镇静,多巴酚丁胺降低镇静作用
多柔比星	慎用	巴比妥类可能诱导肝微粒体酶增强多柔比星的代谢,多柔比星的治疗效应可能降低
华法林	慎用	通过诱导肝药酶,增加华法林的代谢清除,降低华法林的效应
环孢素	慎用	巴比妥类可降低环孢素的浓度,减少环孢素的效应
泼尼松 / 泼尼松龙、甲泼尼龙、氢化可的松、地塞米松、曲安奈德	慎用	尽量避免合用。巴比妥类诱导肝药酶的代谢,加速对类固醇类的代谢。类固醇类的药效可能降低
卡马西平	慎用	合用时卡马西平的血药浓度可降低,可导致其效应的减少。巴比妥类诱导卡马西平的肝脏代谢使其清除率增加
卡托普利	慎用	该药物和卡托普利通过药效学协同作用增加对方的效应。二者均降低血压,注意监测
利福平、利福霉素	慎用	利福平、利福霉素可刺激肝脏微粒体酶导致巴比妥类代谢加快。合用时可导致巴比妥类代谢加快,效应降低
鱼精蛋白	慎用	该药物通过抑制代谢增加鱼精蛋白的效应
孟鲁司特、替尼泊苷	慎用	苯巴比妥可增加孟鲁司特、替尼泊苷的肝脏代谢。孟鲁司特血药浓度可能降低,药效减弱

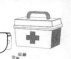

续表

药品名称	作用程度	相互作用
普罗帕酮、依诺肝素	慎用	该药物通过促进代谢降低普罗帕酮、依诺肝素的浓度
普萘洛尔	慎用	该药物通过促进代谢降低普萘洛尔的浓度。合用时考虑提高 β 受体拮抗剂的剂量
伊马替尼	慎用	合用后伊马替尼血浆浓度降低,从而导致疗效减低
奥卡西平	慎用	奥卡西平及其活性代谢物抑制了 CYP2C19,苯巴比妥需经过 CYP2C19 代谢,很可能发生药物相互作用。合用能导致奥卡西平的活性代谢产物单羟基衍生物(monohydroxyl derivative,MHD)血浆浓度降低
丙戊酸钠	慎用	丙戊酸钠可提高苯巴比妥的血药浓度,并且会出现镇静作用,特别是儿童。建议在联合用药的最初 15 日内进行临床监测,一旦出现镇静现象,就应立即降低苯巴比妥剂量,并适时监测苯巴比妥的血药浓度
酚妥拉明	慎用	合用能加强酚妥拉明降压作用
氯丙嗪、异丙嗪	关注	吩噻嗪类的药学效应可能降低,巴比妥类的血药浓度可能降低
氯霉素	关注	合用时氯霉素的代谢可增加,效应降低;巴比妥类的代谢降低,效应增强
氯硝西泮	关注	合用时诱导氯硝西泮的肝脏代谢,增加氯硝西泮的清除率,可能会导致更低的稳态血药浓度,效应降低
哌替啶	关注	哌替啶的中枢神经抑制副作用可能延长
维生素 B_6	关注	维生素 B_6 可能降低同用的苯巴比妥的血药浓度,可能导致苯巴比妥的疗效降低
伏立康唑、他克莫司	禁忌	一些巴比妥类可增强伏立康唑、他克莫司的代谢(与 CYP3A4 有关),伏立康唑、他克莫司血药浓度可能降低,疗效减弱

【药物相容性】

容器	相容	不相容
Y 型管	阿奇霉素、阿糖胞苷、阿昔洛韦、氨茶碱、丙泊酚、布美他尼、奥曲肽、地高辛、地塞米松、厄他培南、法莫替丁、放线菌素 D、呋塞米、伏立康唑、氟康唑、氟尿嘧啶、甘露醇、肝素、更昔洛韦、芬太尼、舒芬太尼、环磷酰胺、甲氨蝶呤、甲泼尼龙、甲硝唑、卡铂、维生素 C 注射液、克林霉素、利奈唑胺、链激酶、两性霉素 B 脂质体、氟达拉滨、阿米卡星、阿托品、博来霉素、硫酸镁、庆大霉素、长春新碱、罗库溴铵、氯化钙、氯化钾、美罗培南、美司钠、门冬酰胺酶、尿激酶、哌拉西林唑巴坦钠、葡萄糖酸钙、乳酸钠林格注射液、米力农、顺铂、碳酸氢钠、替加环素、头孢哌酮、头孢曲松、头孢他啶、头孢唑林、维库溴铵、维生素 B_{12}、维生素 K_1、硝普钠、硝酸甘油、亚叶酸钙、多巴胺、多柔比星脂质体、格拉司琼、吉西他滨、雷尼替丁、吗啡、纳洛酮、普鲁卡因胺、去氧肾上腺素、万古霉素、伊立替康、右美托咪定、依托泊苷、胰岛素、异环磷酰胺、右雷佐生、间羟胺	奥美拉唑、苯妥英钠、复方磺胺甲噁唑、奈替米星、鱼精蛋白、咪达唑仑、哌替啶、托泊替康、伊达比星、异丙嗪、去甲肾上腺素

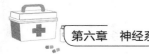

续表

容器	相容	不相容
混合管	氨茶碱、丙泊酚、奥曲肽、甘露醇、华法林、阿托品、氯化钙、美罗培南、葡萄糖酸钙、东莨菪碱、去乙酰毛花苷、三磷酸腺苷、多巴酚丁胺、山莨菪碱	阿莫西林克拉维酸、阿昔洛韦、氨苄西林、氨甲苯酸、阿曲库铵、地西泮、酚磺乙胺、呋塞米、氟康唑、肝素、新斯的明、甲硝唑、利巴韦林、两性霉素B、硫酸镁、庆大霉素、鱼精蛋白、琥珀胆碱、尿激酶、青霉素、红霉素、头孢呋辛、头孢美唑、头孢哌酮、头孢他啶、头孢唑林、维生素B_6、维生素C、西咪替丁、苯海拉明、布比卡因、利多卡因、洛贝林、氯胺酮、氯丙嗪、吗啡、哌替啶、异丙嗪、异丙肾上腺素、万古霉素、胰岛素、间羟胺、去甲肾上腺素

【不良反应】

1. 过敏者可出现荨麻疹、血管神经性水肿、皮疹及哮喘等,甚至可发生剥脱性皮炎。一旦出现皮疹等皮肤反应,应当停用。

2. 长期用药可能影响儿童认知功能及出现行为障碍。

3. 静脉注射巴比妥类药物,特别是快速给药时,可出现严重呼吸抑制、呼吸暂停、喉痉挛和支气管痉挛或伴发高血压。处置方法:这种情况的救治措施中最重要的是维持呼吸和循环功能,施行有效的人工呼吸,必要时行气管切开,并辅之以有助于维持和改善呼吸和循环的相应药物。可用碳酸氢钠、乳酸钠碱化尿液加速排泄,如肾功能正常可用呋塞米,严重者可透析。

4. 长期大剂量应用巴比妥类药可发生药物依赖,表现为强烈要求继续应用或要增加剂量,或出现心因性依赖、戒断综合征等[12]。

【药物过量】

表现:15~20倍的过量药物可能引起昏迷、严重的呼吸和心血管抑制、低血压和休克继而引发肾功能衰竭、死亡。深度呼吸抑制是急性中毒的直接死亡原因。极度过量时,大脑一切电活动消失,脑电图变为一条平线,并不一定代表临床死亡,若不并发缺氧性损害,尚有挽救的希望[1]。

处置:解救药物过量的措施中最重要的是维持呼吸和循环功能,施行有效的人工呼吸,必要时行气管切开,并辅之以有助于维持和改善呼吸和循环的相应药物。可用碳酸氢钠、乳酸钠碱化尿液加速排泄,如肾功能正常可用呋塞米,严重者可透析。当口服过量时,服用时间在1小时内可以考虑洗胃。活性炭应该经口反复给予以阻止吸收和促进消除[13]。

【药理作用】

本品为长效巴比妥类的典型代表。中枢抑制的程度,随用量而异。表现为镇静、催眠、抗惊厥等不同的作用。抗癫痫的作用机制在于通过增强γ-氨基丁酸(GABA)A受体

（GABA$_A$受体）活性，抑制谷氨酸兴奋性，抑制中枢神经系统单突触和多突触传递，增加运动皮质的电刺激阈值，从而提高癫痫发作的阈值；并抑制病灶异常放电向周围正常脑组织扩散。也有调节钠、钾及钙通道的作用[1]。

【药代动力学】

口服易由消化道吸收，达峰时间（t_{max}）为 2~18 小时。吸收后分布于体内各组织内，脑组织浓度最高，骨骼肌内药量最大，并能透过胎盘，从乳汁分泌。血浆蛋白结合率为 20%~45%。约 65% 被吸收的苯巴比妥在肝内代谢，转化为羟基苯巴比妥，大部分与葡糖醛酸或与硫酸盐结合，而后经肾随尿排出；有 25% 以原型从尿中排出。半衰期新生儿为 45~200 小时，婴儿为 20~133 小时，儿童为 37~73 小时，成人为 53~118 小时[14]。

【药物贮存】

遮光，密闭保存[1]。

地 西 泮
Diazepam

【适应证】

用于抗癫痫和抗惊厥，对破伤风轻度阵发性惊厥也有效[15]。

【用法用量】

一、新生儿

癫痫持续状态，高热惊厥，药物中毒导致的惊厥用法用量如下：

（1）静脉注射 3~5 分钟：300~400μg/kg，若有必要 10 分钟后再重复 1 次。

（2）直肠给药：1.25~2.5mg，若有必要 10 分钟后重复 1 次[16-17]。

二、儿童及青少年

1. 癫痫持续状态，高热惊厥，药物中毒导致的惊厥

（1）静脉注射 3~5 分钟

1 个月至 11 岁：300~400μg/kg（最大剂量 10mg），若有必要 10 分钟后重复 1 次。

12~17 岁：10mg，若有必要 10 分钟后重复 1 次。

（2）直肠给药

1 个月至 1 岁：5mg，若有必要 10 分钟后重复 1 次。

2~11 岁：5~10mg，若有必要 10 分钟后重复 1 次。

12~17 岁：10~20mg，若有必要 10 分钟后重复 1 次[16-17]。

2. 危及生命的药物诱导的肌张力障碍

1 个月至 11 岁：100μg/kg，静脉注射 3~5 分钟，若有必要可重复给药。

12~17 岁：5~10mg，静脉注射 3~5 分钟，若有必要可重复给药[16-17]。

3. 脑痉挛状态下的肌肉痉挛或手术后骨骼肌痉挛

1~11 个月：初始剂量每次 250μg/kg，口服，每日 2 次。

1~4 岁：初始剂量每次 2.5mg，口服，每日 2 次。

5~11 岁：初始剂量每次 5mg，口服，每日 2 次。

12~17 岁：初始剂量每次 10mg，口服，每日 2 次。最大总剂量 40mg[16-17]。

4. 破伤风

（1）静脉注射：1 个月至 17 岁患者，100~300μg/kg，每 1~4 小时重复给药。

（2）静脉滴注（或者通过鼻肠管）：1 个月至 17 岁患者，3~10mg/kg，在 24 小时内给药，根据临床反应进行调整[16-17]。

【给药说明】

1. 配制　用 5% 葡萄糖溶液或 0.9% 氯化钠溶液稀释，最高浓度为 50μg/ml[16-17]。

2. 为避免出现静脉血栓、静脉炎、局部刺激、血管损伤，静脉注射时应选择大血管缓慢注射。

3. 含苯甲醇的注射液禁止用于儿童肌内注射[18]。

【注意事项】

1. 对地西泮过敏者、严重肝功能不全者、呼吸功能不全者、患睡眠呼吸暂停综合征者、患重症肌无力者、有急性闭角型青光眼者禁用。

2. 以下情况应慎用：中枢神经系统处于抑制状态的急性乙醇中毒时、昏迷或休克时、有药物滥用或成瘾史者、低蛋白血症时、外科术后卧床者或长期卧床患者。

3. 不推荐用于精神病患者[19]。

【用药监护】

1. 儿童特别是幼儿的中枢神经对苯二氮䓬类药物异常敏感，新生儿不易将本类药代谢为无活性的产物，因此中枢神经可被持久地抑制。

2. 肾功能损害可延长本类药物的消除半衰期。

3. 对严重的精神抑郁可使病情加重，甚至产生自杀倾向。

4. 运动过多的患者用药后可发生药效反常。癫痫患者突然停药可导致癫痫发作。

5. 慢性肺功能不全患者使用本品有出现呼吸抑制的风险，应调整剂量。

6. 儿童患者使用苯二氮䓬类药物有出现精神反应和异常反应的报道，一旦出现，应停药。

7. 静脉注射易发生静脉血栓或静脉炎。静脉注射宜慢，否则可引起心脏停搏和呼吸抑制。本类药品静脉注射后，应卧床观察 3 小时以上。

8. 本品属于长效苯二氮䓬类药物，原则上不应作连续静脉滴注，但在癫痫持续状态时例外。

9. 本品治疗癫痫时，可能增加全面强直阵挛发作的频度和严重度，需要增加其他抗癫痫药的用量，本品突然停用也可使癫痫发作的频度和严重度增加。

10. 对本类药耐受量小的患者初始剂量宜小，出现呼吸抑制和低血压，常提示已超量或静脉注射速度过快。

11. 久用可产生耐受性和依赖性。避免长期大量使用而成瘾；长期使用本药，停药前应逐渐减量，不要骤停[19]。

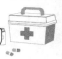

【相互作用】

药品名称	作用程度	相互作用
氟康唑、伏立康唑、伊曲康唑	禁忌	合用时增强并延长中枢神经抑制及精神运动损伤,在唑类抗真菌药停用后可能仍会持续数日
乙醇	禁忌	快速摄取乙醇增强中枢神经系统的效应。缓慢摄取乙醇可能出现耐受。可能有相加或协同效应
苯妥英钠	慎用	乙内酰脲类的浓度可能增加,导致毒性反应
地高辛	慎用	地高辛的血药浓度和毒性可能增加
环孢素、甲硝唑	慎用	环孢素和甲硝唑通过影响 CYP3A4 增加该药物的浓度或效应
利福平	慎用	增强苯二氮䓬类的氧化代谢,苯二氮䓬类的药效可能降低
芬太尼	慎用	有协同作用,合用时应慎重并适当调整剂量
茶碱、氨茶碱	微弱	可能因竞争性结合颅内腺苷受体产生拮抗作用,苯二氮䓬类的效应受到抑制
丙泊酚	微弱	丙泊酚和一些苯二氮䓬类有药效学协同作用
琥珀胆碱	微弱	可能会出现琥珀胆碱的拮抗和增强作用
左旋多巴	微弱	合用时左旋多巴的治疗作用可能降低
阿曲库铵、维库溴铵	关注	苯二氮䓬类可加强、抵消或不影响非去极化类肌松药的效应
奥美拉唑	关注	降低苯二氮䓬类的氧化代谢,苯二氮䓬类的清除率可降低,半衰期可延长,血药浓度上升。镇静和共济失调可增加
红霉素、克拉霉素	关注	降低苯二氮䓬类的代谢,增强中枢神经的抑制作用,延长镇静效应
美托洛尔、普萘洛尔	关注	亲脂性 β 受体拮抗剂可能增强某些苯二氮䓬类的效应
西咪替丁	关注	通过酶抑制作用抑制肝脏氧化代谢,苯二氮䓬药物浓度可能增加,某些效应,尤其是镇静作用会被增强
异烟肼	关注	异烟肼可抑制苯二氮䓬类的肝脏氧化代谢,通过降低清除率,异烟肼可增强某些苯二氮䓬类的效应

【药物相容性】

容器	相容	不相容
Y 型管	哌拉西林他唑巴坦	阿奇霉素、阿糖胞苷、氨苄西林、氨茶碱、苯巴比妥、丙泊酚、奥曲肽、卡泊芬净、地塞米松、厄他培南、放线菌素 D、伏立康唑、氟康唑、氟尿嘧啶、甘露醇、肝素、更昔洛韦、环磷酰胺、甲氨蝶呤、酚妥拉明、甲硝唑、甲泼尼龙、卡铂、克林霉素、利奈唑胺、链激酶、两性霉素 B 脂质体、阿米卡星、阿托品、硫酸镁、奈替米星、庆大霉素、鱼精蛋白、氯化钙、氯化钾、琥珀胆碱、氯霉素、美罗培南、美司钠、门冬酰胺酶、尿激酶、葡萄糖酸钙、氢化可的松、米力农、红霉素、三氧化二砷、顺铂、碳酸氢钠、头孢呋辛、头孢哌酮、头孢曲松、头孢他啶、维库溴铵、维生素 B$_{12}$、西咪替丁、硝酸甘油、亚叶酸钙、亚胺培南西司他丁、胺碘酮、苯海拉明、表柔比星、博来霉素、多巴胺、利多卡

续表

容器	相容	不相容
Y 型管		因、氯丙嗪、咪达唑仑、纳洛酮、柔红霉素、肾上腺素、头孢吡肟、万古霉素、伊达比星、异丙嗪、异丙肾上腺素、右美托咪定、依托泊苷、胰岛素、异环磷酰胺、右雷佐生、去甲肾上腺素、左氧氟沙星
混合管	奈替米星、氯胺酮、洛贝林	阿莫西林克拉维酸、氨苄西林、氨茶碱、氨甲苯酸、苯巴比妥、丙泊酚、奥曲肽、地高辛、地塞米松、酚磺乙胺、呋塞米、氟康唑、氟尿嘧啶、甘露醇、肝素、芬太尼、华法林、酚妥拉明、利巴韦林、两性霉素 B、磷霉素、阿米卡星、阿托品、庆大霉素、鱼精蛋白、琥珀胆碱、氯霉素、美罗培南、尿激酶、羟乙基淀粉、青霉素、氢化可的松、东莨菪碱、去乙酰毛花苷、米力农、红霉素、三磷酸腺苷、头孢吡肟、头孢呋辛、头孢美唑、头孢哌酮、头孢哌酮舒巴坦、头孢他啶、头孢唑林、维库溴铵、维生素 B_6、维生素 C、硝酸甘油、亚叶酸钙、胺碘酮、昂丹司琼、苯海拉明、博来霉素、布比卡因、多巴胺、多巴酚丁胺、利多卡因、吗啡、哌替啶、柔红霉素、山莨菪碱、肾上腺素、西咪替丁、异丙嗪、异丙肾上腺素、右旋糖酐 40、间羟胺、去甲肾上腺素

【不良反应】

1. 常见嗜睡、头晕、乏力、皮疹、低血压等；大剂量时可有共济失调、震颤。处置方法：应立即静脉使用特效拮抗剂氟马西尼，并应及早进行对症处理，包括催吐或洗胃等，以及呼吸和循环方面支持疗法。

2. 个别患者发生兴奋、多语、欣快感、睡眠障碍甚至幻觉。处置方法：停用后很快消退。

3. 可见腹泻、肌无力、疲劳、呼吸抑制等。

4. 严重不良反应，中性粒细胞减少。

5. 突然停药后可能发生停药反应[20]。

【药物过量】

表现：可出现持续的精神错乱、严重嗜睡、抖动、语言不清、蹒跚、心率异常减慢、呼吸短促或困难、严重乏力。

处置：超量或中毒时，应立即静脉使用特效拮抗剂氟马西尼，并应及早进行对症处理，包括催吐或洗胃等，以及呼吸和循环方面支持疗法。如有兴奋异常，不能用巴比妥类药，以免中枢性兴奋加剧或延长中枢神经系统的抑制[19]。

【药理作用】

苯二氮䓬药物为中枢神经抑制药，可引起中枢神经系统不同部位的抑制，表现为抗焦虑、镇静催眠、抗惊厥、抗癫痫和骨骼肌松弛作用。本类药物的作用机制尚未完全阐明，认为可以加强或易化 γ- 氨基丁酸（GABA）抑制性神经递质的作用。GABA 受体激活导致氯通道开放，使氯离子通过神经细胞膜内流，细胞膜超极化，抑制神经元的放电，神经细胞兴奋性降低。苯二氮䓬类药物可增加氯离子通道开放的频率，可能通过增强 GABA 与其受体的结合或易化 GABA 受体与氯离子通道的联系来实现。其具有：①抗焦虑作用；②镇静催眠作用；③抗惊厥与抗癫痫作用；④骨骼肌松弛作用；⑤其他作用如暂时性记忆缺失[19]。

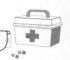

【药代动力学】

口服吸收快而完全，达峰时间（t_{max}）1~2 小时，肌内注射吸收慢且不规则，稳态血药浓度峰值（C_{max}）低于同剂量口服。蛋白结合率为 98%；脂溶性高，易通过血 - 脑屏障，静脉注射可快速起效，但药物很快再分布入其他组织，疗效快速消失。在肝脏经 CYP2C19 代谢，活性代谢产物包括去甲西泮、替马西泮和奥沙西泮。地西泮及其代谢产物主要经尿排出。半衰期：新生儿为 50~95 小时，婴儿为 40~50 小时，儿童为 15~20 小时。在肝功能降低患者中半衰期延长[21]。

【药物贮存】

遮光，密闭保存[19]。

氯 硝 西 泮
Clonazepam

【适应证】

主要用于控制各型癫痫，尤适用于失神发作、婴儿痉挛症、肌阵挛性发作、运动不能性发作及伦诺克斯 - 加斯托（Lennox-Gastaut）综合征[23]。

【用法用量】

1 个月至 1 岁：最初 4 日每晚使用 250μg，2~4 周内逐渐增加至每晚 0.5~1mg 的常规维持剂量（如有必要可分 3 次使用），口服。

2~4 岁：最初 4 日每晚使用 250μg，2~4 周内逐渐增加至每晚 1~3mg 的常规维持剂量（如有必要可分 3 次使用），口服。

5~11 岁：最初 4 日每晚使用 500μg，2~4 周内逐渐增加至每晚 3~6mg 的常规维持剂量（如有必要可分 3 次使用），口服。

12~17 岁：最初 4 日每晚使用 1mg，2~4 周内逐渐增加至每晚 4~8mg 的常规维持剂量（如有必要可分 3 次使用），口服[24]。

【注意事项】

1. 对苯二氮䓬类过敏者、严重肝病患者、患重症肌无力者、有急性或隐性闭角型青光眼发作者、严重慢性阻塞性肺疾病患者应禁用。
2. 中枢神经系统处于抑制状态的急性乙醇中毒时慎用。
3. 昏迷或休克时注射地西泮可延长消除半衰期，应慎用。
4. 有药物滥用或成瘾史者慎用[25]。

【用药监护】

1. 苯二氮䓬类药物对儿童特别是幼儿的中枢神经异常敏感，新生儿不易将本类药代谢为无活性的产物，可产生中枢神经系统抑制，长期应用有可能对躯体和神经发育有影响。

2. 肾功能损害可延长本类药物的消除半衰期。

3. 对严重的精神抑郁可使病情加重,甚至产生自杀倾向。

4. 在运动过多患者,可发生药效反常。癫痫患者突然停药可导致发作。儿童突然停药可引起癫痫持续状态。

5. 低蛋白血症易产生嗜睡。

6. 慢性呼吸系统疾病可导致流涎增加和呼吸抑制。外科或长期卧床患者,咳嗽反射可受到抑制。

7. 长期使用,应监测全血细胞计数和肝功能。

8. 避免长期大量使用和成瘾;长期使用本药,停药后可出现停药反应。因此停药前应逐渐减量,不要骤停。

9. 本类药品静脉注射后,应卧床观察 3 小时以上。

10. 用于替代其他抗惊厥药时,氯硝西泮用量应逐渐递增,而其他的药逐渐减量。

11. 氯硝西泮在应用约 3 个月之后疗效降低,需调整药量[22]。

【相互作用】

药品名称	作用强度	相互作用
氟康唑、伏立康唑、伊曲康唑	禁忌	合用时增强并延长中枢神经抑制及精神运动损伤,在唑类抗真菌药停用后可能仍会持续数日
乙醇	禁忌	快速摄取乙醇增强中枢神经系统的效应。缓慢摄取乙醇可能出现耐受。可能有相加或协同效应
胺碘酮	慎用	氯硝西泮的效应可增强。由于胺碘酮诱导的甲状腺功能减退令产生氯硝西泮毒性的风险增加
地高辛	慎用	地高辛的血药浓度和毒性可能增加
多巴胺	慎用	该药物促进镇静,多巴胺抑制镇静。相互作用的效应不明确
多巴酚丁胺	慎用	该药物促进镇静,多巴酚丁胺降低镇静作用
利福霉素、利福平	慎用	增强苯二氮䓬类的氧化代谢,苯二氮䓬类的药效可能降低
氨茶碱	微弱	可能因竞争性结合颅内腺苷受体产生拮抗作用,苯二氮䓬类的效应受到抑制
左旋多巴	微弱	合用时左旋多巴的治疗作用可能降低
阿曲库铵、维库溴铵	关注	苯二氮䓬类可加强、抵消或不影响非去极化类肌松药的效应
奥美拉唑	关注	降低苯二氮䓬类的氧化代谢,苯二氮䓬类的清除率可降低,半衰期可延长,血药浓度上升。镇静和共济失调可增加
苯巴比妥	关注	合用时诱导氯硝西泮的肝脏代谢,增加氯硝西泮的清除率,可能会导致更低的稳态血药浓度,效应降低
苯妥英钠	关注	乙内酰脲内诱导肝药酶代谢,合用时可能出现乙内酰脲的毒性,乙内酰脲和氯硝西泮的效应可能降低
卡马西平	关注	通过诱导苯二氮䓬类代谢(CYP3A4),苯二氮䓬类药物效应可能会降低
美托洛尔、普萘洛尔	关注	亲脂性 β 受体拮抗剂可能增强某些苯二氮䓬类的效应

续表

药品名称	作用强度	相互作用
西咪替丁	关注	通过酶抑制作用抑制肝脏氧化代谢,苯二氮䓬类药物浓度可能增加,某些效应,尤其是镇静作用会被增强
异烟肼	关注	异烟肼可抑制苯二氮䓬类的肝脏氧化代谢,通过降低清除率,异烟肼可增强某些苯二氮䓬类的效应

【不良反应】

1. 氯硝西泮主要的不良反应是困倦,50% 患者在开始治疗时可能会出现。

2. 常见异常兴奋、神经过敏易激惹、肌力减退。较少发生行为障碍、思维不能集中、易暴躁、紧张、精神错乱、幻觉、精神抑郁;罕见皮疹或瘙痒、咽痛、发热或出血异常、瘀斑或极度地疲乏及骨髓抑制。

3. 持续性精神错乱、严重嗜睡、抖动、持续的语言不清、步态蹒跚、心率异常减慢、呼吸短促或困难,以及严重乏力,均可能为药物过量的症状,须引起注意。若发生这些症状应立即静脉使用特效拮抗剂氟马西尼,并应及早进行对症处理,包括催吐或洗胃等,以及呼吸和循环方面支持疗法。

4. 突然停药后可能发生停药反应,应缓慢停药[22]。

【药物过量】

表现:出现持续的精神错乱、严重嗜睡、抖动、语言不清、蹒跚、心率异常减慢、呼吸短促或困难、严重乏力。

处置:超量或中毒时,应立即静脉使用特效拮抗剂氟马西尼,并应及早进行对症处理,包括催吐或洗胃等,以及呼吸和循环方面支持疗法。如有兴奋异常,不能用巴比妥类药,以免中枢兴奋加剧或延长中枢神经系统的抑制[24]。

【药理作用】

苯二氮䓬药物为中枢神经抑制药,可引起中枢神经系统不同部位的抑制,表现为抗焦虑、镇静催眠、抗惊厥、抗癫痫和骨骼肌松弛作用。本类药物的作用机制尚未完全阐明,认为可以加强或易化 γ- 氨基丁酸(GABA)抑制性神经递质的作用。GABA 受体激活导致氯通道开放,使氯离子通过神经细胞膜内流,细胞膜超极化,抑制神经元的放电,神经细胞兴奋性降低。苯二氮䓬类药物可增加氯离子通道开放的频率,可能通过增强 GABA 与其受体的结合或易化 GABA 受体与氯离子通道的联系来实现。其具有:①抗焦虑作用;②镇静催眠作用;③抗惊厥与抗癫痫作用;④骨骼肌松弛作用;⑤其他作用如暂时性记忆缺失。氯硝西泮抗惊厥作用比地西泮强 5 倍[24]。

【药代动力学】

口服吸收良好,达峰时间(t_{max})为 1~4 小时。生物利用度(F)>80%。由于脂溶性高,分布快速。蛋白结合率为 86%。在肝内代谢,主要以代谢产物从尿排泄。半衰期 18~50 小时[25]。

【药物贮存】

遮光、密封保存[24]。

卡 马 西 平
Carbamazepine

【适应证】

主要用于癫痫、局灶性发作或全面性强直 - 阵挛性癫痫持续状态、三叉神经痛、预防抑郁狂躁型抑郁症[26]。

【用法用量】

一、新生儿

负荷剂量：口服。早产儿 3.5~7.5mg/kg；足月儿 7.5~10mg/kg。

维持剂量：口服。早产儿 3.5~7.5mg/kg，每 12 小时 1 次；足月儿 7.5~10mg/kg，每 12 小时 1 次。在负荷剂量后 8 小时（足月儿）至 12 小时（早产儿）给予。视情况调整剂量和给药间隔[27]。

二、儿童及青少年

1. 口服

1 个月至 11 岁：初始每晚给予 5mg/kg 或每日给予 2 次 2.5mg/kg，根据需要每 3~7 日增加 2.5~5mg/kg；一般维持剂量为 5mg/kg，每日 2~3 次；最大日剂量 20mg/kg。

12~17 岁：初始剂量 100~200mg，每日 1~2 次，缓慢增加至常规维持剂量 200~400mg，每日 2~3 次；某些情况下可能需要增至每日 1.8g。

2. 直肠给药　暂时无法口服给药的癫痫短期（最长 7 日）治疗时。1 个月至 17 岁：使用比口服给药量多 25% 的剂量（最大剂量 250mg），每日最多 4 次。口服液体用于直肠给药时应至少留存 2 小时（但可能会有致泻的作用）[28]。

【注意事项】

对本品或三环类化合物过敏者、有骨髓抑制史者禁用[28]。

【用药监护】

1. 禁止与单胺氧化酶抑制药合用，禁止在单胺氧化酶停药不足 2 周内使用。

2. 不典型失神发作史的患者，全身痉挛发作的频率可能增加。

3. 心电图异常或心脏传导障碍史的患者，出现房室传导阻滞的风险增加。

4. 有药物过敏反应史的患者，有出现交叉过敏的风险。

5. 眼内压升高患者，由于本品的抗胆碱作用，病情可加重。

6. 有精神病史患者，有激发潜在精神病的风险。

7. 有报道，使用本品，自杀的风险增加。

8. 对临床试验的干扰：可使血尿素氮、GOT、GPT、碱性磷酸酶、血清胆红素、尿糖、尿蛋

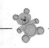

白含量测试值升高;甲状腺功能试验值降低;血钙浓度降低。

9. 下列情况应慎用:①乙醇中毒;②心脏损害,包括器质性心脏病和充血性心脏病;冠状动脉病;③糖尿病;④青光眼;⑤对其他药物有血液方面不良反应史的患者;⑥肝损害,抗利尿激素分泌异常,其他内分泌异常及紊乱,可能使垂体功能低下、甲状腺功能减退或肾上腺皮质功能减退所引起的低钠血症加剧;⑦有本品治疗中断史;⑧肾损害;⑨肝卟啉病,有报道可引起急性发作,应避免使用本品。

10. 轻微的、一般性疼痛不要用本品。

11. 癫痫患者突然停药可引起惊厥或癫痫持续状态。如发生嗜睡、眩晕、头晕、软弱或肢体乏力、共济失调,需注意可能为中毒症状。服药过程中可能有口干,糖尿病患者可能引起尿糖增加。

12. *HLA-B* 1502* 等位基因阳性者,使用本品出现重症多形性红斑、中毒性表皮坏死松解症等致死性的皮肤反应的风险大。使用本品前如条件许可,应测试该基因,阳性者不能使用本品。

13. 有引起再生障碍性贫血和粒细胞减少的报道,用药前应做血液学检查供对照。包括血小板和网织红细胞以及血清铁检查。在给药前检查一次,治疗开始后经常复查达 2~3 年。用药过程中如出现白细胞和血小板计数降低或减少,应严密监测。如出现明显的骨髓抑制,应考虑停药。

14. 用药期间还应注意随访检查,包括:①尿常规;②血尿素氮;③肝功能试验;④卡马西平血药浓度测定,治疗血药浓度范围 4~12μg/ml。

15. 饭后立即服药,可减少胃肠道反应。漏服时应尽快补服,不得一次补服双倍量,可在 1 日内分次补足用量。如已漏服 1 日以上,注意有可能复发。

16. 开始时应用小量,然后逐渐增加,到获得良好疗效为止。加用或已用其他抗癫痫药治疗的患者,用量也应逐渐递增。在开始治疗后 4 周左右可能需要增加剂量,以避免由于自身诱导所致的血药浓度降低。

17. 遇有下列情况应停药:①肝脏中毒症状或活动性肝病,有骨髓抑制的明显证据,如红细胞 $<35 \times 10^9/L$,红细胞压积 $<32\%$,血红蛋白 $<110g/L$,白细胞 $<4 \times 10^6/L$,血小板 $<1 \times 10^5/mm^3$,网织红细胞 $<2 \times 10^4$,血清铁 $>150μg$ 时应立即停药。如癫痫只有应用本品才能控制,其他药物无效时可考虑减量,密切随访白细胞计数,可能会停止下降,逐渐回升,那时再加大剂量,以达到控制癫痫发作的剂量。②有心血管方面不良反应或皮疹出现,治疗应立即停止。③用作特异性疼痛综合征的止痛时,如果疼痛完全缓解,应每月试行减量或停药[26]。

【相互作用】

药品名称	作用程度	相互作用
对乙酰氨基酚	微弱	卡马西平可诱导肝药酶的代谢,加速对乙酰氨基酚的代谢。对乙酰氨基酚的潜在肝脏毒性可能增加,治疗效果可能降低
阿立哌唑	慎用	CYP3A4 诱导剂卡马西平可以引起阿立哌唑的清除率升高和血药浓度降低
伊马替尼	慎用	合用后伊马替尼血浆浓度降低,从而导致疗效减低

药品名称	作用程度	相互作用
奥卡西平	慎用	合用能导致卡马西平的血清浓度降低,且奥卡西平的活性代谢产物MHD血浆浓度降低
地塞米松	慎用	肝药酶诱导剂可促进糖皮质激素的代谢,合用可能需要增加糖皮质激素的剂量
阿曲库铵	慎用	非去极化类肌松药的维持时间可能会变短,有效性可能降低
茶碱、氨茶碱	慎用	可能相互诱导肝脏代谢。茶碱的浓度可能增加或降低,卡马西平的浓度可能降低
胺碘酮	慎用	该药物通过影响CYP3A4代谢降低胺碘酮的浓度或效应
苯巴比妥	慎用	合用时卡马西平的血药浓度可降低,可导致其效应的减少。巴比妥类诱导卡马西平的肝脏代谢使其清除率增加
苯妥英钠	慎用	苯妥英钠降低卡马西平的血药浓度。卡马西平对苯妥英钠的效应可发生改变
丙戊酸钠	慎用	合用时丙戊酸钠的血药浓度可能降低,可导致癫痫的控制不佳
氟康唑	慎用	合用时卡马西平的浓度可升高,增强药效和不良反应。可能与唑类抗真菌药抑制卡马西平的代谢有关(CYP3A4),尤其是大剂量使用时
肝素	慎用	该药物通过增强代谢降低肝素的浓度
红霉素、克拉霉素	慎用	尽量避免合用。合用时抑制卡马西平的肝脏代谢,导致其清除率降低,卡马西平的浓度和毒性可增加
华法林	慎用	合用可减少华法林的抗凝效应,可能与卡马西平诱导华法林的代谢有关
环孢素	慎用	卡马西平可诱导肝脏微粒体酶对环孢素的代谢。环孢素浓度可降低,导致药效的降低
甲硝唑	慎用	甲硝唑通过影响CYP3A4增加该药物的浓度或效应
卡泊芬净	慎用	该药物通过促进代谢降低卡泊芬净的浓度
拉莫三嗪	慎用	拉莫三嗪的代谢可能增强,拉莫三嗪可能增加卡马西平的毒性。拉莫三嗪的血药浓度和效应可能降低。卡马西平的活性代谢产物的血药浓度可能升高,增强卡马西平的毒性
鱼精蛋白	慎用	该药物通过促进代谢降低鱼精蛋白的效应
罗库溴铵、维库溴铵	慎用	非去极化类肌松药的维持时间可能会变短,有效性可能降低
哌甲酯	慎用	哌甲酯血药浓度可能降低,导致药效减弱
普罗帕酮	慎用	该药物通过影响CYP3A4代谢降低普罗帕酮的浓度或效应
托吡酯	慎用	卡马西平可能增强托吡酯的肝脏代谢,卡马西平可能降低托吡酯的药效
西咪替丁	慎用	西咪替丁抑制卡马西平的肝脏代谢,合用时卡马西平血药浓度可上升,可能会产生毒性
伊曲康唑	慎用	合用时卡马西平的浓度可升高,增强药效和不良反应。可能与唑类抗真菌药抑制卡马西平的代谢有关(CYP3A4),尤其是大剂量使用时

续表

药品名称	作用程度	相互作用
依诺肝素	慎用	该药物通过促进代谢降低依诺肝素的浓度
异烟肼	慎用	异烟肼可能会抑制卡马西平代谢,且卡马西平可能会增强异烟肼的降解和肝脏代谢。可能会导致卡马西平的毒性以及异烟肼的肝脏毒性
长春新碱	慎用	卡马西平可能增强长春碱类的代谢(CYP3A4),长春碱类的血药浓度和有效性可能降低
左乙拉西坦	慎用	可产生与浓度不相关的卡马西平毒性
阿普唑仑、氯硝西泮、咪达唑仑	关注	通过诱导苯二氮䓬类代谢(CYP3A4),苯二氮䓬药物效应可能会降低
氟哌啶醇	关注	氟哌啶醇的治疗作用可能降低,卡马西平疗效可能增强
异维A酸	关注	卡马西平的药效可能降低,异维A酸可能会影响卡马西平的生物利用度和清除率
伏立康唑	禁忌	卡马西平可增强伏立康唑(CYP3A4)的代谢,伏立康唑的血药浓度可能降低,疗效减弱
利奈唑胺	禁忌	该药物增加利奈唑胺的毒性,机制不明确

【不良反应】

1. 本品可刺激抗利尿激素分泌,引起水的潴留和容量扩大以及稀释性低钠血症。患者出现失水、无力、恶心、呕吐和精神紊乱,神经系统异常,昏睡以及癫痫发作增多。低钠血症被认为是主要的原因。

2. 最常见的不良反应　中枢神经系统反应,表现为视物模糊、复视、眼球震颤。常见不良反应有恶心、呕吐、高血压、低血压、头晕、嗜睡、笨拙、精神错乱。

3. 较少见不良反应　①变态反应;②重症多形性红斑或中毒性表皮坏死松解症,皮疹,荨麻疹,瘙痒;③儿童行为障碍;④严重腹泻;⑤稀释性低钠血症或水中毒;⑥红斑狼疮样综合征。如有皮疹出现,治疗应立即停止。

4. 罕见不良反应　①淋巴腺瘤或其他腺瘤;②恶变质,包括再生障碍性贫血;③急性间歇性卟啉病,粒细胞减少,白细胞增多或减少,全细胞减少和血小板减少,骨髓抑制;④心血管影响;⑤中枢神经毒性反应;⑥肝炎;⑦低钙血症;⑧肾中毒、急性肾功能衰竭或水中毒;⑨感觉异常或周围神经病;⑩血管性水肿;⑪过敏性肺炎等。用药过程中如出现白细胞和血小板计数降低或减少,应严密监测。如出现明显的骨髓抑制的证据,应考虑停药。有心血管方面不良反应出现,治疗应立即停止。有肝脏中毒症状或活动性肝病应停药[26]。

【药物过量】

表现:无尿、少尿或尿潴留;心血管影响(包括传导阻滞、心律失常);高血压、低血压;休克;恶心、呕吐;共济失调,手足徐动或偏侧投掷运动;抽搐,以儿童多见;翻身亢进;运动减少、瞳孔散大;震颤、呼吸抑制。上述过量症状可在过量服药后 1~3 小时内出现。

处置:过量时需催吐或洗胃,给予药用炭或轻泻药阻止吸收,采取加速排泄的措施,如利尿。仅在严重中毒并有肾功能衰竭时才有指征做血液透析。儿童严重中毒时可能需要换血,需持续观察呼吸、心功能、血压、体温和瞳孔反应、肾和膀胱功能数日。如有呼吸抑制,须做气管插管,给氧进行人工呼吸。血压降低或休克时,抬高双下肢,给予血容量扩张剂和升压药。惊厥时需要应用地西泮或巴比妥类药,但这两类药可增加呼吸抑制、低血压和昏迷,过去 1 周内应用过单胺氧化酶抑制剂时不宜应用本品。血液异常,如有骨髓抑制的证据,应停用本品。每日做全血、血小板、网织红细胞计数,做骨髓穿刺以观察恢复情况,如有再生障碍性贫血,应采取相应措施[26]。

【药理作用】

化学结构和三环类抗抑郁药相似,有抗胆碱作用、抗抑郁、抑制神经肌肉接头的传递。药理作用类似于苯妥英钠,对单纯或复杂部分性发作、全面强直痉挛性发作疗效好,对失神发作、肌阵挛或失张力发作无效。由于诱导自身代谢的差异,抗癫痫作用起效时间相差很大。对外周神经痛的疗效优于苯妥英钠,用药 8~72 小时即可缓解三叉神经痛[26]。

【药代动力学】

口服吸收缓慢而不规则,因人而异,达峰时间(t_{max})为 4~8 小时。生物利用度(F)为 75%~85%。血浆蛋白结合率为 75%~80%,而其活性代谢产物 10,11- 环氧化卡马西平的血浆蛋白结合率为 48%~53%。体内分布广,在肝脏代谢,主要代谢产物为 10,11- 环氧化卡马西平,72% 从尿液排泄,28% 随粪便排出。半衰期随着长期使用而缩短。半衰期最初为 25~65 小时,长期使用则缩短为 8~29 小时[26]。

【药物贮存】

遮光、密封保存[28]。

奥 卡 西 平
Oxcarbazepine

【适应证】

本品适用于治疗原发性全面性强直 - 阵挛性癫痫持续状态和部分性发作,伴有或不伴有继发性全面性发作[29]。

【用法用量】

1. 癫痫部分发作,辅助治疗

（1）速释片或口服混悬液用于 2 岁及以上患者

初始剂量:每日 8~10mg/kg,分 2 次给药,口服,每 12 小时给药 1 次;最大剂量每日 60mg/kg,分 2 次给药,每 12 小时给药 1 次。经 2~4 周调整剂量至目标维持剂量。对于体重低于 20kg 的患者,可考虑给予更高的初始剂量(每日 16~20mg/kg)。

维持剂量:应根据体重决定,口服。体重 <29kg 时给予 900mg/d;体重在 29~39kg 的范围时给予 1 200mg/d;体重 >39kg 时给予 1 800mg/d[30]。

（2）缓释片用于 6 岁及以上患者

初始剂量：8~10mg/kg，每日 1 次，口服，最大剂量每日 600mg。

维持剂量：应根据体重决定，口服。体重 <29kg 时给予 900mg/d；体重在 29~39kg 的范围时给予 1 200mg/d；体重 >39kg 时给予 1 800mg/d[31]。

2. 癫痫部分发作，单药治疗　速释片或口服混悬液用于 4 岁及以上患者。

初始剂量：每日 8~10mg/kg，分 2 次给药，口服，每 12 小时给药 1 次；每 3 日以 5mg/（kg·d）的剂量调整至维持剂量。当转为单独给药时，应经 3~6 周减少合用的抗癫痫药剂量，同时可每周以最多 10mg/（kg·d）的剂量逐渐增加速释型奥卡西平至目标维持剂量。

维持剂量：应根据体重决定，口服。体重 ≤25kg 时给予 600~900mg/d；体重在 25~35kg 的范围时给予 900~1 200mg/d；体重在 35~45kg 的范围时给予 900~1 500mg/d；体重在 45~50kg 的范围时给予 1 200~1 500mg/d；体重在 50~60kg 的范围时给予 1 200~1 800mg/d；体重在 60~70kg 的范围时给予 1 200~2 100mg/d；体重 >70kg 时给予 1 500~2 100mg/d。

口服混悬剂和速释薄膜包衣片剂可等剂量替换。当从速释剂型换为缓释片剂时，可能需要更高的剂量[30]。

【剂量调整】

肾损伤：Ccr<30ml/（min·1.73m^2）时，初始剂量应为普通初始剂量的一半；缓慢增加剂量以获得理想的临床疗效。对于终末期肾脏疾病且接受透析治疗的患者，应使用速释型奥卡西平而不是使用缓释型奥卡西平[30,32]。

【给药说明】

缓释剂型：每日给药 1 次，空腹给药，至少饭前 1 小时或饭后 2 小时。

速释剂型：不受食物影响。混悬液用前应摇匀[33]。

【注意事项】

1. 对奥卡西平或奥卡西平药品中的任一成分过敏者禁用。

2. 对卡马西平过敏的患者中有 25%~35% 对奥卡西平也过敏[29]。

【用药监护】

1. 低钠血症在开始治疗的头 3 个月更易出现，治疗 1 年以上仍可出现。

2. 肾功能损害[肌酐清除率小于 30ml/（min·1.73m^2）]者，奥卡西平活性代谢物清除慢，血药浓度升高。对伴有肾损害的患者应减少剂量。

3. 重症多形性红斑、中毒性表皮坏死松解症的平均潜伏期约为 19 日。多器官过敏反应的平均潜伏期约为 13 日。

4. 使用本品可降低 T$_4$，但不降低 3,5,3′- 三碘甲腺原氨酸（3,5,3′triiodothyronine，T$_3$）或 TSH。应监测 T$_4$。

5. 应对癫痫发作的频率、持续时间等进行评估。停药迅速，可引起癫痫更频繁发作。

6. 使用本品，自杀的风险增加。

7. 可能出现低钠血症，应监测钠浓度。

8. 与苯妥英钠合用时应监测苯妥英钠浓度。

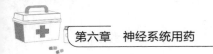

9. 伴有心功能不全和继发心衰的患者应定期进行体重监测，以确定是否有液体潴留。

10. 奥卡西平罕见可能损伤心脏传导，对有心脏传导障碍的患者应小心地监测[34-35]。

【相互作用】

药物	作用程度	相互作用
胺碘酮、红霉素、华法林	慎用	该药物通过影响 CYP3A4 降低这些药物的浓度或效应
丙戊酸钠	慎用	丙戊酸钠的血药浓度可能升高，发生毒性的风险增加
拉莫三嗪	慎用	奥卡西平可能诱导拉莫三嗪的代谢，拉莫三嗪的血药浓度可能降低，药效减弱
伊马替尼	慎用	合用后伊马替尼血浆浓度降低，从而导致疗效减低
苯巴比妥、苯妥英钠	慎用	奥卡西平及其活性代谢物抑制了 CYP2C19，苯巴比妥、苯妥英钠需经过 CYP2C19 代谢，很可能发生药物相互作用。合用能导致奥卡西平的活性代谢产物 MHD 血浆浓度降低
卡马西平	慎用	合用能导致卡马西平的血清浓度降低，且奥卡西平的活性代谢产物 MHD 血浆浓度降低
利福平、维拉帕米	慎用	合用能导致奥卡西平的活性代谢产物 MHD 血浆浓度降低
环孢素	关注	环孢素浓度可能降低，药效降低

【不良反应】

1. 最常见的为头晕、疲劳、眩晕、头痛、复视、眼球震颤、步态异常、震颤。过量后可出现共济失调。

2. 较少见的有视物模糊、恶心、嗜睡、鼻炎、感冒样综合征、消化不良、皮疹和协调障碍等。

3. 严重的有重症多形性红斑、中毒性表皮坏死松解症、血管性水肿、严重多器官的过敏反应[29]。

【药物过量】

表现：①电解质和体液平衡紊乱如低钠血症；②眼部疾病如复视、瞳孔缩小、视力模糊；③胃肠道疾病如恶心、呕吐、水肿；④全身性疾病和给药部病变如乏力；⑤呼吸抑制、Q-T 间期延长；⑥神经系统疾病如困倦和嗜睡、头晕、共济失调、眼震、震颤、协同紊乱（协同疾病）、抽搐、头痛、昏迷、意识丧失、运动障碍；⑦精神疾病如攻击行为、躁动、意识模糊；⑧血管疾病如低血压；⑨呼吸系统、胸和纵隔疾病如呼吸困难。

处置：没有特效解毒剂。应给予适当的对症处理和支持治疗。可以考虑洗胃来清除药物和 / 或服用活性炭使本品失去活性[33]。

【药理作用】

奥卡西平及其代谢产物单羟基衍生物（MHO）阻滞电压敏感性钠通道。体外试验中，当达到治疗浓度时，两者均能阻滞大鼠神经元钠依赖性动作电位的发放，阻止癫痫灶异常放电活动的扩散。此外,亦作用于钾、钙离子通道而起作用[29]。

【药代动力学】

口服吸收良好,达峰时间(t_{max})为 4~6 小时。生物利用度(F)>95%,与食物同服 F 增加。体内分布广,表观分布容积(V_d)为 0.3~0.8L/kg,10-羟基衍生物的血浆蛋白结合率为40%。在体内几乎立即转化为具有生物活性的 10-羟基衍生物,然后与葡糖醛酸结合而失活。主要以代谢产物(原型药物不到 1%)从尿排出(94%~97.7%),仅少量(1.9%~4.3%)由粪便排泄。半衰期 2 小时,代谢产物 6~10 小时[29]。

【药物贮存】

30℃以下避光保存[33]。

<h1 style="text-align:center">拉 莫 三 嗪
Lamotrigine</h1>

【适应证】

癫痫:可单药治疗,也可联合治疗[36]。

【用法用量】

1. 癫痫,单药治疗

2~12 岁,速释制剂:口服,0.3~0.5mg/(kg·d),分 2 次给药,使用 2 周后,增加至 0.6~1mg/(kg·d),分 2 次口服,使用 2 周。之后每 5 日增加 1mg/(kg·d)(分 2 次),若耐受,最多可增至 15mg/(kg·d)。通常维持剂量为 2~15mg/(kg·d),分 2 次口服[37-42]。

13 岁及以上,速释制剂:口服,第 1~2 周,给予 25mg/d;第 3~4 周给予 50mg/d;第 5 周给予 100mg/d;第 6 周给予 100~150mg/d;第 7 周开始给予维持剂量 200~700mg/d。最大剂量700mg/d。可分 1~2 次给药[41-42]。

30kg 以下的患者,无论有无联合抗癫痫治疗,根据临床反应,可能需要增加 50% 的维持剂量[43-44]。

2. 癫痫,联合治疗

(1) 2~12 岁

1) 加入含丙戊酸钠的抗癫痫方案中:速释制剂,0.15mg/(kg·d),分 1~2 次口服,使用 2周,之后 0.3mg/(kg·d),分 1~2 次,使用 2 周;可每 1~2 周增加 0.3mg/(kg·d)逐渐调整至常规维持剂量 1~5mg/(kg·d),分 1~2 次使用(最大剂量 200mg/d)。当仅与丙戊酸钠联用时,儿童的维持剂量一般为 1~3mg/kg[43]。

2) 加入不含酶诱导剂或丙戊酸钠的抗癫痫方案中:速释制剂,0.3mg/(kg·d),分 1~2 次给药,使用 2 周,之后每日 0.6mg/kg,分 2 次给药,使用 2 周;可每 1~2 周增加 0.6mg/(kg·d)逐渐增加至维持剂量 4.5~7.5mg/(kg·d),分 2 次使用(最大剂量 300mg/d)[43]。

3) 加入含酶诱导抗癫痫药但不含丙戊酸钠的抗癫痫方案中:速释制剂,0.6mg/(kg·d),分 2 次,使用 2 周,然后每日 1.2mg/kg,分 2 次,使用 2 周;可每 1~2 周增加 1.2mg/(kg·d)逐渐增加至维持剂量5~15mg/(kg·d),分2次使用(最大剂量400mg/d)[43]。

(2)13岁及以上

1)加入含丙戊酸钠的抗癫痫方案中:速释制剂,每隔1日以25mg/d的剂量口服2周,然后每日25mg使用2周;可每1~2周增加25~50mg/d逐渐调整至常规维持剂量每日100~400mg,分1~2次使用;当仅与丙戊酸钠联用时,通常患者的维持剂量为每日100~200mg[43]。

2)加入含丙戊酸钠的抗癫痫方案中:缓释制剂,第1、2周,每隔1日给予25mg口服;第3、4周,给予25mg/d;第5周给予50mg/d;第6周100mg/d;第7周150mg/d;第8周开始可给予维持剂量200~250mg/d(8周及以后相邻2周的日剂量相差不应超过100mg/d)[44]。

3)加入不含酶诱导剂或丙戊酸钠的抗癫痫方案中:速释制剂,25mg/d口服2周,然后50mg/d使用2周;可每1~2周增加50mg/d逐渐调整至常规维持剂量225~375mg/d,分2次给药[43]。

4)加入不含酶诱导剂或丙戊酸钠的抗癫痫方案中:缓释制剂,第1、2周,给予25mg/d口服;第3、4周,给予50mg/d;第5周给予100mg/d;第6周给予150mg/d;第7周给予200mg/d;第8周及以后可给予维持剂量300~400mg/d(8周及以后相邻两周的日剂量相差不应超过100mg/d)[44]。

5)加入含酶诱导剂但不含丙戊酸钠的抗癫痫方案中:速释制剂,50mg/d口服2周,然后100mg/d,分2次给药,使用2周;可每1~2周增加100mg/d逐渐调整至常规维持剂量300~500mg/d,分2次给药[43]。

6)加入含酶诱导剂但不含丙戊酸钠的抗癫痫方案中:缓释制剂,第1、2周,给予50mg/d口服;第3、4周,给予100mg/d;第5周给予200mg/d;第6周给予300mg/d;第7周给予400mg/d;第8周及以后可给予维持剂量400~600mg/d(8周及以后相邻2周的日剂量相差不应超过100mg/)[43]。

体重低于30kg的患者无论有无联合抗癫痫治疗,根据临床反应,可能需要增加50%的维持剂量[43-44]。从速释制剂转换为缓释制剂:拉莫三嗪缓释制剂在13岁及以上患者中的最初剂量应与速释制剂的总日剂量相一致。根据转换后的治疗效果,总日剂量可能需要进行调整[44]。

3. 从联合治疗转换为单药治疗

(1)从与卡马西平、苯妥英钠、苯巴比妥或扑米酮联用转为单药治疗

1)13岁及以上,缓释制剂:口服,当拉莫三嗪缓释制剂按照剂量增加准则增至500mg/d时,联用的酶诱导性抗癫痫药应每周减少20%的剂量,持续4周;当停用酶诱导性抗癫痫药2周后,可减少拉莫三嗪缓释制剂剂量,但每周减少的剂量不多于100mg/d,逐渐调整至单药治疗的维持剂量250~300mg/d[44]。

2)16岁及以上,速释制剂:口服,当拉莫三嗪速释制剂按照剂量增加准则增至500mg/d时,联用的酶诱导性抗癫痫药应每周减少20%的剂量,持续4周[43]。

(2)从与丙戊酸钠联用转为单药治疗

1)13岁及以上,缓释制剂:口服,当拉莫三嗪缓释制剂按照剂量增加准则增至150mg/d时,丙戊酸钠应每周减少不多于500mg/d直至500mg/d持续1周;当丙戊酸钠减至250mg/d的同时,拉莫三嗪缓释制剂剂量应增至200mg/d并持续1周;之后拉莫三嗪缓释制剂的剂量增至250~300mg/d并停用丙戊酸钠[44]。

2)16岁及以上,速释制剂:口服,当拉莫三嗪按照剂量增加准则增至200mg/d时,丙戊

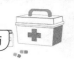

酸钠应每周减少不多于 500mg/d 直至 500mg/d 持续 1 周；当丙戊酸钠减至 250mg/d 的同时，拉莫三嗪缓释制剂的剂量应增至 300mg/d 并持续 1 周；之后每周增加拉莫三嗪 100mg/d 直至 500mg/d 并停用丙戊酸钠[43]。

（3）从与非卡马西平、苯妥英钠、苯巴比妥、扑米酮或丙戊酸钠的抗癫痫药联用转为单药治疗。13 岁及以上，缓释制剂：口服，当拉莫三嗪缓释制剂按照剂量增加准则增至 250~300mg/d 时，合用的抗癫痫药应经 4 周，每周减少 20% 的剂量；不需要进一步调整拉莫三嗪缓释制剂的单药治疗剂量[44]。

【剂量调整】

肝损伤：对于没有腹水的中重度肝脏损伤，将初始剂量、增加剂量和维持剂量均减少 25%；对于有腹水的严重肝脏损伤，将初始剂量、增加剂量和维持剂量均减少 50%。

肾损伤：对于有明显肾功能损伤的患者可能需要降低维持剂量。

停药：除非有安全因素需迅速停药，建议分步缓慢减量，至少持续 2 周[43-44]。

【给药说明】

缓释片剂应整剂吞服，不可破坏剂型，每日给药一次，食物不影响给药；口服混悬液使用前应摇匀[45]。

【注意事项】

对拉莫三嗪或拉莫三嗪药品中的任一成分过敏者禁用[36]。

【用药监护】

1. 对其他抗惊厥药过敏的患者使用本品，出现非严重的皮疹的风险增加。

2. 可引起严重的、致命的皮肤反应，特别是 2~16 岁的儿科患者。与丙戊酸类合用，出现皮肤反应的风险增加。拉莫三嗪相关的致命的皮肤反应在用药开始后的 2~8 周内发生。一般在皮肤反应最初的体征出现，又未能发现其他的病因时即应停药。

3. 避免突然停药，防止癫痫发作增加的可能。

4. 肝肾功能损害者，给药剂量应当减少，因为 $t_{1/2}$ 将明显延长。血液透析者 $t_{1/2}$ 亦可延长至 58 小时。

5. 和丙戊酸钠合用，剂量应调整，一般应减半服用。

6. 使用本品，自杀的风险增加。

7. 能与眼睛及全身其他色素组织结合，使眼睛和皮肤组织中毒[36]。

【相互作用】

药品名称	作用程度	相互作用
奥卡西平	慎用	奥卡西平可能诱导拉莫三嗪的代谢，拉莫三嗪的血药浓度可能降低，药效减弱
丙戊酸钠	慎用	丙戊酸钠血药浓度可能降低，拉莫三嗪浓度和毒性可能增高。可能与拉莫三嗪的代谢受到抑制有关

续表

药品名称	作用程度	相互作用
卡马西平	慎用	拉莫三嗪的代谢可能增强,拉莫三嗪可能增加卡马西平的毒性。拉莫三嗪的血药浓度和效应可能降低。卡马西平的活性代谢产物的血药浓度可能升高,增强卡马西平的毒性
利福霉素、利福平	慎用	拉莫三嗪血药浓度可能降低,疗效下降
对乙酰氨基酚	关注	拉莫三嗪血药浓度可能降低,疗效下降

【不良反应】

1. 最常见不良反应 包括头痛、头晕、嗜睡、失眠、眩晕、视物模糊、复视、震颤、共济失调、恶心、呕吐、腹痛、腹泻、消化不良、虚弱、抑郁、痛经、鼻炎和皮疹。

2. 较少见的不良反应 包括变态反应、面部皮肤水肿、肢体坏死、腹胀、光敏性皮炎等。此外还有食欲减退、体重减轻等。

3. 严重不良反应 包括多形性红斑(罕见)、重症多形性红斑(儿童出现率1%)、中毒性表皮坏死松解症、贫血、弥散性血管内凝血、嗜酸性粒细胞计数上升、白细胞减少、血小板减少、再生障碍性贫血、单纯红细胞再生障碍、肝衰竭、血管性水肿(罕见)、多器官衰竭、癫痫持续状态。

4. 与剂量相关的不良反应 包括共济失调、视物模糊、复视、头晕、恶心、呕吐等[36]。

【药物过量】

表现:会引起眼球震颤、共济失调、意识受损和昏迷等症状。
处置:给予适当的支持疗法;必要时应进行洗胃[45]。

【药理作用】

拉莫三嗪为电压依赖性钠通道阻滞药,通过减少钠内流而稳定神经细胞膜。在体外培养神经元,可以抑制谷氨酸诱发的爆发性放电;阻滞病灶的异常高频放电和神经细胞膜去极化,但不影响正常神经细胞的兴奋传导[36]。

【药代动力学】

给药途径	达峰时间 /h	$t_{1/2}$/h
口服	1~6	6.4~30.4

口服吸收良好,生物利用度(F)可达98%。体内分布广,表观分布容积(V_d)为0.9~1.3L/kg。血浆蛋白结合率为55%。在肝内进行结合代谢,生成失活代谢产物。94%通过肾脏排泄,其中10%为原型药物,2%通过粪便排泄。半衰期($t_{1/2}$)为6.4~30.4小时,平均为12.6小时,若在服用丙戊酸钠基础上加服本品者,$t_{1/2}$可延长至11.2~51.6小时(平均为27小时)。有效血浓度范围为1~1.5μg/ml[36]。

【药物贮存】

30℃以下,干燥处保存[45]。

左乙拉西坦
Levetiracetam

【适应证】

用于癫痫部分性发作的加用治疗[46]。

【用法用量】

	起始剂量	剂量增减	最大剂量
1~6 个月	口服,每次 7mg/kg,每日 2 次	每 2 周增加或减少 7mg/kg	每次 21mg/kg,每日 2 次
>6 个月且 <50kg	口服,每次 10mg/kg,每日 2 次	每 2 周增加或减少 10mg/kg	每次 30mg/kg,每日 2 次
>6 个月且≥50kg	口服,每次 500mg,每日 2 次	每 2~4 周增加或减少 500mg	每次 1.5g,每日 2 次[46]

注:≤25kg 的儿童、不能吞咽片剂的患者推荐选用口服液剂型。根据临床疗效和耐受性调整剂量。

【剂量调整】

1. 肾功能损伤 左乙拉西坦的清除率与肾功能有关,儿童肾功能损害患者应根据肾功能状态调整剂量:使用 Schwartz 计算公式估算,肌酐清除率 Ccr=身高×K÷血清肌酐值,K 表示肌肉系数。不同年龄对应的 K 值见表 6-1-1。

表 6-1-1 不同年龄对应的 K 值

年龄	K
足月婴儿至 1 岁	0.45
<13 岁儿童及女性青少年	0.55
男性青少年	0.7

针对儿童和体重 <50kg 的青少年患者的肾功能损害状况进行剂量调整见表 6-1-2。

表 6-1-2 肾功能损害的儿童和体重 <50kg 青少年患者的剂量调整

患者组	肌酐清除率 / [ml/(min · 1.73m²)]	口服剂量和服用次数	
		1~6 个月	>6 个月且 <50kg
正常患者	>80	每次 7~21mg/kg,每日 2 次	每次 10~30mg/kg,每日 2 次
轻度异常	50~79	每次 7~14mg/kg,每日 2 次	每次 10~20mg/kg,每日 2 次

续表

患者组	肌酐清除率 / [ml/ (min · 1.73m^2)]	口服剂量和服用次数	
		1~6 个月	>6 个月且 <50kg
中度异常	30~49	每次 3.5~10.5mg/kg，每日 2 次	每次 5~15mg/kg，每日 2 次
严重异常	<30	每次 3.5~7mg/kg，每日 2 次	每次 5~10mg/kg，每日 2 次
透析患者	—	首日推荐负荷剂量 10.5mg/kg。之后每次 7~14mg/kg，每日 1 次。透析后推荐给予 3.5~7mg/kg 的追加剂量	首日推荐负荷剂量为 15mg/kg。之后每次 10~20mg/kg，每日 1 次。透析后推荐给予 5~10mg/kg 的追加剂量[47-50]

2. 肝功能损伤　对于轻中度肝功能损伤的患者，无须调整给药剂量。严重肝损伤患者通过肌酐清除率可能会低估肾功能损害的程度。因此，如果患者的肌酐清除率 <60ml/ (min · 1.73m^2)，每日剂量应减半。

【注意事项】

对左乙拉西坦过敏或对吡咯烷酮衍生物或其他任何成分过敏的患者禁用[46]。

【用药监护】

1. 如需停药，建议逐渐减量停药。
2. 食物不影响左乙拉西坦的吸收程度，但会轻度降低其吸收速度。
3. 左乙拉西坦口服溶液含有麦芽糖醇，有遗传性果糖耐受异常的患者不应服用。
4. 监测患者是否出现抑郁和 / 或自杀意念的症状及行为，及时寻求医疗帮助[51]。

【相互作用】

药品名称	相互作用
其他抗癫痫药物	不影响本品的药代动力学特性，无有临床意义的相互作用

【不良反应】

儿童最常见的不良反应为困倦、敌意、神经紧张、情绪不稳定、激越、食欲减退、乏力和头痛[46]。

【药物过量】

表现：困倦、易激动、攻击性、意识水平下降、呼吸抑制、昏迷。

处置：急性药物过量后，应采取洗胃或催吐，使胃排空。目前尚无左乙拉西坦的特异性解毒剂。应采取对症治疗，包括血液透析。透析排出率：左乙拉西坦 60%，主要代谢物 74%[51]。

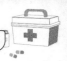

【药理作用】

左乙拉西坦为吡咯烷酮衍生物,其化学结构与现有的抗癫痫药物无相关性。抗癫痫作用机制尚不明确,可能选择性抑制癫痫样突发放电的超同步性和癫痫发作的传播。左乙拉西坦并不直接易化 GABA 能神经传递,但对培养的神经元 GABA 和甘氨酸门控电流负调节子活性有对抗作用[46]。

【药代动力学】

左乙拉西坦口服后迅速吸收,绝对生物利用度接近 100%。药代动力学呈线性,血药浓度可根据口服剂量进行预测,无须进行血药浓度监测。服药后 2 日达稳态浓度。左乙拉西坦和其主要代谢产物均不易与血浆蛋白结合(结合率 <10%)。成人表观分布容积为 0.5~0.7L/kg,接近人体总水量。儿童表观清除率高于成人,6~12 岁儿童约比成人高 30%。对 1 个月至 16 岁患者药代动力学的分析显示,表观清除随体重增加,并随年龄改变,直至 4 岁后无影响[51]。

患者组	达峰时间 /h	$t_{1/2}$/h
成人	1.3	7 ± 1
6~11 岁	—	6
4~12 岁	0.5~1	5
1 个月至 3 岁	1	5.3

【药物贮存】

密闭,25℃以下保存[51]。

丙 戊 酸 钠
Sodium Valproate

【适应证】

癫痫:可单药治疗,也可作为添加治疗。

全面性癫痫:失神发作、肌阵挛发作、强直阵挛发作、失张力发作及混合型发作,特殊类型综合征(婴儿痉挛症,Lennox-Gastaut 综合征)等。

部分性癫痫:局部癫痫发作,伴有或不伴有全面性发作。

躁狂症:与双相情感障碍相关的躁狂发作[52]。

【用法用量】

1. 癫痫 初始每日 10~15mg/kg,分 1~3 次口服,每隔 1 周增加日剂量 5~10mg/kg,直至达到最佳疗效。最高剂量每日 60mg/kg。若每日剂量高于 250mg,则需分次服用,以减少胃

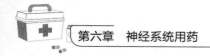

肠道刺激[53]。

2. 双相情感障碍 ≥5 岁：每日 15~20mg/kg（最高剂量 750mg），分 2~3 次口服。基于临床疗效及耐受情况调整剂量，使血药浓度保持在 50~125μg/ml[54]。

3. 预防偏头痛

3~16 岁：每日 10~30mg/kg，分 2 次口服。

≥17 岁：缓释或控释片，口服，250mg/ 次，每日 2 次。某些患者需要每日 1g。

【给药说明】

1. 缓释片可沿刻线对半掰开服用，不可研碎或嚼服。在癫痫已得到良好控制的情况下，可考虑每日给药 1 次。

2. 逐渐减量停药以防复发；取代其他药物时应逐渐增加，被取代药物逐渐减量，以维持对发作的控制。

3. 小于 6 岁的儿童服用片剂存在误入气管的危险，推荐使用口服液剂型。

4. 不推荐用于急性头部外伤引起的癫痫发作的预防用药。

5. 与食物同服或餐后立即服用可以减少胃肠道的刺激。

6. 外科手术可能出现出血时间延长[52,55]。

【注意事项】

急慢性肝炎、严重肝炎病史或家族史、对本品过敏、肝卟啉病及尿素循环障碍疾病患者禁用[52]。

【用药监护】

1. 预防大发作时不应突然停药，否则可能出现伴有缺氧和威胁生命的癫痫持续状态。

2. 乳汁中的药物浓度可达母体血药浓度的 1%~10%，可能对乳儿有危害。

3. 儿童可蓄积于发育的骨骼中。

4. 监测肝毒性。开始治疗前及治疗期间频繁检查肝功能，尤其在治疗的 6 个月内。

5. 监测胰腺炎症状，如腹痛、恶心、呕吐等。判定为胰腺炎立即停药。

6. 开始治疗前和治疗期间定期监测血小板计数及凝血功能。

7. 常规检查患者的运动和认知功能。

8. 评估疑似丙戊酸钠诱导的高氨血症患者的血氨水平。

9. 监测丙戊酸钠血药浓度，特别是对于药效较差或怀疑中毒反应的患者。治疗癫痫的血药浓度范围为 50~100μg/ml；治疗双相情感障碍的范围在 80~125μg/ml。

10. 碳青霉烯可减少本品的血药浓度，合用的患者应经常监测。与其他影响本品代谢的药品合用期间也应时常监测本品的血药浓度。卡马西平、苯妥英钠、扑米酮可显著增加丙戊酸钠的代谢[55-56]。

【相互作用】

药物	作用程度	相互作用
顺铂、卡马西平	慎用	合用时丙戊酸钠的血药浓度可能降低，可导致癫痫的控制不佳

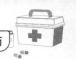

续表

药物	作用程度	相互作用
奥卡西平	慎用	丙戊酸钠的血药浓度可能升高,发生毒性的风险增加
厄他培南、美罗培南、亚胺培南西司他丁	慎用	碳青霉烯类抗菌药抑制丙戊酸葡萄糖苷酶的水解作用。丙戊酸钠的血药浓度可能降低,可导致癫痫的控制不佳
红霉素	慎用	红霉素可抑制丙戊酸钠的代谢,增加丙戊酸钠的血药浓度,可发生毒性
拉莫三嗪	慎用	丙戊酸钠血药浓度可能降低,拉莫三嗪浓度和毒性可能增高。可能与拉莫三嗪的代谢受到抑制有关
托吡酯	慎用	合用时二者的代谢均增强,药效均降低
西咪替丁	慎用	西咪替丁可改变丙戊酸钠的代谢,降低丙戊酸钠的清除率,延长半衰期
左乙拉西坦	慎用	发生急性精神症状的风险增高,包括躁动、焦虑、失眠等
苯巴比妥	慎用	丙戊酸钠可提高苯巴比妥的血药浓度,并且会出现镇静作用,特别是儿童。建议在联合用药的最初 15 日内进行临床监测,一旦出现镇静现象,就应立即降低苯巴比妥剂量,并适时监测苯巴比妥的血药浓度
苯妥英钠	慎用	合用会降低苯妥英钠的总血浆浓度,丙戊酸钠可提高游离形态的苯妥英钠的血浆浓度,并可能出现药物过量的症状,建议进行临床监测,测定苯妥英钠的血浆浓度时,游离形态的苯妥英钠应得到检测
丙泊酚	慎用	丙戊酸钠可能导致丙泊酚的血液浓度增加,合用时应考虑降低丙泊酚剂量
尼莫地平	慎用	联用可能增加 50% 的尼莫地平的血浆浓度
阿司匹林	慎用	合用时游离形态的丙戊酸钠的血浆浓度会上升
利福平	慎用	利福平可能降低丙戊酸盐的血液浓度,导致疗效降低,合用时有必要调整丙戊酸盐的给药剂量
乙酰唑胺	慎用	同时服用丙戊酸盐和乙酰唑胺与脑病和 / 或高氨血症有关,应严密监测
华法林	慎用	本品可降低华法林的作用

【不良反应】

1. 常见腹泻、消化不良、恶心、呕吐、胃肠道痉挛。

2. 较少见短暂脱发、便秘、嗜睡、眩晕、疲乏、头痛、共济失调、轻微震颤、异常兴奋、不安和烦躁。

3. 偶有过敏、听力下降和可逆性听力损伤。

4. 长期服用偶见胰腺炎及暴发性肝衰竭。多数肝损伤发生在治疗开始的前 6 个月。3 岁以后发生肝损害的情况明显减少。胰腺炎及肝损伤的发生率随年龄逐渐降低。

5. 血小板减少引起紫癜、出血和出血时间延长。

6. 肝功能损害,引起血清碱性磷酸酶和氨基转移酶升高[56]。

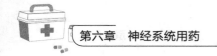

【药物过量】

表现:急性超大剂量服药可出现伴有肌张力低下的肝昏迷、反射低下、瞳孔缩小、呼吸功能障碍、代谢性酸中毒、低血压和循环衰竭/休克。血药浓度过高可能出现癫痫发作、与脑水肿有关的颅内高压等情况。丙戊酸钠中的钠成分可导致高钠血症。

处置:药物摄入后 10~12 小时内洗胃;保持尿液分泌;心肺监测。非常严重可进行血液透析。纳洛酮可逆转本品过量所致的中枢神经系统抑制效应。由于纳洛酮也可逆转本品的抗癫痫效应,应用时应注意[52]。

【药理作用】

本品可对抗多种类型癫痫发作,对其他药物无效的各型癫痫效果较好,尤以小发作最佳。作用可能是抑制了 γ- 氨基丁酸氨基转移酶,增加了脑内抑制性神经递质 γ- 氨基丁酸(GABA)的合成,减少 GABA 的降解,从而升高 GABA 的浓度,降低神经元的兴奋性而抑制发作;另外本品作用于突触后感受器部位,模拟或加强 GABA 的抑制作用;也可能直接作用于与钾传导有关的神经膜活动[56]。

【药代动力学】

口服吸收快而完全。饭后服用延缓吸收。缓释片在胃内可有少量释放,在肠道缓慢吸收,因此达峰时间较长,稳态血药浓度峰值较低,可避免一日内血药浓度波动过大。各种剂型的生物利用度近 100%。与血浆蛋白结合程度与血浓度有关,血浓度为 50μg/ml 和 100μg/ml 时血浆蛋白结合率分别为 90%~95% 和 80%~85%。随着血药浓度的升高,游离型药物逐渐增多,从而进入脑组织量增多。尿毒症和肝硬化时血药浓度降低。经肝脏代谢,包括葡糖醛酸化和某些氧化过程。主要以代谢产物从尿排泄,少量随粪便排出。儿童半衰期为 6~16 小时。新生儿的半衰期为 30~40 小时[55]。

【药物贮存】

密封,缓释片 25℃下干燥处保存。口服液在阴凉 20℃以下保存[56]。

托 吡 酯
Topiramate

【适应证】

用于预防低体温症时并发缺血缺氧性脑病、预防偏头痛及初诊为癫痫的患者的单药治疗或曾经合并用药现转为单药治疗的癫痫患者[57]。

【用法用量】

一、新生儿

预防低体温症时并发缺血缺氧性脑病:有临床试验在发生低体温症最初时给予足月新生儿初始剂量 5mg/kg,口服,之后在第 2 日和第 3 日给予 5mg/kg 或 3mg/kg。也有临床试验

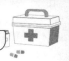

给予 3 剂 10mg/kg 的托吡酯[58]。

二、儿童及青少年

1. 婴幼儿痉挛　小于 2 岁:初始剂量 3.3mg/(kg·d) 口服,分 2 次给药[59];每 2~3 日调整剂量至最大耐受剂量或直至痉挛消失[60]。通常每日给予 8.3~27mg/kg 口服,分 2 次给药[59-60]。

2. 预防偏头痛

6~18 岁:初始剂量第 1 周给予 15mg/d 口服,第 2 周增至 30mg/d,第 3 周 50mg/d,第 4 周 100mg/d(分 2 次给药)[61-64]。常规剂量为每日 2mg/kg,均分为 2 次给药,最大剂量 200mg/d[62]。

12 岁及以上:第 1 周每日于晚上给予 25mg 口服;第 2 周给予 25mg/ 次,每日 2 次;第 3 周每日早上给予 25mg,晚上给予 50mg;第 4 周给予 50mg/ 次,每日 2 次。也可将剂量调整的间期延长[61-62,65-68]。之后也可继续每周调整剂量至最大剂量 200mg/d[62]。

3. 癫痫,常规剂量

(1) 辅助治疗,速释制剂

小于 2 岁:初始剂量 0.5~1mg/(kg·d) 口服,每周调整剂量至 1~3mg/(kg·d)。常规剂量为 5~12mg/(kg·d),分 2 次给药[69-72]。

2~16 岁:第 1 周每日睡前给予 1~3mg/kg(最大剂量 25mg/d) 口服,之后间隔 1~2 周以 1~3mg/(kg·d) 的增量(分 2 次)调整剂量,直至常规有效剂量 5~9mg/(kg·d),分 2 次给药[65,73]。

17 岁及以上:初始剂量 25~50mg/d 口服,之后间隔 1 周以 25~50mg/d 的增量(分 2 次)调整剂量,直至常规维持剂量,部分发作 200~400mg/d,分 2 次给药,全身性发作 400mg/d,分 2 次给药[65,73]。

(2) 辅助治疗,缓释制剂

2~16 岁:初始第 1 周给予 25mg[1~3mg/(kg·d)] 口服,每日 1 次(晚上);之后间隔 1~2 周以 1~3mg/(kg·d) 的增量调整剂量以获得理想的临床效应;维持剂量 5~9mg/(kg·d)[65,73]。

17 岁及以上:最初 25~50mg/d 口服,每日 1 次给药;之后间隔 1 周以 25~50mg/d 的增量调整剂量,至全身性发作 400mg/d,部分发作或 Lennox-Gastaut 综合征 200~400mg/d[65,73]。

(3) 单药治疗,速释剂型

小于 2 岁:初始剂量 0.5~1mg/(kg·d) 口服;每周以 1~3mg/(kg·d) 的增量逐渐调整剂量。有效剂量为 3.7~12.9mg/(kg·d),分 2 次给药[70]。

2~9 岁:初始剂量 25mg/d,每日 1 次(晚上)口服;第 2 周给予 25mg/ 次,每日 2 次(早上及晚上);可间隔 1 周以 25~50mg/d 的增量调整剂量至维持剂量,托吡酯单用时最大及最小的日维持剂量见表 6-1-3[65,73]。

表 6-1-3　2~9 岁患者托吡酯速释剂型单药治疗最大及最小的日维持剂量

体重 /kg	最小日维持剂量 /(mg·d⁻¹)	最大日维持剂量 /(mg·d⁻¹)
<12	150	250
≥12~22	200	300
>22~31	200	350

续表

体重/kg	最小日维持剂量/(mg·d⁻¹)	最大日维持剂量/(mg·d⁻¹)
>31~38	250	350
>38	250	400

注:均分为 2 次给药。

10 岁及以上:初始剂量 25mg/ 次,每日 2 次口服(早上及晚上);第 2 周给予 50mg/ 次,每日 2 次;第 3 周 75mg/ 次,每日 2 次;第 4 周 100mg/ 次,每日 2 次;第 5 周 150mg/ 次,每日 2 次;第 6 周 200mg/ 次,每日 2 次(最大剂量)[65,73]。

(4)单药治疗,缓释剂型

2~9 岁:初始剂量 25mg/ 次,每日 1 次口服(晚上),服药 1 周;第 2 周给予 50mg/ 次,每日 1 次;之后若耐受,每周以 25~50mg/d 的增量经 5~7 周增加给药剂量。根据表 6-1-4 调整至维持剂量[74-75]。

表 6-1-4　2~9 岁患者托吡酯缓释剂型单药治疗最大及最小的日维持剂量

体重/kg	最小日维持/(mg·d⁻¹)	最大日维持剂量/(mg·d⁻¹)
≤11	150	250
>11~22	200	300
>22~31	200	350
>31~38	250	350
>38	250	400

10 岁及以上:口服。初始剂量 50mg/ 次,每日 1 次给药;第 2 周 100mg/ 次,每日 1 次给药;第 3 周 150mg/ 次,每日 1 次;第 4 周 200mg/ 次,每日 1 次;第 5 周 300mg/ 次,每日 1 次;第 6 周 400mg/ 次,每日 1 次[74-75]。

4. 抗癫痫药停药　当患者至少 2 年没有癫痫发作,可考虑停用抗癫痫药。抗癫痫药每次只能停用 1 种,缓慢停药,至少经 2~3 个月[76]。

【剂量调整】

中度或重度肾功能损害,出现药物中毒的风险增加,可能需要调整剂量。肾功能损伤:Ccr<70ml/(min·1.73m²),建议使用常规剂量的一半[65,73,77-78]。

血液透析:根据透析的持续时间、透析系统的清除率以及托吡酯的有效肾清除率,可能需要补充剂量[65,67,73,77,79]。

【给药说明】

缓释剂型:不可破坏给药剂型,不可咀嚼。给药前 6 小时及给药后 6 小时避免使用乙醇。食物不影响给药[79]。

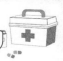

【注意事项】

1. 对托吡酯及本制剂中任一成分过敏者禁用。
2. 肝功能损害者,托吡酯的清除率下降,应慎用[80]。

【用药监护】

1. 有酸中毒易患因素(如肾病、严重呼吸疾患、癫痫持续状态、腹泻、手术等)者,使用本品引起酸中毒的风险增加。
2. 与丙戊酸钠合用时,先天性代谢异常患者出现高氨血症的风险增加。
3. 对于使用本品的患者,尤其是儿童患者,应密切监测是否存在出汗减少和体温升高的症状。
4. 可增加自杀的风险。
5. 使用本品可引起急性近视和继发性青光眼,一旦出现,应停药。
6. 为避免癫痫发作,不宜突然停药。
7. 本品治疗期间任何时候发生视觉问题都应考虑停药。
8. 应对患者的症状、肾功能、肝功能进行评估,长期用药应进行全血细胞计数检查。治疗期间应定期监测血碳酸氢根离子浓度[57,80]。

【相互作用】

药品	作用程度	相互作用
苯妥英钠	慎用	乙内酰脲可增强托吡酯的代谢,降低托吡酯的药效;托吡酯减弱乙内酰脲的代谢,增强乙内酰脲的效应
丙戊酸钠	慎用	合用时二者的代谢均增强,药效均降低
多巴胺	慎用	该药物和多巴胺均降低镇静作用。二者均增强交感神经作用
多巴酚丁胺	慎用	该药物促进镇静,多巴酚丁胺降低镇静作用
红霉素、华法林、胺碘酮	慎用	该药物通过影响 CYP3A4 代谢降低红霉素、华法林、胺碘酮的浓度或效应
卡马西平	慎用	卡马西平可能增强托吡酯的肝脏代谢,卡马西平可能降低托吡酯的药效

【不良反应】

按照症状的发生频率排序,依次为头晕、疲乏、体重下降、复视、眼球震颤、嗜睡、精神异常、思维紊乱、找词困难、共济失调、食欲减退、注意力不集中等。国内报告约 10% 的儿童出现少汗或无汗。头痛亦相当常见。其他常见的不良反应有:味觉改变、恶心、腹泻、头痛、紧张、认知与操作能力削弱、记忆损害、感觉异常、嗜睡、视力异常。严重不良反应有多形性红斑、重症多形性红斑、中毒性表皮坏死松解症、高氨血症、代谢性酸中毒、肝衰竭、肾结石、近视、青光眼、抑郁、心境不稳、自杀意念[80]。

【药物过量】

表现:在本品过量的报告中,症状和体征包括惊厥、困倦、言语障碍、视物模糊、复视、精神损害、困倦、共济失调、木僵、低血压、腹痛、激越、眩晕和抑郁。多数病例的临床后果并不严重,但有包括本品的多药使用过量后死亡的报告。本品过量可能导致严重的代谢性酸中毒。

处置:本品急性过量时,如刚刚摄入,应立即通过洗胃或催吐清除胃内尚未吸收的药物。体外试验显示活性炭可以吸收本品。还可以采取适当的支持性治疗。血液透析是清除体内托吡酯的一种有效方法。患者应大量补水[57]。

【药理作用】

可阻滞电压依赖性钠通道(主要影响失活态通道),从而减少 Na^+ 内流;也可在 $GABA_A$ 受体处增加 GABA 的抑制作用;并可限制 AMPA 受体的激活;此外,本品还是一种弱的碳酸酐酶抑制药。可使大脑皮质癫痫样放电持续时间和动作电位数量减少[80]。

【药代动力学】

口服易吸收,不受食物影响,生物利用度(F)近 100%。达峰时间(t_{max})为 2 小时。血浆蛋白结合率仅为 9%~17%。约有一半药物在肝脏代谢,主要以原型药物和代谢产物由肾脏排出,原型药物约占 80%。正常肾功能表观分布容积(V_d)为 0.6~1.0L/kg,半衰期($t_{1/2}$)为 19~25 小时。恒量多次服药,4~8 日达稳态血药浓度(C_{ss})。肝、肾功能不良者,清除减慢,肾功能损伤者,恒量多次服药,10~15 日后,仍未达到 C_{ss}。有效血浓度为 9~12mg/L。儿童药代动力学和成人一样呈线性,清除率和剂量无关且稳态血药浓度的增加与剂量成比例。儿童有较高的清除率及较短的消除半衰期,因此同剂量的托吡酯其血浆浓度要低于成人[57,80]。

【药物贮存】

遮光,密封保存[57]。

水 合 氯 醛
Chloral Hydrate

【适应证】

镇静、催眠[81]。

【用法用量】

一、新生儿
口服或直肠给药 25~75mg/kg,短期应用[82]。

二、儿童
镇静、催眠操作前 30~60 分钟口服或直肠给药 25~100mg/kg[83],如需要 30 分钟后可重

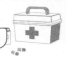

复给予 25mg/kg（最大剂量每次 1g。每日最大总剂量 2g 或 100mg/kg，以较少者为准）[84]。

【给药说明】

1. 按规定用药，不可随便超量。
2. 直肠炎或结肠炎时不可直肠给药。
3. 胃炎、食管炎和消化性溃疡患者口服需谨慎。
4. 长期大于常量用药可产生精神或躯体依赖成瘾性。
5. 一般连续用药 2 周即可出现耐药性，停药时可出现停药综合征。
6. 长期应用本品作为镇静或解除焦虑，应定期随诊，不可随意增减用量，停药时宜递减[81]。

【注意事项】

1. 对本品过敏及严重或明显的肝肾功能损害者禁用。
2. 严重心脏病及抑郁患者慎用。
3. 间歇性血卟啉病慎用，可致急性发作[81]。

【用药监护】

1. 本品无止痛作用，疼痛患者可发生兴奋[85]。
2. 酚妥拉明试验前至少 24 小时，最好 48~72 小时应用本品，否则会引起假阳性[81]。
3. 由于半衰期较长，外加不可预测的风险及死亡病例报告，本品并非操作时镇静剂的良好选择[85]。口服及直肠给药剂型在美国已停产[86]。
4. 评估镇静程度。持续监测心肺功能[81]。
5. 使用多剂量的重症婴儿需监测胆红素水平。

【相互作用】

药品名称	作用程度	相互作用
多巴胺	慎用	该药物促进镇静，多巴胺抑制镇静。相互作用的效应不明确
多巴酚丁胺	慎用	该药物促进镇静，多巴酚丁胺降低镇静作用
华法林	慎用	该药物通过竞争血浆蛋白结合率增强华法林的效应
呋塞米	关注	偶尔会出现出汗、发热潮红、高血压、心动过速、虚弱和恶心

【不良反应】

1. 常见 头晕、腹痛、腹泻、恶心、呕吐、笨拙、宿醉、嗜睡、步履不稳。
2. 严重 心律失常、尖端扭转型室性心动过速。
3. 罕见 过敏性皮疹或荨麻疹、精神错乱、幻觉、异常兴奋。
4. 停药反应 精神错乱、幻觉、恶心、呕吐、神经质、烦躁、发抖、异常兴奋[81]。

【药物过量】

表现：持续精神错乱、吞咽困难、嗜睡、体温低、顽固性恶心、呕吐、胃痛、癫痫发作、呼吸短促或困难、心率过慢、严重乏力，并有可能损害肝肾功能。在恢复时可产生短暂的黄疸和 / 或蛋白尿。

处理：口服过量应考虑洗胃。支持呼吸与循环功能，维持体温正常；按需给氧或做人工呼吸，心电图监测，保持水电解质平衡。可考虑血液透析以清除血液中的三氯乙醇[81]。

【药理作用】

中枢性镇静作用可能由其代谢产物三氯乙醇所致，机制尚不清楚，可能与巴比妥类药物相似。具有镇静、催眠作用，较大剂量有抗惊厥作用。不缩短快速眼动睡眠期[81]。

【药代动力学】

口服或直肠给药均能迅速吸收，在肝脏和其他组织内经乙醇脱氢酶作用，生成具有活性的三氯乙醇而起效。口服后 30 分钟内即能入睡，作用持续 4~8 小时。三氯乙醇的血浆蛋白结合率为 35%~40%，可通过血 - 脑屏障，也可从乳汁分泌；半衰期为 7~10 小时；进一步与葡糖醛酸结合而失活，经肾脏排出，无滞后作用和蓄积性[87]。

【药物贮存】

密封，凉暗处保存[87]。

第二节 抗精神病药

氯 丙 嗪
Chlorpromazine

【适应证】

1. 对兴奋躁动、幻觉妄想、思维障碍及行为紊乱等阳性症状有较好的疗效。用于精神分裂症、躁狂症或其他精神病性障碍。

2. 止呕，各种原因所致的呕吐或顽固性呃逆[88]。

【用法用量】

1. 儿童精神分裂症及其他精神疾病（在专业人员监督下使用） 口服。

1~5 岁：每 4~6 小时给予 500μg/kg，根据临床反应调整剂量（最大剂量每日 40mg）。

6~11 岁：10mg，每日 3 次，根据临床反应调整剂量（最大剂量每日 75mg）。

12~17 岁：25mg，每日 3 次（或晚上 1 次给予 75mg），根据临床反应调整剂量至维持剂量，每日 75~300mg（但可能最大剂量每日 1g）[89]。

2. 缓解精神病的急性症状 深部肌内注射,在专业人士监督下使用,应关注不良反应和注意事项。

1~5 岁:每 6~8 小时给予 500μg/kg(最大剂量每日 40mg)。

6~11 岁:每 6~8 小时给予 500μg/kg(最大剂量每日 75mg)。

12~17 岁:每 6~8 小时给予 25~50mg[89]。

3. 晚期病症中发生的恶心和呕吐(其他药物不适宜时)

(1)口服

1~5 岁:每 4~6 小时给予 500μg/kg,最大剂量每日 40mg。

6~11 岁:每 4~6 小时给予 500μg/kg,最大剂量每日 75mg。

12~17 岁:每 4~6 小时给予 10~25mg[89]。

(2)深部肌内注射

1~5 岁:每 6~8 小时给予 500μg/kg,最大剂量每日 40mg。

6~11 岁:每 6~8 小时给予 500μg/kg,最大剂量每日 75mg。

12~17 岁:最初 25mg,然后每 3~4 小时给予 25~50mg 直至不再呕吐[89]。

【给药说明】

1. 本品颜色改变或有沉淀时禁止使用。

2. 本品不宜皮下注射。肌内注射时应缓慢深部注射,注射后至少应卧床半小时。

3. 静脉注射可引起血栓性静脉炎,应稀释后缓慢注射[90]。

【注意事项】

1. 严重心脏、肝脏、肾脏疾病以及昏迷患者、对吩噻嗪类过敏者禁用。

2. 下列情况应慎用:①骨髓功能抑制;②肝、肾功能损伤;③脑血管疾病;④青光眼;⑤前列腺肥大;⑥严重呼吸系统疾病;⑦帕金森综合征;⑧癫痫;⑨心血管疾病(心力衰竭、心肌梗死以及传导异常)。

3. 对晕动病引起的呕吐效果差。

4. 本品不适用于有意识障碍的精神异常者[90]。

【用药监护】

1. 出于挽救生命的考虑可以对 1 岁以下幼儿使用氯丙嗪[91]。

2. 出现迟发性运动障碍患者、药物过敏或出现恶性综合征时应停用药物[88]。

3. 用药后出现直立性低血压应卧床,血压过低时可使用去甲肾上腺素,禁用肾上腺素[88]。

4. 肝肾功能不全者应减量[88]。

5. 用药期间应注意检查:①白细胞计数及分类;②肝功能;③心电图;④长期使用时眼科检查[88]。

6. 用量需从小剂量开始,按照个体化给药的原则,调整增加用量[88]。

7. 经长期治疗需停药时,应在几周之内逐渐减少用量。骤然停药可导致迟发性运动障碍。骤停用药有时也可产生一时性的头晕、胃部不适或恶心、呕吐等反应[88]。

8. 本品溶液与皮肤接触可产生接触性皮炎,应注意防止接触[88]。

9. 少数患者口服药物时,产生胃部刺激症状,可与食物同服,亦可多饮水或牛奶[88]。

10. 注射给药只限于急性兴奋躁动患者,需密切观察与监视,防止发生低血压[88]。

11. 儿童注射给药时,更应密切观察可能发生的血压降低与锥体外系反应[88]。

【相互作用】

药品名称	作用程度	相互作用
哌替啶	禁忌	合用时加重镇静和低血压作用
乙醇	禁忌	增强对中枢神经系统的抑制作用,尤其是损伤精神运动功能
左氧氟沙星	禁忌	发生危及生命的心律失常风险增高,包括尖端扭转型心动过速等
阿奇霉素、红霉素、胺碘酮	慎用	阿奇霉素、红霉素、胺碘酮、氟康唑和该药物均延长 Q-T 间期
苯妥英钠	慎用	可能增加苯妥英钠的药效,降低氯丙嗪的药效
多巴胺	慎用	该药物通过药效学拮抗作用降低多巴胺的效应
多巴酚丁胺	慎用	该药物促进镇静,多巴酚丁胺降低镇静作用
多黏菌素 B	慎用	多肽类抗生素和吩噻嗪类合用可能增大发生呼吸肌麻痹的风险
氟哌啶醇	慎用	同用时氟哌啶醇的血药浓度可能升高,发生副作用的风险可能增加。发生危及生命的心律失常包括尖端扭转型心动过速的风险增加
普罗帕酮	慎用	普罗帕酮通过影响 CYP2D6 增加该药物的浓度或效应
普萘洛尔	慎用	氯丙嗪可抑制普萘洛尔在肝脏的首关代谢,增强其药效
去甲肾上腺素	慎用	氯丙嗪可降低去甲肾上腺素的加压效应并消除心动过缓
肾上腺素	慎用	氯丙嗪可能会拮抗肾上腺素的外周血管收缩作用,有时甚至会逆转肾上腺素的作用
阿托品、东莨菪碱	关注	吩噻嗪类的治疗作用可能降低。应给予个体化给药剂量
苯巴比妥	关注	吩噻嗪类的药学效应可能降低,巴比妥类的血药浓度可能降低
卡托普利	关注	通过药效学协同或相加作用增强 ACEI 类药物的降血压效应
西咪替丁	微弱	西咪替丁可抑制氯丙嗪的胃肠道吸收,氯丙嗪的治疗效应可能降低

【药物相容性】

容器	相容
Y 型管	阿米卡星、阿曲库铵、阿糖胞苷、阿替洛尔、阿托品、昂丹司琼、奥曲肽、奥沙利铂、苯海拉明、苯唑西林、表柔比星、丙泊酚、长春瑞滨、长春新碱、地尔硫䓬、地高辛、多巴胺、多巴酚丁胺、多柔比星、多西环素、多西他赛、法莫替丁、芬太尼、伏立康唑、氟康唑、甘露醇、红霉素、琥珀胆碱、环孢素、环磷酰胺、吉西他滨、甲泼尼龙、甲硝唑、甲氧氯普胺、卡泊芬净、抗坏血酸、可待因、奎尼丁、拉贝洛尔、雷尼替丁、利多卡因、两性霉素 B 脂质体复合物、复方氯化钠注射

续表

容器	相容
Y 型管	液、博来霉素、硫酸镁、鱼精蛋白、罗库溴铵、氯化钙、氯化钾、麻黄碱、吗啡、麦考酚酯、美托洛尔、咪达唑仑、米力农、米诺环素、纳洛酮、奈替米星、哌替啶、喷他佐辛、葡萄糖酸钙、普鲁卡因胺、普萘洛尔、青霉素、氢化可的松、庆大霉素、去甲肾上腺素、肾上腺素、舒芬太尼、顺阿曲库铵、顺铂、他克莫司、万古霉素、维库溴铵、维拉帕米、维生素 B_1、维生素 B_{12}、维生素 B_6、维生素 K_1、西咪替丁、硝酸甘油、依托泊苷、异丙嗪、异丙肾上腺素、异环磷酰胺、右美托咪定、左氧氟沙星

【不良反应】

1. 神经系统　锥体外系反应,如急性肌张力障碍、帕金森综合征、静坐不能、迟发性运动障碍等。并可引起过度镇静、乏力、头晕等。个别患者可诱发癫痫[90]。

处置:静坐不能在停药或减量时会有所改善,低剂量的 β 受体拮抗剂或者苯二氮䓬类药物有助于改善症状;在肌张力障碍高风险的人群中,如有药物诱发肌张力障碍既往史或者需要使用高效价抗精神病药物初始治疗的年轻患者,会短期预防性给予抗毒蕈碱类药物;帕金森综合征在停药或减量时是可逆的,有时即便在持续用药的情况下也可逐渐消失,抗毒蕈碱性抗帕金森病药可用来抑制症状,但效果有限且会引发不良反应,不推荐常规应用,金刚烷胺可用来替代抗毒蕈碱类药物;迟发性运动障碍的治疗选择包括在维持抗精神病药治疗的同时尝试其他治疗或者停止抗毒蕈碱类药物治疗并且停止抗精神病药物治疗或将用量减少到最低或改用非典型抗精神病药[92]。

2. 心血管系统　直立性低血压、心动过速、心动过缓、心电图改变。偶见阿 - 斯综合征、猝死[90]。

处置:低血压时可以通过抬高患者双腿的方法纠正,在严重情况下还可以进行血管内增容。对于难治性病例,可以考虑应用增加心肌收缩力的药物,避免使用有较高 β 受体激动剂活性的肾上腺素或其他拟交感神经药[93]。

3. 消化系统　黄疸、肝功能异常,如一过性 GOT 和 GPT 升高[90]。

4. 内分泌系统　催乳素水平升高、溢乳、月经紊乱或闭经等[90]。

5. 血液系统　白细胞减少及中性粒细胞减少至缺乏[90]。

6. 抗胆碱作用　外周抗胆碱作用表现有口干、视物模糊、眼内压升高、便秘和尿潴留等,偶可发生肠梗阻。中枢抗胆碱作用表现为谵妄、意识障碍,出汗、震颤和认知功能障碍等[90]。

7. 神经阻滞药恶性综合征　表现为肌紧张、高热、意识障碍、自主神经系统症状(大汗、心动过速、血压不稳等)。白细胞升高、尿蛋白阳性、肌红蛋白尿、磷酸激酶活性升高、肝氨基转移酶升高和血铁、镁、钙降低等[90]。

处置:立即停止抗精神病药治疗,继而针对症状采取措施并辅以支持治疗,包括降温、纠正脱水以及针对心血管、呼吸和肾的并发症开展的治疗。最早应用的药物是丹曲林,该药治疗恶性体温过高有效。丹曲林直接作用于骨骼肌,可能对于逆转由肌肉源性的体温过高尤为有效。多巴胺激动剂可以缓解中枢源性的体温过高,恢复多巴胺能传递从而减轻锥体外系症状。有少数使用金刚烷胺和左旋多巴获得成功的报道,但通常更倾向使用溴隐亭。但

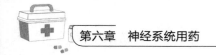

多巴胺能药物可能会加重潜在的精神病症状。在神经阻滞药恶性综合征症状消退后，推荐至少再过 5~14 日再重新应用抗精神病药物治疗[93]。

8. 少数患者可发生皮疹、光敏反应等。长期使用可引起皮肤、角膜及晶体色素沉着[90]。

【药物过量】

表现：①表情淡漠、烦躁不安、吵闹不停、昏睡，严重时可出现昏迷；②严重锥体外系反应；③心血管系统，包括心悸、四肢发冷、血压下降、直立性低血压、持续性低血压休克，并可导致房室传导阻滞及室性期前收缩甚至心脏停搏。

处置：静脉注射高渗葡萄糖注射液，促进利尿，排泄毒物，但输液不宜过多，以防心力衰竭和肺水肿。依病情给予对症治疗及支持疗法。在气道受保护的情况下，如果患者就医时距其服用大量吩噻嗪不足 1 小时，可以给予口服活性炭治疗。有时也推荐通过洗胃去除胃内过量的药物。透析对于吩噻嗪中毒的患者没有太大作用[90]。

【药理作用】

氯丙嗪可拮抗脑内多巴胺受体，此外尚可拮抗 α 受体和 M 受体。此药阻断中脑-边缘系统和中脑-皮质神经通路的多巴胺受体与其抗精神病作用有关；阻断延髓化学催吐感受器的多巴胺受体与其镇吐作用有关；拮抗结节-漏斗通路的多巴胺受体与其影响内分泌功能有关；阻断黑质-纹状体通路的多巴胺受体与其锥体外系反应有关。又由于可抑制脑干网状结构的上行激活系统而产生镇静作用，拮抗外周 α 受体和 M 受体与其直立性低血压、口干、便秘等不良反应有关[88]。

【药代动力学】

口服或肌内注射后均易吸收，与食物和碱性药同服时吸收明显减少。肌内注射可避免肝脏首关代谢，生物利用度比口服时高 3~10 倍。单次口服达峰时间（t_{max}）在 2~4 小时。血浆蛋白结合率约为 96%。亲脂性高，易通过血-脑屏障，可进入乳汁。分布广，以脑、肝等器官浓度较高，脑中药物浓度是血药浓度的数倍。主要在肝脏由细胞色素氧化酶（CYP 酶）催化进行氧化或结合代谢，代谢产物有 160 种以上，其中 7-羟氯丙嗪等有生物活性。代谢产物主要从尿排泄，少量从粪便排泄。单次服药半衰期（$t_{1/2}$）约为 17 小时；恒量、恒定间隔时间多次服药，5~10 日血药浓度达稳态水平（C_{ss}），此时半衰期（$t_{1/2}$）约为 30 小时。有效血药浓度为 500~700ng/ml[88]。

【药物贮存】

遮光，密闭保存[90]。

阿 立 哌 唑
Aripiprazole

【适应证】

精神分裂症。FDA 批准的其他适应证：双相 Ⅰ 型情感障碍的躁狂发作或混合发作急性

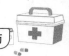

期或维持期的治疗;抽动障碍患者的激惹[94]。

【用法用量】

1. 精神分裂症 12~17 岁:口服,起始剂量每次 2.5mg,每日 1 次。2 日后可增加至每次 5mg,每日 1 次。之后如病情需要,可每次增加 2.5~5mg,最大剂量每日 30mg[95-97]。

2. 抽动秽语综合征

6~17 岁且体重 <50kg:口服,初始剂量 2mg/d,口服 2 日后逐渐增至 5mg/d,必要时,以 5mg/d 的增量调整剂量,剂量调整的间隔时间不少于 1 周,最大剂量 10mg/d[95-96]。

6~17 岁且体重 ≥50kg:口服,初始剂量 2mg/d,口服 2 日后逐渐增至 5mg/d,使用此剂量 5 日后,可将剂量逐渐增至 10mg/d,必要时,以 5mg/d 的增量调整剂量,剂量调整的间隔时间 不少于 1 周,最大剂量为 20mg/d[95-96]。

【给药说明】

本品无须根据年龄、性别、种族、吸烟状况、肝功能或肾功能调整[94]。

【注意事项】

1. 已知对本品过敏的患者禁用。
2. 阿立哌唑不能用于痴呆相关精神病的治疗[94]。

【用药监护】

1. 阿立哌唑具有 α_1 肾上腺素能受体的拮抗作用,可能引起直立性低血压。

2. 阿立哌唑应慎用于心血管疾病(心肌梗死、缺血性心脏病、心脏衰竭或传导异常病 史)患者、脑血管疾病患者或诱发低血压的情况(脱水、血容量过低和抗高血压药治疗)。

3. 与其他抗精神病药一样,阿立哌唑应慎用于有癫痫病史或癫痫阈值较低的情况(如 阿尔茨海默病性痴呆)。癫痫阈值较低的情况在 65 岁以上人群中较常见。

4. 阿立哌唑也可能会损害判断、思考或运动技能。应警告患者小心驾驶汽车,直到确 信阿立哌唑治疗不会给他们带来负面影响。

5. 抗精神病药干扰机体降低体温。当阿立哌唑处方给有体温升高情况(如:剧烈运动、 过热、同时服用抗胆碱能活性药物、脱水)的患者时,建议应进行适当的护理。

6. 阿立哌唑和其他抗精神病药应慎用于有吸入性肺炎风险性的患者。

7. 在伴痴呆的精神病患者中,没有确立阿立哌唑治疗的安全性和有效性。如果医师选 择用阿立哌唑治疗这些患者,应特别慎重,尤其是那些出现吞咽困难或过度嗜睡的患者,他 们可能会出现意外损伤或误吸。

8. 与服用抗精神病药(包括阿立哌唑)相关的潜在致命性的综合征被称为神经阻滞剂 恶性综合征(neuroleptic malignant syndrome,NMS)。在阿立哌唑上市前的全球临床资料中, 有 2 例出现可能的 NMS。

9. 在抗精神病药治疗的患者中,可能会发生不可逆的无意识性运动动力障碍综合征。 随着治疗疗程的增加,以及患者服用抗精神病药的总剂量的增加,发生迟发性运动障碍的风 险及其进展至不可逆的可能性也增加。

10. 由于包括本品在内的抗精神病药物对路易体痴呆或帕金森病患者可能增加与抗精

神病药物相关的恶性综合征或帕金森样症状的风险。

11. 在精神病中,自杀倾向具有固有可能性,药物治疗时应密切监护高危患者。为了降低过量的风险性,阿立哌唑的处方量应最小,且对患者进行良好管理[98]。

【相互作用】

药品名称	作用程度	相互作用
地特胰岛素、门冬胰岛素	慎用	与该药物合用可能会影响血糖的控制,严密监测血糖
多巴胺	慎用	该药物通过药效学拮抗作用降低多巴胺的效应
多巴酚丁胺	慎用	该药物促进镇静,多巴酚丁胺降低镇静作用
氟康唑、红霉素、环孢素、西咪替丁	慎用	氟康唑、红霉素、环孢素和西咪替丁通过影响 CYP3A4 代谢增加该药物的浓度或效应
卡托普利	慎用	该药物和卡托普利通过药效学协同作用增加对方的效应。二者均降低血压,注意监测
卡马西平	慎用	CYP3A4 诱导剂卡马西平可以引起阿立哌唑的清除率升高和血药浓度降低

【不良反应】

1. 常见胃肠道功能紊乱,如便秘、消化不良、恶心、呕吐。头痛、乏力、焦虑、失眠、困倦、视物模糊、直立性低血压。

2. 少见锥体外系反应,呈剂量依赖性,如静坐不能、震颤、四肢强直等;少见催乳素水平升高和体重增加、心动过速和癫痫。

3. 罕见流涎、胰腺炎、胸痛、激越、言语障碍、自杀意念、横纹肌溶解、体温调节受损、迟发性运动障碍、神经阻滞药恶性综合征、Q-T 间期延长等[98]。

【药物过量】

目前没有治疗阿立哌唑过量的特异性解毒药。一旦发生过量,应检查心电图;如果出现 Q-Tc 间期延长,应进行严密心脏监测。同时,应采用支持疗法,保持气管通畅和吸氧,并给予对症处理。治疗期间,应进行密切的医学监督和监测直到患者康复。活性炭:当过量服用阿立哌唑后,早期使用活性炭可能有助于防止阿立哌唑的吸收。单剂量口服 15mg 阿立哌唑后 1 小时,服用 50g 活性炭可使阿立哌唑的平均 AUC 和 C_{max} 降低 50%。血液透析:尽管没有血液透析处理阿立哌唑过量的任何信息,但因阿立哌唑的血浆蛋白结合率高,所以血液透析可能对过量处理没有明显效果[98]。

【药理作用】

本品与多巴胺 D_2、D_3、5-HT_{1A}、5-HT_{2A} 受体具有高亲和力,与 D_4、5-HT_{2C}、5-HT_7、α_1、H_1 受体及 5-HT 重吸收位点具有中度亲和力。阿立哌唑是 D_2 和 5-HT_{1A} 受体的部分激动剂,也是 5-HT_{2A} 受体的拮抗剂。认为是通过介导 D_2 和 5-HT_{1A} 受体的部分激动作用及介导 5-HT_{2A} 受体的拮抗作用产生的。与其他受体的作用可能产生了阿立哌唑临床上某些其他

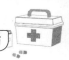

的作用,如对 α₁ 受体的拮抗作用可以阐释其直立性低血压的现象[94,98]。

【药代动力学】

阿立哌唑经口服后吸收良好,3~5 小时内达到血药浓度峰值,口服片剂的绝对生物利用度为 87%,其吸收不受食物影响。本品在体内分布广泛,静脉注射后的稳态分布容积为404L 或 4.9L/kg。在治疗浓度下,阿立哌唑及其主要代谢产物脱氢阿立哌唑的血浆蛋白(主要是白蛋白)结合率超过 99%。在体内,阿立哌唑主要经三种生物转化途径代谢:脱氢化、羟基化和 N- 脱烷基化。CYP3A4 和 CYP2D6 酶主要参与脱氢和羟基化,CYP3A4 催化 N- 脱烷基化。阿立哌唑在体循环中是主要的药物成分。稳态时,其活性代谢产物脱氢阿立哌唑占血浆中阿立哌唑 AUC 的 40%。阿立哌唑与脱氢阿立哌唑共同构成本品抗精神病的有效成分。阿立哌唑和脱氢阿立哌唑的消除半衰期分别为 75 小时和 94 小时。大多数患者在给药后 14 日内达到两种活性成分的稳态浓度,稳态时,阿立哌唑的药代动力学与给药剂量成正比。口服单剂量的[¹⁴C]标记的阿立哌唑后,在尿液和粪便中分别回收了大约 25% 和55% 的放射活性,18% 以原药经粪便排出,1% 以原药经尿液排出。本品药代动力学不随患者的年龄、性别、种族、吸烟状况、肝功能、肾功能等改变而变化。故一般不需要因患者年龄、性别、种族、吸烟状况、肝功能、肾功能而调整剂量[94]。

【药物贮存】

密封保存[98]。

硫 必 利
Tiapride

【适应证】

抽动秽语综合征[99]。

【用法用量】

口服,用于抽动秽语综合征。

7~11 岁:低剂量起始,逐渐加量,平均每次 50mg,每日 1~2 次。如病情需要,可在家长知情同意下,酌情增加剂量,但不超过每日 300mg,分 3 次服用。

12~17 岁:低剂量起始,逐渐加量,渐增至每日 300~600mg,分 3 次服用。待症状控制后2~3 个月,酌减剂量,维持量每日 150~300mg[100]。

【给药说明】

食物可增加本品吸收,宜在用餐后服[101]。

【注意事项】

对本品过敏者、催乳素依赖性肿瘤者、6 岁以下儿童禁用。

下列情况慎用:①对肝肾功能不全、癫痫、严重心血管疾病、造血功能不全或粒细胞减少、

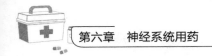

嗜铬细胞瘤等患者;②婴儿;③严重循环系统障碍;④肝肾功能障碍;⑤脱水营养不良患者[99]。

【相互作用】

药品名称	相互作用
氟哌利多	合用对心脏的作用叠加,心脏毒性(Q-T 间期延长、尖端扭转型室性心动过速、心脏停搏)的风险增加,严禁合用
锂剂	合用可出现虚弱、脑损害和锥体外系症状增加,宜加强监测
镇静催眠药、抗抑郁药、抗癫痫药	可与其合用,但开始时应减少合并用药的剂量
中枢抑制药	能增强中枢抑制药的作用

【不良反应】

较常见为嗜睡、消化道反应、头晕、乏力、直立性低血压、Q-T 间期延长、锥体外系反应等,个别患者可出现兴奋,一般减量或停药后可以消失[99]。

【药理作用】

硫必利对多巴胺受体,尤其是 D_2 受体具有选择性拮抗作用,其作用较氯丙嗪弱,对交感神经有轻度抑制作用,并有镇吐和镇痛作用[99]。

【药代动力学】

口服吸收迅速,达峰时间(t_{max})为 1 小时,半衰期($t_{1/2}$)为 3~4 小时(肌内注射为 3 小时)。本品主要以原型经肾排出[99]。

【药物贮存】

遮光,密封保存[102]。

哌 甲 酯
Methylphenidate

【适应证】

用于注意缺陷多动障碍、发作性睡病,用于 6 岁以上儿童[103]。

【用法用量】

1. 普通片　每次 5mg,每日 2 次,早餐或午餐前口服;然后按需每周递增 5~10mg,每日不超过 40mg[103]。

2. 缓释片　剂量可根据患者需要及疗效而定,口服。

目前未接受哌甲酯治疗的患者或正在接受其他兴奋药治疗的患者:推荐起始剂量每日 1 次 18mg,剂量增加过程中通常每周调整 1 次剂量,最大推荐剂量为每日 1 次 54mg。

正在接受每次 5mg、每日 2 次盐酸哌甲酯片治疗的患者：本品的推荐剂量是 18mg，每日 1 次。

正在接受每次 10mg、每日 2 次盐酸哌甲酯片治疗的患者：本品的推荐剂量是 36mg，每日 1 次。

正在服用盐酸哌甲酯速释片而剂量与上述不同的患者：应根据临床疗效确定剂量，每日剂量不应超过 54mg。

维持治疗：选择本品长期治疗时，医师应定期对患者长期用药的疗效进行再评价。评价方法为停药后，在无药治疗的情况下进行患者症状和功能评价[103]。

【剂量调整】

如果症状加重或发生其他不良事件，应减少药量或停药[104]。

【给药说明】

应在早晨、餐前或餐后服药，最好紧接餐前给药，以减少畏食的不良反应。缓释片需要整片用水送下，不能咀嚼、掰开或压碎[104]。

【注意事项】

1. 明显焦虑、紧张和激越症状的患者、对哌甲酯或本品中的其他成分过敏的患者、青光眼患者、抽动秽语综合征或有家族史的患者禁用。

2. 年龄大于 12 岁或小于 6 岁的儿童不宜用药。

3. 有高血压、抽搐病史或家族史者应慎用[105]。

【用药监护】

1. 长期应用应注意发生药物依赖性。

2. 应遵照医嘱服药，不能自行增减剂量。

3. 正在或 14 日内使用过单胺氧化酶抑制药治疗的患者禁用。

4. 注意监测血压和心率，开始用药 4~6 周，应检查红细胞、白细胞、血小板计数，以后可每半年检查 1 次，并记录身高和体重。

5. 如服药后胃部不适可用牛奶送服。

6. 上课学习期间用药，周末和假期停药，以减少耐药性和对生长发育的影响[105]。

【相互作用】

药品	作用程度	相互作用
乙醇	禁忌	哌甲酯血药浓度可能升高，导致不良反应的风险增加，包括滥用倾向
苯妥英钠	慎用	苯妥英钠的血药浓度可能增加，药效和毒性增强
环孢素	慎用	环孢素的浓度可增加，发生毒性的风险增加
卡马西平	慎用	哌甲酯血药浓度可能降低，导致药效减弱
罗库溴铵	关注	类固醇类可能降低非去极化类肌松药的效应

【不良反应】

1. 主要不良反应为食欲减退、腹部不适、体重减轻、精神焦虑或抑郁、失眠、心悸、头疼、口干、视物模糊、脱发、荨麻疹、贫血、白细胞减少。

2. 大剂量可引起血压升高、心率加快、震颤、共济失调、惊厥。长期用药可引起药物依赖[105]。

【药物过量】

表现：主要来自中枢神经过度兴奋和过度的拟交感神经作用，包括呕吐、激越、肌肉抽搐、惊厥、癫痫大发作、意识模糊状态、幻觉（幻听和／或幻视）、多汗、头痛、发热、心动过速、心悸、心率加快、窦性心律失常、高血压、瞳孔散大以及口干。

处置：可采取适当的支持疗法。要防止患者的自我伤害，并避免任何外部刺激加重已有的过度兴奋症状。尚缺乏用活性炭解救本品过量的有效性研究。应严密监护以保证血液循环和呼吸通畅。对发热患者可能还需体外降温。在过量的情况下，应考虑到哌甲酯缓释剂型中药物的缓慢释放。尚缺乏用腹膜透析和体外血液透析解救本品过量的有效性资料[104]。

【药理作用】

化学结构、药理作用和机制类似右苯丙胺，能振奋精神，解除疲劳。用于治疗注意缺陷障碍时，能增强注意力，改进动作协调性和运动功能，可以提高智商评价的操作分和言语分[105]。

【药代动力学】

口服易吸收，有首关代谢，达峰时间为 2 小时，食物增加吸收速率，但不增加吸收量。血浆蛋白结合率低。在肝脏代谢，主要通过去酯化作用生成 α- 苯基哌啶乙酸，代谢产物几乎无药理活性。主要以代谢产物从尿排出，少数从粪便排出，半衰期为 2 小时。口服后 1~2 小时起效，作用持续 3~5 小时。用药后 1~2 小时血糖浓度平稳升高，达峰时间为 6~8 小时，半衰期为 3.5 小时，成人每日服用 1 次本品，血药浓度的峰值和谷值之间的波动降到最小，药物无明显的蓄积。一次给药作用可持续 12 小时[105]。

【药物贮存】

密封保存[104]。

托 莫 西 汀
Atomoxetine

【适应证】

用于 6 岁以上儿童和青少年的注意缺陷多动障碍（attention deficit and hyperactive disorder, ADHD）[106]。

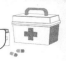

【用法用量】

体重≤70kg：最初每日 500μg/kg，连用 7 日；根据治疗效果调整剂量，通常维持剂量为每日 1.2mg/kg，但一些情况下可增加剂量至每日 1.8mg/kg（最大剂量为每日 120mg）。

体重>70kg：最初每日 40mg，连用 7 日；根据治疗效果调整剂量，通常维持剂量为每日 80mg，但一些情况下可增加剂量至每日 120mg[107]。

【注意事项】

1. 对托莫西汀或该产品的其他成分过敏者禁用。
2. 禁止与单胺氧化酶抑制药合用；停止单胺氧化酶抑制药治疗 2 周内禁用。
3. 闭角型青光眼患者禁用[106]。

【用药监护】

1. 可使血压升高和心率加快，治疗前以及治疗过程中应监测血压和心率。
2. 经过约 1 年的治疗，患者的身高和体重指标会低于预期值，因此在治疗过程中必须对患者的生长发育情况进行监测。
3. 注意监测治疗后患者攻击行为和敌意是否恶化。
4. 治疗的初期及剂量调整阶段，应注意患者是否有焦虑、激越、失眠、攻击、冲动、静坐不能、躁狂、自杀意念以及其他异常行为，特别是上述症状突然发生或严重时应给予干预。
5. 监测肝功能。
6. 短期或长期过量服用将出现嗜睡、激越、活动过度、行为异常和胃肠道系统等症状。与交感神经系统相关表现（如散瞳、心动过速、口干等）也有报道。应保证周围通风；监测心脏和生命体征；短时间内建议洗胃；使用活性炭可以限制药物吸收。由于托莫西汀蛋白结合率高，不建议使用透析处理[106]。

【相互作用】

药品	作用程度	相互作用
利奈唑胺	禁忌	合用时增加发生严重甚至致命反应的风险，包括高热、自主神经失调可能伴随生命体征迅速发生改变，以及精神状态改变

【不良反应】

常见：消化不良、恶心、呕吐、疲劳、食欲减退、眩晕、失眠和情绪波动等。
罕见：Q-Tc 间期延长、晕厥、肝功能损害等[108]。

【药理作用】

本品为选择性去甲肾上腺素再摄取抑制药，其确切机制尚不明，可能与其选择性抑制突触前膜去甲肾上腺素转运体有关[106]。

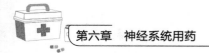

【药代动力学】

口服吸收完全,受食物影响较小,达峰时间为 1~2 小时。蛋白结合率 98%。在肝脏经 CYP2D6 代谢,主要代谢产物为具有活性的 4- 羟托莫西汀。主要以代谢产物从尿排泄,小部分经粪便排出。半衰期约为 5 小时。在少数慢代谢人群(CYP2D6 活性低)中,半衰期约为 21.6 小时,曲线下面积较正常代谢人群高 10 倍,血药浓度峰值约高 5 倍[106]。

【药物贮存】

遮光,密封保存[108]。

06章

第六章
参考文献

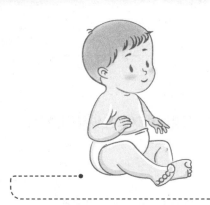

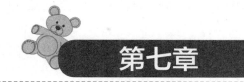

第七章

循环系统用药

第一节 抗心律失常药

普罗帕酮
Propafenone

【适应证】

1. 阵发性室性心动过速、阵发性室上性心动过速及预激综合征伴室上性心动过速、心房扑动或心房颤动的预防,也可用于各种期前收缩的治疗。

2. 静脉制剂适用于阵发性室性心动过速、室上性心动过速及心房颤动(包括伴预激综合征者)[1]。

【用法用量】

口服,每日 200~600mg/m²;或体重 <15kg:每日 10~20mg/kg,≥15kg:每日 7~15mg/kg。分 3 次服用。宜在饭后或与食物同用,不可嚼碎(成人处方极量为每日 900mg,分次服)。

静脉注射,负荷量为 1 次 1~1.5mg/kg,于 10 分钟内缓慢注射,必要时 10~20 分钟可重复;维持量为每分钟 4~7μg/kg,24 小时总量不应超过 6mg/kg[2]。

【剂量调整】

本数据来源于成人,可供儿科参考。

肝损伤:慎用,建议剂量应是正常肝功能患者的 20%~30%。

肾损伤:慎用[3]。

【给药说明】

静脉注射可用 5% 葡萄糖稀释[1]。

【注意事项】

窦房结功能障碍者、肝或肾功能障碍者、二或三度房室传导阻滞,双束支传导阻滞(除非已有起搏器)者禁用[1]。

【用药监护】

1. 不推荐用于有严重器质性心脏病的患者,特别是未控制的心功能不全和缺血。

2. 对诊断的干扰如心电图 P-R 及 Q-T 间期延长,QRS 波增宽。

3. 以下情况慎用:①严重窦性心动过缓;②一度房室传导阻滞,束支传导阻滞,特别是新近出现者;③低血压;④肝或肾功能障碍。

4. 用药期间应注意随访检查心电图、血压、心功能。

5. 本品血药浓度与剂量不成比例地增高,故在增量时应小心,以防血药浓度过高产生不良反应。

6. 需换用其他抗心律失常药时,应先停本品 1 日;反之,各种抗心律失常药至少停用 1 个半衰期;对严重心律失常则可酌情缩短停用时间,但须注意相互作用[1]。

【相互作用】

药品名称	作用程度	相互作用
昂丹司琼	慎用	普罗帕酮和该药物均延长 Q-T 间期
苯巴比妥、扑米酮、异戊巴比妥	慎用	这些药物通过促进代谢降低普罗帕酮的浓度
胺碘酮、苯海拉明、伊马替尼	慎用	这些药物通过影响 CYP2D6 代谢增加普罗帕酮的浓度或效应
达肝素、肝素	慎用	普罗帕酮通过抑制代谢增强该药物的效应
地高辛	慎用	地高辛的药学效应可能增强,可能出现毒性
红霉素、克拉霉素、伊曲康唑、异烟肼	慎用	红霉素、克拉霉素、伊曲康唑、异烟肼通过影响 CYP3A4 代谢增加普罗帕酮的浓度或效应
华法林	慎用	口服抗凝血药的效应可能增强,机制不明确,但普罗帕酮可能会抑制某些抗凝血药的肝脏代谢
环孢素	慎用	合用时环孢素的稳态血药浓度谷值增加,患者肾功能可能降低
卡马西平	慎用	该药物通过影响 CYP3A4 代谢降低普罗帕酮的浓度或效应
利福平	慎用	普罗帕酮清除率增高,导致血浆浓度降低,治疗效果下降
亮丙瑞林	慎用	该药物通过影响 Q-T 间期增加普罗帕酮的毒性
氯丙嗪、氯米帕明、吗啡、利培酮、异丙嗪	慎用	普罗帕酮通过影响 CYP2D6 代谢增加这些药物的浓度或效应
美托洛尔、普萘洛尔	慎用	普罗帕酮通过抑制 β 受体拮抗剂的首关代谢,降低系统清除率,增加 β 受体拮抗剂的血药浓度。普罗帕酮抑制 β 受体拮抗剂的代谢。同用时 β 受体拮抗剂效应可能增强

续表

药品名称	作用程度	相互作用
曲普瑞林	慎用	该药物通过影响 Q-T 间期增加普罗帕酮的毒性
依诺肝素	慎用	普罗帕酮通过抑制代谢增强该药物的效应
氨茶碱	关注	合用可能抑制茶碱的肝脏代谢,茶碱的血药浓度可能升高,可能出现毒性
咖啡因	关注	普罗帕酮可能抑制咖啡因的代谢(CYP1A2),咖啡因的血药浓度可能升高,发生药源性心律失常的风险增加
利多卡因	关注	利多卡因和普罗帕酮的中枢神经不良反应可能增加
西咪替丁	关注	合用抑制普罗帕酮的代谢,普罗帕酮的药学效应可能增强

【药物相容性】

容器	不相容
混合管	氨苄西林、苯巴比妥、克林霉素、磷霉素钠、庆大霉素、青霉素、三磷酸腺苷、头孢哌酮、头孢他啶、头孢唑林、西咪替丁

【不良反应】

1. 心动过缓、心脏停搏及房室传导阻滞和室内阻滞,尤其原有窦房结或房室结功能障碍者、大量静脉持续应用者较易发生。处置方法:停药并静脉用阿托品或异丙肾上腺素。必要时起搏治疗。

2. 心律失常,多见于有器质性心脏病者。

3. 低血压,尤其是原有心功能不全者。处置方法:可用升压药、异丙肾上腺素等。

4. 味觉异常、食欲减退、恶心、呕吐、便秘、口干、舌唇麻木。减药或停药后可消失。

5. 头晕、目眩。减药或停药后可消失。

6. 肝脏氨基转移酶升高。停药后 2~4 周恢复正常[1]。

【药物过量】

表现:摄入后 3 小时症状最明显,包括低血压,嗜睡,心动过缓,房内和房室传导阻滞,偶尔发生抽搐或严重室性心律失常[8]。

措施:给氧、人工通气、除颤;予多巴胺治疗循环障碍;地西泮、硫喷妥治疗抽搐。

【药理作用】

本品属于Ⅰc类的抗心律失常药。在离体动物心肌的实验结果指出,0.5~1μg/min 时可降低收缩期的去极化作用,因而延长传导,动作电位的持续时间及有效不应期也稍有延长,并可提高心肌细胞阈电位,明显减少心肌的自发兴奋性。它既作用于心房、心室(主要影响浦肯野纤维,对心肌的影响较小),也作用于兴奋的形成及传导,对房室旁路的前向和逆向传导速度有抑制作用。临床资料表明,治疗剂量(口服 300mg 及静脉注射 30mg)时可降低心肌的应激性,作用持久,PQ 及 QRS 均增加,延长心房及房室结的有效不应期,它对各种类型的实验性心律失常均有对抗作用。抗心律失常作用与其膜稳定作用及竞争性 β 受体阻断作用有关。它尚有微弱的钙拮抗作用(比维拉帕米弱 100 倍),尚有轻度的抑制心肌作用,增加末期舒张压,减少搏出量,其作用均与用药的剂量成正比。它还有轻度的降压和减慢心率作用[1]。

【药代动力学】

口服吸收良好,首关代谢明显。生物利用度因剂量及剂型而异,为 3.1%~21.4%。剂量增加 3 倍,血药浓度可增加 10 倍,呈饱和动力学特点。吸收后主要分布于肺部,其浓度比心肌及肝脏组织高 10 倍,比骨骼肌及肾脏高 20 倍。稳态表观分布容积为 1.9~3.0L/kg。蛋白结合率约为 97%。口服 2~3 小时血药浓度达峰值。血药浓度与剂量不成比例增加,用药需个体化。中毒浓度约为 1 000ng/ml。主要经肝脏代谢,约 1% 以原药经肾脏排出,90% 以氧化代谢物经肠道及肾脏排出[1]。

【药物贮存】

遮光,密闭保存[4-5]。

胺 碘 酮
Amiodarone

【适应证】

1. 口服给药适用于:房性心律失常(心房扑动,心房颤动转律和转律后窦性心律的维持);结性心律失常;室性心律失常(治疗危及生命的室性期前收缩和室性心动过速以及室性心动过速和心室颤动的预防);伴 W-P-W 综合征的心律失常。依据其药理特点,胺碘酮适用于上述心律失常,尤其合并器质性心脏病的患者(冠状动脉供血不足及心力衰竭)。

2. 当不宜口服给药时注射剂用于:治疗严重的心律失常,尤其适用于下列情况:房性心律失常伴快速心室率;W-P-W 综合征的心动过速;严重的室性心律失常;体外电除颤无效的室颤相关心脏停搏的心肺复苏[6]。

【用法用量】

一、新生儿

1. 静脉给药

(1)室上性及室性心律失常:静脉输注,初始剂量为 5mg/kg 持续 30 分钟,维持剂量为每 12~24 小时 5mg/kg 持续 30 分钟。

(2)难治性心室颤动或无脉型室性心动过速:静脉注射,5mg/kg,至少持续 3 分钟。

2. 口服　室上性及室性心律失常:初始剂量每次予以 5~10mg/kg,每日 2 次,用药 7~10日。接着减至维持剂量 5~10mg/kg,每日 1 次。

二、儿童及青少年

1. 静脉给药

(1)室上性及室性心律失常:1 个月至 17 岁患者,静脉输注,初始剂量为 5~10mg/kg 持续 20 分钟至 2 小时,之后以 $300\mu g/(kg \cdot h)$ 的速度持续静脉输注,根据反应逐渐增加至最大剂量 $1.5mg/(kg \cdot h)$。24 小时给药量不超过 1.2g。

（2）难治性心室颤动或无脉型室性心动过速:采用静脉注射的方法,5mg/kg(最大剂量 300mg),至少持续 3 分钟。

2. 口服　用于室上性及室性心律失常治疗。

1 个月至 11 岁:初始剂量为每次 5~10mg/kg(最大剂量 200mg),每日 2 次,用药 7~10 日。维持剂量 5~10mg/kg,每日 1 次(最大剂量每日 200mg)。

12~17 岁:200mg,每日 3 次,用药 1 周;接着 200mg,每日 2 次,用药 1 周;然后通常 200mg,每日 1 次,可根据临床反应适当调整[7]。

【给药说明】

1. 用前稀释。避免使用含酞酸二乙酯(DEHP)的容具。静脉输注用 5% 葡萄糖注射液(与氯化钠溶液不相容)稀释至 1~6mg/ml。

2. 若持续输注时间长于 1 小时,除非使用中心静脉,最高浓度 2mg/ml。

【注意事项】

1. 甲状腺功能异常或有既往史者、碘过敏者禁用。

2. 有二度或三度房室传导阻滞,双束支传导阻滞者(已安装起搏器的除外)禁用。

3. 有病态窦房结综合征者禁用[6]。

【用药监护】

1. 对诊断的干扰　①心电图变化,如 P-R 及 Q-T 间期延长,T 波减低伴增宽及双向,出现 U 波,此并非停药指征;②极少数有 GPT、GOT 及碱性磷酸酶增高;③甲状腺功能变化,本品抑制周围 T_4 转化为 T_3。若仅有化验异常而无临床表现的患者,可加强监测而不需要特殊处理。

2. 下列情况慎用　①窦性心动过缓;② Q-T 间期延长综合征;③低血压;④肝功能不全;⑤肺功能不全;⑥严重充血性心力衰竭。

3. 增加日光敏感性药物作用。

4. 持续监测心电图、血压。

5. 监测 GPT 及 GOT;监测 T_3、T_4 及 TSH。

6. 观察注射部位是否有药物外溢。外周静脉输注可能引起疼痛和炎症,若需反复或持续输注,建议通过中心静脉导管给药。

7. 本品口服作用的发生及消除均缓慢,临床用药个体差异大。对于危及生命的心律失常宜短期用较大负荷量,必要时静脉给药。对于非致命性的心律失常,应缓慢用小量负荷量。

8. 本品半衰期长,故停药后换用其他抗心律失常药时应注意相互作用。

9. 多数不良反应与疗程及剂量有关,故需长期服药者尽可能用最小有效维持量。

10. 已经植入了植入型心律转复除颤器(implantable cardioverter defibrillator,ICD)的患者完成负荷量之后应进行必要的监测,并及时调整 ICD 的相关参数[6]。

【相互作用】

药品	作用程度	相互作用
阿司咪唑、西沙必利、伊曲康唑、普鲁卡因胺	禁忌	该药物与胺碘酮均延长 Q-T 间期
亮丙瑞林、曲普瑞林	禁忌	该药物通过影响 Q-T 间期增强胺碘酮的毒性
阿米替林、三氧化二砷、阿奇霉素、氯丙嗪、氯米帕明、肾上腺素、福莫特罗、伊潘立酮、吲达帕胺、左氧氟沙星、马普替林、美沙酮、莫西沙星、奥曲肽、昂丹司琼、帕罗西汀、奋乃静、异丙嗪、伏立康唑	严重	该药物与胺碘酮均延长 Q-T 间期
芬太尼	严重	胺碘酮通过影响 CYP3A4 代谢增加该药物的浓度或效应
卡马西平、利福平	严重	该药物通过影响 CYP3A4 代谢降低胺碘酮的浓度或效应
西咪替丁、克拉霉素	严重	该药物通过影响 CYP3A4 代谢增加胺碘酮的浓度或效应
地高辛	严重	胺碘酮通过 P 糖蛋白外排转运子增加地高辛的浓度或效应。胺碘酮通过竞争肾小管清除率增加地高辛的浓度或效应
红霉素、氟康唑	严重	这两种药物通过影响 CYP3A4 代谢增加胺碘酮的浓度或效应。这两种药物和胺碘酮均延长 Q-T 间期
拓扑替康	严重	胺碘酮通过 P 糖蛋白外排转运子增加该药物的浓度或效应
华法林	严重	胺碘酮通过抑制代谢增加该药物的浓度或效应
阿米卡星、阿托伐他汀、秋水仙碱、柔红霉素、多西他赛、多柔比星、依托泊苷、庆大霉素、伊马替尼、奈替米星、紫杉醇、雷尼替丁、链霉素、他克莫司、替尼泊苷、妥布霉素、长春碱、长春新碱	慎用	胺碘酮通过 P 糖蛋白外排转运子增加这些药物的浓度或效应
倍他洛尔、比索洛尔、拉贝洛尔	慎用	胺碘酮和该药物具有药效学协同作用，有发生心动过缓的风险
波生坦、苯巴比妥、奥卡西平、扑米酮、托吡酯、曲格列酮	慎用	该药物通过影响 CYP3A4 降低胺碘酮的浓度或效应
博舒替尼	慎用	该药物通过 P 糖蛋白外排转运子增加胺碘酮的浓度或效应

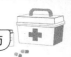

续表

药品	作用程度	相互作用
布地奈德、可的松、地塞米松、氢化可的松、甲泼尼龙、泼尼松龙、泼尼松	慎用	胺碘酮通过 P 糖蛋白外排转运子增加该药物的浓度或效应,该药物通过影响 CYP3A4 降低胺碘酮的浓度或效应
卡托普利	慎用	胺碘酮和该药物通过药效学拮抗作用增加对方的效应
地尔硫䓬	慎用	胺碘酮通过影响 CYP2D6、CYP2C9/10 代谢增加该药物的浓度或效应。该药物和胺碘酮具有药效学协同作用,有发生心动过缓的风险
环丙沙星	慎用	该药物和胺碘酮均延长 Q-T 间期
可待因、氟西汀、美西律、吗啡、普罗帕酮	慎用	胺碘酮通过影响 CYP2D6 代谢增加该药物的浓度或效应
环孢素	慎用	该药物通过影响 CYP3A4 增加胺碘酮的浓度或效应。胺碘酮通过 P 糖蛋白外排转运子增加该药物的浓度或效应
氢氯噻嗪、复方磺胺甲噁唑	慎用	胺碘酮通过竞争肾小管清除率增加该药物的浓度或效应
异环磷酰胺	慎用	胺碘酮通过影响 CYP3A4 代谢降低该药物的浓度或效应
伊立替康	慎用	胺碘酮通过影响 CYP4A4 代谢增加该药物的浓度或效应 胺碘酮通过 P 糖蛋白外排转运子增加该药物的浓度或效应
异烟肼、硝苯地平、扎鲁司特、甲硝唑	慎用	该药物通过影响 CYP3A4 增加胺碘酮的浓度或效应
利多卡因、替硝唑	慎用	胺碘酮通过影响 CYP3A4 代谢增加该药物的浓度或效应
苯妥英钠	慎用	胺碘酮通过影响 CYP2C9/10 代谢增加该药物的浓度或效应 该药物通过影响 CYP3A4 代谢降低胺碘酮的浓度或效应
普萘洛尔	慎用	胺碘酮通过影响 CYP2D6 代谢增加该药物的浓度或效应。该药物和胺碘酮具有药效学协同作用,有发生心动过缓的风险
维拉帕米	慎用	该药物通过影响 CYP3A4 代谢增加胺碘酮的浓度或效应。胺碘酮通过竞争肾小管清除率增加该药物的浓度或效应。该药物和胺碘酮具有药效学协同作用

【药物相容性】

容器	相容	不相容
Y型管	阿米卡星、阿曲库铵、阿托品、昂丹司琼、奥曲肽、奥沙利铂、苯海拉明、博来霉素、长春瑞滨、长春新碱、多巴胺、法莫替丁、伏立康唑、氟康唑、甘露醇、红霉素、环磷酰胺、吉西他滨、甲硝唑、卡铂、卡泊芬净、克林霉素、利多卡因、利福平、利奈唑胺、氯胺酮、氯丙嗪、氯化钙、琥珀胆碱、吗啡、美沙酮、美司钠、门冬酰胺酶、咪达唑仑、米力农、纳洛酮、尼莫地平、哌替啶、培美曲塞、普鲁卡因胺、青霉素、庆大霉素、柔红霉素、瑞芬太尼、肾上腺素、舒芬太尼、顺铂、头孢吡肟、托泊替康、万古霉素、维库溴铵、西咪替丁、硝酸甘油、伊达比星、伊立替康、依托泊苷、异丙嗪、异丙肾上腺素、异环磷酰胺、右雷佐生、右美托咪定	阿莫西林克拉维酸、阿奇霉素、阿糖胞苷、阿昔洛韦、氨苄西林、氨茶碱、苯巴比妥、苯妥英钠、地塞米松、地西泮、多柔比星、多柔比星脂质体、肝素、更昔洛韦、甲氨蝶呤、雷尼替丁、美罗培南、美洛西林、哌拉西林、哌拉西林他唑巴坦、碳酸氢钠、替加环素、头孢他啶、亚胺培南西司他丁、左氧氟沙星
混合管	阿米卡星、多巴酚丁胺、多西环素、法莫替丁、氟康唑、芬太尼、酚妥拉明、甲泼尼龙、甲硝唑、克林霉素、利多卡因、两性霉素B、阿托品、吗啡、氯化钙、氯化钾、咪达唑仑、葡萄糖酸钙、普鲁卡因胺、青霉素钾、庆大霉素、米力农、红霉素、肾上腺素、头孢呋辛、头孢曲松、万古霉素、维库溴铵、硝酸甘油、多巴胺、胰岛素、异丙肾上腺素、右美托咪定、去甲肾上腺素	氨茶碱、地高辛、肝素、哌拉西林、哌拉西林他唑巴坦、碳酸氢钠、头孢他啶、亚胺培南西司他丁

【不良反应】

1. 心血管系统 ①窦性心动过缓、一过性窦性停搏或窦房拮抗;②房室传导阻滞;③虽然延长Q-T间期,但尖端扭转型室性心动过速不常见,其促心律失常作用在长期大剂量或伴有低钾血症时易发生;④静脉注射过快时产生低血压。处置方法:停药,可用升压药、异丙肾上腺素、碳酸氢钠(或乳酸钠)或起搏器治疗。注意纠正电解质紊乱。尖端扭转型室性心动过速发展成室颤时可用直流电转复。本品半衰期长,故治疗不良反应需持续5~10日。

2. 甲状腺 ①甲状腺功能减退;②甲状腺功能亢进。处置方法:①停药后数月可消退,必要时可用甲状腺素治疗;②停药数周至数月可完全消失,少数需用抗甲状腺药、普萘洛尔或肾上腺皮质激素。

3. 神经系统 不多见,可出现震颤、共济失调、近端肌无力、锥体外系反应等。减药或停药后渐消退。

4. 消化系统 便秘,少数人有恶心、呕吐、食欲减退。

5. 眼部 黄棕色色素沉着,与疗程及剂量有关,儿童发生较少。偶可影响视力,无永久性损伤。

6. 皮肤可出现光敏感反应。应避免暴露于阳光(以及紫外光)下。

7. 静脉注射可出现氨基转移酶明显增高。口服可有氨基转移酶增高。下调剂量后可

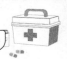

以恢复。

8. 肺部不良反应多发生在长期大量服药者。临床表现有呼吸困难、干咳等。呼吸功能检查可见限制性肺功能改变,血沉增快及白细胞增高,胸部 X 线检查或 CT 检查可见肺泡炎或肺间质纤维化改变,严重者可致死。处置方法:根据情况停药并用肾上腺皮质激素治疗。

9. 静脉注射用药时局部刺激可产生静脉炎。处置方法:采用中心静脉注射用药。

10. 偶可发生低钙血症及血清肌酐升高[6]。

【药理作用】

本品属Ⅲ类抗心律失常药。主要电生理效应是延长各部心肌组织的动作电位及有效不应期,有利于消除折返激动。同时具有轻度非竞争性的拮抗 α 及 β 肾上腺素受体和轻度Ⅰ及Ⅳ类抗心律失常药的性质。静脉注射胺碘酮显示Ⅰ类、Ⅱ类、Ⅳ类的药理作用出现较快,Ⅲ类药理作用出现时间较长。对静息膜电位及动作电位无影响。本药减低窦房结自律性,对房室旁路前向传导的抑制大于逆向。由于复极延长,口服后心电图出现 Q-T 间期延长及 T 波改变,短时间静脉注射此作用不明显。静脉注射有轻度负性肌力作用,但通常不抑制左室功能。对冠状动脉及周围血管有直接扩张作用。可影响甲状腺素代谢[6]。

【药代动力学】

口服吸收迟缓且不规则。生物利用度约为 50%。表观分布容积约为 60L/kg,主要分布于脂肪组织及含脂肪丰富的器官。在血浆中 62.1% 与白蛋白结合,33.5% 可能与 β 脂蛋白结合。主要在肝内代谢消除,活性代谢产物为去乙基胺碘酮。单次口服 800mg 时半衰期为 4.6 小时,长期服药半衰期为 13~30 日,终末血浆清除半衰期可达 40~55 日。停药后半年仍可测出血药浓度。口服后 3~7 小时血药浓度达峰值。约 1 个月可达稳态血药浓度,稳态血药浓度为 0.92~3.75μg/ml。口服用药后 4~5 日作用开始,5~7 日达最大作用,有时可在 1~3 周才出现。停药后作用可持续 8~10 日,偶可持续 45 日。

单次静脉注射后由于胺碘酮从血浆再分布于组织中,血浆中药物浓度下降较快。静脉注射后 5 分钟起效,停药可持续 20 分钟至 4 小时。原药在尿中未能测到,尿中排碘量占总含碘量的 5%,其余的碘经肝肠循环从粪便中排出。血液透析不能清除本品[7]。以上数据来源于健康成人,可供儿科参考[6]。

【药物过量】

表现:有口服胺碘酮过量后心动过缓,室性心律失常,尤其是尖端扭转型室性心动过速和肝脏损伤的病例报道[8-9]。

措施:给氧,人工通气,监测心电图,给予多巴胺治疗循环障碍,给予地西泮、硫喷妥钠治疗抽搐。

【药物贮存】

室温贮存,避免光照和过热[8-9]。

第二节 抗高血压药

卡 托 普 利
Captopril

【适应证】

用于高血压、心力衰竭、先天性或早发性肾病综合征、肾炎蛋白尿[10]。

【用法用量】

一、新生儿

1. 高血压、心力衰竭　初始剂量 10~50μg/kg，监测血压 1~2 小时。若耐受，给予每次 10~50μg/kg 口服，每 8~12 小时 1 次。根据效果调整剂量和给药间隔[11]。

2. 新生儿肾炎蛋白尿　初始剂量 10~50μg/kg（校正胎龄 <37 周，10μg/kg）；监测血压 1~2 小时，若耐受，给予每次 10~50μg/kg，每日 2~3 次。必要时可增至最大日剂量 2mg/kg，分次服用（校正胎龄 <37 周，最大日剂量 300μg/kg）[11]。

二、儿童及青少年

1. 高血压、心力衰竭

1~11 个月：初始剂量 0.1mg/kg（最大剂量 6.25mg），监测血压 1~2 小时，若耐受，给予每次 0.1~0.3mg/kg，每日 2~3 次。根据临床反应调整剂量和给药间隔，最大日剂量 4mg/kg，分 2~3 次给药。

1~11 岁：初始剂量 0.1mg/kg（最大剂量 6.25mg），监测血压 1~2 小时，若耐受，给予每次 0.1~0.3mg/kg，每日 2~3 次。根据临床反应调整剂量和给药间隔，最大日剂量 6mg/kg，分 2~3 次给药。

12~17 岁：初始剂量 0.1mg/kg 或给予 6.25mg，监测血压 1~2 小时，若耐受，给予每次 12.5~25mg，每日 2~3 次，必要时增至最大日剂量 150mg，分 2~3 次给药[11]。

2. 肾炎蛋白尿

1~11 个月：初始剂量 0.1mg/kg（最大剂量 6.25mg）；监测血压 1~2 小时，若耐受，给予 0.1~0.3mg/kg，每日 2~3 次，必要时可增至最大日剂量 4mg/kg，分 2~3 次服用。

1~11 岁：初始剂量 0.1mg/kg（最大剂量 6.25mg）；监测血压 1~2 小时，若耐受，给予 0.1~0.3mg/kg，每日 2~3 次，必要时可增至最大日剂量 6mg/kg，分 2~3 次服用。

12~17 岁：初始剂量 0.1mg/kg 或 6.25mg；监测血压 1~2 小时，若耐受，可给予 12.5~25mg，每日 2~3 次，必要时可增至最大日剂量 150mg，分 2~3 次服用[11]。

【剂量调整】

对于肾功能降低的儿童患者无特殊的剂量调整方案。

对于肾功能降低的成年患者，建议降低初始剂量，减慢增加速度[12]。

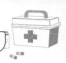

【给药说明】

饭前 1 小时给药,食物会减少药物的吸收[13]。

【注意事项】

1. 对本品或其他血管紧张素转换酶抑制药过敏者禁用。

2. 孤立肾、移植肾、双侧肾动脉狭窄、严重肾功能减退者禁用。

3. 下列情况慎用:自身免疫性疾病;骨髓抑制;脑动脉或冠状动脉供血不足,可因血压降低而缺血加剧;血钾过高;肾功能障碍而致血钾增高,白细胞及粒细胞减少,并使本品潴留;主动脉瓣狭窄,此时可能使冠状动脉灌注减少;严格饮食限制钠盐或进行透析者,此时首剂应用本品可能发生突然而严重的低血压[13]。

【用药监护】

1. 对诊断的干扰包括:血尿素氮、肌酐浓度增高,常为暂时性;偶有血清肝脏酶增高;血钾轻度增高;血钠减低。

2. 曾有报告本品在婴儿可引起血压过度与持久降低伴少尿与抽搐,故应用本品仅限于其他降压治疗无效者。

3. 在手术或麻醉时用本品发生低血压,可用扩容纠正。

4. 使用本品期间随访检查:白细胞计数及分类计数,最初 3 个月内每 2 周 1 次,此后定期检查,有感染迹象时随即检查。用本品时若白细胞计数过低,停用本品可以恢复。

5. 使用本品前建议停用其他抗高血压药 1 周。

6. 对恶性或重度高血压,在停用其他药物后立即给本品最小剂量,在密切观察下每 24 小时递增剂量,直到疗效充分或达最大剂量。

7. 肾功能差者应采用小剂量或减少给药次数,缓慢递增;若须同时用利尿药,建议用呋塞米而不用噻嗪类,血尿素氮和肌酐增高时,将本品减量或同时停用利尿药。

8. 尿蛋白检查,每月 1 次。用本品时蛋白尿若渐增多,暂停用本品或减少用量[13]。

【相互作用】

药品名称	作用程度	相互作用
阿司匹林、双氯芬酸、布洛芬、吲哚美辛、萘普生	严重	这些药物与卡托普利具有药效学拮抗作用,联合使用可能导致肾功能显著下降。非甾体抗炎药可能会降低 ACEI 药物的降压效果
右旋糖酐铁	严重	卡托普利会增强该药物的毒性或不良反应,尤其是过敏性反应,机制不明确
厄贝沙坦、氯沙坦、奥美沙坦、缬沙坦	严重	这些药物与卡托普利通过药效学协同作用增强对方的毒性。对肾素-血管紧张素系统的双重阻断作用增加了发生低血压、高血钾和肾损伤的风险
磷酸钠	严重	该药物和卡托普利均增加对方的毒性,机制不明确。ACEI 可增强该药物的肾毒性

续表

药品名称	作用程度	相互作用
拓扑替康	严重	卡托普利通过 P 糖蛋白外排转运子增加该药物的浓度或效应
氢氧化铝、碳酸钙、碳酸氢钠、枸橼酸钠	慎用	这些药物降低卡托普利的效应,机制不明确。可能是通过抑制卡托普利的吸收
胺碘酮、异戊巴比妥、两性霉素 B 脂质体、阿立哌唑、三氧化二砷、布比卡因、氯氮平、右美托咪定、硝酸异山梨酯、单硝酸异山梨酯、硝酸甘油、苯巴比妥、酚妥拉明、丙泊酚、瑞芬太尼、罗哌卡因、七氟烷、西地那非、舒芬太尼	慎用	这些药物和卡托普利通过药效学协同作用增加对方的效应。二者均降低血压,注意监测
布美他尼、呋塞米	慎用	这两种药物与卡托普利具有药效学协同作用,有急性低血压和肾功能不足的风险
环丙沙星	慎用	卡托普利增加该药物的毒性,机制不明确。ACEI 类增加该药物致心律失常的可能性,监测心电图和 Q-T 间期
环孢素	慎用	合用可增加对方的毒性,机制不明确,有急性肾衰竭的风险
达肝素、依诺肝素、肝素	慎用	这些药物增加卡托普利的毒性,低分子肝素抑制肾上腺醛固酮的分泌
格列美脲、门冬胰岛素、地特胰岛素、甘精胰岛素、赖脯胰岛素	慎用	卡托普利通过药效学协同作用增加这些药物的效应。二者均降低血糖浓度,注意监测
氢氯噻嗪	慎用	卡托普利和该药物通过药效学协同作用增加对方的效应。二者均降低血压。肾毒性的风险增加,注意监测
二甲双胍	慎用	卡托普利增加该药物的毒性,机制不明确,低血糖和乳酸酸中毒的风险增加
磷酸钾、氯化钾、枸橼酸钾	慎用	卡托普利通过降低清除率增加这些药物的浓度。有高钾血症的风险
哌唑嗪	慎用	卡托普利和该药物有药效学协同作用。加强首剂低血压效应
螺内酯	慎用	该药物和卡托普利通过药效学协同作用增加对方的毒性。二者均降低血压。且同用有高钾血症的风险。注意监测血压和血钾
甲氧苄啶	慎用	该药物和卡托普利均增加血钾浓度。该药物降低尿钾浓度。可能导致高钾血症,尤其是使用高剂量时,或肾功能不全时,或联合使用其他导致血钾升高的药物时

【不良反应】

1. 最常见对血管的影响,包括低血压、头晕、疲劳、头痛、恶心等。ACEI 大部分的不良反应在停止治疗后可逆。扩充血容量治疗(静脉注射 0.9% 氯化钠注射液)对症状性低血压

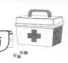

（包括用药过量造成的）一般有效。

2. 血管神经性水肿。处置方法：应停用本品，迅速皮下注射 1：1 000 肾上腺素 0.3~0.5ml。

3. 常见　皮疹；心悸、心动过速、胸痛；咳嗽；味觉迟钝。

4. 较少见　眩晕、头痛、昏厥，面部潮红或苍白。

5. 极少见　白细胞与粒细胞减少，发热、寒战[13]。

【药理作用】

降压：本品为竞争性血管紧张素转换酶抑制药，使血管紧张素Ⅰ不能转化为血管紧张素Ⅱ，结果血浆肾素活性增高，醛固酮分泌减少，血管阻力减低。本品还抑制缓激肽的降解；也可直接作用于周围血管而降低阻力。

减低心脏负荷：心力衰竭时本品扩张动脉与静脉，降低周围血管阻力或后负荷，减低肺毛细血管嵌顿压或前负荷，也降低肺血管阻力，因而改善心排血量，运动耐量时间延长[13]。

【药代动力学】

口服本品后吸收迅速，吸收率在 75% 以上，餐中服用胃肠道内有食物存在可使本品的吸收减少 30%~40%，故宜在餐前 1 小时服药。血循环中本品的 25%~30% 与蛋白结合。用于降压，口服后 15 分钟开始起效，1~1.5 小时作用达高峰，持续 6~12 小时，其时间长短与剂量相关。降压作用为进行性，约数周达最大治疗作用。$t_{1/2\beta}$ 小于 3 小时，肾功能衰竭时延长。在肝内代谢为二硫化物等。经肾排泄，有 40%~50% 以原型排出，其余为代谢物，可在血液透析时被清除。本品不能通过血 - 脑屏障。注射本品 15 分钟后生效，1~2 小时作用达高峰，持续 4~6 小时[13]。

【药物过量】

表现：过量可致低血压。

处置：应立即停药，并扩容以纠正，在成人还可以用血液透析清除[14]。

硝 普 钠
Sodium Nitroprusside

【适应证】

用于高血压、急性心力衰竭[15]。

【用法用量】

一、新生儿
充血性心力衰竭：0.3~4μg/（kg·min）静脉输注，最大剂量为 6μg/（kg·min）[16]。

二、儿童及青少年
充血性心力衰竭：0.3~4μg/（kg·min）静脉输注，最大剂量为 10~12μg/（kg·min）[16-17]。

高血压危象：初始剂量 0.3μg/（kg·min）静脉输注[18-19]。调整剂量时，应在调整前至少评估血压 5 分钟，增加剂量直至达到预期效果[19]，或者在不影响重要器官灌注的情况下使血压无法进一步降低[18]。最大剂量为 $10\mu g/(kg\cdot min)$，不过最大剂量的输注时间不超过 10 分钟[19-20]，并且应尽可能缩短[18]。

【给药说明】

1. 静脉滴注前，先将本品 50mg 用 5% 葡萄糖注射液 2~3ml 溶解，再以 5% 葡萄糖注射液 250ml 稀释至所需浓度。

2. 溶液应新鲜配制，用剩部分应弃去，新配溶液为淡棕色，如变为暗棕色、橙色或蓝色，应弃去。

3. 以 50~200μg/ml（0.05~0.2mg/ml）的浓度持续静脉输注。使用大静脉给药。给药时应避光。

4. 本品对光敏感，溶液稳定性较差，滴注溶液应新鲜配制并注意避光。输液器要用锡箔或不透光材料包裹以避光。

5. 溶液的保存与应用不超过 6 小时[21]。

【注意事项】

对本品及其所含成分过敏者禁用；代偿性高血压，如动脉分流或主动脉缩窄时禁用[21]。

【用药监护】

1. 对诊断的干扰　用本品时血二氧化碳分压、pH、碳酸氢盐浓度可能降低；血浆氰化物、硫氰酸盐浓度可能因本品代谢后产生而增高；本品过量时动脉血乳酸盐浓度可增高，指示代谢性酸中毒。

2. 下列情况慎用　脑血管或冠状动脉供血不足时，对低血压的耐受性减低；麻醉中控制性降压时，如有贫血或低血容量，应先予纠正再给药；脑病或其他颅内压增高时，扩张脑血管可进一步增高颅内压；肝功能损害时，可能本品加重肝损害；甲状腺功能过低时，本品的代谢产物硫氰酸盐可抑制碘的摄取和结合，因而可能加重病情；肺功能不全时，本品可能加重低氧血症；维生素 B_{12} 缺乏时使用本品，可能使病情加重。

3. 停药反应　麻醉中控制降压时，突然停用本品，尤其血药浓度较高而突然停药时，可能发生反跳性血压升高。

4. 本品毒性来自其代谢产物氰化物和硫氰酸盐，若氰化物不能正常转换为硫氰酸盐，则硫氰酸盐血浓度虽正常也可发生中毒。

5. 应用本品过程中，必须持续监测心率和血压。

6. 肾功能不全而本品应用超过 48~72 小时者，每日须测定血浆中氰化物或硫氰酸盐，保持硫氰酸盐不超过 100μg/ml，氰化物不超过 3μmol/ml。

7. 急性心肌梗死患者用本品时需测定肺动脉舒张压或嵌压。

8. 本品只宜做静脉滴注，长期使用者应置于重症监护室内。

9. 为按计划合理降压，最好使用输液泵，以便精确调整流速，抬高床头可增进降压效果，药液有局部刺激性，谨防外渗，推荐自中心静脉滴注。

10. 经治疗病情已稳定，停药时给予口服药以巩固疗效。患者同时使用其他抗高血压药时，本品用量要减少。

11. 左心衰竭时应用本品可恢复心脏泵血功能，但伴有低血压时，须同时加用正性肌力

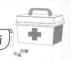

药如多巴胺或多巴酚丁胺。

12. 使用本品偶可出现耐药现象,此应视为中毒的先兆,此时减慢滴速,即可消失。

13. 常同时给予硫代硫酸钠以促进氰化物的代谢,但尚未被充分研究[21]。

【相互作用】

药品名称	作用程度	相互作用
氨氯地平、地尔硫草、非洛地平、尼卡地平、硝苯地平、维拉帕米	慎用	该药物通过药效学协同作用增强硝普钠的效应
贝那普利、可乐定、胍法辛、西地那非	慎用	硝普钠和该药物通过药效学协同作用增强对方的效应。有额外的低血压效应
丁卡因	慎用	合用时应监测是否有高铁血红蛋白症的征象

【药物相容性】

容器	相容	不相容
Y型管	艾司洛尔、丙泊酚、多巴胺、多巴酚丁胺、法莫替丁、呋塞米、肝素、枸橼酸咖啡因、雷尼替丁、利多卡因、氯化钙、氯化钾、吗啡、咪达唑仑、米卡芬净、米力农、尼卡地平、泮库溴铵、普鲁卡因胺、肾上腺素、维库溴铵、西咪替丁、硝酸甘油、胰岛素、异丙肾上腺素、吲哚美辛	胺碘酮
混合管	丙泊酚、地尔硫草、多巴胺、多巴酚丁胺、肝素、拉贝洛尔、利多卡因、咪达唑仑、米力农、硝酸甘油、胰岛素	顺阿曲库铵

【不良反应】

不良反应	处置方法
血压下降过快过剧,出现眩晕、大汗、头痛、肌肉抽搐、神经紧张或焦虑、烦躁、胃痛、反射性心动过速或心律失常	减慢滴速或停药
硫氰酸盐中毒或过量,出现运动失调、视物模糊、谵妄、眩晕、头痛、意识丧失、恶心、呕吐、耳鸣、气短	硫氰酸盐可通过透析除去[22]

【药物过量】

表现:血压过低;氰化物中毒,可出现反射消失、昏迷、心音遥远、低血压、脉搏消失、皮肤粉红色、呼吸浅、瞳孔散大。

处置:血压过低时减慢滴速或暂停给药即可纠正。如有氰化物中毒征象,应停止给药,吸入亚硝酸异戊酯或静脉滴注亚硝酸钠或硫代硫酸钠均有助于将氰化物转为硫氰酸盐而降低氰化物血药浓度[15,21]。

【药理作用】

本品为速效和短时作用的血管扩张药。对动脉和静脉平滑肌均有直接扩张作用,但不

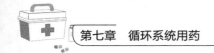

影响子宫、十二指肠或心肌的收缩;对局部血流分布影响不大。血管扩张使周围血管阻力减低,因而有降血压作用。血管扩张能使心脏前、后负荷均降低,心排血量改善,故对心力衰竭有益。后负荷降低可减少瓣膜关闭不全时主动脉和左心室的阻抗而减轻反流[21]。

【药代动力学】

静脉滴注后立即达血药浓度峰值,其水平随剂量而定。本品由红细胞代谢为氰化物,在肝脏内氰化物代谢为硫氰酸盐,代谢物无扩张血管活性;氰化物也可参与到维生素 B_{12} 的代谢过程中。本品给药后几乎立即起作用并达作用高峰,静脉滴注后作用维持 1~10 分钟;半衰期为 7 日(由硫氰酸盐测定),肾功能不良或血钠过低时 $t_{1/2}$ 延长。经肾排泄[21]。

【药物贮存】

遮光,密闭保存[15]。

硝 苯 地 平
Nifedipine

【适应证】

用于高血压、持续性高胰岛素低血糖症、川崎病或早衰儿童的心绞痛、雷诺病[23]。

【用法用量】

一、新生儿

持续性高胰岛素低血糖症:每次口服 0.1~0.2mg/kg(最高剂量 0.6mg/kg),每日 4 次。

二、儿童及青少年

1. 高血压危象、川崎病或早衰儿童的急性心绞痛　1 个月至 17 岁:单剂口服 0.25~0.5mg/kg,最高剂量 10mg/ 次。如有必要可重复一次。用药可能会导致血压不可预测且严重下降,因此用药后密切监测;如果无效,考虑替代治疗[23]。

2. 高血压、川崎病或早衰儿童的心绞痛

1 个月至 11 岁:每次口服 0.2~0.3mg/kg,每日 3 次。最高剂量每日 3mg/kg(不超过90mg/d)。

12~17 岁:每次口服 5~20mg,每日 3 次。最高剂量每日 90mg[23]。

3. 雷诺病　2~17 岁:每次口服 2.5~10mg,每日 2~4 次。

为避免直立性低血压,首次应在夜间服用低剂量,之后逐渐加量[23]。

【剂量调整】

肝功能不全者本品代谢和排泄速度降低[24],严重肝功能障碍可能需减量[25]。

【给药说明】

1. 服药不受进食影响[25]。

2. 缓释剂型不可咀嚼或掰碎。

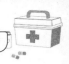

3. 避免服用含乙醇类的饮料[25]。

4. 避免服用葡萄柚及其果汁,以免影响药物吸收[25]。

5. 用于高血压危象,不推荐舌下给药或胶囊咬碎后吞服,以防止血压过度下降[26]。

【注意事项】

1. 心源性休克、低血压、对本品过敏者禁用。

2. 肝肾功能受损者、低血压、重度主动脉瓣狭窄、心力衰竭、快速心律失常者慎用。

【用药监护】

1. 长效剂型可用于高血压的一线治疗。不推荐使用短效剂型作为高血压的长期治疗,可能增加高血压患者心肌梗死和死亡风险[26]。

2. 记录患者心绞痛的发作时间、类型(尖锐痛、钝痛或绞痛)、疼痛辐射区域、轻度和持续时间,及其诱发因素,如情绪紧张或劳累[25]。

3. 与β受体拮抗剂合用有较好的耐受性和疗效,但个别患者可能诱发和加重低血压、心力衰竭和心绞痛[24]。

4. 对诊断的干扰:偶有碱性磷酸酶、肌酸激酶、乳酸脱氢酶、GOT、GPT升高,但无症状。血小板聚集率减低,出血时间延长[26]。

5. 给药前及服药期间须监测血压和心电图。决定剂量及增加维持剂量时更须注意[24]。

6. β受体拮抗剂换用本品前须逐步递减用量,避免突然停药诱发心绞痛[26]。

7. 长期给药不宜骤停,避免出现心绞痛发作等反跳现象。

8. 注意反射性交感神经兴奋、心率加快以致心绞痛加剧。

9. 监测患者肝功能。

10. 观察患者皮肤是否有潮红。

11. 评估可走动的患者踝关节周围水肿情况。评估卧床患者骶骨区周围水肿情况。

12. 服药后可因直立性低血压出现头晕,告知患者应缓慢起床,将双腿垂于床边片刻;走路注意搀扶。

13. 外出时应涂抹防晒霜,穿好防护服[25]。

【相互作用】

药品	作用程度	相互作用
阿米卡星、阿奇霉素、庆大霉素	慎用	该药物通过影响P糖蛋白外排转运子降低阿米卡星、阿奇霉素、庆大霉素的浓度或效应
地高辛	慎用	该药物通过影响P糖蛋白外排转运子增加地高辛的浓度或效应
胺碘酮	慎用	该药物通过影响CYP3A4增加胺碘酮的浓度或效应
红霉素、西咪替丁	慎用	红霉素和西咪替丁通过影响CYP3A4代谢增加硝苯地平的浓度或效应
华法林	慎用	该药物通过影响CYP3A4代谢,增加华法林的毒性
环孢素	慎用	该药物通过影响CYP3A4代谢增加环孢素的浓度或效应,该药物通过P糖蛋白外排转运子降低环孢素的浓度或效应

续表

药品	作用程度	相互作用
米卡芬净	慎用	米卡芬净增加该药物的浓度。机制不明确
普萘洛尔	慎用	该药物和普萘洛尔均增强对降压通道的阻滞作用。该药物通过降低清除率增加普萘洛尔的浓度
硝普钠	慎用	该药物通过药效学协同作用增强硝普钠的效应
氟康唑	慎用	氟康唑可能会增加硝苯地平全身暴露的潜在效应,建议密切监测不良事件

【不良反应】

1. 短暂而较多见　踝、足与消退肿胀。
2. 较少见　呼吸困难、咳嗽、哮鸣、心率快而重(由于降压后交感活性反射性增强);牙龈增生[26]。

【药物过量】

表现:恶心、困倦、意识模糊、言语不清及低血压。
处置:停药观察,必要时用血管收缩药[26]。

【药理作用】

本品为二氢吡啶类钙通道阻滞药,抑制 Ca^{2+} 内流,松弛血管平滑肌、扩张冠状动脉并增加其血流量,提高心肌对缺血的耐受性,同时能扩张周围小动脉、降低外周血管阻力,从而使血管下降。用于预防和治疗冠心病心绞痛,特别是变异型心绞痛和冠状动脉痉挛所致心绞痛。小剂量扩张冠状动脉时并不影响血压,为较好的抗心绞痛药。作为抗高血压药,无一般血管扩张药常有的水钠潴留和水肿等不良反应。对呼吸功能无不良影响,故适用于有呼吸道阻塞性疾病的心绞痛患者,其疗效优于 β 受体拮抗剂。还适用于各种类型的高血压,对顽固性、重度高血压也有较好疗效。由于能降低后负荷,对顽固性充血性心力衰竭也有良好疗效,宜于长期口服[24]。

【药代动力学】

给药途径	起效时间 /min	t_{max}/h	作用达峰 /h	持续时间 /h	$t_{1/2\alpha}$/h	$t_{1/2\beta}$/h	蛋白结合率 /%
口服	15	0.5	1~2	4~8	2.5~3	5	90

口服吸收迅速、完全。嚼碎服或舌下含服 t_{max} 较吞服提前,但相对生物利用度基本无差异。在肝内转换为无活性的代谢产物,约 80% 经肾排泄,20% 随粪便排出[26]。

【药物贮存】

遮光,密封保存[27]。

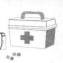

第三节 脑血管舒张药

尼 莫 地 平
Nimodipine

【适应证】

用于缺血性脑血管病、偏头痛、轻度蛛网膜下腔出血所致脑血管痉挛,突发性聋[28]。

【用法用量】

蛛网膜下腔出血后血管痉挛的预防。

1. 口服 1个月至17岁:每次 0.9~1.2mg/kg 口服,一次最大量为 60mg,每日 6 次(每 4 小时 1 次),出血后 4 日内开始口服,连续 21 日。

2. 静脉滴注

(1)1个月至11岁:初始量为每小时 15μg/kg(最大量为每小时 500μg,如血压不稳,初始量减至每小时 7.5μg/kg);如血压无明显下降,2 小时后增加至每小时 30μg/kg(最大量每小时 2mg),持续至少 5 日(最长 2 周)。

(2)12~17 岁:初始量每小时 500μg,体重超过 70kg 且血压稳定者可增至每小时 1mg;如血压无明显下降,2 小时后增加至每小时 1~2mg,持续至少 5 日(最长 2 周)。

用法:持续静脉输注时可通过连接到中心静脉的 Y 型管用 5% 葡萄糖注射液或 0.9% 氯化钠注射液进行稀释。不可加入同一容器中。不可接触聚氯乙烯的容器或输液器[28-29]。

【给药说明】

1. 尼莫地平静脉滴注应用缓慢输液泵与普通输液一起,以二路形式缓慢输入,滴速应慢,滴入太快会出现头痛,并且脸色潮红。

2. 蛛网膜下隙出血者静脉滴注尼莫地平时,有发生血压下降的可能。

3. 静脉滴注时应避光[30]。

【注意事项】

1. 对本品中任何成分过敏者禁用。

2. 肝功能损害者尼莫地平的代谢下降,应当慎用。

3. 低血压患者须慎用[29-30]。

【用药监护】

1. 在高血压合并蛛网膜下隙出血或脑梗死患者中,应注意减少或暂时停用降血压药物,或减少尼莫地平的用药剂量。

2. 静脉滴注或口服均可产生假性肠梗阻,表现为腹胀、肠鸣音减弱。当出现上述症状时应当减少用药剂量并保持观察。

3. 建议对于颅内压升高或脑水肿患者应进行密切的监测。

4. 对不稳定型心绞痛患者或急性心肌梗死后 4 周内的患者,应当权衡潜在的风险(如冠状动脉灌注减少和心肌缺血)和获益(如改善脑灌注)。

5. 本品与抗高血压药联合应用时应密切监测病情。

6. 本品与潜在肾毒性药物(如氨基糖苷、头孢菌素、呋塞米)同时使用或用于肾功能损伤患者时,可引发肾功能减退。若发生上述情况,必须严密监测肾功能,并考虑停止服用本品[29-30]。

【相互作用】

药品	作用程度	相互作用
红霉素、西咪替丁	慎用	红霉素、西咪替丁通过影响 CYP3A4 代谢增加该药物的浓度或效应
丙戊酸钠	慎用	联用可能增加 50% 的尼莫地平的血浆浓度

【药物相容性】

尼莫地平注射液经中心静脉插管用输液泵连续静脉输注,并经过三通阀可与下列任何一种液体:5% 葡萄糖注射液、0.9% 氯化钠注射液、乳酸钠林格注射液、右旋糖酐 40 溶液,以大致 1∶4(尼莫地平注射液∶联合输液)的比例同时输注,也可与甘露醇、人血白蛋白、血液同时输注。

尼莫地平需用聚乙烯管通过三通阀以联合输液的方式,经中心静脉插管用输液泵连续静脉输注,禁止单独输注尼莫地平注射液,禁止将尼莫地平注射液加入其他注射瓶或输液袋中。只能使用提供的聚乙烯输注管。

严禁与其他药物混合[29]。

【不良反应】

1. 蛛网膜下隙出血使用本品,可增加低血压的风险。

2. 常见不良反应　①血压下降,程度与药物剂量有关;②肝炎;③皮肤刺痛;④腹泻、胃绞痛、胃肠道出血;⑤血小板减少;⑥恶心、呕吐;⑦个别患者可发生 ALP、LDH、碱性磷酸酶(AKP)、血糖升高,以及血小板数升高。

3. 严重的不良反应　心力衰竭、心律失常(罕见)。阿托品、异丙肾上腺素或心脏起搏可治疗心脏搏动迟缓[30-31]。

【药物过量】

表现:血压明显下降、心动过速或心动过缓,以及口服后胃肠道不适和恶心。

处置:急性药物过量时必须立即停药。根据中毒症状采取紧急措施。如血压明显下降,可静脉给予多巴胺或去甲肾上腺素。因无特效解毒剂,对其他不良反应的治疗应给予对症处理[29]。

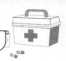

【药理作用】

为钙通道阻滞药,能有效地阻止 Ca^{2+} 进入血管平滑肌细胞,松弛血管平滑肌,从而解除血管痉挛。动物实验证明,尼莫地平对脑动脉的松弛作用远较其他部位动脉的作用强,由于它脂溶性高,易透过血 - 脑屏障[30]。

【药代动力学】

口服吸收快,达峰时间(t_{max})为 1 小时,有明显首关代谢,生物利用度(F)仅为 13%。当每日口服 4 次,连续 7 日后血中没有明显蓄积。血浆蛋白结合率超过 95%,结合浓度在 10ng/ml 至 10μg/ml。口服后大部分以代谢产物的形式从尿中排出,不到 1% 为原型药物。终末消除半衰期($t_{1/2\beta}$)为 9 小时,但最初血浓度下降很快,半衰期($t_{1/2}$)为 1~2 小时。缓释制剂口服后达峰时间(t_{max})为 3~4 小时,半衰期为 3~5 小时。慢性肝功能损害患者中尼莫地平的生物利用度增加,其稳态血药浓度峰值(C_{max})可达正常人的 2 倍[30]。

【药物贮存】

25℃以下,遮光,密闭保存[29]。

氟 桂 利 嗪
Flunarizine

【适应证】

1. 脑供血不足,椎动脉缺血,脑血栓形成后等。
2. 耳鸣、头晕。
3. 偏头痛预防。
4. 癫痫辅助治疗[32]。

【用法用量】

口服,每次 0.2mg/kg(最大量为 10mg),每日 1~2 次。对于体重在 40kg 以下的儿童患者,推荐起始剂量每日 2.5~5mg,单次服用[32]。

【注意事项】

1. 对氟桂利嗪、桂利嗪或其制剂中的成分过敏者禁用。
2. 有抑郁症病史者、锥体外系症状者、脑梗死急性期患者、脑出血性疾病急性期患者禁用。
3. 肿瘤患者放射治疗时应用氟桂利嗪,对肿瘤细胞的杀伤力可提高 10~20 倍。
4. 肝功能不全者慎用[32]。

【用药监护】

1. 可能引起困倦和嗜睡。

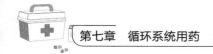

2. 本药能透过血-脑屏障,有明确的中枢神经系统不良反应,儿童中枢神经系统对药物反应敏感,原则上应慎用本药。

3. 服药后疲惫症状逐步加重者应当减量或停药。

4. 严格控制药物应用剂量,当维持剂量达不到治疗效果或长期应用出现锥体外系反应时,应当减量或停药[33]。

【相互作用】

药品名称	相互作用
乙醇、镇静催眠药	合用时镇静作用增加
苯妥英钠、卡马西平、丙戊酸钠等酶诱导剂	合用时加快氟桂利嗪的代谢,使其血浓度降低,可能需要增加使用剂量
抗癫痫药	加用氟桂利嗪可提高抗癫痫疗效

【不良反应】

1. 中枢不良反应　①嗜睡和疲惫感为最常见。②长期服用者可出现抑郁症,以女性患者较常见。③锥体外系反应,表现为运动徐缓、震颤、强直,静坐不能,下颌不自主运动等。多数在用药3周后出现,停药后消失。④少数患者可出现头痛、失眠、焦虑、虚弱等症状。

2. 消化道不良反应　口干、恶心、胃部灼烧感,胃纳亢进,体重增加等。

3. 少数患者可出现皮疹、多形性红斑、卟啉病、溢乳、肌肉酸痛、复视、视物模糊等。这些症状多数为短暂性[33]。

【药理作用】

本品为哌嗪类钙通道阻滞药,阻滞T型钙通道。可抑制P物质释放,抑制神经源性炎症反应。本品可阻止过量钙离子进入血管平滑肌细胞,引起血管扩张,对脑血管的扩张作用较好,而对冠状血管扩张作用较差。此外,还有抗组胺作用和镇静作用[33]。

【药代动力学】

口服易吸收,达稳态血药浓度峰值的时间(t_{max})为2~4小时,连续服药5~6周血浓度达稳态。血浆蛋白结合率高(>90%),体内分布广泛,组织中药物浓度大于血药浓度,组织中药物可缓慢释放入血。可通过血-脑屏障。主要在肝脏中代谢,大部分代谢产物经胆汁排泄。半衰期($t_{1/2}$)为18~19日[33]。

【药物过量】

表现:在过量服用时可能出现镇静作用和虚弱,有个例报道超剂量服用的人出现嗜睡、激越和心动过速等症状。

处置:尚无已知特定的解救药。适当的情况下,可以采用活性炭治疗。

【药物贮存】

遮光,密封保存[34]。

第四节 抗心绞痛药

硝酸甘油
Nitroglycerin

【适应证】

用于冠心病的治疗及预防。用于降低血压或治疗充血性心力衰竭。术中诱导低血压,减少血液损失。治疗术后肺动脉高压[35-36]。

【用法用量】

静脉给药:29日龄及以上,1~5μg/(kg·min)持续静脉输注[37-41]。

外用治疗新生儿外周组织缺血性坏死:取适量沿血管走向涂抹[42]。

治疗充血性心力衰竭:建议0.5~20μg/(kg·min)静脉给药[最大剂量60μg/(kg·min)][43]。

【给药说明】

1. 在玻璃容器中用5%葡萄糖注射液或氯化钠注射液稀释后静脉滴注。

2. 在室温下48小时内保持稳定,冷藏条件下7日内保持稳定。

3. 静脉使用本品时须采用避光措施。

4. 2~15℃保存硝酸甘油稀溶液(1%)。15~20℃保存更浓的硝酸甘油溶液。

【注意事项】

禁用于梗阻性心肌病、青光眼患者[36]。

【用药监护】

1. 应使用能有效缓解症状的最小剂量,过量可能导致耐受现象。

2. 小剂量可能发生严重低血压,尤其在直立位时,用药期间从坐位或卧位突然站起时需谨慎。

3. 与抗高血压药或血管扩张药合用可增强直立性低血压作用。

4. 血容量不足或收缩压低的患者慎用。

5. 许多塑料输液器可吸收硝酸甘油,应采用非吸附的输液装置。

6. 用药期间严格监测血压和心率。

7. 观察是否出现视力模糊或口干,若出现,应停药。

8. 在一些情况下应监测肺毛细血管楔压[35-36]。

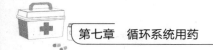

【相互作用】

药品名称	作用程度	相互作用
西地那非	禁忌	同用增强扩血管作用,有造成致命性低血压的风险
精氨酸	慎用	同用增强扩血管作用,有造成低血压的风险
贝那普利	慎用	同用通过药效学协同作用增强对方的效应。二者均有降低血压的作用
丁卡因	慎用	应监测是否有发生高铁血红蛋白血症的征兆

【药物相容性】

容器	相容	不相容
混合管	氨茶碱、胺碘酮、多巴胺、多巴酚丁胺、呋塞米、氟康唑、肝素、芬太尼、华法林、利奈唑胺、咪达唑仑、米力农、肾上腺素、利多卡因、胰岛素、右美托咪定、去甲肾上腺素	苯妥英钠、咖啡因、左氧氟沙星

【不良反应】

不良反应	处置方法
头痛	停药即可消失
低血压	抬高双腿,以利于静脉血回流,如仍不能纠正,加用 α 受体激动药如去氧肾上腺素,但不用肾上腺素。测定血中变性血红蛋白,如有应增加高流量氧吸入,重症可静脉注射亚甲蓝[36]

【药物过量】

表现:严重低血压、心动过速、心动过缓、传导阻滞、心悸、循环衰竭、晕厥、持续搏动性头痛、眩晕、视力障碍、颅内压增高、瘫痪和昏迷并抽搐、脸红与出汗、恶心与呕吐、腹部绞痛与腹泻、呼吸困难与高铁血红蛋白血症[35]。

【药理作用】

主要药理作用为松弛血管平滑肌。硝酸甘油释放 NO,NO 激活鸟苷酸环化酶,使平滑肌和其他组织内的环鸟苷酸增多,调节平滑肌收缩状态,引起血管扩张[36]。

【药代动力学】

静脉滴注即刻起作用。主要在肝脏代谢,迅速而近乎完全,中间产物为二硝酸盐和单硝酸盐,终产物为丙三醇。两种主要活性代谢产物 1,2- 二硝酸甘油和 1,3- 二硝酸甘油与母体相比,作用较弱,半衰期更长。代谢后经肾脏排出[35]。本数据来源于健康成人[36],可供儿科参考。

给药途径	起效时间 /min	达峰时间	持续时间
舌下	2~5	4~8 分钟	10~30 分钟
缓释制剂	20~45	—	3~8 小时
局部外用	15~60	0.5~2 小时	3~8 小时
贴剂	30~60	1~3 小时	8~12 小时
静脉注射	1~2	—	3~5 分钟

【药物贮存】

遮光、密闭、在阴凉处（不超过 20℃）保存[35]。

普 萘 洛 尔
Propranolol

【适应证】

用于高血压及快速性心律失常、充血性心力衰竭、偏头痛、婴幼儿血管瘤等治疗[44-52]。

【用法用量】

一、新生儿

1. 高血压及快速性心律失常

口服：初始给予每次 0.25~1mg/kg，每 6 小时口服 1 次。根据需要增加至每次最大剂量 3.5mg/kg，每 6 小时口服 1 次[46-49]。

静脉注射：每次 0.01mg/kg，每 6 小时给药 1 次，每次持续 10 分钟。根据需要增加至每次最大剂量 0.15mg/kg，每 6 小时给药 1 次。有效剂量差异明显。

2. 法洛四联症[44]

口服：每次 0.25~1mg/kg，每日 2~3 次，每次最大剂量 2mg/kg，每日 3 次。

在心电监护下缓慢静脉注射：初始剂量每次 0.015~0.02mg/kg（最大剂量 0.1mg/kg），如有必要每 12 小时重复。

3. 甲亢伴自律性症状、甲状腺毒症、甲亢危象[44]

口服：最初每次 250~500μg/kg，每 6~8 小时 1 次，根据情况酌情调整。

静脉注射：必须大于 10 分钟（国内无静脉用药治疗甲亢的经验），最初 20~50μg/kg，每 6~8 小时 1 次，根据情况酌情调整。

二、儿童

1. 常规剂量　静脉注射，0.01~0.15mg/kg，每 6~8 小时给药 1 次[52]。每次最大剂量 1~3mg[53]。

2. 充血性心力衰竭、高血压、快速性心律失常　口服。

初始剂量：0.5~1mg/（kg·d），分 3~4 次口服（每 6~8 小时给药 1 次，缓释胶囊每 12~24 小时给药 1 次）。室上性心动过速和 Q-T 间期延长综合征可使用更高的初始剂量 [2mg/（kg·d）]。

维持剂量：以 1mg/（kg·d）的增量，每 3~4 日增加给药剂量，最大剂量 6mg/（kg·d）。常规维持剂量 1~4mg/（kg·d）口服，分 3~4 次口服（每 6~8 小时给药 1 次，缓释胶囊每 12~24 小时给药 1 次）。有使用高至 14~16mg/（kg·d）的剂量来控制儿童室上性心动过速的报道[54-55]。

3. 婴幼儿血管瘤　口服。未被批准用于小于 5 周龄的婴儿[49]。最佳的维持剂量、给药时间、疗程尚未建立[50]以周为单位制定给药计划，具体可参考如下方案[50-51]。

用药第 1 周：每次 0.6mg/kg，每日 2 次，至少间隔 9 小时。

用药第 2 周：每次 1.1mg/kg，每日 2 次。

用药第 3 周：每次 1.7mg/kg，每日 2 次，给药 6 周。根据患者的体重增长定期调整剂量。若复发，可再次使用。

持续使用至损伤完全褪去，或者建议使用至满 1 岁，通常使用至 8~12 月龄（疗程 3~12 个月）[50-51]。停药较早有复发的报道[56]。

4. 预防偏头痛　口服。应从小剂量开始逐渐加量。

2~11 岁：每次 0.2~0.5mg/kg，每日 3 次，每日最大剂量 4mg/kg。常用剂量每次 10~20mg，每日 2~3 次。

12~17 岁：每次 20~40mg，每日 3 次，维持剂量每日 80~160mg[44]。

5. 法洛四联症　1 个月至 12 岁用药方案如下。

口服：每次 0.25~1mg/kg，每日 3~4 次，每日最大剂量 5mg/kg。

在心电监护下缓慢静脉注射：初始剂量每次 0.015~0.02mg/kg（最大剂量 0.1mg/kg），如有必要每 6~8 小时重复[44]。

6. 甲亢伴自律性症状、甲状腺毒症、甲亢危象　1 个月至 17 岁用药方案如下。

口服：每次 250~500μg/kg，根据情况酌情调整，偶尔需要 1mg/kg，每 8 小时 1 次；每次最大剂量 40mg，每 8 小时 1 次。

静脉注射：必须大于 10 分钟（国内无静脉用药治疗甲亢的经验），25~50μg/kg，最大剂量 5mg，每 6~8 小时 1 次，根据情况酌情调整[43]。

7. 配合 α 受体拮抗剂用于嗜铬细胞瘤患者控制心动过速　口服，初始剂量为 10mg，每日 2~3 次，可逐渐增加剂量以达到控制心率的目的[57]。

【给药说明】

静脉注射：可用 0.9% 氯化钠注射液或 5% 葡萄糖注射液稀释至 1mg/ml（新生儿可考虑稀释至 0.1mg/ml），给药速度不超过 1mg/min。缓慢静脉注射时持续 3~5 分钟。与碳酸氢盐不相容。pH 为 3 最稳定，在碱性环境下迅速分解[43]。

口服：可饭中或饭后给药，若患者未进食或呕吐可不用。

【注意事项】

1. 心源性休克、支气管哮喘、慢性阻塞性肺疾病、窦性心动过缓和一度以上的房室传导阻滞禁用。

2. 急性心力衰竭禁用，除非心衰是由普萘洛尔可治疗的心律失常所引起。

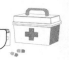

【用药监护】

1. 对诊断的影响　测定血尿素氮、脂蛋白、肌酐、钾、甘油三酯、尿酸等都可能增高;血糖则降低,但在糖尿病患者有时会增高。肾功能不全时普萘洛尔的代谢产物可蓄积血中,干扰测定血清胆红素的重氮反应,可出现假阳性。

2. 下列情况慎用　过敏史、心力衰竭、糖尿病、肺气肿或非过敏性支气管哮喘、肝功能不全、甲状腺功能减退、雷诺病或其他周围血管疾病、肾功能减退。

3. 普萘洛尔可产生速发型过敏反应。

4. 用于嗜铬细胞瘤患者控制心动过速时,绝不能在未用 α 受体拮抗剂的情况下单独或先用 β 受体拮抗剂,否则可因此导致严重肺水肿、心力衰竭或诱发高血压危象而加重病情。必要时在特殊情况下也应两者同时使用。

5. 应用本品过程中应定期检查血常规、血压、心功能、肝功能、肾功能,糖尿病患者定期检查血糖。

6. β 受体拮抗剂的耐受量个体差异大,用量必须个体化。首次用本品时需从小剂量开始,逐渐增加剂量并密切观察反应以免发生意外。

7. 血药浓度不能完全预示药理效应,还应根据心率及血压等临床征象指导临床用药。

8. 冠心病患者使用本品不宜骤停,否则可出现心绞痛、心肌梗死或室性心动过速。

9. 甲亢患者用本品也不可骤停,否则使甲亢症状加重。

10. 可以在空腹时口服,也可与食物共进,后者可使本品在肝内代谢减慢,生物利用度增加。本品主要受肝脏血流影响,肾衰患者透析时无须调整剂量。

11. 长期用本品停药必须逐渐递减剂量。至少经过 3 日,一般为 2 周。

12. 在治疗急性心律失常和静脉给药时,应持续监测心电图。

13. 在治疗婴幼儿血管瘤时,应在首次给药或增加剂量后监测心率和血压 2 小时。

14. 长期应用本品可在少数患者出现心力衰竭,若出现,可用洋地黄毒苷类和 / 或利尿药纠正,并逐渐递减剂量,最后停用[57-58]。

【相互作用】

药品名称	作用程度	相互作用
肾上腺素	禁忌	非选择 β 受体拮抗剂令肾上腺素产生的 α 受体效应占主导作用,导致血压上升和反射性的心率减慢
阿曲库铵、罗库溴铵	慎用	β 受体拮抗剂可能加强、抵消、延迟或不影响非去极化类肌松药的效应
阿司匹林	慎用	水杨酸类可抑制前列腺素的生物合成,其与 β 受体拮抗剂的抗高血压活性有关。同用时 β 受体拮抗剂的抗高血压效应可降低。此外,β 受体拮抗剂对慢性心衰患者左心射血分数的有益效应可能被降低
阿替卡因	慎用	该药物和普萘洛尔有药效学协同作用。同用时增强麻醉中的肾上腺素能效应,有发生高血压和心动过缓的风险
氨苯蝶啶、枸橼酸钾、琥珀胆碱、磷酸钾、氯化钾	慎用	这些药物和普萘洛尔均可增加血钾浓度

续表

药品名称	作用程度	相互作用
氨茶碱	慎用	有药效学拮抗作用。β 受体拮抗剂可减少氨茶碱的 N- 去甲基化。氨茶碱的清除可能降低。可能有药效学拮抗作用
氨氯地平、酚妥拉明	慎用	这两种药物和普萘洛尔均增强对降压通道的阻滞作用
苯巴比妥、扑米酮	慎用	这两种药物通过促进代谢降低普萘洛尔的浓度。合用时考虑提高 β 受体拮抗剂的剂量
丙泊酚、罗哌卡因、氯胺酮、七氟烷、依托咪酯	慎用	这些药物和普萘洛尔通过药效学协同作用增加对方的效应
布洛芬、吲哚美辛	慎用	合用时 β 受体拮抗剂的抗高血压效应可下降。尽量避免合用
地尔硫䓬、可乐定、维拉帕米	慎用	这些药物和普萘洛尔增加对方的毒性,机制不明确。心动过缓的风险增加
地高辛	慎用	地高辛的血药浓度可能增加,一些患者可能出现协同性的心动过缓
多巴酚丁胺、去甲肾上腺素、特布他林、异丙肾上腺素	慎用	普萘洛尔增加血钾浓度,这些药物降低血钾浓度。普萘洛尔通过药效学拮抗作用降低这些药物的效应
氟哌啶醇	慎用	可能有药效学协同作用,同用时二者的效应均可能增强。尽量避免同时使用
氟西汀、氯喹、伊马替尼	慎用	这些药物通过影响肝药酶 CYP2D6 代谢增加普萘洛尔的浓度或效应
福莫特罗、沙丁胺醇、沙美特罗	慎用	拟交感神经 β 受体激动剂的药效可能被 β 受体拮抗剂拮抗。可能出现支气管痉挛。尽量避免合用
格列美脲、甲苯磺丁脲	慎用	普萘洛尔通过药效学拮抗作用降低这两种药物的效应
枸橼酸钙、氯化钙、葡萄糖酸钙	慎用	这些药物降低普萘洛尔的效应,机制不明确
枸橼酸钠、氢氧化铝、碳酸氢钠	慎用	这些药物通过抑制胃肠道吸收降低普萘洛尔的浓度。应间隔 2 小时给药
加巴喷丁	慎用	发生加巴喷丁的副作用的风险增加
甲基多巴、利血平	慎用	这两种药物通过药效学协同作用增强普萘洛尔的效应
利多卡因	慎用	β 受体拮抗剂令利多卡因血药浓度上升,利多卡因的毒性反应可能发生
利福霉素、利福平	慎用	β 受体拮抗剂的药效可被利福霉素降低。可能与这两种诱导肝药酶代谢有关
利福喷丁	慎用	该药物通过促进代谢降低普萘洛尔的浓度
螺内酯	慎用	螺内酯和该药物均增加血清钾浓度
氯丙嗪	慎用	氯丙嗪可抑制普萘洛尔在肝脏的首关代谢,增强其药效

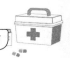

续表

药品名称	作用程度	相互作用
氯硝西泮	慎用	亲脂性 β 受体拮抗剂可能增强某些苯二氮䓬类的效应
尼卡地平	慎用	该药物和普萘洛尔均增强对降压通道的阻滞作用。该药物通过降低清除率增加普萘洛尔的浓度
哌唑嗪	慎用	该药物和普萘洛尔均增强对降压通道的阻滞作用。该药物的首剂低血压效应的效力和时间可能延长
普罗帕酮	慎用	普罗帕酮通过抑制首关代谢,降低系统清除率,增加 β 受体拮抗剂的血药浓度。普罗帕酮抑制 β 受体拮抗剂的代谢。同用时 β 受体拮抗剂效应可能增强
氢氯噻嗪、庆大霉素、吲达帕胺	慎用	普萘洛尔增加血钾浓度,这些药物降低血钾浓度
碳酸钙	慎用	该药物降低普萘洛尔的效应,机制不明确。该药物通过抑制胃肠道吸收降低普萘洛尔的浓度。应间隔 2 小时给药
酮洛芬	慎用	该药物和普萘洛尔均增加血钾浓度。该药物通过药效学拮抗作用降低普萘洛尔的效应
西地那非	慎用	普萘洛尔通过降低肝脏清除率增加该药物的浓度或效应。合用时该药物的清除率降低了约 34%
西咪替丁	慎用	西咪替丁可降低肝脏首关代谢,降低肝血流量,抑制肝脏对某些 β 受体拮抗剂的代谢(CYP2D6)。同用时 β 受体拮抗剂的效应可增强
硝苯地平	慎用	该药物和普萘洛尔均增强对降压通道的阻滞作用。该药物通过降低清除率增加普萘洛尔的浓度
缬沙坦	慎用	该药物和普萘洛尔均增加血钾浓度,二者有药效学协同作用
胰岛素	慎用	β 受体拮抗剂可阻滞肾上腺素升高血糖的反应,干扰机体调节血糖功能,合用增加发生低血糖的危险,并延长低血糖时间
地西泮	关注	亲脂性 β 受体拮抗剂可能增强某些苯二氮䓬类的效应
呋塞米	关注	合用时普萘洛尔的心血管效应可能增强
甲巯咪唑	关注	同用时 β 受体拮抗剂的药代动力学可能受到改变,药学效应可能增强
维生素 C	关注	合用时可能减少普萘洛尔的胃肠道吸收,普萘洛尔的药学效应可能降低
乙醇	关注	快速摄入乙醇可能会降低胃蠕动,延迟胃排空,推迟普萘洛尔到达小肠吸收位点的时间。但合用时产生的药学效应和疗效不易预测。建议避免合用
胺碘酮	微弱	降低肝脏代谢和首关代谢,增加生物利用度。β 受体拮抗剂的效应增强
苯海拉明	微弱	通过抑制 CYP2D6 介导的 β 受体拮抗剂代谢,增加某些 β 受体拮抗剂的浓度和心血管效应
对乙酰氨基酚	微弱	对对乙酰氨基酚进行糖苷化和氧化代谢的酶可能受普萘洛尔抑制,对乙酰氨基酚的药学效应可能增强

续表

药品名称	作用程度	相互作用
华法林	微弱	普萘洛尔可增强华法林的效应
异烟肼	微弱	异烟肼的药效可能增强
左甲状腺素	微弱	β受体拮抗剂的药效可能会降低

【药物相容性】

容器	相容	不相容
Y型管	阿替普酶、丙泊酚、多巴酚丁胺、肝素、利奈唑胺、氯化钾、米力农、氢化可的松	
混合管	阿替普酶、丙泊酚、肝素、氯化钾、米力农	两性霉素B复合物

【不良反应】

1. 心血管系统 心动过缓、充血性心力衰竭、房室传导阻滞加重、低血压、动脉功能障碍。偶可发生间歇性跛行。可出现指/趾麻木。突然停药可导致心绞痛。处置方法:停药必须逐渐递减剂量。如果低血压一直持续,应该静脉注射胰高血糖素,有时也可用拟交感神经药物代替或者与胰高血糖素同时使用。常用拟交感神经药异丙肾上腺素。可注射阿托品来控制心动过缓,有时还需胰高血糖素以及心脏起搏器与其配合使用。室性期前收缩给予利多卡因或苯妥英钠。心力衰竭时服用洋地黄或利尿药。

2. 血糖、血脂异常。出现低血糖可使用葡萄糖或者胰高血糖素。

3. 头晕、精神抑郁(嗜睡、疲乏、无力)、视觉障碍、幻觉、梦魇以及急性可逆的综合征。

4. 恶心、呕吐、腹胀、腹痛、腹泻、便秘、肠系膜动脉血栓形成以及缺血性结肠炎。

5. 过敏反应、咽炎、粒细胞缺乏、红疹、发热伴咽痛和咽喉炎、喉痉挛以及呼吸窘迫。支气管痉挛。处置方法:β₂受体激动剂或黄嘌呤可能会用于支气管痉挛。

6. 粒细胞缺乏、非血小板减少性紫癜和血小板减少性紫癜。

7. 极少见系统性红斑狼疮报告。

8. 重症多形性红斑、中毒性表皮坏死松解症、剥脱性皮炎、多形性红斑和荨麻疹[58-60]。

【药物过量】

表现:一些患者会产生致命的心血管反应。包括心动过缓、心脏传导阻滞、低血压、心力衰竭以及心源性休克。偶尔会产生抽搐、昏迷、呼吸困难以及支气管狭窄。

处置:一般情况下应尽快排空胃内容物、预防吸入性肺炎。心动过缓时给予阿托品,慎用异丙肾上腺素,必要时安装心脏起搏器。室性期前收缩给予利多卡因或苯妥英钠。心力衰竭时服用洋地黄或利尿药,低血压时给予升压药如肾上腺素或去甲肾上腺素,支气管哮喘给予肾上腺素或氨茶碱。透析无法排出本药[59-60]。

【药理作用】

普萘洛尔为非选择性β受体拮抗剂,与β受体剂特异性地竞争所获得的受体部位。当

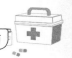

普萘洛尔拮抗 β 受体的结合位点时,β 肾上腺素能刺激的变时性、变力性和血管扩张反应相应减弱。普萘洛尔的抗高血压机制涉及:降低心排血量、抑制肾脏释放肾素、减少大脑血管运动中枢的交感神经传出信号。普萘洛尔减少心绞痛发作机制涉及:阻断儿茶酚胺诱导的心率增快、快收缩压增高和心肌收缩的速度和程度增加,从而使心脏对运动和应激的反应减弱,减少心脏需氧量。普萘洛尔拮抗心脏起搏点电位的肾上腺素能兴奋,故可用于治疗快速性心律失常。由于能拮抗儿茶酚胺效应,也用于治疗嗜铬细胞瘤及甲状腺功能亢进,使 β_1 和 β_2 受体的活动均处于抑制状态。普萘洛尔也能用于肥厚型心肌病(肥厚型主动脉瓣下狭窄),减轻患者劳力性心绞痛或其他应激反应所诱发的心绞痛、心悸和晕厥,改善运动耐量,机制可能为缓解 β 受体激动所致的流出道压力阶差增高。β 受体拮抗剂通过干扰肾上腺素能介导的支气管活性使支气管收缩,而抑制胰岛素分泌,使血糖升高,掩盖低血糖反应。

甲亢时甲状腺素分泌过多,导致 β 肾上腺素能效应亢进,此时儿茶酚胺的释放并不增多。甲亢的许多症状系 β 肾上腺素能效应过高所致,应用普萘洛尔后,甲亢的症状可得到控制,甲状腺激素的分泌并不减少,但外周组织中 T_4 向 T_3 的转变减少,从而减轻症状[58]。

【药代动力学】

口服后经胃肠道吸收较完全(90%),在肝内广泛代谢。进入全身循环前在肝内代谢,生物利用度约为 30%。服药后 1~2 小时血药浓度达峰。血浆蛋白结合率为 90%~95%。口服消除半衰期为 3.5~6 小时,静脉注射半衰期为 2~3 小时。不同个体间血药浓度存在明显差异。本品经肾脏排泄,主要为代谢产物。普萘洛尔有较高的脂溶性,能通过血 - 脑屏障和胎盘,进入乳汁[58]。

【药物贮存】

避光,在室温贮存,避免冷冻或加热[60]。

美 托 洛 尔
Metoprolol

【适应证】

用于高血压、心律失常及心力衰竭等[61]。

【用法用量】

1. 高血压

1 个月至 12 岁:口服,初始剂量每次 1mg/kg,每日 2 次,如有必要可增至最大剂量,即每日 8mg/kg,分 2~4 次给药。

>12 岁:口服,初始剂量每日 50~100mg,如有必要剂量可增至每日 200mg,分 1~2 次给药。

2. 心律失常

1 个月至 12 岁:口服,起始剂量每日 0.5~1mg/kg,分 2~3 次,常用剂量每日 3mg/kg。

>12 岁：口服，常用剂量每日 50mg，分 2~3 次，如有必要剂量可增至每日 300mg，分次口服。

3. 心力衰竭

1 个月至 12 岁：口服，起始剂量每日 0.5mg/kg，分 2 次服，2~3 周内逐渐增加剂量达每日 2mg/kg，分 2 次服。

>12 岁：口服，初始剂量每次 6.25mg，每日 2~3 次，以后视临床情况每 2~4 周可增加剂量，每次 6.25~12.5mg，每日 2~3 次。最大剂量每次 50~100mg，每日 2 次。

4. 室上性快速型心律失常　静脉注射，在心电监测下谨慎使用，每次 0.1mg/kg（不超过 5mg），如病情需要可间隔 5 分钟重复注射，2~3 次[61]。

【注意事项】

1. 心源性休克、病态窦房结综合征、二度房室传导阻滞、三度房室传导阻滞、有症状的心动过缓或低血压、伴有坏疽危险的严重外周血管疾病患者及对本品中任何成分或其他 β 受体拮抗剂过敏者禁用。

2. 不稳定的、失代偿性心衰（肺水肿，低灌注或低血压），持续地或间歇性地接受 β 受体激动剂正变力性治疗的患者禁用。

3. 美托洛尔不可用于那些患有怀疑的急性心肌梗死，表现为心率 <45 次 /min，P-Q 间期 >0.24 秒或收缩压 <100mmHg（1mmHg=0.133 322kPa）的患者。

4. 接受 β 受体拮抗剂治疗的患者不可静脉给予维拉帕米。

5. 美托洛尔可能使外周血管循环障碍疾病的症状如间歇性跛行加重。

6. 对严重的肾功能损害、伴代谢性酸中毒的严重急症，及合用洋地黄的患者，必须慎用。

7. 在没有伴随治疗的情况下，本品不可用于潜在的或有症状的心功能不全的患者。

8. 变异型心绞痛患者在使用 β 受体拮抗剂后可能会由 α 受体介导的冠状血管收缩导致心绞痛发作的频度和程度加重。

9. 在手术前应告知麻醉医师患者正在服用本品。对接受手术的患者，不推荐停用 β 受体拮抗剂。

10. 在用本品治疗过程中可能会发生晕眩和疲劳，因此在需要集中注意力时应慎用。

11. 运动员慎用[62-63]。

【用药监护】

1. 支气管哮喘患者或其他慢性阻塞性肺疾病患者，应同时给予足够的扩支气管治疗，β_2 受体激动剂的剂量可能需要增加。

2. 本品应尽可能逐步停药，整个停药过程至少用两周时间，剂量逐渐减低。在此期间，特别是对于已知伴有缺血性心脏病的患者应进行密切监测。在撤除 β 受体拮抗剂期间，可能会使冠状动脉事件，包括心脏猝死的发生风险增加。

3. 肾功能对本品清除率无明显影响，因此肾功能损害患者无须调整剂量。肝硬化患者所用美托洛尔的剂量与肝功能正常者相同。在肝功能受到非常严重的损害（如旁路手术患者）时才需考虑减少剂量[62-63]。

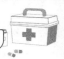

【相互作用】

药品名称	作用程度	相互作用
阿司匹林	慎用	水杨酸类可抑制前列腺素的生物合成,其与β受体拮抗剂的抗高血压活性有关。同用时β受体拮抗剂的抗高血压效应可降低。此外,β受体拮抗剂对慢性心衰患者左心射血分数的有益效应可能被降低
布洛芬、吲哚美辛	慎用	合用时β受体拮抗剂的抗高血压效应可下降。尽量避免合用
地高辛	慎用	该药物与地高辛均增加对方的毒性,机制不明确
多巴酚丁胺	慎用	该药物增加血清钾浓度,多巴酚丁胺降低血清钾浓度
呋塞米、庆大霉素	慎用	呋塞米和庆大霉素降低血清钾浓度,该药物增加血清钾浓度
利多卡因	慎用	β受体拮抗剂令利多卡因血药浓度上升,利多卡因的毒性反应可能发生
普罗帕酮	慎用	普罗帕酮通过抑制首关代谢,降低系统清除率增加β受体拮抗剂的血药浓度。普罗帕酮抑制β受体拮抗剂的代谢。同用时β受体拮抗剂效应可能增强
普萘洛尔	慎用	该药物和普萘洛尔均增加血钾浓度。该药物和普萘洛尔均增强对降压通道的拮抗作用
西咪替丁	慎用	西咪替丁可降低肝脏首关代谢,降低肝血流量,抑制肝脏对某些β受体拮抗剂的代谢(CYP2D6)。同用时β受体拮抗剂的效应可增强
伊马替尼	慎用	伊马替尼通过影响CYP2D6的代谢增加该药物的浓度及效应
地西泮、氯硝西泮	关注	亲脂性β受体拮抗剂可能增强某些苯二氮䓬类的效应
胺碘酮	微弱	降低肝脏代谢和首关代谢,增加生物利用度。β受体拮抗剂的效应增强
苯巴比妥	微弱	巴比妥类增强酶诱导及肝脏首关代谢,可能会降低某些β受体拮抗剂的口服生物利用度,其药效可降低
苯海拉明	微弱	通过抑制CYP2D6介导的β受体拮抗剂代谢,增加某些β受体拮抗剂的浓度和心血管效应
胰岛素	微弱	胰岛素的降血糖效应可能会增强

【不良反应】

1. 心血管系统 心率减慢、传导阻滞、血压降低、心衰加重、外周血管痉挛导致的四肢冰冷或脉搏不能触及、雷诺病。

2. 中枢神经系统 因脂溶性及较易透入中枢神经系统,故该系统的不良反应较多。疲乏和眩晕占10%,抑郁占5%,其他有头痛、多梦、失眠等。偶见幻觉。

3. 消化系统 恶心、胃痛、便秘<1%,腹泻占5%,但不严重,很少影响用药。

4. 其他 气急、关节痛、瘙痒、腹膜后腔纤维变性、耳聋、眼痛等[62-63]。

【药物过量】

表现:过量可导致显著的低血压和心动过缓。

处置:这时可以先静脉注射1~2mg阿托品,之后再给予间羟胺或去甲肾上腺素[63]。

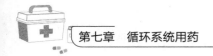

【药理作用】

本品为选择性的 β_1 受体拮抗剂,无内源性拟交感作用,膜稳定作用弱。本品降低血压,其机制可能有:①拮抗心脏 β 受体而减低心排血量;②抑制肾素释放而减低肾素血浓度;③拮抗中枢和周围肾上腺素能神经元;④减少去甲肾上腺素释放。本品拮抗心脏起搏点电位的肾上腺能受体兴奋作用;故抑制起搏细胞的自律性,延长室上性传导时间,可用于治疗心律失常。本品拮抗儿茶酚胺使其可用于治疗甲亢,降低升高的 T_3,T_4 不受影响。本品使心肌收缩力减低、心率减慢,心肌氧耗减少,有利于治疗心绞痛和心肌缺血。本品减低心肌收缩力和抑制交感作用使其用于治疗肥厚型心肌病。心力衰竭时交感神经活性代偿性增高,但如其增高过度,可以引起心肌细胞缺血、坏死、心律失常,并继而激活肾素 - 血管紧张素 - 醛固酮系统,使血管收缩、水钠潴留,病情加重。本品拮抗交感神经 β 肾上腺素能受体,从而使心力衰竭减轻[62]。

【药代动力学】

本品的生物利用度为 40%~50%。在服药后 1~2 小时达到最大的 β 受体拮抗作用。每日一次口服 100mg 后,对心率的作用在 12 小时后仍显著。美托洛尔主要在肝脏由 CYP2D6 代谢,三个主要的代谢物已被确定,均无具有临床意义的 β 受体拮抗作用。血浆半衰期为 3~5 小时。约 5% 的美托洛尔以原型由肾排泄,其余的均被代谢[63]。

【药物贮存】

遮光,密封保存[63]。

第五节 抗心力衰竭药

地 高 辛
Digoxin

【适应证】

心律失常:用于治疗室上性心动过速(supraventricular tachycardia,SVT),包括心房扑动,心房颤动,房室结折返,交界性异位心动过速。不能用于预激综合征且大于 1 岁的患者[64-65]。

心衰:对于患有肺动脉高压的,且有右心衰竭症状的患儿,可谨慎地使用洋地黄进行支持治疗。然而由于临床资料有限,地高辛很少用于儿童。地高辛对于急性心衰无效。

【用法用量】

一、新生儿

负荷剂量(洋地黄化):通常仅用于治疗心律失常和急性充血性心力衰竭。持续 24 小

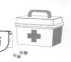

时,分 3 次给药。口服剂量应比静脉注射剂量多 25%。不允许肌内注射。

注意:确定初始剂量的主要依据是一些有关中毒后超声心动图和心电图改变的研究,同时也需考虑肾功能情况。应根据临床疗效逐渐调整剂量。根据肌酐清除率适当调整总负荷剂量,具体调整方案可参考表 7-5-1。

表 7-5-1　根据肌酐清除率调整新生儿的地高辛总负荷剂量

校正胎龄 / 周	静脉注射 /(μg/kg)	口服 /(μg/kg)
	1 日分 3 次使用	1 日分 3 次使用
≤29	15	20
30~36	20	25
37~48	30	40
≥49	40	50

根据肌酐清除率适当调整维持剂量的具体调整方案可参考表 7-5-2。

表 7-5-2　根据肌酐清除率调整新生儿的地高辛维持剂量

校正胎龄 / 周	静脉注射 /[μg/(kg·d)]	口服 /[μg/(kg·d)]	间隔时间 /h
≤29	4	5	24
30~36	5	6	24
37~48	4	5	12
≥49	5	6	12

注:根据临床反应调整剂量[66]。

静脉注射:以 20μg/ml 或 100μg/ml 的浓度持续输注 15~30 分钟。

口服:食物对药物的吸收有影响。

二、儿童及青少年

负荷剂量(快洋地黄化):通常只用于紧急情况(例如:治疗心律失常或急性充血性心力衰竭)。总洋地黄化量通常分 3 次给予,每 6~8 小时给 1 次,一共持续 16~24 小时[67]。

口服剂量应比静脉给药剂量高 25%。初始剂量为维持剂量可实现慢洋地黄化。总负荷剂量见表 7-5-3[68-70]。

表 7-5-3　地高辛的儿童总负荷剂量

年龄	静脉注射	口服
	每日分 3 次使用	每日分 3 次使用
足月新生儿至不足 2 个月	20μg/kg	30μg/kg
2 个月至不足 2 岁	30~40μg/kg	40~50μg/kg
2~10 岁	20~30μg/kg	30~40μg/kg
10 岁以上	使用成人剂量:总负荷剂量 0.5~1mg/d	使用成人剂量:总负荷剂量 0.75~1.5mg/d

维持剂量:维持剂量接近洋地黄化量的 25%。较小的儿童(≤10 岁)推荐每日分 2 次给药。该用法可将稳态血药浓度峰值出现中毒和稳态血药浓度谷值无治疗效果的风险降至最低。具体维持剂量见表 7-5-4[69-71]。

表 7-5-4　地高辛的儿童维持剂量

年龄	静脉注射	口服	间隔时间 /h
足月新生儿至不足 2 个月	6~8μg/(kg·d)	8~10μg/(kg·d)	12
2 个月至不足 2 岁	7.5~9μg/(kg·d)	10~12μg/(kg·d)	12
2~10 岁	6~8μg/(kg·d)	8~10μg/(kg·d)	12
10 岁以上	使用成人剂量:0.1~0.4mg/d	使用成人剂量:0.125~0.5mg/d	24

室上性心动过速(SVT):可能需要使用更高的维持剂量[最高 15μg/(kg·d)]来控制患有 SVT 的婴儿与儿童的心室率[52,72]。

【剂量调整】

注意:确定初始剂量的主要依据是一些有关中毒后超声心动图和心电图改变的研究,同时也需考虑肾功能情况。应根据临床疗效逐渐调整剂量。根据肌酐清除率适当调整剂量[68-70,73]。

肥胖患者应根据去脂体重计算地高辛的使用剂量[73]。不同剂型的地高辛,对应的等效剂量见表 7-5-5[73]。

表 7-5-5　不同剂型地高辛的剂量换算

剂型	绝对生物利用度 /%	等效剂量 /μg			
片剂	60~80	62.5	125	250	500
溶液	70~85	62.5	125	250	500
胶囊	90~100	50	100	200	400
注射剂	100	50	100	200	400

静脉给药:缓慢静脉注射持续 5~10 分钟。给药过快可能导致全身或冠状动脉收缩。可稀释或不稀释给药。推荐浓度为 20μg/ml,25μg/ml 或 100μg/ml。不允许肌内注射。

口服:食物对药物的吸收有影响。当食物中富含纤维,吸收量可能会下降。给药间隔为 1~2 小时[68]。

【给药说明】

静脉注射时用 5% 葡萄糖注射液稀释。不可和钙注射剂合用[64]。

【注意事项】

1. 对本品所含任何成分过敏者、任何强心苷制剂中毒者、预激综合征伴心房颤动或扑

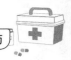

动患者、室性心动过速及心室颤动患者禁用。

2. 梗阻性肥厚型心肌病患者禁用(若伴收缩功能不全或心房颤动仍可考虑)。

3. 急性心肌梗死后的左心衰竭应少用或慎用。

4. 下列情况慎用:低钾血症;不完全性房室传导阻滞;高钙血症;甲状腺功能减退;缺血性心脏病;急性心肌梗死早期;心肌炎活动期;肾功能损害[64]。

【用药监护】

1. 洋地黄化患者常对电复律极为敏感,应高度警惕。

2. 新生儿对本品的耐受性不定,其肾清除率减少。早产儿与未成熟儿对本品敏感,剂量需减少,按其不成熟程度而适当减小剂量。按体重或体表面积计算,1个月以上婴儿比成人需用量略大。

3. 肝肾功能不全,表观分布容积减小或电解质平衡失调者,对本品耐受性低,须用较小剂量。

4. 用药期间应注意随访检查:心电图;血压;心率及心律;心功能监测;血电解质尤其是钾、钙和镁;肾功能;疑有洋地黄中毒时应做地高辛血药浓度测定。

5. 有严重或完全性房室传导阻滞且伴正常血钾者的洋地黄患者不应同时应用钾盐,但如同时应用噻嗪类利尿药,常须给予钾盐,以防止低钾血症。

6. 地高辛中毒浓度为 >2.0ng/ml。

7. 给予负荷剂量之前,需了解患者在2~3周之前是否服用任何洋地黄制药,如有洋地黄残余作用需减少地高辛所用剂量,以免中毒。

8. 强心苷剂量计算应按标准体重,因脂肪组织不摄取强心苷。

9. 心律失常需用电复律前应调整本品剂量,洋地黄化患者常对电复律更为敏感。

10. 透析不能迅速从体内去除本品。

11. 在本品引起严重或完全性房室传导阻滞时,不宜补钾。

12. 当患者由强心苷注射液改为本品时,为补偿药物间药动学差别,需要调整剂量。

13. 注射给药时最好选用静脉给药,因为肌内注射有明显局部反应,且作用慢、生物利用度差[64]。

【相互作用】

药品名称	作用程度	相互作用
艾司奥美拉唑、奥美拉唑、法莫替丁、枸橼酸钠、兰索拉唑、雷贝拉唑、泮托拉唑、氢氧化铝、碳酸氢钠	严重	这些药物通过升高胃酸 pH 增加地高辛的浓度或效应
胺碘酮	严重	该药物通过 P 糖蛋白外排转运子增加地高辛的浓度或效应。该药物通过竞争肾小管清除率增加地高辛的浓度或效应
两性霉素 B 脂质体	严重	该药物通过药效学协同作用增强地高辛的效应
阿奇霉素、克拉霉素、罗红霉素	严重	这些药物通过影响肠道菌群增加地高辛的浓度或效应

药品名称	作用程度	相互作用
美托洛尔	严重	该药物与地高辛均增加对方的毒性,机制不明确
普罗帕酮、维拉帕米	严重	这两种药物通过降低肾清除率增加地高辛的浓度
普鲁卡因胺	严重	地高辛通过竞争肾小管清除率增加该药物的浓度或效应
阿司匹林、布洛芬、氯化钾、萘普生、双氯酚酸、磷酸钾、酮洛芬、吲哚美辛	慎用	这些药物和地高辛均增加血钾浓度
多巴酚丁胺、福莫特罗、去甲肾上腺素、沙丁胺醇、肾上腺素、特布他林、异丙肾上腺素	慎用	地高辛增加血钾浓度,这些药物降低血钾浓度
阿米卡星、氨曲南、多西环素、厄他培南、磺胺嘧啶、甲硝唑、卡那霉素、克林霉素、利奈唑胺、链霉素、磷霉素、美罗培南、米诺环素、奈替米星、四环素、替加环素、替卡西林、头孢孟多、头孢泊肟、头孢羟氨苄、妥布霉素、万古霉素、左氧氟沙星	慎用	这些药物通过影响肠道菌群增加地高辛的浓度或效应
环孢素、氯雷他定、咪达唑仑、红霉素、他克莫司、硝苯地平	慎用	这些药物通过P糖蛋白外排转运子增加地高辛的浓度或效应
呋塞米、吲达帕胺	慎用	地高辛增加血钾浓度,这些药物降低血钾浓度。该药物通过药效学协同作用增强地高辛的效应
醋酸钙、枸橼酸钙、氯化钙、葡萄糖酸钙、碳酸钙	慎用	这些药物通过药效学协同作用增强地高辛的效应
苯巴比妥、苯妥英钠、利血平	慎用	这些药物通过P糖蛋白外排转运子降低地高辛的浓度或效应
阿糖胞苷、多柔比星、长春新碱、环磷酰胺、甲氧氯普胺	慎用	这些药物通过抑制胃肠道吸收降低地高辛的浓度
地尔硫草	慎用	该药物通过P糖蛋白外排转运子增加地高辛的浓度或效应。地高辛通过竞争肾小管清除率增加该药物的浓度或效应
庆大霉素	慎用	该药物通过影响肠道菌群增加地高辛的浓度或效应。地高辛增加血钾浓度,庆大霉素降低血钾浓度
氢氯噻嗪	慎用	地高辛通过竞争肾小管清除率增加该药物的浓度或效应。地高辛增加血钾,该药物降低血钾。该药物通过药效学拮抗作用增强地高辛的效应
伊曲康唑	慎用	该药物通过P糖蛋白外排转运子增加地高辛的浓度或效应。该药物通过促进胃肠道吸收增加地高辛的浓度。该药物降低肾清除率增加地高辛的浓度
左甲状腺素	慎用	该药物降低地高辛的效应,机制不明确

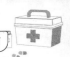

续表

药品名称	作用程度	相互作用
二甲双胍	慎用	地高辛和该药物通过竞争肾小管清除率增加对方的浓度
普萘洛尔	慎用	该药物和地高辛均增加血钾浓度。该药物通过药效学协同作用增强地高辛的效应
利福平	慎用	该药物通过 P 糖蛋白外排转运子降低地高辛的浓度或效应。该药物通过促进代谢降低地高辛的浓度
螺内酯	慎用	该药物通过 P 糖蛋白外排转运子增加地高辛的浓度或效应。该药物和地高辛均增加血钾浓度。该药物可导致地高辛浓度监测结果不准
琥珀胆碱	慎用	该药物和地高辛均影响血钾浓度。同用增加心律失常的风险
磺胺甲噁唑	慎用	该药物通过影响肠道菌群增加地高辛的浓度或效应。该药物通过竞争肾小管清除率增加地高辛的浓度或效应
维生素 D	慎用	该药物可导致高钙血症,导致心律失常,增加地高辛的毒性

【药物相容性】

容器	相容	不相容
Y 型管	法莫替丁、呋塞米、肝素、雷尼替丁、利多卡因、氯化钾、吗啡、美罗培南、咪达唑仑、米力农、氢化可的松、瑞芬太尼、西咪替丁、胰岛素	胺碘酮、丙泊酚、多巴酚丁胺、氟康唑

【不良反应】

1. 心律失常,最常见室性期前收缩,约占心脏反应的 33%。儿童心律失常比其他反应多见,但室性心律失常比成人少见,新生儿可有 P-R 间期延长。出现心律失常者可用:①氯化钾,静脉滴注,对消除异位心律往往有效;②苯妥英钠,该药能与强心苷竞争性争夺膜 Na^+,K^+-ATP 酶,因而有解毒效应;③利多卡因,对消除室性心律失常有效;④阿托品,对缓慢性心律失常者可用;⑤异丙肾上腺素,可加快心率,用于如心动过缓或完全性房室传导阻滞有发生阿 - 斯综合征可能时,必要时可安置临时起搏器;⑥活性炭,用以吸附洋地黄毒苷;⑦依地酸二钠以其与钙螯合的作用,也可用于治疗洋地黄所致的心律失常;⑧对可能有生命危险的洋地黄中毒可经膜滤器给予地高辛免疫 Fab 片段,每 40mg 地高辛免疫 Fab 片段,大约结合 0.6mg 地高辛或洋地黄毒苷。

2. 少见视物模糊或"黄视"、腹泻(电解质平衡失调)、中枢神经系统反应如精神抑郁或错乱。

3. 罕见嗜睡、头痛、皮疹、荨麻疹(过敏反应)[64]。

【药物过量】

处置:轻度中毒者停用本品及利尿治疗。如有低钾血症而肾功能尚好,可以给钾盐。急性中毒后,如果摄入地高辛在 1 小时以内可考虑用洗胃法。可重复给予活性炭以减少强心苷的吸收和肠肝循环,而考来烯胺和考来替泊也曾被尝试用于中毒解救[74]。

【药理作用】

1. 本品抑制细胞膜上的 Na^+,K^+-ATP 酶,增加心肌收缩力和速度。

2. 通过直接作用于心肌细胞和间接通过迷走神经的作用,降低窦房结自律性,提高浦肯野纤维自律性;减慢房室结传导速度;缩短心房有效不应期,缩短浦肯野纤维有效不应期。大剂量时增加交感神经活性,这可能与地高辛的心脏毒性有关。

3. 负性频率作用:由于其正性肌力作用,衰竭心脏心排血量增加,消除交感神经张力的反射性增高,增强迷走神经张力,减慢心率[64]。

【药代动力学】

口服吸收约 75%,生物利用度片剂为 60%~80%,酊剂为 70%~85%,胶囊剂为 90% 以上。吸收后广泛分布到各组织,部分经胆道吸收入血,形成肝 - 肠循环。表观分布容积为 6~10L/kg。蛋白结合率低,为 20%~25%。口服 0.5~2 小时起效,2~6 小时作用达高峰;毒性消失需 1~2 日,作用完全消失需 3~6 日。静脉注射 5~30 分钟起效,1~4 小时作用达高峰,持续作用 6 小时。治疗血药浓度为 0.5~2.0ng/ml。消除半衰期为 32~48 小时。在体内转化代谢很少,主要以原型由肾排泄,尿中排出量为用量的 50%~70%。半衰期:新生儿为 35~45 小时,婴儿 / 儿童为 18~35 小时[64]。

【药物贮存】

贮存:遮光,密封保存[75-76]。

米 力 农
Milrinone

【适应证】

适用于急性失代偿性心力衰竭患者的短期静脉治疗[77]。

【用法用量】

一、新生儿

用于心脏手术后或低心输出量的新生儿患者。根据血流动力学和临床反应调整输注速度。若无法通过静脉给药,可以经由骨髓腔泵入。负荷剂量和维持剂量如下,可供参考。

负荷剂量:50μg/kg 静脉输注 15 分钟以上[78],或 75μg/kg 静脉输注 60 分钟以上,随即进行维持输注[79]。对于胎龄小于 30 周的早产儿,负荷剂量输注时间应大于 3 小时。

维持剂量:0.3~0.75μg/(kg·min),持续 35 小时[79-80]。

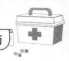

　　上述剂量来自研究,这些研究主要包括年龄较大的婴儿和儿童,用于治疗或预防心脏手术后的低心输出量。根据血流动力学和临床反应调整输注速率。

二、儿童及青少年

1. 慢性重度心力衰竭

负荷剂量:50μg/kg 静脉输注 10 分钟以上,随后开始维持输注。

维持输注:持续静脉输注 0.25~0.75μg/(kg·min),最大剂量 1.1mg/(kg·d)[16,81]。

2. 增加低心输出量时的正性肌力作用

负荷剂量:静脉/骨髓腔输注,50μg/kg。随即开始维持输注。

维持输注:静脉/骨髓腔持续输注,0.25~0.75μg/(kg·min)[82-83]。

3. 预防术后低心输出量综合征

负荷剂量:静脉输注 50~75μg/kg。随即开始维持输注,最大剂量 1mg。

维持输注:术后以 0.3~0.75μg/(kg·min)的速度持续输注 24~35 小时[79-80,84-85]。

4. 联用一氧化氮辅助治疗术后肺动脉高压

负荷剂量:静脉给药 50μg/kg,随即开始维持输注。

维持输注:0.5μg/(kg·min),持续静脉给药[86-88]。

【剂量调整】

　　米力农在肾功能不全患者体内的消除半衰期显著延长,可能导致显著的低血压,故肾功能不全患者应减量,并减慢输注速度。此表为成人肾功能不全患者剂量调整方案,最大速率为 0.75μg/(kg·min)[89]。

肌酐清除率/(ml·min⁻¹)	给药速度/(μg·kg⁻¹·min⁻¹)
<5	0.2
5~9	0.23
10~19	0.28
20~29	0.33
30~39	0.38
40~50	0.43

【给药说明】

　　可用 0.9% 氯化钠注射液、5% 葡萄糖注射液、乳酸钠林格注射液配制。

　　静脉输液最高浓度为 200μg/ml。

　　室温且正常光照下,浓度为 200μg/ml 的溶液 72 小时内稳定[89]。

【注意事项】

　　不宜用于严重瓣膜狭窄病变及梗阻性肥厚型心肌病患者。低血压、心动过速、急性缺血性心脏病患者慎用[77]。

【用药监护】

1. 对房扑、房颤患者,因可增加房室传导作用导致心室率增快,宜先用洋地黄制剂控制心室率。

2. 治疗前确保足够的血管容量。

3. 肾功能不全者宜减量。具体剂量调整不适用于儿童肾损害的患者。

4. 负荷剂量下新生儿血压可能下降 5%~9%,但 24 小时内会逐渐恢复至基线;心率增加 5%~10% 也较为常见。

5. 持续监测血压、心律和心率;评估心输出量。

6. 密切监测体液和电解质变化、评估肾功能。

7. 监测静脉注射部位,避免外渗。

8. 监测血小板计数[77]。

【相互作用】

氨力农、奥普力农及甲巯咪唑可与米力农通过药效学的协同作用增强对方的效应。故应慎用。

【药物相容性】

容器	相容	不相容
Y 型管	阿米卡星、阿奇霉素、阿昔洛韦、氨苄西林、氨苄西林舒巴坦、氨茶碱、氨曲南、胺碘酮、奥曲肽、苯巴比妥、地高辛、地塞米松、多巴胺、厄他培南、氟康唑、甘露醇、肝素、更昔洛韦、芬太尼、甲氨蝶呤、甲泼尼龙、克林霉素、利奈唑胺、两性霉素 B 脂质体、硫酸镁、氯胺酮、纳洛酮、美罗培南、咪达唑仑、哌拉西林、哌拉西林他唑巴坦、葡萄糖酸钙、庆大霉素、红霉素、碳酸氢钠、头孢吡肟、头孢呋辛、头孢曲松、头孢噻肟、头孢他啶、头孢唑林、头孢唑肟、万古霉素、硝普钠、硝酸甘油、多巴酚丁胺、肾上腺素、胰岛素、异丙肾上腺素、去甲肾上腺素	地西泮、呋塞米、苯海拉明、利多卡因
混合管	阿托品、地高辛、多巴酚丁胺、芬太尼、华法林、利多卡因、硫酸镁、吗啡、咪达唑仑、肾上腺素、维库溴铵、西咪替丁、硝酸甘油、异丙肾上腺素、去甲肾上腺	呋塞米

【不良反应】

不良反应	处置方法
血小板计数减少	低于正常值低限应停药,换用其他药物
心律失常	偶尔发生。停药,循环支持治疗
自发性支气管痉挛[77]	停药。对症处置

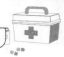

【药物过量】

表现:可有低血压、心动过速。

处置:停药,进行循环支持治疗[89]。

【药理作用】

小剂量:正性肌力。

抑制磷酸二酯酶,使心肌细胞内环磷酸腺苷(cAMP)浓度增高,细胞内钙增加,心肌收缩力加强,心排血量增加。与 β_1 受体或 Na^+,K^+-ATP 酶无关。与儿茶酚胺类不同,米力农不增加心肌耗氧量。

大剂量:扩张血管。

其扩张血管作用可能是直接作用于小动脉,从而减低心脏前、后负荷,降低左心室充盈压,改善左室功能,增加心指数。但对平均动脉压和心率无明显影响。当剂量加大逐渐达到稳态的最大正性肌力效应时,其扩张血管作用也可随剂量的增加而逐渐加强[77]。

【药代动力学】

口服、静脉注射均有效。半衰期变化较大,蛋白结合率为 70%。主要通过肾脏消除,以原型从尿液排出。肾功能降低者半衰期延长。

给药途径	起效时间 /min	达峰时间 /min	持续时间	$t_{1/2}$
静脉注射	2~5	10	随输液持续	极低体重新生儿约为 10 小时,年龄较大婴儿约为 3 小时,成人为 2.4 小时。心脏术后[90]:婴儿 $t_{1/2}$ 为 1~5 小时;儿童 1~4 小时

【药物贮存】

避免冷冻[91]。

奥 普 力 农
Olprinone

【适应证】

用于使用其他药物疗效不佳的急性心力衰竭的短期静脉治疗[92]。

【用法用量】

4~48 个月龄:在停止体外循环(cardiopulmonary bypass,CPB)前 30 分钟,单次给予 0.3μg/(kg·min),静脉滴注,无负荷剂量[93]。

【给药说明】

1. 须根据病情调整本品的滴注速度。

2. 尚缺乏长时间给药的经验。给药时间超过 3 小时,不良反应的发生率有增多的倾向,须密切观察病情[92]。

【注意事项】

1. 梗阻性肥厚型心肌病患者禁用,可能加重左室流出道狭窄。

2. 严重的快速型心律失常患者慎用。本品的正性肌力作用和扩血管作用所致的压力感受器反射或本品所致的心肌细胞内钙离子浓度升高,均可能诱发心律失常。

3. 严重的冠状动脉疾病患者慎用。本品的正性肌力作用可能加重患者原有的冠状动脉疾病。

4. 肾功能受损患者慎用。本品经肾脏排泄,肾功能降低时药物的 $t_{1/2}$ 可能延长;同时本品也可能加重肾损伤。

5. 严重的低血压患者慎用。本品具有扩血管作用,更易引起血压下降,收缩压 <80mmHg 时慎用[92,94]。

【用药监护】

1. 对于严重的主动脉瓣狭窄、严重的二尖瓣狭窄患者,本品改善心衰的效果可能较差。

2. 对于大量使用利尿药的患者,可能不足以充分发挥本品的疗效,应予以注意。

3. 本品可能产生过度利尿以及低血钾,接受强心苷类药物治疗的患者应予以注意。

4. 急性心衰患者可能伴发心律失常,应用本品可能使心律失常发生率增加,应予以注意。

5. 本品禁止与坎利酸钾注射剂、尿激酶注射剂、氟氧头孢注射剂混合时,发生配伍变化,禁止混合使用。

6. 给药前,须纠正电解质紊乱、体液不足,同时加强呼吸管理。

7. 用药期间须监测心率、血压、心电图、尿量、体液和电解质平衡,如有可能监测肺动脉楔压、心输出量和血氧等。

8. 给药期间,如患者出现过度的心率加快或血压下降时,可能与药物过量有关,须减量或停止用药,并给予妥善处理。

9. 肾功能受损时,药物的消除半衰期可能延长。此时,静脉滴注的剂量应从 0.1μg/(kg·min) 开始,同时须按用药监护 7 项下监测,以免药物过量[92,94]。

【相互作用】

药品	作用程度	相互作用
米力农	慎用	该药物和米力农通过药效学的协同作用增强对方的效应
多巴胺、多巴酚丁胺	慎用	合用时患者发生心律失常的概率增大

【不良反应】

1. 重要不良反应 心室颤动、室性心动过速,血压下降(发生率在 0.1%~5%),肾功能障碍(发生率在 0.1%~5%)。

2. 循环系统 心动过速、室上性或室性期前收缩等心律失常(发生率在 0.1%~5%)。

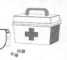

3. 血液系统 血小板减少、贫血、白细胞减少或白细胞增多（发生率在 0.1%~5%）。

4. 消化系统 呕吐（发生率在 0.1%~5%）。

5. 泌尿系统 尿量减少（发生率在 0.1%~5%）。

6. 呼吸系统 低氧血症（发生率不足 0.1%）。

7. 过敏反应 皮疹（发生率不足 0.1%）[92]。

【药理作用】

盐酸奥普力农是一种磷酸二酯酶（phosphodiesterase，PDE）Ⅲ抑制剂，具有正性肌力作用和血管扩张作用，主要通过抑制磷酸二酯酶，使心肌细胞内环磷酸腺苷（cAMP）浓度增高，细胞内钙增加，心肌收缩力加强，心排血量增加[92]。

【药代动力学】

1. 血药浓度 健康成人 5 分钟内静脉定速注射 1.25~50μg/kg 的盐酸奥普力农注射剂，给药期间血药浓度随给药量而上升，AUC 也随给药量而增加。静脉注射后血浆中原药的消除显示二室方式，α 相半衰期为 7 分钟，β 相为 57 分钟。最小有效血药浓度约为 20ng/ml。冠脉内直接给予 20ng/ml 并不明显增加心肌收缩力，40ng/ml 则明显增加反映心肌收缩力各项指标，60ng/ml 能够改善左室舒张功能。

2. 排泄 健康成年男性 5 分钟内恒速静脉注射本品（2.5~50μg/kg）时，给药后 48 小时内本品 70%~80% 以原型从尿中排出。

3. 血浆蛋白结合率 血浆蛋白结合率比较高（81.3±0.1）%，血液透析难以清除[94]。

【药物贮存】

室温（25℃以下）保存[94]。

去乙酰毛花苷
Deslanoside

【适应证】

1. 用于心力衰竭，起效较快，适用于急性心功能不全或慢性心功能不全的急性加重。

2. 控制伴快速心室率的心房颤动、心房扑动患者的心室率[95]。

【用法用量】

脂肪组织不摄取强心苷，剂量应按标准体重计算。推荐剂量为平均值，须按患者情况调整。

按下列剂量分 2~3 次间隔 3~4 小时给予。早产儿和足月新生儿或肾功能减退、心肌炎患儿，肌内注射或静脉注射 0.020mg/kg；2 周~3 岁，0.025mg/kg。本品静脉注射获满意疗效后，可改用地高辛常用维持量以保持疗效[95]。

儿童最大初始剂量在 0.4~0.6mg，之后每 2~4 小时可再给予 0.2~0.4mg，总量每日 1~1.6mg[96]。

急性发作者为快速达到有效浓度，应在 1~3 日内给予负荷量以达到洋地黄化，之后给

 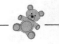

予维持量以弥补消除量,剂量需个体化调整。

非急性患者可选择口服,经 5 个半衰期(6~8 日)同样可达到最终血药浓度(洋地黄化)的 96%,达到治疗效果,又可避免洋地黄中毒。

【给药说明】

用 5% 葡萄糖注射液稀释后缓慢注射[97]。

【注意事项】

1. 肌内注射有明显局部反应,且作用较慢,生物利用度差,推荐静脉注射。静脉注射困难的患儿可肌内注射。

2. 如给予负荷量,需了解患者在 2~3 周内是否使用过任何洋地黄制剂,如使用应减少剂量,以免中毒。

3. 肝功能不全者应减量,可选用不经肝脏代谢的地高辛;肾功能不全者不宜使用,应选用洋地黄毒苷。

4. 洋地黄化患者常对电复律极为敏感,应高度警惕。

5. 若引起严重或完全性房室传导阻滞,不宜补钾。

6. 儿童洋地黄中毒表现中心律失常比其他反应多见,但室性心律失常比成人少见。新生儿可有 P-R 间期延长。

7. 有严重或完全性房室传导阻滞且伴正常血钾的洋地黄化患者不应同时补钾。但与噻嗪类利尿药合用时常需给予钾盐,以防止低钾血症[95,97]。

【用药监护】

1. 肾功能不全、体质虚弱者常用剂量即可有中毒反应,婴幼儿尤其是早产儿和发育不全儿,要在血药浓度及心电监测下调整剂量。

2. 用药期间应随访检查血压、心率及心律、心电图、心功能监测、电解质尤其是 K^+、Ca^{2+}、Mg^{2+} 和肾功能。

3. 疑似洋地黄中毒时应监测地高辛血药浓度[95,97]。

【相互作用】

药品名称	相互作用
苯妥英钠、苯巴比妥、保泰松、利福平	使洋地黄毒苷血药浓度降低 50%
两性霉素 B、皮质激素、排钾利尿药	引起低血钾致洋地黄中毒
抗心律失常药、钙盐、琥珀胆碱、拟肾上腺素类、泮库溴铵	作用相加而导致心律失常
β 受体拮抗剂	可能导致房室传导阻滞发生严重心动过缓
螺内酯	可延长本品半衰期,需调整剂量或检测血药浓度
硫酸镁	洋地黄化时使用应极其谨慎,合用可发生心脏传导阻滞
钙注射剂	禁止合用

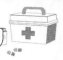

【药物相容性】

不宜与酸碱配伍。

【不良反应】

1. 常见　心律失常、畏食、恶心、呕吐（刺激延髓中枢）、下腹疼痛、异常的无力软弱。
2. 少见　视力模糊、黄视（中毒症状）、腹泻、中枢神经系统反应（抑郁、错乱）。
3. 罕见　嗜睡、头痛、皮疹及荨麻疹（过敏反应）[95,97]。

【药物过量】

表现：本品在体内转为地高辛而起效，过量实为地高辛中毒。地高辛中毒浓度为 >2.0ng/ml。

处置：透析不能从体内迅速去除本品。由于本品蓄积性小，一般停药后 1~2 日中毒表现可以消退。

轻度中毒：停用本品，利尿治疗。如有低钾血症而肾功能尚可，可补充钾盐。

生命危险：经膜滤器注射地高辛免疫 Fab 片段。

心律失常者：①氯化钾静脉滴注，可消除异位心律。②苯妥英钠可与强心苷竞争 Na^+，K^+-ATP 酶而有解毒效应。紧急情况静脉注射，非紧急情况可口服。③利多卡因对消除室性心律失常有效。④阿托品可用于缓慢性心律失常。⑤心动过缓或完全传导阻滞有发生阿 - 斯综合征的可能，可安置临时起搏器。异丙肾上腺素可提高缓慢的心率。⑥依地酸钙钠可与钙螯合，可用于治疗洋地黄所致的心律失常[97]。

【药理作用】

1. 正性肌力作用　本品选择性地与心肌细胞膜 Na^+，K^+-ATP 酶结合而抑制该酶活性，使心肌细胞膜内外 Na^+-K^+ 主动偶联转运受损，心肌细胞内 Na^+ 浓度升高，从而使肌膜上 Na^+，Ca^{2+} 交换趋于活跃，使细胞浆内 Ca^{2+} 增多，肌质网内 Ca^{2+} 储量亦增多，心肌兴奋时，有较多的 Ca^{2+} 释放；心肌细胞内 Ca^{2+} 浓度增高，激动心肌收缩蛋白从而增加心肌收缩力。

2. 负性频率作用　由于本品的正性肌力作用，使衰竭心脏心输出量增加，血流动力学状态改善，消除交感神经张力的反射性增高，并增强迷走神经张力，因而减慢心率，延缓房室传导。此外，小剂量时提高窦房结对迷走神经冲动的敏感性，可增强其减慢心率作用。由于其负性频率作用，舒张期相对延长，有利于增加心肌血供；大剂量（通常接近中毒量）则可直接抑制窦房结、房室结和希氏束而呈现窦性心动过缓和不同程度的房室传导阻滞。

3. 心脏电生理作用　通过对心肌电活动的直接作用和对迷走神经的间接作用，降低窦房结自律性；提高浦肯野纤维自律性；减慢房室结传导速度，延长其有效不应期；导致房室结隐匿性传导增加，可减慢心房纤颤或心房扑动的心室率；由于本药缩短心房有效不应期，当用于房性心动过速和房扑时，可能导致心房率的加速和心房扑动转为心房纤颤；缩短浦肯野纤维有效不应期[97]。

【药代动力学】

给药途径	起效时间 /min	达峰时间 /h	持续时间 /h	$t_{1/2}$/h
静脉注射	10~30	1~3	2~5	33~36

本品为速效强心苷,在体内转化为地高辛。作用较洋地黄、地高辛快,但稍慢于毒毛花苷 K。口服吸收很少,应注射给药。蛋白结合率 25%,可迅速分布到各组织。3~6 日作用完全消失。经肾脏快速排泄,蓄积较少[95]。

【药物贮存】

避光,密闭保存[97]。

第六节　心肌辅助药

果糖二磷酸钠
Fructose Sodium Diphosphate

【适应证】

1. 用于病毒性心肌炎、各种原因导致的心肌损伤、先天性心脏病、心律失常、心肌缺血、心绞痛的辅助治疗。

2. 心力衰竭作为辅助治疗用于脑性瘫痪、中枢神经系统感染、新生儿窒息、新生儿缺氧缺血性脑病等,改善脑缺氧症状。

3. 低磷血症[98]。

【用法用量】

1. 静脉注射　儿童用药总量取决于医师对儿童临床状态的评价,每次 70~160mg/kg,不要超过建议剂量[99]。

2. 口服

<1 岁,每次 0.5g(5ml),每日 2 次。

≥1 岁,每次 1~2g(10~20ml),每日 2~3 次[98]。

【给药说明】

1. 静脉给药时,每 1g 粉末用灭菌注射用水 10ml 溶解,混匀后静脉输注,速度约为 10ml/min。

2. 混匀后的溶液必须单次给药,如没有输完,余量不再使用。

3. 注射过程中药液外渗到皮下时会造成疼痛和局部刺激,需注意[99]。

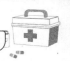

4. 严重溃疡患者口服制剂宜于饭后单独服用，勿溶入其他药物，尤其忌溶于碱性溶液和钙盐。

【注意事项】

1. 遗传性果糖不耐受症患者禁用。
2. 对本品和果糖过敏者禁用。
3. 高磷酸血症及肾衰患者禁用[99~100]。

【用药监护】

肌酐清除率每分钟小于 50ml 的患者应监测血液磷酸盐水平[99]。

【不良反应】

1. 静脉输入速度超过 10ml/min 时，患者可出现脸红、心悸、手足蚁感。如发生过敏反应，应立即停药，予以抗过敏治疗。过敏性休克的抢救措施：停止用药，监测血压，进行休克相关治疗；静脉注射肾上腺素、抗组胺药等[99]。

2. 口服制剂不良反应主要表现为消化系统的轻微症状，如腹胀、恶心、上腹烧灼感、稀便等，患者一般可以耐受，无须停药[100]。

【药理作用】

本品为葡萄糖代谢过程中的中间产物。外源性的二磷酸果糖可作用于细胞膜，通过激活细胞膜上的磷酸果糖激酶，增加细胞内高能磷酸键和三磷酸腺苷的浓度，从而促进钾离子内流，恢复细胞静息状态，增加红细胞内二磷酸甘油的含量，抑制氧自由基和组胺释放，有益于休克、缺血、缺氧、组织损伤、体外循环、输血等状态下的细胞能量代谢和对葡萄糖的利用，促进修复、改善细胞功能作用[100]。

【药代动力学】

给健康志愿者注入本品 250mg/kg，5 分钟后，血浆浓度为 770mg/L，注射后 80 分钟已不可测得。血浆半衰期为 10~15 分钟。消除是由于其组织分布以及被红细胞膜和血浆中激活的磷酸酶将其水解产生无机磷和果糖[99]。

【药物贮存】

密闭，在阴凉处保存[99~100]。

磷酸肌酸钠
Creatine Phosphate Sodium

【适应证】

1. 心脏手术时加入心脏停搏液中保护心肌。
2. 缺血状态下的心肌代谢异常[101]。

【用法用量】

1. 每次 0.5~1g,每日 1~2 次,30~45 分钟内静脉滴注。
2. 心脏手术时加入心脏停搏液中保护心肌,浓度为 10mmol/L。
临床上常与维生素 C 联合应用[102]。

【给药说明】

用注射用水、0.9% 氯化钠或 5% 葡萄糖注射液溶解后在 30~40 分钟内静脉滴注[103]。

【注意事项】

1. 每日 5~10g 的大剂量疗法仅可短期使用。慢性肾功能不全者禁止使用上述剂量。
2. 肾功能不全者应适当减量[103]。

【相互作用】

本品不与其他药物发生相互作用。

【不良反应】

1. 快速静脉注射 1g 以上的本品可导致轻微低血压。
2. 大剂量(每日 5~10g)引起大量磷酸盐摄入,影响钙代谢和调节稳态的激素分泌,影响肾功能和嘌呤代谢[101]。

【药物过量】

无特异性解毒药。如过量可采取对症治疗[103]。

【药理作用】

磷酸肌酸水平不足在心肌收缩力和功能恢复能力的损伤中具有重要的临床意义。在心肌损伤中,细胞内高能磷酸化合物的数量,与细胞的存活和收缩功能恢复间存在紧密关系。保持高能磷酸化合物的水平是限制心肌损伤的基本原则,也是心脏代谢保护的基础。磷酸肌酸钠在肌肉收缩的能量代谢中发挥重要作用,是心肌和骨骼肌的化学能量储备,并用于 ATP 的再合成,ATP 的水解为肌球蛋白收缩过程提供能量。其保护心肌功能与以下作用相关:稳定肌纤维膜;通过抑制核苷酸分解酶而保持细胞内腺嘌呤核苷酸水平;抑制缺血心肌部位的磷脂降解;通过抑制 ADP 诱导的血小板聚集而改善缺血部位的微循环[101]。

【药代动力学】

1. 静脉给药后 $t_{1/2}$ 为 5.4~12 分钟。缓慢滴注 5g 的磷酸肌酸 40 分钟后血药浓度下降至 5nmol/ml 以下。给药 10g,40 分钟后可达 10nmol/ml。
2. 肌内注射磷酸肌酸 500mg,5 分钟后出现在血液中,30 分钟后达峰值(约为 10nmol/ml),1 小时后下降至 4~5nmol/ml。2 小时后为 1~2nmol/ml。给药 750mg 稳态血药浓度峰值为 11~12nmol/ml。
3. 外源性磷酸肌酸钠主要分布在心肌和骨骼肌,脑和肾组织次之,肺和肝组织量最少。

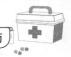

经催化去磷酸化形成肌酸,之后环化为肌酐,最后经尿排泄[101]。

【药物贮存】

密封,在凉暗(避光并不超过 20℃)处保存[103]。

三磷酸腺苷
Adenosine Triphosphate

【适应证】

1. 心肌炎、肝炎、肾损害等辅助治疗。
2. 用于冠状及周围血管痉挛、心绞痛、心力衰竭等。
3. 快速注射可用于阵发性心动过速转复为窦性心律[104]。

【用法用量】

一、新生儿

每日 1 次,每次 10mg,每 12 小时口服或肌内注射 1 次。或将 10mg 本品溶于 10ml 5%~10% 葡萄糖注射液中,按 5ml/L 的速度静脉泵入。不可静脉注射[105]。

二、儿童

1. 肌内注射或静脉注射,每日 1~2 次。
2. ≤5 岁,每次 10mg;>5 岁,每次 20mg[104]。

【给药说明】

静脉给药应缓慢,以免引起头昏、头胀、胸闷及低血压等[106]。

【注意事项】

1. 颅内出血活动期禁用。
2. 肺动脉高压患儿慎用。
3. 心肌梗死和脑出血患者在发病期慎用。
4. 对窦房结有明显抑制作用,病态窦房结综合征、窦房结功能不全者慎用。
5. 本品疗效尚有待循证医学评价。
6. 本品本身提供的能量有限,主要利用其触酶作用[107]。

【相互作用】

药品名称	相互作用
阿托品	可防止发生严重的瞬间心律失常
强心苷	可减轻强心苷的毒性反应,降低心律失常的发生率
卡马西平	可加重腺苷对心脏的阻滞作用

【不良反应】

1. 口服可导致胃部不适。

2. 静脉给药过快可能出现头晕、面红、心悸、胸闷、低血压、肺血管收缩等反应,应立即停止给药并给予相应处理。

【药物过量】

尚不明确。

【药理作用】

本品为体内的高能磷酸化合物,是生命活动的主要能量来源,当体内吸收、分泌、肌肉收缩及进行生化合成反应等需要能量时,三磷酸腺苷即可分解成二磷酸腺苷及磷酸基,同时释放出能量;同时也是一种辅酶,广泛参与糖类、脂肪、蛋白质、核苷酸的代谢,改善细胞的营养和功能。

动物实验证明本品可抑制慢反应纤维的慢钙离子内流,阻止延缓房室结折返途径中的前向传导,大剂量还可能阻断或延缓旁路的前向和逆向传导;另外还具有短暂的增强迷走神经的作用,因而能终止房室结折返和旁路折返机制引起的心律失常[107]。

【药代动力学】

尚不明确。

【药物贮存】

凉暗处(避光并不超过 20℃)密闭保存[107]。

第七节　血管活性药

间 羟 胺
Metaraminol

【适应证】

1. 防治椎管内阻滞麻醉时发生的急性低血压。

2. 辅助性对症治疗出血、药物过敏、手术并发症及脑外伤或脑肿瘤合并休克而发生的低血压。

3. 心源性休克或败血症所致的低血压[108]。

【用法用量】

1. 肌内注射或皮下注射:用于严重休克时,0.1mg/kg。

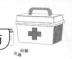

静脉滴注:0.4mg/kg 或 12mg/m²。生理盐水稀释至每 25ml 含 1mg 间羟胺的溶液,调整滴速以维持理想血压[108]。

2. 对于分年龄段给药的用法用量,国内参考资料有限。这里同时列出《英国儿童国家处方集》的用法,仅供参考。12~17 岁用法用量如下。

急性低血压:依据临床反应静脉滴注 15~100mg。

急性低血压的急救:静脉注射 0.5~5mg,之后依据临床反应静脉滴注 15~100mg[109]。

【给药说明】

1. 血容量不足者应先纠正后再用本品。

2. 临用前用 0.9% 氯化钠或 5% 葡萄糖注射液稀释。配制后 24 小时用完。

3. 选用较粗大静脉注射,避免四肢小静脉给药,尤其是周围血管病、糖尿病或高凝状态患者。肌内注射或皮下注射应避开血液循环不佳的部位。

4. 本品有蓄积作用,如用药后血压上升不明显,观察 10 分钟以上再决定是否增加剂量,以免贸然增量使血压上升过高[108]。

【注意事项】

1. 连续给药时,因本品间接在肾上腺素神经囊泡中取代递质,可使递质减少,内在效应减弱,故不能突然停药,以免发生低血压反跳。

2. 甲状腺功能亢进、高血压、冠心病、充血性心力衰竭、糖尿病患者和疟疾病史者慎用。

3. 短期内连续应用会出现快速耐受性,作用逐渐减弱[108]。

【用药监护】

1. 监测心律、血压。

2. 注意注射部位是否有外渗迹象[108]。

【相互作用】

药品名称	作用程度	相互作用
呋喃唑酮	慎用	呋喃唑酮可增强混合或间接起效的拟交感神经药物的升压敏感性,增加升压效应。直接起效的拟交感神经药不受影响
利奈唑胺	慎用	同时给予单胺氧化酶抑制剂和混合或间接起效的拟交感神经药物可能导致高血压危象

【药物相容性】

容器	不相容
混合管	与碱性药物共同滴注,可引起本品分解

【不良反应】

1. 心律失常。

2. 升压过快过猛可致急性肺水肿、心律失常、心脏停搏。

3. 静脉滴注外渗可引起局部血管严重收缩,导致组织坏死糜烂或红肿硬结形成脓肿。一旦发生可用 5~10mg 酚妥拉明稀释于 10~15ml 氯化钠注射液作局部浸润注射。

【药物过量】

表现:抽搐、严重高血压及心律失常。

处置:立即停药,血压过高可静脉注射酚妥拉明,必要时可重复[110]。

【药理作用】

直接兴奋 α 受体,较去甲肾上腺素作用弱但较持久,对心血管作用与去甲肾上腺素相似,能收缩血管,持续地升高收缩压和舒张压,也可增强心肌收缩力,正常人心输出量变化不大,但能使休克患者的心输出量增加。对心率的兴奋不很显著,很少引起心律失常,无中枢神经兴奋作用。由于其升压作用可靠,维持时间较长,较少引起心悸或尿量减少等反应[108]。

【药代动力学】

肌内注射 10 分钟或皮下注射 5~20 分钟后血压升高,持续约 1 小时;静脉注射 1~2 分钟起效,持续约 20 分钟。不被单胺氧化酶破坏,作用持久。主要在肝内代谢,代谢物多经胆汁和尿排出。尿液酸化可增加以原型自肾排泄的比例[108]。

【药物贮存】

遮光,密闭保存比例[110]。

酚 妥 拉 明
Phentolamine

【适应证】

1. 用于诊断嗜铬细胞瘤及治疗其所致的高血压发作。
2. 治疗左心室衰竭。
3. 防止因血管收缩剂外渗引起的皮肤坏死和腐烂脱落[111]。

【用法用量】

一、新生儿

为防止因血管收缩剂外渗引起的皮肤坏死和腐烂脱落,在受影响的区域皮下注射浓度为 0.5mg/ml 的酚妥拉明,给药量取决于外渗区域大小,通常需要 1~5ml。视需要可重复给药。如受影响的肢体肿胀明显,考虑外用 2% 硝酸甘油软膏。视患儿情况决定是否重复用药[112]。

二、儿童及青少年

1. 升压药物外渗　将 0.5~1mg/ml 的溶液皮下注射于受影响区域,每次注入 0.2~1ml 药液于渗出部位,直至渗透整个受影响区域。每次注射均需更换针头。给药量取决于外渗区

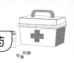

域大小,通常所需总量为 1~5ml。如有必要可重复。亦可用本品 5~10mg 加 10ml 生理盐水作局部浸润。外渗 12 小时内有效。

预防:静脉滴注去甲肾上腺素可在 1L 溶液中加入 10mg 酚妥拉明[113-117]。

2. 嗜铬细胞瘤手术中控制高血压

1 个月至 12 岁:术前 1~2 小时静脉注射 0.05~0.1mg/kg(最多 5mg),至少 3~5 分钟。如有必要可重复。

>12 岁:术前 1~2 小时静脉注射 2~5mg,至少 3~5 分钟。如有必要可重复[118]。

3. 嗜铬细胞瘤的高血压危象　静脉注射每次 1mg,亦可按 0.1mg/kg 或 3mg/m^2[111]。

4. 嗜铬细胞瘤的药物诊断性试验　静脉注射每次 1mg,亦可按 0.1mg/kg 或 3mg/m^2,或肌内注射 3mg[111]。

【给药说明】

试验时患者应平卧于安静和略暗的室内。试验时应保留静脉通路,准备急救药品,以备血压剧降时急救。

抗高血压药、巴比妥类、阿片类镇痛药、镇静药均可造成酚妥拉明试验假阳性,试验前 24 小时停用。用抗高血压药者必须待血压回升至治疗前水平方可给药[111]。

【注意事项】

1. 对本品及亚硫酸酯过敏者、低血压、心肌受损病史者、严重动脉硬化及严重肝肾功能不全者禁用。

2. 精神病、糖尿病、肾功能不全、消化性溃疡、冠状动脉供血不足、心绞痛及心肌梗死者慎用。

3. 用药剂量过大,可能发生低血压[118]。

【用药监护】

1. 试验给药前及静脉给药后 3 分钟内每 30 秒、7 分钟后每 1 分钟测量 1 次血压;或在肌内注射后 30~45 分钟内每 5 分钟测量 1 次血压。

2. 试验前至少 24 小时,最好 48~72 小时停用水合氯醛,否则引起假阳性。

3. 试验时注意瞳孔及其他体征变化。

4. 评估受影响区域的缺血逆转情况。

5. 用药过程中监测心率及血压[111]。

【相互作用】

药品名称	作用程度	相互作用
多巴胺	慎用	与大剂量多巴胺合用,酚妥拉明的扩血管效应可被其外周血管的收缩作用拮抗
苯巴比妥	慎用	合用能加强酚妥拉明降压作用

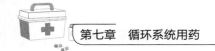

【药物相容性】

容器	相容	不相容
混合管	阿托品、氨甲苯酸、甘露醇、甲氨蝶呤、氯化钾、碳酸氢钠、维生素 B_6、右旋糖酐 40	氨茶碱、呋塞米、新斯的明、胰岛素

【不良反应】

1. 常见　直立性低血压、心动过速、心律失常、鼻塞、恶心、呕吐。
2. 少见　晕厥、乏力。
3. 罕见　突然胸痛（心肌梗死）、神志模糊、头痛、共济失调、言语含糊[111]。

【药物过量】

表现：可引起低血压、心律不齐、全身静脉血量增加、休克、头痛、视力障碍、瞳孔缩小、呕吐、低血糖等。

处置：出现严重的低血压或休克应立即停药，同时给予抗休克治疗。患者置于头低脚高卧位，并扩张血容量。必要时静脉注射去甲肾上腺素，并持续静脉滴注至血压恢复正常。不宜用肾上腺素，以防止血压进一步下降[111]。

【药理作用】

本品为短效的非选择性 $\alpha(\alpha_1、\alpha_2)$ 受体拮抗剂，可拮抗血液循环中肾上腺素和去甲肾上腺素的作用，使血管扩张而降低周围血管阻力；拮抗儿茶酚胺效应，用于诊治嗜铬细胞瘤。但对正常人或原发性高血压患者的血压影响甚少；能降低外周血管阻力，使心脏后负荷降低，左心室舒张末压和肺动脉压下降，每搏输出量增加，可用于治疗心力衰竭[111]。

【药代动力学】

给药途径	达峰时间 /min	持续时间 /min	$t_{1/2}$/min
肌内注射	20	30~45	
静脉注射	2	15~30	19

主要经由肝脏代谢。静脉注射后约有 13% 的药物以原型自尿排出[111]。

【药物贮存】

遮光密闭保存[119]。

麻 黄 碱
Ephedrine

【适应证】

用于蛛网膜下腔麻醉或硬膜外麻醉引起的低血压[120]。

【用法用量】

1~11 岁：依临床反应可每 3~4 分钟静脉注射 0.5~0.75mg/kg（或 17~25mg/m²），最多每阶段 30mg。

12~17 岁：依临床反应可每 3~4 分钟静脉注射 3~7.5mg（最多 9mg），最多每阶段 30mg[121]。现已不常规用于儿童治疗。

【给药说明】

静脉注射：配制成 3mg/ml 的溶液，缓慢给药。

【注意事项】

1. 甲状腺功能亢进、高血压、动脉硬化、心绞痛等禁用。
2. 如对其他拟交感胺类药（如肾上腺素、异丙肾上腺素等）过敏者，对本品也过敏[120]。

【用药监护】

1. 如有头痛、焦虑不安、心动过速、眩晕、多汗等症状，应注意停药或调整剂量。
2. 短期内反复用药作用可逐渐减弱（快速耐受现象），停药数小时后恢复。每日用药≤3 次耐受现象不明显[120]。

【相互作用】

药品名称	作用程度	相互作用
呋喃唑酮	慎用	呋喃唑酮可增强混合或间接起效的拟交感神经药物的升压敏感性，增加升压效应。直接起效的拟交感神经药不受影响
呋塞米	慎用	呋塞米和该药物均降低血清钾浓度
利奈唑胺	慎用	同时给予单胺氧化酶抑制剂或间接起效的拟交感神经药物可能导致高血压危象
茶碱、氨茶碱	关注	麻黄碱可能引起茶碱类的毒性
碳酸氢钠	关注	尿液碱化剂令尿液 pH 升高，导致拟交感神经药物的肾小管重吸收增加。可延长麻黄碱的半衰期，降低其清除率。拟交感神经药物的疗效和毒性可增强
地塞米松	微弱	可能会出现地塞米松的效应降低
咖啡因	微弱	合用可能有相加或协同作用，心血管、代谢和激素反应可能会有轻微的改变

【不良反应】

1. 恶心、呕吐、畏食症；心动过速（有时为心动过缓）、心律失常、心绞痛、血管收缩伴高血压、血管扩张伴低血压、头晕和潮红；呼吸困难、头痛、焦虑、烦躁不安、精神错乱、精神病、失眠、震颤；排尿困难、尿潴留；出汗、过度躁动；血糖变化；十分罕见：闭角型青光眼。

2. 大剂量或长期使用可引起精神兴奋震颤、焦虑、失眠、心痛、心悸、心动过速等[120]。

【药理作用】

可直接激动肾上腺素受体，也可通过促使肾上腺素能神经末梢释放去甲肾上腺素而间接激动肾上腺素受体，对 α 受体和 β 受体均有激动作用。可舒张支气管并收缩局部血管，其作用时间较长；加强心肌收缩力，增加心输出量，使静脉回心血量充分；兴奋中枢神经作用较肾上腺素更强[120]。

【药代动力学】

给药途径	起效时间 /min	持续时间 /h	$t_{1/2}$/h
肌内注射、皮下注射	10~20	25~50	尿 pH=5 时：3 尿 pH=6.3 时：6

肌内注射或皮下注射很快被吸收。可通过血 - 脑屏障进入脑脊液。吸收后仅有少量经脱氨氧化，大部分以原型自尿排出[120]。

【药物贮存】

遮光，密封保存[120]。

去甲肾上腺素
Norepinephrine

【适应证】

用于治疗急性心肌梗死、体外循环等引起的低血压和感染性休克[122]。

【用法用量】

一、新生儿

感染性休克的用法用量如下。

胎龄 >35 周：静脉输注，初始剂量 0.2~0.5μg/（kg·min），每 30 分钟逐渐调整给药速度，以达目标血压。常用剂量为 0.2~2μg/（kg·min），视情况可更高[123]。

二、儿童及青少年

1. 低血压休克　≥29 日龄：静脉或骨内输注，初始剂量 0.1μg/（kg·min），逐渐调整给药

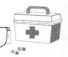

速度以达目标血压。常用速率为 0.1~2μg/（kg·min）[124]。

2. 感染性休克 ≥29 日龄：静脉或骨内输注，初始剂量 0.05~0.1μg/（kg·min）[125]，每 30 分钟逐渐调整给药速度，以达目标血压。常用速率为 0.5~2.5μg/（kg·min），视情况可更高[126-127]。

【给药说明】

可用 5% 葡萄糖注射液、葡萄糖氯化钠注射液稀释后静脉滴注[122]。

新生儿：必须稀释至 16~100μg/ml 才可使用。通过中心静脉给药。

儿童：必须依流速需要将药液稀释至 4~100μg/ml 才可使用。通过较大的外周静脉（肘前或股骨）、骨内给药，需更换注射部位。若需尽快给药可通过中心静脉[122]。

【注意事项】

1. 禁止与含卤素的麻醉剂和其他儿茶酚胺类药物合并使用。
2. 可卡因中毒及心动过速患者禁用[122]。

【用药监护】

1. 给药过程中不可无人看护。经常查看流速；沿着输液血管热敷；注意外渗迹象。
2. 监测血压，开始给药后每 2 分钟测 1 次，到达目标血压后每 5 分钟测 1 次，直至完成给药。
3. 用于感染性休克时需监测血流动力学及血氧饱和度。
4. 长期治疗期间应评估血容量减少情况。
5. 目标心率及灌注压取决于患者年龄。

年龄/岁	心率/（次·min⁻¹）	灌注压/mmHg
2	90~160	58（55+ 年龄 ×1.5）
7	70~150	65（55+ 年龄 ×1.5）

注：灌注压 = 平均动脉压（mean arterial pressure，MAP）- 中心静脉压（central venous pressure，CVP）。

【相互作用】

药品名称	作用程度	相互作用
利奈唑胺	禁忌	利奈唑胺通过药效学的协同作用增加该药物的效应。有急性高血压发作的风险
地高辛	慎用	地高辛增加血钾浓度，该药物降低血钾浓度
多巴胺	慎用	该药物和多巴胺均降低镇静作用。二者均增强交感神经作用
氯丙嗪	慎用	氯丙嗪可降低去甲肾上腺素的加压效应并消除心动过缓

【药物相容性】

容器	相容	不相容
Y 型管	阿曲库铵、昂丹司琼、苯海拉明、表柔比星、丙泊酚、地高辛、地塞米松、多柔比星脂质体、厄他培南、放线菌素 D、芬太尼、酚妥拉明、伏立康唑、氟康唑、甘露醇、肝素、红霉素、环磷酰胺、甲氨蝶呤、甲泼尼龙、甲硝唑、卡泊芬净、克林霉素、利奈唑胺、硫酸镁、氯化钙、氯化钾、美罗培南、美司钠、门冬酰胺酶、尼莫地平、尿激酶、哌拉西林他唑巴坦、葡萄糖酸钙、氢化可的松、庆大霉素、舒芬太尼、替加环素、头孢呋辛、头孢哌酮、头孢曲松、头孢他啶、头孢唑林、万古霉素、维库溴铵、维生素 B_{12}、维生素 C、维生素 K_1、西咪替丁、硝普钠、硝酸甘油、亚胺培南西司他丁、亚叶酸钙、异环磷酰胺、右雷佐生	氨茶碱、苯巴比妥、苯妥英钠、地西泮、更昔洛韦、磺胺甲噁唑甲氧苄啶、硫喷妥钠、碳酸氢钠
混合管	氨甲苯酸、胺碘酮、丙泊酚、地塞米松、地西泮、芬太尼、酚磺乙胺、甘露醇、肝素、甲泼尼龙、磷霉素钠、硫酸镁、氯化钙、琥珀胆碱、氯化钾、葡萄糖酸钙、维库溴铵、维生素 B_6、西咪替丁、右旋糖酐 40、鱼精蛋白	氨苄氯唑西林、氨苄西林、氨茶碱、苯巴比妥、苯妥英钠、地高辛、酚妥拉明、呋塞米、氟康唑、红霉素、甲硝唑、利巴韦林、两性霉素 B、美洛西林、青霉素、碳酸氢钠、头孢呋辛、头孢美唑、头孢哌酮、头孢他啶、头孢唑林、万古霉素、维生素 C、新斯的明

【不良反应】

1. 外渗可致局部组织脱落和坏死,如发生外渗,将酚妥拉明 0.1~0.2mg/kg(最多 10mg)用 5~10ml 生理盐水稀释,立即外敷浸润外渗区域。

2. 本品强烈的血管收缩可使重要器官血流减少。肾血流锐减后尿量减少;组织供血不足导致缺氧和酸中毒。

3. 沿输液血管皮肤发白,注射部位皮肤破溃,皮肤发绀、发红,严重晕眩。少见但后果严重。

4. 个别患者因过敏出现皮疹、面部水肿。

5. 缺氧、电解质平衡失调、器质性心脏病患者或过量时,可出现心律失常;血压升高后可出现反射性心率减慢。

6. 下列反应持续出现应注意:焦虑不安、眩晕、头痛、皮肤苍白、心悸、失眠等[122]。

【药物过量】

表现:持久或大量使用,可使回心血流量减少,外周血管阻力升高,心排血量减少,严重头痛及高血压、心率缓慢、呕吐、抽搐,后果严重。

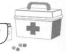

处置:立即停药。适当补液及电解质。血压过高给予 α 受体拮抗剂,如静脉注射酚妥拉明。

【药理作用】

本品为强烈的 α 受体激动药,引起血管极度收缩,血压升高,冠状动脉血流增加;同时也激动 β 受体,使心肌收缩加强,心排出量增加。用量按每分钟 0.4μg/(kg·min)时,激动 β 受体为主;较大剂量时激动 α 受体为主[128]。

【药代动力学】

皮下注射吸收差,且易发生局部组织坏死。一般采用静脉滴注。静脉给药后起效迅速,停止滴注后作用维持 1~2 分钟。主要在肝内代谢成无活性的代谢产物。经肾排泄,仅微量以原型排泄[128]。

【药物贮存】

遮光,密闭,在阴凉处(不超过 20℃)保存[128]。

肾 上 腺 素
Epinephrine/Adrenaline

【适应证】

主要适用于因支气管痉挛所致严重呼吸困难,可迅速缓解药物等引起的过敏性休克,亦可用于延长浸润麻醉用药的作用时间。各种原因引起的心脏停搏进行心肺复苏的主要抢救用药[129]。

【用法用量】

一、新生儿

用于复苏和严重心动过缓的抢救。

(1)静脉注射:将肾上腺素以 0.1mg/ml 的浓度静脉注射 10~30μg/kg。之后用 0.5~1ml 生理盐水冲洗。

(2)连续静脉给药:以 0.1μg/(kg·min)开始给药,视临床反应逐渐调整给药速度,最多 1μg/(kg·min)。如果时间允许,应在使用肾上腺素前先纠正酸中毒以增强疗效。

(3)气管插管患儿:经多次正压通气后;将肾上腺素以 0.1mg/ml 的浓度经导管给药 0.1mg/kg。无效时可每 3~5 分钟重复使用。不要在静脉中使用此高剂量[130]。

二、儿童及青少年

1. 过敏反应

体重 <30kg:1mg/ml 浓度的肾上腺素肌内注射 / 皮下注射,每次 0.01mg/kg(最多 0.3mg),视需要可每隔 5~10 分钟重复 1 次。

体重≥30kg:1mg/ml 浓度的肾上腺素肌内注射 / 皮下注射,每次 0.3~0.5mg(最多 0.5mg),视需要可每隔 5~10 分钟重复 1 次[131]。

2. 心肺复苏　使用 0.1mg/ml 浓度的肾上腺素静脉注射 / 骨内注射 0.01mg/kg,视需要每 3~5 分钟重复 1 次。最多每次 1mg。除 β 受体拮抗剂中毒的情况外,不推荐使用高剂量(0.1mg/kg)用于心肺复苏[82,132-133]。

可使用 1mg/ml 的肾上腺素经气管插管给药,每次 0.1mg/kg。视需要可每 3~5 分钟重复 1 次。最多每次 2.5mg。

3. 支持治疗升高血压　0.1~1μg/(kg·min)持续静脉输注,视临床反应调整给药速度。感染性休克推荐 0.05~0.3μg/(kg·min)。

4. 阻止鼻黏膜和齿龈出血　将浸有 1∶20 000 至 1∶1 000(0.05~1mg/ml)溶液的纱布填塞出血处[129]。

5. 与局麻药合用　与局麻药混合,肾上腺素浓度为 2~5μg/ml,总量≤0.3mg,可减少局麻药的吸收而延长药效,并减少毒副作用,同时减少手术部位的出血[129]。

6. 治疗荨麻疹、血清反应等　皮下注射 1mg/ml 的溶液 0.2~0.5ml,必要时可重复 1 次。

【给药说明】

本品可经皮下或肌内注射给药,也可以静脉滴注,还可以直接注射入心脏。本品 1mg/ml 的注射液用于肌内注射或皮下注射时无须稀释[129]。

【注意事项】

1. 高血压、器质性心脏病、冠状动脉疾病、糖尿病、甲状腺功能亢进、洋地黄中毒、外伤性及出血性休克、心源性哮喘等患者禁用。

2. 运动员慎用。器质性脑病、心血管病、青光眼、帕金森病、噻嗪类引起的循环虚脱及低血压、精神及神经性疾病慎用。

3. 新生儿避免使用头皮静脉。

4. 不推荐动脉内注射,可引起剧烈的血管收缩,导致组织坏死。

5. 反复在固定部位注射药物可导致组织坏死。注射部位必须轮换。

6. 局麻每次使用剂量(成人)不可超过 300μg,否则可引起心悸、头痛、血压升高等。

7. 用于指 / 趾部位局麻时,不宜加用肾上腺素,以免肢端组织供血不足导致坏死。

8. 长期或高剂量使用可产生耐药性。停药数日后效应可恢复。

9. 过敏性休克时血管的渗透性增加使得有效血容量不足,必须同时补充血容量。

10. 与其他拟交感药物(如麻黄碱、异丙肾上腺素、去甲肾上腺素、去氧肾上腺素等)有交叉过敏反应。

11. 抗过敏休克时,须补充血容量。

12. 可透过胎盘屏障,致胎儿缺氧。剖宫产麻醉过程中用本品维持血压,可加速胎儿心率[129]。

【用药监护】

1. 持续监护心率、心律、血压。

2. 观察静脉注射部位有无皮肤发白等外渗征象[129]。

【相互作用】

药品名称	作用程度	相互作用
利奈唑胺	禁忌	利奈唑胺通过药效学的协同作用增加该药物的效应。有急性高血压发作的风险
普萘洛尔	禁忌	非选择性β受体拮抗剂令肾上腺素产生的α受体效应占主导作用,导致血压上升和反射性的心率减慢
地高辛	慎用	地高辛增加血钾浓度,该药物降低血钾浓度
多巴胺	慎用	该药物和多巴胺均降低镇静作用。二者均增强交感神经作用
呋喃唑酮	慎用	呋喃唑酮可使其作用增强或间接起效的拟交感神经药物的升压敏感性,增加升压效应。直接起效的拟交感神经药不受影响
氯丙嗪	慎用	氯丙嗪可能会拮抗肾上腺素的外周血管收缩作用,有时甚至会逆转肾上腺素的作用

【药物相容性】

与碱性药物同时输注可降低本品的活性。

容器	相容	不相容
Y型管	胺碘酮、丙泊酚、芬太尼、呋塞米、肝素、氯化钙、氯化钾、咪达唑仑、葡萄糖酸钙、瑞芬太尼、头孢他啶、维库溴铵、维生素 K_1、西咪替丁、硝酸甘油	氨苄西林、氨茶碱、米卡芬净、碳酸氢钠

【不良反应】

1. 心悸、头痛、血压升高、震颤、无力、眩晕、呕吐、四肢发凉。
2. 有时可有心律失常,严重者可由心室颤动致死。
3. 用量过大或皮下注射时误入血管后,可引起血压突然上升而导致脑出血。
4. 药液漏出血管外可引起局部缺血、坏死。如有外渗征象,用酚妥拉明 2mg 加 0.9% 氯化钠注射液 2ml 浸湿棉球外敷渗漏处,可预防坏死。

【药理作用】

肾上腺素是一种直接激动肾上腺素 α 受体和 β 受体的拟交感胺类药。α 受体激动引起皮肤、黏膜、内脏血管收缩。β 受体激动引起冠状血管扩张、骨骼肌、心肌兴奋、心率增快、支气管平滑肌、胃肠道平滑肌松弛。

1. 抗过敏性休克　兴奋心肌、升高血压、松弛支气管等作用,可缓解过敏性休克的心率微弱、血压下降、呼吸困难等症状。

2. 抗低血糖　作用于 β 受体增加肝脏及其他组织的糖原分解;作用于 α 受体抑制胰腺对胰岛素的释放,减少周围组织对葡萄糖的摄取,升高血糖水平。

3. 扩张支气管　作用于 $β_2$ 受体以松弛支气管平滑肌,接触支气管痉挛;作用于 α 受体

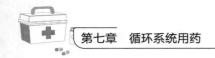

使支气管动脉收缩,消除充血水肿,改善通气量;抑制抗原所引起的组胺释放,直接对抗组胺导致的支气管收缩、血管扩张和水肿。

4. 激动心脏　作用于心脏 β_1 受体,使心率增快,心肌收缩力加强。

5. 升高血压　常用剂量通过兴奋心脏使心排出量增加,造成收缩压中度升高,同时作用于骨骼肌血管床的 β_2 受体,使血管扩张,降低周围血管阻力而使舒张压略降;较大剂量时作用于骨骼肌血管床 α 受体使血管收缩,增加外周血管阻力,使收缩压及舒张压均升高。

6. 收缩局部血管止血　作用于皮肤、黏膜、结合膜以及内脏的 α 受体,使血管收缩。

7. 延长局麻药物作用时间　加至局麻药物中或外用,可延缓麻醉药的吸收,从而延长作用时间,并有止血作用[129]。

【药代动力学】

局部应用于黏膜表面,因血管剧烈收缩,吸收很少;皮下注射因局部血管吸收较慢,6~15分钟后起效,持续作用 1~2 小时;肌内注射吸收快而完全,新生儿肌内注射后 2~3 分钟起效,作用持续 30 分钟,成人 80 分钟左右。静脉注射立即生效。在交感神经末梢、肝和其他组织被降解成无活性的物质。经肾排泄,极小量以原型排出[129]。

【药物贮存】

遮光,密闭,在阴凉处(不超过 20℃)保存[133]。

异丙肾上腺素
Isoprenaline

【适应证】

1. 增加心血管休克患者的心输出量。
2. 心源性或感染性休克。
3. 完全性房室传导阻滞、心脏停搏。
4. 扩张支气管,因近来有多种高选择性 β_2 受体激动药出现,现已很少应用[134]。

【用法用量】

一、新生儿

持续静脉滴注 0.05~0.5μg/(kg·min)。最多 2μg/(kg·min)[135]。

二、儿童及青少年

救治心脏停搏:心腔内注射 0.5~1mg。

三度房室传导阻滞(心率 <40 次 /min):0.5~1mg 加在 200~300ml 5% 葡萄糖注射液内缓慢静脉滴注[136]。

【给药说明】

给药速率依心率调整。给药前应纠正酸中毒。

【注意事项】

1. 对其他肾上腺素类药物过敏者对本品也有交叉过敏反应。

2. 高血压、甲状腺功能亢进、心绞痛、冠状动脉供血不足、糖尿病者慎用[134]。

【用药监护】

1. 持续监测生命体征。

2. 监测动脉压及中心静脉压。

3. 定期监测血糖。

【相互作用】

药品名称	作用程度	相互作用
利奈唑胺	禁忌	利奈唑胺通过药效学的协同作用增加该药物的效应。有急性高血压发作的风险
茶碱、氨茶碱	慎用	合用时毒性增强，尤其是心脏毒性。茶碱类的浓度可能降低
地高辛	慎用	地高辛增加血钾浓度，该药物降低血钾浓度
多巴胺	慎用	该药物和多巴胺均降低镇静作用。二者均增强交感神经作用

【药物相容性】

容器	相容	不相容
Y 型管	胺碘酮、丙泊酚、多巴酚丁胺、法莫替丁、肝素、咖啡因、雷尼替丁、氯化钙、氯化钾、泮库溴铵、葡萄糖酸钙、瑞芬太尼、维库溴铵、西咪替丁、硝普钠	呋塞米、碳酸氢钠

【不良反应】

1. 常见　口咽发干、心悸不安。

2. 少见　头晕目眩、面部潮红、恶心、心率增快、震颤、多汗、乏力等[134]。

【药理作用】

1. 本品对 β_1 和 β_2 受体均有强大的激动作用，对 α 受体几乎无作用。

2. 作用于心脏 β_1 受体，使心收缩力增强、心率加快、传导加速、心输出量和心肌耗氧量增加。

3. 作用于血管平滑肌 β_2 受体，使骨骼肌血管明显舒张。肾、肠系膜血管及冠脉也不同程度舒张，血管总外周阻力降低。其心血管作用导致收缩压升高，舒张压降低。脉压变大。

4. 作用于支气管平滑肌 β_2 受体，使支气管平滑肌松弛。

5. 促进糖原和脂肪分解，增加组织耗氧量[134]。

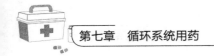

【药代动力学】

静脉注射后作用维持不到 1 小时。根据注射的快慢 $t_{1/2}$ 为 1 至数分钟。静脉注射后 40%~50% 以原型排出[134]。

【药物贮存】

遮光密闭，≤20℃保存[137]。

多 巴 胺

【适应证】

适用于心肌梗死、创伤、内毒素败血症、心脏手术、肾功能衰竭、充血性心力衰竭等引起的休克综合征；补充血容量后休克仍不能纠正者，尤其有少尿及周围血管阻力正常或较低的休克[138]。

【用法用量】

一、新生儿

纠正急性低血压、休克、心力衰竭、心脏手术后导致的血流动力学不稳定：持续静脉滴注，初始剂量 3μg/(kg·min)，此后根据临床反应逐渐调整剂量，不超过 20μg/(kg·min)。

二、儿童及青少年

常规剂量：持续静脉滴注，剂量 2~20μg/(kg·min)。所需剂量（mg）＝体重（kg）×6，加入 0.9% 氯化钠注射液至 100ml，用微量注射泵控制输入速度，1ml/h 相当于 1μg/(kg·min)，根据病情调节至所需的速度，待血压平稳，休克症状好转后，再逐渐稀释浓度，减慢滴注速度，直至休克完全恢复再停药。

纠正急性低血压、休克、心力衰竭、心脏手术后导致的血流动力学不稳定：持续静脉滴注，1 个月至 17 岁：初始剂量 5μg/(kg·min)，此后根据临床反应逐渐调整剂量，不超过 20μg/(kg·min)[139-140]。

【给药说明】

持续静脉滴注：用 5% 葡萄糖注射液或 0.9% 氯化钠注射液进行稀释，最大稀释浓度 3.2mg/ml。中央静脉给药可通过注射泵给予更高浓度的药液。与碳酸氢钠和其他碱性溶液不相容。

新生儿重症监护：按照 30mg/kg 的剂量给药，将药物稀释至 50ml 体积。0.3ml/h 的输注速度相当于每分钟给药 3μg/kg[139]。

【注意事项】

1. 嗜铬细胞瘤患者不宜使用。
2. 有未控制的心律失常者禁用。
3. 在过去 14 日内使用了单胺氧化酶抑制剂（如司来吉兰）者禁用。

4. 对其他拟交感胺类药高度敏感的患者,可能对本品也异常敏感。

5. 有闭塞性血管病者慎用。

6. 有发生肺动脉高压风险的儿童慎用多巴胺[141]。

【用药监护】

1. 肢端循环不良的患者,须严密监测,注意坏死及坏疽的可能。

2. 滴注本品须进行血压、心排血量、心电图及尿量的监测。

3. 应用多巴胺治疗前必须先纠正低血容量。

4. 滴注前必须稀释,稀释液的浓度取决于剂量及个体需要的液量。

5. 选用粗大的静脉以静脉注射或静脉滴注,以防药液外溢产生组织坏死。若已外溢,可用 5~10mg 酚妥拉明稀释溶液在注射部位作浸润。

6. 静脉滴注时应控制每分钟滴速,滴注的速度和时间需根据血压、心率、尿量、外周血管灌流情况、异位搏动出现与否等而定,可能时应做心排血量测定。

7. 休克纠正时即减慢滴速。

8. 遇有血管过度收缩引起舒张压不成比例升高和脉压减小、尿量减少、心率增快或出现心律失常,滴速必须减慢或暂停滴注。

9. 滴注多巴胺时若血压继续下降或经调整剂量仍持续低血压,应停用多巴胺,改用更强的血管收缩药。

10. 突然停药可产生严重低血压,故停用时应逐渐递减。

11. 在给多巴胺前 2~3 周曾使用单胺氧化酶抑制药的患者,初始剂量至少减到常用剂量的 1/10。

12. 新生儿尤其是早产儿对多巴胺的临床反应差异较大,应谨慎调整剂量,并严密监护[140,142]。

【相互作用】

药品名称	作用程度	相互作用
利奈唑胺	禁忌	利奈唑胺通过药效学协同作用增强多巴胺的效应
阿米替林、地昔帕明、丙米嗪、马普替林、去甲替林	严重	三环类抗抑郁药通过阻碍重摄取去甲肾上腺素(norepinephrine,NE)或阻碍摄取间接性拟交感介质进入肾上腺神经元,增加或降低拟交感神经药物的效应
阿立哌唑、氯丙嗪、氯氮平、伊潘立酮、异丙嗪、利培酮	严重	该药物通过药效学拮抗作用降低多巴胺的效应
异氟烷、七氟烷	严重	该药物增加多巴胺的毒性,机制不明确
甲氧氯普胺	严重	该药物通过抑制胃肠道吸收,及药效学拮抗作用降低多巴胺的浓度
苯妥英钠	严重	该药物和多巴胺具有药效学协同作用

【不良反应】

不良反应	处置方法
局部缺血和坏疽	常用 α 受体拮抗剂（如酚妥拉明）处理,也有在多巴胺诱导的指部缺血的患者中局部使用硝酸甘油以提高毛细血管流量的报道
β_1 受体介导的心律失常	β 受体拮抗剂
胸痛、呼吸困难、心悸、心律失常、全身软弱无力感	停药或降低输注速度,对症治疗

【药物相容性】

容器	相容	不相容
Y 型管	阿奇霉素、阿托品、氨茶碱、胺碘酮、苯巴比妥、地高辛、地塞米松、厄他培南、氟康唑、甘露醇、肝素、红霉素、甲泼尼龙、可待因、克拉霉素、克林霉素、利多卡因、利奈唑胺、硫酸镁、氯胺酮、咪达唑仑、哌拉西林他唑巴坦、葡萄糖酸钙、前列地尔、青霉素、庆大霉素、头孢呋辛、头孢曲松、头孢他啶、万古霉素、西咪替丁、硝普钠、硝酸甘油、亚胺培南西司他丁	阿昔洛韦、地西泮、更昔洛韦、两性霉素 B 脂质体、磷霉素、氯霉素、碳酸氢钠、头孢哌酮、头孢唑林
混合管	氨茶碱、氨甲苯酸、昂丹司琼、地塞米松、酚磺乙胺、甘露醇、甲泼尼龙、甲硝唑、硫酸镁、美罗培南、尿激酶、维生素 B_6、维生素 C、西咪替丁、硝酸甘油、右旋糖酐 40、鱼精蛋白	阿昔洛韦、氨苄西林、地西泮、呋塞米、氟康唑、红霉素、利巴韦林、两性霉素 B 脂质体、氯霉素、青霉素、氢化可的松、庆大霉素、碳酸氢钠、头孢呋辛、头孢美唑、头孢哌酮、头孢他啶、头孢唑林、万古霉素、新斯的明

【药物过量】

表现:血压升高。

处置:停药,必要时给予 α 受体拮抗剂[138]。

【药理作用】

1. 激动交感神经系统肾上腺素受体和位于肾、肠系膜、冠状动脉、脑动脉的多巴胺受体,效应与药量相关。

2. 小剂量时(每分钟 0.5~2μg/kg)主要作用于多巴胺受体,使肾及肠系膜血管扩张,肾血流量及肾小球滤过率增加,尿量及钠排泄量增加。

3. 小到中等剂量时(每分钟 2~10μg/kg),能直接激动 β_1 受体及间接促使去甲肾上腺素自贮藏部位释放,对心肌产生正性应力作用,使心肌收缩力及每搏输出量增加,最终使心排血量加大,收缩压升高,脉压可能增大,舒张压无变化或有轻度升高,外周总阻力常无改变,冠脉血流及心肌氧耗改善。但对于新生儿,中等剂量多巴胺可能降低心排出量。

4. 大剂量时(每分钟大于 10μg/kg)激动 α 受体,导致周围血管阻力增加,肾血管收缩,

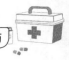

肾血流量及尿量反而减少。由于心排血量及周围血管阻力增加,致使收缩压及舒张压均增高[140]。

【药代动力学】

口服无效,静脉滴入后在体内分布广泛,不易通过血 - 脑脊液屏障。静脉注射 5 分钟内起效,持续 5~10 分钟,作用时间的长短与用量无关。在体内很快通过单胺氧化酶及儿茶酚胺 -O- 甲基转移酶(COMT)的作用,在肝、肾及血浆中降解成无活性的化合物。一次用量的 25% 左右,在肾上腺神经末梢代谢成去甲基肾上腺素。半衰期为 2 分钟左右。经肾排泄,约 80% 在 24 小时内排出,尿液内以代谢物为主,极小部分为原型[140]。本数据来源于健康成人,可供儿科参考。

【药物贮存】

遮光,密闭保存[138]。

前列腺素 E$_1$
Alprostadil E$_1$

【适应证】

动脉导管依赖性先天性心脏病患者。可作为下列先天性心脏病的术前用药:法洛四联症、肺动脉瓣闭锁伴或不伴室间隔缺损、三尖瓣闭锁伴肺动脉瓣闭锁或狭窄、主动脉弓中断、主动脉缩窄、左心发育不良综合征[143]。

【用法用量】

视病情决定给药频次。

一、新生儿

通过大静脉或脐动脉内置入的导管持续泵入。

初始剂量:50~100ng/(kg·min)。若有效,逐渐减量,直至最小有效剂量为维持剂量。

维持剂量:可低至 10ng/(kg·min)。

二、儿童及青少年

初始剂量:持续静脉泵入 50~100ng/(kg·min),至达到临床疗效。对于疗效不佳者,可以 50ng/(kg·min)的剂量增加,最高剂量为 400ng/(kg·min)。之后逐渐减至维持剂量。

维持剂量:持续静脉泵入 5~50ng/(kg·min),选用最低的有效剂量作为维持剂量[144]。

【给药说明】

使用 0.9% 氯化钠注射液稀释后静脉泵入。配制后必须在 2 小时内使用,24 小时内用完[143]。

【注意事项】

1. 禁用于呼吸窘迫综合征的新生儿、过敏、严重心力衰竭、多发性骨髓瘤、白血病、镰状

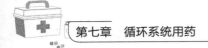
细胞贫血或具特征者。

2. 慎用于出血倾向患儿。

3. 仅为对症处理,缓解临床症状,停药后有可能复发。治疗 3 周后应评估其疗效,若治疗不再有反应,应停药。治疗期不应超过 4 周。

4. 较高的初始剂量通常并不会更加有效,但会增加不良反应的发生率[143]。

【用药监护】

1. 持续监护呼吸、心率、血压、脉搏、氧饱和度,评估氧合改善情况。

2. 定时监测体温、血气、血糖。

3. 长时间应用定期做凝血筛查试验。

【相互作用】

药品名称	相互作用
非甾体抗炎药	药理性拮抗,不宜合用
抗高血压、血管扩张药、抗凝血药、抗血小板药	增强这些药品疗效

【药物相容性】

容器	相容	不相容
Y 型管	氨苄西林、氨茶碱、芬太尼、甲硝唑、克林霉素、氯化钙、氯化钾、青霉素、庆大霉素、头孢唑林、万古霉素、维库溴铵、西咪替丁、硝酸甘油	
混合管		血浆增容剂(明胶制剂、右旋糖酐等)

【不良反应】

不良反应	处置方法
偶见休克	注意观察,发现异常现象立即停药,采取适当措施
循环障碍:可见心衰加重、肺水肿;偶见颜面潮红、心悸	立即停药后可消失。 血压下降应平卧,将双脚抬高
新生儿可见呼吸暂停(常见于体重 <2kg)、发热、面部潮红、心动过缓和抽搐[143,145]	开始治疗的第 1 小时内,常需要辅助通气呼吸治疗

【药理作用】

抑制血小板聚集;抑制神经末梢释放去甲肾上腺素,并激活血小板膜内腺苷酸环化酶进而增加环磷酸腺苷,从而抑制 TXA_2 引起的血管收缩,直接或间接地扩张血管。舒张肺血管及全身小动脉,特别是动脉导管,用于动脉导管依赖性先天性心脏病患儿,以保持动脉导管开放,减轻缺氧、酸中毒,维持患儿生命,为外科手术创造条件,赢得时间。本品还有稳定肝细胞膜及改善肝功能的作用[143]。

【药代动力学】

静脉给药后,发绀型先心病约 30 分钟达稳态血药浓度峰值药效,非发绀型先心病需数小时才发挥稳态血药浓度峰值药效。在体内迅速代谢,$t_{1/2}$ 仅为 3 分钟,故需持续输注给药。主要分布于肾、肝、肺组织中,中枢神经系统、眼球内含量最低。代谢产物主要通过肾脏排泄,给药后 24 小时内尿中排泄大约为 90%,其余经粪便排泄[143]。

【药物贮存】

遮光,0~5℃保存,避免冻结[145]。

第八节 利尿药与脱水药

呋 塞 米
Furosemide

【适应证】

1. 高血压。
2. 用于心力衰竭、肾脏疾病、肝脏疾病所致的水肿以及肺水肿。
3. 预防急性肾功能衰竭。
4. 高钾血症及高钙血症[146]。

【用法用量】

一、新生儿
心力衰竭、肾脏疾病、肝脏疾病所致的水肿以及肺水肿的用法用量如下。

口服:每 12~24 小时 0.5~2mg/kg[若纠正胎龄(corrected gestational age)小于 31 周,每 24 小时 0.5~2mg/kg]。

缓慢静脉注射:每 12~24 小时 0.5~1mg/kg(若纠正胎龄小于 31 周,每 24 小时 0.5~1mg/kg)[147]。

二、儿童
1. 常规剂量

口服:每日 2~3mg/kg,分 2~3 次服用。

静脉注射、静脉滴注:每次 0.5~1mg/kg[148]。

2. 心力衰竭、肾脏疾病、肝脏疾病所致的水肿以及肺水肿

(1)口服

1 个月至 11 岁:0.5~2mg/kg,每日 2~3 次(若纠正胎龄小于 31 周,每 24 小时 0.5~2mg/kg

缓慢静脉注射);利尿药抵抗的水肿患者可能需要更高的剂量;最大剂量每日 12mg/kg,每日总剂量不得超过 80mg。

12~17 岁:每日 20~40mg,利尿药抵抗的水肿患者可增大剂量至每日 80~120mg。

（2）缓慢静脉注射

1 个月至 11 岁:0.5~1mg/kg,必要时每 8 小时重复给药;最大剂量每 8 小时 2mg/kg(不得超过 40mg)。

12~17 岁:20~40mg,必要时每 8 小时重复给药;难治病例可能需要更高的剂量。

（3）持续静脉滴注

1 个月至 17 岁:0.1~2mg/(kg·h)[心脏手术后初始剂量为 100μg/(kg·h),每 2 小时剂量加倍,直到排尿量超过 1ml/(kg·h)][147]。

3. 少尿

（1）口服:12~17 岁,初始剂量每日 250mg;必要时每 4~6 小时以 250mg 的增幅逐步加大剂量;单剂量不得超过 2g。

（2）静脉滴注

1 个月至 11 岁:2~5mg/kg,每日用药不得超过 4 次(每日总剂量不超过 1g)。

12~17 岁:初始剂量 250mg,持续 1 小时。若排尿量不足,可加大剂量至 500mg,持续 2 小时。若这之后临床反应不佳,可再给药 1g,持续 4 小时。若仍无满意效果,可能需要透析。可每 24 小时以有效剂量(最大剂量 1g,最大给药速度 4mg/min)重复给药 1 次[147]。

【给药说明】

静脉注射:常规给药速度 100μg/(kg·min)[不超过 500μg/(kg·min)],给药时间 5~10 分钟,最大给药速度 4mg/min。

静脉滴注:以 0.9% 氯化钠稀释至浓度为 1~2mg/ml 的溶液。葡萄糖溶液不相容(输注的 pH 必须高于 5.5)[147]。

【注意事项】

1. 对本药过敏者禁用。

2. 无尿者禁用。

3. 对磺胺类药和噻嗪类利尿药过敏者,对本药可能亦过敏。

4. 肝昏迷患者在基本情况改善前,不推荐使用。

5. 对诊断的干扰:可致血糖升高、尿糖阳性。血尿酸和尿素氮水平暂时性升高。血 Na^+、Cl^-、K^+、Mg^{2+}、Ca^{2+} 浓度下降。

6. 下列人群慎用:严重肾功能损害者;糖尿病患者;高尿酸血症或有痛风史者;严重肝功能损害者;急性心肌梗死患者;胰腺炎或有此病史者;有低血钾倾向者;系统性红斑狼疮患者。

7. 与食物合用,吸收减少,生物利用度可下降 30%[148]。

【用药监护】

1. 药物剂量应个体化,从最小有效剂量开始,然后根据利尿反应调整剂量,以减少水、电解质紊乱等副作用的发生。

2. 电解质耗竭者,用药前宜先纠正电解质失衡。

3. 肠道外用药宜静脉给药、不主张肌内注射。

4. 存在低钾血症或低钾血症倾向时,应注意补钾。

5. 如每日用药一次,应早晨服药,以免夜间排尿次数增多。

6. 少尿或无尿患者应用较大剂量后无效时应停药。

7. 本药在新生儿的半衰期明显延长,故新生儿用药时间应延长。

8. 严重肾功能损害,有条件时应尽早选择血液净化治疗,而不是盲目加大剂量。如用药,则间隔时间应延长,以免出现耳毒性等副作用。如在使用过程中血氮升高或出现少尿,应停药。

9. 随访检查血电解质、血压、肾功能、肝功能、血糖、血尿酸、酸碱平衡情况及听力[148]。

【相互作用】

药品名称	作用程度	相互作用
阿米卡星、依他尼酸、庆大霉素、卡那霉素、奈替米星、链霉素、妥布霉素	严重	呋塞米和该药物通过药效学的协同作用增加对方的毒性。增加肾毒性和/或耳毒性的可能
西沙必利	严重	药效学的协同作用。有 Q-T 间期延长的可能
磷酸钾	严重	呋塞米通过增加肾清除率降低磷酸钾的效应

【药物相容性】

容器	相容	不相容
Y 型管	阿昔洛韦、氨茶碱、苯巴比妥、丙泊酚、地高辛、地塞米松、多柔比星脂质体、厄他培南、芬太尼、伏立康唑、甘露醇、更昔洛韦、环磷酰胺、甲氨蝶呤、甲泼尼龙、甲硝唑、克林霉素、雷尼替丁、利奈唑胺、链激酶、两性霉素 B 脂质体、复方氯化钠注射液、氯化钙、氯化钾、美罗培南、美司钠、门冬酰胺酶、尼莫地平、尿激酶、哌拉西林他唑巴坦、葡萄糖酸钙、乳酸钠林格注射液、舒芬太尼、碳酸氢钠、替加环素、头孢吡肟、头孢呋辛、头孢哌酮、头孢曲松、头孢噻肟、头孢他啶、头孢西丁、头孢唑林、头孢唑肟、维生素 B_{12}、维生素 K_1、硝普钠、亚胺培南西司他丁、亚叶酸钙	昂丹司琼、苯妥英钠、表柔比星、地西泮、卡泊芬净、氯胺酮、柔红霉素、万古霉素、西咪替丁、右雷佐生、鱼精蛋白
混合管	阿莫西林克拉维酸、氨苄西林、氨茶碱、芬太尼、甘露醇、甲硝唑、雷尼替丁、利巴韦林、两性霉素 B、磷霉素、硫酸镁、氯化钾、美罗培南、哌拉西林他唑巴坦、葡萄糖酸钙、青霉素、人血白蛋白、碳酸氢钠、头孢吡肟、头孢哌酮、头孢哌酮舒巴坦、硝酸甘油、亚叶酸钙、右旋糖酐 40	氨甲苯酸、胺碘酮、昂丹司琼、苯巴比妥、丙泊酚、地西泮、红霉素、华法林、庆大霉素、头孢美唑、万古霉素、维库溴铵、维生素 B_6、新斯的明

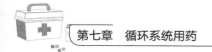

【不良反应】

不良反应	处置方法
水、电解质紊乱,尤其是大剂量或长期应用时。如直立性低血压、休克、低钾血症、低氯血症、低氯性碱中毒、低钠血症、低钙血症、低镁血症及与此有关的口渴、乏力、肌肉酸痛和心律失常等	积极纠正水、电解质紊乱。如使用生理盐水补充血容量,使用多巴胺或去甲肾上腺素治疗低血压,必要时补充钾、镁等
过敏反应、视物模糊、黄视症、光敏感、头晕、头痛、胃肠道症状、胰腺炎、肌强直、骨髓抑制、肝功能损害、指/趾感觉异常、糖代谢紊乱、高尿酸血症、耳鸣、听力障碍[148]	必要时减量或停药

【药物过量】

表现:可引起水和电解质耗竭性的过度利尿,引起脱水和血容量减少。

措施:①监测电解质;②若是口服给药,洗胃;③给予葡萄糖氯化钠溶液;④监测心血管状态、肾功能[149]。

【药理作用】

1. 利尿作用 作用于髓袢升支粗段髓质部和皮质部。本药作用于髓袢升支粗段腔膜上皮细胞 Na^+-K^+-$2Cl^-$ 协同转运载体,影响 Na^+、Cl^- 的转运和重吸收,使管腔中 Na^+、Cl^- 浓度升高,影响肾脏的稀释功能,也使髓质间隙 Na^+、Cl^- 浓度降低,妨碍髓质高渗状态的形成和维持,影响了肾脏的浓缩功能,导致 Na^+、Cl^- 和水分的大量排出,产生强大的利尿作用。本药也影响 K^+ 的转运和重吸收,加上远曲小管管腔中 Na^+ 增多,通过 Na^+-K^+ 交换和 Na^+-H^+ 交换,使尿中 K^+、H^+ 排出增加。由于髓袢升支粗段对 K^+ 的重吸收减少,管腔内正电位降低,Mg^{2+}、Ca^{2+} 的重吸收减少,故尿中 Mg^{2+}、Ca^{2+} 的排出也增加。本药利尿效应远较噻嗪类强大,尿中 Na^+、Cl^-、K^+、H^+ 排出增加,排出的 Cl^- 多于 Na^+,故长期使用本药可能发生高尿酸血症。

2. 血流动力学的影响 扩张肾血管,降低肾血管阻力,使肾血流量尤其是肾皮质深部血流量增加。能扩张肺部容量血管,降低肺毛细血管通透性,加上其有利尿作用,能使回心血量减少,左心室舒张末期压力降低,有助于急性左心衰竭的治疗。

3. 本药的利尿作用较噻嗪类利尿药强,存在明显的剂量-效应关系[148]。

【药代动力学】

口服吸收快,终末期肾脏病患者的口服吸收率降至 43%~46%。充血性心力衰竭和肾病综合征等水肿型疾病患者,由于肠壁水肿,口服吸收率也下降,故上述情况应以肠外途径用药。主要分布于细胞外液,血浆蛋白结合率为 91%~97%。能透过胎盘屏障。$t_{1/2\beta}$ 存在较大的个体差异,正常人为 30~60 分钟,无尿患者延长至 75~155 分钟,肝肾功能同时严重受损者延长至 11~20 小时。新生儿 $t_{1/2\beta}$ 延长至 4~8 小时。本药 88% 以原型从肾脏排泄,12% 经肝脏代谢由胆汁排泄。肾功能受损者经肝脏代谢增多。本药不被血液透析清除[148]。

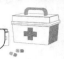

【药物贮存】

遮光,密闭保存[146]。

氢 氯 噻 嗪
Hydrochlorothiazide

【适应证】

主要用于轻中度水肿与高血压、心力衰竭、支气管肺发育不良(broncho-pulmonary dysplasia, BPD)、中枢性或肾性尿崩症及预防含钙盐成分形成的肾石症[150-151]。

【用法用量】

一、新生儿

每次口服 1~2mg/kg,每 12 小时 1 次[152]。

二、儿童

1. 常规剂量 按疗效调整剂量。

<6 个月龄:每日 2~3mg/kg,分 2 次口服。

≥6 个月龄:每日 1~2mg/kg,或 30~60mg/m² (每日最多 200mg),分 2 次口服[153-154]。

2. 心力衰竭 每日 1~4mg/kg(每日最多 100mg),分 1~2 次服用[155]。

【剂量调整】

肾小球滤过率(glomerular filtration rate,GFR)<10%:禁用。

GFR 范围在 10%~50%:以 50%~100% 的剂量给药。

噻嗪类利尿药在肾功能降低时通常无效,尤其在肾小球滤过率低于 30ml/(min·1.73m²) 时[156]。

【给药说明】

1. 与奶、食物同服增加药物吸收量(可能因药物在小肠的滞留时间延长)。

2. 从最小有效量开始给药,减少副作用发生,减少反射性肾素和醛固酮分泌[155]。

【注意事项】

1. 下列情况慎用:①严重肾功能减退或无尿者本品疗效差,大剂量应用可致药物蓄积,毒性增加;②严重肝功能受损者,水、电解质紊乱可诱发肝昏迷;③可置换胆红素,使血胆红素升高,黄疸婴儿慎用;④高尿酸血症或痛风病史者;⑤高钙血症;⑥低钠血症;⑦糖尿病;⑧胰腺炎;⑨红斑狼疮,可加重病情或诱发活动;⑩交感神经切除者(降压作用加强);⑪运动员慎用。

2. 低钾血症倾向者应酌情补钾或与保钾利尿药合用。

3. 与磺胺类药物、呋塞米、布美他尼、碳酸酐酶抑制剂有交叉过敏反应。

4. 对诊断的干扰包括①可致糖耐量降低;②血糖、尿糖、血胆红素、血钙、血尿酸、血胆

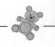

固醇、甘油三酯、低密度脂蛋白浓度升高;③血镁、钾、钠降低[151,157]。

【用药监护】

1. 监测血压。
2. 监测血 pH 和血尿酸、尿酸水平。
3. 监测血糖,尤其是糖尿病或疑似患者。
4. 监测血电解质(钠、钾、钙、镁、碳酸氢根离子)。
5. 监测肾功能、尿量、血肌酐、尿素氮和体重变化。
6. 长期应用、联用其他排钾利尿药或地高辛患者应密切监测血钾水平[151]。

【相互作用】

药品名称	作用程度	相互作用
阿莫西林克拉维酸	慎用	阿莫西林和该药通过降低肾清除率,增加对方的浓度
胺碘酮	慎用	胺碘酮通过竞争肾小管清除率增加该药物的浓度或效应
布洛芬、吲哚美辛	慎用	噻嗪类的降血压效应和利尿效应可能降低
地高辛	慎用	噻嗪类导致的电解质紊乱可促进洋地黄类诱发的心律失常
地塞米松	慎用	合用可加重低钾血症
多巴酚丁胺、庆大霉素	慎用	该药物和多巴酚丁胺、庆大霉素均降低血清钾浓度
氟康唑	慎用	合用可升高氟康唑的血药浓度
呋塞米	慎用	二者具有协同效应,使利尿作用加强,导致严重的电解质失衡
环孢素	慎用	环孢素增加该药物的毒性,机制不明确,高尿酸血症和痛风的发生风险增加
卡托普利	慎用	卡托普利和该药物通过药效学协同作用增加对方的效应。二者均降低血压。肾毒性的风险增加,注意监测
螺内酯、普萘洛尔	慎用	螺内酯和普萘洛尔增加血钾浓度,该药物降低血钾浓度
氯化钙、葡萄糖酸钙、碳酸钙	慎用	合用时可能发生高钙血症,甚至钙毒性
维生素 D	慎用	维生素 D 的生理效应可能被增强,可能会出现高钙血症
阿曲库铵、维库溴铵	关注	非去极化类肌松药的效应可能被增强,呼吸抑制作用可能延长
氟尿嘧啶、环磷酰胺、甲氨蝶呤	关注	噻嗪类可延长抗肿瘤药导致的白细胞减少症
华法林	关注	合用时口服抗凝血药的效应降低,可能与利尿药导致凝血因子浓度升高有关
米诺环素	关注	合用可能导致血尿素氮的显著上升,可导致尿毒症

续表

药品名称	作用程度	相互作用
阿托品、苯海索、东莨菪碱、山莨菪碱	微弱	抗胆碱药通过减缓胃肠道蠕动,减慢胃排空,增强噻嗪类的口服吸收。噻嗪类利尿药的效应可能被增强

【不良反应】

1. 电解质异常　低钾血症、低钠血症、低氯血症及高钙血症。
2. 高血糖、高尿酸血症。
3. 少见药物热、过敏、胆汁淤积、白细胞减少或缺乏、血小板减少性紫癜。
4. 罕见胆囊炎、胰腺炎、光敏感、色觉障碍等[151]。

【药物过量】

处置:尽早洗胃,给予支持、对症处理,密切监测血压、电解质和肾功能[157]。

【药理作用】

1. 对水、电解质排泄的影响

(1) 利尿作用:增加尿钠、钾、氯、磷、镁离子排泄,减少尿钙排泄。主要抑制远端小管前段和近端小管(作用较轻)对氯化钠的重吸收,从而增加远端小管和集合管的 Na^+-K^+ 交换, K^+ 分泌增多;不同程度地抑制碳酸酐酶活性,故能解释其对近端小管的作用;抑制磷酸二酯酶活性,减少肾小管对脂肪酸的摄取和线粒体氧耗,从而抑制肾小管对 Na^+、Cl^- 的主动重吸收。

(2) 降血压作用:除利尿排钠外,还可能有肾外作用机制参与降血压,可能是增加胃肠道对钠的排泄。

2. 对肾血流动力学和肾小球滤过功能的影响　由于肾小管对水、Na^+ 重吸收减少,肾小管内压力升高,以及流经远曲小管的水和 Na^+ 增多,刺激致密斑通过管-球反射,使肾内肾素、血管紧张素分泌增加,引起肾血管收缩、肾血流量下降,肾小球入球和出球小动脉收缩,肾小球滤过率也下降[151]。

【药代动力学】

给药途径	起效时间 /h	达峰时间 /h	持续时间 /h	$t_{1/2}$/h
口服	2	4~6	6~12	15

口服吸收迅速但不完全。部分与血浆蛋白结合,另一部分进入红细胞内。肾功能受损者半衰期延长。吸收后消除相开始阶段血药浓度下降较快,之后明显减慢,可能与后阶段药物进入红细胞内有关。主要以原型由尿排泄[157]。

【药物贮存】

遮光,密封保存[157]。

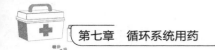

螺内酯
Spironolactone

【适应证】

1. 水肿性疾病　与其他利尿药合用,治疗充血性水肿、肝硬化腹水等水肿性疾病。纠正上述疾病时伴发的继发性醛固酮分泌增多,对抗其他利尿药的排钾作用。也用于特发性水肿的治疗。

2. 高血压　作为治疗高血压的辅助药物。

3. 原发性醛固酮增多症　用于此病的诊断和治疗。

4. 低钾血症的预防　与噻嗪类利尿药合用,增强利尿效应和预防低钾血症。

5. 在已用 β 受体拮抗剂和血管紧张素 Ⅱ 转换酶抑制药(或血管紧张素 Ⅱ 受体拮抗药)的心功能不全患者中用于减少因心衰恶化住院,减少死亡[158]。

【用法用量】

一、新生儿

心力衰竭所致水肿、腹水、肾病综合征、利尿药或两性霉素所致的低钾血症。

口服:每日 1~2mg/kg,分 1~2 次给药;对于利尿药抵抗的腹水,剂量最高可至每日 7mg/kg[159]。

二、儿童及青少年

心力衰竭所致水肿、腹水、肾病综合征、利尿药或两性霉素所致的低钾血症。

1 个月至 11 岁,每日 1~3mg/kg,分 1~2 次给药,口服;对于利尿药抵抗性腹水,剂量最高可至一日 9mg/kg。

12~17 岁,每日 50~100mg,分 1~2 次给药,口服;对于利尿药抵抗性腹水,剂量最高可至每日 9mg/kg(每日最大剂量 400mg)[159]。

【给药方法】

常规剂量口服:每日 1~3mg/kg,分 2~4 次服用[158]。

【剂量调整】

以下数据来源于成人,可供儿科患者参考。

肌酐清除率≥50ml/(min·1.73m²):每日 12.5~25mg;用本药治疗血钾≤195mg,4 周后,每日或每 12 小时给予维持剂量 25mg。

肌酐清除率在 30~49ml/(min·1.73m²):每日或每隔 1 日 12.5mg;用本药治疗血钾≤195mg,4 周后,每日给予维持剂量 12.5~25mg。

肌酐清除率 <30ml/(min·1.73m²):避免使用[160]。

【注意事项】

1. 对本药或对其他磺酰脲类药物过敏者禁用。

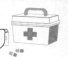

2. 高钾血症患者勿用。

3. 无尿者勿用。

4. 肾排泌功能严重损害者禁用。

5. 本品在动物的慢性中毒实验中可致瘤,避免扩大适应证使用。

6. 避免补钾、应用富钾的食物或应用钾盐类替代物。

7. 可引发或加重稀释性低钠血症,尤其对于合用利尿药治疗或高温气候下的水肿性患者。

8. 失代偿性肝硬化患者使用本品,即使肾功能正常,也可发生高氯性代谢性酸中毒,但可逆转。

9. 严重呕吐或接受输液的患者,出现水和电解质不平衡的风险增加。

10. 对诊断的干扰:使荧光法测定血浆皮质醇浓度升高;使血肌酐和尿素氮、血浆肾素、血镁、血钾测定值升高,尿钙排泄可能增多,而尿钠排泄减少。

11. 下列情况慎用:肝功能不全,因本药引起电解质紊乱可诱发肝昏迷;低钠血症;酸中毒,可加重酸中毒或促发本药所致高钾血症[158]。

【用药监护】

1. 可引发严重的高钾血症,宜监测血钾,一旦出现,须暂停或停止使用,可能需要医学处理。

2. 肾功能损害者可发生高钾血症,宜监测。

3. 严重心衰患者使用本品可引起严重或致死性的高钾血症,须监测。

4. 给药应个体化,从最低有效剂量开始使用,根据电解质变化逐渐增至有效剂量,以减少电解质紊乱等不良反应的发生。

5. 如每日服药 1 次,应于早晨服药,以免夜间排尿次数增多。

6. 用药前应了解患者血钾情况,但在某些情况下血钾浓度并不能代表血钾含量,如酸中毒时钾从细胞内转移至细胞外而易出现高钾血症,酸中毒纠正后血钾即可下降。

7. 本药起效缓慢,且维持时间较长,故首日剂量可增加至常规剂量的 2~3 倍,以后酌情调整剂量。与其他利尿药合用时,可先于其他利尿药 2~3 日服用。在已应用其他利尿药再加用本药时,其他利尿药剂量在最初 2~3 日可减量 50%,以后酌情调整剂量。在停药时,本药应先于其他利尿药 2~3 日停药。

8. 应于进餐时或进餐后服用,以减少胃肠道反应,并可能提高本药的生物利用度[158,161]。

【相互作用】

药品名称	作用程度	相互作用
博舒替尼	严重	螺内酯通过 P 糖蛋白外排转运子增加该药物的浓度
环孢素、磷酸钾、氯化钾、枸橼酸钾、氨苯蝶啶	严重	螺内酯和该药物均增加血清钾浓度
沙丁胺醇、布美他尼、肾上腺素、福莫特罗、呋塞米、氢氯噻嗪、吲达帕胺、异丙肾上腺素、去甲肾上腺素、沙美特罗、特布他林	慎用	螺内酯增加血钾浓度,该药物降低血钾浓度

续表

药品名称	作用程度	相互作用
阿米卡星、阿米替林、阿托伐他汀、阿奇霉素、布地奈德、秋水仙碱、可的松、地塞米松、雌二醇、氢化可的松、伊曲康唑、卡那霉素、洛伐他汀、甲泼尼龙、吗替麦考酚酯、奈非那韦、奈替米星、去甲替林、紫杉醇、泼尼松龙、泼尼松、利培酮、链霉素、他克莫司、妥布霉素	慎用	螺内酯通过P糖蛋白外排转运子增加该药物的浓度或效应
氨苄西林、替卡西林	慎用	该药物增强螺内酯的效应,机制不明确
阿司匹林、阿替洛尔、卡格列净、卡维地洛、塞来昔布、双氯芬酸、多巴酚丁胺、艾司洛尔、依托考昔、布洛芬、吲哚美辛、拉贝洛尔、美洛昔康、萘普生、吡罗昔康、普萘洛尔、琥珀胆碱、甲氧苄啶、缬沙坦	慎用	螺内酯和该药物均增加血清钾浓度
卡托普利	慎用	螺内酯和该药物通过药效学的协同作用增加对方的毒性
卡比多巴、左旋多巴	慎用	该药物通过药效学的协同作用增加螺内酯的效应
地高辛、多西他赛	慎用	螺内酯通过P糖蛋白外排转运子增加该药物的浓度或效应。螺内酯和该药物均增加血清钾浓度。螺内酯可增加地高辛浓度
芬太尼	慎用	芬太尼通过诱导抗利尿激素的释放降低利尿药的效应
庆大霉素	慎用	螺内酯通过P糖蛋白外排转运子增加该药物的浓度或效应。螺内酯增加血钾浓度,该药物降低血钾浓度
长春碱、长春新碱	慎用	螺内酯通过P糖蛋白外排转运子降低该药物的浓度或效应
华法林	慎用	螺内酯降低该药物的效应,机制不明确

【不良反应】

1. 高钾血症　处置方法:用药期间必须密切随访血钾和心电图。静脉注射25%葡萄糖,同时使用速效胰岛素、静脉注射碳酸氢钠治疗高钾血症;必要时使用降钾树脂山梨醇溶液。

2. 胃肠道反应。

3. 少见　荨麻疹;低钠血症;行走不协调、头痛、嗜睡、精神错乱;内分泌紊乱。

4. 罕见　过敏反应;暂时性血肌酐、尿素氮升高;轻度高氯性酸中毒;肿瘤;皮肤溃疡;胃炎、胃出血;粒细胞缺乏;系统性红斑狼疮[158,161]。

【药物过量】

措施:①使用生理盐水补充血容量;②使用多巴胺或去甲肾上腺素治疗低血压;③静脉

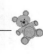

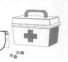

注射 25% 葡萄糖,同时使用速效胰岛素、静脉注射碳酸氢钠治疗高钾血症;必要时使用降钾树脂山梨醇溶液[158]。

【药理作用】

本品利尿作用较弱,口服 1 日左右起效,2~3 日利尿作用达高峰,停药后作用仍可维持 2~3 日。

本品结构与醛固酮相似,为醛固酮受体的竞争性抑制药。作用于末端远曲小管和集合管的醛固酮受体,阻断 Na^+-K^+ 和 Na^+-H^+ 交换,使 Na^+、Cl^- 和水排泄增多,K^+、Mg^{2+}、H^+ 排泄减少,对 Ca^{2+} 和 $H_2PO_4^-$ 的作用不定。由于本药仅作用于末端远曲小管和集合管,对肾小管其他各段无作用,故利尿作用较弱。另外,本药对肾小管以外的醛固酮受体也有作用[161]。

【药代动力学】

口服吸收快,生物利用度约为 90%,血浆蛋白结合率在 90% 以上,进入体内后 80% 由肝脏迅速代谢为有活性的坎利酮。原型药物和代谢产物可通过胎盘,坎利酮可通过乳汁分泌。原型药物的 $t_{1/2}$ 很短,约 1.6 小时,活性代谢产物坎利酮的 $t_{1/2}$ 约为 16.5 小时。无活性代谢产物从肾脏和胆道排泄,约有 10% 以原型从肾脏排泄[161]。(本数据来源于健康成人)

【药物贮存】

密封,在干燥处保存[161]。

甘 露 醇
Mannitol

【适应证】

1. 用于治疗各种原因引起的脑水肿,降低颅内压,防止脑疝[162]。
2. 降低眼内压。
3. 渗透性利尿药。
4. 治疗药物及毒物中毒[163]。

【用法用量】

一、新生儿

降颅内压:宜小剂量,0.25~0.5g/kg,静脉泵入,给药时间在 60 分钟以上。可酌情 6~12 小时重复 1 次。必要时加用呋塞米 0.5~1mg/kg(增强利尿脱水效果并防止反弹),争取 2~3 日内使颅内压明显下降[164]。

二、儿童及青少年

1. 利尿　0.25~2g/kg 或 60g/m² ,以 15%~20% 浓度 2~6 小时内静脉滴注[165]。

2. 治疗脑水肿、颅内高压

2~11 岁:0.25~1g/kg,0.5~1 小时内静脉滴注。视需要重复给药[166]。

12 岁及以上:1~2g/kg 或 30~60g/m² ,以 15%~20% 浓度 0.5~1 小时内静脉滴注。患者衰

弱时剂量减至 0.5g/kg。

3. 鉴别肾前性少尿和肾性少尿 0.2g/kg 或 6g/m², 以 15%~25% 浓度静脉滴注 3~5 分钟。如用药后 2~3 小时尿量无明显增多, 可再用 1 次。如仍无反应则不再使用。

4. 治疗药物及毒物中毒 2g/kg 或 60g/m², 以 5%~10% 浓度静脉滴注[165]。

【给药说明】

甘露醇遇冷易结晶, 应用前应仔细检查。可在 70℃ 下加热振摇重新溶解。为避免污染或损坏产品, 不可在水中或微波炉中加热。浓度高于 15% 时, 应使用有过滤器的输液器。如有需要可用适量氢氧化钠调节 pH[165]。

【注意事项】

1. 高渗性甘露醇可引起静脉损伤, 应经中央静脉给药。

2. 甘露醇积聚可引起血容量增多, 加重心脏负担, 禁用于急性肾小管坏死、重度肾脏疾病所致的无尿患者及对甘露醇无反应者。

3. 甘露醇扩容加重出血, 禁用于颅内活动性出血者(颅内手术时除外)。

4. 下列情况禁用:严重失水、原有血浆高渗透性、急性肺水肿、严重肺淤血、重度肺血管充血。

5. 较高浓度下甘露醇可穿过血 - 脑屏障, 影响脑脊液 pH, 特别是存在酸中毒时。用药后几小时可能出现反弹性的颅内压增高, 血 - 脑屏障损伤患者发生风险更高。

6. 甘露醇用药不得与输血同时进行。

7. 禁止皮下及肌内注射[163,165]。

【用药监护】

1. 监测血压、肾和心肺功能、电解质浓度(尤其是 Na^+、K^+)及尿量。出现进行性肾损伤或功能障碍(少尿加重、氮质血症)及进行性心力衰竭或肺充血患者应停用。

2. 用于新生儿脑水肿颅内高压时, 血清渗透压应维持在 (310 ± 5) mOsm/kg[163]。

【相互作用】

药品名称	相互作用
利尿药	增加利尿和降眼内压作用, 合用应调整剂量
洋地黄	增加洋地黄毒性, 与低钾血症有关
神经毒性药(如氨基糖苷类)	增强神经毒性
肾毒性药物 (如氨基糖苷类、环孢素)	增加肾衰竭的发生风险
经肾清除药物(如锂剂)	甘露醇可增强肾脏的清除能力, 降低大部分经肾清除药物的有效性
受电解质失衡影响的药物	甘露醇可引发钾等电解质失衡, 改变对该类失衡敏感药物的功效(如地高辛、Q-T 时间延长药、神经肌肉阻滞剂)

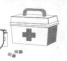

【不良反应】

1. 免疫系统 过敏、类过敏反应。重度过敏反应伴随心脏停搏及死亡结局。

2. 体液和电解质紊乱 ①快速大量静脉注射：血容量迅速大量增多，导致心力衰竭；稀释性低钠血症，偶致高钾血症。②过度利尿：血容量减少，加重少尿。③大量细胞内液转移至细胞外：可致组织脱水，并可引起中枢神经系统症状。处置方法：使用低浓度和含 NaCl 的溶液可降低过度脱水及电解质紊乱的发生机会。

3. 中枢神经系统 昏迷、惊厥、意识模糊、嗜睡、反弹性颅内压增高、头晕、视力模糊。

4. 心脏 充血性心力衰竭、心悸。

5. 呼吸系统 肺水肿。

6. 胃肠道 口渴、口干。

7. 肾脏、泌尿系统 大剂量快速静脉滴注可见急性肾衰竭、渗透性肾病。

8. 全身 无力、不适。

9. 输液部位 输注部位疼痛、皮疹、炎症及静脉炎；血栓性静脉炎；外渗致组织水肿、皮肤坏死等[165]。

【药物过量】

表现：急性肾衰竭、电解质失衡、高血容量、中枢神经系统毒性。

处置：立即停止给药，给予对症支持处理。尽早洗胃、血液和腹膜透析加速甘露醇清除。并监测血压、电解质和肾功能[163]。

【药理作用】

甘露醇为单糖，在体内不被代谢，经肾小球滤过后在肾小管内甚少被重吸收，起到渗透利尿作用。

1. 组织脱水作用 提高血浆渗透压，导致组织内（眼、脑、脑脊液等）水分进入血管内，从而减轻组织水肿，降低眼内压、颅内压和脑脊液容量及其压力。1g 甘露醇可产生渗透浓度为 5.5mOsm/L，注射 100g 甘露醇可使细胞内水转移至细胞外，尿钠排泄 50g。20% 甘露醇溶液的渗透浓度为 1 100mOsm/L。

2. 利尿作用 ①增加血容量，并促进前列腺素 I_2 分泌，从而扩张肾血管，增加肾血流量包括肾髓质血流量。肾小球入球小动脉扩张，肾小球毛细血管压升高，皮质肾小球滤过率升高；②甘露醇自肾小球滤过后仅有不足 10% 被肾小管重吸收，故可提高肾小管内液渗透浓度，减少肾小管对水及 Na^+、Cl^-、K^+、Ca^{2+}、Mg^{2+} 和其他溶质的重吸收。

由于输注甘露醇后肾小管液体流量增加，当某些药物和毒物中毒时，这些物质在肾小管内浓度下降，对肾脏毒性减少，而且经肾脏排泄加快[165]。

【药代动力学】

甘露醇口服吸收很少。静脉注射后迅速进入细胞外液而不进入细胞内。但当血甘露醇浓度很高或存在酸中毒时，甘露醇可通过血 - 脑屏障，并引起颅内压反跳。利尿作用于静脉注射后 1 小时出现，维持 3 小时。降低眼内压和颅内压作用于静脉注射后 15 分钟内出现，达峰时间为 30~60 分钟，维持 3~8 小时。本品可由肝脏生成糖原，但由于静脉注射后迅速经

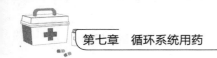

肾脏排泄,故一般情况下经肝脏代谢的量很少。$t_{1/2}$ 为 100 分钟。当存在急性肾功能衰竭时可延长至 6 小时。肾功能正常时,静脉注射甘露醇 100g,3 小时内 80% 经肾脏排出[165]。

【药物贮存】

避光密闭保存[163]。

甘 油 果 糖
Glycerol Fructose

【成分】

每 250ml 中含有:甘油 $C_3H_8O_3$ 25g,果糖 $C_6H_{12}O_6$ 12.5g,氯化钠 NaCl 2.25g[167]。

【适应证】

用于颅内压增高、脑水肿[168]。

【用法用量】

颅内压增高、脑水肿:静脉滴注,每次 5~10ml/kg,每日 1~2 次。每 250ml 需滴注 1~1.5 小时,连续给药 1~2 周[168]。

【剂量调整】

经肾脏排泄少,肾功能不全者亦可用,适用于肾功能损害而不能使用甘露醇的患者[167]。

【给药说明】

1. 仅可通过静脉给药,使用时勿漏出血管。
2. 给药剂量及滴速可根据年龄、症状适当调整。
3. 大量快速输入可产生乳酸中毒。
4. pH 为 3~6;渗透压摩尔浓度比为 6.5~7.5(与生理盐水相比)[169]。

【注意事项】

下列情况禁用:①遗传性果糖不耐受症的患者;②对本品任一成分过敏者;③高钠血症、无尿和严重脱水者。

下列情况慎用:①严重循环系统功能障碍、尿崩症、糖尿病和溶血性贫血患者;②严重活动性颅内出血患者无手术条件时[169]。

【用药监护】

1. 因会引起尿意,眼科手术前应先行排尿。
2. 本品含氯化钠,对需要限制 Na^+、Cl^- 的患者应特别注意。
3. 怀疑有急性硬膜下、硬膜外血肿时,应先处理出血源并确认不再有出血后方可应用。
4. 长期使用要注意防止水、电解质紊乱[167]。

【不良反应】

少而轻微。大量快速输入时可产生乳酸中毒。偶见瘙痒、皮疹、溶血、血红蛋白尿、血尿，有时还可出现高钠血症、低钾血症、头痛、恶心、口渴，较少出现倦怠感[169]。

【药理作用】

1. 本品为安全有效的渗透性脱水剂。作用机制：①本品高渗，静脉注射后能提高血浆渗透压，导致组织内的水分进入血管内，从而减轻组织水肿；由于血-脑屏障的作用，甘油进入血液后不能迅速转入脑组织及脑脊液中，从而使血浆渗透压增高而脱水，达到降低颅内压、眼内压和脑脊液容量及压力的目的。②通过促进各组织中含有的水分向血液中移动，使血液得到稀释，降低了毛细血管周围的水肿、排出压力，改善微循环，使脑灌注压升高，脑血流量增大，增加了缺血部位的供血量及供氧量。③本品为高能输液，在体内代谢成水和二氧化碳，产生热量，为脑代谢的一种能量，促进脑代谢，增强脑细胞活力。

2. 与甘露醇相比具有以下优点：①起效时间缓慢，维持作用时间较长（6~12 小时），且无"反跳"现象，因此尤其适用于慢性颅内压升高的患者；②利尿作用小，对肾功能影响小，对患者电解质的平衡无明显影响，故尤其适用于颅内压高合并肾功能障碍的患者以及需长期脱水降颅内压的患者；③可为患者提供一定能量，对于长期昏迷的患者尤为适用；④甘油有引起溶血的可能，加入果糖可防止此不良反应[169]。

【药代动力学】

静脉注射后，(0.59 ± 0.39) 小时颅内压开始下降，达峰时间为 (2.23 ± 0.46) 小时，降压可持续 (6.03 ± 1.52) 小时。用药后血浆渗透压在 1 小时内可达峰值 (310mOsm/L)，随着时间延长而逐渐下降。本品经过血液进入全身组织，能很好地透过血-脑脊液屏障，在 2~3 小时内分布达到平衡，进入脑脊液及脑组织较慢，清除也较慢，大部分代谢为二氧化碳和水排出。小部分在肝内转化为葡萄糖，可提供一定热量。经肾脏排泄少，故肾功能不全者亦可用[169]。

【药物贮存】

25℃以下密闭保存[167]。

第九节　抗利尿药

去氨加压素
Desmopressin

【适应证】

1. 中枢性尿崩症。
2. 夜间遗尿[170]。

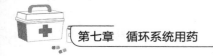

【用法用量】

一、新生儿

尿崩症:口服,最初每次 1~4μg,每日 2~3 次,根据疗效调整剂量。

二、儿童及青少年

1. 尿崩症

1 个月至 1 岁:口服,最初每次 10μg,每日 2~3 次,根据疗效调整剂量(每日用药剂量范围为 30~150μg)。

2~11 岁:口服,最初每次 50μg,每日 2~3 次,根据疗效调整剂量(每日用药剂量范围为 100~800μg)。

12~17 岁:口服,最初每次 100μg,每日 2~3 次,根据疗效调整剂量(每日用药剂量范围为 0.2~1.2mg)。

2. 遗尿症

5~17 岁:睡前口服 200μg,若疗效不显著可增至 400μg,连续服用 3 个月后停用至少 1 周,以便评估是否需要继续治疗[171]。

【注意事项】

1. 对本品过敏者禁用。

2. ⅡB 型血管性血友病患者禁用。

3. 抗利尿激素分泌失调综合征(syn-drome of inappropriate secretion of antidiuretic hormone, SIADH)等低钠血症患者禁用。

4. 心功能不全或心绞痛患者禁用。

5. 中至重度肾功能不全患者禁用。

6. 习惯性或精神性烦渴症禁用。

7. 由高血压、肾脏疾病和中枢神经系统疾病引起颅内高压的患儿不适合服用。

8. 婴儿及体液或电解质平衡紊乱、易产生颅内压增高患者慎用[170,172]。

【用药监护】

1. 需要定期测血压。

2. 治疗遗尿症时,服药前 1 小时到服药后 8 小时内需限制饮水量。

3. 用药期间需要监测患者的尿量和尿渗透压,有些病例还需测试血浆渗透压[172]。

【不良反应】

1. 疲劳、头痛、眩晕、恶心和胃痛。

2. 一过性血压降低,伴有反射性心动过速及面部潮红。

3. 治疗时若不对水分摄入进行限制,则有可能导致水潴留,并有伴发症状,如血钠降低、体重增加、严重情形下可发生痉挛[170]。

【药物过量】

表现:增加体液潴留和低钠血症。

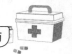

处置：对无症状的低钠血症病例，停用去氨加压素，限制饮水；对有症状的患者，可根据症状输入等渗或高渗氯化钠溶液。当体液潴留症状严重时（抽搐及神志不清）需加服呋塞米[173]。

【药理作用】

本品具有较强的抗利尿作用及较弱的血管加压作用，其抗利尿作用/加压作用比约为加压素的 2 000~3 000 倍，其抗利尿作用时间也较加压素长，可达 6~24 小时[172]。

【药代动力学】

静脉注射本品 2~20μg 后，血浆半衰期为 50~158 分钟，其 $t_{1/2}$ 呈剂量依赖关系。口服给药后，大部分药物在胃肠道内被破坏，生物利用度仅为 0.5%，但能产生足够的抗利尿作用，达到临床治疗效果[172]。

【药物贮存】

遮光，密封保存[173]。

第七章
参考文献

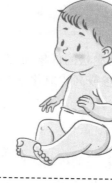

第八章

维生素、微量元素及肠外营养药

第一节　维生素补充药

维生素 AD
Vitamin A and Vitamin D

【适应证】

1. 治疗佝偻病和夜盲症。
2. 治疗儿童手足抽搐症。
3. 预防维生素 AD 缺乏症[1]。

【用法用量】

1. 滴剂　1g（约 30 滴）含维生素 A 10 000U，维生素 D 5 000U。

<3 岁：口服，每次 5 滴，每日 1~2 次。

3 岁及以上：口服，每次 5~15 滴，每日 1~2 次。

2. 软胶囊

<1 岁：每粒含维生素 A 1 500U，维生素 D_3 500U，每次 1 粒，每日 1 次。

1 岁及以上：每粒含维生素 A 2 000U，维生素 D_3 700U，每次 1 粒，每日 1 次。

3. 肌内注射　1ml 注射剂内含维生素 A 50 000U，维生素 D 5 000U。

<3 岁：每次 0.5ml，每日 1 次。

3~12 岁：每次 0.5~1ml[2]，每日 1 次。

【给药说明】

口服软胶囊时，将软胶囊滴嘴开口后，内容物滴入婴儿口中（开口方法：建议将滴嘴在开水中浸泡 30 秒，使胶皮融化）。也可直接嚼服[3]。

【注意事项】

1. 慢性肾衰、高钙血症、高磷血症伴肾性佝偻病者禁用。
2. 剂量过大可致中毒。
3. 对本品过敏者禁用,过敏体质者慎用。
4. 本品性状发生改变时禁止使用[1]。

【用药监护】

1. 必须按推荐剂量服用,不可超量服用。
2. 婴儿对维生素 D 敏感性个体差异大,有些婴儿对小剂量维生素 D 很敏感。
3. 如服用过量或出现严重不良反应,应立即就医[1]。

【相互作用】

药品名称	相互作用
维生素 E	与维生素 E 同用,可增加维生素 A 的吸收,增加其肝内贮存量,加速利用和降低毒性,但大量维生素 E 可消耗维生素 A 在体内的贮存
抗凝血药(如香豆素或茚满二酮衍生物)	与大量维生素 A 同服,可导致凝血酶原降低
考来烯胺、矿物油、新霉素、硫糖铝	干扰本品中维生素 A 的吸收
抗酸药(如氢氧化铝)	可影响本品中维生素 A 的吸收,故不应同服
注射用钙制剂或氧化镁、硫酸镁等	避免合用,以免引起高镁、高钙血症

【不良反应】

长期过量服用,可产生慢性毒性。早期表现为骨关节疼痛。肿胀、皮肤瘙痒、口唇干裂、发热、头痛、呕吐、便秘、腹泻、恶心等[1]。

【药理作用】

维生素 A 和维生素 D 是人体生长发育的必需物质,尤其对胎儿、婴幼儿的发育,包括上皮组织的完整性、视力、生殖器官的发育、血钙和磷的恒定、骨骼和牙的生长发育等有重要作用[1]。

【药物贮存】

遮光,密封,在阴凉(不超过 20℃)干燥处保存[1]。

维生素 B₁
Vitamin B₁

【适应证】

1. 适用于维生素 B₁ 缺乏的预防和治疗,如维生素 B₁ 缺乏所致的维生素 B₁ 缺乏症(脚

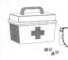

气病）或维生素 B_1 缺乏性脑病、酒精戒断、器质性遗忘综合征、妊娠相关神经炎。亦用于周围神经炎、消化不良等的辅助治疗[4]。

2. 胃肠道外营养或摄入不足引起的营养不良时维生素 B_1 的补充[5]。

3. 下列情况时维生素 B_1 的需要量增加，如甲状腺功能亢进症、烧伤、血液透析、长期慢性感染、发热、重体力劳动、吸收不良综合征伴肝胆系统疾病（肝功能损害、乙醇中毒伴肝硬化）、小肠疾病（乳糜泻、热带口炎性腹泻、局限性肠炎、持续腹泻、回肠切除）及胃切除后[5]。

4. 大量维生素 B_1 对下列遗传性酶缺陷病可改善症状，亚急性坏死性脑脊髓病（Leigh病）、枫糖尿病（支链氨基酸病），乳酸性酸中毒和间歇性小脑共济失调[5]。

5. 无确切疗效，如小脑综合征、皮肤病、慢性腹泻、精神病、多发性硬化症。

【用法用量】

一、新生儿

预防量：1~1.5mg 口服，每日 1 次。可与奶同喂。

治疗量：5mg 口服，每 8 小时 1 次；或 10mg 肌内注射，每日 1 次。

枫糖尿病：每日 5mg/kg，根据需要调整剂量[6]。

二、儿童及青少年

1. 口服

（1）预防维生素 B_1 缺乏

婴儿：每日 0.3~0.5mg。

儿童：每日 0.5~1mg。

（2）治疗维生素 B_1 缺乏

儿童：每日 10~50mg，连续 2 周，然后每日 5~10mg，持续 1 个月。

（3）枫糖尿病

1 个月至 17 岁：每日 5mg/kg，根据需要调整剂量。

2. 肌内注射　重型脚气病：每日 10~25mg，症状改善后改口服[7]。

【剂量调整】

肝肾功能不全时无须调整剂量[5]。

【给药说明】

本品常见用法为口服和肌内注射，不宜静脉注射。注射时偶见过敏反应，个别可发生过敏性休克，故除急需补充的情况外，很少采用注射。静脉给药应持续 30 分钟[8]。

【注意事项】

1. 过敏性体质者慎用。

2. 大剂量应用时，测定血清茶碱浓度可受到干扰，测定尿酸浓度可呈假性增高，尿胆原可呈假阳性[9]。

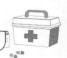

【用药监护】

1. 由于新生儿体内并无储存或储量极微,故全静脉营养时必须每日补充生理需要量,足月儿为 1.2mg/d,早产儿为 0.35mg/(kg·d),否则将在 2~3 周内出现缺乏维生素 B_1 的症状[6]。

2. 在某些特定患者,尤其是维生素 B_1 缺乏性脑病患者,不能排除静脉给予维生素 B_1。但静脉给药时应做好抗过敏反应准备如配备急救设施等[8]。

3. 治疗维生素 B_1 缺乏性脑病注射葡萄糖前,应先使用维生素 B_1。

4. 维生素 B_1 一般可从正常食物中摄取,较少发生单一维生素 B_1 缺乏表现,使用复合维生素 B 制剂较宜[5]。

【相互作用】

药品	作用程度	相互作用
阿奇霉素	慎用	阿奇霉素通过改变肠道菌群降低该药物的浓度或效应
红霉素	慎用	红霉素通过改变肠道菌群降低该药物的浓度或效应

【不良反应】

1. 大剂量肌内注射时,需注意过敏反应,表现为吞咽困难,皮肤瘙痒,面、唇、眼睑浮肿,喘鸣等[9]。

2. 在正常肾功能状态下不良反应罕见[7]。

【药物过量】

推荐剂量口服维生素 B_1 几乎无毒性,过量使用可出现头痛、疲倦、烦躁、食欲减退、腹泻、浮肿[10]。

【药理作用】

维生素 B_1 参与体内辅酶的形成,能维持正常糖代谢及神经、消化系统功能。摄入不足可致维生素 B_1 缺乏,严重缺乏可致"脚气病"以及周围神经炎[10]。

【药代动力学】

胃肠道吸收,主要在十二指肠。吸收不良综合征或饮酒过多能阻止吸收。吸收后分布于各组织,$t_{1/2}$ 为 0.35 小时。肝内代谢,经肾排泄,正常人每日吸收维生素 B_1 5~15mg[5]。

【药物贮存】

注射剂遮光,密闭保存[9]。片剂遮光,密封保存[10]。

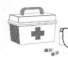

维生素 B$_2$
Vitamin B$_2$

【适应证】

1. 用于防治口角炎、唇干裂、舌炎、阴囊炎、角膜血管化、结膜炎、脂溢性皮炎等维生素 B$_2$ 缺乏症。

2. 胃肠道外补充营养及因摄入不足所致营养不良,进行性体重下降时应补充维生素 B$_2$。

3. 用于维生素 B$_2$ 的补充:烧伤、长期慢性感染、发热患者;甲状腺功能亢进症、烧伤、长期慢性感染、发热、新生儿高胆红素血症接受蓝光治疗时、恶性肿瘤、吸收不良综合征伴肝胆系统疾病(乙醇中毒伴肝硬化、阻塞性黄疸)及肠道疾病(乳糜泻、热带口炎性腹泻、局限性肠炎、持续腹泻)或胃切除术后[11]。

【用法用量】

预防量:1~1.5mg,每日 1 次口服,与奶同喂。

治疗量:2.5mg,每 12 小时 1 次,口服;或 5mg,肌内注射,每日 1 次[12]。

1. 治疗维生素 B$_2$ 缺乏

12 岁及以下的儿童:每日 3~10mg,分 2~3 次,口服。

12 岁以上的儿童或青少年:每次 5~10mg,每日 3 次,口服。

肌内注射:每次 2.5~5mg,每日 1 次。

2. 预防维生素 B$_2$ 缺乏

口服:每日 1~2mg[13]。

【给药说明】

饭后口服吸收较完全。用于防止维生素 B$_2$ 缺乏症,因常伴有 B 族其他维生素缺乏,故推荐应用复合维生素 B[14]。

【注意事项】

1. 饭后口服吸收较完全。

2. 对诊断的干扰,如尿中荧光测定儿茶酚胺浓度可呈假性增加,尿胆原测定呈假阳性。

3. 极低体重新生儿慎用。

4. 大量服用时尿呈黄色。

5. 极低体重儿慎用[15]。

【相互作用】

药品名称	相互作用
丙磺舒	肝炎及肝硬化患者同时服用丙磺舒可减少维生素 B$_2$ 的吸收

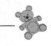

续表

药品名称	相互作用
二苯并[b,e]噻䓬及其衍生物、三环类抗抑郁药	长期应用这些药物的患者维生素 B_2 需要量大
乙醇	影响肠道吸收维生素 B_2
甲氧氯普胺	不宜与甲氧氯普胺同服

【不良反应】

1. 在正常肾功能状况下,几乎不产生毒性。
2. 大量服用时尿呈黄色[16]。
3. 偶有过敏反应。
4. 大量应用可引起类似甲状腺功能亢进症状。
5. 有报道静脉注射速度过快时,可出现一过性胸部压迫感[13]。

【药理作用】

维生素 B_2 转化为黄素单核苷酸和黄素腺嘌呤二核苷酸均为组织呼吸的重要辅酶,并可激活维生素 B_6,将色氨酸转换为烟酸,并可能与维持红细胞的完整性有关[15]。

【药代动力学】

由胃肠道吸收,主要在十二指肠,嗜酒可减少维生素 B_2 的吸收,吸收后分布到各种组织及乳汁,仅极少量贮存于肝、脾、肾、心组织。蛋白结合率中等。$t_{1/2}$ 为 66~84 分钟。肝内代谢,经肾排泄。血液透析可清除维生素 B_2,但比肾排泄慢[15]。

【药物贮存】

遮光,密封保存[16]。

维生素 B_6
Vitamin B_6

【适应证】

1. 用于维生素 B_6 代谢异常或铁粒幼细胞贫血。
2. 预防及治疗异烟肼导致的神经病变。
3. 维生素 B_6 依赖性抽搐[13]。

【用法用量】

1. 维生素 B_6 代谢异常或铁粒幼细胞贫血　1个月至 17 岁:口服,50~250mg,每日 1~2次。
2. 治疗异烟肼导致的神经病变
1 个月至 11 岁:口服,每次 10~20mg,每日 2~3 次。

12~17 岁：口服，每次 30~50mg，每日 2~3 次。

3. 预防异烟肼导致的神经病变

1 个月至 11 岁：口服，每日 5~10mg，次数无限制。

12~17 岁：口服，每日 10mg。

4. 维生素 B_6 依赖性抽搐　1 个月至 12 岁：最初可静脉注射测试剂量 50~100mg，可重复用药；若在口服维持剂量每日 50~100mg 后有效，可根据需要调整剂量[13]。

【注意事项】

1. 对该药或其辅料过敏者禁用。

2. 不宜应用大剂量维生素 B_6[超过推荐膳食营养素供给量(recommended dietary allowance, RDA)规定的 10 倍以上量]治疗某些未经证实有效的疾病。

3. 维生素 B_6 影响左旋多巴治疗帕金森的疗效，但对卡比多巴无影响。

4. 对诊断的干扰：尿胆原试验呈假阳性。

5. 在肾功能正常时几乎不产生毒性。

6. 超大剂量可引起外周神经病变，出现感觉异常、肌无力、肢体运动障碍等，多发生在一日总量超过 15g 以上者，剂量越大发病率越高[13]。

【用药监护】

1. 有条件的话从开始给予维生素 B_6 起应同时监测脑电图。

2. 应监测有无心肺抑制。

3. 监测长期用药后周围神经的反应。

4. 维生素 B_6 浓度小于 20nmol/L 意味着缺乏[17-20]。

【相互作用】

药品	作用程度	相互作用
左旋多巴	禁忌	维生素 B_6 降低帕金森病患者使用左旋多巴的有效率
阿奇霉素、红霉素	慎用	阿奇霉素通过改变肠道菌群降低该药物的浓度或效应
苯巴比妥	关注	维生素 B_6 可能降低同用的苯巴比妥的血药浓度，可能导致苯巴比妥的疗效降低

【不良反应】

1. 罕见过敏反应。

2. 大量长期应用可发生消化性溃疡、高血糖、氨基转移酶升高、严重周围神经炎等。

3. 口服可产生便秘、嗜睡、食欲减退。

4. 注射可产生剧烈头痛。

5. 单用维生素 B_6 或与维生素 B_{12} 合用可使寻常痤疮恶化或使痤疮性皮疹糜烂[15]。

【药物过量】

每日应用 2~6g，持续几个月，可引起严重神经感觉异常、进行性步态不稳至足麻木、手

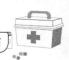

不灵活,停药后可缓解,但仍软弱无力[21]。

【药理作用】

1. 药效学　维生素 B_6 在体内与 ATP 经酶的作用,转变成具有生理活性的磷酸吡哆醛及磷酸吡哆胺,它是某些氨基酸的氨基酸转移酶、脱羧酶及消化酶的辅酶,参与糖、蛋白质和脂肪的正常代谢,并与白细胞、血红蛋白的生成有关。

2. 药动学　维生素 B_6 口服后经胃肠道吸收,原型药与血浆蛋白几乎不结合,转化为活性产物磷酸吡哆醛可较完全的与血浆蛋白结合,血浆半衰期可长达 15~20 日。本品在肝内代谢,经肾排出,磷酸吡哆醛可透过胎盘屏障,并经乳汁泌出[15]。

【药代动力学】

本品口服后经胃肠道吸收,原型药与血浆蛋白几乎不结合,转化为活性产物磷酸吡哆醛可较完全地与血浆蛋白结合,血浆半衰期可长达 15~20 日。本品在肝内代谢,经肾排出,磷酸吡哆醛可透过胎盘屏障,并经乳汁泌出[15]。

【药物贮存】

遮光,密闭保存[21]。

维生素 B_{12}
Vitamin B_{12}

【适应证】

主要用于因内因子缺乏所致的巨幼细胞贫血,也可用于亚急性联合变性神经系统病变,如神经炎的辅助治疗[22]。

【用法用量】

一、新生儿

1. 恶性贫血　50μg 肌内注射,每日 1 次,疗程 3~4 周。

2. 维生素 B_{12} 缺乏　100μg 肌内注射,每日 1 次,口服剂量加倍。疗程 1~2 周[23]。

二、儿童及青少年

1. 常规剂量　肌内注射,维生素 B_{12} 缺乏症每次 25~50μg,隔日 1 次,疗程共 2 周;以后每个月肌内注射 1 次。

2. 无神经系统受累的巨幼细胞贫血　1 个月至 12 岁:使用其衍生物羟钴胺,肌内注射,最初 0.25~1mg,每周 3 次,使用 2 周;然后每周使用 1 次 250μg 直至血计数正常;然后每 3 个月使用 1mg。

3. 有神经系统受累的巨幼细胞贫血　1 个月至 12 岁:使用其衍生物羟钴胺,肌内注射,最初 1mg,隔日 1 次,直至病情不再进展;然后每 2 个月使用 1mg。

4. 用于预防与维生素 B_{12} 缺乏相关的巨幼细胞贫血　1 个月至 12 岁:使用其衍生物羟钴胺,肌内注射,每 2~3 个月给予 1mg。

5. 单纯由于营养缺乏导致的巨幼细胞贫血　用维生素 B_{12} 500~1 000μg,一次肌内注射[23]。

【给药说明】

本药不得作静脉注射。恶性贫血者口服普通维生素 B_{12} 无效,必须肌内注射,并终身使用。肌内注射应避免同一部位反复给药[24]。

【注意事项】

1. 对本药过敏者禁用。
2. 恶性肿瘤者(本药可促进恶性肿瘤生长)禁用。
3. 家族遗传性球后视神经炎(利伯病)及烟草中毒性弱视(tobacco amblyopia)患者禁用。
4. 心脏病患者慎用(注射维生素 B_{12} 可能增加血容量,导致肺水肿或充血性心力衰竭)。
5. 抗生素可影响血清和红细胞维生素 B_{12} 测定,特别是应用维生素学检查方法时,可产生假性低值,应加注意。
6. 补充过程中可能发生血小板增多。
7. 痛风患者如使用本品,由于核酸降解加速,血尿酸升高,可诱发痛风发作,应加以注意[24]。

【用药监护】

1. 治疗严重缺乏维生素 B_{12} 导致的巨幼细胞贫血时,可能会导致严重低血钾,注意补充钾,机制是贫血改善进而钾离子从血液进入细胞内部,引发血液中钾水平的暂时性降低。
2. 维生素 B_{12} 缺乏可同时伴有叶酸缺乏,宜同时补充叶酸。
3. 中枢神经系统缺乏维生素 B_{12} 超过 3 个月可以导致不可逆转的中枢神经系统损伤;补充叶酸时需要同时补充维生素 B_{12},否则神经系统异常不会改善。
4. 恶性贫血时皮下或者肌内注射补充维生素 B_{12},只有当血液学改善并且没有神经系统受损时可以口服或者经鼻给药。
5. 口服用于营养不良引起的维生素 B_{12} 缺乏症且肠道吸收功能正常者。小肠病变或回盲部切除后引起的维生素 B_{12} 缺乏症,本品口服无效。
6. 用量过大并无必要,且可能会带来不良反应。
7. 与维生素 B_{12} 代谢无关的各种贫血、营养不良、病毒性肝炎、多发性硬化、三叉神经痛、皮肤或精神疾病等,应用维生素 B_{12} 治疗均无疗效,不应滥用。
8. 神经系统损害者,在诊断未明确前不宜应用维生素 B_{12},以免掩盖亚急性联合变性的临床表现。
9. 部分患者治疗后期由于血红蛋白合成加速,常发生体内铁消耗过多而引起缺铁。故在治疗巨幼细胞贫血过程中,如血红蛋白上升至一定水平后停滞,则应及时补充铁剂。
10. 不能与大剂量维生素 C 同时应用,两者应间隔 2~3 小时[24]。

【相互作用】

药品	作用程度	相互作用
奥美拉唑	慎用	维生素 B_{12} 的疗效可能降低

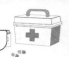

续表

药品	作用程度	相互作用
氯霉素	慎用	维生素 B_{12} 在恶性贫血的患者中的血液学效应可能降低
维生素 C	慎用	维生素 B_{12} 缺乏的患者不宜大量摄入维生素 C
氨基糖苷类、对氨基水杨酸类、抗惊厥药如苯巴比妥、苯妥英钠、扑米酮或秋水仙碱等	慎用	可减少维生素 B_{12} 从肠道吸收

【不良反应】

1. 肌内注射偶可引起皮疹、瘙痒、腹泻以及过敏性哮喘,但发生率很低;过敏性休克罕见。
2. 可引起低钾血症及高尿酸血症。
3. 心脏病患者注射维生素 B_{12} 有可能增加血容量,导致肺水肿或充血性心力衰竭的发生。
4. 鼻内用维生素 B_{12} 可以导致鼻炎、恶心和头痛[24]。

【药理作用】

维生素 B_{12} 为一种含钴的红色化合物,需转化为甲钴胺和辅酶 B_{12} 后才具有活性。缺乏时致 DNA 合成障碍而影响红细胞的成熟,引起巨幼细胞贫血。维生素 B_{12} 还间接参与了胸腺嘧啶脱氧核苷酸的合成。当维生素 B_{12} 缺乏时,可导致甲基丙二酸排泄增加和脂肪酸代谢异常。这很可能是神经系统病变的原因之一[24]。

【药代动力学】

口服本品后 8~12 小时血药浓度达到高峰;肌内注射 40 分钟后,约有 50% 吸收入血液。肌内注射维生素 B_{12} 1mg 后,血药浓度在 1ng/ml 以上的时间平均为 2.1 个月。维生素 B_{12} 吸收入血后即与转钴胺相结合,进入组织中。转钴胺有三种,其中转钴胺 II 是维生素 B_{12} 转运的主要形式,占血浆中维生素 B_{12} 总含量的 2/3。

肝脏是人体内维生素 B_{12} 的主要贮存部位。维生素 B_{12} 口服 24 小时后在肝脏中的浓度达到高峰,5~6 日后仍有口服量的 60%~70% 集中在肝脏。除机体需求量外,维生素 B_{12} 几乎皆以原型经肾脏随尿液排出。肌内注射维生素 B_{12} 1mg,72 小时后,总量的 75% 以原型从尿液中排出。尿中排出量随注入量增加而增加[24]。

【药物贮存】

遮光,密闭保存[23]。

复合维生素 B
Compound Vitamin B

【成分】

本品为复方制剂,每片含主要成分:维生素 B_1 3mg,维生素 B_2 1.5mg,维生素 B_6 0.2mg,烟

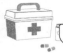

酰胺 10mg,泛酸钙 1mg[25]。

【适应证】

预防和治疗 B 族维生素缺乏所致的营养不良、畏食、脚气病、糙皮病等[25]。

【用法用量】

每次 1~2 片,每日 3 次,口服[25]。

【注意事项】

1. 用于日常补充和预防时,宜用最低量。
2. 对本品过敏者禁用,过敏体质者慎用。
3. 性状发生改变时禁止使用[25]。

【不良反应】

1. 大剂量服用可出现烦躁、疲倦、食欲减退等。
2. 偶见皮肤潮红、瘙痒。
3. 尿液可能呈黄色[25]。

【药理作用】

维生素 B_1 是糖代谢所需辅酶的重要组成成分。维生素 B_2 为组织呼吸所需的重要辅酶组成成分,烟酰胺为辅酶 I 及 II 的组分,为脂质代谢、组织呼吸的氧化作用所必需。维生素 B_6 为多种酶的辅基,参与氨基酸及脂肪的代谢。泛酸钙为辅酶 A 的组分,参与糖、脂肪、蛋白质的代谢[26]。

【药物贮存】

遮光,密闭保存[26]。

赖氨肌醇维 B_{12}
Lysine, Inosite and Vitamin B_{12}

【适应证】

用于赖氨酸缺乏引起的食欲减退及生长发育不良等[27]。

【用法用量】

本品每 5ml 含盐酸赖氨酸 300mg,维生素 B_{12} 15μg,肌醇 50mg。口服。
0~11 个月:每次 2.5ml。
1~9 岁:每次 5ml;每日 2~3 次[27]。

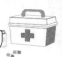

【给药说明】

口服,也可用温水和牛奶稀释后服用[27]。

【注意事项】

对本品过敏者禁用,过敏体质者慎用[27]。

【相互作用】

药品名称	相互作用
抗惊厥药如苯巴比妥、苯妥英钠、扑米酮等	可减少维生素 B_{12} 的吸收

【药理作用】

本品所含赖氨酸是维持机体氮平衡的必需氨基酸之一。具有促进生长发育的作用;肌醇能促进肝中脂肪代谢;维生素 B_{12} 是体内合成 DNA 的重要辅酶。三药合用具有一定的协同作用[27]。

【药物贮存】

遮光,密闭保存[27]。

维 生 素 C
Vitamin C

【适应证】

用于预防坏血病,也可用于各种急慢性传染性疾病及紫癜等的辅助治疗[28]。

【用法用量】

一、新生儿

1. 常规剂量

预防量:早产儿 25mg,口服,每 12 小时 1 次;或 50mg 静脉注射、肌内注射,每日 1 次。足月儿 50mg,口服,每 12 小时 1 次;或 100mg 静脉注射、肌内注射,每日 1 次。

治疗量:50mg,口服,每 6 小时 1 次;或 200mg 静脉注射、肌内注射,每日 1 次[29]。

2. 全静脉营养时补充生理需要量

足月儿:每日 80mg。

早产儿:每日 25mg/kg[30]。

3. 代谢紊乱(酪氨酸血症Ⅲ型,新生儿暂时性酪氨酸血症,谷胱甘肽合成酶缺乏,乙酸尿) 口服:每日 50~200mg,根据需要调整剂量[29]。

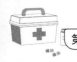

二、儿童及青少年

1. 治疗维生素 C 缺乏

口服：每日 100~300mg，分 2~3 次服。

肌内注射：每日 100~300mg，分 2~3 次注射，至少 2 周[31]。

2. 预防维生素 C 缺乏　口服：每日 25~75mg[31]。

3. 克山病心源性休克　静脉注射：首剂 5~10g，加入 25% 葡萄糖注射液中静脉缓慢注射[31]。

4. 败血症

1 个月至 3 岁：每日 125~250mg，分 1~2 次使用，口服。

4~11 岁：每日 250~500mg，分 1~2 次使用，口服[30]。

12~17 岁：每日 0.5~1g，分 1~2 次使用，口服。

5. 与去铁胺联合用药　1 个月至 17 岁：每日 100~200mg，餐前 1 小时使用，口服。

6. 代谢紊乱（酪氨酸血症Ⅲ型，新生儿暂时性酪氨酸血症，谷胱甘肽合成酶缺乏，乙酸尿）　1 个月至 17 岁：每日 200~400mg，分 1~2 次使用，口服，根据需求调整给药；必要时剂量最大可至每日 1g[31]。

【注意事项】

1. 大量服用将影响以下诊断性试验的结果：①可致粪便隐血假阳性；②能干扰血清乳酸脱氢酶和血清氨基转移酶浓度的自动分析结果；③尿糖（硫酸铜法）、葡萄糖（氧化酶法）均可致假阳性；④尿中草酸盐、尿酸盐和半胱氨酸等浓度增高；⑤血清胆红素浓度上升；⑥尿 pH 下降。

2. 下列情况应慎用：①半胱氨酸尿症；②痛风；③高草酸盐尿症；④草酸盐沉积症；⑤尿酸盐性肾结石；⑥糖尿病（因维生素 C 可能干扰血糖定量）；⑦葡萄糖 -6- 磷酸脱氢酶缺乏症；⑧血色病；⑨铁粒幼细胞贫血或地中海贫血（可致铁吸收增加）；⑩镰状细胞贫血（可致溶血危象）。

3. 含维生素 C 的肠外营养液贮存及应用时应避光。

4. 部分剂型可含有铝或苯甲醇，警惕铝中毒或者苯甲醇中毒。部分剂型含钠，限制钠摄入患者应用时注意[28]。

【用药监护】

1. 避免快速静脉注射，可以引起一过性头晕或眩晕[28]。

2. 新生儿体内无维生素 C 储存或储量极微，故全静脉营养时必须每日补充生理需要量，否则将在 2~3 周内出现缺乏维生素 C 的症状[29]。

3. 本品长期大量使用后，宜逐渐减量停药[31]。

【相互作用】

药品	作用程度	相互作用
普萘洛尔	关注	合用时可能减少普萘洛尔的胃肠道吸收，普萘洛尔的药学效应可能降低
华法林	微弱	华法林的抗凝血效应可降低

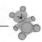

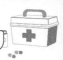

【药物相容性】

维生素 C 与氨茶碱、博来霉素、头孢唑林、右旋糖酐、多沙普仑、红霉素、甲氧西林、青霉素、维生素 K、碳酸氢钠存在配伍禁忌。

容器	相容的药物	不相容的药物
Y 型管	阿米卡星、昂丹司琼、苯巴比妥、地高辛、地塞米松、法莫替丁、芬太尼、呋塞米、氟康唑、甘露醇、肝素、华法林、甲泼尼龙、克林霉素、复方氯化钠注射液、硫酸镁、氯化钙、氯化钾、尿激酶、哌拉西林他唑巴坦、葡萄糖酸钙、庆大霉素、乳酸钠林格、舒芬太尼、碳酸氢钠、头孢呋辛、头孢哌酮、头孢噻肟、头孢西丁、头孢唑林、万古霉素、维生素 K_1、西咪替丁、硝酸甘油、亚胺培南西司他丁、胰岛素、鱼精蛋白	氨茶碱、苯妥英钠、地西泮、更昔洛韦、红霉素、磺胺甲噁唑、甲氧苄啶、氯霉素、头孢曲松、头孢他啶、硝普钠
混合管	阿莫西林克拉维酸、氨甲苯酸、奥硝唑、地塞米松、地西泮、酚磺乙胺、酚妥拉明、氟康唑、甘露醇、利巴韦林、磷霉素、硫酸镁、氯化钙、美洛西林、葡萄糖酸钙、庆大霉素、西咪替丁、鱼精蛋白	氨苄西林氯唑西林、氨茶碱、苯巴比妥、呋塞米、肝素、红霉素、华法林、两性霉素 B、美罗培南、青霉素、碳酸氢钠、头孢呋辛、头孢哌酮、头孢哌酮舒巴坦、头孢他啶、头孢唑林、万古霉素、新斯的明、亚胺培南西司他丁、右旋糖酐 40

【不良反应】

1. 长期服用每日 2~3g 突然停药引起停药后坏血病。
2. 长期服用大量维生素 C 偶可引起尿酸盐、半胱氨酸盐或草酸盐结石。
3. 快速静脉注射可引起头晕、晕厥。
4. 大量应用(每日用量 1g 以上)可引起腹泻、皮肤红而亮、头痛、尿频(每日用量 600mg 以上时)、恶心、呕吐、胃痉挛。
5. 过多应用维生素 C 咀嚼片可致牙釉质损坏[28]。
6. 大剂量维生素 C 可致对高海拔缺氧的抵抗力显著丧失,停药后此不良反应还能持续 2 周[31]。

【药物过量】

每日 1~4g 可引起腹泻、皮疹、胃酸增多、胃液反流,有时尚可见泌尿系结石、尿内草酸盐与尿酸盐排出增多、深静脉血栓形成、血管内溶血或凝血等,有时可导致白细胞吞噬能力降低。每日用量超过 5g 时,可导致溶血,重者可致命[32]。

【药理作用】

本品是抗体及胶原形成、组织修补(包括某些氧化还原作用)、叶酸的代谢、铁及碳水化合物的利用、脂肪及蛋白质的合成、维持免疫功能、保持血管的完整、促进非血红素铁吸收等功能所必需的物质[32]。

【药代动力学】

胃肠道吸收,主要在空肠。蛋白结合率低。以腺体组织、白细胞、肝、眼球晶体中含量较高。人体摄入维生素 C 每日推荐需要量时,体内约贮存 1 500mg;当每日摄入 200mg 维生素 C 时,体内贮量约为 2 500mg。肝内代谢,极少量以原型或代谢产物经肾排泄。当血浆浓度 >14μg/ml,尿内排出量增多。可经血液透析清除[32]。

【药物贮存】

遮光,密闭保存[32]。

维 生 素 D
Vitamin D

【适应证】

用于预防和治疗维生素 D 缺乏症[33]。

【用法用量】

一、新生儿

1. 用于补充维生素 D(用于仅母乳喂养的新生儿或与婴儿配方奶粉同用)

体重小于 2kg:每日 200~400U 口服。当体重约为 1 500g 且婴儿耐受全肠外营养,剂量可增加至每日 400U。

2 000g 及以上:每日 400U 口服[34]。

2. 治疗维生素 D 缺乏 每日 1 000U 口服[34-35]。

二、儿童及青少年

1. 用于补充维生素 D(满足膳食营养参考摄入量)

小于 12 个月:400U(足量摄取)口服,每日 1 次[35-37]。

1 岁及以上:400U(平均需要量)至 600U(每日推荐摄入量),口服,每日 1 次[34]。

对于胆汁淤积的患者,选择维生素 D_3 可比维生素 D_2 更易于吸收[38-40]。

2. 慢性肾衰竭(第 3~4 期)所致的维生素 D 缺乏或不足

严重维生素 D 缺乏(25- 羟化维生素 D 小于 5ng/ml):8 000U 维生素 D_2 口服,每日 1 次,使用 4 周(或每周 50 000U 维生素 D_2,使用 4 周);然后给予每日 4 000U,使用 2 个月(或每月使用 2 次 50 000U,使用 2 个月)。

中等维生素 D 缺乏(25- 羟化维生素 D 为 5~15ng/ml):4 000U 维生素 D_2 口服,每日 1 次,使用 12 周(或每隔一周使用 50 000U,使用 12 周)。

维生素 D 不足(25- 羟化维生素 D 为 16~30ng/ml):2 000U 维生素 D_2 口服,每日 1 次,使用 3 个月(或每 4 周使用 50 000U,使用 3 个月)[41]。

3. 囊性纤维化所致的维生素 D 缺乏(25- 羟化维生素 D 小于 75nmol/L)

小于 12 个月:每周 8 000U 口服。

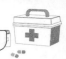

1~4 岁：每周 12 000U 口服。

5 岁及以上：每周 50 000U 口服。

当 25- 羟化维生素 D 大于 75nmol/L：继续给药或调整至其小于 200nmol/L。如果患者疗效不明显且依从性好，可考虑按以下方法增加剂量并在 12 周时重新评估。这种人群使用维生素 D_3 效果优于维生素 D_2[42]。

1~4 岁：每 2 周给予 12 000U 口服。

5 岁及以上：每 2 周给予 50 000U 口服。

4. 囊性纤维化（暂无维生素 D 缺乏）

小于 12 个月：每日 400U 口服。

1 岁及以上：每日 800U 口服[39-40]。

5. 维生素 D 缺乏性佝偻病　每日 2 000~10 000U，口服 4~8 周，或者采用冲击疗法，即一日内口服 600 000U 的维生素 D_2 或维生素 D_3，分 6 次使用（每 2 小时使用 100 000U）。同时补充钙 500~1 000mg/d，每日 1 次，直至血钙正常。对于采用冲击疗法的患者，12 周以后开始维生素 D 维持剂量 400U/d 口服[43]。

【给药说明】

1. 1μg 维生素 D_2 或 D_3 ≈40U。

2. 对于大剂量给药，如冲击治疗，由于维生素 D_2 液体制剂中含丙二醇，考虑使用胶囊内容物代替液体制剂[44]。

【注意事项】

1. 高钙血症、维生素 D 增多症、高磷血症伴肾性佝偻病禁用。

2. 下列情况应慎用：动脉硬化、心功能不全、高胆固醇血症、高磷血症（可引起钙质转移）。

3. 维生素 D 可促使血清磷酸酶浓度降低，血清钙、胆固醇、磷酸盐和镁的浓度可能升高，尿液内钙和磷酸盐的浓度亦增高。

4. 全母乳喂养婴儿易发生维生素 D 缺乏，皮肤黝黑母亲婴儿尤其易发生。婴儿对维生素 D 敏感性个体间差异大，有些婴儿对小剂量维生素 D 即很敏感。

5. 在治疗上，维生素 D 不等同于活性维生素 D，前者是一种营养素，仅用于骨质疏松的预防，后者才是有效的治疗药物[33]。

【用药监护】

1. 疗程中应注意检查：血清尿素氮、肌酐和肌酐清除率、血清碱性磷酸酶、血磷、24 小时尿钙、尿钙与肌酐的比值、血钙（用治疗量维生素 D 时应定期做监测，维持血钙浓度 2.00~2.50mmol/L），以及骨 X 线检查等，治疗家族性低磷血症或甲状旁腺功能低下时，应定期检查上述指标。

2. 用以治疗低钙血症时需定期复查血钙等有关指标；除非遵医嘱，避免同时应用钙、磷和维生素 D 制剂。

3. 治疗低钙血症前，应先控制血清磷的浓度，由于个体差异，维生素 D 用量应依据临床反应作调整；有些婴儿对小量即很敏感，为了防止过量导致高钙血症，并继发高磷血症和

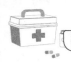

高钙尿,用量应慎重酌定,血清钙和磷浓度的乘积(均以 mg/100ml 为单位)的数值不得大于60,血液透析时可用碳酸钙控制血磷浓度,维生素 D 疗程中磷的吸收增多,钙制剂的用量可以酌增。

4. 患者胃肠道吸收不良时,应从胃肠道外给药[45]。

5. 每 3 个月监测 25- 羟化维生素 D 水平直到浓度正常。每 6 个月监测甲状旁腺激素和骨密度状态直到恢复正常。定期监测血钙、磷、碱性磷酸酶,尿钙和镁。每年进行肾超声检查以早期发现肾钙质沉着。对于囊性纤维化患者,每年于晚秋或冬天监测 25- 羟化维生素 D,因其浓度处于最低状态。对于有慢性肾脏疾病的患者,在开始使用维生素 D 1 个月后至少每 3 个月监测一次血钙和磷浓度。当纠正总钙浓度高于 2.55mol/L,停止维生素 D_2 等所有维生素 D 治疗。当 25- 羟化维生素 D 正常后,停止维生素 D 治疗,应继续使用含维生素 D 的多重维生素[46]。

【相互作用】

药品	作用程度	相互作用
地高辛	慎用	该药物可导致高钙血症,导致心律失常,增加地高辛的毒性
氢氯噻嗪	慎用	维生素 D 的生理效应可能被增强,可能会出现高钙血症

【不良反应】

维生素 D 中毒引起的高钙血症,可引起全身血管钙化,肾钙质沉积、软组织钙化、高血压和肾衰竭,上述不良反应多发生于高钙血症伴有高磷血症。儿童可致生长停滞。中毒差异可因个体差异而不同,但每日应用 1 万 U 超过数月后,对正常人亦可致毒性反应。维生素 D 中毒可因肾、心血管功能衰竭而致死[47]。

【药物过量】

表现:短时间摄入量或长时间服用大量维生素 D,可导致严重的中毒反应。慢性维生素 D 中毒引起的高钙血症可引起眩晕、呕吐、便秘、腹痛、肌无力、骨痛等,并可导致全身血管钙化,肾钙质沉积、软组织钙化、高血压和肾衰竭、儿童生长发育停止(多见于长期应用维生素 D 后)。

处置:出现上述不良反应时,应及时停药,并停止补钙,给予低钙饮食,大量饮水,保持尿液酸性,同时对症支持治疗,如高钙血症危象时需静脉注射氯化钠溶液,增加尿钙排出,必要时应用利尿药、糖皮质激素如泼尼松或降钙素,甚至做血液透析。并应避免阳光暴晒,直至血钙浓度降至正常时才改变治疗方案[47]。

【药理作用】

本品促进小肠黏膜刷状缘对钙的吸收及肾小管重吸收钙磷,提高血钙、血磷浓度,协同甲状旁腺激素、降钙素,促进旧骨释放磷酸钙,维持及调节血钙、磷正常浓度。维生素 D 促进钙沉着于新骨形成部位,使枸橼酸盐在骨中沉积,促进骨钙化及成骨细胞功能和骨样组织成熟。高钙血症时,降钙素分泌增多,1- 羟化酶活性受抑,使骨化二醇转变为骨化三醇减

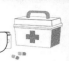

少,证实骨化三醇代谢受甲状旁腺激素和降钙素的调节,磷酸盐、钙亦能调节 1- 羟化酶的活性[47]。

【药代动力学】

本品由小肠吸收,维生素 D_3 比 D_2 吸收更加迅速,完全。维生素 D_2 的吸收需胆盐与特殊 α- 球蛋白结合后转运到身体其他部位,贮存于肝和脂肪。维生素 D_2 和维生素 D_3 的代谢、活化,首先通过肝脏,其次为肾脏。骨化二醇代谢活化于肾脏,双氢速甾醇(dihydrotachysterol,DHT)活化于肝脏,骨化三醇不需要代谢活化,部分降解于肾脏。维生素 D_2 $t_{1/2}$ 为 19~48 小时,在脂肪组织内可长期贮存,骨化二醇 $t_{1/2}$ 为 10~22 日,平均 $t_{1/2}$ 为 16 日,骨化三醇口服 $t_{1/2}$ 为 3~6 小时。作用开始时间,维生素 D_2 和维生素 D_3 均为 12~24 小时,治疗效应可持续 10~14 日,骨化三醇(口服)为 2~6 小时,DHT 为数小时(最长 1~2 周后)。血药浓度达峰时间:骨化二醇约为 4 小时,骨化三醇口服为 3~6 小时。作用持续时间:骨化二醇为 15~20 日,肾功能衰竭时作用时间增长 2~3 倍;骨化三醇为 3~5 日;DHT 最长达 9 周,维生素 D_2 最长 6 个月,重复剂量有积累作用。维生素 D 及其代谢物主要经胆汁及粪便排泄,少量经尿液排出[47]。

【药物贮存】

遮光,密封保存[47]。

第二节 微量元素补充药

十 维 铁
Decavitamin and Ferrous fumarate

【成分】

本品每片主要成分及含量为:维生素 A,2 500U;维生素 D,400U;维生素 E,15mg;维生素 C,60mg;维生素 B_1,1.05mg;维生素 B_2,1.2mg;维生素 B_6,1.05mg;叶酸,0.3mg;烟酰胺,13.5mg;维生素 B_{12},4.5μg;富马酸亚铁,36mg[48]。

【适应证】

用于 4 岁以上儿童铁元素及维生素的补充[48]。

【用法用量】

口服,每日 1 片或遵医嘱[48]。

【给药说明】

本品不应与浓茶同服[48]。

【注意事项】

1. 胃、十二指肠溃疡及溃疡性肠炎者慎用。
2. 对本品过敏者禁用,过敏体质者慎用[48]。

【相互作用】

药品名称	相互作用
抗酸药	可影响本品中维生素 A 的吸收,故不应同服
磷酸盐类、四环素及鞣酸	同服可妨碍铁的吸收

【不良反应】

偶见胃部不适[48]。

【药理作用】

维生素和铁元素均为维持机体正常代谢和身体健康必不可少的重要物质,是构成多种辅酶和激素的重要成分,缺乏时可导致代谢障碍,而引致多种疾病[48]。

【药物贮存】

遮光、密封、阴凉(不超过 20℃)处保存[48]。

多糖铁复合物
Iron Polysaccharide Complex

【适应证】

用于治疗单纯性缺铁性贫血[49]。

【用法用量】

6 岁以下:每次 50~100mg,每日 1 次,口服。

6~11 岁:每次 100~150mg,每日 1 次,口服。

12 岁以上:每次 150~300mg,每日 1 次,口服[50]。

【注意事项】

1. 血色素沉着病及含铁血黄素沉着症禁用此药。
2. 非缺铁性贫血(如地中海贫血)患者禁用。
3. 对本品过敏者禁用,过敏体质者慎用。
4. 肝、肾功能严重损害,尤其是伴有未经治疗的尿路感染者禁用[49]。
5. 婴儿补铁过量时,多数新生儿易发生大肠埃希菌感染[50]。

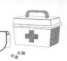

6. 下列情况慎用:酒精中毒、肝炎、急性感染、肠道炎症、胰腺炎、胃与十二指肠溃疡、溃疡性肠炎。

7. 服用本品可能产生黑便,是由于铁未完全吸收,不影响用药[49]。

【用药监护】

1. 不得长期使用,应在医师确诊为缺铁性贫血后使用,且治疗期间应定期检查血象和血清铁水平。

2. 不应与茶、咖啡同时服用,否则,影响铁的吸收。

3. 本品宜在饭后或饭时服用,以减轻胃部刺激[49]。

【相互作用】

药品名称	相互作用
制酸剂	制酸剂抑制其吸收
维生素 C	维生素 C 与本品同服,有利于本品吸收
磷酸盐类、四环素类及鞣酸	本品与磷酸盐类、四环素类及鞣酸等同服,可妨碍铁的吸收
左旋多巴、卡比多巴、甲基多巴及喹诺酮类药物	本品可减少左旋多巴、卡比多巴、甲基多巴及喹诺酮类药物的吸收

【不良反应】

极少出现胃肠刺激或便秘[51]。

【药物过量】

本品安全性好,安全系数是普通铁剂的 13 倍以上。多糖铁复合物分子通过肠黏膜吸收阀调节血药浓度,不会导致铁中毒。6 岁以下儿童意外服用含铁药品过量可导致致命性中毒,如意外过量,请有经验的医师立即处理[51]。

【药理作用】

本品是一种铁元素含量高达 46% 的低分子量多糖铁复合物。作为铁元素补充剂,可迅速提高血铁水平与升高血红蛋白[51]。

【药代动力学】

本品是铁和多糖合成的复合物,以完整的分子形式存在,在消化道中能以分子形式被吸收。经核素标记示踪试验证实其吸收率不低于硫酸亚铁,且吸收率不受胃酸减少、食物成分影响,有极高的生物利用度[51]。

【药物贮存】

室温(15~30℃)贮存[51]。

复方锌铁钙

Compound Zinc Gluconate, Ferrous Gluconate and Calcium Gluconate

【成分】

每支 10ml,成分含量如下:葡萄糖亚铁,100mg(相当于铁 12mg);葡萄糖酸锌,30mg(相当于锌 4.3mg);葡萄糖酸钙,400mg(相当于钙 36mg);维生素 B_2,3mg[52]。

【适应证】

用于锌、铁、钙缺乏引起的有关疾病[52]。

【用法用量】

6 个月以下:每日半支,口服。

6~11 个月:每日 1 支,口服。

1~9 岁:每日 2 次,每次 1 支,口服。

10 岁及以上:每日 3 次,每次 1 支,口服[52]。

【给药说明】

1. 本品应在饭后立即服用,可减轻胃肠道局部刺激。

2. 不应与牛奶同时服用,不应与浓茶同服。

3. 口服铁剂不宜与注射铁剂同时使用,以免发生毒性反应。

4. 应在确诊为缺锌症时服用[52]。

【注意事项】

1. 含铁血黄素沉着症及不伴缺铁的其他贫血患者禁用。

2. 血色素沉着病(haemochromatosis)患者禁用。

3. 肝肾功能严重损害者禁用。

4. 铁过敏者禁用。

5. 进行或活动性消化性溃疡患者禁用。

6. 高钙血症、高钙尿症患者禁用。

7. 含钙肾结石或有肾结石病史患者禁用。

8. 类肉瘤病(可加重高钙血症)患者禁用。

9. 对本品任一成分过敏者禁用。

10. 下列情况慎用铁剂:①酒精中毒;②肝炎;③急性感染;④肠道炎症如肠炎、结肠炎、憩室炎及溃疡性结肠炎;⑤胰腺炎;⑥消化性溃疡。

11. 对诊断的干扰:服用铁剂可使血清结合转铁蛋白或铁蛋白增高,粪便隐血试验阳性;长期或大剂量使用钙剂可致血清磷浓度降低。

12. 慢性腹泻或胃肠道吸收功能障碍者慎用(钙的吸收较差,而肠道排钙增多,此时对钙剂的需要量增加)。

13. 慢性肾功能不全者慎用。

14. 心室颤动者慎用。

15. 服用洋地黄类药物期间慎用[52]。

【用药监护】

1. 使用铁剂期间应定期做下列检查,以观察治疗反应:①血红蛋白测定;②网织红细胞计数;③血清铁蛋白及血清铁测定。

2. 长期大量用药应定期测血清钙浓度、尿钙排泄量;血清钾、镁、磷浓度;血压及心电图[52]。

【相互作用】

药品名称	相互作用
制酸药碳酸氢钠、磷酸盐类及含鞣酸的药物或饮料	同用易产生沉淀而影响本品吸收
维生素 C	同服可增加铁剂的吸收,但也易导致胃肠道反应
西咪替丁、去铁胺、二巯丙醇、胰酶、胰脂肪酶	可影响铁剂的吸收
四环素类、氟喹诺酮类、青霉胺、锌制剂	铁剂可影响这些药物的吸收,使这些药物效果降低
铝、钙、锶盐、硼砂、碳酸盐和氢氧化物(碱)、蛋白银和鞣酸	锌剂与这些药物有配伍禁忌

【不良反应】

1. 铁剂口服后均有收敛性,服后常有轻度恶心,胃部或腹部疼痛,多与剂量有关,轻度腹泻或便秘也很常见。

2. 锌剂有胃肠道刺激性,口服可有轻度恶心,呕吐和便秘。

3. 钙剂按推荐剂量服用,少有不良反应,可有嗳气、便秘、腹部不适。

4. 少见的不良反应有高钙血症和肾结石,易发生于长期或大量服用或患有肾功能损害时,表现为畏食、恶心、呕吐、便秘、腹痛、肌无力、心律失常、意识模糊、高血压以及骨钙化等[52]。

【药物过量】

表现:铁剂过量可导致胃肠道反应,可有严重呕吐、腹泻及腹痛,致血压降低,代谢性酸中毒等症状。锌剂超量服用导致中毒,可表现为急性胃肠炎、恶心、呕吐、腹痛。

处置:有铁剂中毒征象应立即用喷替酸钙钠或去铁胺救治[52]。

【药理作用】

铁是红细胞中血红蛋白的组成元素。缺铁时,红细胞合成血红蛋白量减少,致使红细胞

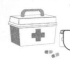

体积变小,携氧能力下降,形成缺铁性贫血。口服葡萄糖酸亚铁可补充铁元素,纠正缺铁性贫血。锌为体内许多酶的重要组成成分,具有促进生长发育、改善味觉等作用,缺乏时生长停滞、生殖无能、伤口不易愈合、机体衰弱,还可发生结膜炎、口腔炎、舌炎、食欲减退、慢性腹泻、味觉丧失、神经症状等;口服葡萄糖酸锌可纠正之。钙可参与骨骼的形成与骨折后骨组织的再建以及肌肉收缩、神经传递、凝血机制并降低毛细血管的渗透性;口服葡萄糖酸钙可补充钙不足。维生素 B_2 是辅酶的重要组成部分,参与糖、蛋白质、脂肪的代谢,维持正常视觉功能和促进生长[52]。

【药代动力学】

锌在十二指肠与小肠吸收,贮存于红、白细胞及肌肉、骨、皮肤等组织,入血后 60% 与血清蛋白结合,90% 由粪便排出,微量经尿、汗、皮肤脱屑、毛发脱落排出[52]。

【药物贮存】

遮光,密封保存[52]。

葡萄糖酸钙
Calcium Gluconate

【适应证】

用于预防和治疗钙缺乏症[53]。

【用法用量】

一、新生儿

1. 早期低钙血症的症状(如癫痫发作) 静脉滴注。

初始治疗每次 0.1~0.2g/kg,可根据需求每 6 小时给予额外剂量[54],疗程 3~5 日。初始治疗矫正后若可以接受口服,可在喂养时将注射剂分 4~6 次口服[55]。

2. 日常需求

早产儿:静脉注射,每日 180~360mg/kg。

足月儿:静脉注射,每日 45~360mg/kg[54]。

换血疗法:每换 100ml 枸橼酸血浆需静脉给予 10% 葡萄糖酸钙 1ml(100mg),给药时间约 10 分钟[56]。

二、儿童及青少年

1. 心脏复苏 60mg/kg(10% 葡萄糖酸钙 0.6mg/kg)缓慢静脉注射 / 骨内注射。视疗效重复给药。只用于无法使用氯化钙的情况下,且仅限于低钙血症、高血钾症、高镁血症或钙通道阻滞剂的毒性反应。钙剂在心脏复苏中的应用仍有争议[57]。

2. 无临床表现的低钙血症 每次 30~60mg/kg,静脉滴注,给药时间 30~60 分钟。视钙水平重复给药[57]。

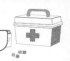

3. 低钙血症（如癫痫发作、手足抽搐）

起始剂量：100~200mg/kg，一次。剂量范围可至 25~200mg/kg。

维持剂量：中度低钙血症，5mg/（kg·h）持续静脉输注。重度低钙血症，10~15/（kg·h）持续静脉输注。每 2~4 小时测量血钙水平以调整给药速率[58]。

4. 日常需求

0~13 岁：每日静脉给予钙离子 45~360mg/kg。

14~17 岁（>50kg）：每日静脉给予钙离子 900~1 800mg[59]。

【给药说明】

10% 葡萄糖酸钙注射液含钙 9.3mg/ml（0.465mEq/ml），渗透压为 700mOsm/L[53]。

【注意事项】

1. 心室纤颤和高钙血症患者禁用。

2. 肾功能不全及呼吸性酸中毒患者慎用。

3. 禁止肌内注射和皮下注射。

4. 使用小号针头通过大静脉给药，以避免高钙血症及药液外渗引起局部血管坏死。

5. 注射给药首选中心静脉。避免在动脉内输注高浓度钙剂。

6. 新生儿谨慎使用尖端靠近或在心脏中的脐静脉导管给予葡萄糖酸钙。

7. 用于心脏停搏时应缓慢静脉注射。每分钟约 1.5ml。每分钟给药不超过 200mg[60]。

8. 氯化钙可能会导致代谢性酸中毒，补充钙剂时葡萄糖酸钙为首选[55]。

9. 婴儿无症状低钙血症是否使用葡萄糖酸钙尚有争议。

10. 使用前如有结晶勿用。给药过程中注意观察管路中是否有沉淀或结晶。

11. 对诊断的干扰：可使血清淀粉酶增高、血清 H- 羟基皮质醇浓度短暂升高。长期或大量应用本品，血清磷酸盐浓度降低。

12. 氯化钙或较葡萄糖酸钙有更好的生物利用度，但更易诱发代谢性酸中毒，同时由于葡萄糖酸钙的刺激性小，发生外渗不易致组织坏死，更适用于非急性低钙血症。

13. 由于在肾脏的损失较少，连续输注给药比间歇性快速给药更为有效[60]。

【用药监护】

1. 新生儿给药期间应监测心率。

2. 监测血钙，避免高钙血症。

3. 监测血镁，以便及时纠正低镁血症。

4. 密切观察注射部位，防止外渗。外渗可致注射部位皮肤发红、皮疹和疼痛，并可随后出现脱皮和组织坏死。发现外渗立即停止给药，并用生理盐水冲洗注射，局部给予氢化可的松、1% 利多卡因和透明质酸，并抬高局部肢体及热敷。

5. 注意观察输液管中是否有药物结晶。

6. 口服治疗时注意是否有胃肠道不耐受症状。

7. 治疗低钙血症前尽可能详尽地检查甲状旁腺激素、维生素 D 代谢物（钙二醇、钙三醇）、总钙、离子钙、磷、镁、肝肾功能（包括碱性磷酸酶及白蛋白）等水平[53]。

【相互作用】

药品	作用程度	相互作用
头孢曲松	禁忌	头孢曲松与任何含钙溶液合用会发生致命性的颗粒沉着在肾、肺部。二者至少间隔48小时给药
地高辛	慎用	该药物通过药效学协同作用增强地高辛的效应
普萘洛尔	慎用	该药物降低普萘洛尔的效应,机制不明确
氢氯噻嗪	慎用	合用时可能发生高钙血症,甚至钙毒性

【药物相容性】

禁与氧化剂、枸橼酸盐、可溶性碳酸盐、磷酸盐及硫酸盐配伍。

容器	相容的药物	不相容的药物
Y型管	阿奇霉素、阿曲库铵、阿昔洛韦、氨茶碱、昂丹司琼、苯巴比妥、苯海拉明、表柔比星、丙泊酚、地高辛、多柔比星、芬太尼、酚妥拉明、呋塞米、伏立康唑、甘露醇、肝素、格拉司琼、更昔洛韦、红霉素、甲氨蝶呤、甲硝唑、卡泊芬净、克林霉素、雷尼替丁、利奈唑胺、链激酶、硫酸镁、罗库溴铵、氯化钙、氯化钾、美司钠、门冬酰胺酶、咪达唑仑、哌拉西林他唑巴坦、庆大霉素、柔红霉素、乳酸钠林格、瑞芬太尼、替加环素、头孢吡肟、头孢呋辛、头孢哌酮、头孢他啶、头孢西丁、头孢唑林、万古霉素、维库溴铵、维生素C、维生素K_1、西咪替丁、硝普钠、硝酸甘油、亚叶酸钙、胰岛素	苯妥英钠、地西泮、甲泼尼龙、两性霉素B脂质体、头孢曲松、碳酸氢钠
混合管	阿莫西林克拉维酸、氨甲苯酸、苯巴比妥、地西泮、呋塞米、肝素、酚妥拉明、甲硝唑、利巴韦林、氯化琥珀胆碱、氯化钾、尿激酶、哌拉西林他唑巴坦、青霉素、红霉素、头孢呋辛、头孢美唑、头孢哌酮舒巴坦、头孢他啶、维生素C、咪达唑仑、万古霉素、西咪替丁、胰岛素、右旋糖酐40	氨苄西林氯唑西林、氨苄西林、地高辛、地塞米松、氟康唑、甘露醇、甲泼尼龙、两性霉素B、磷霉素、硫酸镁、美罗培南、碳酸氢钠、头孢哌酮、头孢曲松、头孢唑林、维生素B_6、新斯的明

【不良反应】

1. 本品中含有铝,对于长期静脉给药及肾功能受损者可能具有毒性。该情况对早产儿尤其危险,因为早产儿肾脏发育不成熟,并且每日需要大量的钙及含铝的磷酸盐。研究表明,包括早产儿在内的肾功能受损者,每日静脉接受超过4~5μg的铝,可发生中枢神经系统和骨骼的毒性反应。组织累积可使毒性反应的发生阈值等降低。

2. 静脉注射可致全身发热,速度过快可发生血管扩张、低血压、心动过缓、晕厥、心律失常甚至是心脏停搏。

3. 治疗过程中若出现心动过缓,应暂停输液[61]。

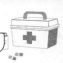

【药物过量】

可致高钙血症,早期表现为便秘、嗜睡、持续头痛、食欲减退、口中有金属味、异常口干等。晚期可出现神经错乱、高血压、眼和皮肤对光敏感、恶心、呕吐、心律失常等[53]。

【药理作用】

钙是生理活性物质,可以维持神经肌肉的正常兴奋性,促进神经末梢分泌乙酰胆碱。血清钙降低时可出现神经肌肉兴奋性升高,发生抽搐。血钙过高则兴奋性降低,出现软弱无力等。钙离子能改善细胞膜的通透性,增加毛细血管的致密性,使渗出减少,起抗过敏作用。钙离子能促进骨骼与牙齿的钙化形成,高浓度钙离子与镁离子之间存在竞争性拮抗作用,可用于镁中毒的解救;钙离子可与氟化物生成不溶性氟化钙,用于氟中毒的解救。

早期低钙血症常见于窒息的婴幼儿、早产儿及母亲为糖尿病患者的婴儿。急性碱中毒和换血治疗后,可出现离子钙显著降低。新生儿低血钙的临床表现包括肌肉颤动、全身性癫痫发作以及 0.4 秒以上的 Q-Tc 等。

儿童低钙血症常见于维生素 D 相关的佝偻病、甲状旁腺激素相关病症及高磷血症、低镁血症中。临床表现包括癫痫发作、肌肉痉挛、手足抽搐、难治性低血压、喘息、呼吸及吞咽困难、腹痛、胆绞痛等[53]。

【药代动力学】

离子钙约占总血钙的 50%,其余的钙与白蛋白(40%)或柠檬酸盐、磷酸盐及碳酸氢盐(10%)结合。正常人血清钙浓度为 2.25~2.5mmol/L(9~11mg/100ml),甲状旁腺素、降钙素、维生素 D 的活性代谢物维持血钙含量的稳定性。约 80% 的钙自粪便排出,约 20% 自尿排出,可分泌入汗液、胆汁、唾液、乳汁等[53]。

【药物贮存】

室温保存[53]。

甘 草 锌
Licorzine

【适应证】

由于锌缺乏引起的儿童畏食、异食癖、生长发育不良;寻常型痤疮;口腔溃疡症[62];胃、十二指肠及其他部位溃疡的治疗;类风湿关节炎;间歇性跛行;肝豆状核变性(适用于不能用青霉胺者)[63]。

【用法用量】

1~5 岁:每次 0.75g,每日 2~3 次,口服。
6~10 岁:每次 1.5g,每日 2~3 次,口服。
11~15 岁:每次 2.25g,每日 2~3 次,口服[62]。

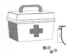

【给药说明】

颗粒剂,开水冲服,餐后服用[62]。

【注意事项】

1. 急性或活动性消化性溃疡者禁用。
2. 应在确诊为缺锌症时使用,如需长期服用,必须在医师指导下使用。
3. 心肾功能不全和高血压患者慎用。
4. 对本品过敏者禁用,过敏体质者慎用。
5. 本品性状发生改变时禁止使用[62]。

【用药监护】

对胃肠道有刺激性,宜餐后服用[63]。

【相互作用】

药品名称	相互作用
牛奶、铝盐、钙盐、碳酸盐、鞣酸	勿同服
青霉胺、四环素	可降低青霉胺、四环素类药品的作用
环丙沙星	可降低环丙沙星等药物的活性,不宜合用

【不良反应】

1. 大剂量长期使用,个别人可能出现排钾潴钠和轻度水肿,停药后症状可自行消失。
2. 口服可有轻度恶心,呕吐、便秘等。
3. 偶见皮疹、胃肠道出血,罕见肠穿孔[63]。

【药物过量】

表现:超量服用可中毒,表现为急性胃肠炎、恶心、呕吐、腹痛、腹泻[63]。

【药理作用】

本品的主要成分为新疆产豆科植物甘草的根中提取得到的有效成分与锌结合的含锌药物。甘草的有效成分可增加胃黏膜细胞的"己糖胺"成分,提高胃黏膜的防御能力,保护溃疡面,促进组织再生、愈合;锌参与纤维细胞的分裂及胶原合成,能促进胃黏膜黏液分泌,加强黏膜屏障功能,促进黏膜再生,加速溃疡愈合,有类似前列腺素的细胞保护作用;两者结合对抗溃疡有协同作用和相加作用。亦有良好的补锌作用,长期应用也不会改变体内主要脏器微量元素的改变,也不会引起体内锌的蓄积。主要用于胃溃疡、十二指肠溃疡的治疗,也用于补锌[64]。

【药代动力学】

锌在十二指肠与小肠吸收,胃吸收少,入血后绝大部分与血清蛋白结合,主要由粪便排

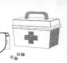

出,微量经尿、汗、皮肤脱屑、毛发脱落排出[65]。

【药物贮存】

密封,在阴凉(不超过 20℃)干燥处保存[62]。

碳 酸 钙
Calcium Carbonate

【适应证】

1. 缓解胃酸过多而造成的反酸、烧心等症状,适用于胃、十二指肠溃疡及反流性食管炎的治疗[66]。

2. 补充钙缺乏。适用于机体对钙需求增加的情况,可作为骨质疏松症的辅助治疗,以及纠正各种原因导致的低钙血症[67]。

3. 治疗肾功能衰竭患者的高磷血症,同时纠正轻度代谢性酸中毒。

4. 作为磷酸盐结合剂,治疗继发性甲状旁腺功能亢进纤维性骨炎所导致的高磷血症者磷酸在体内滞留时[68]。

【用法用量】

可根据人体需要及膳食钙的供给情况酌情进行补充。

1. 人体每日所需钙量(元素钙):

0~3 岁:400~800mg。

4~10 岁:800mg。

大于 10 岁:800~1 200mg。

维生素 D 缺乏时需同时服用维生素 D[69]。

2. 复方碳酸钙泡腾颗粒[每袋 1.5g,含碳酸钙 0.375g(以钙计 0.15g),维生素 D₃ 31.25U]用于儿童的钙补充剂,并帮助防治骨质疏松症:口服。

7~<12 个月:每次 1 袋,每日 1 次。

1~3 岁:每次 2 袋,每日 1 次。

>3 岁儿童:每次 2 袋,每日 1~2 次[69]。

3. 混悬口服液(含碳酸钙 80mg/ml) 下面同时列出了年龄和体重范围是考虑到了不同年龄段儿童生长发育的差异以及体重与药物剂量之间的关系。如果年龄处于某个区间,但体重明显超出或低于该区间,通常会倾向于按照体重给药。

2~5 岁(12~21kg):每次 5ml,每日 3 次,口服。

6~11 岁(22~44kg):每次 10ml,每日 3 次,口服。

长期应用混悬液会导致高钙血症,应定期监测血钙浓度,连续服用不宜超过 14 日[69]。

4. 碳酸钙片(每片含主要成分为碳酸钙 0.75 克,相当于钙 0.3 克)口服:每日 1~4 片,分次饭后口服[67]。

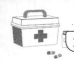

【给药说明】

1. 用于中和胃酸时,空腹服用作用时间短,必须在餐后 1~2 小时服用,或睡前服用。
2. 治疗高磷血症时,应在进餐时服用或与氢氧化铝合用。
3. 治疗低钙血症时,对维生素 D 缺乏引起的低钙,应同时服用维生素 D[69]。

【注意事项】

1. 对本药过敏者禁用。
2. 高钙血症禁用。
3. 高钙尿症禁用。
4. 洋地黄化患者禁用。
5. 有肾结石或有肾结石病史患者禁用。
6. 心、肾功能不全患者慎用[69]。

【用药监护】

长期大剂量用药须监测血钙浓度[68]。

【相互作用】

与其他药物同时应用,本药会影响其他药物在胃肠道的吸收。

药品	作用程度	相互作用
米诺环素	禁忌	四环素类与钙盐形成不溶性螯合物,减少四环素类的吸收和血药浓度,抗菌效应可能下降
头孢曲松	禁忌	头孢曲松与任何含钙溶液合用会在肾、肺部产生致命性的颗粒沉着。二者至少间隔 48 小时给药
阿奇霉素	慎用	该药物通过抑制胃肠道吸收降低阿奇霉素的浓度
苯妥英钠	慎用	合用可能降低苯妥英钠的吸收速度和吸收程度,苯妥英钠的 AUC 和血药浓度均可降低,可能导致癫痫的控制不佳。二者应间隔数小时给药
地高辛	慎用	该药物通过升高胃酸 pH 增加地高辛的浓度或效应
红霉素	慎用	该药物可增加红霉素的浓度,机制不明确
环孢素	慎用	该药物通过抑制胃肠道吸收降低环孢素的浓度
环丙沙星、左氧氟沙星	慎用	喹诺酮类的胃肠道吸收减少,药效降低
卡托普利	慎用	该药物降低卡托普利的效应,机制不明确。可能是通过抑制卡托普利的吸收
普萘洛尔	慎用	该药物降低普萘洛尔的效应,机制不明确。该药物通过抑制胃肠道吸收降低普萘洛尔的浓度。应间隔 2 小时给药
氢化可的松、氢氯噻嗪	慎用	合用时可能发生高钙血症,甚至钙毒性
头孢呋辛	慎用	该药物可通过增加胃 pH 降低头孢呋辛的浓度或效应
氧氟沙星	慎用	喹诺酮类的胃肠道吸收减少,药效降低

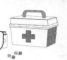

续表

药品	作用程度	相互作用
左甲状腺素	慎用	合用时可能干扰吸收,降低左甲状腺素的效应,增加血中的促甲状腺激素。至少间隔 4 小时使用
奥美拉唑	关注	合用时 pH 依赖的钙吸收可能受到抑制,降低其治疗浓度

【不良反应】

1. 因释放二氧化碳可致腹胀和嗳气。

2. 大量服用本药,可引起胃酸分泌反跳性增高。

3. 偶有便秘。

4. 罕见高钙血症,早期可表现为便秘、嗜睡、持续性头痛、食欲减退、口中有金属味、异常口干等,晚期征象有精神错乱、高血压、眼和皮肤对光敏感、恶心、呕吐、心律失常等。

5. 偶可发生乳碱综合征,表现为高钙血症、碱中毒及肾功能不全(因服用牛奶及碳酸钙或单用碳酸钙引起)[69]。

【药理作用】

本药为抗酸药、补钙药,抗酸作用较碳酸氢钠强而持久,碳酸钙在胃酸的作用下转化为氯化钙。中和胃酸作用较快,较强而持久(约 3 小时)。可中和或缓冲胃酸,作用缓和而持久,但对胃酸分泌无直接抑制作用,并可提高胃液 pH 而消除胃酸对壁细胞分泌的反馈抑制。对肾功能不全继发甲状旁腺功能亢进,骨病患者的高磷血症,本药可结合食物中的磷酸盐以减轻机体磷酸盐负荷。因碳酸钙较氢氧化铝能更有效结合磷酸盐,且不会发生铝中毒,故近年来主张在应用低钙含量透析液基础上,选用本品用作磷酸盐结合剂,同时防止并发高钙血症[68]。

【药代动力学】

碳酸钙在胃酸的作用下转化为氯化钙,部分经肠道吸收,经肾脏排泄,尿中大部分钙经肾小管重吸收入血。本药口服后在碱性肠液的作用下约 85% 转化为不溶性钙盐,如碳酸钙、磷酸钙等,不溶性钙盐可沉淀于肠黏膜表面,形成保护层,使肠黏膜对刺激的敏感性降低,产生便秘,最后不溶性钙盐自粪便排出体外[70]。

【药物贮存】

密封、避光,置干燥处保存[67]。

阿法骨化醇
Alfacalcidol

【适应证】

用于钙缺乏、维生素 D 缺乏、甲状旁腺功能减退症[71]。

【用法用量】

低钙血症：每日 0.25~1.0μg，分 2 次，口服[71]。

【注意事项】

1. 剂量过大可致中毒。
2. 高钙血症患者禁用。
3. 对维生素 D 及其类似物过敏者禁用。
4. 有维生素 D 中毒征象者禁用[72]。

【相互作用】

药品名称	相互作用
噻嗪类利尿药	增加高钙血症的危险
肝药酶诱导剂	增加阿法骨化醇的代谢
考来烯胺	影响药物在肠道内的吸收

【不良反应】

长期、大剂量服用或与钙剂合用，可引起高钙血症、高钙尿症和骨质疏松。

胃肠道系统：偶见食欲减退、恶心、嗳气、呕吐、胃部不适、腹胀、消化不良、腹泻、便秘等。

肝脏系统：GOT、GPT、LDH 轻度上升。

精神神经系统：偶见头痛、头重、失眠、焦躁不安、四肢无力、倦怠，罕见目眩、困倦、胸痛、背痛、麻木、肩膀酸痛、耳鸣、记忆力减退等。

循环系统：偶见血压轻度上升，罕见心悸。

皮肤：偶见瘙痒、皮疹，罕见热感。

眼：偶见结膜充血。

骨：偶见关节周围钙化。

泌尿生殖系统：偶见 BUN、肌酐升高，罕见肾结石。

其他：声音嘶哑[73]。

【药物过量】

尚无详细药物过量资料。但本品超大剂量服用可能出现胃肠系统、肝脏、精神神经系统、循环系统等不良反应，如胃痛、便秘、GOT 及 GPT 升高、头痛、血压轻度升高等[73]。

【药理作用】

阿法骨化醇在肝脏被迅速转化成 1,25- 二羟基维生素 D_3[1,25-$(OH)_2D_3$]，后者为维生素 D_3 的代谢物，起到调节钙和磷酸盐代谢的作用。由于这一转化过程很迅速，故阿法骨化醇的临床效应与 1,25- 二羟基维生素 D_3 基本一致。其主要作用是通过提高体内血循环中 1,25- 二羟基维生素 D_3 水平，从而增加钙、磷酸盐的胃肠吸收，促进骨矿化，降低血浆甲状旁

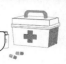

腺激素水平,同时减少骨钙消溶,最终缓解骨和肌肉疼痛以及改善绝经、衰老和内分泌变化引起的肠道钙吸收障碍所导致的骨质疏松[73]。

【药代动力学】

口服阿法骨化醇经小肠吸收后在肝内经 25- 羟化酶作用转化为 $1,25\text{-}(OH)_2D_3$,研究证实成骨细胞也表达 25- 羟化酶 mRNA,也可将 $1\alpha\text{-}(OH)_2D_3$ 转化为活性形式。转化后的 $1,25\text{-}(OH)_2D_3$ 高峰出现在用药后的 8~12 小时,半衰期($t_{1/2}$)为 17.6 小时[73]。

【药物贮存】

遮光,密封,在凉暗干燥处(遮光并不超过 20℃)保存[73]。

骨 化 三 醇
Calcitriol

【适应证】

1. 维生素 D 依赖性佝偻病。
2. 低磷酸盐血症性佝偻病。
3. 甲状旁腺功能减退症或假性甲状旁腺功能减退症引起的持续性低钙血症[74]。

【用法用量】

1 个月至 11 岁:最初 15ng/kg(最大剂量 250ng),每日 1 次,必要时每 2~4 周增加 5ng/(kg·d)的剂量。

12~17 岁:最初 250ng,每日 1 次,必要时每 2~4 周增加 5ng/(kg·d)(最多每次增加 250ng)的剂量。常规剂量为每日 0.5~1μg[75]。

【给药说明】

1. 出现高血钙时必须停药,并给予有关处理,待血钙恢复正常,按末次剂量减半给药。
2. 肾功能不全无须调整剂量。
3. 开始治疗时应尽可能使用最小剂量,且在监测血钙水平的情况下增加用量。
4. 确定了每日最佳剂量后,应按月复查 1 次血钙水平。若血钙超过正常范围(9~11mg/100ml,或 2 250~2 750μmol/L)1mg/100ml,或血肌酐升高到大于 120μmol/L,应立即停止服用本品直至血钙正常。
5. 血钙增高期间,须每日测定血钙及血磷水平[76]。

【注意事项】

1. 禁用于与高血钙有关的疾病。
2. 禁用于已知对本品或同类药品及其任何赋形剂过敏的患者。
3. 禁用于有维生素 D 中毒迹象的患者[76]。

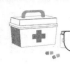

【用药监护】

1. 治疗开始时,补钙是必要的。用药过程中应注意监测血钙、血尿素氮、肌酐,及尿钙、尿肌酐。

2. 高血钙同本品的治疗密切相关。饮食改变(例如增加奶制品的摄入)、钙摄入量迅速增加或不加控制地服用钙制剂均可导致高血钙。应告知患者及其家属,必须严格遵守处方饮食,并教会他们如何识别高钙血症的症状。肾功能正常的患者,慢性高血钙可能与血肌酐增加有关。卧床患者,如术后卧床患者发生高血钙概率更高些[77]。

3. 骨化三醇能增加血无机磷水平,这对低磷血症的患者是有益的,但对肾功能衰竭的患者来说则要小心不正常的钙沉淀所造成的危险。在这种情况下,要通过口服适量的磷结合剂或减少磷质摄入量将血磷保持在正常水平。维生素 D 抵抗性佝偻病患者(家族性低磷血症),以本品治疗时应继续口服磷制剂。但必须考虑到本品可能促进肠道对磷的吸收,这种作用可能使磷的摄入需要量减少。因此需要定期进行血钙、磷、镁、碱性磷酸酶以及 24 小时内尿中钙,磷定量等实验室检查。

4. 本品治疗的稳定期,每周至少测定血钙两次。

5. 由于骨化三醇是现有的最有效的维生素 D 代谢产物,故不需要其他维生素 D 制剂与其合用,从而避免高维生素 D 血症。

6. 如果患者由服用维生素 D_2 改服骨化三醇,则可能需要数月时间才能使血中维生素 D_2 恢复至基础水平。

7. 肾功能正常的患者服用本品时必须避免脱水,故应保持适当的水摄入量。

8. 甲状旁腺功能低下者,偶见吸收不佳现象,因此这类患者需要较大剂量[78]。

【相互作用】

药品名称	相互作用
钙剂	与钙剂合用可能会引起血钙的升高,应监测血钙
噻嗪类利尿药	会增加高钙血症的危险
洋地黄类	如发生高钙血症可能会诱发心律失常
巴比妥、抗惊厥药	可加速骨化三醇的代谢,降低药效,故同时服用时应适当加大骨化三醇剂量
胃肠道吸收抑制药考来烯胺	可减少本药吸收,两者不宜同服,应间隔 2 小时后服
含镁药物(如抗酸药)	含镁药物(如抗酸药)可能导致高镁血症,故长期接受透析的患者使用本品进行治疗时,不能服用这类药物

【不良反应】

1. 由于骨化三醇能产生维生素 D 的作用,所以可能发生的不良反应与维生素 D 过量相似,如高血钙综合征或钙中毒(取决于高血钙的严重程度及持续时间)。长达 15 年临床使用本品治疗所有适应证,结果显示不良反应的发生率很低,包括高钙血症在内的发生率为 0.001% 或更低。并发高钙和高磷血症的患者(血磷浓度大于 6mg/100ml 或 1.9mmol/L)可能发生软组织钙化,这些表现可通过放射学检查而观察到。肾功能正常的患者,慢性高钙血症也许与血肌酐增高有关。由于骨化三醇的生物半衰期较短,其药代动力学研究表明,停药或减量数日后升高的血钙即回复正常范围,这一过程要比维生素 D_3 快许多。

2. 偶见的急性症状包括食欲减退,头痛,呕吐和便秘。

3. 慢性症状包括营养不良,感觉障碍,伴有口渴的发热,尿多,脱水,情感淡漠,发育停止以及泌尿道感染。

4. 敏感体质的患者可能会发生过敏反应[77]。

【药物过量】

表现:由于骨化三醇是维生素 D 的衍生物,所以其药物过量的症状也与维生素 D 相似,包括食欲减退,头痛,呕吐,便秘。慢性症状包括营养失调(虚弱,体重减轻),感觉障碍,可能会发生伴有口渴的发热,尿多,脱水,情感淡漠,发育停止及泌尿道感染等。高钙血症还可能导致肾皮质、心肌、肺和胰腺等组织的转移性钙化。

处置:立刻停药,并洗胃或催吐以防进一步吸收。以液体石蜡促进粪便排泄。建议重复测定血钙,如血钙持续增高可使用磷制剂和皮质类固醇,并采取措施以适当利尿[77]。

【药理作用】

骨化三醇是维生素 D_3 的最重要活性代谢产物之一。通常在肾脏内由其前体 25-羟基维生素 D_3 转化而成,每日正常生理性生成量为 0.5~1.0μg,并在骨质合成增加期内(如生长期或妊娠期)其生成量稍有增加。骨化三醇促进肠道对钙的吸收并调节骨的矿化。单剂量骨化三醇的药理作用可持续 3~5 日。骨化三醇在调节钙平衡方面的关键作用,包括对骨骼中成骨细胞活性的刺激作用,为治疗骨质疏松症提供了充分的药理学基础。肾性骨营养不良的患者,口服本品使肠道吸收钙的能力恢复正常,纠正低血钙,及过高的血碱性磷酸酶和血甲状旁腺素浓度。本品能减轻骨与肌肉疼痛,并矫正发生在纤维性骨炎和其他矿化不足患者中的组织学改变。维生素 D 依赖性佝偻病患者,血中骨化三醇水平降低或缺失。由于肾脏内生产骨化三醇不足,可考虑本品作为一种替代性治疗。维生素 D 抵抗性佝偻病患者和低磷血症的患者中,血钙水平降低,本品治疗能降低磷的管式清除,并结合磷制剂的治疗,恢复骨的生长。即使在很高剂量,无证据表明维生素 D 对人具有致畸作用[77]。

【药代动力学】

口服骨化三醇在肠道内被迅速吸收。口服单剂本品 0.25~1.0μg,3~6 小时内达稳态血药浓度峰值。多次用药后,在 7 日内血清骨化三醇浓度达到稳态,同给药剂量有关。单剂量口服本品 0.5μg,2 小时后,骨化三醇平均血药浓度从基础值(40.0±4.4)pg/ml 升高到(60.0±4.4)pg/ml,4 小时后降至(53.0±6.9)pg/ml,8 小时后降至(50.0±7.0)pg/ml,12 小时后降至(44±4.6)pg/ml,24 小时后降至(41.5±5.1)pg/ml。在血液转运过程中,骨化三醇和其他维生素 D 代谢产物同特异性血浆蛋白结合。可以设想,外源性骨化三醇能通过母体血液进入到胎儿的血和乳汁中。已鉴别出数种骨化三醇的代谢产物,各有不同的维生素 D 活性。血中骨化三醇的清除半衰期为 3~6 小时,但单剂量骨化三醇的药理学作用可持续 3~5 日。骨化三醇被分泌进入胆汁并参与肝肠循环。健康志愿者静脉使用放射标记的骨化三醇后,24 小时内,大约 27% 的放射活性在粪便中发现,大约 7% 的放射活性在尿中发现。健康志愿者口服 1μg 放射标记的骨化三醇,24 小时内大约 10% 的放射活性在尿中发现。静脉使用放射标记的骨化三醇后第 6 日,尿中和粪便中平均累积排泄量分别是 16% 和 49%。患者的特性肾病综合征或接受血液透析的患者中,骨化三醇血药浓度降低,达峰时间延长[74]。

【药物贮存】

遮光,密闭,25℃以下干燥处保存[77]。

第三节　肠外营养药

中／长链脂肪乳（$C_{8\sim24}$）
Medium and Long Chain Fat Emulsion

【适应证】

能量补充剂,用于肠外营养,满足能量和必需脂肪酸的需求[79]。

【用法用量】

一、新生儿
每日 10~15ml/kg[80]。
二、儿童及青少年
建议用量为每日 1~2g 脂肪 /kg（5~10ml/kg）[80]。

【给药说明】

1. 使用前应摇匀。通过外周静脉或中心静脉输入。给药速度在最初的 15 分钟不应超过 0.25~0.5ml/（kg·h）。

2. 新生儿对脂质过氧化物不能完全消除,所以在进行光照疗法期间,为避免由光所引起的氧化,输入脂肪乳应避光。

3. 混合后应立即使用,正常情况下 2~8℃放置时间不宜超过 24 小时。

4. 避免冻结,冻结则应丢弃不用。剩余也应丢弃,不可再用。如瓶内乳液出现油滴则不能使用[79]。

【注意事项】

1. 早产儿和低出生体重婴儿对脂肪清除能力差,应慎用。以防止脂肪聚积于肺而致死[81]。

2. 肝功能障碍（总胆红素 >10mg/100ml）和凝血功能障碍患者禁用。

3. 新生儿和早产儿伴有高胆红素血症或可疑肺动脉高压者慎用[80]。

4. 由光引起的脂质过氧化物不能被完全消除。因此作为预防措施,建议新生儿进行光照疗法期间,输入脂肪乳应避光。

5. 对蛋、豆类或任意成分过敏者慎用。

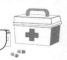

6. 婴幼儿及儿童使用应严格按每日推荐剂量给药[79]。

7. 本品应同时使用糖类输液,糖类提供的能量不少于 40%[80]。

8. 含脂肪乳剂混合液的输注时间不少于 16 小时,最好在 24 小时内均匀输注[81]。

9. 严重凝血障碍、休克状态和虚脱状态、急性血栓栓塞、伴有酸中毒和组织缺氧的严重败血状态、脂肪栓塞、急性心肌梗死和中风、酮体酸中毒性昏迷、糖尿病代谢失常和代谢不稳定状态禁用。

10. 脂肪代谢异常者(如病理性血脂过多)、脂性肾病、严重肝损伤或急性胰腺炎伴高脂血症禁用。

11. 甘油三酯蓄积禁忌证　脂肪代谢障碍 / 功能不全、网状内皮系统疾病、急性胰腺出血性坏死性炎症。

12. 肠外营养的一般禁忌证　酸中毒、电解质和水分代谢障碍、肝内胆汁淤积[80]。

【用药监护】

1. 新生儿,特别是早产儿长期使用必须监测血小板数目、肝功能、凝血状况和血清甘油三酯浓度。

2. 掌握患者血液循环中脂肪的廓清情况,血脂应在两次输液之间清除。

3. 使用时间较长时,须掌握患者的血象、凝血情况、肝功能及血小板数等。

4. 甘油三酯水平儿童 >1.7mmol/L 成人 >3mmol/L 时,必须降低输注速度或中止输注。

5. 每日检查水分平衡状态或体重。

6. 对于疑似脂肪代谢障碍的患者,开始输注前应测定血清甘油三酯值,以避免出现空腹脂血症[80]。

【药物过量】

表现	处置
严重的中 / 长链脂肪乳注射液输注过量,并且没有给予碳水化合物,可能导致代谢性酸中毒	同时输入碳水化合物可防止出现此现象。建议与脂肪乳同时输入足够的碳水化合物或含碳水化合物的氨基酸溶液
脂肪过量	停止输入本品,检查血中甘油三酯水平,恢复正常后方可再使用[79]

【药物相容性】

通过 Y 型管接头,本品可与葡萄糖和氨基酸溶液经外周或中心静脉输入;在相容和稳定性得到确证的前提下,本品可与其他营养素在混合袋内混合后使用。一般情况下不宜与电解质、其他药物或其他附加剂在同一瓶内混合[79]。

【不良反应】

不良反应	处置方法
过敏反应,静脉炎,高血糖,凝血活性增强,出血倾向,高血压,低血压	立即终止输注。症状消退或血清甘油三酯浓度正常后,降低速度或减量后重新开始输注。谨慎观察状况,密切监测甘油三酯浓度

续表

不良反应	处置方法
脂肪浸润,肝大,胆汁淤积性黄疸,脾大,贫血,血小板减少,白细胞减少,短暂性肝功能改变,脂肪超载综合征(fat overload syndrome)	一般只要停止输注,上述症状即可消退。待检查血中甘油三酯水平恢复正常后方可在使用或减低剂量后再输入[79]

【药理作用】

本品含中、长链脂肪乳各半。中链甘油三酯比长链甘油三酯更快地从血中消除,能更快地氧化供能,更适合为机体提供能量,尤其适用于因病理状态引起的肉碱转运缺乏或活性降低而不能利用长链甘油三酯的患者。多不饱和脂肪酸由长链甘油三酯提供,可预防因必需脂肪酸缺乏所致的生化紊乱,纠正必需氨基酸缺乏出现的问题。卵磷脂中含有磷,为生物膜的组成成分,可保证膜的流动性和生物学功能。甘油可参与体内能量代谢,可合成糖原和脂肪。本品作用迅速,能量供应更充分、更合理化。用于早产儿、低体重儿迅速达到正氮平衡的能量补充,亦用于预防核黄疸[80]。

【药物贮存】

25℃以下贮存。避免冻结,冻结则应丢弃不用[79]。

长链脂肪乳(OO)
Long Chain Fat Emulsion (OO)

【适应证】

适用于口服或肠内营养摄取不能、不足或禁忌的患者,进行肠外营养补充脂肪[82]。

【用法用量】

一、新生儿

妊娠不足 28 周的早产儿禁用。起始每日剂量为 0.5~1.0g 脂质 /kg。该剂量可每 24 小时增加 0.5~1.0g 脂质 /kg,最高剂量每日 2g 脂质 /kg[83]。

二、儿童及青少年

在治疗第一周内逐渐增加每日剂量。

推荐每日剂量不超过 3g 脂质 /kg,且输注速度为 0.15g 脂质 /(kg·h)[83]。

【给药说明】

1. 作为全营养混合物(与葡萄糖和氨基酸混合)的一部分时,根据最终混合物的渗透压选择中央或外周静脉给药。

2. 本品应连续 24 小时输注给药。开始输注的 10 分钟内输注速率必须缓慢且不超过每分钟 0.1g 脂肪乳(0.5ml),观察患者,若无不良反应,随后逐渐增加,直到半小时后达到要

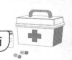

求的速率。

3. 极少情况下，本品可通过外周静脉给药，本品亦可单独作为口服或肠内营养的补充治疗。

4. 使用前检查乳剂的均一性，并检查输液袋有无破损。

5. 治疗前应先纠正水电解质或代谢紊乱[82]。

【注意事项】

1. 以下情形中禁止使用本品：对鸡蛋蛋白、大豆蛋白或花生蛋白过敏，或任一活性成分或辅料过敏者；患严重血脂异常，及不可纠正的代谢紊乱（乳酸性酸中毒、非代偿性糖尿病）；严重脓毒血症、严重肝脏疾病、急性或慢性肾功能衰竭；凝血障碍、血栓性静脉炎、心肌梗死。

2. 若出现任何异常或过敏反应，必须立即停止输注。已发现与大豆蛋白和花生蛋白发生交叉过敏情况。

3. 脂肪乳应与碳水化合物和氨基酸同时输注，以避免代谢性酸中毒的发生[82]。

【用药监护】

1. 每日监测血浆甘油三酯水平和清除情况。

2. 对任何经胃肠外输注，尤其对急性少尿症或无尿的患者应特别注意水平衡。

3. 必须定期监测血糖、酸碱平衡、电解质、水平衡和血细胞计数。

4. 新生儿高胆红素患者（总血清胆红素 >200μmol/L）应密切监测总胆红素水平[82]。

【药物相容性】

切勿将其他药物或电解质直接加入脂肪乳剂中。如确需加入添加剂，给患者输注前应检查其配伍相容性并充分混匀[82]。

【不良反应】

脂肪过量综合征：药物过量可能引起清除脂质能力降低，导致"脂肪过量综合征"，主要表现为高脂血症、发热、肝脏脂肪浸润、肝大、贫血、白细胞减少、血小板减少、凝血异常和昏迷。停止输注脂肪乳剂后，上述症状均为可逆[82]。

【药物过量】

表现：脂肪过量综合征。

处置：停止脂质输注后可逆转[82]。

【药理作用】

1. 橄榄油及大豆油混合物可提供的脂肪酸大约比例如下：15% 的饱和脂肪酸（saturated fatty acid，SFA）；65% 的单不饱和脂肪酸（monounsaturated fatty acid，MUFA）；20% 多不饱和必需脂肪酸（essential polyunsaturated fatty acid，EPUFA）。

适量的必需脂肪酸（essential fatty acid，EFA）有助于机体吸收。能形成适当的必需脂肪酸前期衍生物并纠正必需脂肪酸的不足。

2. 橄榄油与大豆油对比：妊娠 28 周以上的早产儿，治疗 7 日，橄榄油中 α- 生育酚的高

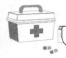

含量可提高维生素 E 的水平。

对于长期肠外营养的 2 个月儿童,更合理的维生素 E/ 多不饱和必需脂肪酸(polyunsaturated essential fatty acid,EPUA)比例可减少脂质的过氧化。

上述特点在每日 1~3g/kg 的剂量下已得到证实。

3. 由于脂肪乳的能量含量高,输注少量的脂肪乳即可产生大量的热量[82]。

【药代动力学】

脂肪乳的清除率依赖于其乳粒大小。体积较小的乳滴可能延缓清除,同时提高脂肪蛋白酶的脂溶作用。本品乳滴体积与乳糜微粒接近,与其具有相似的消除率[82]。

【药物贮存】

25℃以下贮存。请勿冷冻。避光保存。一经打开必须立即使用,不得贮存继续使用。配制前必须检查各组分的相容性及混合物的稳定性。混合物应在严格无菌条件下轻缓振摇制备[82]。

水溶性维生素
Water-Soluble Vitamin

【适应证】

本品为肠外营养不可缺少的组成部分之一,用以满足人体每日对水溶性维生素的生理需求[84]。

【用法用量】

一、新生儿

本品为复方制剂,主要成分是多种水溶性维生素,其组成为(每瓶):3.1mg 硝酸硫胺,4.9mg 核黄素磷酸钠,40mg 烟酰胺,4.9mg 盐酸吡哆辛,16.5mg 泛酸钠,113mg 维生素 C 钠,60μg 生物素,0.4mg 叶酸,5.0Hg 维生素 B_{12}。本品辅料为:甘氨酸,乙二胺四醋酸二钠[85]。

二、儿童及青少年

≤10kg:每日每千克体重 1/10 瓶。

>10kg:每日 1 瓶[85]。

【给药说明】

每瓶可用下列溶液 10ml 溶解:①复方脂溶性维生素注射液Ⅰ(11 岁以上);②复方脂溶性维生素注射液Ⅱ(11 岁以下);③脂肪乳注射液;④无电解质的葡萄糖注射液;⑤注射用水。

用①②③配制的混合液须加入脂肪乳注射液后再经静脉输注,④⑤配制的混合液可加入脂肪乳也可加入葡萄糖注射液中再经静脉输注。本品亦可与注射用脂溶性维生素联合使用,先将脂溶性维生素加入水溶性维生素中,溶解后再加入脂肪乳注射液中[86]。

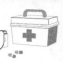

【注意事项】

1. 对本品中任一成分有过敏的患者禁用。
2. 本品加入葡萄糖注射液中进行输注时应注意避光[84]。

【相互作用】

药品名称	相互作用
左旋多巴	维生素 B_6 可降低左旋多巴的作用
苯妥英钠	叶酸可降低苯妥英钠血药浓度,并掩盖恶性贫血的表现
羟钴胺	维生素 B_{12} 对羟钴胺治疗某些神经疾病有不利影响

【不良反应】

对本品任一成分过敏的患者均可能发生过敏反应[84]。

【药物过量】

过量给药,多余部分会迅速排泄,一般不会发生过量反应[84]。

【药理作用】

本品为静脉营养的一部分,用以补充每日各种水溶性维生素的生理需求,使机体各有关生化反应正常进行[84]。

【药代动力学】

水溶性维生素在体内参与酶系统的组成,多种维生素作为辅酶或辅基的组成成分参与体内的代谢过程[84]。

【药物贮存】

遮光、严封,15℃以下保存。溶解后 24 小时内用完[84]。

脂溶性维生素(Ⅰ)
Fat-Soluble Vitamin (I)

【适应证】

本品为肠外营养组分,以满足 11 岁以下儿童每日对脂溶性维生素的生理需求[85]。

【用法用量】

静脉滴注,每日每千克体重 1/10 瓶,每日 1 次,每日最大剂量 1 瓶。

本品为脂溶性维生素复方制剂,每瓶所含维生素 A:0.69mg(2 300IU);维生素 D_2:10μg

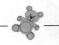

（400IU）；维生素 E：6.4mg（7IU）；维生素 K_1：0.2mg。辅料为：吐温 -80、甘露醇[86]。

【给药说明】

1. 用药前 1 小时配制。24 小时内用完。

2. 必须稀释后静脉滴注。粉针剂取 2ml 注射用水注入瓶中，缓慢振摇至冻干粉溶解。之后加入 100ml 以上的 5% 葡萄糖注射液、0.9% 氯化钠注射液中输注。

3. 稀释后应加遮光罩。

4. 500ml 输注时间不短于 1 小时。

5. 在可配伍性得到保证的前提下，可将本品加入脂肪乳注射液中，轻轻摇匀后使用。

6. 可与注射用水溶性维生素联合使用，先将脂溶性维生素加入水溶性维生素中，溶解后再加入脂肪乳注射液中[87]。

【注意事项】

1. 本品为儿童使用剂型，适用于 11 岁以下儿童。11 岁以上的儿童建议使用脂溶性维生素（Ⅱ）。

2. 稀释后应加遮光罩。

3. 500ml 输注时间不短于 1 小时[88]。

【用药监护】

初次使用时应注意可能的过敏反应[89]。

【相互作用】

药品名称	相互作用
香豆素类抗凝血药	本品含维生素 K_1，可对抗香豆素类抗凝血剂作用，故不宜合用

【药物相容性】

在可配伍性得到保证的前提下，可将本品加入脂肪乳注射液中，轻轻摇匀后使用[89]。

【不良反应】

1. 体温上升和寒战。

2. 经 6~8 周输注后可能出现血清氨基转移酶、碱性磷酸酶和胆红素升高，减量或停药后可恢复正常[89]。

【药理作用】

提供每日生理需要的脂溶性维生素 A、维生素 D_2、维生素 E、维生素 K_1[89]。

【药物贮存】

粉针剂需遮光、密闭、凉暗处（避光并不超过 20℃）保存。

注射液需冷藏（2~10℃），避光保存[89]。

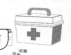

第四节　其他营养药

左 卡 尼 汀
Levocarnitine

【适应证】

防治肉碱缺乏所致的并发症[90]，如心肌病、骨骼疾病、心律失常、高脂血症，以及低血压和透析时的肌肉痉挛等[91]。

【用法用量】

一、新生儿

原发性肉碱缺乏症和有机酸血症的用法用量如下。

口服给药：最多每日 200mg/kg，分 2~4 次口服[92]。

静脉滴注：最初 30 分钟给予 100mg/kg，之后调整为 4mg/(kg·h)。

静脉注射：最多每日 100mg/kg，分 2~4 次给药。缓慢静脉注射（2~3 分钟）[93]。

二、儿童及青少年

1. 肉碱缺乏症

静脉给药：缓慢静脉注射（2~3 分钟）或静脉滴注 50mg/kg；之后每日剂量范围在 50mg/kg 以内。对于严重的代谢危机，可给予负荷剂量，随后的 24 小时给予同等剂量；至少每 3~4 小时给药 1 次（给药间隔不应少于 6 小时）。最多每次 300mg/kg[94]。

口服给药：初始剂量每日 50~100mg/kg，分为每 3~4 小时 1 次。可依据临床需要及生化指标考虑使用更高剂量，最多每日 3g[95]。

2. 预防与治疗透析后肉碱缺乏　在血浆左卡尼汀低于正常值（透析前 40~50μmol/L）时开始治疗。初始剂量为 10~20mg/kg，血液透析后缓慢静脉注射（2~3 分钟）。根据透析前左卡尼汀的浓度调整剂量。尽早在治疗的第三或第四周下调剂量（如透析后给予 5mg/kg）[93]。

【给药说明】

1. 静脉滴注　可将药液稀释至 0.5~8mg/ml。

2. 血液透析　每次透析后在静脉回流管中给药[93]。

3. 口服给药　餐时或餐后服药。可单独服用，也可与饮料或液态食物混合。依据需要和耐受性缓慢调整剂量。服药过快会增加胃肠道反应的风险。缓慢小口吞服或稀释后服用可避免胃肠道不良反应，达到最大程度的耐受[96]。

【注意事项】

1. 糖尿病患者慎用。胰岛素或口服降血糖药可改善葡萄糖的利用，服用本品时可引起低血糖。

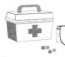
2. 口服液中含少量乙醇,过敏者慎用[97]。

3. 尚无肾功能不全者安全性和有效性数据。由于本品有潜在的毒性代谢产物三甲胺(trimethylamine,TMA)和三甲胺 N- 氧化物(trimethylamine N-oxide,TMAO)主要通过尿液排泄,因此,肾功能严重受损或接受透析的晚期肾病患者长期口服大剂量的左卡尼汀可能会导致这些产物在体内蓄积[96]。

【用药监护】

1. 给药前及治疗后每周或每月监测血浆、尿液中游离肉碱和酰基肉碱浓度。游离肉碱的血浆浓度应在 35~60µmol/L。

2. 每周或每月监测生化指标、临床状况及生命体征。

3. 口服治疗第一周及每次增加剂量后监测耐受性。

4. 长期高剂量会增加肾功能严重受损或透析的终末期肾病患者毒性代谢物(三甲胺和三甲胺 -N- 氧化物)积聚的风险。

5. 糖尿病患者应使血糖保持在可控的数值内[98]。

【相互作用】

药品名称	作用程度	相互作用
华法林	慎用	该药物增强华法林的效应,机制不明确

【不良反应】

不良反应的严重程度与剂量相关。

1. 多种胃肠道并发症,如短暂的恶心、呕吐、胃炎等,口服给药还可产生腹部痉挛及腹泻。停药后可自行消失。缓慢小口吞服或稀释后服用可避免胃肠道不良反应。

2. 导致癫痫发作(无论有无癫痫史)。

3. 可出现特殊气味,停药后即可消失。

4. 口服可使尿毒症者出现轻度肌无力[98]。

【药物过量】

表现:暂无毒性报道。大剂量可引起腹泻。

处置:易通过血液透析消除[98]。

【药理作用】

本品是哺乳动物能量代谢中必需的体内天然物质,其主要功能是促进脂类代谢。在缺氧、缺血时,脂酰 - 辅酶 A(CoA)堆积,线粒体内的长链脂酰卡尼汀也堆积,游离卡尼汀因大量消耗而减低。缺血、缺氧导致 ATP 水平下降,细胞膜和亚细胞膜通透性升高,堆积的脂酰 -CoA 可致膜结构改变,膜相崩解而导致细胞死亡;另外,缺氧时以糖无氧酵解为主,脂肪酸等堆积导致酸中毒,离子紊乱,细胞自溶死亡。足够量的游离卡尼汀可以使堆积的脂酰 -CoA 进入线粒体内,减少其对腺嘌呤核苷酸转位酶的抑制,使氧化磷酸化得以顺利进行。

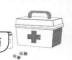

左卡尼汀是肌肉细胞尤其是心肌细胞的主要能量来源,脑、肾等许多组织器官亦主要靠脂肪酸氧化供能。

左卡尼汀还能增加还原型烟酰胺腺嘌呤二核苷酸(reduced nicotinamide adenine dinucleotide, NADH)细胞色素 C 还原酶、细胞色素氧化酶的活性、加速 ATP 的产生,参与某些药物的解毒作用。

对于各种组织缺血缺氧,左卡尼汀通过增加能量产生而提高组织器官的供能。

左卡尼汀的其他功能有:中等长链脂肪酸的氧化作用;对结合的辅酶 A 和游离辅酶 A 二者比率的缓冲作用从酮类物质、丙酮酸、氨基酸(包括支链氨基酸)中产生能量,去除过高辅酶 A 的毒性,调节血中氨浓度[98]。

【药代动力学】

单次口服 0.5g 健康受试者血浆最大浓度为 48.5μmol/L。单次口服或静脉给予本品 0.5~2g,生物半衰期为 2~15 小时。本品不与血浆蛋白或白蛋白结合。静脉注射 12 小时内约70% 从尿中回收,24 小时内约为 80%;口服给药尿中回收约为 10%[91]。

【药物贮存】

遮光,密封保存[98]。

第八章
参考文献

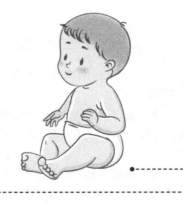

第九章

抗变态反应药

氯 苯 那 敏
Chlorphenamine

【适应证】

1. 缓解过敏症状,如花粉症、荨麻疹、日光性皮炎、皮肤瘙痒症。

2. 也用于过敏性鼻炎、食物及药物过敏等[1]。

【用法用量】

1. 口服

1 个月至 1 岁:每次 1mg,每日 2 次。

2~5 岁:每 4~6 小时 1mg,每日最多 6mg。

6~11 岁:每 4~6 小时 2mg,每日最多 12mg。

12~17 岁:每 4~6 小时 4mg,每日最多 24mg。

2. 肌内注射或静脉注射(紧急情况下)

<6 个月:每次 250μg/kg(最多 2.5mg),如需要可在 24 小时内重复 4 次。

6 个月至 5 岁:每次 2.5mg,如需要可在 24 小时内重复 4 次。

6~11 岁:每次 5mg,如需要可在 24 小时内重复 4 次。

12~17 岁:每次 10mg,如需要可在 24 小时内重复 4 次[2]。

【剂量调整】

为减少昏迷的风险,严重肝功能损伤儿童应避免使用[2]。

【给药说明】

口服:可与食物、水或奶同服,以减少对胃的刺激[3]。

静脉注射:注射剂有刺激性,静脉注射应超过 1 分钟,过快可致低血压或中枢神经兴奋。小剂量可用 0.9% 氯化钠注射液稀释[2]。

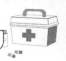

【用药监护】

1. 足月新生儿和早产儿对本品抗胆碱作用的敏感性较高,禁用[2]。

2. 禁用的情况 下呼吸道感染和哮喘发作的患者(因可使痰液变稠而加重疾病)及对本品过敏者[4]。

3. 慎用的情况 婴幼儿、闭角型青光眼、膀胱颈部或幽门十二指肠梗阻或消化性溃疡致幽门狭窄者、心血管疾病及肝功能不良者。

4. 避免进行需精神高度集中或需技巧的运动。

5. 注意患儿烦躁不安、失眠、兴奋、紧张和震颤等异常反应[5]。

【相互作用】

药品名称	作用程度	相互作用
多巴胺、多巴酚丁胺	慎用	该药物促进镇静,上述药物降低镇静作用

【药物相容性】

不宜与氨茶碱混合注射。

【不良反应】

主要为嗜睡、疲劳、困倦、虚弱感、口渴、多尿、咽喉痛、心悸、皮肤瘀斑、出血倾向。少数患者出现药疹。个别有烦躁、失眠等中枢兴奋症状,甚至诱发癫痫[5]。

【药理作用】

第一代抗组胺药。可阻断组胺与变态反应靶细胞上的 H_1 受体结合,但不影响组胺的代谢,也不阻滞体内组胺的释放。具有中枢抑制和抗胆碱作用[4]。

【药代动力学】

给药途径	起效时间 /min	$t_{1/2}$/h
口服	15~60	12~15
肌内注射	5~10	12~15

口服吸收迅速完全,生物利用度为 25%~50%。血浆蛋白结合率为 72%。主要经肝脏代谢,代谢产物经尿液、粪便、汗液排泄,亦可随乳汁分泌[5]。

【药物贮存】

遮光,密封保存[4]。

苯 海 拉 明
Diphenhydramine

【适应证】

1. 过敏反应。
2. 锥体外系症状。
3. 晕动病的防治。
4. 手术后药物引起的恶心呕吐。
5. 牙科局麻,对常用局麻药高度过敏时可用 1% 本品[6]。

【用法用量】

1. 注射 常规用量如下。

≥2 岁:按需每 6 小时静脉或深部肌内注射 1.25mg/kg。最高剂量每次 50mg,每日 300mg[7]。

2. 口服

（1）常规用量

≥2 岁:按需每日 3~4 次,每次 12.5~25mg;或将每日 5mg/kg 剂量分 3~4 次按需服用。最高剂量每次 50mg,每日 300mg。预防晕动病,建议口服全剂量[8]。

（2）失眠

2~11 岁:按需睡前 30 分钟口服 1mg/kg[9]。最高剂量每次 50mg[10]。

12 岁及以上:按需睡前 30 分钟口服 50mg[10]。

3. 局部用药 皮肤瘙痒。

≥2 岁:1%~2% 溶液外涂,每日最多 3~4 次[11]。

【剂量调整】

肾功能减退时给药间隔应延长[6]。

【给药说明】

1. 肌内注射 无须稀释,深部肌内注射。
2. 静脉注射 无须稀释,如需要可用 5% 葡萄糖注射液或 0.9% 氯化钠注射液稀释。给药速度≤25mg/min,或经 2~5 分钟缓慢静脉注射[12]。
3. 口服 保持胶囊或软胶囊完整。预防晕动病应在乘坐交通工具前 30 分钟服用,并在进食前及结束旅程前服用相似剂量[8]。
4. 局部用药 勿用于眼睛周围[13]。

【注意事项】

1. 足月新生儿、早产儿禁用[6]。
2. 可能干扰皮试结果[14]。
3. 下列情况不宜使用:甲状腺功能亢进、心血管病、高血压及下呼吸道感染(包括哮喘)。

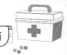

4. 有阿托品样作用,慎用于闭角型青光眼、胃肠道或泌尿生殖系统梗阻者。

5. 对乙醇胺类高度过敏者,对本品可能过敏。

6. 镇吐作用可使某些疾病的诊断造成困难[6]。

【用药监护】

1. 用药后避免进行需注意力高度集中的运动及操作。

2. 密切注意患儿的异常反应。

3. 服用本品期间勿饮用含乙醇的饮料。

4. 监测患者血压、脉搏质量和频率、呼吸的深度、速率、频率等[15]。

【相互作用】

药物	作用程度	相互作用
普萘洛尔、美托洛尔	微弱	通过抑制 CYP2D6 介导的 β 受体拮抗剂代谢,增加某些 β 受体拮抗剂的浓度和心血管效应
多巴胺、多巴酚丁胺	慎用	该药物促进镇静,上述药物降低镇静作用
普罗帕酮	慎用	该药物通过影响 CYP2D6 代谢增加普罗帕酮的浓度或效应
对氨基水杨酸钠	慎用	合用可降低对氨基水杨酸钠的血药浓度
巴比妥类	慎用	苯海拉明可短暂影响巴比妥类药的吸收

【不良反应】

常见为共济失调、头晕、上腹不适、镇静、嗜睡。停药后可消失[6]。

【药物过量】

表现:可致婴儿与儿童激动、幻觉、抽搐甚至死亡。成人可致发热、震颤、呼吸困难、低血压。

处置:为使患者保持安静,特别是儿童应防止躁动,必要时可静脉注射地西泮控制抽搐。低血压时可使用血管收缩药。支持疗法包括给氧、静脉输液等[6]。

【药理作用】

1. 抗组胺　与组胺竞争性拮抗 H_1 受体,抑制组胺释放介导的过敏反应。

2. 中枢抑制　镇静,减轻眩晕、恶心、呕吐。

3. 镇咳　直接作用于延髓咳嗽中枢,抑制咳嗽反射。

4. 局麻。

5. 镇吐等抗 M 胆碱样受体及降低毛细血管渗出、消肿、止痒等作用[6]。

【药代动力学】

给药途径	起效时间 /min	达峰时间 /h	持续时间 /h	$t_{1/2}$/h
口服	15~60	3	4~6	4~7[15]
肌内注射 / 静脉注射	<15	1~4	4~6	4~7[15]

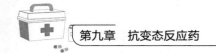

口服或注射后吸收迅速完全,口服生物利用度为 50%[16]。分布广泛,可透过血-脑屏障。蛋白结合率为 98%。肝脏代谢,主要经尿液排泄[6]。

【药物贮存】

遮光,密封保存[6]。

异 丙 嗪
Promethazine

【适应证】

1. 皮肤黏膜过敏。
2. 晕动病。
3. 麻醉与手术前后的镇静、催眠、镇痛、镇吐。
4. 防治放射性或药源性恶心、呕吐[17]。

【用法用量】

推荐使用最低有效剂量。

1. 肌内注射

（1）抗过敏：每 4~6 小时 0.125mg/kg 或 3.75mg/m²。

（2）抗眩晕：睡前按需给予 0.25~0.5mg/kg 或 7.5~15mg/m²；或每次 6.25~12.5mg,每日 3 次。

（3）镇吐：每次 0.25~0.5mg/kg 或 7.5~15mg/m²（或每次 12.5~25mg）,必要时每 4~6 小时重复。

（4）镇静催眠：必要时每次 0.5~1mg/kg 或每次 12.5~25mg[17]。

2. 口服

（1）抗过敏：每次 0.1mg/kg（最高剂量 12.5mg）,每日 3 次,睡前加服 0.5mg/kg（最高剂量 25mg）。

（2）晕动病：旅行前 0.5~1 小时服用 0.5mg/kg（最高剂量 25mg）。按需可 12 小时 1 次。

（3）镇吐：每次 0.25~1mg/kg（最高剂量 25mg）,必要时每 4~6 小时 1 次[18]。

【给药说明】

1. 深部肌内注射。避免皮下注射,可发生明显的组织坏死。避免注入动脉,可产生严重的动脉痉挛,导致严重的血液循环障碍。

2. 服药不受进食影响[18]。

【用药监护】

1. 2 岁以下不应使用,可造成危及生命的呼吸抑制。
2. 可抑制小于 2 周新生儿的血小板聚集。
3. 小于 3 个月的婴儿体内药物代谢酶不足,可引起肾功能不全,不宜应用本品。

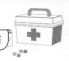

4. 对吩噻嗪类高度过敏者对本品也过敏。

5. 可能会影响皮试结果。

6. 下列情况慎用：急性哮喘、呼吸系统疾病，尤其是儿童服用本品后痰液黏稠，影响排痰，并可抑制咳嗽反射；膀胱颈部梗阻、幽门或十二指肠梗阻、闭角型青光眼、胃溃疡；本品所致的锥体外系症状易与瑞氏综合征混淆；黄疸、各种肝病及肝功能不全、肾功能衰竭；癫痫患者注射给药可增加抽搐的严重程度；心血管疾病、高血压、昏迷；骨髓抑制。

7. 特别注意有无肠梗阻、药物过量、中毒等问题，上述症状的体征可被本品镇吐作用所掩盖。

8. 在未明确患者对药物的反应之前，告知患者避免进行需精神高度集中或需技巧的运动。

9. 用于镇吐时应评估患者的脱水情况，如黏膜干燥、舌纵沟增多、皮肤弹性差等。

10. 用药期间避免饮用含乙醇的饮料，及同用其他中枢神经抑制剂。

11. 若患者口干建议其可小口喝温水或嚼无糖口香糖以缓解。

12. 肠外途径给药应评估患者血压及心率[18]。

【相互作用】

药品	作用程度	相互作用
乙醇	禁忌	增强对中枢神经系统的抑制作用，尤其是损伤精神运动功能
左氧氟沙星	禁忌	发生危及生命的心律失常风险增高，包括尖端扭转型心动过速等
阿奇霉素、胺碘酮、氟康唑、红霉素	慎用	上述药物和该药物均延长 Q-T 间期
多巴胺、多巴酚丁胺	慎用	该药物通过药效学拮抗作用降低上述药物的效应
多黏菌素 B	慎用	多肽类抗生素和吩噻嗪类合用可能增大发生呼吸肌麻痹的风险
氟哌啶醇	慎用	同用时氟哌啶醇的血药浓度可能升高，发生副作用的风险可能增加。发生危及生命的心律失常包括尖端扭转型心动过速的风险增加
普罗帕酮	慎用	普罗帕酮通过影响 CYP2D6 代谢增加该药物的浓度或效应
左旋多巴	慎用	吩噻嗪类可抑制左旋多巴促进生长激素分泌的作用。左旋多巴抗帕金森病的效应可能受到抑制
阿托品、苯海索、东莨菪碱、山莨菪碱	关注	吩噻嗪类的治疗作用可能降低。应给予个体化给药剂量
苯巴比妥	关注	吩噻嗪类的药学效应可能降低，巴比妥类的血药浓度可能降低
卡托普利	关注	通过药效学协同或相加作用增强 ACEI 类药物的降血压效应

【药物相容性】

不宜与氨茶碱混合注射[19]。

【不良反应】

1. 足月新生儿或早产儿、患急性病或脱水的儿童以及患急性感染的儿童，注射本品后

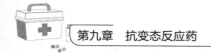

易发生肌张力障碍。

2. 常见嗜睡、反应迟钝、眩晕及低血压。

3. 少见心率加快或减慢、白细胞减少等。

4. 增加皮肤的光敏性。

5. 较少见视物模糊或轻度色盲、头晕、口鼻咽干燥、痰液黏稠等抗胆碱作用[20]。

【药物过量】

过量:手脚动作笨拙或行动古怪。严重时嗜睡或面色潮红、发热,气急或呼吸困难,心率加快(抗毒蕈碱 M 受体效应);肌肉痉挛,尤其好发于颈部和背部的肌肉。坐卧不宁,步履艰难,头面部肌肉痉挛性抽动或双手震颤(后者属锥体外系反应)。

处置:对症注射地西泮或毒扁豆碱。必要时给予吸氧和静脉输液[19]。

【药理作用】

吩噻嗪类抗组胺药,也可用于镇吐、抗晕动以及镇静催眠。

1. 抗组胺　与组织释放的组胺竞争 H_1 受体,拮抗组胺对胃肠道、气管、支气管或细支气管平滑肌的收缩或挛缩,解除组胺对支气管平滑肌的致痉和充血作用。

2. 镇吐　可能与抑制延髓催吐化学感受区有关。

3. 抗晕动病　可能通过中枢性抗胆碱性能,作用于前庭和呕吐中枢及中脑髓质感受器,主要是阻断前庭核区胆碱能突触迷路冲动的兴奋。

4. 镇静催眠　可能间接降低了脑干网状上行激活系统的应激性[21]。

【药代动力学】

给药途径	起效时间 /min	持续时间 /h	$t_{1/2}$/h
肌内注射,口服	20	抗组胺:6~12	16~19[19]
静脉注射	3~5	镇静:2~8	16~19[19]

口服、肌内注射后吸收快而完全。血浆蛋白结合率高。主要在肝内代谢,首关代谢显著。无活性代谢产物经尿排出,少量由粪便排泄[22]。

【药物贮存】

遮光,密封保存[17]。

氯 雷 他 定
Loratadine

【适应证】

1. 过敏性鼻炎。

2. 慢性特发性荨麻疹及其他过敏症状[23]。

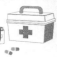

【用法用量】

2~11 岁且≤30kg:口服,每日 1 次 5mg。

2~11 岁且 >30kg:口服,每日 1 次 10mg。

>12 岁:口服,每日 1 次 10mg[24]。

【剂量调整】

肝肾功能不全患者的用法用量如下。

2~5 岁:口服,隔日 1 次 5mg。

≥6 岁:口服,隔日 1 次 10mg[25]。

【给药说明】

1. 食物可延缓本品的吸收[26]。

2. 皮试前约 48 小时需停药[27]。

【注意事项】

1. 对本品过敏者禁用。

2. 治疗剂量未见明显镇静作用。

3. 2 岁以下儿童用药安全性尚未明确。

4. 本品可从母乳中排出[27]。

【用药监护】

1. 使儿童对抗胆碱药更加敏感,如口、鼻、喉干燥等。

2. 注意评估患者的过敏症状及治疗反应。评估患者肺部的喘息、干啰音等。

3. 抗组胺治疗期间避免饮用含乙醇的饮料。

4. 可引起光敏反应,告知患者避免暴露于阳光下,应涂抹防晒霜。

5. 在未明确患者对药物的反应之前,告知患者避免进行需精神高度集中或需技巧的运动。

6. 为抵消上呼吸道过敏患者出汗增多而导致的口渴和体液流失,应增加液体的摄入量,以维持黏膜分泌[26]。

【相互作用】

药品名称	作用程度	相互作用
阿米卡星、庆大霉素、阿奇霉素、地高辛	慎用	该药物通过 P 糖蛋白外排转运子增强上述药物的浓度或效应
氟康唑、伏立康唑、伊曲康唑	慎用	唑类抗真菌药抑制氯雷他定的代谢(CYP3A4),氯雷他定血药浓度可能升高,增加发生不良反应的风险
红霉素、甲硝唑、西咪替丁	慎用	上述药物可通过影响 CYP3A4 代谢,增加该药物的浓度或效应

续表

药品名称	作用程度	相互作用
环孢素	慎用	环孢素通过影响 CYP3A4 代谢增加该药物的浓度或效应。该药物通过 P 糖蛋白外排转运子增加环孢素的浓度或效应
伊马替尼	慎用	氯雷他定通过 P 糖蛋白（MDR1）外排转运子增加伊马替尼的浓度或效应

【不良反应】

6~12 岁患者较对照组不良反应为紧张、喘息、疲劳、运动过度、腹痛、结膜炎、发音困难、不适、上呼吸道感染[25]及嗜睡[28]。

【药物过量】

处置：如患者清醒可予催吐。可用 0.9% 氯化钠注射液洗胃，并给予活性炭吸附。也可考虑用盐类泻药（硫酸钠）以阻止药物经肠道吸收。血液透析不能清除本品，腹膜透析能否消除尚不明确[27]。

【药理作用】

高效持久的三环类抗组胺药，选择性拮抗外周 H_1 受体[23]。

【药代动力学】

给药途径	起效时间 /h	达峰时间 /h	持续时间 /h	$t_{1/2}$/h
口服	1~3	8~12	>24	8.4[27]

经消化道迅速、几乎完全地吸收。进食可使血药浓度达峰时间较空腹延迟约 1 小时，使氯雷他定及其代谢物的 AUC（吸收量）分别增加约 40% 和 15%。但血浓度的药峰值不受食物影响。蛋白结合率为 98%（代谢产物的蛋白结合率为 73%~77%）。主要分布于肝、肺、胃肠道和胆汁中，不通过血 - 脑屏障。大部分经肝脏首关代谢成为活性产物。经尿液和粪便排泄。血液透析无法清除。代谢产物清除半衰期为 28 小时。肝功能受损患者半衰期延长[27]。

【药物贮存】

遮光，密封保存[23]。

曲 普 利 啶
Triprolidine

【适应证】

治疗过敏性鼻炎、荨麻疹、过敏性结膜炎、皮肤瘙痒等各种过敏性疾病[29]。

【用法用量】

<2 岁：每次 0.05mg/kg，每日 2 次，口服。

2~6 岁：每次 0.8mg，每日 2 次，口服。

7~11 岁：每次 1.25mg，每日 2 次，口服。

>12 岁：每次 2.5~5mg，每日 2 次，口服[30]。

【注意事项】

1. 禁用情况　对本品过敏者、急性哮喘发作期患者、早产儿及足月新生儿。
2. 慎用情况　幽门梗阻、膀胱颈梗阻、甲状腺功能亢进、心脏病、高血压的患者[29]。

【用药监护】

1. 避免服用含乙醇的饮料。
2. 避免进行需精神高度集中或需技巧的运动[29]。

【相互作用】

药品名称	相互作用
抗胆碱药	增加本品的抗胆碱能作用
丙卡巴肼、乙醇	加强本品中枢抑制作用
MAOI,镇静催眠药	不可同服

【不良反应】

偶有恶心、倦乏、口干、轻度嗜睡等。减量或停药后可自行消失[31]。

【药理作用】

在体内与组胺竞争结合靶细胞上的 H_1 受体，使组胺不能与 H_1 受体结合，从而抑制机体变态反应的发生[29]。

【药代动力学】

给药途径	达峰时间 /h	持续时间 /h	$t_{1/2}$/h
口服	1~3	8~12	6~24

口服经胃肠道吸收迅速完全，起效快[29]。体内分布广泛，局部以肺、脾、肾浓度较高。部分在肝脏代谢，降解物由肾排出，也可经乳汁排出[30]。

【药物贮存】

遮光,密封,在阴凉(≤20℃)干燥处保存[31]。

西 替 利 嗪
Cetirizine

【适应证】

1. 过敏引起的皮肤瘙痒、荨麻疹。

2. 季节性或常年性过敏性鼻炎。

3. 过敏性结膜炎[22]。

【用法用量】

6~11 个月:每日 1 次 2.5mg,口服。

1 岁:每次 2.5mg,每日 1~2 次,口服[32]。

2~5 岁:初始每日 1 次 2.5mg,口服。

6~11 岁:初始每日 1 次 5mg,口服。

12 岁及以上:每日 1 次 10mg。若有不良反应,早晚各 5mg,口服[33]。

【剂量调整】

血液透析、肝功能不全、肾损伤[Ccr 的范围在 10~31ml/(min·1.73m²)]患者按照下面方式调整:

<6 岁:避免使用。

≥6 岁:剂量减半[32]。

【给药说明】

食物可使西替利嗪糖浆达峰时间延迟,血药浓度降低[34]。

【用药监护】

1. 肝肾功能受损者慎用。

2. 过敏者禁用。

3. 避免饮用含乙醇的饮料。

4. 告知患者避免长时间暴露于阳光下。

5. 评估患儿鼻炎、荨麻疹或其他症状的严重程度。

6. 注意患儿烦躁不安、失眠、兴奋、紧张和震颤等异常反应。

7. 如患儿出现嗜睡,告知其应避免进行需精神高度集中或需技巧的运动。

8. 为抵消上呼吸道过敏患者出汗增多而导致的口渴和体液流失,应增加液体的摄入量,以维持黏膜分泌[35]。

【相互作用】

药品名称	相互作用
中枢神经系统抑制药	严重嗜睡。同服镇静剂应慎重
茶碱	本品清除率下降,血药浓度升高

【不良反应】

偶见嗜睡、头晕、头痛、激动、口干、胃肠不适[33]。

【药物过量】

过量:儿童每日剂量 >10mg、成人一次口服 50mg 可引起嗜睡。
处置:尚无特效解毒剂。尽快进行胃肠灌洗,支持治疗及定时检查[34]。

【药理作用】

选择性组胺 H_1 受体拮抗剂。无明显抗胆碱和抗 5- 羟色胺作用,中枢抑制作用较小。不易对儿童产生抗胆碱作用[35]。

【药代动力学】

给药途径	起效时间 /h	达峰时间 /h	持续时间 /h	$t_{1/2}$/h
口服	<1	儿童:1	<24	儿童:5~6[36]

口服吸收快。食物可使西替利嗪糖浆达峰时间延迟 1.7 小时,血药浓度降低 23%。蛋白结合率为 93%[34]。主要通过肾脏代谢,约 70% 以原型由尿排出,约 10% 由粪便排出[36]。

【药物贮存】

遮光,密封保存[34]。

左卡巴斯汀
Levocabastine

【适应证】

喷鼻剂用于缓解和解除变应性鼻炎的典型症状[37]。

【用法用量】

局部喷于鼻部,消除过敏性鼻炎的典型症状(喷嚏、鼻痒、流涕)。

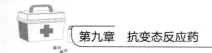

常规剂量:每侧鼻孔 2 喷(50μg/喷),每日 2 次;可增加至每日 3~4 次,连续用药直至症状消除[38]。

【给药说明】

1. 第一次喷药前使气雾泵充满,直至能均匀喷出气雾。
2. 每次用药前必须清洁鼻腔。
3. 用前均须摇匀[38]。

【注意事项】

过敏者禁用[38]。

【用药监护】

1. 无镇静作用,但仍可引起嗜睡,需引起注意。
2. 一旦误服,应多饮水以促进肾脏排出[38]。

【相互作用】

不能排除本品与乙醇有轻微的相互作用。

【不良反应】

≥1%:恶心、疲乏、疼痛、鼻窦炎、头痛、嗜睡、头晕、咽喉疼痛、鼻出血、咳嗽。

<1%:鼻塞、鼻部刺痛、灼伤感、干燥等不适[38]。

【药物过量】

过量服用可致镇静。

处置:应多饮水以加快本品肾脏清除[38]。

【药理作用】

本品为强效、长效、速效且具有高度选择性的组胺 H_1 受体拮抗剂[37]。

【药代动力学】

给药途径	起效时间	持续时间
鼻部吸入	立刻	数小时[38]

【药物贮存】

15~30℃保存[38]。

酮 替 芬
Ketotifen

【适应证】

过敏性鼻炎、过敏性支气管哮喘及过敏性皮肤病[39]。

【用法用量】

≥3 岁：每次 0.5~1mg，每日 1~2 次，口服[40]。

【注意事项】

1. 对本品过敏者禁用。

2. 本品起效慢，治疗支气管哮喘需 2~4 周缓解，不宜用于急性发作[41]。

【用药监护】

1. 告知患者避免进行需精神高度集中及需技巧的运动。

2. 服药期间避免饮用含乙醇的饮料[40]。

【不良反应】

1. 常见嗜睡、倦怠、口干、恶心等。多发生在第 1 周，继续用药可消失。严重者可减至半量，待反应消失后恢复全量。

2. 偶见头痛、头晕、迟钝、体重增加及高血糖。

3. 个别患者出现变态反应（皮疹、瘙痒、局部水肿）[41]。

【相互作用】

药品名称	相互作用
中枢神经抑制剂,乙醇	增强本品镇静作用,避免同用
口服降血糖药	避免合用
抗组胺药	协同作用
激素类药物	可减少激素类药物用量
阿托品类	增加前者阿托品样不良反应
镇静催眠药	增强困倦乏力,避免合用

【药理作用】

兼有拮抗组胺 H_1 受体、5- 羟色胺和白三烯作用。抗组胺作用持续较长，抗过敏持续时间较短。可作用于呼吸道和皮肤的肥大细胞，对血液中的嗜碱性粒细胞也有作用[42]。

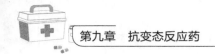

【药代动力学】

给药途径	达峰时间 /h	$t_{1/2}$/h
口服	3~4	1[42]

口服经胃肠道迅速完全吸收。血浆浓度达 100~200μg/ml 时 75% 与蛋白结合。约 50% 经尿排泄,其余由粪便排出[40]。

【药物贮存】

遮光,密封保存[43]。

泼 尼 松
Prednisone

【适应证】

主要用于过敏性与自身免疫性炎症性疾病。适用于结缔组织病,系统性红斑狼疮,重症多肌炎,严重的支气管哮喘、皮肌炎、血管炎等过敏性疾病,急性白血病,恶性淋巴瘤[44]。

【用法用量】

儿童使用激素的剂量除按年龄和体重而定外,更应该按疾病的严重程度和患儿对治疗的反应而定。常用剂量:口服,1~2mg/(kg·d),分 3~4 次服。

1. 系统性红斑狼疮、溃疡性结肠炎、肾病综合征、自身免疫性贫血等,每日 1~2mg/kg,每日最大剂量 60mg,病情稳定后逐渐减量。

2. 药物性皮炎、支气管哮喘、荨麻疹等过敏性疾病,每日 20~40mg,症状减轻后逐渐减量,每隔 1 日减少 5mg。

3. 急性淋巴性白血病及恶性淋巴瘤,每日 1~2mg/kg,每日最大剂量 60mg,待症状缓解后减量[45]。

【给药说明】

1. 对于有肾上腺皮质功能减退患儿的治疗,其激素的用量应根据体表面积而定,否则易发生过量,尤其是婴幼儿和矮小或肥胖的患儿。

2. 结核病、急性细菌性或病毒性感染患者应用时,必须给予适当的抗感染治疗[44]。

3. 因其需经肝脏转化后方具有生物活性,故用于肝功能不全者效果差[46]。

4. 口服中效制剂隔日疗法可减轻对生长的抑制作用[47]。

5. 长期服药后,停药时应逐渐减量[44]。

【用药监护】

1. 高血压、血栓症、胃与十二指肠溃疡、精神病、电解质代谢异常、心肌梗死、内脏手术、

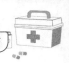

青光眼等患者不宜使用。

2. 对本品及肾上腺皮质激素类药物有过敏史患者禁用。

3. 真菌和病毒感染者禁用。

4. 糖尿病、骨质疏松症、肝硬化、肾功能不良、甲状腺功能减退患者慎用。

5. 儿童如长期使用肾上腺皮质激素,须十分慎重,因激素可抑制患儿的生长和发育,如确有必要长期使用,应采用短效或中效制剂,避免使用长效制剂。

6. 儿童或青少年患者长期使用糖皮质激素,发生骨质疏松症、股骨头缺血性坏死、青光眼、白内障的危险性均增加,必须密切观察[44]。

【不良反应】

本品较大剂量易引起糖尿病、消化性溃疡和库欣综合征。对下丘脑-垂体-肾上腺轴抑制作用较强。并发感染为主要的不良反应[44]。

【相互作用】

药品	作用程度	相互作用
异烟肼	微弱	合用可能增加异烟肼在肝脏的酰基化作用和肾脏清除率。异烟肼的血药浓度可能会降低
环磷酰胺	微弱	环磷酰胺的药效基本不会受到影响
利福平、利福霉素	慎用	这两种药物可能增强类固醇类的肝脏代谢,类固醇类的药效可能降低。尽量避免合用
阿司匹林	慎用	类固醇类可能诱导水杨酸类的肝脏代谢,也可能增加肾脏清除率。合用时水杨酸类的浓度和有效性减少。停止给予类固醇类可能升高水杨酸类浓度
胺碘酮	慎用	胺碘酮通过P糖蛋白外排转运子增加该药物的浓度或效应,该药物通过影响CYP3A4降低胺碘酮的浓度或效应
苯巴比妥	慎用	尽量避免合用。巴比妥类诱导肝药酶的代谢,加速对类固醇类的代谢。类固醇类的药效可能降低
苯妥英钠	慎用	苯妥英钠诱导酶代谢,增强类固醇类的6β-羟基化。在使用苯妥英钠后数日类固醇类的效应可降低,此现象在停止给予苯妥英钠后仍持续3周
茶碱、氨茶碱	慎用	茶碱、氨茶碱和泼尼松的药学效应可能发生改变
氟康唑、伏立康唑、伊曲康唑	慎用	合用时可能抑制类固醇类的代谢,减少清除。类固醇的效应和毒性可能增高
肝素	慎用	该药物可促进血液凝固,降低抗凝效应。它可损害血管的完整性,增加出血风险
红霉素、甲硝唑、西咪替丁	慎用	上述药物可通过影响CYP3A4增加该药物的浓度或效应
华法林	慎用	类固醇类可降低抗凝血药的剂量需求,偶尔会诱导高凝状态对抗抗凝血药的作用
环孢素	慎用	环孢素通过影响CYP3A4代谢增加该药物的浓度或效应。环孢素通过P糖蛋白外排转运子增加该药物的浓度或效应

续表

药品	作用程度	相互作用
鱼精蛋白	慎用	该药物可促进血液凝固,降低抗凝效应。它可损害血管的完整性,增加出血风险
螺内酯	慎用	螺内酯通过 P 糖蛋白外排转运子增加该药物的浓度或效应
他克莫司	慎用	他克莫司的血药浓度可能降低,增加排斥的风险
新斯的明	慎用	类固醇类拮抗胆碱酯酶药物对重症肌无力的药效
依诺肝素	慎用	该药物可通过促进血液凝固降低抗凝效果,也可由于破坏血管壁完整性,增加出血可能。二者合用时注意监测 INR 值
罗库溴铵、维库溴铵	关注	类固醇类可能降低非去极化类肌松药的效应
孟鲁司特	关注	合用时泼尼松的不良反应可能增加

【药理作用】

肾上腺皮质激素类药,具有抗炎、抗过敏、抗风湿、免疫抑制作用,作用机制如下。

1. 抗炎作用　本产品可减轻和防止组织对炎症的反应,从而减轻炎症的表现。激素抑制炎症细胞,包括巨噬细胞和白细胞在炎症部位的聚集,并抑制吞噬作用、溶酶体酶的释放以及炎症化学中介物(inflammatory chemical mediator)的合成和释放。

2. 免疫抑制作用　包括防止或抑制细胞介导的免疫反应,延迟性的过敏反应,减少 T 淋巴细胞、单核细胞、嗜酸性细胞的数目,降低免疫球蛋白与细胞表面受体的结合能力,并抑制白介素的合成与释放,从而降低 T 淋巴细胞向淋巴母细胞转化,并减轻原发免疫反应的扩展。可降低免疫复合物通过基底膜,并能减少补体成分及免疫球蛋白的浓度[44]。

【药代动力学】

本品需要在肝内将 11- 位酮基还原为 11- 位羟基后显药理活性,生理半衰期为 60 分钟。体内分布以肝中含量最高,依次为血浆、脑脊液、胸腔积液、腹水、肾,在血中本品大部分与血浆蛋白结合,游离的和结合型的代谢物自尿中排出,部分以原型排出,小部分可经乳汁排出[44]。

【药物贮存】

遮光,密封保存[44]。

氢化可的松
Hydrocortisone

【适应证】

主要用于治疗肾上腺皮质功能减退症的替代治疗及先天性肾上腺皮质增生症、抢救危重患者如中毒性感染、过敏性休克、严重的肾上腺皮质功能减退症、结缔组织病、严重的支气管哮喘等过敏性疾病,并可用于预防和治疗移植物急性排斥反应[48]。

【用法用量】

一、新生儿

1. 生理剂量替代治疗　静脉注射每日 7~9mg/m²,分 2~3 次给药。

2. 治疗对升压药和扩容药无效的难治性高血压(应激剂量)　每日 20~30mg/m²,分 2~3 次给药;或每次静脉注射约 1mg/kg,每 8 小时 1 次。体重与估算的体表面积关系大致见表 9-1。

表 9-1　新生儿体重与估算的体表面积关系

体重 /kg	体表面积 /m²
0.6	0.08
1	0.1
1.4	0.12
2	0.15
3	0.2
4	0.25

注:体表面积(m²)=0.05× 体重(kg)+0.05。

3. 治疗暴露于胎膜炎(chorioamnionitis)的极低体重新生儿,以降低患慢性肺病的风险　初始每 12 小时静脉注射 0.5mg/kg 连用 12 日。之后每 12 小时静脉注射 0.25mg/kg 连用 3 日[49]。

二、儿童及青少年

1. 先天性肾上腺皮质增生症(adrenal cortical hyperplasia,CAH)　每日 10~20mg/m²,分 3 次口服。最大日剂量 25mg。另有推荐婴幼儿可每 8 小时口服 2.5~5mg,儿童 5~10mg。每日首次应早上服药,以抑制清晨时促肾上腺皮质激素的释放[50]。

(1)CAH 应激状态

0~5 岁:静脉注射 25mg,随后给予维持剂量,每日 3~4 次,每次间隔 6 小时。

6 岁及以上:静脉注射 50mg,随后给予维持剂量,每日 3~4 次,每次间隔 6 小时。

(2)CAH 外科手术患者

诱导剂量静脉注射 2mg/kg,随后在手术期间每 4 小时重复 1 次(或使用静脉滴注)。预计术后恢复缓慢时可考虑给予输液。转为口服治疗初期的 24 小时给予正常剂量的 2 倍,之后使用正常维持剂量。

(3)CAH 与肾上腺危象

0~1 岁:肌内注射 25mg。若意识丧失和 / 或循环衰竭,或肌内注射无效,静脉注射 2mg/kg,随后静脉滴注。

2~5 岁:肌内注射 50mg。若意识丧失和 / 或循环衰竭,或肌内注射无效,静脉注射 2mg/kg,随后静脉滴注。

5 岁以上：肌内注射 100mg。若意识丧失和 / 或循环衰竭，或肌内注射无效，静脉注射 2mg/kg，随后静脉滴注[51]。

2. 生理替代　静脉注射或口服，每日 6~12mg/m²，等分为每 6 小时或 12 小时给药。

（1）原发性肾功能不全（primary renal insufficiency，PRI）：初始每日 8mg/m²，分 3~4 次口服。按病情及疗效逐渐调整剂量。

因胃肠炎等原因无法耐受口服时可改为肌内注射：0~5 岁，25mg；6~12 岁，50mg；13 岁及以上，100mg。

（2）PRI 外科手术患者

小型和中型手术：肌内注射 50mg/m²（最大日剂量 75mg），通常 1~2 日。或使用 2~3 倍的生理替代剂量。

大型手术：静脉注射 50mg/m²（最多每次 100mg），随后每日 50~100mg/m²（最大日剂量 200mg），等分为每 6 小时 1 次。若病情允许应迅速转为口服给药。

（3）PRI 和肾上腺危象（急性肾上腺皮质功能不全）：单次静脉注射 50~100mg/m²（最多每次 100mg），随后每日 50~100mg/m² 等分为每 6 小时 1 次，或持续静脉滴注。若病情允许应迅速转为口服给药。

3. 治疗升压与扩容疗法无效的感染性休克

应激剂量：持续静脉滴注或间歇性给药，每日 2mg/kg（或 50mg/m²），等分为 6~12 小时 1 次。

休克剂量：持续静脉滴注或间歇性给药，每日 50mg/kg，等分为 6~12 小时 1 次[52]。

【给药说明】

100mg 本品给药时间应不少于 30 秒，500mg 以上的药物应不少于 10 分钟[53]。整片口服片剂如有困难，可在使用前碾碎与少量液体混合后服用[51]。

使用 5% 葡萄糖注射液或 0.9% 氯化钠注射液将药物稀释，静脉注射以 50mg/ml 为宜，静脉滴注可稀释至 1mg/ml、2mg/ml、5mg/ml[54]。对于液体受限的儿童，50ml 溶液中最多可溶解 3g 药物[55]。

【用药监护】

1. 本品可增加肾脏对钙的排泄。

2. 长期用药后宜缓慢减量，不可突然停药。

3. 本品可由乳汁排泄，对婴儿造成不良影响，如生长受抑制、肾上腺皮质功能抑制等。

4. 治疗急性疾病期间应密切监测血压及血糖。

5. 监测电解质、血液或尿液中皮质醇和 17- 羟孕酮水平。

6. 长期应用定期监测生长发育、眼内压和粪便隐血等情况。注意是否有感染、血栓栓塞、消化性溃疡和骨质疏松症等迹象。

7. 对于先天性肾上腺皮质增生症的患者，监测是否有糖皮质激素过量和雄性激素抑制不足的迹象。

8. 生长速度、体重、血压和能量水平。不建议常规监测促肾上腺皮质激素，因为其水平通常升高[56]。

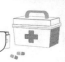

【相互作用】

药品	作用程度	相互作用
阿司匹林	慎用	类固醇类可能诱导水杨酸类的肝脏代谢,也可能增加肾脏清除率。合用时水杨酸类的浓度和有效性减少。停止给予类固醇类可能升高水杨酸类浓度
茶碱、氨茶碱	慎用	茶碱的药学效应可能发生改变
胺碘酮	慎用	胺碘酮通过 P 糖蛋白外排转运子增加该药物的浓度或效应,该药物通过影响 CYP3A4 降低胺碘酮的浓度或效应
苯巴比妥	慎用	尽量避免合用。巴比妥类诱导肝药酶的代谢,加速对类固醇类的代谢。类固醇类的药效可能降低
氟康唑、红霉素、西咪替丁、甲硝唑	慎用	上述药物通过影响 CYP3A4 代谢增加该药物的浓度或效应
肝素	慎用	增加出血风险
依诺肝素	慎用	该药物可通过促进血液凝固降低抗凝效果,也可由于破坏血管壁完整性增加出血可能。二者合用注意监测 INR 值
华法林	慎用	类固醇类可降低抗凝血药的剂量需求,偶尔会诱导高凝状态对抗抗凝血药的作用
环孢素	慎用	环孢素通过影响 CYP3A4 代谢增加该药物的浓度或效应。环孢素通过 P 糖蛋白外排转运子增加该药物的浓度或效应
利福平、利福霉素	慎用	上述药物可能增强类固醇类的肝脏代谢,类固醇类的药效可能降低。尽量避免合用
螺内酯	慎用	螺内酯通过 P 糖蛋白外排转运子增加该药物的浓度或效应
碳酸钙	慎用	合用时可能发生高钙血症,甚至钙毒性
新斯的明	慎用	类固醇类拮抗胆碱酯酶药物对重症肌无力的药效
罗库溴铵、维库溴铵	关注	类固醇类可能降低非去极化类肌松药的效应
异烟肼	微弱	合用可能增加异烟肼在肝脏的酰基化作用和肾脏清除率。异烟肼的血药浓度可能会降低

【药物相容性】

容器	相容的药物	不相容的药物
Y 型管	氨茶碱、阿米卡星、阿托品、阿昔洛韦、氨苄西林、氨曲南、丙泊酚、地高辛、地塞米松、多巴胺、芬太尼、呋塞米、肝素、红霉素、甲硝唑、甲氧氯普胺、克林霉素、利多卡因、利奈唑胺、两性霉素 B、氯化钙、氯化钾、氯霉素、吗啡、镁剂、奈替米星、哌拉西林、哌拉西林他唑巴坦、泮库溴铵、葡萄糖酸钙、普鲁卡因胺、普萘洛尔、青霉素、瑞芬太尼、肾上腺素、碳酸氢钠、头孢吡肟、维库溴铵、维生素 K$_1$、新斯的明、胰岛素、异丙肾上腺素	苯巴比妥、苯妥英钠、咪达唑仑

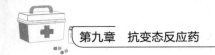

【不良反应】

短期不良反应包括高血糖、糖尿、高血压、低钾血症和水钠潴留等。长期使用可发生白内障、青光眼与骨质疏松。增加新生儿假丝酵母菌感染风险。儿童有可能产生生长抑制。应用生理剂量替代治疗时一般无明显不良反应,多发生药理剂量(pharmacological dose)时,且与疗程、剂量、用药种类、用法及给药途径等有密切关系[48]。

【药物过量】

表现:可引起类肾上腺皮质功能亢进综合征。

处置:及时发现并停药,症状可自行消退。严重者需进行相应的对症治疗[56]。

【药理作用】

1. 抗炎 对除病毒外的各种病因引起的炎症均有作用。糖皮质激素减轻并防止组织对炎症的反应,从而减轻炎症症状,并可抑制炎症后期组织的修复,减少后遗症。

2. 免疫抑制 防止或抑制细胞中介的免疫反应,延迟性的过敏反应,并减轻原发免疫反应的扩展。

3. 抗毒抗休克 提高机体的耐受能力,减轻细胞损伤,发挥保护机体的作用。扩张血管,增强心肌收缩力,改善微循环[57]。

【药代动力学】

给药途径	起效时间/h	达峰时间/h	持续时间/h	$t_{1/2}$/h
静脉注射	1	4~6	8~12	1.3~1.9

早产儿的表观半衰期为 9 小时。蛋白结合率为 75%~96%,总清除率为 21~30L/h。在肝脏中代谢灭活,仅有少量皮质醇从尿中排出,其他代谢产物以葡糖醛酸结合形式或硫酸酯形式从肾脏排出[57]。

【药物贮存】

遮光密闭保存[57]。

甲 泼 尼 龙
Methylprednisolone

【适应证】

适用于危重型系统性红斑狼疮(狼疮脑病、血小板显著低下、肾炎、心肌损害)、重症多肌炎、皮肌炎、血管炎、哮喘急性发作、严重急性感染及器官移植术前后[46]。

【用法用量】

1. 甲泼尼龙片

（1）用于脏器移植的抗排斥反应及严重自身免疫性炎症性疾病：口服，初始每次 4~24mg，每日 1~2 次，维持量为每次 4~8mg，每日 2 次。

（2）用于特发性血小板减少性紫癜的初始治疗，及糖皮质激素治疗有效、停药后复发的情况：口服，常用剂量为每日 0.5~1mg/kg，重者可给予每日 1.5~2mg/kg，血小板 ≥100×10^9/L 并稳定，逐步将剂量减至维持量，维持治疗一般为 2~6 个月。足量用药 4 周仍无效者应减量至停药[58]。

2. 注射用甲泼尼龙琥珀酸钠

（1）用于危重疾病的急救用药：推荐每次 30mg/kg，静脉给药时间不得少于 30 分钟。此剂量可在 48 小时内，每 4~6 小时重复给药 1 次[59]。

（2）用于风湿性疾病、系统性红斑狼疮、多发性硬化症：1 个月至 17 岁，10~30mg/kg（最大剂量 1g）静脉给药 3 日。

（3）用于肾盂肾炎、肾炎性狼疮等：30mg/kg，隔日静脉给药 1 次，连续 4 日。

（4）用于防止癌症化疗引起的恶心和呕吐：对轻、中度呕吐，化疗前 1 小时，化疗初始之际及患者出院时，各以 5 分钟以上时间，静脉给予 250mg。

（5）对严重性呕吐：于化疗前 1 小时，给予 250mg 本品及适当剂量的甲氧氯普胺，然后于化疗期间及出院时，分别静脉注射 250mg 本品。

（6）用于其他适应证：剂量为 10~500mg，依病情决定。病情危重时，可在短时间内用较大剂量。婴儿及儿童剂量可酌减。24 小时的用量不低于 0.5mg/kg[58]。

【给药说明】

1. 本品 4mg 的抗炎活性相当于 5mg 泼尼松龙[60]。

2. 在某些急诊治疗中，通常采用肌内注射或静脉给药，以期快速起效[59]。

3. 由于本品水钠潴留作用较弱，一般不用作肾上腺皮质功能减退的替代治疗[58]。

【注意事项】

1. 肾上腺皮质激素过敏者、有严重精神病史、癫痫、活动性消化性溃疡、新近胃肠吻合术者、肾上腺皮质功能亢进、严重骨质疏松、青光眼、严重糖尿病者禁用。

2. 皮质类固醇应谨慎用于充血性心力衰竭、高血压、已患有或可能患上血栓栓塞疾病的人。

3. 对于使用免疫抑制剂剂量的皮质类固醇进行治疗的患者，禁忌接种疫苗或减毒活疫苗[59]。

【用药监护】

1. 大剂量（>0.5g）而又快速注射或静脉滴注有可能引起心律不齐甚至循环衰竭。

2. 注意用药时可能掩盖感染症状或并发新感染。

3. 同其他肾上腺皮质激素类一样，用于败血症休克疗效不确切，而且可能增加患者病死率。

4. 应避免对库欣病患者使用糖皮质激素。

5. 当长期治疗后需停药时,建议逐渐减量,不可突然停药。

6. 治疗期间不应接种天花疫苗,以免引起神经系统并发症[58]。

7. 应密切观察长期接受皮质类固醇治疗的婴儿和儿童的生长发育[61]。

8. 甲泼尼龙片用于结核活动期患者时,应仅限于爆发性或播散型结核病,可与适当的抗结核药物联用以控制病情[62]。

9. 随着皮质类固醇剂量的增加,感染并发症的发生率也会增加。必须考虑到进行适当抗生素治疗的可能性。

10. 引起的肾上腺皮质功能不全的程度和持续时间在不同的患者各不相同,取决于给药的剂量、频率、给药时间以及疗程。隔日治疗可能会减小这一影响。

11. 突然停用糖皮质激素可能会发生由急性肾上腺皮质功能不全导致的致命性结果。这种相对功能不全在治疗停止后可能会持续数月,因而在此期间一旦出现紧急情况应恢复服药。由于盐皮质激素的分泌可能受到损害,所以在必要时可能需要补充盐皮质激素。

12. 在肝硬化患者中可能会发生一过性的血清谷草转氨酶/谷丙转氨酶及碱性磷酸酶的中度升高,应进行密切监测[60,62]。

【相互作用】

药品名称	作用程度	相互作用
阿司匹林	慎用	类固醇类可能诱导水杨酸类的肝脏代谢,也可能增加肾脏清除率。合用时水杨酸类的浓度和有效性降低。停止给予类固醇类可能升高水杨酸类浓度
胺碘酮	慎用	胺碘酮通过P糖蛋白外排转运子增加该药物的浓度或效应,该药物通过影响CYP3A4降低胺碘酮的浓度或效应
苯巴比妥	慎用	尽量避免合用。巴比妥类诱导肝药酶的代谢,加速对类固醇类的代谢。类固醇类的药效可能降低
苯妥英钠	慎用	苯妥英钠诱导酶代谢,增强类固醇类的6-β羟基化。在使用苯妥英钠后数日类固醇类的效应可降低,此现象在停止给予苯妥英钠后仍持续3周
伏立康唑、氟康唑	慎用	合用时可能抑制类固醇类的代谢,减少清除。类固醇的效应和毒性可能增高
肝素	慎用	该药物可促进血液凝固,降低抗凝效应。它可损害血管的完整性增加出血风险
华法林	慎用	该药物通过影响CYP3A4代谢降低华法林的浓度或效应。糖皮质激素可通过促进血液凝集降低抗凝效应。它们也可通过破坏血管壁完整性增加出血风险
环孢素	慎用	环孢素通过影响CYP3A4代谢增加该药物的浓度或效应。环孢素通过P糖蛋白外排转运子增加该药物的浓度或效应
利福霉素、利福平	慎用	利福霉素可能增强类固醇类的肝脏代谢,类固醇类的药效可能降低。尽量避免合用
鱼精蛋白	慎用	该药物可促进血液凝固,降低抗凝效应。它可损害血管的完整性增加出血风险

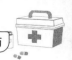

续表

药品名称	作用程度	相互作用
螺内酯	慎用	螺内酯通过 P 糖蛋白外排转运子增加该药物的浓度或效应
新斯的明	慎用	类固醇类拮抗胆碱酯酶药物对重症肌无力的药效
伊曲康唑	慎用	合用时可能抑制类固醇类的代谢,减少清除。类固醇的效应和毒性可能增高
依诺肝素	慎用	该药物可通过促进血液凝固降低抗凝效果,也可由于破坏血管壁完整性增加出血可能。二者合用注意监测 INR 值

【药物相容性】

容器	相容的药物	不相容的药物
Y 型管	阿米卡星、阿奇霉素、阿糖胞苷、阿昔洛韦、氨茶碱、奥沙利铂、博来霉素、奥曲肽、地高辛、地塞米松、多巴胺、多巴酚丁胺、多柔比星脂质体、厄他培南、放线菌素 D、呋塞米、伏立康唑、氟达拉滨、氟康唑、甘露醇、环磷酰胺、甲氨蝶呤、甲硝唑、卡铂、维生素 C 注射液、克林霉素、利奈唑胺、链激酶、两性霉素 B 脂质体、阿托品、庆大霉素、氯丙嗪、琥珀胆碱、美司钠、门冬酰胺酶、米力农、哌拉西林他唑巴坦、前列地尔、羟乙基淀氯化钠、青霉素、氰钴胺、去甲肾上腺素、乳酸钠林格、红霉素、肾上腺素、顺铂、碳酸氢钠、头孢呋辛、头孢哌酮、头孢曲松、头孢他啶、头孢唑林、西咪替丁、硝普钠、硝酸甘油、亚胺培南西司他丁、头孢吡肟、托泊替康、依那普利、异丙肾上腺素、异环磷酰胺、右美托咪定、间羟胺、左氧氟沙星	氨苄西林舒巴坦、别嘌醇、地西泮、更昔洛韦、吉西他滨、卡泊芬净、硫胺素注射液、硫酸镁、鱼精蛋白、罗库溴铵、氯化钙、葡萄糖酸钙、柔红霉素、柔红霉素脂质体、维库溴铵、亚叶酸钙、米托蒽醌、万古霉素、伊达比星、伊立替康、异丙嗪、右雷佐生、长春瑞滨
混合管	东莨菪碱、红霉素、三磷酸腺苷、头孢吡肟、头孢呋辛、头孢美唑、头孢哌酮、头孢他啶、头孢唑林、维生素 C、西咪替丁、多巴胺、利多卡因、洛贝林、咪达唑仑	氨苄西林、氨茶碱、氨甲苯酸、顺阿曲库铵、丙泊酚、地高辛、呋塞米、甘露醇、肝素、华法林、酚妥拉明、甲硝唑、利奈唑胺、两性霉素 B、硫酸镁、罗库溴铵、葡萄糖酸钙、青霉素、去乙酰毛花苷、维库溴铵、维生素 B_6、多巴酚丁胺、哌替啶、万古霉素、异丙嗪、间羟胺、去甲肾上腺素

【不良反应】

可能会观察到全身不良反应。尽管在很短期的治疗中极少发生,但仍应细心随访。

糖皮质激素类药物(如甲泼尼龙)可能的不良反应如下。

1. 感染　掩盖感染(的症状)、潜在感染发作、机会性感染、腹膜炎。腹膜炎可能是穿孔、梗阻或胰腺炎等胃肠系统疾病的主要体征或症状。

2. 免疫系统异常　药物过敏反应(包括过敏性反应和过敏样反应)、皮试反应抑制。

3. 内分泌系统异常　出现类库欣状态、垂体功能减退症、类固醇停药综合征。干扰垂体肾上腺轴功能,特别是在受到压力时。改变儿童的生长。

4. 代谢和营养障碍　代谢性酸中毒、钠潴留、液体潴留、低钾性碱中毒、葡萄糖耐量下降、糖尿病患者对胰岛素或口服降血糖药的需求增大、血脂异常、食欲增加(可导致体重增加)。相对于可的松或氢化可的松,合成的衍生物(如甲泼尼龙)较少发生盐皮质激素作用。限钠、补钾的饮食可能是必要的。

5. 硬膜外脂肪过多、脂肪过多症。

6. 血液及淋巴系统异常,白细胞增多。

7. 精神异常　情感障碍:情绪不稳定、情绪低落、欣快、心理依赖、自杀意念;精神病性异常:包括躁狂、妄想、幻觉、精神分裂症(加重)、意识模糊状态、精神障碍、焦虑、人格改变、情绪波动、行为异常、失眠、易激惹。神经系统异常:颅内压增高伴有视乳头水肿(良性颅内高压)、惊厥、健忘、认知障碍、头晕、头痛。

8. 眼部异常　眼球突出、后囊下白内障,脉络膜视网膜病变、视物模糊(参阅【注意事项】)。长期应用糖皮质激素类药物可引起青光眼(可能累及视神经),并增加眼部继发真菌或病毒感染的机会。为防止角膜穿孔,糖皮质激素类药物应慎用于眼部单纯疱疹患者。

9. 心脏异常　易感人群可出现充血性心力衰竭、心肌梗死后心肌破裂、心律失常、高剂量引起的心动过速。

10. 血管异常　高血压、低血压、血栓性事件。

11. 呼吸系统、胸腔和纵隔异常　肺栓塞、呃逆。

12. 耳部和迷路异常　眩晕。

13. 胃肠系统异常　胃出血、肠穿孔、消化性溃疡(可能出现消化性溃疡穿孔和消化性溃疡出血)、胰腺炎、溃疡性食管炎、食管炎、腹痛、腹胀、腹泻、消化不良、恶心、呕吐。

14. 肝胆异常　氨基转移酶高(谷丙转氨酶升高、谷草转氨酶升高)。

15. 皮肤和皮下组织异常　血管性水肿、多毛症、瘀癍、瘀点、皮肤萎缩、条纹状皮肤、皮肤色素减退、多毛、皮疹、红斑、瘙痒、荨麻疹、痤疮、多汗症。

16. 肌肉骨骼及结缔组织异常　骨坏死、病理性骨折、发育迟缓、肌肉萎缩、肌病、骨质疏松、神经性关节病、关节痛、肌肉痛、肌无力、皮质类固醇肌病、无菌性坏死。

17. 生殖系统及乳房异常　月经失调。

18. 全身性异常　愈合能力下降、外周水肿、疲乏、不适、抑制儿童生长。

19. 检查异常　血碱性磷酸酶升高、眼内压升高、糖耐量降低、血钾降低、尿钙增加、血尿素氮升高、皮肤反应抑制、因蛋白质分解造成的负氮平衡。

20. 损伤、中毒和手术并发症　肌腱断裂(特别是跟腱)、脊椎压缩性骨折、病理性骨折[59,62]。

【药物过量】

表现:未发现皮质类固醇急性过量引起的临床综合征。在急性用药过量病例中,可能出现心律失常和/或心血管性虚脱。皮质类固醇用药过量引起的急性毒性和/或死亡罕有报告。

处置:无特效的解毒剂,治疗是支持性和对症性的。本品可经透析排出[59,62]。

【药理作用】

甲泼尼龙属合成的糖皮质激素类药物,不仅对炎症和免疫过程有重要影响,而且影响碳水化合物、蛋白质和脂肪代谢,并且对心血管系统、骨髓和肌肉系统及中枢神经系统也有作用[64]。作用于炎症和免疫过程:糖皮质激素类药物的大部分治疗作用都与它的抗炎、免疫抑制和抗过敏特性有关[63-64]。这些特性会导致下列结果:减少炎症病灶周围的免疫活性细胞、减少血管扩张、稳定溶酶体膜、抑制吞噬作用、减少前列腺素和相关物质的产生。皮质类固醇的最大药理作用出现在稳态血药浓度峰值之后,表明其大部分作用是通过改变酶活性引发的,而不是药物的直接作用[64]。

【药代动力学】

人体内小肠灌注实验证明,类固醇主要在小肠近端被吸收,远端吸收率约为近端的50%。甲泼尼龙在体内与白蛋白和皮质激素转运蛋白形成弱的、可逆的结合。结合型甲泼尼龙为 40%~90%。甲泼尼龙与可的松同样经肝脏代谢,主要代谢产物为 20β- 羟基甲泼尼龙和 20β- 羟基 -6α- 甲泼尼龙。这些代谢产物以葡糖醛酸盐、硫酸盐和非结合型化合物的形式随尿液排出。结合反应主要在肝脏进行,少量在肾脏进行[64]。

【药物贮存】

密闭,15~25℃保存[59]。

地 塞 米 松
Dexamethasone

【适应证】

主要用于过敏性与自身免疫性炎症性疾病。如结缔组织病,严重的支气管哮喘,皮炎等过敏性疾病,溃疡性结肠炎,急性白血病,恶性淋巴瘤等[65]。此外,本药还用于某些肾上腺皮质疾病的诊断——地塞米松抑制试验[66]。

【用法用量】

一、新生儿

气道水肿或拔管:预计拔管前 4 小时静脉注射 0.25mg/kg,随后每 8 小时 1 次,连用 3次。最高日剂量 1mg/kg[67]。

二、儿童及青少年

1. 急性哮喘加重　2 岁及以上儿童及青少年的用法用量如下。

口服:每日 1 次,每次 0.6mg/kg(最高剂量每次 18mg),持续 2 日。

肌内注射:单剂量肌内注射,每次 0.3~1.7mg/kg(最高剂量每次 36mg)[68]。

2. 细菌性脑膜炎　静脉注射,每次 0.15mg/kg,每隔 6 小时 1 次,持续 2~4 日。给药时机在抗菌药物首剂前 10~20 分钟或与抗菌药物一同给药。已接受抗菌药物治疗的患者不推荐使用地塞米松[69]。

3. 预防由化疗引起的恶心、呕吐　对于可出现中重度呕吐的化疗患者,可在化疗前 30 分钟给予地塞米松 $8mg/m^2$,与 5-HT$_3$ 受体拮抗剂同时使用[70]。随后可与昂丹司琼联用,每 6 小时以 $4mg/m^2$ 的剂量追加 2 次,或每 4 小时以 $8mg/m^2$ 的剂量追加 2 次[71]。

4. 哮吼　单次口服或肌内注射 0.6mg/kg。最高剂量每次 10mg。轻中度哮吼患者也可口服 0.15mg/kg[72]。严重者除使用地塞米松外,还应雾化吸入肾上腺素[73]。

5. 预防拔管后喘鸣　静脉注射 0.5mg/kg(最高剂量 10mg)。首次给药在拔管前 6~12 小时,之后每 6 小时 1 次,共给药 6 次。该方案可明显减少拔管后喘鸣的发生率和再插管率[74]。

6. 扁桃体切除术　术中单剂量静脉注射 0.5mg/kg(最高剂量 8mg)[75]。

【剂量调整】

肝硬化或甲状腺功能减退患者作用可能会增强[76]。肾功能不全患者无须调整剂量[77]。

【给药说明】

1. 注射液可未经稀释直接静脉注射,或使用 5% 葡萄糖注射液稀释至 0.1~1mg/ml。

2. 口服大剂量地塞米松应随食物同服,并在两餐之间服用抗酸药物,以防止胃溃疡。可用液体或半固体食物(如水、果汁、苏打水、苹果酱、布丁等)与药物混合。混合后立即服用,不可存放[78]。

【注意事项】

癫痫、重症肌无力、骨质疏松、糖尿病、肝硬化、肾功能不良、甲状腺功能减退患者及运动员慎用[65]。

【用药监护】

1. 免疫抑制剂量下停止接受活疫苗接种。长期、大量使用本品,或长期用药后停药 6 个月以内的患者,不宜接种减毒活疫苗。

2. 激素可抑制儿童的生长发育。长期使用应选择中短效制剂,避免使用长效制剂,并观察颅内压变化。

3. 结核病、急性细菌性或病毒性感染者,必须给予适当的抗感染治疗。

4. 长期服药应注意蛋白质及钙质补充,停药应逐渐减量。

5. 测量血压、血糖、血红蛋白及电解质。

6. 长期治疗的儿童应监测生长状况及眼内压。

7. 长期高剂量使用可致医源性库欣综合征。

8. 注意观察下列情况:隐性出血、感染、白内障、情绪变化、血栓栓塞、消化性溃疡和骨质疏松[79]。

【相互作用】

药物	作用程度	相互作用
胺碘酮	慎用	胺碘酮通过 P 糖蛋白外排转运子增加该药物的浓度或效应,该药物通过影响 CYP3A4 降低胺碘酮的浓度或效应

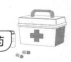

续表

药物	作用程度	相互作用
苯妥英钠	慎用	苯妥英钠诱导酶代谢,增强类固醇类的 6-β 羟基化。地塞米松可增加苯妥英钠的肝脏清除率。在使用苯妥英钠后数日类固醇类的效应可降低,此现象在停止给予苯妥英钠后仍持续 3 周。地塞米松可降低苯妥英钠的浓度
苯巴比妥	慎用	尽量避免合用。巴比妥类诱导肝药酶的代谢,加速对类固醇类的代谢。类固醇类的药效可能降低
氟康唑、红霉素、甲硝唑、西咪替丁	慎用	氟康唑、红霉素、甲硝唑、西咪替丁通过影响 CYP3A4 代谢增加该药物的浓度或效应
鱼精蛋白、肝素	慎用	该药物可促进血液凝固,降低抗凝效应。它可损害血管的完整性增加出血风险
依诺肝素	慎用	该药物可通过促进血液凝固降低抗凝效果,也可由于破坏血管壁完整性增加出血可能。二者合用注意监测 INR 值
华法林	慎用	该药物通过影响 CYP3A4 代谢降低华法林的浓度或效应
卡马西平、扑米酮	慎用	肝药酶诱导剂可促进糖皮质激素的代谢,合用可能需要增加糖皮质激素的剂量
伊马替尼	慎用	合用后伊马替尼血浆浓度降低,从而导致疗效减低
呋塞米、氢氯噻嗪、乙酰唑胺	慎用	合用可加重低钾血症
对乙酰氨基酚	慎用	合用可增加消化性溃疡的发生率
伏立康唑、伊曲康唑	慎用	合用时可能抑制类固醇类的代谢,减少清除。类固醇的效应和毒性可能增高
环孢素	慎用	环孢素通过影响 CYP3A4 代谢增加该药物的浓度或效应。也能通过 P 糖蛋白外排转运子增加该药物的浓度或效应
新斯的明	慎用	类固醇类拮抗胆碱酯酶药物对重症肌无力的药效
阿司匹林	慎用	类固醇类可能诱导水杨酸类的肝脏代谢,也可能增加肾脏清除率。合用时水杨酸类的浓度和有效性减少。停止给予类固醇类可能升高水杨酸类浓度
水杨酸	慎用	糖皮质激素可增加水杨酸类药物的肾清除率,合并使用时停用糖皮质激素可能导致水杨酸中毒
利福霉素、利福平	慎用	这两种可能增强类固醇类的肝脏代谢,类固醇类的药效可能降低。尽量避免合用
螺内酯	慎用	螺内酯通过 P 糖蛋白外排转运子增加该药物的浓度或效应
地高辛	慎用	同时使用糖皮质激素和强心苷有增加与低钾血症有关的心律失常或洋地黄中毒的可能,应酌情调整剂量
昂丹司琼	关注	合用可加强镇吐效果
罗库溴铵、维库溴铵	关注	类固醇类可能降低非去极化类肌松药的效应

续表

药物	作用程度	相互作用
异烟肼	微弱	合用可能增加异烟肼在肝脏的酰基化作用和肾脏清除率。异烟肼的血药浓度可能会降低
麻黄碱	微弱	可能会出现地塞米松的效应降低

【药物相容性】

容器	相容	不相容
Y 型管	阿奇霉素、阿糖胞苷、阿昔洛韦、氨茶碱、氨曲南、奥沙利铂、苯巴比妥、顺阿曲库铵、苯唑西林、丙泊酚、奥曲肽、地高辛、厄他培南、放线菌素 D、呋塞米、伏立康唑、氟康唑、氟尿嘧啶、甘露醇、肝素、更昔洛韦、芬太尼、舒芬太尼、环孢素、环磷酰胺、甲泼尼龙、甲硝唑、卡铂、克林霉素、利奈唑胺、链激酶、两性霉素 B 脂质体、可待因、阿米卡星、阿托品、博来霉素、吗啡、长春新碱、琥珀胆碱、氯化钾、氯唑西林、美罗培南、美司钠、门冬酰胺酶、尿激酶、哌拉西林他唑巴坦、米力农、乳酸钠林格、顺铂、碳酸氢钠、替加环素、头孢哌酮、头孢曲松、头孢他啶、头孢唑林、维库溴铵、维生素 B_{12}、维生素 C、维生素 K_1、西咪替丁、硝普钠、硝酸甘油、亚叶酸钙、昂丹司琼、多巴胺、多柔比星、格拉司琼、利多卡因、林可霉素、纳洛酮、普鲁卡因胺、普萘洛尔、去氧肾上腺素、瑞芬太尼、肾上腺素、特拉万星、头孢吡肟、万古霉素、伊立替康、异丙肾上腺素、依托泊苷、胰岛素、间羟胺、美托洛尔、去甲肾上腺素、左氧氟沙星	鱼精蛋白、头孢呋辛、苯海拉明、表柔比星、多巴酚丁胺、咪达唑仑、柔红霉素、托泊替康
混合管	阿莫西林克拉维酸、阿昔洛韦、氨苄西林、氨茶碱、氨甲苯酸、丙泊酚、奥曲肽、氟康唑、甘露醇、甲硝唑、利巴韦林、利奈唑胺、磷霉素、阿托品、博来霉素、奈替米星、琥珀胆碱、美罗培南、尿激酶、哌拉西林他唑巴坦、氢化可的松、三磷酸腺苷、沙丁胺醇、丝裂霉素、头孢吡肟、头孢美唑、头孢哌酮、头孢哌酮舒巴坦、头孢他啶、头孢唑林、维生素 C、多巴胺、格拉司琼、利多卡因、氯胺酮、曲马多、山莨菪碱、肾上腺素、西咪替丁、右旋糖酐 40、去甲肾上腺素	奥沙利铂、地高辛、地西泮、酚磺乙胺、肝素、华法林、新斯的明、两性霉素 B 脂质体、硫酸镁、庆大霉素、鱼精蛋白、氯霉素、东莨菪碱、去乙酰毛花苷、头孢呋辛、维生素 B_6、苯海拉明、洛贝林、氯丙嗪、咪达唑仑、哌替啶、柔红霉素、万古霉素、异丙嗪、间羟胺

【不良反应】

系统分类	不良反应
神经系统	抑郁,潮红,多汗,头痛,情绪改变,欣快,癫痫发作,失眠。少数静脉注射可引起肛门生殖区的感觉异常或激惹
循环系统	高血压,循环衰竭,心动过速,水肿,血栓栓塞,心律失常
眼部	真菌感染,眼内压升高,视力模糊,白内障,青光眼

续表

系统分类	不良反应
内分泌系统	下丘脑 - 垂体 - 肾上腺皮质轴抑制,高血糖,水钠潴留,低血钾
消化系统	腹泻,恶心,腹胀,胃肠道出血,食欲增加,胰腺炎
血液系统	血小板减少症,一过性白细胞增多症
皮肤系统	痤疮,伤口愈合不良,瘀斑,多毛症,血管性水肿
骨骼肌肉系统	骨质疏松,骨折,关节疼痛,肌病[79]

【药理作用】

1. 抗炎 减轻和防止组织对炎症的反应,减轻炎症表现。抑制炎症细胞,包括巨噬细胞和白细胞在炎症部位的聚集,并抑制吞噬作用、溶酶体酶的释放以及炎症化学中介物的合成和释放。

2. 免疫抑制 防止或抑制细胞介导的免疫反应,延迟性的过敏反应,减少 T 淋巴细胞、单核细胞、嗜酸性细胞的数目,降低免疫球蛋白和细胞表面受体的结合能力,并抑制白介素的合成与释放,从而降低 T 淋巴细胞向淋巴母细胞转化,并减轻原发免疫反应的扩展。降低免疫复合物通过基底膜,减少补体成分及免疫球蛋白的浓度[65]。

【药代动力学】

口服给药后在消化道迅速完全吸收。易于通过多种生物屏障。血浆蛋白结合率高,但较其他皮质激素类药物低。分布广泛,经由肝脏代谢,主要经由尿液和胆汁排泄。血液透析仅能除去极少部分药物[60,80]。

给药途径	起效时间 /h	达峰时间 /h	持续时间 /d	$t_{1/2}$
口服[81]	1	1~2	2.5	血浆:3~4.5 小时、
肌内注射[60]	—	1	2~21	组织:3 日

【药物贮存】

遮光,密闭保存[80]。

曲 安 奈 德
Triamcinolone

【适应证】

用于 6 岁及以上患者需皮质类固醇类药物治疗的疾病,如变态反应性疾病(用于患者处于严重虚弱状态,使用传统药物无效时)、皮肤病、弥漫性风湿性关节炎以及其他结缔组织疾病[82]。

【用法用量】

1. 肌内注射

（1）支气管哮喘：成人用法为每次 40mg，每 3 周 1 次，连续 5 次为 1 个疗程。症状较重者每次 80mg。儿童剂量一般参考成人用法用量。6~12 岁儿童剂量减半。必要时 3~6 岁儿童可用成人剂量的 1/3。

（2）用于过敏性鼻炎：每次 40mg，每 3 周 1 次，连续 5 次为 1 个疗程；或下鼻甲注射，鼻腔先喷 1% 的利多卡因液表面麻醉后，在双下鼻甲前端各注入本品 5~20mg，每周 1 次，连续 5 次为 1 个疗程。

2. 关节或局部注射

（1）各种骨关节病：每次 2.5~20mg，溶于 10~20ml 0.25% 利多卡因中，用 5 号针头，一次进针直至病灶，每周 2~3 次或隔日 1 次，症状好转后每周 1~2 次，4~5 次为 1 个疗程。

（2）皮肤病：直接注入皮损部位，通常每一部位用 0.2~0.3mg。视患部大小而定，每处 1 次不超过 0.5mg，必要时每隔 1~2 周重复使用[82]。

【给药说明】

1. 肌内注射时应深入臀部肌肉以使药物被有效吸收。

2. 用于关节腔、囊内、腱鞘内注射剂量依赖于病情的程度和病变部位的大小。通常对于关节腔、囊内、腱鞘内注射需要局部麻醉。

3. 不得静脉注射[83-84]。

【注意事项】

1. 本品与其他糖皮质激素类药物相同，不得用于活动性胃溃疡、结核病、急性肾小球炎或任何抗菌药物未控制的感染。

2. 6 岁以下儿童禁用[83-84]。

【用药监护】

1. 用药期间应多摄取蛋白。

2. 给药期间患者禁止接种天花疫苗。

3. 对本品中成分及其他糖皮质激素过敏者禁用。

4. 严重的精神病或有既往史者不宜使用。

5. 癫痫患者、新近接受胃肠吻合术、骨折、角膜溃疡、肾上腺皮质功能亢进、高血压、糖尿病、较重的骨质疏松者不宜使用。

6. 关节腔内注射可能引起关节损害。

7. 长期用于眼部可引起眼内压升高。

8. 长期使用皮质类固醇的儿童必须仔细监测其生长发育情况。

9. 对于感染性疾病应与抗生素联合使用。

10. 虽然很少有病例报道对注射皮质激素过敏，但对于有药物过敏史的患者，在使用本品时，也应该用适当的方法防止过敏。

11. 对于肺结核的治疗应限制于患有传染性或暴发性肺结核。给予皮质类固醇药物时

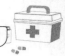

应同时进行抗肺结核的治疗。当患者有潜伏性肺结核或肺结核检验呈阳性,给予皮质类固醇药物时应密切观察,防止肺结核复发[83-84]。

【相互作用】

药品	作用程度	相互作用
阿司匹林	慎用	类固醇类可能诱导水杨酸类的肝脏代谢,也可能增加肾脏清除率。合用时水杨酸类的浓度和有效性减少。停止给予类固醇类可能升高水杨酸类浓度
苯巴比妥	慎用	尽量避免合用。巴比妥类诱导肝药酶的代谢,加速对类固醇类的代谢。类固醇类的药效可能降低
苯妥英钠	慎用	苯妥英钠诱导酶代谢,增强类固醇类的6-β羟基化。在使用苯妥英钠后数日类固醇类的效应可降低,此现象在停止给予苯妥英钠后仍持续3周
华法林	慎用	类固醇类可降低抗凝血药的剂量需求,偶尔会诱导高凝状态对抗抗凝血药的作用
利福霉素、利福平	慎用	利福霉素、利福平可能增强类固醇类的肝脏代谢,类固醇类的药效可能降低。尽量避免合用
新斯的明	慎用	类固醇类拮抗胆碱酯酶药物对重症肌无力的药效
罗库溴铵、维库溴铵	关注	类固醇类可能降低非去极化类肌松药的效应
异烟肼	微弱	合用可能增加异烟肼在肝脏的酰基化作用和肾脏清除率。异烟肼的血药浓度可能会降低

【不良反应】

本品属于肾上腺皮质激素类药物。有肾上腺皮质激素类药可能产生的不良反应。本品注射剂量比口服用量小,不良反应少,且短暂轻微[83]。

【药物过量】

过量:焦虑、抑郁、胃肠道痉挛或出血、瘀斑、满月脸及过度紧张。延长治疗时间或突然停止用药都可引起肾上腺功能不足。经长期高剂量皮质类固醇治疗可引发库欣综合征。

处置:尚未有针对皮质类固醇过量的有效对抗方法,因此应采取一定的辅助治疗。目前对于该药物引发的胃肠道出血,治疗方法和消化性溃疡相同[83]。

【药理作用】

曲安奈德注射液为长效糖皮质激素,具有强而持久的抗炎、抗过敏作用[83]。

【药代动力学】

肌内注射 1~2 小时后生效,1~2 日达最大效应,药效可维持 2~3 周以上。在肝脏、血浆、脑脊液、胸腔积液、腹水中均有分布。从尿中排出[84]。

【药物贮存】

遮光,密闭保存[83]。

第九章
参考文献

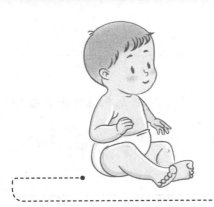

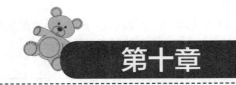

第十章

血液系统用药

第一节 抗凝血药

肝 素 钠
Heparin Sodium

【适应证】

用于防治血栓形成或栓塞性疾病（如心肌梗死、血栓性静脉炎、肺栓塞等）；各种原因引起的弥散性血管内凝血（disseminated intravascular coagulation，DIC）；也用于血液透析、体外循环、导管术、微血管手术等操作中及某些血液标本或器械的抗凝处理[1]。

【用法用量】

一、新生儿

1. 维持中心静脉导管的通畅 0.5U/（kg·h）。

2. 维持外周静脉导管的通畅 静脉输液中含量为 0.5~1U/ml。

3. 治疗血栓 以 75U/kg 静脉注射，持续 10 分钟，然后以每小时 28U/kg 的给药速度持续静脉输注。开始治疗 4 小时后，检测活化部分凝血活酶时间（activated partial thromboplastin time，APTT），然后调整剂量至 APTT 对应的抗 Xa 因子水平为 0.35~0.7U/ml（通常相当于 APTT 60~85 秒）。疗程应在 10~14 日。有专家推荐使用肝素治疗 3~5 日后换低分子肝素进行治疗。对于肾静脉血栓的患者，建议使用肝素或低分子肝素治疗 6~12 周。

负荷剂量肝素静脉注射，持续 10 分钟。维持剂量肝素用相容的溶液稀释后持续静脉输注。负荷剂量的肝素浓度通常为 100~500U/ml，持续静脉输注的肝素浓度通常为 10~500U/ml。不用于肌内注射以免血肿形成。确保使用适宜的浓度[2]。

二、儿童及青少年

1. 常规剂量 静脉滴注，每次 100U/kg 或 1mg/kg，溶解于 10% 葡萄糖注射液或 0.9% 氯化钠注射液 50~100ml 中，在 4 小时内缓慢滴入[1]。

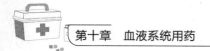

2. 初始抗血栓治疗

负荷剂量:75U/kg(最大剂量 5 000U)经静脉团注,持续 10 分钟,然后根据年龄调整剂量,持续静脉输注。

维持剂量:<1 岁的婴儿,28U/(kg·h)持续静脉输注;≥1 岁的儿童,20U/(kg·h)持续静脉输注;大龄儿童,18U/(kg·h)持续静脉输注。

APTT 测量值 /s	注射剂量 /(U·kg⁻¹)	暂停给药时间 /min	给药速率变化 /%	下次 APTT 测定时间 /h
<50	50	0	+10	4
50~<60	0	0	+10	4
60~<85	0	0	0	24
85~<95	0	0	−10	4
95~<120	0	30	−10	4
≥120	0	60	−15	4

注:调整肝素剂量使 APTT 在 60~85 秒内(抗 Xa 因子水平在 0.35~0.7U/ml 内),给予负荷剂量 4 小时后检测 APTT,每次改变给药速率 4 小时后检测 APTT。

初始治疗 4 小时后检测活化部分凝血活酶时间(APTT),调整剂量使 APTT 对应的抗 Xa 因子水平在 0.35~0.7U/ml 内(通常相当于 APTT 60~85 秒)。推荐初始治疗至少持续 5~10 日。有专家推荐使用肝素治疗 3~5 日后换低分子肝素进行治疗[2]。

3. 心导管插入术相关的股动脉血栓形成的预防 负荷剂量为 100~150U/kg(最大剂量 5 000U)经静脉团注。若脉搏减弱或消失,根据情况可能需要再进行一次经静脉团注和维持量持续静脉输注[3]。

4. 维持外周动脉导管的通畅 静脉注射用溶液(生理盐水)中含肝素 1~5U/ml,以 1~2ml/h 的速度输注[3]。

【给药说明】

1. 相容溶液 5% 葡萄糖注射液、10% 葡萄糖注射液、0.9% 氯化钠注射液。负荷剂量静脉注射持续 10 分钟。维持剂量用相容的溶液稀释后,持续静脉输注。

2. 应使用适宜的浓度。负荷剂量的肝素浓度通常为 100~10 000U/ml,持续静脉输注的肝素浓度通常为 10~500U/ml。

3. 不用于肌内注射,以免血肿形成[4]。

【注意事项】

1. 不能控制的活动性出血患者禁用。
2. 有出血性疾病的患者禁用,包括血友病、血小板减少性或血管性紫癜。
3. 外伤或术后渗血者禁用。
4. 先兆流产者禁用。
5. 感染性心内膜炎者禁用,除非有其他指征。胃、十二指肠溃疡,严重肝肾功能不全者禁用。

6. 严重未控制的高血压、颅内出血者禁用。

7. 对肝素过敏者禁用。

8. 对诊断的干扰　可延长凝血酶原时间,使磺溴酞钠(bromosulfophthalein sodium,BSP)试验潴留时间延长而呈假阳性反应,使 T_3、T_4 浓度增加,从而抑制垂体促甲状腺激素的释放。用量达 15 000~20 000U 时,血清胆固醇水平下降。

9. 慎用的情况　有过敏性疾病及哮喘病史;口腔手术等易致出血的操作;已口服足量的抗凝血药者;月经量过多者。

10. 本品对蛇咬伤所致 DIC 无效。

11. 本品易致眶内及颅内出血,故眼科与神经科手术及有出血性疾病者,不宜作为预防用药[4]。

【用药监护】

1. 硬膜外麻醉时尽可能地暂停用药。

2. 使用前宜测定全血凝固时间(试管法)或活化部分凝血活酶时间以及一期法凝血酶原时间。治疗期间应测定全血凝固时间(试管法)或活化部分凝血活酶时间,红细胞压积、粪便隐血试验、尿隐血试验及血小板计数等。

3. 当口服抗凝血药替换肝素时应加强临床监测。

4. 肝素干扰凝血酶原时间的测定,必须在应用肝素 4 小时后重复测定。

5. 若血浆中抗凝血酶 -Ⅲ(antithrombin-Ⅲ,AT-Ⅲ)降低,则肝素疗效较差,此时需输注血浆或 AT-Ⅲ。

6. 需长期抗凝治疗时,可在肝素应用的同时加用双香豆素类口服抗凝血药,一段时间后停用肝素,而后单独口服抗凝血药维持治疗。

7. 由肝素改为华法林进行治疗参见"华法林"用药监护。

8. 肝素口服无效,应采用静脉注射、静脉滴注和深部皮下注射;一般不主张肌内注射,因其可导致注射部位血肿;皮下注射应深入脂肪层,注入部位需不断更换,注射时不要移动针头,注射处不宜搓揉。

9. 给药期间应避免肌内注射其他药物;对肝素反应过敏者应提高警惕,由于药用肝素的主要来源是牛肺及猪肠黏膜,对猪肉、牛肉或其他动物蛋白质过敏者,可先给予本品 6~8mg 作为测试量,如半小时后无特殊反应,才可给予全量[4]。

【相互作用】

药品	作用程度	相互作用
阿昔单抗	严重	肝素和该药物通过药效学协同作用增加对方的效应,出血的风险增加
异戊巴比妥、司可巴比妥	严重	该药物通过促进代谢降低肝素的效应
抗凝血酶 α、抗凝血酶Ⅲ、阿加曲班、达比加群酯、达肝素、依诺肝素、磺达肝癸钠、鱼精蛋白、华法林	严重	该药物和肝素均促进抗凝作用

续表

药品	作用程度	相互作用
阿奇霉素、克拉霉素、红霉素、罗红霉素、磺胺嘧啶	严重	该药物通过抑制代谢增加肝素的效应
头孢唑林、左甲状腺素	严重	该药物通过药效学的协同作用增加肝素的效应
头孢地尼、头孢替坦、头孢西丁、头孢泊肟、头孢曲松、哌拉西林	严重	该药物的抗凝作用增加肝素的浓度或效应
双嘧达莫	严重	该药物和肝素通过药效学协同作用增加对方的效应
奎宁	严重	该药物增加肝素的效应,机制不明确
雌二醇、炔雌醇、丙硫氧嘧啶	严重	该药物通过药效学的拮抗作用降低肝素的效应
磺胺甲噁唑	严重	该药物通过抑制代谢增加肝素的效应。且该药物通过竞争血浆结合蛋白增加肝素的浓度
布地奈德、可的松、地塞米松、氢化可的松、甲泼尼龙、泼尼松龙、泼尼松	慎用	该药物可促进血液凝固,降低抗凝效应。它可损害血管的完整性增加出血风险
阿替普酶、阿司匹林、塞来昔布、双氯芬酸、布洛芬、吲哚美辛、美洛昔康、萘普生、吡罗昔康	慎用	该药物和肝素均促进抗凝作用
卡格列净	慎用	肝素和该药物均升高血钾浓度
卡培他滨、环磷酰胺、吉西他滨	慎用	该药物增加肝素的效应,机制不明确
卡马西平	慎用	该药物通过增强代谢降低肝素的浓度
西酞普兰	慎用	该药物通过药效学协同作用增加肝素的效应
氯吡格雷	慎用	该药物和肝素通过药效学的协同作用增加对方的效应
福辛普利、赖诺普利、缬沙坦	慎用	肝素可能抑制肾上腺醛固酮分泌,可能导致高钾血症。导致该药物的毒性增加
伊马替尼	慎用	该药物可能导致血小板减少症,和肝素合用出血风险增加
甲巯咪唑	慎用	该药物和肝素通过药效学的拮抗作用降低对方的效应
哌甲酯	慎用	该药物通过抑制代谢增强肝素的效应
苯妥英钠	慎用	肝素增加该药物的浓度,机制不明确

【药物相容性】

容器	相容	不相容
Y 型管	阿奇霉素、阿昔洛韦、氨茶碱、地高辛、地塞米松、厄他培南、氟康唑、更昔洛韦、甲泼尼龙、克林霉素、两性霉素 B 脂质体、可待因、阿托品、硫酸镁、哌拉西林、葡萄糖酸钙、碳酸氢钠、头孢呋辛、头孢哌酮、头孢曲松、头孢他啶、头孢唑林、西咪替丁、盐酸多巴胺、利多卡因、肾上腺素、去甲肾上腺素	地西泮、氯霉素、胺碘酮、吗啡

续表

容器	相容	不相容
混合管	氨茶碱、氨甲苯酸、奥曲肽、酚磺乙胺、氟康唑、甘露醇、华法林、甲硝唑、利巴韦林、磷霉素、阿托品、硫酸镁、东莨菪碱、三磷酸腺苷、维生素 B_6、亚叶酸钙、利多卡因、洛贝林、氯胺酮、山莨菪碱、肾上腺素、异丙肾上腺素、右旋糖酐 40、间羟胺、去甲肾上腺素	阿米卡星、氨苄西林、苯巴比妥、地塞米松、新斯的明、庆大霉素、鱼精蛋白、氯丙嗪、尿激酶、青霉素、氢化可的松、柔红霉素、红霉素、头孢呋辛、头孢美唑、头孢哌酮、头孢噻肟、头孢他啶、头孢唑林、维生素 C、多巴酚丁胺、万古霉素、异丙嗪

【不良反应】

1. 自发性出血倾向 处置方法:由于用药过量引起的轻微出血,停药即可缓解。严重出血应缓慢静脉注射硫酸鱼精蛋白。其使用的剂量取决于需要被中和的肝素的量,最理想的方法是采用滴定法测定患者的凝血能力。如果肝素在体内排泄时间超过 15 分钟,那么鱼精蛋白的用量就要减少。对于任何一种剂量,鱼精蛋白的用量都不应超过 50mg,如果需要更大的剂量,就应仔细监测患者的情况[5]。

2. 血小板减少症 处置方法:肝素导致的血小板减少症有两种类型:①第一种类型是急性的,但通常是轻度的,在治疗的第 1~4 日内,血小板数会有所下降,这种情况通常不需要停止治疗,症状就会自行减轻。②第二种类型,以免疫学为基础,更加严重。通常发生在治疗的 5~11 日以后,在曾使用过肝素的患者身上发病则更加迅速。通常伴有富血小板血栓形成或者更为少见的出血。应立即停用肝素,并严格监测血小板数。在肝素停用的过程中,若体外血小板聚集试验显示与肝素没有交叉反应,可以尝试使用肝素类似物,如达肝素,或者使用直接凝血酶抑制剂如阿加曲班等。也可考虑使用低分子肝素[6]。

3. 长期使用有时反可致血栓形成,可能是抗凝血酶Ⅲ耗竭的后果。

4. 偶可见过敏反应,表现为发热、皮疹、瘙痒、鼻炎、结膜炎、哮喘、心前区紧迫感及呼吸短促。

5. 肌内注射可引起局部血肿。

6. 偶见一过性脱发和腹泻。

7. 长期使用可引起骨质疏松和自发性骨折[4]。

【药物过量】

过量:早期过量的表现有黏膜和伤口出血、齿龈渗血、皮肤瘀斑或紫癜、鼻出血、月经量过多等。严重时有内出血征象,表现为腹痛、腹胀、背痛、麻痹性肠梗阻、咯血、呕血、血尿、血便及持续性头痛,甚至可使心脏停搏。

处置:肝素代谢迅速,轻微过量时停用即可;严重过量时应用鱼精蛋白缓慢静脉注射予以中和,通常 1mg 鱼精蛋白能中和 100U 肝素;如果肝素注射后已超过 30 分钟,鱼精蛋白用量需减半[1]。

【药理作用】

肝素影响凝血过程的许多环节:①抑制凝血酶原激酶形成,肝素与抗凝血酶Ⅲ(AT-Ⅲ)结合,形成肝素 -AT-Ⅲ复合物,从而大大增强 AT-Ⅲ的效能。AT-Ⅲ是一种丝氨酸蛋白激酶抑制药,可灭活具有丝氨酸蛋白激酶活性的凝血因子,如因子ⅩⅡa、ⅩⅠa、ⅠⅩa和Ⅹa等,肝素-AT-Ⅲ复合物加速对凝血因子的灭活作用,抑制凝血酶原激酶的形成,并能对抗已形成的凝血酶原激酶的作用。②干扰凝血酶,小剂量肝素与AT-Ⅲ结合后使AT-Ⅲ的反应部位更易与凝血酶的活性中心结合成稳定的凝血酶-抗凝血酶复合物,从而灭活凝血酶,抑制纤维蛋白原转变为纤维蛋白。③干扰凝血酶对因子ⅩⅢ的激活,影响非溶性纤维蛋白的形成;阻止凝血酶对因子Ⅷ和Ⅴ的正常激活。④阻抑血小板的黏附和聚集,从而防止血小板崩解而释放血小板第Ⅲ因子及5-HT[4]。

【药代动力学】

口服不吸收,皮下、肌内或静脉注射,吸收良好。直接静脉注射即刻发挥最大抗凝效应,以后作用逐渐下降,3~4小时后血凝恢复正常。静脉滴注起效时间取决于滴注速度。皮下注射起效一般在20~60分钟内,存在个体差异。静脉滴注后能与血浆低密度脂蛋白高度结合,形成复合物,也结合于球蛋白及纤维素蛋白原,由单核巨噬细胞系统摄取,经肝内肝素酶作用,部分分解为尿肝素。静脉滴注后,$t_{1/2}$为1~6小时,平均为1.5小时,与用量相关,静脉注射100U/kg、200U/kg、400U/kg,$t_{1/2}$分别为56分钟、96分钟、152分钟。慢性肝、肾功能不全及过度肥胖者,肝素代谢、排泄延迟,有体内潴留可能。代谢产物尿肝素,经肾排泄,大量静脉注射给药后50%以原型排出[1]。

【药物贮存】

避光,在阴凉(不超过20℃)处保存[1]。

低分子肝素钙
Low Molecular Weight Heparin Calcium

【适应证】

主要用于预防和治疗深部静脉血栓形成,也可用于血液透析时预防血凝块形成[7]。

【用法用量】

治疗深部静脉血栓形成:用药剂量因人而异,宜个体化给药。可依据患者的体重范围,按0.1ml/10kg的剂量每12小时注射一次[7]。

【给药说明】

皮下注射给药,不能肌内注射给药。注射时患者取坐位或平卧位,给予深部皮下注射,注射部位可选择腹部脐周围、大腿外侧或臀部上外象限皮下组织[7]。

【注意事项】

1. 对低分子量肝素过敏者禁用。
2. 凝血功能严重异常患者禁用。
3. 脑血管意外(伴全身性血栓者除外)患者禁用。

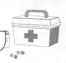

4. 组织器官损伤出血者禁用。

5. 急性消化道出血者禁用。

6. 急性细菌性心内膜炎患者禁用。

7. 对有肝素诱发血小板减少病史者须十分慎重。

8. 对有出血危险的患者慎用。

9. 接受脊髓或硬膜外麻醉和腰椎穿刺患者慎用。

10. 对严重肝病、肾功能不全、感染性心内膜炎及糖尿病视网膜病变者慎用[7]。

【用药监护】

1. 低分子量肝素不能与肝素或其他低分子肝素制剂以单位换算的方式交替使用[7]。

2. 监测有发生高钾血症患者的血钾浓度,特别是应用低分子肝素超过 7 日的患者。

3. 如在使用过程中发生了血栓事件,应调整剂量并给予适宜治疗。

4. 注射部位应每日更换。

5. 治疗期间应定期监测血小板计数,如果出现血小板减少症严重病例,应立即停药。若仍需要肝素治疗,可考虑另外的低分子量肝素,此时应至少每日监测并尽早停药[7]。

6. 可能出现低分子肝素用量不足或出血症状,应加强临床观察。低分子肝素的使用时间不应超过 10 日[8]。

【相互作用】

药品名称	相互作用
口服抗凝血药、抗血小板药、非甾体抗炎药、右旋糖酐、溶栓药	增加出血的危险性,合用时应谨慎

【不良反应】

1. 出血　处置方法:检查血小板计数和其他凝血指标,轻度出血时应减量或推迟应用,一般不需要特别治疗。严重病例可注射盐酸鱼精蛋白或硫酸鱼精蛋白中和本品,1 国际单位盐酸鱼精蛋白中和 1.6 抗 X a 因子国际单位的低分子肝素钙。

2. 偶有血小板减少症报道。严重病例,应立即停药。若仍需要肝素治疗,可考虑另外的低分子量肝素,此时应至少每日监测并尽早停药[9]。

3. 极少数患者出现皮肤坏死。处置方法:立即停药。

4. 高钾血症[8]。

【药物过量】

过量:出血。

处置:检查血小板计数和其他凝血指标,轻度出血时应减量或推迟应用,一般不需要特别治疗。严重病例可注射盐酸鱼精蛋白或硫酸鱼精蛋白中和本品,1 国际单位盐酸鱼精蛋白中和 1.6 抗 X a 因子国际单位的低分子肝素钙[7]。

【药物相容性】

不能与其他注射剂混合使用。

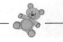

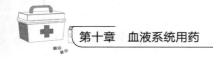

【药理作用】

低分子肝素钙具有明显的抗凝血因子Ⅹa活性,抗凝血因子Ⅱa或抗凝血酶的活性较低。药效学研究表明低分子肝素钙可抑制体内、外血栓和动静脉血栓的形成,但不影响血小板聚集和纤维蛋白原和血小板的结合。在发挥抗栓作用时,出血的可能性较小[7]。

【药代动力学】

低分子肝素钙的药代动力学由其血浆中抗凝血因子Ⅹa活性确定。皮下注射后3小时达到血药浓度峰值,然后下降,半衰期约为3.5小时,用药后24小时仍可测定出抗凝作用。用药期间抗凝血因子Ⅱa活性低于抗凝血因子Ⅹa活性,皮下注射给药的生物利用度接近100%。本品主要通过肾脏以少量代谢的形式或原型消除[7]。

【药物贮存】

遮光,密闭,在阴凉处(不超过20℃)保存[7]。

依诺肝素钠
Enoxaparin Sodium

【适应证】

用于预防深静脉血栓形成及肺栓塞;治疗已形成的静脉血栓[10]。

【用法用量】

一、新生儿

治疗血栓栓塞:每次1.5~2mg/kg,每日2次,皮下注射。

预防血栓栓塞:每次0.75mg/kg,每日2次,皮下注射[11]。

二、儿童及青少年

治疗血栓栓塞:1~2个月婴儿,每次1.5mg/kg,每日2次;2个月以上至17岁,每次1mg/kg,每日2次。皮下注射。

预防血栓栓塞:1~2个月婴儿,每次0.75mg/kg,每日2次;2个月以上至17岁:每次0.5mg/kg,每日2次,最大剂量每日40mg。皮下注射[12]。

【剂量调整】

肾功能损害时出血危险性增大。轻中度肾功能不全者,治疗时严密监测,严重肾功能不全时需要调整剂量。

肌酐清除率/[ml/(min·1.73m²)]	剂量
10~29	常规剂量的70%
<10	常规剂量的50%

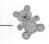

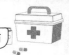

接受间歇性血液透析或者腹膜透析患者,给予常规剂量的 50%。对于连续性肾脏替代治疗的患者,给予常规剂量的 70% 并监测抗 Xa 因子水平[13]。

【给药说明】

1. 禁止肌内注射。
2. 用时开封[13]。

【注意事项】

1. 严重出血、体外血小板抗体阳性的血小板减少症、对依诺肝素或所含其他成分过敏者禁用。
2. 有止血障碍、肝肾功能不全者、消化性溃疡史、出血倾向的器官损伤史、近期出血性卒中、难控制的高血压、糖尿病性视网膜病变、近期接受神经或眼科手术者慎用[14]。

【用药监护】

1. 给予脊髓或硬膜外麻醉患者使用依诺肝素可能会增加发生脊髓或硬膜外血肿的风险。
2. 使用前和使用中应监测血小板计数,如显著下降(低于原值的 30%~50%),应停用本品。
3. 给药后 4~6 小时应监测抗 Xa 因子浓度。
4. 监测有发生高钾血症患者的血钾浓度,特别是应用低分子肝素超过 7 日的患者。
5. 低体重患者应用预防剂量的低分子肝素时的暴露量增加,导致出血危险性增大,应严密监测。
6. 肥胖患者具有较高的血栓栓塞风险[15]。

【药物过量】

表现:出血。
处置:严重出血可静脉注射硫酸鱼精蛋白中和,鱼精蛋白 1mg 可中和本药 1mg 的抗凝血因子 IIa 作用[15]。

【相互作用】

药品	作用程度	相互作用
阿昔单抗、双嘧达莫	严重	依诺肝素和这两种药物通过药效学的协同作用增加对方的效应
异戊巴比妥、戊巴比妥、苯巴比妥、扑米酮、司可巴比妥	严重	这些药物通过促进代谢降低依诺肝素的效应
阿加曲班、抗凝血酶Ⅲ、抗凝血酶α、阿哌沙班、达比加群酯、达肝素、磺达肝癸钠、肝素、哌拉西林、鱼精蛋白、华法林	严重	这些药物和依诺肝素均促进抗凝作用
阿奇霉素、克拉霉素、红霉素、罗红霉素	严重	这些药物通过抑制代谢增强依诺肝素的效应

续表

药品	作用程度	相互作用
卡培他滨、奎宁	严重	这两种药物增强依诺肝素的效应,机制不明确
头孢唑林、头孢地尼、头孢替坦、头孢西丁、头孢泊肟、头孢曲松、头孢呋辛	严重	这些药物通过药效学的协同作用增强依诺肝素的效应
雌二醇、炔雌醇	严重	这两种药物通过药效学的拮抗作用降低依诺肝素的效应
磺胺嘧啶、磺胺甲噁唑、磺胺异噁唑	严重	这些药物通过抑制代谢增强依诺肝素的效应。该药物通过竞争血浆结合蛋白增强依诺肝素的效应
阿替普酶、塞来昔布、双氯芬酸、布洛芬、吲哚美辛、酮洛芬、美洛昔康、萘普生、吡罗昔康、瑞替普酶	慎用	这些药物和依诺肝素均促进抗凝作用
阿司匹林	慎用	该药物和依诺肝素均促进抗凝作用。该药物和依诺肝素通过药效学协同作用增加对方的毒性
咪唑硫嘌呤	慎用	该药物通过竞争血浆蛋白结合率增强依诺肝素的效应
布地奈德、可的松、地塞米松、氢化可的松、甲泼尼龙、泼尼松龙、泼尼松	慎用	该药物可通过促进血液凝固降低抗凝效果,也可由于破坏血管壁完整性增加出血可能。二者合用注意监测 INR 值
卡托普利	慎用	低分子肝素可能会抑制肾上腺醛固酮分泌,导致高钾血症。因此依诺肝素可增加该药物的毒性
卡马西平	慎用	该药物通过促进代谢降低依诺肝素的浓度
西酞普兰、氯吡格雷	慎用	这两种药物通过药效学协同作用增强依诺肝素的效应
环磷酰胺、乙醇、氟尿嘧啶、吉西他滨	慎用	这些药物增强依诺肝素的效应,机制不明确
伊马替尼	慎用	该药物和依诺肝素增强对方的毒性
甲巯咪唑、丙硫氧嘧啶	慎用	这两种药物通过药效学拮抗作用降低依诺肝素的效应
哌甲酯、普罗帕酮	慎用	这两种药物通过抑制代谢增强依诺肝素的效应

【不良反应】

1. 出血 依诺肝素导致的严重出血可通过缓慢静脉注射硫酸鱼精蛋白减少出血,1mg硫酸鱼精蛋白可抑制 1mg(100U)依诺肝素的效应[15]。

2. 皮肤血管炎、皮肤坏死。立即停药。

3. 局部或全身过敏反应。

4. 血小板减少症。如显著下降(低于原值的 30%~50%),应停用本品。

5. 骨质疏松倾向。

6. GPT、GOT 升高[14]。

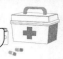

【药理作用】

本品具有很强的抗凝血因子 Ⅹa 的作用,而抗凝血因子 Ⅱa 的作用弱,体外抗 Ⅹa/ 抗 Ⅱa 活性比值约为 4∶1。另外,本品还具有纤溶活性,溶解已形成的新鲜血栓。本品在常用剂量下总体凝血指标无明显变化,血小板、纤维蛋白含量亦无变化[10]。

【药代动力学】

皮下注射后,本品被迅速吸收,血浆中最高活力于 3~5 小时出现,抗 Ⅹa 活力可持续 24 小时左右,生物利用度为 92%,$t_{1/2\beta}$ 为 4.4 小时,肾脏是本药排泄的基本途径[10]。

【药物贮存】

低于 25℃储存[15]。

华 法 林
Warfarin

【适应证】

预防或治疗血栓[17]。

【用法用量】

一、新生儿

负荷剂量:第 1 日给予 200μg/kg,一次给药;第 2~4 日给予 100μg/kg,每日 1 次,口服。并应根据表 10-1-1 对第 2~4 日的负荷剂量进行调整。

表 10-1-1 新生儿的华法林负荷剂量调整

INR	剂量
<1.4	200μg/kg,每日 1 次
>3~3.5	50μg/kg,每日 1 次
>3.5	暂停给药

维持剂量:通常维持剂量 100~300μg/kg,每日 1 次(根据情况可能需要增量至 400μg/kg,每日 1 次,特别是对于人工喂养的新生儿),口服[17]。

二、儿童及青少年

负荷剂量:口服,给药第 1 日,当 INR 为 1~1.3,给予 0.2mg/kg。最大剂量 10mg。对于肝损伤或接受丰唐(Fontan)手术的儿童,给药剂量应减至 0.1mg/kg。第 2~4 日的负荷剂量应根据表 10-1-2 进行调整,最大剂量 5mg[18]。

表 10-1-2 儿童及青少年的华法林负荷剂量调整

INR	剂量
1.1~1.3	同初始负荷剂量
1.4~3	初始负荷剂量的 50%
3.1~3.5	初始负荷剂量的 25%
>3.5	暂停服药直到 INR 低于 3.5 后,以上次服用剂量的 50% 重新开始治疗

维持剂量:根据表 10-1-3 对维持剂量进行调整。

表 10-1-3 儿童及青少年的华法林维持剂量调整

INR	剂量调整
1.1~1.4	剂量增加 20%
1.5~1.9	剂量增加 10%
2~3	剂量不变
3.1~3.5	剂量减少 10%
大于 3.5	暂停服药直到 INR 低于 3.5 后,以上次服用剂量的 80% 重新开始治疗

【注意事项】

1. 近期手术,尤其是进行脑、脊髓及眼科手术者禁用。
2. 有凝血功能障碍疾病、出血倾向者禁用。
3. 严重肝肾疾病患者、活动性消化性溃疡患者、各种原因的维生素 K 缺乏症患者、脑出血及脑动脉瘤患者、组织器官损伤出血患者及感染性心内膜炎患者禁用[19]。

【用药监护】

1. 本品为一种治疗窗很窄的药物,剂量必须个体化,剂量的精确与否对取得疗效和降低不良反应十分重要。治疗期间需定期检查凝血酶原时间、国际标准化比值(INR)以评估抗凝靶值,并严密观察有无口腔黏膜、鼻腔、皮下出血,减少不必要的手术操作,避免过度劳累和易致损伤的活动。

2. 疗程中应随访检查 INR、粪便隐血及尿隐血等。

3. 由于本品起效较慢,如需立即产生抗凝效果,应同时联用肝素或低分子量肝素直至本品充分发挥抗凝作用。

4. 由肝素改为华法林进行治疗时,华法林应与肝素同时开始或延迟 3~6 日应用。推荐先同时应用足量的肝素和华法林 4~5 日直到获得理想的 INR,然后停用肝素。由于肝素对 INR 有影响,经静脉团注肝素停药 5 小时后才可检测 INR,静脉滴注停药 4 小时后才可检测 INR,皮下注射停药 24 小时后才可检测 INR。

5. 对于肝素导致血小板减少的患者,将非肝素抗凝血药改为华法林进行治疗:在血

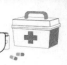

小板计数恢复到 150 000cell/mm³ 之前,不推荐应用华法林。不可使用华法林的负荷剂量。初始治疗使用华法林维持剂量,最大剂量 5mg。非肝素抗凝血药应继续使用,直至血小板计数稳定,INR 达到目标范围且非肝素抗凝血药与华法林联合应用至少 5 日后,可停药[18-19]。

【相互作用】

药品	作用程度	相互作用
阿昔单抗、双嘧达莫	严重	华法林和阿昔单抗、双嘧达莫通过药效学协同作用增加对方的效应
别嘌呤醇、胺碘酮、阿奇霉素、氯霉素、克霉唑、度洛西汀、氟康唑、氟西汀、咪康唑、帕罗西汀、罗红霉素、文拉法辛、伏立康唑	严重	这些药物通过抑制代谢增强华法林的效应
异戊巴比妥、戊巴比妥、苯巴比妥、司可巴比妥	严重	这些药物通过促进代谢降低华法林的效应
抗凝血酶 α、抗凝血酶 Ⅲ、阿加曲班、达比加群酯、达肝素、依诺肝素、磺达肝癸钠、肝素、萘替普酶	严重	这些药物和华法林均增强抗凝作用
卡培他滨、奎宁	严重	卡培他滨、奎宁该药物增加华法林的效应,机制不明确
卡马西平	严重	卡马西平通过影响 CYP3A4 代谢,降低华法林的浓度或效应
头孢唑林、头孢地尼、头孢替坦、头孢泊肟、左甲状腺素	严重	这些药物通过药效学的协同作用增强华法林的效应
头孢西丁	严重	该药物增加华法林的浓度或效应。影响产维生素 K 的肠道菌群,在几日后可使 INR 增加。该药物通过抗凝作用增强华法林的效应
水合氯醛	严重	该药物通过竞争血浆蛋白结合率增强华法林的效应
红霉素、伊马替尼	严重	这些药物通过影响 CYP3A4 代谢,增加华法林的浓度或效应
环丙沙星	严重	该药物通过影响 CYP2A1 代谢增加华法林的浓度或效应。喹诺酮类可能增强华法林的抗凝效应
雌二醇、维生素 K₁	严重	雌二醇、维生素 K_1 通过药效学的拮抗作用降低华法林的效应
哌拉西林	严重	该药物增强华法林的抗凝效应

药品	作用程度	相互作用
磺胺嘧啶、磺胺甲噁唑	严重	磺胺嘧啶、磺胺甲噁唑通过抑制代谢增强华法林的效应。该药物通过竞争血浆蛋白增强华法林的效应
对乙酰氨基酚、阿米卡星、环磷酰胺、氟尿嘧啶、吉西他滨、胰高血糖素、卡那霉素、左卡尼汀、洛伐他汀、奈替米星、链霉素、妥布霉素	慎用	这些药物增强华法林的效应,机制不明确
阿替普酶、阿司匹林、双氯芬酸、布洛芬、吲哚美辛、美洛昔康、萘普生、吡罗昔康、瑞替普酶	慎用	这些药物和华法林均增强抗凝效应
伊曲康唑、那格列奈、奥美拉唑、丙戊酸钠	慎用	这些药物通过影响 CYP2C9/10 代谢增加华法林的浓度或效应
阿莫西林、氨苄西林	慎用	阿莫西林、氨苄西林增强华法林的效应
咪唑硫嘌呤、硫嘌呤、甲巯咪唑、螺内酯	慎用	这些药物降低华法林的效应,机制不明确
波生坦	慎用	波生坦通过影响 CYP2C9/10、CYP3A4 代谢降低华法林的浓度或效应
布地奈德、可的松、氢化可的松、甲泼尼龙、泼尼松龙、泼尼松	慎用	这些药物通过影响 CYP3A4 代谢降低华法林的浓度或效应。糖皮质激素可通过促进血液凝集降低抗凝效应。它们也可通过破坏血管壁完整性增加出血风险
头孢克洛、头孢克肟、头孢噻肟、头孢他啶、头孢曲松、头孢呋辛、克林霉素、左氧氟沙星、氧氟沙星、替卡西林	慎用	这些药物影响产维生素 K 的肠道菌群,在几日后可能会令 INR 值升高。它会增强华法林的效应
西咪替丁	慎用	该药物通过影响 CYP1A2、CYP2C9/10 增强华法林的浓度或效应
西酞普兰、哌甲酯、普罗帕酮、奎尼丁	慎用	这些药物通过抑制代谢增强华法林的效应
克拉霉素、硝苯地平	慎用	克拉霉素、硝苯地平通过影响 CYP3A4 代谢,增加华法林的毒性
氯吡格雷	慎用	该药物和华法林通过药效学协同作用增强对方的效应
环孢素、炔雌醇	慎用	环孢素、炔雌醇通过影响 CYP3A4 代谢增加华法林的浓度或效应

续表

药品	作用程度	相互作用
地塞米松、灰黄霉素、奥卡西平、托吡酯	慎用	这些药物通过影响 CYP3A4 代谢降低华法林的浓度或效应
地尔硫䓬、维拉帕米	慎用	地尔硫䓬、维拉帕米通过影响 CYP1A2、CYP3A4 代谢增加该药物的浓度或效应
甲硝唑、扎鲁司特	慎用	这些药物通过影响 CYP3A4、CYP2C9/10 代谢增强华法林的浓度或效应
异烟肼	慎用	该药物通过影响 CYP1A2、CYP2C9/10、CYP3A4 增加华法林的浓度或效应
丙硫氧嘧啶	慎用	该药物通过药效学拮抗作用降低华法林的效应
利福平	慎用	该药物通过影响 CYP1A2、CYP2C9/10 降低华法林的浓度或效应
替加环素	慎用	该药物通过降低清除率增加华法林的浓度
替硝唑	慎用	该药物增强华法林的浓度或效应

【不良反应】

不良反应	处置方法
出血是本品的主要不良反应,可发生在任何部位,特别是泌尿系统和消化道	对于华法林导致的过度抗凝:①若 INR 高于目标值 5.0 但低于 6.0,减少华法林的用量或停止使用,直到 INR 降至 5.0 以下;②若 INR 为 6.0~8.0 并且无出血现象,暂停使用华法林,直到 INR 降至 5.0 以下;③若 INR 在 8.0 以上,并存在其他导致出血的因素,考虑使用维生素 K_1,常用剂量为静脉给药 0.5mg,或口服 2.5mg(英国血液病学学会推荐)
不常见的不良反应有恶心、呕吐、腹泻、瘙痒性皮疹、过敏反应和皮肤坏死[19]	对症治疗

【药物过量】

过量表现:出血并发症。

处置:轻微过量以及过量逐渐发生的情况下,一般只需停止华法林钠治疗直至 INR 回到目标范围内。当患者服用过大剂量,避免洗胃以防大出血,重复给予活性炭防止华法林钠被进一步吸收及肝肠再循环。若已用活性炭,必须静脉注射维生素 K。若出血并发症出现,给予维生素 K,凝血因子浓缩液或新鲜冰冻血浆可逆转华法林钠的作用。之后若还需口服抗凝血药,应避免用剂量超过 10mg 维生素 K,否则患者对华法林钠的抵抗作用将达到 2 周[16]。

可应用以下措施(表 10-1-4)治疗过量,适用于临床无明显出血的情况。

表 10-1-4 根据 INR 范围治疗华法林过量

INR 范围	措施
<5.0	停华法林钠下次剂量,当 INR 恢复到治疗范围内后,以较低剂量重新治疗
5.0~9.0	停华法林钠 1~2 次剂量,当 INR 恢复到治疗范围内后,以较低剂量重新治疗。或先停 1 次华法林钠并口服 1~2.5mg 维生素 K
>9.0	停华法林钠并口服 3.0~5.0mg 维生素 K

表 10-1-5 给出了不同 INR 范围对应的快速逆转华法林钠的抗凝作用的措施。

表 10-1-5 根据 INR 范围快速逆转华法林钠的抗凝作用的措施

INR 范围	措施
5.0~9.0 及已安排手术	停华法林钠并于手术前约 24 小时口服 2~4mg 维生素 K,可再一次口服维生素 K 1~2mg
>20 或严重出血	缓慢静脉滴注维生素 K,或者视情况的迫切性可给予新鲜冰冻血浆或凝血因子复合物,若需要可每 12 小时重复维生素 K 治疗

【药理作用】

本品为间接作用的香豆素类抗凝血药,抑制凝血因子Ⅱ、凝血因子Ⅶ、凝血因子Ⅸ、凝血因子Ⅹ以及蛋白 S 和蛋白 C 的活性。上述四种维生素 K 依赖性凝血因子氨基端谷氨酸需经羧基化酶作用,转为 γ-羧基谷氨酸,才有凝血活性,而华法林钠的作用是抑制羧基化酶,故致上述凝血因子不具活性,发挥抗凝作用,降低凝血酶诱导的血小板聚集反应,具有抗血小板聚集作用。对已经合成的凝血因子无效,故起效较慢,通常需要 2~7 日发挥抗凝疗效。本品作为口服抗凝血药在防治深静脉血栓形成、房颤、瓣膜病及换瓣患者继发的血栓栓塞并发症和心肌梗死后的二级预防等领域都已广泛应用,有确切的疗效,但仍存在并发出血的风险[19]。

【药代动力学】

口服后经胃肠道吸收迅速而完全。吸收后迅速与血浆白蛋白高度结合,结合率为 98.11%~99.56%。服药后 12~18 小时起效,36~48 小时达抗凝高峰,作用持续 3~5 日,$t_{1/2\beta}$ 为 44~60 小时。经肝代谢,肝细胞微粒体酶能使之羟基化,成为无活性的化合物,经肾由尿排出[16]。

【药物贮存】

遮光,密封,在 15~25℃保存[16]。

双 嘧 达 莫
Dipyridamole

【适应证】

1. 与阿司匹林联合应用于川崎病冠状动脉瘤较大者。

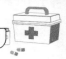

2. 用于心脏手术后预防血栓形成[20]。

【用法用量】

用于川崎病冠状动脉瘤较大者：口服，每日 2~6mg/kg，分 3 次口服，餐前 1 小时服用。

心脏手术后预防血栓形成：1 个月至 12 岁，每次 2.5mg/kg，每日 2 次[20]。

【给药说明】

用于抗血小板治疗时一般与阿司匹林联合应用，并视阿司匹林的用量调整本品剂量[20]。

【注意事项】

1. 不推荐用于新生儿。

2. 对本品过敏者禁用。

3. 休克患者禁用。

4. 低血压、有出血倾向者及冠心病患者慎用[21]。

【用药监护】

药物过量时如果发生低血压，必要时可用升压药[22]。

【相互作用】

药品	作用程度	相互作用
鱼精蛋白、依诺肝素、肝素、华法林	慎用	鱼精蛋白、依诺肝素、肝素、华法林和该药物通过药效学协同作用增强对方的效应
吲哚美辛	慎用	合用可能增强水潴留。可能有相加或协同毒性
地高辛	关注	合用可抑制 P 糖蛋白表达，促进地高辛的胃肠道吸收，地高辛的生物利用度可能增加

【不良反应】

1. 不良反应与剂量有关，如每日口服超过 400mg，约 25% 患者出现不良反应，以眩晕较多见，腹部不适、头痛、皮疹等较少见，腹泻、呕吐、面部潮红、瘙痒、心绞痛等罕见。偶有肝功能异常。

2. 用于冠心病患者的治疗时，较大剂量可能由于冠状动脉"窃血"，诱发心绞痛发作或引起心绞痛恶化。

3. 本品静脉注射进行双嘧达莫试验时，可引起显著不良反应，如头痛、眩晕、支气管痉挛、胸闷、低血压，诱发心绞痛，个别发生急性心肌梗死、心律失常（如心动过缓、心脏停搏）。发生严重不良反应时应立即停止本品注射，给予相应治疗并静脉注射氨茶碱[21]。

【药物过量】

药物过量时如果发生低血压，必要时可用升压药。啮齿动物发生的急性中毒症状有共济失调、运动减少和腹泻;狗可发生有呕吐、共济失调和抑郁。双嘧达莫与血浆蛋白高度结合,透析可能无益[23]。

【药理作用】

本品为磷酸二酯酶抑制药,使血小板中的 cAMP 增多,抑制血小板聚集。本品可抑制血小板第一相和第二相聚集,在高浓度(50μg/ml)时可抑制胶原、肾上腺素和凝血酶所致血小板释放反应。其抗血小板作用的机制还可能与增强前列环素(PGI_2)活性、激活血小板腺苷酸环化酶并轻度抑制血小板形成血栓素 A_2(TXA_2)等有关。本品可扩张血小管,在冠状循环小血管的普遍扩张可引起冠状动脉"窃血",诱发心肌缺血[21]。

【药代动力学】

本品口服吸收迅速,t_{max} 为 75 分钟,在肝内与葡糖醛酸结合后排入胆汁,在进入小肠后可再吸收入血,因此作用较持久。口服生物利用度为 37%~66%,蛋白结合率为 99%。血药浓度波动较大,普通制剂难以维持能较稳定地、有效地抑制血小板聚集的血药浓度,正常人每日口服 200mg,其血药浓度波动于 1.8~5.6μmol/L。消除半衰期 $t_{1/2\alpha}$ 为 40 分钟,$t_{1/2\beta}$ 为 10小时。尿中排泄很少。少量药物可透过胎盘屏障,分布于乳汁[21]。

【药物贮存】

遮光,密封保存[23]。

第二节 溶 栓 药

尿 激 酶
Urokinase

【适应证】

本品主要用于血栓栓塞性疾病的溶栓治疗。包括急性广泛性肺栓塞、胸痛 6~12 小时内的冠状动脉栓塞和心肌梗死、症状短于 3~6 小时的急性期脑血管栓塞、视网膜动脉栓塞和其他外周动脉栓塞症状严重的髂 - 股静脉血栓形成者。

也用于人工心瓣膜手术后预防血栓形成,保持血管插管和胸腔及心包腔引流管的通畅等。溶栓的疗效均需后继的肝抗凝加以维持[24]。

【用法用量】

一、新生儿

1. 严重血栓并发症　用溶解成 4 400U/ml 的溶液,负荷量 4 400U/kg 静脉注射 10 分钟,维持量 4 400U/(kg·h),用输注泵控制静脉输注。同时开始肝素治疗,但肝素负荷量可以省去。

2. 血管导管闭塞 用溶解成 5 000U/ml 的溶液,向导管内注入 1~3ml,留置 1~4 小时后吸出[25]。

二、儿童及青少年

1. 心肌梗死 建议以氯化钠注射液配制后 4 400U/kg,10~15 分钟静脉滴注完。然后以每小时 4 400U/kg 静脉滴注维持。滴注前应先行静脉给予肝素。

2. 脓胸或心包积脓 常用抗生素和脓液引流术治疗。引流管常因纤维蛋白形成凝块而阻塞引流管。此时可向胸腔或心包腔内注入以灭菌注射用水配制的本品(浓度为 5 000U/ml)5 000~10 000U,保留 2~4 小时后吸出。既可保持引流管通畅,又可防止胸膜或心包粘连或形成心包缩窄[26]。

【给药说明】

本品必须在临用前新鲜配制,随配随用。临用前应以注射用灭菌生理盐水或 5% 葡萄糖溶液配制[27]。

【注意事项】

1. 活动性内脏出血禁用。

2. 既往任何时间的出血性脑卒中和 1 年以内的缺血性脑卒中或脑血管事件禁用。

3. 颅内肿瘤禁用。

4. 可疑主动脉夹层禁用。

5. 近期(1 个月)内外伤和大手术者禁用。

6. 有不能压迫的大血管穿刺者禁用。

7. 近期(2~4 周)脏器出血史者禁用。

8. 活动性消化性溃疡者禁用。

9. 已知有出血倾向或目前正在使用治疗剂量的抗凝血药者禁用。

10. 糖尿病合并视网膜病变者禁用。

11. 感染性心内膜炎、二尖瓣病变伴心房颤动且疑有左心房内血栓者禁用。

12. 严重肝、肾功能障碍及进展性疾病者禁用。

13. 有凝血功能障碍及出血性疾病者禁用[24,28]。

【用药监护】

1. 应用本品前,应对患者进行红细胞压积、血小板计数、凝血酶时间(thrombin time,TT)、凝血酶原时间(prothrombin time,PT)、活化部分凝血活酶时间(APTT)及优球蛋白溶解时间的测定。TT 和 APTT 应在 2 倍延长的范围内。

2. 用药期间应密切观察患者反应,如脉率、体温、呼吸频率和血压、出血倾向等。

3. 冠状动脉内血栓的快速溶解,可发生再灌注心律失常,因此溶栓过程中必须严密监测,并给予相应处理。

4. 本品仅供静脉注射,用药前应先建立好静脉输液和抽取血标本的通道,用药后不再反复穿刺,若必须穿刺血管需谨慎压迫止血。避免肌内注射。

5. 溶栓后可给予肝素或低分子肝素皮下注射,若用肝素静脉输注,需检测 APTT,调整肝素用量[27]。

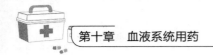

【相互作用】

药品	作用程度	相互作用
阿司匹林	慎用	同用可增加出血的危险

【不良反应】

不良反应	处置方法
出血,可为浅表部位的出血,也可为内脏出血	发生严重出血并发症时需立即停止输注,必要时输新鲜血或红细胞、纤维蛋白原等,也可试用氨基己酸等抗纤溶药注射止血,但通常效果不显著
个别患者可发生轻度过敏反应	对症治疗
少见恶心、呕吐、食欲减退[27]	对症治疗

【药物过量】

表现:伴有一定出血风险。

处置:一旦出现出血症状应立即停药,按出血情况和血液丧失情况补充新鲜全血,纤维蛋白原血浆水平 $<2.94 \times 10^{-6}$mol/L(100mg/dl)伴出血倾向者应补充新鲜冷冻血浆或冷沉淀物,不宜用右旋糖酐羟乙基淀粉。氨基己酸的解救作用尚无报道,但可在紧急情况下使用[24]。

【药理作用】

本品为一内源性纤溶物质,直接作用于机体纤溶系统,使纤溶酶原转化为有活性的纤溶酶,从而将纤维蛋白凝块降解为纤维蛋白降解产物,使血栓溶解。尿激酶的纤溶作用无特异性,也会使血浆纤维蛋白原和某些其他血浆蛋白质降解。尿激酶为肾脏产生的一种蛋白质,可从尿中提取,也可经人类肾细胞组织培养技术制成。静脉注射溶栓剂量的本品后,血液纤溶活性增高,停止给药后数小时作用消失,但血浆纤维蛋白原和纤溶酶原水平降低及循环中纤维蛋白降解产物升高可持续 12~24 小时,溶栓效果与药物剂量、给药时间窗明显相关。本品主要用于新鲜血栓,病程超过 7 日者效果不佳[27]。

【药代动力学】

本品在人类的药动学研究仍不全面。静脉注射本品可迅速经肝脏清除,血浆半衰期约为 20 分钟。肝功能损害患者预期半衰期延长,小部分药物经胆汁和尿排泄[27]。

【药物贮存】

遮光,密闭,在 10℃以下保存[24]。

第三节　止　血　药

维生素 K₁
Vitamin K₁

【适应证】

用于维生素 K 缺乏引起的出血,如梗阻性黄疸、胆瘘、慢性腹泻等所致出血,香豆素类、水杨酸钠等所致的低凝血酶原血症,新生儿出血以及长期应用广谱抗生素所致的体内维生素 K 缺乏[29]。

【用法用量】

一、新生儿

1. 预防新生儿出血性疾病　肌内注射,出生时一次性注射 0.5~1mg;口服,出生时 2mg,4~7 日再次 2mg,母乳喂养婴儿,1 个月时再次 2mg;静脉注射,早产新生儿 400μg/kg(最大剂量 1mg)。静脉注射的婴儿需要继续给予口服剂量[30]。

2. 治疗新生儿出血性疾病　静脉注射每次 1mg,根据需要,每 8 小时给予 1 次[31]。

二、儿童及青少年

1. 治疗华法林诱导的没有或有轻微出血的低凝血酶原血症　静脉注射,单次剂量,1 个月至 12 岁,15~30μg/kg(最大剂量 1mg),根据需要重复给药[32]。

2. 治疗华法林诱导的低凝血酶原血症,逆转抗凝或伴有明显出血;治疗维生素 K 缺乏性出血　静脉注射,单次剂量,1 个月至 12 岁,250~300μg/kg(最大 10mg)[33]。

3. 长期使用不含维生素 K 的肠外营养液

1~9 岁:每周肌内注射维生素 K 15~10mg。

0~11 个月:肌内注射 2mg。

4. 用于抗凝血类灭鼠剂"敌鼠钠""杀鼠灵"等毒物的中毒　肌内注射或静脉注射,1 次 5~10mg,1 日 2~3 次;严重中毒者首次剂量可以加大,1 日可用至 50~100mg。待出血倾向基本停止或凝血酶原时间恢复正常后改为肌内注射,直至停药[32]。

【给药说明】

本品应避免冻结,如有油滴析出或分层,则不宜使用,但可在遮光条件下加热至 70~80℃,振摇使其自然冷却,如可见异物正常仍可继续使用[33]。

【注意事项】

有肝功能损伤的患者,本品的疗效不明显,盲目加量可加重肝损伤。严重肝脏疾患或肝功能不全者禁用[29]。

【用药监护】

1. 本品对肝素引起的出血倾向无效。外伤出血无必要使用本品。

2. 用药期间应定期测定凝血酶原时间,及时调整用量及给药次数。

3. 本品用于静脉注射宜缓慢。

4. 新生儿应用本品后可出现高胆红素血症、黄疸和溶血性贫血,注意监护。

5. 严重的凝血酶原减少并发严重的出血时,维生素 K 的作用延迟,必须同时使用凝血因子或新鲜血浆以迅速止血。

6. 大剂量注射本品时,可有暂时性抗维生素 K 作用,此时应重新使用抗凝血药如肝素等[29,33]。

【相互作用】

药品	作用程度	相互作用
华法林	严重	维生素 K_1 通过药效学的拮抗作用降低该药物的效应
红霉素	慎用	该药物通过改变肠道菌群降低维生素 K_1 的浓度或效应
布洛芬、吲哚美辛、酮洛芬、美洛昔康、萘普生、吡罗昔康	慎用	该药物促进抗凝,维生素 K_1 抑制抗凝作用

【药物相容性】

容器	不相容
混合管	苯妥英钠、维生素 C、维生素 B_{12}、右旋糖酐

【不良反应】

1. 偶可发生过敏反应。

2. 静脉注射速度过快可导致面部潮红、出汗、支气管痉挛、心动过速以致低血压等。

3. 肌内注射可引起局部红肿和疼痛[29,33]。

【药物过量】

表现:大剂量或超剂量可加重肝损害[29]。

【药理作用】

本品为维生素类药。维生素 K 是肝脏合成因子 Ⅱ、Ⅶ、Ⅸ、Ⅹ 所必需的物质。维生素 K 缺乏可引起这些凝血因子合成障碍或异常,临床可见出血倾向和凝血酶原时间延长。中毒时血液中有活性的凝血酶原浓度显著下降而导致出血,因此维生素 K 可拮抗此类出血。但只有维生素 K_1 作用明显[29]。

【药代动力学】

肌内注射 1~2 小时起效,3~6 小时止血效果明显,12~14 小时后凝血酶原时间恢复正常。

本品在肝内代谢,经肾脏和胆汁排出[29]。

【药物贮存】

遮光,密闭,防冻保存[29]。

氨 甲 苯 酸
Aminomethylbenzoic Acid

【适应证】

用于纤维蛋白溶解亢进所致出血。还可用于由链激酶或尿激酶过量所引起的出血[34]。

【用法用量】

一、新生儿
新生儿一次 0.02~0.03g,静脉注射[35],视病情可重复给药。

二、儿童及青少年
1. 口服

5 岁以下儿童:每次 0.1~0.125g,每日 2~3 次。

5 岁及以上:每次 0.25~0.5g,每日 3 次,一日最大剂量为 2g。

2. 静脉注射

5 岁以下儿童每次 0.05~0.1g。

5 岁及以上:参照成人剂量,每次 0.1~0.3g,每日最大剂量 0.6g[35]。

【给药说明】

静脉给药用 5% 葡萄糖注射液或生理盐水 10~20ml 稀释后缓慢注射[36]。

【注意事项】

1. 应用本品有血栓形成并发症的可能,有血栓栓塞病史者禁用,有血栓形成倾向及有心肌梗死倾向者慎用。

2. 本品可导致继发性肾盂和输尿管凝血块阻塞,大量血尿患者禁用或慎用。

3. 本品对一般慢性渗血效果较显著,但对癌症出血以及创伤出血者无止血作用。

4. 本品一般不单独用于弥散性血管内凝血(DIC)所致继发性纤溶性出血,以防进一步血栓形成,影响脏器功能,特别是急性肾功能衰竭者,故应在肝素化的基础上应用本品。而在 DIC 晚期,以纤溶亢进为主时则可单独应用本品[37]。

【用药监护】

1. 如与其他凝血因子(如因子IX)等合用,应注意血栓形成,在凝血因子使用后 8 小时再应用本品较为妥善。

2. 慢性肾功能不全时用量酌减,给药后尿液浓度较高。

3. 应用本品时间较长者,应进行眼科检查监护。

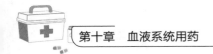

4. 治疗原发性纤维蛋白溶解所致出血,剂量可酌情加大[38]。

【相互作用】

药品名称	相互作用
口服避孕药、雌激素、凝血酶原复合物	增加血栓形成的危险

【药物相容性】

容器	不相容
混合管	尿激酶等溶栓剂、青霉素

【不良反应】

腹泻、恶心、呕吐、头痛、头晕、胸闷[34]。

【药理作用】

纤溶酶原通过其分子结构中的赖氨酸结合部位而特异性地吸附在纤维蛋白上,赖氨酸则可以竞争性地阻抑这种吸附作用,减少纤溶酶原的吸附率,从而减少纤溶酶原的激活程度,以减少出血。本品的化学结构与赖氨酸相似,因此也能竞争性阻抑纤溶酶原在纤维蛋白上吸附,从而防止其激活,保护纤维蛋白不被纤溶酶所降解和溶解,最终达到止血效果。本品还可直接抑制纤溶酶活力,减少纤溶酶激活补体(C_1)的作用,从而达到防止遗传性血管神经性水肿的发生[36]。

【药代动力学】

口服后胃肠道吸收率为$(69±2)$%。体内分布浓度从高到低依次为肾、肝、心、脾、肺、血液等。服药后 3 小时血药浓度即到峰值,口服剂量为 7.5mg/kg,峰值一般为 4~5μg/ml。口服 8 小时血药浓度已降到很低水平;静脉注射后有效血药浓度可维持 3~5 小时。口服 24 小时后,给药总量$(36±5)$%以原型随尿排出,静脉注射则排出$(63±17)$%,其余为乙酰化衍生物[36]。

【药物贮存】

密闭保存[37]。

酚 磺 乙 胺
Etamsylate

【适应证】

用于防治各种手术前后的出血,也可用于血小板功能不良、血管脆性增加而引起的出血[38]。

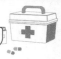

【用法用量】

口服:每次 10mg/kg,每日 2~3 次。

肌内注射、静脉滴注:每次 0.125~0.25g,每日 2~3 次,视病情可增加剂量[39]。

【给药说明】

如遇变色、结晶、混浊、异物应禁用[38]。

【注意事项】

1. 对本品及其中任何成分过敏者禁用。
2. 急性卟啉病患者禁用。
3. 血栓栓塞性疾病患者或有病史者慎用。
4. 肾功能不全患者慎用[39]。

【用药监护】

给药过程中可有暂时性低血压,应注意监护[38]。

【相互作用】

药品名称	相互作用
右旋糖酐	右旋糖酐抑制血小板聚集,延长出血及凝血时间,理论上与本品呈拮抗作用

【药物相容性】

容器	相容	不相容
混合管	维生素 K	氨基酸、氨基己酸、碳酸氢钠

【不良反应】

不良反应	处置方法
恶心、头痛、皮疹、血栓形成、暂时性低血压等,偶有静脉注射后发生过敏性休克的报道[38]	降低给药剂量后,头痛和皮疹可消失,餐后应用酚磺乙胺可减轻胃肠道反应

【药理作用】

本品可降低毛细血管通透性,使血管收缩,出血时间缩短。本品又能增强血小板聚集性和黏附性,促进血小板释放凝血活性物质,缩短凝血时间,但确切疗效有待进一步确认。有研究者认为本品还具有促使血小板由骨髓向外周血释放的作用[39]。

【药代动力学】

静脉注射后 1 小时作用达高峰,作用维持 4~6 小时。本品易从胃肠道吸收,口服后 1 小时起效。大部分以原型从肾排泄,小部分从胆汁、粪便排出。静脉注射、肌内注射的 $t_{1/2\beta}$ 分别为 1.9 小时和 2.1 小时[39]。

【药物贮存】

遮光,密闭保存[38]。

白眉蛇毒血凝酶
Hemocoagulase

【适应证】

1. 用于需减少流血或止血的各种医疗情况。
2. 预防出血,术前用药可避免或减少手术部位及术后出血[40]。

【用法用量】

儿童用药酌减。可静脉注射、肌内注射、皮下注射、局部用药。

1. 一般出血　儿童 0.3~0.5U。成人 1~2U。
2. 紧急出血　立即静脉注射 0.25~0.5U,同时肌内注射 1U。
3. 各类外科手术　术前 1 日晚肌内注射 1U;术前 1 小时肌内注射 1U;术前 15 分钟静脉注射 1U;术后 3 日每日肌内注射 1U。
4. 咯血　每 12 小时皮下注射 1U。如有必要,可在开始时再加静脉注射 1U。最好是加入 10ml 生理盐水中混合后注射。
5. 异常出血　剂量加倍,每隔 6 小时肌内注射 1U,直至出血完全停止[41]。

【给药说明】

溶解后发生混浊或沉淀禁止使用[40]。

【注意事项】

1. 有血栓病史者禁用;对本品及同类药品过敏者禁用。
2. 动脉、大静脉受损的出血,必须及时外科手术处理。
3. 本品不适用于 DIC 及血液病导致的出血。
4. 本品在体内缺乏血小板或某些凝血因子(如凝血酶原)时无代偿作用。宜在补充血小板、凝血因子或输注新鲜血浆的基础上应用本品。
5. 在原发性纤溶系统亢进(如内分泌腺、癌症手术等)的情况下,本品宜与抗血纤溶酶药合用[40-41]。

【用药监护】

注意观察患者的出、凝血时间，如有异常及时处理[41]。

【相互作用】

尚无与其他药物相互作用的报道。

【药物相容性】

为防止药效降低，不宜与其他药物混合静脉注射。

【不良反应】

不良反应	处置方法
过敏	给予抗组胺药、糖皮质激素及时对症治疗[40]

【药物过量】

药物过量：大剂量（50~100U/ 次）时具有较强的去纤维蛋白原作用，能明显降低血液中的纤维蛋白原，而使血液黏度及凝血性下降[40]。

【药理作用】

本品是从长白山白眉蝮蛇蛇毒中提取的一种白眉蛇毒血凝酶，其中含有类凝血酶的类凝血激酶，两种类酶为相似的酶作用物，在 Ca^{2+} 存在下，能活化因子Ⅴ、Ⅶ和Ⅷ，并刺激血小板的凝集；类凝血激酶在血小板因子Ⅲ存在下，可促使凝血酶原变成凝血酶，也可活化因子Ⅴ，并影响因子Ⅹ。动物实验结果显示，本品小剂量时表现为促凝作用，大剂量时表现为抗凝作用[40]。

【药代动力学】

给药途径	起效时间 /min	达峰时间 /min	持续时间 /h
静脉注射	5~10	20~30	24
肌内注射	20~30	45	36~72

本品静脉、肌内、皮下及腹腔给药均能吸收。本品能与血浆蛋白结合，逐渐成为无活性的复合物，其代谢产物由肾脏缓慢排泄，需 3~4 日才能全部消除[40]。

【药物贮存】

密封，在凉暗处（避光，低于 20℃）保存[40]。

硫酸鱼精蛋白
Protamine Sulfate

【适应证】

抗肝素药。用于肝素过量所致的出血[42]。

【用法用量】

一、新生儿

本品 1mg 可中和约 100U 的肝素,用量根据最后一次的肝素剂量及用后的时间(肝素 $t_{1/2}$ 为 45~60 分钟)计算。

每 100U 肝素用后 30 分钟以内需用本品 1mg,用后 30~60 分钟需用本品 0.5~0.75mg,用后超过 2 小时需用本品 0.25~0.375mg。

每剂加生理盐水 5ml 静脉注射(5~10 分钟)[43]。

二、儿童及青少年

1. 静脉注射或静脉滴注肝素过量　静脉注射,速度不超过 5mg/min。1 个月至 17 岁:若肝素与鱼精蛋白给药的间隔时间小于 30 分钟,给予 1mg 中和 100U 的肝素;若间隔时间为 30~60 分钟,给予 500~750μg 中和 100U 的肝素;若间隔时间为 60~120 分钟,给予 375~500μg 中和 100U 的肝素;若间隔时间大于 120 分钟,给予 250~375μg 中和 100U 的肝素;最大剂量 50mg。

2. 皮下注射肝素过量　静脉注射或静脉滴注。1 个月至 17 岁:1mg 中和 100U 的肝素;静脉注射给予总剂量的 50%~100%(速度不超过 5mg/min),再静脉滴注持续 8~16 小时给予余下的剂量;总剂量不超过 50mg。

3. 皮下注射低分子肝素过量　间断性静脉注射(速度不超过 5mg/min)或持续性静脉滴注。1 个月至 17 岁:1mg 中和 100U 的低分子肝素;最大剂量 50mg[44]。

【给药说明】

1. 必要时可用 0.9% 氯化钠稀释。

2. 本品与头孢菌素及青霉素有配伍禁忌,切忌同时注射。

3. 本品口服无效,仅限用于静脉注射。

4. 严禁与碱性物质接触。

5. 静脉注射速度过快可致热感、皮肤发红、低血压心动过缓等[45]。

【注意事项】

有鱼类过敏史的患者可能对鱼精蛋白发生超敏反应[45]。

【用药监护】

1. 鱼精蛋白可引起低血压,静脉注射应缓慢,并应备有抢救休克的药物和设备。

2. 一次用药 5~15 分钟后,可进行活化部分凝血活酶时间或凝血酶原时间测定,用以估计用量,特别是在大剂量肝素应用后。

3. 对血容量偏低患者,宜纠正后再用本品,以防引发周围循环衰竭。

4. 给药后可根据凝血酶原时间测定,决定是否再次给药。

5. 肝素在体内代谢迅速,与鱼精蛋白给药的间隔时间越长,拮抗所需用量越少;例如肝素静脉注射 30 分钟后,再用本品,剂量可减少一半。

6. 深部皮下注射肝素过量所致出血,由于肝素吸收时间延长,可先给予本品 25~50mg,以后再根据中和所需量注射[45]。

【相互作用】

药品	作用程度	相互作用
阿奇霉素、红霉素、普罗帕酮	慎用	阿奇霉素、红霉素、普罗帕酮通过抑制代谢增加该药物的效应
肝素、华法林、依诺肝素	慎用	这三种药物和肝素均促进抗凝作用

【药物相容性】

容器	相容
Y 型管	阿芬太尼、阿米卡星、阿曲库铵、阿托品、艾司洛尔、氨茶碱、氨力农、氨曲南、昂丹司琼、苯海拉明、布美他尼、布托啡诺、茶碱、地高辛、丁丙诺啡、多巴胺、多巴酚丁胺、多黏菌素 B、多西环素、法莫替丁、芬太尼、氟康唑、甘露醇、更昔洛韦、红霉素、琥珀胆碱、环孢素、甲基多巴、甲氧氯普胺、间羟胺、克林霉素、奎尼丁、拉贝洛尔、雷尼替丁、利多卡因、氯丙嗪、氯化钙、氯化钾、麻黄碱、吗啡、美托洛尔、咪达唑仑、咪康唑、米诺环素、纳布啡、奈替米星、尿激酶、哌替啶、喷他佐辛、葡萄糖酸钙、普鲁卡因胺、普萘洛尔、庆大霉素、去甲肾上腺素、去氧肾上腺素、乳酸钠林格、肾上腺素、舒芬太尼、碳酸氢钠、头孢他啶、妥布霉素、万古霉素、维拉帕米、维生素 B_1、维生素 B_{12}、维生素 B_6、维生素 C、西咪替丁、硝酸甘油、亚胺培南西司他丁、异丙嗪、异丙肾上腺素、重组人促红素

有说明书指出硫酸鱼精蛋白与某些抗生素不相容,包括一些头孢菌素类及青霉素类。

【不良反应】

1. 心动过缓、胸闷、呼吸困难及血压降低。

2. 恶心、呕吐、面红潮热及倦怠。作用短暂,无须治疗。

3. 极个别患者可发生过敏反应。

4. 心脏手术体外循环所导致的血小板减少可因注射本品而加重[45]。

【药物过量】

过量表现:再度出血及其他不良反应[42]。

【药理作用】

本品具有强碱性基团,在体内可与强酸性的肝素结合,形成稳定的复合物。这种直接拮抗作用使肝素失去抗凝活性。肝素与抗凝血酶Ⅲ结合,加强其对凝血酶的抑制作用。本品

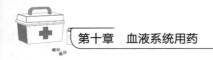

可分解肝素与凝血酶Ⅲ结合,从而消除其抗凝作用。本品尚具有轻度抗凝血酶原激酶作用,但临床一般不用于对抗非肝素所致抗凝作用[42]。

【药代动力学】

注射后 30~60 秒即能发挥止血效能。作用持续约 2 小时。$t_{1/2}$ 与用量相关,用量越大,$t_{1/2}$ 越长[42]。

【药物贮存】

密闭,在凉暗处(避光并不超过 20℃)保存[42]。

第四节　升白细胞、血小板药

重组人促红素(CHO 细胞)
Recombinant Human Erythropoietin (CHO cell)

【适应证】

用于慢性肾脏病(chronic kidney disease, CKD)合并的贫血。外科围手术期的红细胞动员。治疗非骨髓恶性肿瘤应用化疗引起的贫血,不用于治疗肿瘤患者由其他因素(如铁和叶酸缺乏、溶血或胃肠道出血)引起的贫血。合并活动性恶性肿瘤患者,应慎用本品[46]。

【用法用量】

1. 慢性肾脏病合并的贫血　根据患者血红蛋白(Hb)含量、体重和临床情况决定初始治疗剂量,个体化治疗。建议非透析患者选用皮下注射途径,透析患者选用静脉注射途径。

儿童治疗目标:2 岁及以上青少年,目标血红蛋白浓度 100~120g/L;2 岁以下的儿童,目标血红蛋白浓度 95~115g/L。

成人剂量如下,可作为参考:治疗期开始推荐剂量为血液透析患者 100~150U/kg,分 2~3 次给药,非透析患者每周 75~100U/kg。若红细胞压积每周增加少于 0.5%,可于 4 周后按 15~30U/kg 增加剂量,但每周最大增加剂量为 30U/kg,红细胞压积应增加到 30~33%,但不宜超过 36%。每周单次给药推荐剂量为成年血液透析或腹膜透析患者每周 10 000U。

维持期每周分次给药后如果红细胞压积增加到 30~33% 或血红蛋白达到 100~110g/L,则进入维持期治疗,推荐将剂量调整至治疗期剂量的 2/3,每 2~4 周检查红细胞压积以调整剂量,维持红细胞压积和血红蛋白在适当水平[46]。

2. 外科围手术期的红细胞动员　适用于术前血红蛋白值在 100~130g/L 的择期外科手术患者(心脏血管手术除外),成人使用剂量为 150U/kg,每周 3 次,皮下注射,于术前 10 日至术后 4 日应用,可减轻术中及术后贫血,减少对异体输血的需求,加快术后贫血倾向的恢复[46]。

3. 肿瘤化疗引起的贫血　当患者总体血清促红素水平 >200mU/ml 时,不推荐使用本品

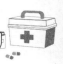

治疗。成人剂量如下,可供参考。

每周分次给药:起始剂量每次 150U/kg,皮下注射,每周 3 次。如果经过 8 周治疗,不能有效地减少输血需求或增加红细胞比容,可增加剂量至每次 200U/kg,皮下注射,每周 3 次。如红细胞比容 >40% 时,应减少本品的剂量直到红细胞比容降至 36%。当治疗再次开始时或调整剂量维持需要的红细胞比容时,本品应以 25% 的剂量减量。如果起始治疗剂量即获得非常快的红细胞比容增加(如:在任何 2 周内增加 4%),本品也应该减量。

每周单次给药:当患者外周血 Hb 男性 <110g/L,女性 <100g/L 时,可给予重组人促红素注射液 36 000U 皮下注射,每周 1 次,疗程 8 周。若治疗期间疗程未达 8 周,Hb 升高达到 120g/L 时,应停止给药,直至 Hb 男性下降到 <110g/L,女性下降到 <100g/L 时可重新开始给药。若治疗后两周内 Hb 升高过快,升高绝对值超过 13g/L 时,应酌情减少剂量[46-47]。

【给药说明】

西林瓶包装,打开药瓶后,吸入适量药液,直接静脉或皮下注射;预充式注射器包装,拔掉针护帽,直接静脉或皮下注射。每瓶药品一次性使用,剩余部分弃去[46]。

【注意事项】

1. 未控制的重度高血压患者禁用。

2. 由高效表达人红细胞生成素基因的中国仓鼠卵巢细胞(Chinese hamster ovary cell, CHO cell)经细胞培养表达、分离和高度纯化后制成。对本品及其他哺乳动物细胞衍生物过敏者禁用。

3. 制剂中辅料包含人血蛋白、氯化钠、一水枸橼酸、二水枸橼酸三钠,对人血白蛋白过敏者禁用[46]。

【用药监护】

1. 合并感染者禁用。控制感染后再使用本品。

2. 在慢性肾衰竭患者的临床研究中,促红细胞生成刺激剂给药后,血红蛋白水平 ≥130g/L 时,患者发生死亡、严重心血管事件和中风的风险上升。

3. 随着红细胞压积增高,血液黏滞度可明显增高,因此应注意防止血栓形成。

4. 血卟啉病患者,应慎用重组人促红素。

5. 血液透析期间,使用本品患者需要加强肝素抗凝治疗。

6. 有心肌梗死、肺梗死、脑梗死患者,有药物过敏史及有过敏倾向的患者应慎重给药。

7. 叶酸和维生素 B_{12} 不足会降低本品疗效,严重铝过量会影响疗效。

8. 严格监测和控制患者血压。红细胞压积增高时,会引起血压增高,患者可能需开始或加强抗高血压治疗和饮食限制。

9. 监测血红蛋白及红细胞压积。2 周内血红蛋白上升超过 10g/L,建议减量应用。

10. 补充铁剂治疗。血红蛋白增加可能会出现铁相对不足,继而影响药效。儿童患者血清铁浓度控制目标为 100μg/L,为避免铁剂毒性,建议每 1~3 个月监测血清铁浓度,无感染征象、血清铁浓度超过 800μg/L 提示铁过载。不推荐常规补充维生素 C[46-47]。

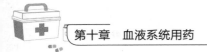

【相互作用】

药品名称	相互作用
肝素	本品可使红细胞数量增多,血液易于凝固,接受透析患者肝素用量应相应增多
铁	红细胞造血动用储存铁,除反复输血致铁过量患者,应补铁治疗
叶酸和维生素 B_{12}	叶酸和维生素 B_{12} 缺乏可延迟或降低本品药效,有时需补充
左卡尼汀	有研究表明,左卡尼汀可增加红细胞膜的稳定性,不建议作为常规治疗补充,对于血液透析患者,可按临床实际酌情补充

【不良反应】

不良反应	处置方法
头痛、低热、乏力	对症处理可好转,持续存在应考虑停药
过敏反应	初次使用建议少量应用,确定无异常反应后注射全量,发现异常立即停药
血压升高	定期观测血压变化,必要时减量或停药,并调整抗高血压药的剂量
肝脏 GOT 和 GPT 升高	对症处理
胃肠道反应	对症处理
血液系统血栓	注意防治[46]

【药物过量】

药物过量表现:可能会导致红细胞压积过高,引起各种致命的心血管系统并发症[46]。

【药理作用】

1. 促红素是肾脏分泌的一种活性蛋糖蛋白,作用于骨髓中红系造血祖细胞,能促进其增殖、分化。

2. 重组人促红细胞生成素由重组 DNA 技术产生,对后期成红细胞祖细胞有明显刺激集落形成作用,可促使组织红细胞自骨髓向血中释放,进而转化为成熟红细胞[47]。

【药代动力学】

给药途径	达峰时间	持续时间 /h	$t_{1/2}$/h
静脉注射	快速达峰	24~36	6~9
皮下注射	12~24 小时	24~36	19~24

起效时间:网织红细胞计数升高为 7~10 日,而红细胞计数、红细胞压积及血红蛋白回升通常需 2~6 周[47]。

【药物贮存】

避光保存和运输,2~8℃保存[46]。

重组人粒细胞刺激因子
Recombinant Human Granulocyte Colony-stimulating Factor

【适应证】

1. 骨髓移植后,促进中性粒细胞计数增加。

2. 癌症化疗引起的中性粒细胞减少症。包括恶性淋巴瘤、小细胞肺癌、胚胎细胞瘤、神经母细胞瘤等。

3. 急性白血病。

4. 骨髓增生异常综合征伴发的中性粒细胞减少症。

5. 再生障碍性贫血伴发的中性粒细胞减少症。

6. 先天性、特发性中性粒细胞减少症[48]。

【用法用量】

1. 促进骨髓移植后中性粒细胞数增加　通常自骨髓移植后次日至第 5 日,每日 1 次静脉滴注 $300\mu g/m^2$。

2. 癌症化疗引起的中性粒细胞减少症　恶性淋巴瘤、肺癌、卵巢癌、睾丸癌、神经母细胞瘤:通常在化疗结束后次日开始,每日 1 次静脉给予 $100\mu g/m^2$;无出血倾向等情况时,每日 1 次皮下注射 $50\mu g/m^2$。

3. 急性白血病　通常在化疗结束后骨髓中的幼粒细胞减少到足够低的水平,且外周血中无幼稚细胞时开始给药。推荐剂量:每日 1 次静脉给药 $200\mu g/m^2$;无出血倾向等情况时,每日 1 次皮下给药 $100\mu g/m^2$。

4. 骨髓增生异常综合征伴发的中性粒细胞减少症　中性粒细胞数 $<1\ 000/mm^3$,静脉滴注 $100\mu g/m^2$,每日 1 次。

5. 再生障碍性贫血伴发的中性粒细胞减少症　中性粒细胞数 $<1\ 000/mm^3$,静脉滴注 $400\mu g/m^2$,每日 1 次。

6. 先天性、特发性中性粒细胞减少症　中性粒细胞数 $<1\ 000/mm^3$,皮下注射 $50\mu g/m^2$,每日 1 次[48]。

【给药说明】

1. 可与 5% 葡萄糖注射液、0.9% 氯化钠注射液混合后静脉滴注。稀释后 6 小时内用完。

2. 静脉给药时速度尽量缓慢,每次至少 1 小时。快速滴注可降低其作用。

3. 皮下注射较静脉给药血药浓度维持时间更长,且用药方便,若无出血倾向,推荐皮下给药。

4. 当中性粒细胞数增加至 $5\ 000/mm^3$ 以上时应减量或停药,并观察病情。

5. 紧急情况可用白细胞的半数估算中性粒细胞数（$WBC>10\ 000/mm^3$）[49]。

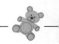

【用药监护】

1. 仅限用于中性粒细胞减少症患者。

2. 使用前充分询问过敏史,既往有药物过敏史及有过敏倾向的患者慎用。

3. 对早产儿、新生儿及婴幼儿用药的安全性尚未确定,不建议使用。儿童慎用,密切观察。

4. 每日用药的 4 个月至 17 岁患者未发现长期毒性效应,其生长发育、性征和内分泌均未改变。

5. 对癌症化疗引起的中性粒细胞减少症者,化疗前后 24 小时内避免使用本品。

6. 进行化疗和骨髓移植的急性髓系白血病患者应用本品前,建议采集细胞进行体外试验,以确认是否可促进白血病细胞增多。

7. 长期使用可使脾脏增大。

8. 再生障碍性贫血及先天性中性粒细胞减少患者,应用本品后有转变为骨髓增生异常综合征或急性白血病、染色体异常的病例。

9. 体外或体内试验表明本品具有促进多种人膀胱癌及骨肉瘤细胞株增殖的倾向。

10. 应用过程中定期监测中性粒细胞数,如过度增加,应减量或停药。

11. 使用期间注意观察有无过敏反应,如出现立即停药并采取适当处置。

12. 急性髓系白血病患者应定期进行血液检查及骨髓检查,发现幼稚细胞增多时应停药。

13. 有发生间质性肺炎或使其恶化的可能。密切观察,发现发热、咳嗽、呼吸困难和胸部 X 线检查异常时,停药,并给予肾上腺皮质激素等适当处置。

14. 有发生急性呼吸窘迫综合征的可能。密切观察,如发现急剧加重的呼吸困难、低氧血症、两肺弥漫性浸润阴影等胸部 X 线检查异常时,应停药,并进行呼吸道控制等适当处理。

15. 可能会发生毛细血管渗漏综合征。密切观察,一旦出现低血压、低白蛋白血症、水肿、肺水肿、胸腔积液、腹水、血液浓缩等症状,应采取停药等适当的处置措施[48-49]。

【相互作用】

药品名称	相互作用
促白细胞释放药(如锂剂)	合用需谨慎
化疗药	迅速分化的造血祖细胞对化疗药及放疗敏感,不宜同用

【药物相容性】

勿与其他药物混用。

【不良反应】

不良反应	处置方法
中性粒细胞过度增加	减量或停药
骨痛,腰痛	多数无须处理可自行消退。较重者可给予非麻醉性镇痛剂

续表

不良反应	处置方法
间质性肺炎	给予肾上腺皮质激素
急性呼吸窘迫综合征	立即停药,并进行呼吸道控制等适当处理
幼稚细胞增加	停药
毛细血管渗漏综合征	立即停药,给予适当处置措施[50]

【药物过量】

过量表现:食欲减退、体重减轻、活动减少,出现尿隐血、尿蛋白阳性、血清碱性磷酸酶活性显著提高、肝脏明显病变。

处置:经五周恢复期后各项指标可恢复正常或减轻[50]。

【药理作用】

在中性粒细胞成熟的各阶段,本品均可特异性地与其受体结合,从而促进中性粒细胞祖细胞的分化、增殖,并提高成熟中性粒细胞游走、趋化、吞噬及杀伤等功能[45]。

【药代动力学】

皮下注射本品吸收良好,5 分钟内血清中即可测得,达峰时间为 2~8 小时(静脉给药为 30 分钟)。起效迅速,静脉注射 5 分钟即出现周围血中性粒细胞减少,4 小时后开始上升,24 小时内达高峰。健康成年男性静脉注射后本品的半衰期为 1.4 小时,皮下注射为 2.15 小时。连续静脉或皮下注射血药浓度变化与单次给药相似,无蓄积现象[48]。

【药物贮存】

2~8℃保存,禁止冻结[48]。

重组人血小板生成素
Recombinant Human Thrombopoietin

【适应证】

本品适用于治疗实体瘤化疗后所致的血小板减少症,适用对象为血小板低于 50×10^9/L 且医师认为有必要进行升高血小板治疗的患者[52]。

【用法用量】

恶性实体肿瘤化疗时,预计药物剂量可能引起血小板减少及诱发出血且需要升高血小板时,可于给药结束后 6~24 小时皮下注射本品,儿童酌情使用。剂量为每日 300U/kg,每日 1 次,连续应用 14 日;用药过程中待血小板计数恢复至 100×10^9/L 以上,或血小板计数绝对值升高≥50×10^9/L 时即应停用。当化疗中伴发白细胞严重减少或出现贫血时,本品可分别

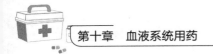

与重组人粒细胞刺激因子或重组人促红素合并使用[52]。

【用药监护】

1. 对本品成分过敏者禁用。

2. 严重心、脑血管疾病者禁用。

3. 患有其他血液高凝状态疾病者,近期发生血栓病者禁用。

4. 合并严重感染者,宜控制感染后再使用本品。

5. 如果血小板计数不能升高到足以避免临床重症出血的水平应停药。

6. 本品不用于治疗骨髓增生异常综合征(myelodysplastic syndrome,MDS)或者其他原因引起的血小板减少症。

7. 应用本品前对外周血涂片进行仔细检查以建立细胞形态异常的基线水平。应用过程中建议定期检查外周血涂片和血常规,以便发现新的细胞形态异常或原有的细胞形态异常加重(如泪滴形和有核红细胞、幼稚白细胞或白细胞减少)。如果患者出现上述情况,应终止本品治疗并考虑进行骨髓穿刺,包括纤维染色。

8. 使用本品过程中应定期检查血常规,一般应隔日1次,密切注意外周血小板计数的变化,血小板计数达到所需指标时,应及时停药。外周血涂片。

9. 建议停药后每周进行1次包括血小板计数在内的血常规检查至少两周,并针对恶化后的血小板减少症根据现行治疗指南考虑修订治疗方案。

10. 实体瘤化疗后所致的血小板减少症应在化疗结束后6~24小时开始使用。

11. 为了使发生血栓形成/血栓栓子的风险降到最低,在应用本品时不应试图使血小板计数达到正常值[51-52]。

【不良反应】

较少发生不良反应,偶有发热、肌肉酸痛、头晕等,一般无须处理,多可自行恢复。个别患者症状明显时可对症处理[52]。

【药物过量】

表现:据国外文献报道,过量使用本品可使血小板计数过度增加而导致并发血栓形成/血栓栓子。

处置:停用本品并监测血小板计数[52]。

【药理作用】

血小板生成素(thrombopoietin,TPO)是刺激巨核细胞生长及分化的内源性细胞因子,对巨核细胞生成的各阶段均有刺激作用,包括前体细胞的增殖和多倍体巨核细胞的发育及成熟,从而升高血小板数目。重组人血小板生成素(recombinant human thrombopoietin,rhTPO)是利用基因重组技术由中国仓鼠卵巢细胞表达,经提纯制成的全长糖基化血小板生成素,与内源性血小板生成素具有相似的升高血小板的药理作用[52]。

【药代动力学】

正常人按0.5μg/kg、1.0μg/kg及2.0μg/kg的剂量,单剂皮下注射给药后呈线性药代动力

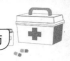

学特征；稳态血药浓度峰值分别为 0.298mg/ml、0.438mg/ml 及 0.831mg/ml；达峰时间分别为
9 小时、10.8 小时及 11.8 小时；血药时曲线下面积分别为 17.6（ng·h）/ml、31.7（ng·h）/ml
及 55.6（ng·h）/ml；消除半衰期分别为 46.3 小时、40.2 小时及 38.7 小时；清除率分别为
0.029 6L/（h·kg）、0.039 8L/（h·kg）及 0.041 4L/（h·kg）[51]。

【药物贮存】

2~8℃，避光保存[52]。

第五节　其他血液制品药

人免疫球蛋白
Human Immunoglobulin

【适应证】

1. 原发性免疫球蛋白缺乏症，如 X 连锁无丙种球蛋白血症，常见变异性免疫缺陷病、免
疫球蛋白 G 亚型缺陷病等。
2. 继发性免疫球蛋白缺陷病，如重症感染、新生儿败血症等。
3. 自身免疫性疾病，如原发性血小板减少性紫癜、川崎病[53]。

【用法用量】

儿童及青少年

1. 球蛋白缺乏或低下症　首次剂量 400mg/kg，维持剂量每日 200~400mg/kg 静脉滴注，
用药间隔视血清中 IgG 水平而定。
2. 特发性血小板减少性紫癜　初始剂量每日 400mg/kg，连续 5 日，维持剂量每次
400mg/kg，间隔视血小板计数和病情而定，一般每周 1 次。
3. 严重感染　每日 200~400mg/kg，连续 3~5 日。
4. 川崎病　发病 10 日内使用。儿童治疗剂量 2.0g/kg 静脉滴注，一次输完[53]。

【给药说明】

液体制剂和冻干制剂加入灭菌注射用水溶解后，应为无色或淡黄色澄清液体，如有异
物、混浊、絮状物或沉淀不得使用。

配制：可用 5% 葡萄糖溶液稀释。本品的渗透压摩尔浓度应不低于 240mOsmol/kg。开
始滴注速度为 1.0ml/min，持续 15 分钟后若无不良反应，可逐渐加快速度，最大滴注速度为
3.0ml/min。

本品开启后应一次输注完毕，不得分次或给第二人使用[54-55]。

【注意事项】

1. 对本品过敏或有其他严重过敏史者禁用。
2. 有抗 IgA 抗体的选择性 IgA 缺乏者禁用[55]。

【用药监护】

1. 有严重酸碱代谢紊乱的患者应慎用。
2. 严密监测输注速度以避免不良反应的发生,用药期间应严密检测主要的临床指标。
3. 应定期监测血常规、肾功能、尿量。
4. 监测是否有溶血、血栓形成的征兆,尤其是对于有风险因素的患者。
5. 本品可能会妨碍活疫苗诱导免疫应答的能力,应间隔适当时间分开注射。
6. 过敏反应极少见,但当给药次数增多时,过敏反应的发生率会增加,因此应备好肾上腺素[56]。

【不良反应】

不良反应	处置方法
输注过程中出现中度头痛,或发生寒战、肌痛及胸部不适、恶心、乏力、发热、关节痛和血压升高	减慢输液速度或停止输注可缓解
血黏滞性增加	减慢速度,保证溶液量充足
极少数患者在输注后 48~72 小时内可发生无菌性脑膜炎伴有脑脊液细胞数增多	症状可自行缓解,应用强止痛药有效
肾功能障碍或肾衰竭	停药[54]

【药物过量】

表现:胸闷、疼痛、出汗、头晕、面部潮红、恶心、呕吐、发热、低血压。

【药理作用】

1. Fc 受体介导的效应 IgG 分子通过 Fc 段与造血细胞表面的 Fcγ 受体结合,阻断巨噬细胞表面的 Fcγ 受体,被认为是静脉注射免疫球蛋白(intravenous Immunoglobulin,IVIG)在特发性血小板减少性紫癜和其他自身介导的血细胞减少症中的主要作用机制。阻断 Fc 受体也可抑制抗体依赖的细胞介导的细胞毒作用。
2. 抗炎症反应 调节补体系统,减少免疫复合物的炎症反应活性。
3. 调节细胞因子和细胞因子拮抗物的合成和释放[57]。

【药代动力学】

经静脉注射后,血浆中 IgG 水平迅速达到峰值(15 分钟),半衰期为 3~4 周[56]。

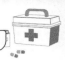

【药物相容性】

本品应单独输注，不得与其他药物混合输用。

【药物贮存】

2~8℃避光保存[57]。

人血白蛋白
Human Albumin

【适应证】

1. 本品可以用在烧伤、外伤、手术和感染引起的休克的紧急治疗上，可以用在尽管休克没有立刻发生，但有可能稍后发生的一些创伤的治疗上，以及其他一些类似的需要紧急恢复血容量的情况下。如果存在大量红细胞丢失的情况，则应与浓缩红细胞联合输注。

2. 烧伤　本品应与足量的晶体溶液联合输入以对抗严重烧伤时通常随后发生的血液浓缩以及蛋白质、电解质和水分的丢失。由于通透性的变化，在严重烧伤输入白蛋白后的前12个小时内白蛋白能够保留在静脉中的可能性很小。但是，使用胶体、电解质和水治疗烧伤的理想方案到目前尚未确立。

3. 低蛋白血症　本品可以用于急性低蛋白血症患者的治疗，无论存在或不存在水肿均可使用[58]。

4. 急性呼吸窘迫综合征。

5. 心肺分流术、血浆置换等的辅助治疗。

【用法用量】

一、新生儿

1. 新生儿溶血　换血前约 1 小时静脉滴注 1g/kg（推荐使用 25% 溶液）。

2. 低血压　静脉滴注 0.5g/kg（推荐使用 5% 溶液），给药时间为 20~30 分钟，最多可重复 3 次。

3. 感染性休克　静脉滴注 0.5g/kg（推荐使用 5% 溶液），给药时间为 5~10 分钟，视需要可重复给药，直至灌注改善或肝大，最初 1 个小时内累积剂量最高 3g/kg[59]。

二、儿童及青少年

1. 呼吸窘迫综合征　12 岁及以上：30 分钟左右静脉滴注 25g。视需要可每 8 小时重复给药 1 次，连用 3 日。

2. 体外循环的辅助　12 岁及以上：作为预充液的一部分。根据需求量给药。需求量（g）=［所需总蛋白量（g/L）– 实际总蛋白量（g/L）］× 血浆容量 ×2，血浆容量按 40ml/kg 计算。

3. 预防肝硬化腹水患者腹腔穿刺术后中央容量消耗　12 岁及以上：每抽出 1L 腹水，静脉注射 6~8g。

4. 血液透析的辅助治疗　12 岁及以上：静脉注射 25g[60]。

5. 低蛋白血症 12岁及以上：静脉注射 50~75g。

6. 烧伤引起的低血容量 12岁及以上：监测血浆渗透压或蛋白质含量后确定剂量。

7. 失血性休克 静脉注射 0.5~1g/kg，给药速度最快为 5~10ml/min。可根据临床反应、血压及贫血状况调整剂量[61]。

8. 肾病综合征的辅助治疗 静脉滴注 0.5~1g/kg，20% 溶液给药时间为 1~4 小时。某些患者每日可能需要给药 1~3 次[61]。

9. 感染性休克 静脉滴注 1g/kg，视需求在最初治疗的 1 小时内最多可累计给药 10g/kg。直至血流灌注改善或出现肺啰音、肝大[60]。

【给药说明】

1. 本品仅供静脉滴注用，滴注时应选用有滤网的输液器。

2. 开封后须一次用完，不得分次或给他人使用。

3. 一般 20% 溶液给药速度控制在 1~5ml/min。

4. 当换血浆时，输注速度≤30ml/min。

5. 大量输注时，用前应将本品恢复至室温或加热至体温方可使用。

6. 为防止大量注射本品时导致机体组织脱水，必要时可用 5% 葡萄糖注射液适当稀释作静脉滴注，滴注速度以每分钟不超过 2ml 为宜，但在开始的 15 分钟内，应特别注意滴速缓慢，逐渐加速至上述速度。

7. 用量较大时应注意其他血液组分（凝血因子、电解质、血小板和红细胞）的适当补充。当红细胞压积低于 30% 时应补充红细胞以维持血液的携氧能力。

8. 大量或快速给药可发生高血容量。一旦出现心血管超负荷现象（头痛、呼吸困难、颈静脉充盈）应立即停止给药[60]。

【注意事项】

1. 对白蛋白制剂有过敏反应史禁用。

2. 充血性心衰、严重贫血、高血压患儿禁用。

3. 早产儿禁用 25% 制剂，否则可增加高渗性颅内出血的风险[61]。

【用药监护】

1. 本品每毫升含 0.145~0.16mmol Na^+，注意预防高钠血症。

2. 20% 溶液胶体渗透压相当于血浆渗透压的 4 倍，输注时应小心确保蛋白质有足够的水化作用。

3. 监护心率、脉搏、血压、呼吸等。

4. 监测蛋白量，以免循环超负荷或水分过多。

5. 密切监测给药速度与患者的临床状态。

6. 对于外伤患者，血压恢复后应观察患者身上是否有出血点。因为在低血压时出血点不易察觉。

7. 监测尿量、电解质水平和 HCT/Hb[60]。

【药物相容性】

不应与其他药物、全血和红细胞混合使用。

【不良反应】

不良反应	处置方法
潮红、荨麻疹、发热、恶心	减慢输注速度或停止输液症状会立刻消失
休克	立即停药并采取适当处理[61]

【药物过量】

表现：用药过量或输注速度过快，引起循环血量过多和组织脱水，可能产生肺水肿，应该积极治疗肺水肿。

处置：积极治疗肺水肿，给予血管舒张剂、抗凝血剂、利尿药等。剂量应不超过人体的白蛋白水平 2g/kg（在没有活动性出血的情况下）[61]。

【药理作用】

本品系由健康人血浆中分离提取的生物制剂，具有增加循环血容量、维持血浆胶体渗透压、静脉内营养和联结游离未结合胆红素等作用[60]。

【药代动力学】

肝细胞是合成白蛋白的唯一场所。正常肝细胞合成白蛋白的速率为每日 100~200mg/kg。调节白蛋白合成的因素是合成部位的渗透压。正常人白蛋白每日代谢率小于可交换白蛋白总量 4%。肝脏不能控制白蛋白的代谢。白蛋白的半衰期为 15~20 日[61]。

【药物贮存】

2~25℃保存。严禁冻结。本品为清澈溶液或稍带乳白光。如溶液混浊或有沉淀时勿用[61]。

第十章
参考文献

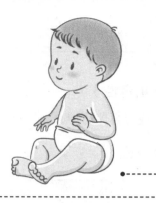

第十一章

麻醉与麻醉辅助用药

第一节　吸入性麻醉药

七　氟　烷
Sevoflurane

【适应证】

适用于院内手术及门诊手术的全身麻醉的诱导和维持[1]。

【用法用量】

1~9 岁儿童用法用量如下：七氟烷应通过经特殊校准过的挥发器来使用，以便能够准确地控制其吸入浓度。年龄对七氟烷的最低肺泡有效浓度（minimum alveolar concentration，MAC）的影响见表 11-1-1。

表 11-1-1　不同年龄段七氟烷最低肺泡有效浓度

患儿年龄 / 岁	七氟烷在氧气中的 MAC/%	七氟烷在 60%N₂O/40%O₂ 中的 MAC/%
<3	3.3~2.6	2.0
3~4	2.5	—
5~12	2.4	—

1. 诱导　剂量须个体化，并须依据患儿的年龄和临床状况来调整。七氟烷可与纯氧或氧 - 氧化亚氮同时使用完成麻醉诱导。儿童七氟烷吸入浓度至 7%，2 分钟内即可达到外科麻醉效果。作为术前没有用药的患者的麻醉诱导，七氟烷吸入浓度为 8%。

2. 维持　七氟烷伴或不伴氧化亚氮维持麻醉的浓度为 0.5%~3%。

3. 苏醒　七氟烷麻醉的苏醒期通常较短，因此患儿会较早要求给予镇痛药减轻手术疼痛[1]。

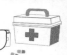

【注意事项】

1. 七氟烷禁用于已知对本品过敏的患者。
2. 既往使用卤素麻醉剂后发生不明原因发热的患者禁用。
3. 禁用于已知或怀疑有恶性高热遗传史的患者。
4. 肝胆疾患及肾功能低下者慎用。
5. 对于有颅内压升高危险的患者应慎用,并联合应用降低颅内压的方法,如过度换气。
6. 肌营养不良患者慎用,有导致横纹肌溶解的可能[1]。

【用药监护】

七氟烷麻醉的苏醒期通常较短,需较早给予镇痛药减轻手术后疼痛[1]。

【不良反应】

1. 可引起血压下降、心律失常、恶心呕吐。
2. 七氟烷的代谢产物无机氟和复合物 A 有毒性作用[2]。

【药物过量】

在七氟烷过量后应马上停止使用、保持气管通畅、吸入纯氧以帮助或控制呼吸、并维持心血管功能[1]。

【相互作用】

本品可增强肌松药的作用,合用时宜减少肌松药的用量[1]。

【药理作用】

七氟烷是用于全身麻醉诱导和维持的吸入麻醉药[1]。

【药代动力学】

七氟烷在血液中的较低溶解度导致其在麻醉诱导时肺泡药物浓度快速上升而停止吸入后又快速下降。

人体中只有不到 5% 的七氟烷吸收后会被代谢。七氟烷经肺快速并广泛地清除,减少了其可代谢量。七氟烷经细胞色素 P450(CYP2E1)脱氟产生六氟异丙醇(hexafluoroisopropanol,HFIP),同时释放出无机氟化物和二氧化碳(或单碳碎片)。HFIP 又快速转变为葡糖醛酸并随尿液排泄。

七氟烷麻醉过程中和麻醉后血浆中无机氟化物水平会发生短暂的增加。通常,无机氟化物浓度会在七氟烷麻醉后 2 小时内达到峰值而在 48 小时内回到术前的水平[1]。

【药物贮存】

遮光,密闭,在阴凉处保存[1]。

第二节 全身麻醉及辅助用药

氯 胺 酮
Ketamine

【适应证】

本品适用于各种表浅部、时间较短的手术麻醉,不合作儿童的诊断性检查麻醉及全身复合麻醉[3]。

【用法用量】

1. 程序化镇静

6个月及以上:静脉注射,初始剂量0.5~1mg/kg。视需要重复给药以维持镇静状态。使用较小的初始剂量,随后视需要给予初始剂量的一半作为维持剂量,镇静过程更为平稳,恢复过程也更快。

2岁及以上:肌内注射,初始剂量2~4mg/kg。视需要可用初始剂量的一半维持期望的镇静状态[4]。

2. 麻醉 2岁及以上:初始剂量2mg/kg静脉注射。视需要可用初始剂量的一半用于维持麻醉。依据个体需求和手术持续时间使用。对于更长的操作过程,在初始剂量后参考表11-2-1逐渐减少维持输液的速率。当与其他麻醉剂联合使用时,应使用低剂量或低输液速度。

表 11-2-1 氯胺酮维持剂量输液速度

负荷剂量 / (mg·kg⁻¹)	初始剂量后不同时间氯胺酮输液速度 /(mg·kg⁻¹·h⁻¹)				
	0~20 分钟	20~40 分钟	40~60 分钟	60~120 分钟	2~5 小时
2	11	7	5	4	3.5

用于基础麻醉时应注意,临床个体间差异大。儿童肌内注射4~5mg/kg。必要时追加1/3~1/2量。

【剂量调整】

肝功能损伤:氯胺酮大部分经由肝脏代谢,对于肝功能明显受损的患者,在持续麻醉或镇静时,可考虑使用较低的剂量或给药速率[3]。

【注意事项】

1. 过量可产生呼吸抑制,有颅内高压、癫痫、精神运动障碍的患儿禁用。

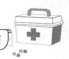

2. 顽固、难治性高血压、严重心血管疾病及甲亢患者禁用[3]。

【用药监护】

1. 颅内压增高、脑出血、青光眼患者不宜单独使用。

2. 失代偿休克者或心功能不全者使用可引起血压剧降,甚至心脏停搏。

3. 儿童,特别是 3 岁以下儿童的大脑发育可能会因手术或手术过程中反复使用或长期使用麻醉剂和镇静药物而受到影响。

4. 用于程序化镇静时,应时常检查头部位置以保持呼吸道通畅。持续监测血压、心率、呼吸频率、血氧饱和度,以防止高血压或心功能失代偿[5]。

【相互作用】

药品名称	作用程度	相互作用
阿曲库铵	慎用	氯胺酮可增强非去极化类肌松药的效应,可能增强呼吸抑制
利奈唑胺	慎用	利奈唑胺通过药效学协同作用增加该药物的浓度
普萘洛尔	慎用	该药物和普萘洛尔通过药效学协同作用增加对方的效应
茶碱、氨茶碱	关注	可能会发生不可预料的不良反应,有发生癫痫的报道
琥珀胆碱	关注	琥珀胆碱的神经肌肉阻滞作用可能被延长

【不良反应】

不良反应	处置方法
麻醉恢复期出现幻觉,躁动,噩梦及谵语	以青少年发生率高且严重。轻微幻觉可自行消失,噩梦和错觉可预先应用镇静药(如苯二氮䓬类)可减少此反应
烦躁不能自制	静脉注射小量巴比妥类静脉全麻药
一过性呼吸暂停	缓慢静脉注射,切忌过快
术中泪液唾液分泌增多	预先使用阿托品或东莨菪碱。注意东莨菪碱能使苏醒时出现幻觉概率增加
不能自控的肌肉收缩	罕见。可自行消失。所需时间及个体差异较大[3]

【药理作用】

氯胺酮对新皮质系统 - 皮层下结构(丘脑)有抑制作用,而对边缘系统(如海马)有兴奋作用。

1. 麻醉 主要是抑制兴奋神经递质(乙酰胆碱、L- 谷氨酸)以及 *N*- 甲基 -D- 天门冬氨酸(*N*-methyl-D-aspartate,NMDA)受体相互作用的结果。

2. 镇痛 主要是阻滞脊髓网状结构束对痛觉的传入信号,而对脊髓丘脑传导无影响,故镇痛效应主要与组织痛觉的情绪成分有关,对内脏痛的改善有限,另外,其与阿片受体结合也是产生镇痛的机制之一[5]。

【药代动力学】

进入血循环后大部分进入脑组织,然后再分布于全身组织,肝、肺和脂肪内的浓度较高。主要在肝内转化成去甲氯胺酮,逐步代谢成无活性化合物经肾排出。仅 2.5% 以原型随尿排出[5]。

给药途径	起效时间	达峰时间	持续时间 /min	$t_{1/2\alpha}$/min	$t_{1/2\beta}$/h
静脉注射	15 秒知觉分离	30 秒全麻状态	5~10	2~11	2~3

【药物贮存】

密封避光保存[3]。

依 托 咪 酯
Etomidate

【适应证】

全麻诱导及短时手术麻醉,适用于对其他静脉麻醉药过敏或心功能受损患者。不宜长时间使用[6]。

【用法用量】

1 个月至 17 岁:每次 0.15~0.3mg/kg(最高总剂量 60mg),于 30~60 秒内注射完毕。对于可能出现低血压风险的患儿注射时间应为 60 秒[7]。

【剂量调整】

肾功能不全者无须调整剂量[8]。肝功能不全者作用持续时间可能会延长,可能需要调低给药速度[9]。

【给药说明】

本品不宜稀释使用[6]。

【注意事项】

1. 对依托咪酯或脂肪乳过敏者及重症糖尿病、高血钾者、癫痫患者禁用[6]。
2. 禁止用于重症监护病房患者的镇静[10]。
3. 本品具有潜在性卟啉生成作用,不可用于卟啉病患者[10]。
4. 疑似或确诊为感染性休克的儿童应避免使用依托咪酯[11]。
5. 免疫抑制、器官移植、脓毒血症等已有肾上腺皮质功能减退或有减退危险的患者禁用。可考虑使用咪达唑仑、氯胺酮等替代药物[11]。
6. 如将依托咪酯用为氟烷类的诱导麻醉药,宜减少氟烷剂量[12]。

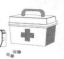

【用药监护】

1. 本品无镇痛作用。用于麻醉诱导或短期麻醉维持时,必须在本品使用前或同时给予麻醉性镇痛药[13]。

2. 长时间输注会增加不良反应发生风险[14]。

3. 镇静过程中持续监测血压、心率、呼吸频率及血氧饱和度。经常检查患儿头位,以确保呼吸道畅通[15]。

4. 大剂量偶见呼吸暂停[14]。

【相互作用】

药品名称	作用程度	相互作用
阿片类、镇静剂及乙醇	慎用	增加依托咪酯的催眠效果
芬太尼	慎用	合用可增加恶心、呕吐发生率
利奈唑胺	慎用	利奈唑胺通过药效学协同作用增加该药物的浓度
普萘洛尔	慎用	该药物和普萘洛尔通过药效学协同作用增加对方的效应

【不良反应】

不良反应	处置方法
抑制肾上腺素皮质对促肾上腺素的应激反应	中毒性休克、多发性创伤或肾上腺皮质功能低下者,应同时给予适量的氢化可的松
诱导时可出现肌阵挛,严重者类似抽搐,有时肌张力显著增强	诱导前先给予小剂量依托咪酯或预先给予苯二氮䓬或阿片类药物可改善症状
咳嗽、恶心、呕吐较为常见	易出现恶心、呕吐患者避免使用本品
注射部位疼痛(发生率较低)	预先静脉给予利多卡因可减轻疼痛[16]

【药物相容性】

在没有做相容性实验前,依托咪酯不能与其他注射液混合使用,也不能和其他注射液经同一管路同时给药[14]。

【药理作用】

本品为非巴比妥类静脉短效催眠药,无镇痛作用。静脉注射后作用迅速而短暂,入睡、苏醒快,对中枢神经有较强的抑制作用。随剂量增加其作用持续时间可延长。对呼吸和循环系统影响较小,可引起短暂的呼吸抑制、收缩压略下降、心率稍增快。无组胺释放作用[17]。

依托咪酯抑制 11β- 羟化酶,该酶为产生皮质醇、醛固酮和皮质酮所必需的酶[18]。该作用可能与用药剂量无关,有单次应用后即出现该情况的病例报告[19]。此抑制作用可持续 6~8 小时,使肾上腺皮质对促肾上腺皮质激素(adrenocorticotropic hormone,ACTH)失去正常反应[11]。

【药代动力学】

成人全麻状态血药浓度≥0.23μg/ml,迅速分布至全身(符合三室开放型)。静脉注射 1 分钟后脑组织内浓度达(1.5±0.35)μg/g,高于血药浓度。2 分钟出现于肺、肾等组织,7~28 分钟到达脂肪、睾丸和胃肠。生物半衰期为 75 分钟,分布半衰期为(2.81±1.64)分钟,消除 半衰期为(3.88±1.11)小时。主要在肝内降解,大部分代谢物随尿排出,少量从胆汁排出。 无明显蓄积[16]。

【药物贮存】

2~25℃下避光密闭保存。避免冰冻[16]。

丙 泊 酚
Propofol

【适应证】

1. 常与肌肉松弛药联合用于全身麻醉诱导和维持。

2. 重症监护患儿辅助通气治疗时的镇静。

3. 不合作儿童的诊断性检查及有创检查[20]。

【用法用量】

一、新生儿

通常以 1~2.5mg/kg 的剂量在 60 秒左右给予;对于日龄≤1 日或同时给予如芬太尼、瑞 芬太尼镇痛者可给予较低剂量(如 1~2mg/kg)。需注意有药物蓄积的风险[21]。

二、儿童及青少年

1. 全麻诱导

1 个月至 7 岁:麻醉诱导剂量为 2.5~4mg/kg 的丙泊酚注射液。

≥8 岁:麻醉诱导剂量约为 2.5mg/kg 的丙泊酚注射液[21]。

缓慢给予本品直至临床体征表明麻醉起效,剂量应根据年龄和/或体重调节。美国麻 醉师学会(American Society of Anesthesiologists,ASA)分级标准中,3 级和 4 级的儿童建议用 较低的剂量。

2. 全麻维持　通常每小时 9~15mg/kg 的给药速率能够获得令人满意的麻醉效果。所需 的给药速率在患者之间有明显的不同,年龄较小的儿童,尤其是 1 个月到 3 岁之间,在推荐 剂量范围内所需药量可能更大。ASA 3 级和 4 级的儿童建议用较低的剂量[22]。

【给药说明】

1. 未稀释的丙泊酚注射液可经塑料注射器或玻璃输液瓶输注,当使用未稀释的丙泊酚 注射液来维持麻醉时,建议使用微量泵或定量输液泵等设备,以便控制输注速率。

2. 本品也可稀释后使用,只能用 5% 葡萄糖注射液稀释,比例不能超过 1∶5,稀释后应 在 6 小时内用完。

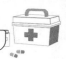

3. 注射部位疼痛,可先用 1% 利多卡因 2ml 注射后再注入丙泊酚,基本上可消除疼痛。

4. 本品不作肌内注射。

5. 静脉注射应选用较粗的静脉缓慢注射,随时注意患者的呼吸和血压的变化。

6. 持续用药超过 1 日时,丙泊酚的用量不宜超过每小时 4mg/kg[21]。

【注意事项】

1. 对本品及赋形剂过敏,对花生和大豆过敏者禁用。

2. 低血压和休克者慎用。

3. 脂肪代谢紊乱,心脏、呼吸系统、肝肾疾病患者慎用。

4. 癫痫及癫痫发作者慎用。

5. 脑循环障碍患儿禁用[23]。

【用药监护】

1. 极度衰弱者,心、肺、肾或肝脏损害患者,低血容量或癫痫患者,应小心给药,并且给药速度应减慢。

2. 心血管或呼吸功能不全及低血容量患者应于使用本品前予以纠正。

3. 因丙泊酚缺乏迷走神经松弛作用,有出现心动过缓的相关报告,偶尔较为严重,甚至心脏停搏。可考虑在诱导前或麻醉维持期间静脉注射抗胆碱药,尤其是迷走神经张力有可能占优势或本品与其他可能引起心动过缓的药物合用时。

4. 本品在进行诱导麻醉时,为减轻注射位点的疼痛,可在用本品前注射利多卡因,但应注意有遗传性卟啉病的患者不能使用利多卡因。

5. 有脂质代谢障碍及在重症监护病房(intensive care unit,ICU)持续给药 3 日后的患儿应监测脂质情况。

6. 只有在特别注意且严密监测下,本品才可用于失代偿心力衰竭和其他严重心肌疾病的患儿。

7. 病态肥胖患儿应特别注意因剂量偏大导致的血流动力学方面的剧烈变化。

8. 伴有高血压和低平均动脉压的患儿,使用本品时有降低脑灌注压的危险,应特别小心[22]。

【相互作用】

药品名称	作用程度	相互作用
丙戊酸钠	慎用	丙戊酸钠可能导致丙泊酚的血液浓度的增加,合用时应考虑降低丙泊酚剂量
卡托普利	慎用	该药物和卡托普利通过药效学协同作用增加对方的效应。二者均降低血压,注意监测
利奈唑胺	慎用	利奈唑胺通过药效学协同作用增加该药物的浓度
普萘洛尔	慎用	该药物和普萘洛尔通过药效学协同作用增加对方的效应
茶碱、氨茶碱	关注	茶碱类可能拮抗丙泊酚的镇静作用

续表

药品名称	作用程度	相互作用
氟哌利多	关注	合用时术后发生恶心、呕吐的频率增加
琥珀胆碱	关注	合用时可能出现严重的心动过缓。丙泊酚可能会放大琥珀胆碱的毒蕈碱样作用
亚甲蓝	关注	丙泊酚的麻醉需求可能减少，清醒的时间可能延长
地西泮、咪达唑仑	微弱	丙泊酚和一些苯二氮䓬类有药效学协同作用

【不良反应】

1. 全麻诱导时，呈剂量依赖性呼吸和循环功能抑制，并与注射速度呈正相关，动脉压和外周阻力下降较硫喷妥钠更明显。遇有年老、体弱、心功能不全以及心脏传导阻滞患者应减量、缓慢注射。

2. 偶见诱导过程中出现肌阵挛，发生率在 1% 左右。

3. 苏醒过程偶有角弓反张出现，可用少量硫喷妥钠或咪达唑仑使之缓解。

4. 长期持续静脉滴注可能产生横纹肌溶解综合征[21]。

【药物过量】

表现：可能引起呼吸循环抑制。

处置：呼吸抑制可通过含氧的人工通气处理。循环抑制时应将患者身体保持水平，如果严重，应使用血容量扩充剂和升压药[22]。

【药理作用】

丙泊酚是一种起效迅速的短效全身静脉麻醉药。丙泊酚起效时间为 30~40 秒。由于药物被迅速代谢和清除，其麻醉时间很短，为 4~6 分钟。在通常的维持状态，通过单次重复注射或连续静脉输注丙泊酚，没有发现明显蓄积。丙泊酚对中枢神经系统的作用机制通过激活 GABA 受体 - 氯离子复合物发挥镇静催眠作用。临床剂量时，丙泊酚增加氯离子传导，大剂量时使 GABA 受体脱敏感，从而抑制中枢神经系统[21]。

【药代动力学】

丙泊酚与血浆蛋白的结合率为 98%。静脉输注丙泊酚的药代动力学可用三室模型描述：快速分布相（α 相，半衰期 $t_{1/2}$=1.8~4.1 分钟）；快速消除相（β 相，半衰期 $t_{1/2}$=34~64 分钟）；缓慢消除相（γ 相，半衰期 $t_{1/2}$=184~382 分钟）。在 γ 相中，由于从组织中缓慢释放，血药浓度下降缓慢。其起始分布容积（V）为 22~76L，总分布容积（$V_{d\beta}$）为 387~1 587L。丙泊酚在体内清除迅速，总清除率约为每分钟 2 升。药物清除的代谢过程主要在肝脏，形成没有活性的丙泊酚葡糖苷酸结合物（40%）、相应的对苯酚及 4- 硫酸盐结合物，代谢产物通过尿排泄（约88%）。不到 0.3% 的药物以原型由尿排泄[21]。

【药物贮存】

2~25℃贮存，不得冷冻。稀释液在 6 小时以内稳定[22]。

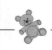

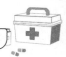

咪 达 唑 仑
Midazolam

【适应证】

1. 麻醉前给药。
2. 全麻醉诱导和维持。
3. 椎管内麻醉及局部麻醉时辅助用药。
4. 诊断或治疗性操作时镇静。
5. ICU 患者镇静[23]。

【用法用量】

一、新生儿

1. 镇静

静脉注射或肌内注射:每次 0.05~0.15mg/kg,视需要 2~4 小时重复 1 次。若和麻醉药联用应减量。

持续静脉输注:10~60μg/(kg·h)。由于耐受性和／或清除率的增加,治疗数日后可能需增加剂量[24]。

2. 抗惊厥

负荷剂量:静脉注射 150μg/kg,随后给予维持剂量。

维持剂量:持续静脉输注,0.06~0.4mg/(kg·h)[1~7μg/(kg·min)][24]。

二、儿童及青少年

1. 操作时镇静／抗焦虑

静脉给药:初始剂量为 0.05~0.1mg/kg(最高剂量每次为 2~2.5mg)。视临床需要可每 3 分钟给药 1 次。推荐最高总剂量为 0.4~0.6mg/kg(或 5~10mg)。为达到满意的镇静效果,5 岁以下儿童所需的平均剂量(0.23mg/kg)比 5~12 岁儿童(0.11mg/kg)更高[25]。

肌内注射:操作前给药 0.05~0.15mg/kg;最高剂量 0.5mg/kg,最高总剂量为 10mg。

机械通气患者的镇静:静脉注射,负荷剂量 0.05~0.2mg/kg,随后开始持续静脉输注,初始给药速度为 0.06~0.12mg/(kg·h)[1~2μg/(kg·min)]。调整给药速度以保持理想的镇静效果,以 25% 的增幅调整[26]。

2. 惊厥急性发作或癫痫持续状态的抽搐

体重为 13~40kg:单剂 5mg;或 0.2~0.5mg/kg(最高剂量 7~15mg),肌内注射。

体重 >40kg:单剂 10mg;或 0.2~0.5mg/kg(最高剂量 7~15mg),肌内注射[27]。

3. 难治性癫痫持续状态 开始静脉注射负荷剂量 0.2mg/kg,之后开始维持治疗,0.06~0.12mg/(kg·h)[1~2μg/(kg·min)]。逐渐调整至可控制发作的浓度。有方案推荐每 10 分钟增加 0.1mg/(kg·h)[1.7μg/(kg·min)],直至发作得以控制,上限为 1mg/(kg·h)[28]。

【剂量调整】

肥胖者应使用理想体重计算剂量[29]。

【给药说明】

1. 静脉注射给药浓度 1~5mg/ml,新生儿推荐给药浓度为 1mg/ml。缓慢静脉注射,6 个月以下婴幼儿静脉注射时间至少 10 分钟,6 个月以上 2~5 分钟。

2. 静脉给药可用 0.9% 氯化钠注射液、5% 或 10% 葡萄糖注射液、5% 果糖注射液、复方氯化钠注射液稀释。持续静脉滴注可以用 0.9% 氯化钠注射液、5% 葡萄糖注射液稀释至 0.5mg/L。选用最低有效剂量缓慢静脉滴注。

3. 肌内注射时应选择大块肌肉深部注射。肌内注射用 0.9% 氯化钠注射液稀释。

4. 避免动脉给药,并避免外渗[30]。

【注意事项】

苯二氮䓬过敏、重症肌无力、精神分裂症及严重抑郁患者禁用[31]。

【用药监护】

1. 长期静脉注射突然停药可引起阶段综合征,应逐渐减少剂量。

2. 慎用于体质衰弱者或慢性疾病、肺阻塞性疾病、慢性肾衰竭、肝功能损害或充血性心衰患者。若使用应减小剂量并进行生命体征的监测[31]。

3. 只可一次性用于一个患者,剩余本品必须弃去。

4. 单次大剂量注射可致新生儿呼吸抑制、肌张力减退、体温下降以及吸吮无力。

5. 全麻诱导术后常有较长时间的睡眠现象,注意保持患者气道通畅。

6. 持续监测患儿呼吸状态(呼吸频率和脉搏、血氧饱和度)和心脏功能(心率和血压),尤其是在与麻醉药同时使用时。

7. 评估镇静水平。

8. 监测肝功能。

9. 长期使用后停药应观察是否有停药反应。

10. 肌内注射或静脉注射后至少 3 小时不能离开医院或诊室,之后有人陪伴才能离开。至少 12 小时内不得进行危险性操作[23]。

【相互作用】

药品	作用程度	相互作用
氟康唑、伏立康唑、伊曲康唑	禁忌	合用时增强并延长中枢神经抑制及精神运动损伤,在唑类抗真菌药停用后可能仍会持续数日
乙醇	禁忌	快速摄取乙醇增强中枢神经系统的效应。缓慢摄取乙醇可能出现耐受。可能有相加或协同效应
庆大霉素、阿米卡星、阿奇霉素	慎用	咪达唑仑通过 P 糖蛋白外排转运子降低上述药物的浓度或效应
苯妥英钠	慎用	乙内酰脲类的浓度可能增加,导致毒性反应。苯妥英钠可能增加咪达唑仑的清除率

续表

药品	作用程度	相互作用
地高辛	慎用	地高辛的血药浓度和毒性可能增加
多巴酚丁胺	慎用	该药物促进镇静，多巴酚丁胺降低镇静作用
环孢素	慎用	环孢素通过影响 CYP3A4 代谢增加该药物的浓度或效应。该药物通过 P 糖蛋白外排转运子降低环孢素的浓度或效应
甲硝唑	慎用	甲硝唑通过影响 CYP3A4 增加该药物的浓度或效应
利福平、利福霉素	慎用	增强苯二氮䓬类的氧化代谢，苯二氮䓬类的药效可能降低
奥美拉唑	关注	降低苯二氮䓬类的氧化代谢，苯二氮䓬类的清除率可降低，半衰期可延长，血药浓度上升。镇静和共济失调可增加
氟伏沙明	关注	氟伏沙明可能抑制苯二氮䓬在肝脏氧化代谢，苯二氮䓬类的清除率可降低，半衰期可延长，血药浓度上升。镇静和共济失调可增加
红霉素、克拉霉素	关注	降低苯二氮䓬类的代谢，增强中枢神经的抑制延长镇静
卡马西平	关注	通过诱导苯二氮䓬类代谢（CYP3A4），苯二氮䓬药物效应可能会降低
西咪替丁	关注	通过酶抑制作用抑制肝脏氧化代谢，苯二氮䓬药物浓度可能增加，某些效应，尤其是镇静作用会被增强
茶碱、氨茶碱	微弱	可能因竞争性结合颅内腺苷受体产生拮抗作用，苯二氮䓬类的效应受到抑制
丙泊酚	微弱	丙泊酚和一些苯二氮䓬类有药效学协同作用

【药物相容性】

本品不能用 6% 葡聚糖注射液或碱性注射液稀释或混合。

容器	相容的药物	不相容的药物	不确定的药物
Y 型管	阿糖胞苷、氨曲南、奥曲肽、地高辛、甘露醇、肝素、芬太尼、利福平、利奈唑胺、阿米卡星、阿托品、硫酸镁、氯化钾、哌拉西林、葡萄糖酸钙、青霉素、去甲肾上腺素、乳酸钠林格注射液、红霉素、头孢曲松、头孢噻肟、头孢唑林、维生素 B_{12}、硝普钠、硝酸甘油、胺碘酮、苯海拉明、多巴胺、利多卡因、氯胺酮、纳洛酮、肾上腺素、万古霉素、异丙肾上腺素	阿莫西林、阿奇霉素、阿昔洛韦、氨苄西林、氨苄西林舒巴坦、氨茶碱、苯巴比妥、地塞米松、地西泮、更昔洛韦、甲氨蝶呤、两性霉素 B 脂质体、氯霉素、哌拉西林他唑巴坦、氢化可的松、人血白蛋白、碳酸氢钠、头孢呋辛、头孢哌酮、头孢他啶、头孢吡肟	阿莫西林克拉维酸、多巴酚丁胺、呋塞米、克林霉素、吗啡、胰岛素、脂肪乳
混合管	阿托品、胺碘酮、丙泊酚、地高辛、多巴酚丁胺、芬太尼、华法林、氯胺酮、米力农、哌替啶、庆大霉素、去甲肾上腺素、肾上腺素、维库溴铵、西咪替丁、硝酸甘油	阿莫西林、氨苄西林、地塞米松、碳酸氢钠、头孢他啶、亚胺培南西司他丁	氨茶碱、吗啡、氯化钾、新霉素

【不良反应】

1. 较常见的不良反应为嗜睡、镇静过度、头痛、幻觉、共济失调、呃逆和喉痉挛。
2. 静脉注射可发生呼吸抑制及血压下降,极少数可发生呼吸暂停、停止或心脏停搏。
3. 静脉注射可发生血栓性静脉炎。
4. 直肠给药可使某些患者产生欣快感。
5. 与麻醉剂合用或反复静脉注射后常见呼吸抑制及高血压[23]。

【药物过量】

表现:主要表现为药理作用增强,中枢抑制、从过度镇静到昏迷、精神失常、昏睡、肌肉松弛或异常兴奋。严重过量可导致昏迷、反射消失、呼吸循环抑制和窒息。

处置:大多数情况下只需监测生命体征即可。严重过量需采取人工呼吸、循环支持等相应措施,并采用苯二氮䓬类受体拮抗剂如氟马西尼逆转[23]。

【药理作用】

咪达唑仑具有典型的苯二氮䓬类药理活性,可产生抗焦虑、镇静、催眠、抗惊厥及肌肉松弛作用。肌内注射或静脉注射后,可产生短暂的顺行性记忆缺失,使患者不能回忆起在药物高峰期间所发生的事情。本品作用特点为起效快而持续时间短。服药后可缩短入睡时间(一般自服药到入睡只需 20 分钟),延长总睡眠时间,而对快速眼动睡眠(rapid eye movement sleep,REM sleep)无影响,次晨醒后,患者可感到精力充沛、轻松愉快。无耐药性和戒断症状或反跳。毒性小,安全范围大[29]。

【药代动力学】

咪达唑仑为亲脂性物质,给药后分布于全身各部位。可透过血 - 脑屏障及胎盘屏障。口服经肝脏首关代谢明显,生物利用度为 50%。肌内注射吸收迅速完全,30 分钟达血药浓度高峰。生物利用度高达 90% 以上。主要在肝脏代谢,主要产物为羟基咪达唑仑,之后迅速与葡糖醛酸结合,呈无活性的代谢物。60%~70% 剂量由肾脏排出体外。静脉给药的稳态分布容积可达 50~60L。血浆蛋白结合率约为 95%,血中脂肪廓清率 300~400ml/min,半衰期为 1.5~2.5 小时[29]。

【药物贮存】

遮光密闭保存[30]。

氟 马 西 尼
Flumazenil

【适应证】

用于逆转苯二氮䓬类药物所致的中枢镇静作用。

1. 终止用苯二氮䓬类药物诱导及维持的全身麻醉。

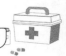

2. 作为苯二氮䓬类药物过量时中枢作用的特效逆转剂。

3. 用于鉴别诊断苯二氮䓬类、其他药物或脑损伤所致的不明原因的昏迷[32]。

【用法用量】

一、新生儿

1. 选择大静脉注射给药,每次 10μg/kg,注射时间应超过 15 秒。视需要可每隔 1 分钟重复 1 次,直至患儿清醒。最大总剂量 50μg/kg。

2. 若注射后再次出现嗜睡,也可采用静脉输注方式,视患儿反应给予 2~10μg/(kg·h)[32]。

二、儿童及青少年

1. 1 个月至 17 岁:每次 10μg/kg(最大剂量 200μg),注射时间应超过 15 秒。视需要可每隔 1 分钟重复 1 次。最大总剂量 50μg/kg(总量不超过 1mg,重症监护患者不超过 2mg)。

2. 若注射后再次出现嗜睡,也可采用静脉输注方式,视患儿反应给予 2~10μg/(kg·h)。最大剂量 400μg/h[33]。

【剂量调整】

肝损伤患者药物半衰期延长,需逐渐调整剂量[32]。

【给药说明】

1. 可用 5% 葡萄糖注射液、0.9% 氯化钠注射液及乳酸钠林格注射液稀释后注射。稀释后应在 24 小时内使用。

2. 勿在神经肌肉阻滞剂作用消失前注射本品。

3. 一周内大剂量和 / 或较长时间使用苯二氮䓬类药物者,避免快速注射本品,否则将引起戒断症状:兴奋、焦虑、情绪不稳、轻微混乱和感觉失真[34]。

【注意事项】

1. 使用苯二氮䓬类药物以控制对生命构成威胁的情况(如严重头部损伤后的颅内压或癫痫)禁用;严重抗抑郁药中毒者禁用。

2. 惊厥、癫痫史患儿慎用。不推荐用于长期接受苯二氮䓬类药物治疗的癫痫患者[34]。

【用药监护】

1. 重复使用本品后清醒程度及呼吸功能尚未显著改善,应考虑苯二氮䓬类药物以外的其他原因。

2. 密切观察神经系统抑制和呼吸抑制的恢复情况。

3. 监护呼吸、心率、心律、血压[35]。

【相互作用】

药品名称	相互作用
三环类抗抑郁药	在混合药物过量的情况下,可引发惊厥和心律失常

续表

药品名称	相互作用
佐匹克隆	阻断佐匹克隆和三唑并哒嗪的作用
对乙酰氨基酚、硝苯地平,阿替洛尔	可能出现心脏传导阻滞

【不良反应】

不良反应	处置方法
注射部位疼痛	选择大静脉缓慢给药,注射时间应大于 15 秒
颜面潮红、恶心呕吐	一过性,给药后自行消失[35]

【药理作用】

　　氟马西尼化学结构与苯二氮䓬类近似,选择性竞争苯二氮䓬类受体,从而特异性地迅速逆转其中枢神经抑制作用。还能对抗苯二氮䓬类药物引起的呼吸、循环抑制[32]。

【药代动力学】

给药途径	起效时间 /min	达峰时间 /min	持续时间 /h	$t_{1/2}$/min
静脉注射	1~2	6~10	<1	50~60

　　氟马西尼为亲脂性药物,可迅速进入脑组织。血浆蛋白结合率约为 50%,其中 2/3 为白蛋白。口服吸收良好,但肝脏首关代谢明显,生物利用度为 20%。广泛分布于血管外,稳态时平均分布容积为 0.95L/kg。主要经肝脏代谢成无活性的羧酸形式[35]。

【药物贮存】

　　遮光,密闭保存[35]。

右美托咪定
Dexmedetomidine

【适应证】

　　用于行全身麻醉的手术患者气管插管和机械通气时的镇静[36]。

【用法用量】

一、新生儿
ICU 镇静的用法用量如下。
负荷剂量(选择性给予):每次 0.05~0.5μg/kg,静脉注射 10~20 分钟。

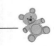

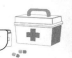

维持剂量:持续静脉输注,初始 0.1~0.3μg/(kg·h),根据镇静的程度调整给药剂量,一般给予 0.2~0.6μg/(kg·h)。最大剂量 1.5μg/(kg·h)[37-38]。

二、儿童及青少年

1. 常规剂量

负荷剂量:0.5~1μg/kg 静脉输注 10 分钟;但并非所有情况都给予负荷量。

维持剂量:0.2~2μg/(kg·h)[39]。

2. 用于婴儿、儿童及青少年 ICU 镇静

负荷剂量(选择性给予):每次 0.5~1μg/kg 静脉注射 10 分钟。

维持剂量:持续静脉输注,初始 0.2~0.5μg/(kg·h),根据镇静的程度调整给药剂量,通常给予 0.4~0.7μg/(kg·h),给药剂量一般不超过 1μg/(kg·h)[37-38]。

3. 用于婴儿、儿童及青少年镇静、麻醉、无创操作

负荷剂量:每次 0.5~2μg/kg 静脉注射 10 分钟,必要时重复给药。

维持剂量:0.5~1.0μg/(kg·h)持续静脉输注[37]。

4. 口服镇静　患儿术前 30~50 分钟口服 1μg/kg(推荐剂量 3~4μg/kg)的右美托咪定后,具有良好的镇静作用,神经性行为的患儿也可顺利地接受静脉置管,无不良并发症发生。单次静脉注射 0.5~1μg/(kg·h)可以产生有效的镇静作用,并维持自主呼吸,减低突发躁动的发生率[40]。

5. 儿童围手术期应用　建议右美托咪定静脉泵注的负荷剂量为 0.3~1μg/kg(15 分钟),维持量为 0.2~0.7μg/(kg·h);ICU 常用镇静剂量为 0.1~0.7μg/(kg·h);对于儿童心脏手术后,剂量应酌减。全麻手术结束前 30 分钟,静脉泵注右美托咪定 0.5μg/kg,泵注时间 15 分钟,可明显减少术后儿童躁动的发生率[41]。

【剂量调整】

1. 肝功能损害患者清除率和蛋白结合率都下降,应减少剂量。

2. 由于可能的药效学相互作用,当本品与其他麻醉剂、镇静剂、安眠药或阿片类药物同时给药时可能需要减少给药剂量[42]。

【给药说明】

1. 右美托咪定以盐酸盐的形式给药,但是剂量是以碱基的形式表达。118μg 盐酸右美托咪定与 100μg 右美托咪定等效。

2. 使用前可用 0.9% 氯化钠注射液将药物浓度稀释至 4μg/ml[42]。

【注意事项】

1. 重度心脏传导阻滞和重度心室功能不全患者禁用。

2. 对本品及其成分过敏者禁用。

3. 迷走神经张力高、糖尿病、高血压、肝功能或肾功能损害的患者更易发生心动过缓,甚至窦性停搏,应慎用[43]。

【用药监护】

1. 右美托咪定治疗过程中慎用其他血管扩张药和负性频率作用的药物,防止药效叠

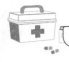

加,加剧低血压和心动过缓。

2. 右美托咪定不能单独用于全身麻醉诱导和维持,且使用本药物治疗的患者必须接受连续检测。

3. 出现低血压或心动过缓应减量或停止注射右美托咪定,加快输液,抬高下肢,静脉注射阿托品或麻黄碱。

4. 暂时性高血压与负荷量滴注期间外周血管收缩相关,通常不需要治疗,必要时应减慢注射速度。

5. 随着滴注时间的延长,其持续给药时量相关半衰期显著增加。麻醉维持中如长时间滴注会显著影响术后苏醒,应及时停药。

6. 停药症状 连续用药超过 24 小时并突然停药可能出现与可乐定相似的停药症状,表现为紧张、激动和头痛,伴随血压迅速升高和血浆儿茶酚胺浓度升高。

7. 与其他麻醉剂、阿片类镇痛药物合用,应相应减少各自剂量。如麻醉诱导前给予右美托咪定负荷剂量,其他诱导药物应减量。

8. 重症监护病房患者长时间(超过 24 小时)滴注本药停药前应逐渐减量,避免突然停药诱发停药反应[43]。

【相互作用】

药品	作用程度	相互作用
多巴酚丁胺	慎用	该药物促进镇静,多巴酚丁胺降低镇静作用
卡托普利	慎用	该药物和卡托普利通过药效学协同作用增加对方的效应。二者均降低血压,注意监测
多巴胺	慎用	该药物促进镇静,多巴胺抑制镇静。相互作用的效应不明确

【药物相容性】

本品不应与血液和血浆通过同一静脉导管同时给予。

容器	相容的药物	不相容的药物	不确定的药物
Y 型管	氨磷汀、阿奇霉素、阿糖胞苷、阿昔洛韦、氨苄西林、氨茶碱、奥沙利铂、苯巴比妥、顺阿曲库铵、丙泊酚、布美他尼、奥曲肽、醋酸钾、卡泊芬净、醋酸钠、地高辛、地塞米松、厄他培南、法莫替丁、放线菌素 D、呋塞米、伏立康唑、氟康唑、氟尿嘧啶、甘露醇、肝素、更昔洛韦、芬太尼、舒芬太尼、环磷酰胺、磺胺甲噁唑甲氧苄啶、甲氨蝶呤、甲泼尼龙、甲硝唑、卡铂、卡莫司汀、克林霉素、利奈唑胺、两性霉素 B 脂质体、氟达拉滨、阿米卡星、阿托品、博来霉素、硫酸镁、庆大霉素、长春新碱、氯化钙、琥珀胆碱、氯化钾、美罗培南、美司钠、门冬酰胺酶、哌拉西林他唑巴坦、培美曲塞、葡萄糖酸钙、米力农、红霉素、塞替派、顺铂、碳酸氢钠、替加环素、头孢呋辛、	苯妥英钠、地西泮、伊立替康	吗啡、氢化可的松

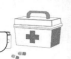

续表

容器	相容的药物	不相容的药物	不确定的药物
Y 型管	头孢哌酮、头孢曲松、头孢噻肟、头孢他啶、头孢西丁、头孢唑林、维库溴铵、西咪替丁、硝普钠、硝酸甘油、亚胺培南西司他丁、亚叶酸钙、胺碘酮、昂丹司琼、苯海拉明、多巴胺、多巴酚丁胺、多柔比星、多柔比星脂质体、格拉司琼、吉西他滨、雷尼替丁、利多卡因、氯丙嗪、美沙酮、咪达唑仑、纳洛酮、哌替啶、普鲁卡因胺、去氧肾上腺素、柔红霉素、瑞芬太尼、肾上腺素、头孢吡肟、托泊替康、万古霉素、伊达比星、异丙嗪、异丙肾上腺素、依托泊苷、依托咪酯、胰岛素、异环磷酰胺、右雷佐生、去甲肾上腺素		
混合管	甘露醇		

【不良反应】

1. 最常见的不良反应为低血压、心动过缓及口干。
2. 暂时性高血压及窦性停搏,多与注射速度过快有关。
3. 其他报道的不良反应包括恶心、呕吐、心动过速、发热、缺氧和贫血[43]。

【药理作用】

右美托咪定是高选择性的 α₂ 肾上腺素受体激动药,对 α₂ 受体的选择性较 α₁ 受体高 1 600 倍。通过作用于蓝斑核的 α₂ 受体产生镇静、催眠和抗焦虑作用。其镇静作用与其他作用于 GABA 系统的镇静药不同,通过内源性促睡眠通路发挥催眠作用,引发并维持自然非动眼睡眠。静脉缓慢注射负荷剂量 1μg/kg,10 分钟注射完毕,起效时间 10~15 分钟,达峰时间 25~30 分钟。右美托咪定通过作用于蓝斑核、脊髓以及外周器官的 α₂ 受体产生镇痛作用,以脊髓为主。纳洛酮不能阻断右美托咪定的镇痛作用,与阿片类药物合用时产生协同镇痛作用。右美托咪定有较强的抗焦虑作用,可强效抑制患者心理恐慌,还可产生剂量依赖性的遗忘作用。右美托咪定在镇静的同时对呼吸的影响轻微,通气变化与正常睡眠非常相似,表现为潮气量减少,而呼吸频率变化不大。右美托咪定对心血管的主要影响是减慢心率,降低全身血管阻力,间接降低心肌收缩力、心排血量和血压。但应注意,负荷剂量注射后,先出现一过性血压升高和心率减慢,且注射速度越快,血压升高越明显。故临床建议负荷剂量应在 10~15 分钟内给予。另外,可抑制唾液分泌,有镇吐作用,并可减弱胃肠蠕动[43]。

【药代动力学】

右美托咪定注射后分布迅速,其分布半衰期 $t_{1/2}$ 为 6 分钟,蛋白结合率为 94%,消除半衰期 $t_{1/2\beta}$ 为 2~3 小时,清除率为每分钟 10~30ml/kg,稳态分布容积为 2~3L/kg。在治疗剂量范围内其药动学符合三室模型。右美托咪定几乎完全经肝脏代谢,包括直接葡糖苷酸化和细胞色素 P450 介导的代谢,代谢产物经尿液和粪便排出。肝损害患者右美托咪定的蛋白结合能力和清除能力均下降,应减少剂量[43]。

【药物贮存】

遮光,密闭,常温(10~30℃)保存[43]。

第三节 局部麻醉药

利 多 卡 因
Lidocaine

【适应证】

本品可用于心肺复苏、室性心律失常,宽波群心动过速、难治性癫痫持续状态等[44],胶浆剂可用于上消化道内镜检查,浸润局部麻醉[45]。

【用法用量】

一、新生儿

1. 抗心律失常

初始:静脉注射 0.5~1mg/kg,给药时间大于 5 分钟。视需要可每 10 分钟重复给药 1 次。最大总剂量 5mg/kg。

维持:静脉滴注 10~50μg/(kg·min)。早产儿应使用最低给药速度。

新生儿用药可引起中毒,尤其是早产儿半衰期(3.16 小时)较正常儿(1.8 小时)延长,应慎用[46]。

2. 癫痫发作(一线治疗无效的严重复发或长期发作)

(1)足月常温新生儿

负荷剂量:静脉注射 2mg/kg,随后立即给予维持剂量。

维持剂量:静脉滴注,6mg/(kg·h)持续 6 小时;之后 4mg/(kg·h)持续 12 小时;之后 2mg/(kg·h)持续 12 小时。

(2)早产儿和正在接受体温治疗的足月新生儿:由于其清除速度较慢,有药物蓄积的风险,给药剂量尚不明确[47]。

二、儿童及青少年

1. 心肺复苏

初始剂量:静脉或骨内注射 1mg/kg,若 15 分钟内尚未开始持续输注可重复给药[48]。

气管内给药:2~3mg/kg,之后用至少 5ml 的生理盐水冲洗,再给予 5 次正压通气[49]。

持续静脉输注:20~50μg/(kg·min)[46]。

2. 室性心律失常,宽波群心动过速

静脉或骨内注射:每次 1mg/kg,最大剂量每次 100mg。可每 5~10 分钟重复给药 1 次,直至达到预期效果或最大累积剂量 3mg/kg[48]。

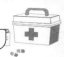

气管内给药:每次 2~3mg/kg,之后用 1~5ml 的生理盐水冲洗(取决于患者大小)[49]。

持续静脉输注:20~50μg/(kg·min)[46]。

3. 头部创伤患者气管插管或气道操作期间预防颅内高压 在操作前 0.5~5 分钟前单剂静脉注射 1~2mg/kg。

4. 难治性癫痫持续状态

负荷剂量:静脉注射 1~2mg/kg,如果初始负荷剂量有效,可立即转为持续输注[50-55]。

持续输注:2~4mg/(kg·min)[50-53]。6~8mg/(kg·min) 的剂量已用于临床[55-56]。

5. 胶浆用于上消化道内镜检查,浸润局部麻醉:4~4.5mg/kg[45]。

【剂量调整】

心力衰竭、心源性休克、肝血流量减少、肝或肾功能障碍时,以 0.5~1mg/min 静脉滴注。可使用 0.1% 溶液静脉滴注,每小时不超过 100mg[57]。

【给药说明】

1. 新生儿 静脉注射药物浓度在 1~20mg/ml,给药时间约为 10 分钟。静脉输液可稀释至 0.8~8mg/ml。

2. 儿童 负荷剂量静脉注射时间应为 5~10 分钟,浓度≤20mg/ml。静脉输液可稀释至 0.8~8mg/ml。

3. 胶浆(10ml:0.2g) 用前振摇,检查前 5~10 分钟将胶浆含于咽喉部片刻后慢慢咽下,2~3 分钟进行检查[45]。

4. 极量 静脉注射 1 小时内最大负荷量 4.5mg/kg(或 300mg)。最大维持量每分钟 4mg[57]。

【注意事项】

充血性心力衰竭、严重心肌受损、低血容量及休克等患者慎用[57]。

【用药监护】

1. 非静脉给药时应防止误入血管,并注意局麻药中毒症状的诊治。

2. 本品通过肝脏代谢,肝功能不良者可因血药浓度升高而引发毒性反应,肝功能障碍及肝血流量减低者慎用[57]。

3. 外用避免与眼睛接触。如接触立即用清水或盐水冲洗,直到感觉恢复[58]。

4. 胶浆用于发炎或破损的组织及黏膜,会增加药物的吸收,使血药浓度升高。

5. 胶浆不宜与金属器具长期接触[45]。

6. 监测血压、心电图及心率。P-R 间期延长或 QRS 波增宽、出现其他心律失常或原病加重应立即停药。

7. 治疗浓度应控制在 1.5~5μg/ml。

8. 评估意识水平。

9. 注意癫痫发作征兆。

10. 备有应对各种可能情况的抢救设备[57]。

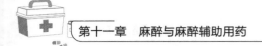
【相互作用】

药品名称	相互作用
西咪替丁	抑制本品经肝脏代谢,血药浓度升高,可发生心脏和神经系统不良反应
β受体拮抗剂	合同需调整本品剂量,监测心电图及血药浓度
巴比妥类	促进本品代谢,合用引起心动过缓、窦性停搏
普鲁卡因胺	产生一过性谵妄及幻觉,但不影响本品血药浓度
异丙肾上腺素、去甲肾上腺素	增加肝血容量,提高本品总清除率

【药物相容性】

容器	不相容的药物
混合管	苯巴比妥、硫喷妥钠、硝普钠、甘露醇、两性霉素 B、氨苄西林、磺胺嘧啶

【不良反应】

不良反应	处置方法
过敏	停药;吸氧;静脉注射维生素 C、10% 葡萄糖酸钙;肌内注射地塞米松、肾上腺素[59]

【药物过量】

表现:血药浓度超过 5μg/ml 可引起中毒而发生惊厥;严重中毒者甚至可发生心脏停搏,应严格掌握浓度和用药总量。

处置:立即停药,进行心电及血压的监护。吸氧。低血压者可由静脉给予升压药,心率缓慢者可使用阿托品或肾上腺素;抽搐者可静脉给予镇静剂[60]。

【药理作用】

本品为酰胺类局麻药。对中枢神经系统有明显的兴奋和抑制双向作用,且可无先驱的兴奋。血药浓度较低时,出现镇痛、思睡、痛阈提高;随着剂量加大,作用或毒性增强,亚中毒血药浓度时有抗惊厥作用;超过 5μg/kg 可发生惊厥。

低剂量可促进心肌细胞内 K^+ 外流,降低心肌的自律性,具有抗室性心律失常的作用。治疗剂量对心肌细胞的电活动、房室传导和心肌收缩无明显影响。血药浓度进一步升高,可引起心脏传导速度减慢、房室传导阻滞,抑制心肌收缩力,心排血量下降[59]。

胶浆剂对黏膜无刺激性,可在内镜检查时起表面麻醉、润滑作用,并能显著祛除胃肠道内泡沫,利于视野清晰[45]。

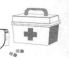

【药代动力学】

注射后组织分布快而广,能透过血-脑屏障和胎盘。麻醉强度大,起效快,弥散力强,药物从局部消除需 2 小时左右。与肾上腺素合用可延长其作用时间。体内代谢较普鲁卡因慢,有蓄积作用。大部分先经肝微粒酶降解为仍有局麻作用的脱乙基中间代谢物单乙基甘氨酰二甲苯胺,毒性增高。再经酰胺酶水解,经尿排出,约 10% 以原型排出,少量出现在胆汁中[59]。

【药物贮存】

密闭保存[57]。

罗 哌 卡 因
Ropivacaine

【适应证】

1. 外科手术麻醉　硬膜外麻醉,蛛网膜下腔麻醉,区域神经阻滞。
2. 急性疼痛控制　持续硬膜外输注或间歇性单次用药,也可行外周神经阻滞进行镇痛[61]。

【用法用量】

一、新生儿

用于足月新生儿的中枢神经阻滞 / 麻醉,用法用量如下。

1. 骶管阻滞　0.2% 溶液骶管注射 1ml/kg(2mg/kg)[62]。

2. 硬膜外阻滞　0.2% 溶液硬膜外注射 0.5~1ml/kg(1~2mg/kg)。为避免药物蓄积,若需重复给药应适当减量[63]。

3. 硬膜外持续输注　0.2% 溶液硬膜外单次快速注射 0.5~1ml/kg(1~2mg/kg),某些情况下可能需要使用稀释的溶液(如 0.1%)以确保足够的液体体积并降低毒性;之后使用 0.2% 的溶液以 0.2mg/(kg·h)的给药速度进行硬膜外持续输注[64]。

二、儿童及青少年

用于中枢神经阻滞 / 麻醉,用法用量如下。

1. 骶管阻滞

1 个月及以上:0.2% 溶液骶管注射 0.5~1ml/kg(1~2mg/kg)。建议最大剂量 25ml[64]。

2. 硬膜外阻滞

1 个月及以上:0.2% 溶液硬膜外注射 0.7ml/kg(1.4mg/kg)。为避免药物蓄积,若需重复给药时应适当减量[63]。

3. 硬膜外持续输注

3 个月及以上:0.2% 溶液以 0.5~1ml/kg(1~2mg/kg)的剂量在数分钟内(如 3~5 分钟)完成硬膜外单次快速注射,然后以 0.4mg/(kg·h)的给药速度进行硬膜外持续输注[65]。

4. 用于持续性周围神经阻滞输注

6个月以上：初始单次快速注射，给予 0.2%（2mg/ml）的溶液，剂量取决于神经导管的位置，通常剂量为 0.5~1.32mg/kg，某些情况下可能需要更高的剂量[66]。

【剂量调整】

通常情况下肾功能不全患者如用单一剂量或短期治疗无须调整用药剂量[67]。

【给药说明】

1. 在注射前以及注射期间，应仔细回吸以防止血管内注射。当需要大剂量注射时，如硬膜外麻醉，建议使用 3~5ml 试验剂量的含有肾上腺素的利多卡因（2% 利多卡因）。如误经血管内注射可引起短暂的心率加快，或误经蛛网膜下腔注射可出现脊髓麻醉。在注入用药剂量前及注入过程中需反复回吸并注意缓慢注射（25~50mg/min）或分次注射，同时密切观察患者的生命指征并持续与患者交谈。如出现中毒症状，应立即停止注射。

2. 在确定了蛛网膜下腔位置并且可见澄清的脑脊髓液自脊髓穿刺针流出，或通过回吸探测到后，方可进行蛛网膜下腔注射。硬膜外阻滞中，罗哌卡因单次最高 250mg 的剂量曾经被使用过，并且可以很好地被耐受。

3. 当需延长麻醉时，无论持续注入或重复单次注射都应考虑达到血浆中毒浓度或诱发局部神经损害的危险。手术麻醉中累积剂量达到 800mg 时或用于术后镇痛 24 小时以上，对于成人来说都可很好耐受。

4. 对术后疼痛的治疗，建议采用以下技术：如果术前已经使用 10mg/ml 或 7.5mg/ml 罗哌卡因建立阻滞，可在术后经硬膜外单次注射 7.5mg/ml 盐酸罗哌卡因注射液。然后持续使用 2mg/ml 盐酸罗哌卡因维持镇痛。对大多数中度至重度的术后疼痛，临床研究表明每小时 6~14ml（12~28mg）的输液速度，能够提供有效镇痛，仅伴有轻微且非进行性的运动阻滞。采用这一技术后，对阿片类药物的需求明显下降。

5. 尚无将 7.5mg/ml 以上的浓度硬膜外给药用于剖宫产术或蛛网膜下腔给药的记录。

6. 临床经验表明盐酸罗哌卡因注射液硬膜外输入长达 24 小时是可行的[67]。

【注意事项】

对本品或本品的任何成分或同类药品过敏者禁用[67]。

【用药监护】

1. 有些局部麻醉如头颈部区域的注射，严重不良反应的发生率较高。

2. 对于有二度或三度房室传导阻滞的患者要谨慎。

3. 对于伴有严重肝病、严重肾功能损害或全身状况不佳的患者，要特别注意。

4. 盐酸罗哌卡因用于硬膜外麻醉或外周神经阻滞中，特别是伴有心脏病患者发生局麻药误入血管时，曾有心脏停搏的报道。有些病例复苏困难。发生心脏停搏时，为了提高复苏成功率，可能应该延长复苏时间。

5. 第Ⅲ类抗心律失常药物（如胺碘酮）可能与罗哌卡因存在对心脏的相加作用，所以应该对使用这类药物的患者进行严密监护，可考虑进行心电图监护。

6. 硬膜外麻醉可导致低血压和心动过缓，如预先输注扩容或使用升压药物，可减少这

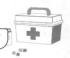

一副作用的发生[67]。

【相互作用】

药品	作用程度	相互作用
氟伏沙明	慎用	罗哌卡因的血药浓度可能升高,药效延长,增加发生毒性的风险
卡托普利	慎用	该药物和卡托普利通过药效学协同作用增加对方的效应。二者均降低血压,注意监测
普萘洛尔	慎用	该药物和普萘洛尔通过药效学协同作用增加对方的效应
氟康唑、伊曲康唑	关注	唑类抗真菌药可能抑制罗哌卡因的代谢(CYP3A4)。罗哌卡因的血药浓度可能升高,药效和不良反应可能增强

【不良反应】

1. 慢性肾功能不全患者常伴有酸中毒及低蛋白血症,其发生全身性中毒的可能性增大。对于营养不良或低血容量性休克经过治疗的患者,也应考虑到此风险。

2. 过量或意外注入血管会引起中枢神经系统毒性反应(惊厥、意识障碍)和/或心血管系统毒性反应(心律失常、血压下降、心肌抑制)。

3. 神经阻滞本身的生理反应均可能发生,包括硬膜外和蛛网膜下腔麻醉中的低血压和心动过缓,以及穿刺引起的不良事件(如脊髓血肿,椎管穿刺后头痛,脑膜炎及硬膜外脓肿)[67]。

【药物过量】

表现:因为所使用的剂量较低,蛛网膜下腔给药后,一般不会产生全身毒性反应。如过高的剂量注入蛛网膜下腔,可能会引起全脊髓阻滞。

处置:如果出现急性全身毒性反应的现象必须立即停止注射局麻药。如果发生惊厥,必须治疗。治疗目的是保证供氧,中止惊厥和维持体循环。如出现广泛或全脊髓阻滞的迹象应立即停药。应进行以维持供氧和维持循环为主导的治疗,应注意供氧,必要时可辅助通气。如果出现心血管系统抑制症状(如低血压、心动过缓),可静脉注射 5~10mg 麻黄碱,必要时 2~3 分钟后重复静脉注射。如出现心脏停搏必须进行心脏按压,控制酸中毒也非常重要[67]。

【药理作用】

罗哌卡因是第一个纯左旋体长效酰胺类局麻药,有麻醉和镇痛双重效应,大剂量可产生外科麻醉,小剂量时则产生感觉阻滞(镇痛)仅伴有局限的非进行性运动神经阻滞。加用肾上腺素不改变罗哌卡因的阻滞强度和持续时间。罗哌卡因通过阻断钠离子流入神经纤维细胞膜内对沿神经纤维的冲动传导产生可逆性的阻滞[67]。

【药代动力学】

约 94% 罗哌卡因与血浆蛋白结合。终末消除半衰期为 1.8 小时。在肝中广泛代谢,主要是细胞色素 P450 同工酶 CYP1A2 介导的芳香基羟化,同工酶 CYP3A4 在罗哌卡因的代谢中作用很小。代谢产物主要在尿中排泄,约 1% 的药物以原型排出。某些代谢产物也有局麻药作用,但是麻醉作用弱于罗哌卡因[67]。

【药物贮存】

30℃以下室温储存,避免冻结[67]。

阿替卡因肾上腺素
Articaine Hydrochloride and Epinephrine Tartrate

【适应证】

口腔用局部麻醉剂,特别适用于涉及切骨术及黏膜切开的外科手术过程[68]。

【用法用量】

4 岁以上儿童:必须根据儿童的年龄、体重、手术类型使用不同的剂量。盐酸阿替卡因最大用量 5mg/kg。盐酸阿替卡因的儿童平均使用剂量以 mg 计的计算公式为:儿童的体重(kg)× 1.33[68]。

【剂量调整】

1. 对于高度怀疑过敏的患者,注射使用剂量的 5%~10% 进行试验。缓慢注射,严禁注射于血管中,注射前必须反复做抽回血检查。

2. 缺氧、高钾血症、代谢性酸中毒患者,降低使用剂量。

3. 除心动过缓之外的各种类型的心律失常、冠状动脉供血不足、严重动脉高血压、严重肝功能不全患者需降低剂量[68]。

【给药说明】

局部浸润或神经阻滞麻醉,口腔内黏膜下注射给药。注射前请重复抽回血以检查是否误入血管,尤其行神经阻滞麻醉时。注射速度不得超过 1ml/min。用量适用于成人及 4 岁以上儿童,这种麻醉技术对于 4 岁以下年龄组不适合。避免注射于感染及炎症部位(局部麻醉效果降低)[68]。

【注意事项】

1. 本品不适用于 4 岁以下儿童。

2. 高血压或糖尿病患者慎用。

3. 运动员慎用。

4. 严重房室传导障碍而无起搏器的患者禁用。

5. 经治疗未控制的癫痫患者禁用。

6. 卟啉病患者禁用[68]。

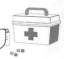

【用药监护】

1. 注意麻醉咬合危险,包括各种咬合(唇、颊、黏膜、舌),建议患者在感觉恢复前不要咀嚼口香糖或食物。

2. 使用本品时,请保持与患者的语言交流。

3. 接受抗凝血药治疗者使用本品时应严密监测国际标准化比值[68]。

【相互作用】

药物	作用程度	相互作用
普萘洛尔	慎用	阿替卡因和普萘洛尔有药效学协同作用。同用时增强麻醉中的肾上腺素能效应,有发生高血压和心动过缓的风险

【不良反应】

1. 中枢神经系统　神经质、激动不安、呵欠、震颤、忧虑、眼球震颤、多语症、头痛、恶心、耳鸣。

2. 呼吸系统　呼吸急促,然后呼吸过缓,可能导致呼吸暂停。

3. 心血管系统　心动过速、心动过缓、心血管抑制伴随动脉低血压,可能导致虚脱,心律失常(室性期前收缩、室颤)、传导阻滞(房室阻滞)[68]。

【药物过量】

表现:局麻药毒性反应。

处置:一旦观察到过量体征,要求患者过度呼吸,如必要可采取仰卧姿势。如出现阵挛性癫痫发作,给氧并注射一种苯二氮䓬类药物。可能需要插管辅助通气[68]。

【药理作用】

局部麻醉剂:盐酸阿替卡因具有酰胺功能基团,可以在注射部位阻断神经冲动沿神经纤维的传导,起局部麻醉作用。在阿替卡因溶液中添加 1/100 000 肾上腺素的作用在于延缓麻醉剂进入全身循环,维持活性组织浓度,同时亦可获得出血极少的手术野[68]。

【药代动力学】

给药途径	达峰时间 /min	$t_{1/2}$/h
黏膜下注射[69]	30	1.8

【药物贮存】

避光,25℃以下保存[69]。

第四节 骨骼肌松弛药

苯磺顺阿曲库铵
Cisatracurium Besylate

【适应证】

用于手术和其他操作以及重症监护治疗。作为全麻的辅助用药或在重症监护病房（ICU）起镇静作用，它可以松弛骨骼肌，使气管插管和机械通气易于进行[70]。

【用法用量】

1. 单次静脉注射

2~12 岁儿童：首剂苯磺顺阿曲库铵注射液的推荐给药剂量为 0.1mg/kg，并在 5~10 秒内进行。在相同的麻醉背景下，以 0.1mg/kg 的剂量给药，儿童比成人起效时间快，临床作用时间短且自行恢复快。

气管插管：虽然尚无对该年龄组进行插管前给药的特别研究报告，但鉴于儿童起效时间比成人快这一特点可以推测：给药后 2 分钟内即可插管。

维持用药：追加使用本品可以维持对神经肌肉的阻滞作用。以氟烷麻醉时，给予 0.02mg/kg 的药量，可以继续维持 9 分钟临床有效的神经肌肉阻滞。连续追加剂量不会引起蓄积效应。

自然恢复：以阿片类麻醉时，从 25% 到 75% 恢复和从 5% 到 95% 恢复所需时间分别约为 10 分钟和 25 分钟。

拮抗：给予标准剂量抗胆碱药物可以很容易地逆转本品的神经肌肉阻滞作用。四个成串刺激（train of four，分别用 T_1~T_4 表示）中 T_1 平均达 13% 恢复时给予拮抗剂，从 25% 到 75% 恢复的平均时间及到临床完全恢复（$T_4/T_1 \geqslant 0.7$）的平均时间分别约为 2 分钟和 5 分钟[70]。

2. 静脉输注给药

1 个月至 1 岁婴幼儿：初始剂量 0.15mg/kg，在必要时，以约 30μg/kg 的剂量每 20 分钟重复给药[71]。

2~12 岁儿童：连续输注本品可以维持对神经肌肉的阻滞作用，在出现自然恢复迹象后要维持 89%~99% 的 T_1 抑制，推荐首先以 3μg/(kg·min)[0.18mg/(kg·h)] 的速度输注，一旦达到稳定状态后，大部分患者只需要以 1~2μg/(kg·min)[0.06~0.12mg/(kg·h)] 的速度连续输注，即可维持阻滞作用。当采用异氟烷或恩氟烷麻醉时，本品的输注速率可减少高达 40%。连续恒速输注本品并不会引起对神经肌肉阻滞效应持续地加强或减弱。停止输注本品后，神经肌肉阻滞的自然恢复速度与单次注射给药后的情况类似[70]。

【给药说明】

使用前用灭菌注射用水 5ml 溶解。只能静脉给药，肌内注射可引起肌肉阻滞坏死[72]。

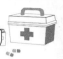

【用药监护】

1. 苯磺顺阿曲库铵能使呼吸肌和其他骨骼肌瘫痪,而对意识和痛阈没有影响。苯磺顺阿曲库铵注射液应仅由麻醉师或在麻醉师及其他熟悉神经肌肉阻滞剂使用的医师指导下给药。同时必须备有完善的气管插管、人工呼吸设备以及充足的氧气供应。

2. 对于其他神经肌肉阻滞剂过敏的患者在使用本品时应引起高度重视,因为有报道存在神经肌肉阻滞剂的交叉反应[72]。

3. 顺阿曲库铵无明显的迷走神经抑制作用或神经节阻滞作用。故临床上对心率没有明显的影响,亦不能拮抗由多种麻醉药或术中因刺激迷走神经而引起的心动过缓。

4. 严重的酸碱失调和/或血浆中电解质紊乱可增加或降低对神经肌肉阻滞剂的敏感性。

5. 尚无对有恶性高热史的患者使用本品的研究报告。对易感动物(例如猪)的恶性高热的研究表明,顺阿曲库铵并不会诱发此症[73]。

6. 尚无低体温(25~28℃)条件下手术患者使用本品的研究报告。与其他神经肌肉阻滞药物相类似,在这种情况下维持手术要求的肌肉松弛程度所需的输注速率应明显减低。

7. 尚无烧伤患者使用本品的研究报告,但应与其他非去极化神经肌肉阻滞药物类似。当此类患者给予苯磺顺阿曲库铵注射液时,应考虑所需剂量可能增加而作用时间缩短。

8. 重症监护病房(ICU)患者给予试验动物高剂量本品后,本品的代谢产物——劳丹碱和阿曲库铵可能与暂时性低血压有关。某些种属出现脑兴奋。在最敏感的动物中,出现上述反应时的血浆劳丹碱的血药浓度与长时间输注阿曲库铵观察的部分ICU患者的相应浓度相类似。

9. 与降低本品输注速度的结果相一致,输注阿曲库铵后,血浆劳丹碱浓度约为1/3。

10. 罕见报道使用阿曲库铵或其他药物的ICU患者发生癫痫。这些患者通常存在一种或多种容易导致癫痫的诱因(如脑外伤、脑缺氧、脑水肿、病毒性脑炎、尿毒症)。上述反应与劳丹碱的因果关系尚未确定。

11. 用于危重患者抢救,保持轻度肌肉松弛,配合呼吸机治疗,但持续时间不宜超过1周。

12. 与其他神经肌肉传导阻滞剂一样,建议在使用本品过程中监测神经肌肉功能以满足个体化剂量的要求。

13. 重症肌无力及其他形式的神经肌肉疾病患者对非去极化阻滞剂的敏感性显著增高。这些患者使用本品的推荐起始剂量为不大于0.02mg/kg。

14. 治疗剂量时不影响心、肝、肾功能。无蓄积性[70]。

【相互作用】

药品名称	作用程度	相互作用
氟烷、四环素、林可霉素、利多卡因、奎尼丁	慎用	合用可增强阿曲库铵的疗效
庆大霉素、阿米卡星、奈替米星、新霉素	慎用	非去极化类肌松药的效应可能被增强。可能有药效学协同作用。仅在必要时合用

续表

药品名称	作用程度	相互作用
多黏菌素 B	慎用	神经肌肉阻滞作用可能增强。尽量避免合用
呋塞米	慎用	袢利尿药可加强或拮抗非去极化类肌松药的作用,可能与剂量相关
卡马西平	慎用	非去极化类肌松药的维持时间可能会变短,有效性可能降低
克林霉素	慎用	林可酰胺类可增强非去极化类肌松药的效应,可增强呼吸抑制作用。尽量避免合用
氯胺酮	慎用	氯胺酮可增强非去极化类肌松药的效应,可能增强呼吸抑制
哌拉西林	慎用	哌拉西林可能加强非去极化类肌松药的作用,导致长时间的呼吸抑制
普萘洛尔	慎用	β 受体拮抗剂可能加强、抵消、延迟或不影响非去极化类肌松药的效应
万古霉素	慎用	神经肌肉阻滞作用可能增强。尽量避免合用
异氟烷	慎用	吸入性麻醉药加强非去极化类肌松药的效应
茶碱、氨茶碱	关注	可能出现剂量依赖性神经肌肉阻滞作用的逆转
苯妥英钠	关注	非去极化类肌松药的维持时间可能会变短,有效性可能降低
地西泮、氯硝西泮、阿普唑仑	关注	苯二氮䓬类可加强、抵消或不影响非去极化类肌松药的效应
氢氯噻嗪	关注	非去极化类肌松药的效应可能被增强,呼吸抑制作用可能延长

【不良反应】

1. 快速静脉注射大剂量因组胺释放可引起低血压和心动过速,还可能引起支气管痉挛。

2. 皮肤潮红或皮疹。

3. 低血压。

4. 使用神经肌肉阻滞剂后可观察到不同程度的过敏反应。极少数情况下,当本品与一种或多种麻醉药合用时,有严重过敏反应的报道。

5. 有报道在重症监护病房的严重疾患患者在过长时间使用肌肉松弛剂后出现肌无力和 / 或肌病。但其因果关系尚未确定[73]。

【药物过量】

表现:本品过量的主要表现为肌肉麻痹时间延长及相关后果。

处置:最主要的是维持肺部通气和动脉供氧,直到恢复足够的自主呼吸。苯磺顺阿曲库铵注射液并不影响意识,因此,此时需要充分镇静。一旦出现自身恢复的迹象,给予抗胆碱酯酶药将加速肌肉松弛的恢复[70]。

【药理作用】

苯磺顺阿曲库铵在运动终板上与胆碱能受体结合,以拮抗乙酰胆碱的作用,从而产生竞争性的神经肌肉传导阻滞作用。这种作用很容易被抗胆碱酶药物如新斯的明或依酚氯铵所

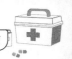

拮抗。苯磺顺阿曲库铵是中效的、非去极化的、具有异喹啉鎓苄酯结构的骨骼肌松弛剂。人体临床研究表明,本品与剂量依赖的组胺释放无关[70]。

【药代动力学】

苯磺顺阿曲库铵的推荐剂量范围内,药代动力学特征可预测性好,剂量 0.1~0.4mg/kg 范围内(即 2~8 倍的 ED_{95})的研究表明,其非房室药代动力学与剂量无关。顺式的阿曲库铵与阿曲库铵一样,代谢为非器官依赖性,主要通过 Hofmann 方式代谢,约占 80%,酯解方式仅占一小部分。这些代谢物不具有神经肌肉传导阻滞作用。清除具有较强的器官依赖性。肝和肾为代谢物的主要清除途径。不同患者药代动力学差异很小,这些微小差异仅引起肌松起效时间的轻微变化,而对肌松恢复过程无影响[74]。

【药物贮存】

遮光,密闭,于 2~8℃保存(本品须冷藏,以免发生 Hofmann 降解)[70]。

维 库 溴 铵
Vecuronium Bromide

【适应证】

主要作为全身麻醉辅助用药,用于全麻时的气管插管及手术中的肌肉松弛[75]。

【用法用量】

一、新生儿

1. 术中神经肌肉阻滞(中间时期)　最初 80μg/kg 静脉注射,后根据患儿情况给予 30~50μg/kg。

2. 重症监护用于辅助通气　最初 80μg/kg 静脉注射,后根据患儿情况给予 30~50μg/kg 或者是 0.8~1.4μg/(kg·min)静脉输注[76]。

二、儿童及青少年

1. 术中神经肌肉阻滞(中间时期)　1 个月至 17 岁,最初 80~100μg/kg 静脉注射,后根据需要重复静脉注射 20~30μg/kg 或者 0.8~1.4μg/(kg·min)静脉输注。

2. 重症监护用于辅助通气　最初 80~100μg/kg 静脉注射,后根据需要给予 0.8~1.4μg/(kg·min)静脉输注,最高剂量为 3μg/(kg·min)[77]。

【给药说明】

由于儿童神经肌肉接头的敏感性不同,特别是对新生儿和婴儿(4 个月以内),首次剂量 0.01~0.02mg/kg 即可,如颤搐反应未抑制到 90%~95%,可再追加剂量。在临床手术中,用药剂量不应超过 0.1mg/kg[78]。

【注意事项】

1. 对维库溴铵或溴离子有过敏史者禁用。

2. 肝硬化、胆汁淤积或严重肾功能不全者可延长肌松持续时间和恢复时间,应慎用。

3. 须在有使用本品经验的医师监护下使用。

4. 脓毒症、肾衰的患者慎用[78]。

【用药监护】

1. 本品可致呼吸肌肉松弛,使用时应给患者机械通气,直至自主呼吸恢复。

2. 对脊髓灰质炎患者、重症肌无力或肌无力综合征患者,对神经肌肉阻滞剂反应均敏感,使用本品应慎重。

3. 肝硬化、胆汁淤积或严重肾功能不全者,持续时间及恢复时间均延长。

4. 本品在低温下手术时,其神经肌肉阻滞作用会延长。

5. 下列情况可使本品作用增强:①低钾血症、高镁血症、低钙血症;②低蛋白血症、脱水、酸中毒、高碳酸血症、恶病质。

6. 使用本品完全恢复后的 24 小时内,不可进行有潜在危险的机器操作或驾驶车辆。

7. 婴儿对本品较敏感,应先试用小量,恢复时间较成人长。

8. 与吸入麻醉药同用时,本品应减量 15%。

9. 在可能发生迷走神经反射的手术中(如,使用刺激迷走神经的麻醉药、眼科手术、腹部手术、肛门直肠手术等),麻醉前或诱导时,应用迷走神经阻断药,如阿托品等有一定意义。

10. ICU 的中重症患者长时间使用维库溴铵,会导致神经肌肉阻滞延长。在持续神经阻滞时,应给予患者足够的镇静和镇痛剂,连续监测神经肌肉的传导,调节本品的用量,以维持不完全阻滞。

11. 对严重电解质失衡、血液的 pH 的改变和脱水均应尽力纠正。

12. 本品无组胺释放及解迷走神经作用,适用于心肌缺血及心脏病患者[78]。

【相互作用】

药品	作用程度	相互作用
庆大霉素、阿米卡星、奈替米星、新霉素	慎用	非去极化类肌松药的效应可能被增强。可能有药效学协同作用。仅在必要时合用
呋塞米	慎用	袢利尿药可加强或拮抗非去极化类肌松药的作用,可能与剂量相关
环孢素	慎用	环孢素可能通过抑制代谢延长神经肌肉阻滞作用
卡马西平	慎用	非去极化类肌松药的维持时间可能会变短,有效性可能降低
克林霉素	慎用	林可酰胺类可增强非去极化类肌松药的效应,可增强呼吸抑制作用。尽量避免合用
哌拉西林	慎用	哌拉西林可能加强非去极化类肌松药的作用,导致长时间的呼吸抑制
万古霉素	慎用	神经肌肉阻滞作用可能增强。尽量避免合用
异氟烷	慎用	吸入性麻醉药加强非去极化类肌松药的效应
地西泮、氯硝西泮、阿普唑仑	关注	苯二氮䓬类可加强、抵消或不影响非去极化类肌松药的效应

续表

药品	作用程度	相互作用
氨茶碱、茶碱	关注	可能出现剂量依赖性神经肌肉阻滞作用的逆转
苯妥英钠、多黏菌素 B	关注	非去极化类肌松药的维持时间可能会变短，有效性可能降低
地塞米松、甲泼尼龙、泼尼松、泼尼松龙、氢化可的松、曲安奈德	关注	类固醇类可能降低非去极化类肌松药的效应
氢氯噻嗪	关注	非去极化类肌松药的效应可能被增强，呼吸抑制作用可能延长

【不良反应】

1. 过敏反应 ①神经肌肉阻滞剂过敏反应已有报道，本品虽罕见，但应引起注意；②神经肌肉阻滞剂之间可发生交叉过敏反应，故对曾有过敏史者使用维库溴铵应特别慎重。

2. 组胺释放与类组胺反应 临床可偶发局部或全身的类组胺反应[78]。

【药物过量】

在用药过量的情况下，患者应给予机械通气，并给予适当的胆碱酯酶抑制剂（如新斯的明、溴吡斯的明、依酚氯铵）作为拮抗剂。当使用胆碱酯酶抑制剂不能恢复本品的神经肌肉作用时，机械通气应持续至自主呼吸恢复。反复使用胆碱酯酶抑制剂是危险的[78]。

【药理作用】

本品为竞争性非去极化肌肉松弛剂，通过竞争胆碱能受体起阻断乙酰胆碱的作用。其作用可以被新斯的明等抗胆碱酯酶药所逆转。在初始剂量情况下，产生的肌肉松弛作用时间较短，恢复快。不诱发组胺释放，不引起支气管痉挛和血压下降[75]。

【药代动力学】

主要经肝脏代谢和排泄，15%~30% 经肾排泄。肾衰竭时可通过肝脏消除来代偿。静脉注射后的药动学符合二室开放模型、分布相半衰期约为 4 分钟，消除相半衰期为 31 分钟。恢复速度快，稳态血药浓度为 0.118~0.176μg/ml[75]。

【药物贮存】

遮光，密封保存[78]。

罗 库 溴 铵
Rocuronium Bromide

【适应证】

适用于全麻诱导插管和术中维持肌松，目前主要用作全麻诱导气管内插管[79]。

【用法用量】

一、新生儿

1. 术中神经肌肉阻滞（中间时期） 最初静脉注射 600μg/kg，然后静脉注射 150μg/kg，必要时重复给药，或静脉滴注 300~600μg/（kg·h），根据临床情况调整剂量。

2. 气管内插管时用于骨骼肌松弛 每次 0.3~0.6mg/kg 静脉注射，持续 5~10 秒。不可肌内注射[76]。

二、儿童及青少年

1. 气管插管 常规麻醉中标准剂量为 0.6mg/kg，60 秒内在几乎所有患者中可提供满意的插管条件。

2. 维持剂量 推荐的维持剂量为 0.15mg/kg，在长时间吸入麻醉患者中可适当减少至 0.075~0.1mg/kg。最好在肌肉颤搐反应恢复至对照值的 25% 或对 4 个成串刺激具有 2~3 个反应时给予维持剂量。

3. 连续输注 若连续输注罗库溴铵，建议先静脉注射负荷剂量 0.6mg/kg，当肌松开始恢复时再行连续输注。适当调整输注速度，使肌肉颤搐反应维持在对照的 10% 左右或维持于 4 个成串刺激保持 1~2 个反应。在成人静脉麻醉下，维持该水平肌松时的滴注速率范围 5~10μg/（kg·min），吸入麻醉下 5~6μg/（kg·min）。由于输注需要量因人及麻醉方法而异，输注给药时建议采用连续监测肌松情况的方式[80]。

【剂量调整】

肝脏和 / 或胆道疾病，和 / 或肾衰患者：在常规麻醉期间气管插管的标准剂量为 0.6mg/kg。推荐用于这些患者的维持剂量为 0.075~0.1mg/kg，滴注速率为 5~6μg/（kg·min）。

体重超重和肥胖的患者（超过标准体重 30%）：应考虑肌肉组织的成分并适当减少剂量[81]。

【给药说明】

1. 罗库溴铵的给药剂量应个体化。在确定用药剂量时应适当考虑以下因素：麻醉方法、手术时间、镇静方法和机械通气的时间，同时应用的其他药物的相互作用以及患者情况等。

2. 可用 5% 葡萄糖或 0.9% 氯化钠稀释。静脉给药，可静脉注射或连续输注。

3. 在 0.5mg/ml 和 2.0mg/ml 的浓度下，罗库溴铵可与下列液体配伍：0.9% 氯化钠注射液、5% 葡萄糖注射液、5% 葡萄糖氯化钠注射液、无菌注射用水、乳酸钠林格注射液、含 0.9% 生理盐水的右旋糖酐 40 液、血浆蛋白溶液。混合后应立即使用，并在 24 小时内用完。未用完的液体应予以丢弃[80]。

【注意事项】

1. 对此药过敏的患者禁用。
2. 由于罗库溴铵自尿和胆汁排泄，对明显肝脏和 / 或胆道疾病和 / 或肾衰者慎用[80]。

【用药监护】

1. 婴儿（1~12 个月）及儿童（1~14 岁）起效比成人快，作用持续时间比成人短[81]。
2. 有循环时间延长的情况，如心血管疾病、浮肿，可致分布容积增大，起效时间减慢。

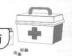

3. 重症肌无力或肌无力综合征的患者中,应用小剂量罗库溴铵便可能产生很强的作用,应用时应根据反应调整剂量。

4. 在低温条件下手术时,罗库溴铵的肌松作用增强,时效延长。

5. 罗库溴铵在肥胖患者的作用时效延长,自主呼吸恢复延迟。

6. 烧伤患者可出现对非去极化类肌松药作用的耐药现象,建议依据患者的反应进行剂量滴定。

7. 建议采用适当的肌松监测技术,以评定肌松深度和恢复状况。

8. 合并低钾血症、高镁血症、低钙血症、低血红蛋白、脱水、酸血症、高碳酸血症及恶病质均可增加罗库溴铵的作用,用药时应适当减量。

9. 由于罗库溴铵可引起呼吸肌麻痹,使用此药的患者必须采用人工呼吸支持,直至患者的自主呼吸充分恢复。

10. 应做好防治过敏反应的准备。

11. 应给予患者适当的镇痛和镇静。

12. 低血钾(如严重呕吐、腹泻及糖尿病治疗后)、高镁血症、低钙血症(大量输血后)、低蛋白血症、脱水、酸中毒、高碳酸血症及恶病质等情况可增强罗库溴铵的作用。应尽可能纠正严重电解质紊乱、血 pH 改变或脱水等[80]。

【相互作用】

药品名称	作用程度	相互作用
庆大霉素、阿米卡星、奈替米星、新霉素	慎用	非去极化类肌松药的效应可能被增强。可能有药效学协同作用。仅在必要时合用
呋塞米	慎用	祥利尿药可加强或拮抗非去极化类肌松药的作用,可能与剂量相关
苯妥英钠、卡马西平	慎用	非去极化类肌松药的维持时间可能会变短,有效性可能降低
克林霉素	慎用	林可酰胺类可增强非去极化类肌松药的效应,可增强呼吸抑制作用。尽量避免合用
普萘洛尔	慎用	β 受体拮抗剂可能加强、抵消、延迟或不影响非去极化类肌松药的效应
地塞米松、甲泼尼龙、泼尼松、泼尼松龙、氢化可的松、曲安奈德	关注	类固醇类可能降低非去极化类肌松药的效应

【药物相容性】

容器	不相容的药物
混合管	地塞米松、地西泮、法莫替丁、呋塞米、红霉素、泼尼松、氢化可的松、甲泼尼龙、甲氧苄啶、美索比妥、两性霉素 B、硫喷妥钠、硫唑嘌呤、氯唑西林、头孢唑林、万古霉素、依诺昔酮、胰岛素、脂肪乳注射液(C_{14-24})

【不良反应】

1. 有轻微的组胺释放作用,但临床剂量无心率及血压变化。
2. 大剂量时有解迷走神经作用,可能会引起心率增快。
3. 有过敏反应的报道。
4. 罗库溴铵总是和其他药物同时应用,麻醉中即使无已知的诱发药物存在,也有可能发生恶性高热[79]。

【药物过量】

药物过量:当发生过量和肌松作用时间延长时,应给予患者持续呼吸支持和镇静。一旦出现自然恢复应给予足量乙酰胆碱酯酶抑制剂(如新斯的明、依酚氯铵、溴吡斯的明)。若乙酰胆碱酯酶抑制剂未能逆转罗库溴铵的残余肌松作用,则须继续给予呼吸支持直至患者自主呼吸恢复。重复给予乙酰胆碱酯酶抑制剂可能有危险[80]。

【药理作用】

罗库溴铵是一种起效迅速、中时效的非去极化神经肌肉阻滞剂,通过与运动终板处 N-乙酰胆碱受体竞争性结合产生作用,其作用可被乙酰胆碱酯酶抑制剂拮抗,如新斯的明、依酚氯铵和溴吡斯的明。

罗库溴铵是目前临床上起效最快的非去极化类肌松药,其作用强度为维库溴铵的 1/6~1/8,时效为维库溴铵的 2/3;ED_{95} 为 0.3mg/kg,插管剂量为 0.6~1.0mg/kg,起效时间为 50~90 秒,临床作用时间为 45~60 分钟,维持剂量为 0.1~0.15mg/kg[80]。

【药代动力学】

稳态分布容积为 235~320ml/kg,清除率为每分 2.4~3.0ml/kg,消除半衰期为 100~170 分钟。25% 罗库溴铵与白蛋白结合。罗库溴铵主要经肝脏代谢(主要代谢产物是 17-羟罗库溴铵),经胆道排出。部分药物以原型经胆道排出,仅 9% 罗库溴铵以原型经肾脏排出。临床剂量的罗库溴铵不引起组胺释放,对心率和血压无明显影响。罗库溴铵虽然起效时间短,但作用时间仍嫌过长,难以替代氯化琥珀胆碱用于困难插管。严重肝、肾功能不全时其时效可能会延长[81]。

【药物贮存】

避光,在 2~8℃保存[80]。

新 斯 的 明
Neostigmine

【适应证】

重症肌无力[82]及神经肌肉阻滞剂的逆转[83]。

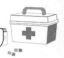

一、新生儿

重症肌无力：喂养前 30 分钟肌内注射 0.1mg。可依据临床疗效逐渐增加剂量。

神经肌肉阻滞剂的逆转：用于手术结束时拮抗非去极化骨骼肌松弛药残留的肌松作用。静脉注射 0.03~0.07mg/kg。最大总剂量为 0.07mg/kg。剂量的高低取决于初始用药后自主肌力恢复的程度、所需逆转的神经肌肉阻滞剂的半衰期，以及是否需要迅速逆转神经肌肉阻滞剂。静脉注射时间最少为 1 分钟。应用新斯的明前或同时应联用阿托品（0.02mg/kg），以防止可能出现的心动过缓、唾液分泌增加和蠕动亢进[83]。

二、儿童及青少年

重症肌无力的诊断：单次肌内注射，试验剂量为 0.04mg/kg[83-84]。

神经肌肉阻滞剂的逆转：静脉注射 20~75μg/kg。最大剂量为每次 5mg。可在使用本品前或同时加用阿托品 0.01~0.02mg/kg[85-92]。

【注意事项】

1. 过敏体质、心律失常、窦性心动过缓、血压下降、迷走神经张力升高者禁用。
2. 癫痫、心绞痛、室性心动过速、机械性肠梗阻或泌尿道梗阻、哮喘患者忌用。
3. 甲状腺功能亢进症者慎用。
4. 手术功能性肠胀气及尿潴留儿童用药尚不明确[93]。

【用药监护】

1. 急诊患者用药前应备好人工机械通气装备。
2. 密切监护呼吸及心血管系统状态。
3. 评估神经肌肉阻滞的恢复情况[82]。

【相互作用】

药品	作用程度	相互作用
地塞米松、甲泼尼龙、泼尼松、泼尼松龙、氢化可的松、曲安奈德	慎用	类固醇类拮抗胆碱酯酶药物对重症肌无力的药效
琥珀胆碱	关注	琥珀胆碱的神经肌肉阻滞作用可能被抗胆碱酯酶药延长或拮抗

【药物相容性】

容器	相容的药物
Y 型管	肝素、奈替米星、氯化钾

【不良反应】

不良反应	处置方法
M 样不良反应	可用阿托品对抗，须注意密切观察，因阿托品可掩盖新斯的明过量出现的一些中毒症状[93]

【药物过量】

表现：可导致胆碱能危象，甚至心脏停搏。

处置：常规给予阿托品对抗[82]。

【药理作用】

新斯的明通过抑制胆碱酯酶活性而发挥完全拟胆碱作用。此外能直接激动骨骼肌运动终板上烟碱样受体（N_2 受体）。对腺体、眼、心血管及支气管平滑肌作用较弱，能促进胃肠道平滑肌收缩，增加胃酸分泌，并促进小肠、大肠，尤其是结肠的蠕动，从而防止肠道弛缓、促进肠内容物向下推进。本品对骨骼肌兴奋作用较强，但对中枢作用较弱[94]。

【药代动力学】

不易透过血 - 脑屏障。血浆蛋白结合率为 15%~25%。在体内部分被血浆胆碱酯酶水解，部分在肝代谢。$t_{1/2}$ 为 40~60 分钟，婴幼儿半衰期较成人明显缩短，但治疗作用持续时间未明显缩短[82]。

【药物贮存】

甲硫酸新斯的明注射液应遮光密闭保存[82]。

第五节 镇 痛 药

吗 啡
Morphine

【适应证】

1. 适用于急性痛，尤其中、重度痛，如严重创伤、战伤、烧伤等疼痛。可缓解心肌梗死和左心室衰竭以及心源性水肿。

2. 用于麻醉和手术前可保持患者适当的镇静。

3. 口服制剂常用于癌痛和慢性重度疼痛[95]。

【用法用量】

一、新生儿

1. 常规剂量 每次 0.05~0.2mg/kg，静脉注射、肌内注射或皮下注射。根据需要重复给药（通常每 4 小时一次）。

2. 阿片依赖 最初给予最近一次静脉注射吗啡的等效剂量。根据耐受情况每日减少10%~20%。口服剂量约是静脉给药剂量的 3~5 倍[96]。

3. 疼痛 持续输注，负荷剂量为 100μg/kg 静脉给药，然后给予 10μg/（kg·h）[96-99]；术后

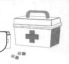

给药剂量可增加至 20μg/(kg·h)[96]。

4. 新生儿戒断综合征　初始剂量是每次 0.03~0.1mg/kg 口服，每 3~4 小时一次[100-102]。最大剂量 0.2mg/kg。根据戒断评分每 2~3 日减少 10%~20% 的剂量[102-104]。

二、儿童及青少年

1. 肠外给药

（1）镇痛 / 镇静

间歇剂量：每次 0.03~0.1mg/kg 静脉注射、肌内注射或皮下给药（最大剂量 0.2mg/kg；每次 10mg）。根据需要重复给药（通常每 2~4 小时一次）[105-112]。

持续输注：0.02~0.06mg/(kg·h)静脉给药或皮下给药[111-117]。

（2）患者自控镇痛（6 岁及以上）

单次剂量：0.015~0.05mg/kg[118-123]。

锁定时间间隔：8~10 分钟[119]。

连续背景输注给药：0.004~0.01mg/(kg·h)，最大剂量 0.02mg/(kg·h)[105]。

1 小时剂量限制：0.1mg/kg[105,108]。

按需静脉注射抢救剂量：0.05mg/kg[105,108]。

2. 硬膜外给药（使用无防腐剂的制剂）

单剂量：0.02~0.05mg/kg[124-127]。

持续输注：0.003~0.01mg/(kg·h)。常与局麻药如布比卡因联用[125-128]。

3. 口服

（1）速释：小于 50kg 的儿童，通常初始剂量 0.3mg/kg 口服。根据需要重复给药（通常每 3~4 小时一次）。口服溶液最大剂量每次 15~20mg，口服片剂最大剂量每次 15~30mg[129]。

（2）缓释：小于 50kg 的儿童，初始剂量 0.25~0.5mg/kg，每 8~12 小时口服一次[105]。最大剂量每次 30~45mg[109]。对于治疗癌症相关疼痛，小年龄患者的平均吗啡需要量高于大年龄患者；小于 7 岁给予每日 2.6mg/kg；7~12 岁给予每日 2mg/kg；大于 12 岁给予每日 1.4mg/kg[130]。

【给药说明】

与 5% 葡萄糖注射液、10% 葡萄糖注射液和生理盐水相容。当持续输注含肝素的吗啡时，仅可使用生理盐水；吗啡最大浓度为 5mg/ml[131]。

1. 新生儿

静脉给药：推荐使用标准浓度为 0.1mg/ml 的吗啡溶液用于持续输注；使用 0.1~0.5mg/ml 用于间歇输注。通常吗啡间歇输注持续 15~30 分钟[96]。

口服：使用稀释为 0.4mg/ml 的硫酸吗啡口服溶液[100-102]。

2. 儿童及青少年

肠外给药：1 个月至 17 岁儿科患者以 0.1mg/ml、0.25mg/ml、0.4mg/ml、0.5mg/ml、1mg/ml 和 2mg/ml 的浓度静脉给药持续 4~5 分钟；持续输注的药物浓度为 0.04mg/ml、0.1mg/ml、0.2mg/ml、0.5mg/ml、1.5mg/ml、10mg/ml。肌内注射或皮下注射的浓度为 2~15mg/ml[105-112]。

硬膜外 / 鞘内给药：仅使用不含防腐剂的制剂。持续输注用的常规浓度为 0.025~0.05mg/ml[124-127]。

口服：可不考虑食物对用药的影响[131]。

【注意事项】

1. 未成熟新生儿、呼吸抑制、脑外伤颅内高压、支气管哮喘、肺源性心脏病失代偿、甲状腺功能减退、皮质功能不全、前列腺肥大、排尿困难等患者禁用。

2. 慎用于婴幼儿。6 个月以下的儿童可能对阿片类更敏感,尤其新生儿对吗啡引起的呼吸抑制比成人更敏感。

3. 慎用于肾绞痛、胆绞痛,可使疼痛加剧,必要时和阿托品合用。

4. 有药物滥用史者慎用。

5. 低容量性低血压者慎用。

6. 胆道疾病或胰腺炎者慎用。

7. 严重肾衰竭者慎用[131]。

【用药监护】

1. 连用 3~5 日可能产生耐药性,长期应用可成瘾。

2. 未明确诊断的疼痛,尽可能不用本品,以免掩盖病情,贻误诊断。

3. 对血清碱性磷酸酶、谷丙转氨酶、谷草转氨酶、胆红素、乳酸脱氢酶等的测定有一定影响,可能出现假阳性。

4. 应用大量吗啡进行静脉全麻时,常和神经安定药并用,诱导中可发生低血压,手术开始遇到外科刺激时血压又会骤升,应及早对症处理。

5. 吗啡注入硬膜外隙或蛛网膜下隙后,应监测呼吸及循环功能,前者 24 小时,后者 12 小时。

6. 观察是否有腹胀、肠鸣音减弱、肌强直、尿潴留。

7. 应通过疼痛评估量表评估疼痛控制情况。评估镇静的程度[132]。

8. ICU 中长期镇痛和镇静的患者应评估其阿片和 / 或苯二氮䓬类药物的停药的迹象及症状,并给予相应的处置,包括阿片类逐渐停药,支持治疗及药物治疗(如美沙酮)[133]。

9. 应常规监测药物是否有滥用、误用、成瘾的现象[134]。

10. 在长期治疗中,尤其是非癌症相关的疼痛,应定期评估是否还需要继续使用吗啡。

11. 应监测有癫痫病史患者的癫痫控制情况。吗啡可降低癫痫发作的阈值。

12. 躯体依赖的患者应逐渐停用阿片类镇痛药的治疗,以避免加速戒断症状。

13. 对于重度癌痛患者,吗啡使用量不受《中华人民共和国药典》(现行版)中关于吗啡剂量的限制。

14. 对有新生儿戒断症状的婴儿,监测并评估停药迹象[132]。

【相互作用】

药品名称	作用程度	相互作用
胺碘酮、普罗帕酮、伊马替尼	慎用	上述药物通过影响 CYP2D6 代谢增加该药物的浓度或效应
多巴胺、多巴酚丁胺	慎用	该药物促进镇静,上述药物可降低镇静作用
利多卡因	慎用	可能发生呼吸抑制和意识缺失

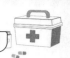

续表

药品名称	作用程度	相互作用
利福霉素、利福平、瑞芬太尼	慎用	吗啡的镇痛效应可降低
利奈唑胺	慎用	利奈唑胺和该药物均可升高5-羟色胺浓度。利奈唑胺抑制MAO-A令5-羟色胺升高
生长抑素	关注	吗啡的镇痛效应可降低
西咪替丁	关注	阿片类镇痛药的药效可能增强,导致毒性反应。可能与阿片类镇痛药的代谢降低有关

【药物相容性】

容器	相容的药物	不相容的药物
Y型管	阿米卡星、阿替普酶、阿托品、阿昔洛韦、艾司洛尔、氨苄西林、氨茶碱、氨曲南、胺碘酮、苯巴比妥、苯唑西林、丙泊酚、布美他尼、地高辛、地塞米松、多巴胺、多巴酚丁胺、法莫替丁、芬太尼、呋塞米、氟康唑、复方磺胺甲噁唑、肝素、咖啡因、氢化可的松、甲氧氯普胺、卡泊芬净、克林霉素、劳拉西泮、雷尼替丁、利多卡因、利奈唑胺、氯化钙、氯化钾、氯霉素、美罗培南、美洛西林、咪达唑仑、米力农、奈夫西林、尼卡地平、哌拉西林、哌拉西林他唑巴坦、泮库溴铵、普萘洛尔、齐多夫定、青霉素、庆大霉素、红霉素、瑞芬太尼、肾上腺素、碳酸氢钠、替卡西林克拉维酸、头孢曲松、头孢噻肟、头孢他啶、头孢西丁、头孢唑林、妥布霉素、万古霉素、维库溴铵、西咪替丁、硝普钠、硝酸甘油、依那普利、胰岛素	阿奇霉素、苯妥英钠、米卡芬净、头孢吡肟、戊巴比妥
混合管		氨茶碱、巴比妥类钠盐等碱性液、苯妥英钠、呋喃妥因、肝素、磺胺甲基异噁唑、磺胺嘧啶、甲氧西林、氯丙嗪、哌替啶、氢氯噻嗪、碳酸氢钠、新生霉素、溴或碘化物、氧化剂(如高锰酸钾)、异丙嗪、植物收敛剂以及铁、铝、镁、银、锌化合物等

【不良反应】

1. 心血管系统　心动过缓,低血压,心律失常,高血压。
2. 呼吸系统　支气管痉挛,喉痉挛。
3. 消化系统　恶心呕吐,胆道痉挛,便秘。
4. 中枢神经系统　视物模糊,晕厥,欣快,烦躁。
5. 泌尿生殖系统　尿潴留,抗利尿作用,子宫痉挛。
6. 过敏反应　瘙痒,荨麻疹。

7. 其他　胸壁僵硬[95]。

8. 依赖性和戒断症状　反复使用阿片类药物会出现精神和躯体依赖。阿片依赖性的特征是急切地需要用药,为了避免戒断症状对药物的躯体依赖以及由于耐受性的出现而倾向增加剂量。给有躯体依赖的患者快速停药会加速戒断症状的出现,其严重性依个体、所使用的药物、剂量的大小和频率以及使用的时间而定。戒断症状包括呵欠、散瞳、流泪、流涕、喷嚏、肌颤、虚弱、出汗、焦虑、易怒、睡眠紊乱或失眠、烦躁、畏食、恶心、呕吐、体重减轻、腹泻、脱水、白细胞增多、骨痛、腹部和肌肉绞痛、起鸡皮疙瘩、血管舒缩紊乱以及心率、呼吸频率、血压和体温的增加。一些生理指标在出现急性戒断综合征后几个月内不能恢复正常。通常用美沙酮来替代吗啡,然后有可能再逐渐停用美沙酮。其他药物包括 α_2 肾上腺素受体激动剂如可乐定和阿片类受体拮抗剂如纳曲酮和纳洛酮也可治疗阿片类的戒断。许多其他药物用来辅助治疗戒断综合征:地芬诺酯与阿托品或洛哌丁胺合用能控制腹泻,异丙嗪用于镇吐和镇静,β 受体拮抗剂如普萘洛尔可用于有明显躯体性焦虑的患者,苯二氮䓬类或氯甲噻唑能用来缓解焦虑和相关的失眠[134]。

【药物过量】

表现:大剂量阿片类药物引起呼吸抑制和低血压,进而出现循环衰竭和深度昏迷。在婴儿和儿童中还会出现抽搐。过量中毒时有报道出现横纹肌溶解进而肾衰竭的情况。呼吸衰竭会致死。昏迷、针状瞳孔和呼吸抑制是阿片类过量中毒的典型三联症,当缺氧时瞳孔会散开。阿片成瘾者过量中毒时的肺水肿常导致死亡。

处置:在过量用药约 1 小时内,若患者还清醒可以口服活性炭,也可以洗胃。纠正呼吸衰竭和休克需要加强支持治疗。此外,过量阿片类镇痛药引起的严重呼吸抑制和昏迷可使用特异的拮抗剂纳洛酮来快速逆转。由于纳洛酮比许多阿片类的作用时间都短,因此应密切观察复发的体征,并根据呼吸速率和昏迷的程度来反复注射。当一种作用时间更长的阿片类镇痛药已知或被怀疑是出现中毒症状的原因时,可根据反应调整持续静脉输注纳洛酮。在躯体依赖阿片类的患者中使用如纳洛酮这样的阿片类拮抗剂可引起戒断综合征[134]。中毒解救还可采用人工呼吸、给氧、给予升压药提高血压,β 受体拮抗剂减慢心率、补充液体维持循环功能。除纳洛酮 0.005~0.01mg/kg 外,亦可用烯丙吗啡作为拮抗药[132]。

【药理作用】

吗啡作用于中枢神经系统与含平滑肌的器官,产生镇痛、嗜睡、欣快、剂量相关的呼吸抑制等。使动脉、静脉舒张,周围血管阻力下降。抑制咳嗽中枢,可以镇咳。可激活中枢极后区引起恶心、呕吐,影响消化道运动引起便秘。释放组胺引起皮肤瘙痒与支气管痉挛[95]。

【药代动力学】

吗啡起效时间因给药途径不同而不同:静脉注射即刻,肌内注射 1~5 分钟,口服 60 分钟,椎管内给药 15~60 分钟。达峰时间:静脉注射 5~20 分钟,肌内注射 30~60 分钟,皮下注射 50~90 分钟,口服 60 分钟,硬膜外隙单次注射 30 分钟。作用维持时间:静脉注射、肌内注射、皮下注射为 2~7 小时,椎管内给药为 6~24 小时。临床上有盐酸吗啡与硫酸吗啡两种制剂,但药效学与药动学几无差别,用法相同[95]。

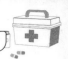

【药物贮存】

遮光,密闭保存[132]。

哌 替 啶
Pethidine

【适应证】

本品为强效镇痛药,适用于各种剧痛,如创伤性疼痛、手术后疼痛、麻醉前用药,或局麻与静吸复合麻醉辅助用药等[135]。

【用法用量】

一、新生儿

静脉注射:每次 0.5~1mg/kg,每 10~12 小时一次[135]。

二、儿童及青少年

1. 口服

2 个月至 11 岁:每次 0.5~2mg/kg,每 4~6 小时一次。

12~17 岁:每次 50~100mg,每 4~6 小时一次。

2. 皮下或肌内注射　2 个月至 12 岁:每次 0.5~2mg/kg,每 4~6 小时一次。

3. 静脉注射

2 个月以下:每次 0.5~1mg/kg,每 10~12 小时一次。

2 个月至 11 岁:每次 0.5~1mg/kg,每 4~6 小时一次。

12~17 岁:每次 25~50mg,每 4~6 小时一次[135]。

麻醉前用药:30~60 分钟前肌内注射 1.0~2.0mg/kg。麻醉维持中,按 1.2mg/kg 计算 60~90 分钟总用量,配成稀释液,滴速宜慢。

基础麻醉:在硫喷妥钠按 3~5mg/kg 用药 10~15 分钟后,追加哌替啶 1mg/kg 加异丙嗪 0.5mg/kg 稀释至 10ml 缓慢静脉注射[136]。

【注意事项】

1. 室上性心动过速、颅脑损伤、颅内占位性病变、慢性阻塞性肺疾病、支气管哮喘、严重肺功能不全等禁用。

2. 本品为国家特殊管理的麻醉药品,务必严格遵守国家对麻醉药品的管理条例,医院和病室的贮药处均须加锁,处方颜色应与其他药处方区别开。各级负责保管人员均应遵守交接班制度,不可稍有疏忽。使用该药医师处方量每次不应超过 3 日常用量。处方留存三年备查。

3. 婴儿慎用,因可成瘾。

4. 未明确诊断的疼痛,尽可能不用本品,以免掩盖病情贻误诊治。

5. 肝功能损伤、甲状腺功能不全者慎用。

6. 静脉注射后可出现外周血管扩张,血压下降,尤其与吩噻嗪类药物(如氯丙嗪等)以及中枢抑制药并用时。

　　7. 注意勿将药液注射到外周神经干附近,否则产生局麻或神经阻滞。

　　8. 不宜用于患者自控镇痛(patient-controlled analgesia,PCA),特别不能皮下 PCA。

　　9. 有轻微的阿托品样作用,给药后可致心脏搏动增快,室上性心动过速者勿用。

　　10. 本药不主张用于慢性疼痛或癌痛的治疗。

　　11. 大剂量哌替啶可产生中枢兴奋和惊厥[137]。

【用药监护】

　　1. 本品务必在单胺氧化酶抑制药(如呋喃唑酮、丙卡巴肼等)停用 14 日以上方可给药,而且应先试用小剂量(1/4 常用量),否则会发生难以预料的、严重的并发症,临床表现为多汗、肌强直、血压先升高后剧降、呼吸抑制、发绀、昏迷、高热、惊厥,终致循环虚脱而死亡。

　　2. 血内本药及其代谢产物浓度过高时,血液透析能促使其排出而解毒。

　　3. 用于胆、肾绞痛时须和阿托品合用[137]。

【相互作用】

药品	作用程度	相互作用
利奈唑胺	禁忌	合用可导致躁动、癫痫、出汗、发热,逐渐发展为昏迷、窒息及死亡。这些反应可持续至单胺氧化酶抑制剂停用后数周
氯丙嗪	禁忌	合用时加重镇静和低血压作用
多巴胺、多巴酚丁胺	慎用	该药物促进镇静,上述药物可降低镇静作用
呋喃唑酮	慎用	可能出现如躁动、癫痫、出汗、发热,逐渐发展为昏迷和窒息。避免合用
氟伏沙明	慎用	可能出现 5-羟色胺综合征,如躁动、意识障碍、共济失调、肌阵挛、反射活跃、颤抖。可能与 5-羟色胺过度蓄积有关
异烟肼	慎用	同用时可能出现暂时性低血压或者中枢神经系统抑制。可能与异烟肼抑制单胺氧化酶有关
苯巴比妥	关注	哌替啶的中枢神经抑制副作用可能延长
苯妥英钠	关注	苯妥英钠可能促进哌替啶代谢为去甲哌替啶,哌替啶的治疗效应可降低,不良反应可增强
西咪替丁	关注	阿片类镇痛药的药效可能增强,导致毒性反应。可能与阿片类镇痛药的代谢降低有关
芬太尼	关注	本品与哌替啶因化学结构有相似之处,两药可有交叉敏感

【不良反应】

　　1. 本品的耐受性和成瘾性程度介于吗啡与可待因之间,一般不应连续使用。

　　2. 治疗剂量时可出现轻度的眩晕、出汗、口干、恶心、呕吐、心动过速及直立性低血压等[137]。

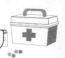

【药物过量】

表现:本品过量中毒时可出现呼吸减慢、浅表而不规则,发绀,嗜睡,进而昏迷,皮肤潮湿冰冷,肌无力,脉缓及血压下降,偶尔可先出现阿托品样中毒症状,瞳孔扩大、心动过速、兴奋、谵妄,甚至惊厥,然后转入抑制。

处置:中毒解救口服者应尽早洗胃以排出胃中毒物。人工呼吸、吸氧、给予升压药提高血压,β 受体拮抗剂减慢心率、补充液体维持循环功能。静脉注射纳洛酮 0.005~0.01mg/kg,成人 0.4mg,亦可用烯丙吗啡作为拮抗剂。但本品中毒出现的兴奋惊厥等症状,拮抗剂可使其症状加重,此时只能用地西泮或巴比妥类药物解除。当血内本品及其代谢产物浓度过高时,血液透析能促进排泄毒物[137]。

【药理作用】

本品为阿片受体激动剂,是目前最常用的人工合成强效镇痛药。其作用类似吗啡,效力为吗啡的 1/10~1/8,与吗啡在等效剂量下可产生同样的镇痛、镇静及呼吸抑制作用,但后者维持时间较短,无吗啡的镇咳作用。与吗啡相似,本品为中枢神经系统的 μ 及 κ 受体激动剂而产生镇痛、镇静作用。肌内注射后 10 分钟出现镇痛作用、持续 2~4 小时。能短时间提高胃肠道括约肌及平滑肌的张力,减少胃肠蠕动,但引起便秘及尿潴留发生率低于吗啡。对胆道括约肌的兴奋作用使胆道压力升高,但亦较吗啡弱。本品有轻微的阿托品样作用,可引起心脏搏动增快[137]。

【药代动力学】

本品口服或注射给药均可吸收,口服时约有 50% 首先经肝脏代谢,故血药浓度较低。常用的肌内注射发挥作用较快,10 分钟出现镇痛作用、持续 2~4 小时。血药浓度达峰时间 1~2 小时,可出现两个峰值。蛋白结合率为 40%~60%。主要经肝脏代谢成哌替啶酸、去甲哌替啶和去甲哌替啶酸水解物,然后与葡糖醛酸形成结合型或游离型经肾脏排出,尿液 pH 酸度大时,随尿排出的原型药和去甲基衍生物有明显增加。消除 $t_{1/2}$ 为 3~4 小时,肝功能不全时增至 7 小时以上。本品可通过胎盘屏障,少量经乳汁排出。代谢物去甲哌替啶有中枢兴奋作用,因此根据给药途径的不同及药物代谢的快慢情况,中毒患者可出现抑制或兴奋现象[137]。

【药物贮存】

密闭保存[137]。

芬 太 尼
Fentanyl

【适应证】

本品为强效镇痛药,适用于麻醉前、中、后的镇静与镇痛,是目前复合全麻中常用的药物。用于麻醉前给药及诱导麻醉,并作为辅助用药与全麻及局麻药合用于各种手术。氟哌利多(droperidol)2.5mg 和本品 0.05mg 的混合液,麻醉前给药,能使患者安静,对外界环境漠不关心,但仍能合作。用于手术前、后及术中等各种剧烈疼痛[138]。

【用法用量】

一、新生儿

1. 辅助通气下术中镇痛,增强麻醉效果　静脉注射:时间至少 30 秒。初始剂量 1~5μg/kg,根据需要追加剂量每次 1~3μg/kg。

2. 辅助通气下 ICU 镇痛及呼吸镇静　静脉输注:初始剂量 1~5μg/kg,维持剂量每小时 1.5μg/kg[139]。

二、儿童及青少年

1. 自主呼吸下术中镇痛,增强麻醉效果

1 个月至 11 岁:静脉注射,初始剂量 1~3μg/kg,根据需要追加剂量每次 1μg/kg。

12~17 岁:静脉注射,初始剂量 50~100μg(专科医师医嘱最大剂量 200μg),根据需要追加剂量每次 25~50μg。

2. 辅助通气下术中镇痛,增强麻醉效果

12 岁以下:静脉注射,初始剂量 1~5μg/kg,根据需要追加剂量每次 1~3μg/kg。

12~17 岁:静脉注射,初始剂量 1~5μg/kg,根据需要追加剂量每次 50~200μg。

3. 辅助通气下 ICU 镇痛及呼吸镇静　1 个月至 17 岁:静脉输注,初始剂量 1~5μg/kg,维持剂量每小时 1~6μg/kg,根据反应调整[139]。

【给药说明】

1. 肥胖患者应避免过量用药,应根据理想体重计算用量。

2. 快速静脉注射本品可引起胸壁、腹壁肌肉僵硬而影响通气。静脉注射时间至少 30 秒。

3. 本品药液有一定的刺激性,不得误入气管、支气管,也不得涂敷于皮肤和黏膜[139]。

【注意事项】

1. 支气管哮喘、呼吸抑制、对本品特别敏感的患者以及重症肌无力患者禁用。

2. 静脉注射时可引起胸壁肌强直。

3. 禁止与单胺氧化酶抑制剂(如苯乙肼、帕吉林等)合用。

4. 本品为国家特殊管理的麻醉药品,务必严格遵守国家对麻醉药品的管理条例,医院和病室的贮药处均应加锁,处方颜色应与其他药处方区别开。各级负责保管人员均应遵守交接班制度,不可稍有疏忽。

5. 心律失常、肝 / 肾功能不良、慢性梗阻性肺部疾病,呼吸储备力降低及脑外伤昏迷、颅内压增高、脑肿瘤等易陷入呼吸抑制的患者慎用。

6. 本品绝非静脉全麻药,虽然大量快速静脉注射能使神智消失,但患者的应激反应依然存在,常伴有术中知晓。

7. 运动员慎用[138]。

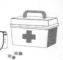

【用药监护】

1. 本品务必在单胺氧化酶抑制药（如呋喃唑酮、丙卡巴肼）停用 14 日以上方可给药，而且应先试用小剂量（1/4 常用量），否则会发生难以预料的、严重的并发症，临床表现为多汗、肌强直、血压先升高后剧降、呼吸抑制、发绀、昏迷、高热、惊厥，终致循环虚脱而死亡。

2. 硬膜外注入本品镇痛时，一般 4~10 分钟起效，20 分钟脑脊液的药浓度达到峰值，同时可有全身瘙痒，作用时效 3.3~6.7 小时，而且仍有呼吸频率减慢和潮气量减小的可能，处理应及时[138]。

【相互作用】

药物	作用程度	相互作用
巴比妥类、地西泮、吩噻嗪类	慎用	有协同作用，合用时应慎重并适当调整剂量
胺碘酮、红霉素、环孢素、甲硝唑、伊马替尼	慎用	这些药物通过影响 CYP3A4 代谢增加该药物的浓度或效应
呋塞米	慎用	该药物可诱导抗利尿激素的释放，还可导致膀胱括约肌痉挛造成急性尿潴留。以降低呋塞米的效应
氟康唑、伏立康唑、伊曲康唑	慎用	阿片类镇痛药的药效和不良反应可增强。可能与唑类抗真菌药抑制阿片类镇痛药的代谢（CYP3A4）有关
利福霉素、利福平	慎用	利福霉素、利福平可能诱导芬太尼代谢（CYP3A4），芬太尼血药浓度可能降低，其效应减少
利奈唑胺	慎用	利奈唑胺和该药物通过影响 5- 羟色胺浓度增加对方的毒性
螺内酯	慎用	芬太尼通过诱导抗利尿激素的释放降低利尿药的效应
西咪替丁	关注	阿片类镇痛药的药效可能增强，导致毒性反应。可能与阿片类镇痛药的代谢降低有关
哌替啶	关注	本品与哌替啶因化学结构有相似之处，两药可有交叉敏感

【不良反应】

一般不良反应为眩晕、视物模糊、恶心、呕吐、低血压、胆道括约肌痉挛、喉痉挛及出汗等，偶有肌肉抽搐。

严重副作用为呼吸抑制、窒息、肌强直及心动过缓，如不及时治疗，可发生呼吸停止、循环抑制及心脏停搏等。

本品有成瘾性，但较哌替啶轻[138]。

【药物过量】

表现：大剂量快速静脉注射可引起颈、胸、腹壁肌强直，胸顺应性降低影响通气功能。偶可出现心率减慢、血压下降、瞳孔极度缩小等，最后可致呼吸停止、循环抑制或心脏停搏。

处置:出现肌强直者,可用肌松药或吗啡拮抗剂(如纳洛酮、烯丙吗啡等)对抗。呼吸抑制时立即采用吸氧、人工呼吸等急救措施,必要时亦可用吗啡特效拮抗药,静脉注射纳洛酮(儿童 0.005~0.01mg/kg、成人 0.4mg)。心动过缓者可用阿托品治疗。本品与氟哌利多合用产生的低血压,可用输液、扩容等措施处理,无效时可采用升压药,应当禁用肾上腺素[138]。

【药理作用】

本品为人工合成的强效麻醉性镇痛药。镇痛作用机制与吗啡相似,为阿片受体激动剂,作用强度为吗啡的 60~80 倍。与吗啡和哌替啶相比,本品作用迅速,维持时间短,不释放组胺、对心血管功能影响小,能抑制气管插管时的应激反应。本品对呼吸的抑制作用弱于吗啡,但静脉注射过快则易抑制呼吸。有成瘾性[138]。

【药代动力学】

口服经胃肠道吸收,但临床一般采用注射给药。静脉注射 1 分钟即起效,4 分钟达高峰,维持 30~60 分钟。肌内注射时 7~8 分钟发生镇痛作用,可维持 1~2 小时。肌内注射生物利用度为 67%,蛋白结合率为 80%,消除 $t_{1/2}$ 约为 3.7 小时。本品主要在肝脏代谢,代谢产物与约 10% 的原型药由肾脏排出[138]。

【药物贮存】

遮光,密闭保存[138]。

舒 芬 太 尼
Sufentanil

【适应证】

用于气管内插管,使用人工呼吸的全身麻醉、作为复合麻醉的镇痛用药、作为全身麻醉大手术的麻醉诱导和维持用药[140]。

【用法用量】

一、新生儿

全身麻醉、辅助新生儿心脏手术的术中麻醉:足月新生儿,静脉注射 5~10μg/kg;然后以 2μg/(kg·h)的剂量持续静脉输注 24 小时[141]。

二、儿童及青少年

1. 用于婴儿、儿童的心脏手术麻醉 初始剂量 5~25μg/kg 静脉注射;维持剂量根据使用初始剂量后的反应以及生命指征给予一剂 1~5μg/kg,最高剂量为 25~50μg[142]。

2. 用于大于 3 个月的婴儿和儿童的硬膜外给药:初始剂量 0.2μg/kg,然后以 0.1μg/(kg·h)的剂量持续静脉输注,并与罗哌卡因合用。

3. 2~12 岁儿童全身麻醉的诱导和维持:建议剂量为 10~20μg/kg。如果临床表现为镇痛效应降低,可给予额外的剂量 1~2μg/kg[140]。

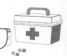

【给药说明】

对心血管系统的作用与芬太尼相似,也能引起心动过缓[143]。

【注意事项】

1. 对舒芬太尼或其他阿片类药物过敏者禁用。

2. 分娩期间,或实施剖宫产手术期间婴儿剪断脐带之前,不能作静脉内用药,这是因为舒芬太尼可以引起新生儿的呼吸抑制。

3. 舒芬太尼不宜用于新生儿。

4. 不应与单胺氧化酶抑制剂同时使用。在使用舒芬太尼前 14 日内用过单胺氧化酶抑制剂者,不宜用此药。

5. 急性肝卟啉病患者禁用。

6. 因用其他药物而存在呼吸抑制者禁用该药。

7. 呼吸抑制疾病的患者必须避免使用该药。

8. 低血容量症,低血压禁用。

9. 重症肌无力禁用。

10. 本品按麻醉药品管理。

11. 静脉内注射舒芬太尼,只能由受过训练的麻醉医师,在医院和其他具有气管插管和人工呼吸设施的条件下进行。每次给药之后,都应对患者进行足够时间的监测。

12. 给予舒芬太尼后,患者不能驾车与操作机械,直到得到医院的允许。

13. 患者应该在家里受到护理并不能饮用含乙醇的饮料[143]。

【用药监护】

1. 在颅脑创伤和颅内压增高的患者中需要注意。避免对有脑血流量减少的患者应用快速的静脉注射方法给予阿片类药物。在这类患者,其平均动脉压降低会偶尔伴有短期的脑灌流减少。

2. 深度麻醉时的呼吸抑制,可持续至术后或复发。所以应对这类患者进行适当的监测观察,复苏器具与药物(包括拮抗剂)应准备到位。呼吸抑制往往是和剂量相关的,可用特异性拮抗剂(如纳洛酮)使其完全逆转。由于呼吸抑制持续的时间可能长于其拮抗剂的效应,有可能需要重复使用拮抗剂。麻醉期间的过度换气可能减少呼吸中枢对 CO_2 的反应,也会影响术后呼吸的恢复。

3. 舒芬太尼可以导致肌强直,包括胸壁肌肉的强直,可以通过缓慢地静脉注射药物加以预防(通常在使用低剂量时可以奏效),或同时使用苯二氮䓬类药物及肌松药。

4. 如果术前所用的抗胆碱药物剂量不足,或舒芬太尼与非迷走神经抑制的肌肉松弛药合并应用时,可能导致心动过缓甚至发生心脏停搏。心动过缓可用阿托品治疗。

5. 对甲状腺功能低下、肺病疾患、肝和 / 或肾功能不全、肥胖、酒精中毒和使用过其他已知对中枢神经系统有抑制作用的药物的患者,在使用舒芬太尼时均需要特别注意。建议对这些患者做较长时间的术后观察[143]。

【相互作用】

药品	作用程度	相互作用
多巴胺、多巴酚丁胺	慎用	该药物促进镇静，上述药物降低镇静作用
氟康唑、伏立康唑、伊曲康唑	慎用	阿片类镇痛药的药效和不良反应可增强。可能与唑类抗真菌药抑制阿片类镇痛药的代谢（CYP3A4）有关
红霉素	慎用	红霉素通过影响 CYP3A4 代谢增加该药物的浓度或效应
卡托普利	慎用	该药物和卡托普利通过药效学协同作用增加对方的效应。二者均降低血压，注意监测
利奈唑胺	慎用	利奈唑胺增加该药物的毒性，机制不明确
西咪替丁	关注	阿片类镇痛药的药效可能增强，导致毒性反应。可能与阿片类镇痛药的代谢降低有关

【不良反应】

1. 典型的阿片样症状，如呼吸抑制、呼吸暂停、骨骼肌强直（胸肌强直）、肌阵挛、低血压、心动过缓、恶心、呕吐和眩晕、缩瞳和尿潴留。

2. 在注射部位偶有瘙痒和疼痛。

3. 其他较少的不良反应有：咽部痉挛、过敏反应和心脏停搏，因在麻醉时使用其他药物，很难确定这些反应是否与舒芬太尼有关。偶尔可出现术后恢复期的呼吸再抑制[143]。

【药物过量】

表现：可导致药物的药理作用和副作用同时增大，其临床症状与个体对药物的敏感性有关，主要以呼吸抑制为其特征，个别敏感者可表现为呼吸过缓甚至呼吸暂停。

处置：供氧和辅助呼吸或控制呼吸可用于治疗换气不足和呼吸暂停。特异性拮抗剂，如纳洛酮，可用于逆转呼吸抑制。然而，这类治疗并不能取代即时的对症治疗措施。因为呼吸抑制的持续时间可能超过拮抗剂的作用时间，故可能需要重复给予拮抗剂。一旦发生肌强直，可给予肌肉松弛药或控制呼吸。为了保持体温恒定和维持体液的平衡，应该小心地监护患者。由于严重的或长期的低血容量还可导致低血压，可采用适当的扩容手段来治疗[143]。

【药理作用】

舒芬太尼是一种强效的阿片类镇痛药，同时也是一种特异性 μ 受体激动剂，对 μ 受体的亲和力比芬太尼（fentanyl）强 7~10 倍。舒芬太尼的镇痛效果比芬太尼强好几倍，而且有良好的血流动力学稳定性，可同时保证足够的心肌氧供应。静脉给药后几分钟内就能发挥最大的药效。药理学研究结果中，重要的一方面是心血管的稳定性，脑电图反应与芬太尼类同，同时存在免疫抑制、溶血或组胺释放等副作用。就像其他阿片类药物研究中已经发现的那样，心动过缓的可能性被解释为其对中枢迷走核的作用。舒芬太尼不能抑制或仅能轻微地抑制由泮库溴铵所致的心率增加。舒芬太尼有较宽的安全范围。大鼠的最低度麻醉的半数致死剂量 / 半数有效剂量（LD_{50}/ED_{50}）的比率是 25 211，比芬太尼（277）或吗啡（69.5）都高。药物在体内有限的积蓄和迅速的清除使者能迅速地苏醒。镇痛的深度与剂量有关，

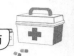

并且可以调节到适合于手术的痛觉水平。给药剂量和静脉注射的速度的不同,可使舒芬太尼产生肌强直、欣快感、缩瞳和心动过缓等不同表现。所有这些舒芬太尼的作用均可通过使用其拮抗剂,如:纳洛酮、烯丙吗啡或左洛啡烷迅速和完全地逆转[143]。

【药代动力学】

通过剂量为 250~1 500μg 舒芬太尼的静脉给药后观测血液和血清中舒芬太尼的浓度,其分布相的半衰期分别为 2.3~4.5 分钟和 35~73 分钟。平均清除半衰期为 784 分钟,变化范围为 656~938 分钟。在中央室的分布容积为 14.2L,其稳态的分布容积为 344L。其清除率为 914ml/min。在有限的检测方法下,发现给药剂量为 250μg 时清除半衰期(240 分钟)明显地比 1 500μg 时短。药物的血浆浓度从治疗水平降到亚治疗水平取决于药物分布相的半衰期而不是取决于终末半衰期(给药量为 250μg 时的 4.1 小时到给药量为 500~1 500μg 后的 10~16 小时)。在研究的剂量范围内,舒芬太尼体现了线性药代动力学的特征。舒芬太尼的生物转化主要在肝和小肠内进行。在 24 小时内所给药物的 80% 被排泄,仅有 2% 以原型被排泄。有 92.5% 的舒芬太尼与血浆蛋白结合[143]。

【药物贮存】

遮光,密闭保存[143]。

瑞 芬 太 尼
Remifentanil

【适应证】

用于全麻诱导和全麻中维持镇痛[144]。

【用法用量】

一、新生儿

机械通气条件下增强和维持麻醉:静脉滴注给药,剂量为每分钟 0.4~1μg/kg,持续滴注期间可单次追加 1μg/kg[145]。

二、儿童及青少年

1~<2 岁:机械通气条件下增强和维持麻醉,静脉注射剂量 0.1~1μg/kg,注射时间 30 秒以上,然后根据麻醉方法和术中反应静脉持续滴注每分钟 0.05~1.3μg/kg。持续滴注时可追加额外静脉注射剂量。

2~12 岁:诱导中单剂量注射时,本品给药时间应大于 60 秒。在表 11-5-1 推荐剂量下,本品显著减少维持麻醉所需的催眠药剂量,因此,异氟烷和丙泊酚应如表 11-5-1 中推荐剂量给药以避免麻醉过深。

1. 麻醉诱导　本品应与催眠药[如丙泊酚、硫喷妥、咪达唑仑、氧化亚氮(笑气)、七氟烷或氟烷]一并给药用于麻醉诱导。按 0.5~1μg/kg 的速率持续静脉滴注。也可在静脉滴注前给予 0.5~1μg/kg 的初始剂量静脉注射,注射时应大于 60 秒。

2. 气管插管患者的麻醉维持　在气管插管后,应根据其他麻醉用药,依照表 11-5-1 指

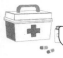

示降低本品输注速率。由于本品起效快,作用时间短,麻醉中的给药速率可以每 2~5 分钟增加 25%~100% 或减小 25%~50%,以获得满意的 μ 型阿片受体的药理反应。患者反应麻醉过浅时,每隔 2~5 分钟给予 0.5~1μg/kg 剂量静脉注射给药,以加深麻醉深度[144]。

表 11-5-1　瑞芬太尼在麻醉诱导及维持阶段推荐剂量

用法	单剂量注射 / $(\mu g \cdot kg^{-1})$	持续静脉滴注	
		起始速率 / $(\mu g \cdot kg^{-1} \cdot min^{-1})$	范围 / $(\mu g \cdot kg^{-1} \cdot min^{-1})$
麻醉诱导	1 （给药时间大于 60 秒）	0.5~1	—
麻醉维持			
笑气（66%）	0.5~1	0.4	0.1~2
异氟烷（0.4~1.5MAC#）	0.5~1	0.25	0.05~2
丙泊酚［100~200μg/（kg·min）］	0.5~1	0.25	0.05~2

注:#MAC(minimum alveolar concentration),为最低肺泡有效浓度。

【给药说明】

1. 本品只能用于静脉给药,特别适用于持续静脉滴注给药。

2. 本品给药前须用以下注射液之一溶解并定量稀释成 25μg/ml、50μg/ml 或 250μg/ml 浓度的溶液:①灭菌注射用水;② 5% 葡萄糖注射液;③ 0.9% 氯化钠注射液;④ 5% 葡萄糖氯化钠注射液;⑤ 0.45% 氯化钠注射液。

3. 本品不含任何抗菌剂和防腐剂,因此在稀释的过程中应保持无菌状态,配制后应尽快使用,如需保存,于室温下保存不超过 24 小时,未使用完的稀释液应丢弃。

4. 本品用上述注射液稀释后可以与乳酸钠林格注射液或 5% 葡萄糖乳酸钠林格注射液共行一个快速静脉输液通路。本品连续静脉滴注给药,必须采用定量输液装置,可能的情况下,应采用专用静脉输液通路。本品停药后,应清洗输液通路以防止残留瑞芬太尼的无意输入,避免当其他药物经同一输液通路给药时,可能出现呼吸抑制及胸壁肌强直。

5. 用于心血管手术患者,其清除率在心肺转流后无改变。其缺点是手术结束停止滴注后镇痛作用消失,需提前给予其他镇痛药。

6. 瑞芬太尼对呼吸有抑制作用,其程度与芬太尼相似,但停药后恢复更快,停止滴注后 3~5 分钟恢复自主呼吸。可使动脉压和心率下降 20% 以上,下降幅度与剂量不相关。不引起组胺释放。也可引起恶心呕吐和肌僵硬,但发生率较低[146]。

【注意事项】

1. 本品不能单独用于全麻诱导,即使大剂量使用也不能保证使意识消失。

2. 已知对本品中各种成分或其他芬太尼类药物过敏者禁用。

3. 重症肌无力禁止与易致呼吸抑制的药物合用。

4. 支气管哮喘患者禁用。

5. 本品为国家特殊管理的麻醉药品,务必严格遵守国家对麻醉药品的管理条例,医院

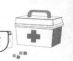

和病室贮药处均应双人双锁,处方颜色应与其他处方区别开。各级负责保管人员均应遵守交接班制度,不可稍有疏忽。

6. 本品能引起呼吸抑制和窒息,需在呼吸和心血管功能监测及辅助设施完备的情况下,由具有资格的和有经验的麻醉师给药。

7. 心律失常,慢性梗阻性肺疾病,呼吸储备力降低及脑外伤昏迷、颅内压增高、脑肿瘤等易陷入呼吸抑制的患者慎用。

8. 禁止与单胺氧化酶抑制药合用,本品务必在单胺氧化酶抑制药(如呋喃唑酮、丙卡巴肼)停用 14 日以上,方可给药,而且应先试用小剂量,否则会发生难以预料的严重的并发症。

9. 在非麻醉诱导情况下,不得以患者的意识消失为药效目标而使用本品。

10. 运动员慎用[144]。

【用药监护】

1. 在推荐剂量下,本品能引起肌强直。肌强直的发生与给药剂量和给药速率有关,因此,单剂量注射时应缓慢给药,给药时间应不低于 60 秒;提前使用肌肉松弛药可防止肌强直的发生。

2. 本品引起的肌强直必须根据患者的临床状况采取合适的方法处置。麻醉诱导过程中出现的严重肌强直应给予神经肌肉阻滞剂和 / 或另加催眠剂,并给予插管通气。在本品使用过程中发现的肌强直也可通过停止给药或减小给药速率处置,在停止给药后几分钟内肌强直可解除;或者给予阿片受体拮抗剂,但这样会逆转或抑制本品的镇痛作用,一般不推荐这样使用。出现危及生命的肌强直时,应给予迅速起效的神经肌肉阻滞剂或立即中断输注。

3. 使用本品出现呼吸抑制时应妥善处理,包括减小输注速率 50% 或暂时中断输注。本品即使延长给药也未发现引起再发性呼吸抑制,但由于合用麻醉药物的残留作用,在某些患者身上停止输注后 30 分钟仍会出现呼吸抑制,因此,保证患者离开恢复室前完全清醒和足够的自主呼吸非常重要。

4. 本品能引起剂量依赖性低血压和心动过缓,可以预先给予适量的抗胆碱药(如葡糖吡咯或阿托品)抑制这些反应。低血压和心动过缓可通过减小本品输注速率或合用药物来处置,在合适的情况下使用输液、升压药或抗胆碱药。

5. 本品停止给药后 5~10 分钟,镇痛作用消失。对预知需要术后镇痛的患者,在中止本品给药前需给予适宜的替代镇痛药,并且必须有足够的时间让其达到最大作用,选择镇痛药应适合患者的具体情况和护理水平。

6. 肝肾功能受损的患者不需要调整剂量。肝肾功能严重受损的患者对瑞芬太尼呼吸抑制的敏感性增强,使用时应监测[146]。

【相互作用】

药品	作用程度	相互作用
卡托普利	慎用	该药物和卡托普利通过药效学协同作用增加对方的效应。二者均降低血压,注意监测
利奈唑胺	慎用	利奈唑胺和该药物通过影响 5- 羟色胺浓度增加对方的毒性
吗啡	慎用	吗啡的镇痛效应可降低

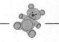

【药物过量】

表现：包括窒息、胸壁肌强直、癫痫、缺氧、低血压和心动过缓等。

处置：如果出现药物过量或怀疑药物过量，立即中断给药，维持开放气道，吸氧并维持正常的心血管功能。如呼吸抑制与肌强直有关，需给予神经肌肉阻滞剂或 μ 型阿片受体拮抗剂，并辅助呼吸。输液和增压药及其他辅助方法可用来处置低血压。葡糖吡咯或阿托品用于处置心动过缓或低血压。阿片受体拮抗剂（如纳洛酮）作为特异性解毒剂，用于处置严重呼吸抑制或肌强直[146]。

【药理作用】

瑞芬太尼为芬太尼类 μ 型阿片受体激动剂，在人体内 1 分钟左右迅速达到血 - 脑平衡，在组织和血液中被迅速水解，故起效快，维持时间短，与其他芬太尼类似物明显不同。瑞芬太尼的镇痛作用及其副作用呈剂量依赖性，与催眠药、吸入性麻醉药和苯二氮䓬类药物合用有协同作用。瑞芬太尼的 μ 型阿片受体激动作用可被纳洛酮所拮抗。另外瑞芬太尼也可引起呼吸抑制、骨骼肌（如胸壁肌）强直、恶心呕吐、低血压和心动过缓等，在一定剂量范围内，随剂量增加而作用加强。盐酸瑞芬太尼剂量高达 30μg/kg 静脉注射（1 分钟内注射完毕）不会引起血浆组胺浓度的升高[146]。

【药代动力学】

静脉给药后，瑞芬太尼快速起效，1 分钟可达有效浓度，作用持续时间仅 5~10 分钟。药物浓度衰减符合三室模型，其分布半衰期（$t_{1/2\alpha}$）为 1 分钟；消除半衰期（$t_{1/2\beta}$）为 6 分钟；终末半衰期（$t_{1/2\gamma}$）为 10~20 分钟；有效的生物学半衰期为 3~10 分钟，与给药剂量和持续给药时间无关。血浆蛋白结合率约为 70%，主要与 α_1- 酸性糖蛋白结合。稳态分布容积约为 350ml/kg，清除率大约为 40ml/（min·kg）。瑞芬太尼代谢不受血浆胆碱酯酶及抗胆碱酯酶药物的影响，不受肝、肾功能及年龄、体重、性别的影响，主要通过血浆和组织中非特异性酯酶水解代谢，大约 95% 的瑞芬太尼代谢后经尿排泄，主代谢物活性仅为瑞芬太尼的 1/4 600。本品长时间输注给药或反复注射用药其代谢速度无变化，体内无蓄积[146]。

【药物贮存】

2~25℃遮光密封保存[146]。

曲　马　多
Tramadol

【适应证】

中度至重度疼痛[147]。

【用法用量】

1~11 岁：单次剂量 1~2mg/kg。

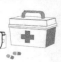

12~17 岁：单次剂量 50~100mg。

可口服、肌内注射及皮下注射，也可缓慢静脉注射或稀释后滴注[148]。

【给药说明】

皮内注射、肌内注射可用注射用水稀释[149]。

【注意事项】

1. 经治疗未能充分控制的癫痫患者禁用。

2. 正在或 14 日内接受单胺氧化酶（MAO）抑制剂治疗患者禁用。

3. 本品具有一定程度的耐受性和依赖性，轻度疼痛慎用。

4. 对阿片类药物敏感者慎用[149]。

【用药监护】

1. 监测患者的呼吸抑制情况，特别是在治疗开始的 24~72 小时和增加剂量之后，对体质虚弱、慢性肺部疾病、颅内压升高、脑肿瘤或头部损伤者或合用其他易致呼吸抑制药物的患者应更加注意。

2. 对血容量减少或同时服用中枢神经系统抑制剂等患者应在用药后监测低血压体征[150]。

3. 评估有癫痫病史患者的发作情况。评估患者用药后是否有抑郁、不寻常行为的精神情况[151]。

【相互作用】

药品名称	作用程度	相互作用
多巴胺	慎用	该药物和多巴胺均降低镇静作用。二者均增强交感神经作用
氟伏沙明	慎用	可能出现 5- 羟色胺综合征，如躁动、意识障碍、共济失调、肌阵挛、反射活跃、颤抖。可能与 5- 羟色胺过度蓄积有关
红霉素	慎用	红霉素通过影响 CYP3A4 代谢增加该药物的浓度或效应
华法林	慎用	合用时口服抗凝血药的效应可能增强

【药物相容性】

容器	不相容的药物
混合管	保泰松、地西泮、咪达唑仑、硝酸甘油、吲哚美辛

【不良反应】

1. 使用推荐剂量的曲马多可诱发惊厥，超推荐剂量上限时风险增加。

2. 多汗、嗜睡、头晕、恶心、呕吐、食欲减退和排尿困难等。

3. 少数可有皮疹、低血压、胸闷等。

4. 静脉注射速度较快可有面部潮红、多汗和一过性心动过速。

5. 长期应用可有一定耐受性和精神依赖性,但发生率较低[149]。

【药物过量】

表现:与阿片类镇痛药引起的中毒症状相似,尤其是缩瞳、呕吐、心源性休克,甚至模糊至昏迷、惊厥、呼吸抑制直至呼吸停止。

处置:保持呼吸通畅,维持正常的呼吸和循环。呼吸抑制的解毒剂为纳洛酮 5~10μg/kg。惊厥需静脉注射地西泮。透析仅能过滤少量曲马多,仅用透析过滤治疗急性中毒不合适[149]。

【药理作用】

本品为中枢性阿片类镇痛药,非选择性的 μ、δ、κ 型阿片受体完全激动剂,与 μ 受体的亲和力最高。本品为一消旋体,右旋体作用于阿片类受体,左旋体则抑制神经元突触对去甲肾上腺素的再摄取,并增加神经元外 5-HT 的浓度,影响痛觉传递。因此本品具有吗啡样镇痛、镇咳作用。镇痛强度为吗啡的 10%~12%,个体差异较大。镇咳作用为可待因的 50%。与吗啡相比,在推荐的止痛剂量范围内无呼吸抑制作用。胃肠动力不受本品影响,无便秘显现。对心血管系统及肝肾功能的影响轻微。一般不产生欣快感、幻觉。不影响组胺释放。对平滑肌和横纹肌无作用[149]。

【药代动力学】

曲马多可穿过血 - 脑屏障,组织亲和性高,分布容积大($V_{d,\beta}$=203L ± 40L),在肺、脾、肝和肾中较高。口服吸收完全,几乎与肌内注射等效。起效迅速。血浆蛋白结合率为 20%。主要经肝脏代谢,代谢产物有强大的镇痛效应[147]。

给药途径	起效时间 /min	达峰时间 /min	持续时间 /h	$t_{1/2}$/h
口服	10~20	25~30	4~8	6

【药物贮存】

密闭,干燥处保存[149]。

第六节　阿片受体拮抗剂

纳 洛 酮
Naloxone

【适应证】

1. 用于阿片类药物复合麻醉术后,拮抗该类药物所致的呼吸抑制,促使患者苏醒。

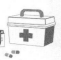

2. 用于阿片类药物过量,完全或部分逆转阿片类药物引起的呼吸抑制。

3. 解救急性乙醇中毒。

4. 用于急性阿片类药物过量的诊断[152]。

【用法用量】

1. 阿片过量

12 岁以下:10μg/kg,如果没有反应继续给予 100μg/kg,一次剂量不超过 0.8mg,如果呼吸不能改善,评估诊断是否正确,如果呼吸功能恶化,需要继续以静脉输液泵静脉泵入(每小时 5~20μg/kg,根据反应调节剂量)。

12~17 岁:首次 0.4~2mg,如果无反应,每隔 2~3 分钟重复给药,最大剂量 10mg。如果呼吸功能不改善,重新评估诊断,如果呼吸功能恶化,需要继续以输液泵静脉泵入,第 1 小时输入 0.24~1.2mg,然后用 5% 葡萄糖注射液或 0.9% 氯化钠注射液将纳洛酮稀释为 4μg/ml,根据反应调整速度。

2. 纳洛酮激发试验 用来诊断怀疑阿片耐受或急性阿片过量。静脉注射本品 0.2mg,观察 30 秒看是否出现阿片戒断的症状和体征。如果未出现,或未达到逆转的作用,呼吸功能未得到改善,可间隔 2~3 分钟重复用药,每注射 0.6mg 观察 20 分钟。如果纳洛酮的给药总量达到 10mg 后仍未观察到反应,则阿片类药物诱发的或部分由阿片类药物引起的毒性的诊断可能有误。在不能进行静脉注射给药时,可选用肌内注射或皮下注射。

3. 术后阿片类药物抑制效应 在首次纠正呼吸抑制效应时,每隔 2~3 分钟静脉注射本品 0.005~0.01mg,直至达到理想逆转程度[153]。

【给药说明】

静脉滴注时本品 2mg 用 500ml 氯化钠注射液或葡萄糖溶液稀释,使浓度达到 0.004mg/ml。混合液在 24 小时内使用,超过 24 小时剩余的混合液必须丢弃。根据患儿的反应控制滴速[154]。

【注意事项】

1. 对本品过敏的患者禁用。

2. 本品应慎用于已知或可疑的阿片类药物躯体依赖患者,包括其母亲为阿片类药物依赖者的新生儿。对这种病例,突然或完全逆转阿片作用可能会引起急性戒断综合征。

3. 本品对非阿片类药物引起的呼吸抑制和左丙氧芬引起的急性毒性的控制无效。只能部分逆转部分性激动剂或混合激动剂 / 拮抗剂(如丁丙诺啡和喷他佐辛)引起的呼吸抑制,或需要加大纳洛酮的用量。如果不能完全响应,在临床上需要用机械辅助治疗呼吸抑制。

4. 有心血管疾病史,或接受其他有严重的心血管不良反应(低血压、室性心动过速或心室颤动、肺水肿)的药物治疗的患者应慎用本品。

5. 伴有肝脏疾病、肾功能不全 / 衰竭患者使用纳洛酮的安全性和有效性尚未确立,应慎用本品[154]。

【用药监护】

1. 对患儿或新生儿使用本品可逆转阿片类作用。阿片类中毒患儿对本品的反应很强,

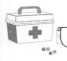

因此需要对其进行至少 24 小时的密切监护,直到本品完全代谢。

2. 在分娩开始不久给母亲使用本品,对延长新生儿生命的作用只能维持 2 小时。如果需要的话,在分娩后可直接给新生儿使用本品。

3. 由于某些阿片类药物的作用时间长于纳洛酮,因此应该对使用本品效果很好的患者进行持续监护,必要时应重复给药。

4. 由于此药作用持续时间短,用药起作用后,一旦其作用消失,可使患者再度陷入昏睡和呼吸抑制。用药需注意维持药效。

5. 密切观察生命体征的变化,如呼吸、心律和心率、血压等,如有变化应及时采取相应措施[154]。

【不良反应】

1. 在术后突然逆转阿片类抑制可能引起恶心、呕吐、出汗、发抖、心悸亢进、血压升高、癫痫发作、室性心动过速和室颤、肺水肿以及心脏停搏,严重的可导致死亡。术后患者使用本品过量可能逆转痛觉缺失并引起患者激动。

2. 应用纳洛酮拮抗大剂量麻醉镇痛药后,由于痛觉恢复,可产生高度兴奋。表现为血压升高,心率增快,心律失常,甚至肺水肿和心室颤动。

3. 个别患者出现口干、恶心、呕吐、食欲减退、困倦或烦躁不安、血压升高和心率加快,大多数不用处理可自行恢复。

4. 有报道个别患者可诱发心律失常、肺水肿和心肌梗死[154]。

【药物过量】

地芬诺酯盐酸盐和硫酸阿托品过量的患儿最多只能使用 2.2mg 纳洛酮。儿科报道了一个 2 岁半的患儿在治疗地芬诺酯盐酸盐和硫酸阿托品过量引起的呼吸抑制时,不小心使用了 20mg 纳洛酮,患儿情况良好,恢复后无后遗症。还有报道称一个 4 岁半的患儿在 12 小时内使用了 2.2mg 纳洛酮,未出现后遗症[154]。

【药理作用】

本品为阿片受体拮抗药,本身几乎无药理活性。但能竞争性拮抗各类阿片受体,对 μ 受体有很强的亲和力。

1. 完全或部分纠正阿片类物质的中枢抑制效应,如呼吸抑制、镇静和低血压。

2. 对动物急性乙醇中毒有促醒作用。

3. 为纯阿片受体拮抗剂,即不具有其他阿片受体拮抗剂的"激动性"或吗啡样效应;不引起呼吸抑制、拟精神病反应或缩瞳反应。

4. 未见耐药性,也未见生理或精神依赖性。

5. 虽然作用机制尚不完全清楚,但是,有充分证据表明纳洛酮通过竞争相同受体位点拮抗阿片类物质的效应[154]。

【药代动力学】

静脉注射给药时,通常在 2 分钟内起效,当肌内注射或皮下注射给药时起效稍慢。肌内注射作用时间长于静脉注射。纳洛酮主要与血浆白蛋白结合,还可与血浆中的其他成分

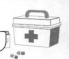

结合。本品在肝脏代谢,主要与葡糖醛酸苷结合,纳洛酮-3-葡糖醛酸化合物为主要代谢产物。在一项研究中,药物在成人体内的血清半衰期为30~81分钟[平均为(64±12)分钟],新生儿平均血浆半衰期为(3.1±0.5)小时。口服或静脉注射后,25%~40%的药物以代谢物形式在6小时内通过尿液排出,24小时排出50%左右,72小时排出60%~70%[154]。

【药物贮存】

密闭,干燥处保存[154]。

第十一章
参考文献

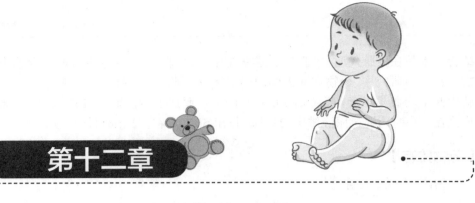

第十二章

内分泌系统用药

绒 促 性 素
Chorionic Gonadotrophin

【适应证】

用于发育迟缓者睾丸功能测定及青春期前隐睾症[1]。

【用法用量】

1. 发育迟缓者睾丸功能测定：每日 1 次 2 000U，肌内注射，连用 3 日[1]。

2. 青春期前隐睾症（5~7 岁为最佳治疗期）

1 岁以下：每次 250U。

1~4 岁：每次 500U。

5~9 岁：每次 1 000U。

10 岁至青春期：每次 1 000~5 000U。

以上年龄段均每周 2~3 次，肌内注射。出现良好疗效后立即停用。总注射次数不多于 10 次[2]。

【给药说明】

临用时配制[1]。

【注意事项】

1. 生殖系统炎症、无性腺（先天性或手术后）患者禁用。

2. 哮喘、心脏病、癫痫、肾功能损害患者慎用。

3. 治疗隐睾症时可出现性早熟现象，导致骨骺提前闭合，最终达不到成人正常高度[1]。

【用药监护】

治疗隐睾期间注意观察是否有性早熟迹象，如阴茎和睾丸增大、阴毛生长增多、身高增长过快等，及时避免骨骺提前闭合而影响身高[1]。

【相互作用】

药品	作用程度	相互作用
脑下垂体促性腺激素,如人绝经期促性腺激素(human menopausal gonadotropin,hMG)	慎用	可能使不良反应增加

【不良反应】

不良反应	处置方法
性早熟	注意观察,及时停药[1]

【药理作用】

本品为水溶性促性腺激素,与垂体分泌的促黄体素作用极其相似。可刺激性腺活动。对女性可促使卵泡成熟及排卵,对男性可促进生精小管功能及睾丸间质细胞的活动,促进产生雄性激素,促使睾丸下降和男性第二性征的发育[1]。

【药代动力学】

成人数据:给药120小时后降至稳定低浓度。24小时内10%~12%的药物以原型经肾随尿排出[1]。

给药途径	起效时间(即排卵时间)/h	达峰时间/h	$t_{1/2\alpha}$/h	$t_{1/2\beta}$/h
肌内注射	32~36	12	11	23

注:$t_{1/2\alpha}$表示分布半衰期,$t_{1/2\beta}$表示消除半衰期。

【药物贮存】

20℃下避光保存[1]。

曲 普 瑞 林
Triptorelin

【适应证】

用于儿童中枢性性早熟[3]。

【用法用量】

儿童性早熟:肌内注射,首剂80~100μg/kg,以后每4周1次给予维持量60~80μg/kg。剂

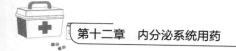

量宜个体化,以控制症状为宜。最大剂量 3.75mg[3]。

【注意事项】

1. 对促性腺激素释放激素(gonadotropin-releasing hormone,GnRH)及其类似物,或药品中任何一种成分过敏者禁用。

2. 骨质疏松患者禁用[4]。

【用药监护】

治疗时应密切监测性类固醇血清水平[4]。

【相互作用】

药品	作用程度	相互作用
胺碘酮	禁忌	该药物通过影响 Q-T 间期增强胺碘酮的毒性
阿奇霉素、红霉素、氟康唑、普罗帕酮	慎用	该药物通过影响 Q-T 间期增加上述药物的毒性

【不良反应】

1. 儿童可能导致女孩出现少量阴道出血。

2. 过敏反应 如荨麻疹、皮疹、瘙痒。

3. 罕见神经血管性水肿。

4. 一些患儿会出现恶心、呕吐、体重增加、高血压、情绪紊乱、发热、视觉异常、注射部位疼痛等情况。

5. 对一些敏感的患者,尤其多囊卵巢疾病的患者,当联合使用促性腺激素时,注射曲普瑞林会引起卵泡增多[4]。

【药理作用】

曲普瑞林系合成的促性腺激素释放激素(GnRH)的类似物,对蛋白分解酶的抵抗力和对垂体 GnRH 受体的亲和力都强于 GnRH[4]。

【药代动力学】

本品皮下注射后迅速吸收,t_{max} 为 40 分钟,生物利用度几乎达 100%,曲线下面积为 36.6(μg·h)/ml。其控释注射液单次注射后疗效可维持约 30 日[4]。

【药物贮存】

密闭,在 2~8℃避光保存[4]。

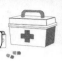

亮 丙 瑞 林
Leuprorelin

【适应证】

儿童中枢性性早熟症[5]。

【用法用量】

根据患者性腺轴抑制情况,每次皮下注射 30~90μg/kg,每 4 周 1 次[5]。

【给药说明】

1. 本品仅用作皮下给药,静脉注射可能会引起血栓形成。

2. 选用 7 号或更粗的针头在上臂、腹部或臀部皮下注射,每次变更注射部位。不可扎入血管内。

3. 叮嘱患者不得按摩注射部位。

4. 临用时配制。使用附加的溶解液将药物充分混悬后立即使用。发现有沉积物,轻摇使颗粒再度混悬均匀后使用。避免形成泡沫[5]。

【用药监护】

1. 本品为缓释剂型,药效可持续 4 周,若给药间隔超过 4 周,可导致血清性激素水平再度升高,使症状一过性加重。

2. 定期进行促黄体素释放激素(luteinizing hormone releasing hormone,LHRH)检测,当未达到抑制血中黄体生成素(luteinizing hormone,LH)和卵泡刺激素(follicle stimulating hormone,FSH)水平时,应终止用药。

3. 长期给药或再次给药时,尽可能检查骨密度,慎重用药。

4. 密切观察患者是否有伴发热、咳嗽、呼吸困难、胸部 X 线检查异常等间质性肺炎症状。如出现相关症状,应采用肾上腺皮质激素等适当措施进行治疗。

5. 密切监测患者血糖或糖化血红蛋白(glycosylated hemoglobin,HbA1c)水平。

6. 密切观察患者是否有伴 GOT、GPT 值升高的肝功能障碍或黄疸等异常[5]。

【不良反应】

1. 首次用药初期可使血清睾丸素浓度上升,引起骨性疼痛暂时加重,尿潴留或脊髓压迫症状,应对症处理。

2. 用药初期可能会使原症状加重。

3. 可能出现间质性肺炎症状。

4. 可能引发或加重已有糖尿病的症状。

5. 极少数出现皮疹、发痒、高热等过敏症状[5]。

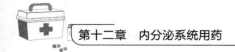

【相互作用】

药品名称	相互作用
抗凝血药	亮丙瑞林可引发血栓及肺栓塞,与抗凝血药合用需谨慎,并注意监测凝血酶原时间[5]

【药理作用】

亮丙瑞林是高活性的促性腺激素释放激素(GnRH)衍生的类似物,其黄体生成素(LH)释放活性约为天然 GnRH 的 100 倍,抑制垂体-性腺系统功能的作用也强于天然 GnRH;对蛋白分解酶的抵抗力和对 GnRH 受体的亲和力均比内源性 GnRH 强,所以能有效地抑制垂体-性腺系统的功能。首次给药后能立即产生一过性的垂体-性腺系统兴奋作用(急性作用),之后抑制垂体生成和释放促性腺激素。本品还可进一步抑制卵巢和睾丸对促性腺激素的反应,降低雌二醇和睾酮的生成(慢性作用)。

对患有中枢性性早熟的男孩和女孩,每 4 周皮下注射 1 次,血清中促性腺激素降至青春期前的水平,表明对第二性征有进行性抑制作用[5]。

【药代动力学】

亮丙瑞林微球为缓释制剂,可恒定地向血液中释放,持续有效地抑制垂体-性腺系统。

患者	给药途径	达峰时间/h	稳态浓度/$(ng \cdot ml^{-1})$	持续时间/周	$t_{1/2}$/h
成年女性	皮下注射	4	0.3	4~5	—
成年男性	静脉注射	—	—	—	3

对中枢性性早熟患者皮下注射亮丙瑞林 30μg/kg,每 4 周 1 次,共 12 次。根据原型药物的血浓度变化趋势判断本品在体内无蓄积性。

对于有肝脏和肾脏疾病的患者,尚未进行药代动力学研究[5]。

【药物贮存】

密封,室温(10~30℃)保存[5]。

左甲状腺素
Levothyroxine

【适应证】

用于各种原因引起的甲状腺功能减退症[6]。

【用法用量】

一、新生儿

口服,最初 10~15μg/kg,每日 1 次,每 2 周加量 5μg/kg,常用量每日 20~50μg[7]。

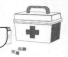

二、儿童及青少年

1 个月至 1 岁：口服，最初 5~10μg/kg，每日 1 次，每 2~4 周加量 25μg，常用量每日 25~100μg。

2~11 岁：口服，最初 5μg/kg，每日 1 次，每 2~4 周加量 25μg 直至代谢正常。常用量每日 75~100μg。

12~17 岁：口服，最初每日 50~100μg。每 3~4 周加量 25~50μg 直至代谢正常。常用量每日 100~200μg。心脏疾病宜减量 50% 或缓慢加量[7]。

【给药说明】

1. 本品可从胃肠道吸收，但吸收不完全，吸收率不规则，特别是在与食物同服时，因此最好空腹服用。婴幼儿应在每日首餐前至少 30 分钟服用本品的全剂量。

2. 婴儿及儿童甲状腺功能减退者必须尽早开始替代治疗，以保证体格和智力正常发育。

3. 由于半衰期长，口服后 1~2 周才能达到最高效应，停药后作用可持续 1~3 周。

4. 给药剂量应个体化，根据甲状腺功能测定结果及患者的临床情况确定[8]。

【注意事项】

1. 患有非甲状腺功能低下性心衰和快速型心律失常者禁用。

2. 对本品过敏者禁用。

3. 甲状腺毒症者禁用。

4. 糖尿病者慎用[8]。

【用药监护】

有垂体功能减退或肾上腺皮质功能减退者，如需补充甲状腺制剂，在开始左甲状腺素钠治疗前数日应先给予肾上腺皮质激素[8]。

【相互作用】

药品	作用程度	相互作用
富马酸亚铁	禁忌	合用时左甲状腺素和铁盐形成复合物导致吸收降低。左甲状腺素效应降低，导致甲状腺功能降低
茶碱、氨茶碱	慎用	血液中甲状腺素浓度可能与茶碱清除率有正性相关或间接的关系。甲状腺功能亢进患者中茶碱的清除率增加。当甲状腺功能正常时清除率也会恢复正常
肝素	慎用	该药物通过药效学的协同作用增加肝素的效应
华法林	慎用	合用时口服抗凝血药的抗凝效应会被放大
环孢素	慎用	环孢素可增加有机阴离子转运蛋白底物的浓度增加该药物的浓度或效应
利福平、利福霉素	慎用	上述药物可能增加左甲状腺素的肝脏清除，反馈性导致促甲状腺激素的增加。合用时可能有甲状腺功能减退
鱼精蛋白	慎用	该药物通过药效学的协同作用增强鱼精蛋白的效应
碳酸钙	慎用	合用时可能干扰吸收，降低左甲状腺素的效应，增加血中的促甲状腺激素。至少间隔 5 小时使用

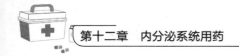

【不良反应】

个别病例由于患者对剂量不耐受或者服用过量,特别是由于治疗开始时剂量增加过快,可能出现甲状腺功能亢进症状,包括:震颤、心悸、心律不齐、心绞痛、多汗、腹泻、呕吐、兴奋、头痛、不安、潮红、骨骼肌痉挛、体重下降、失眠和烦躁等[8]。

【药物过量】

长期过量使用可引起甲状腺功能亢进的临床表现[8]。

【药理作用】

本品为人工合成的左甲状腺素结晶体,即甲状腺素(T_4),用于治疗甲状腺功能减退症。本品作为甲状腺素替代治疗物,可维持正常生长发育、促进代谢和增加产热,提高交感 - 肾上腺系统的兴奋性[8]。

【药代动力学】

本品可由胃肠道吸收,但吸收不完全,吸收率不恒定,特别是在与食物同服时。T_4吸收入血后,绝大部分与血浆蛋白结合,只有约 0.03% 以游离形式存在,约 80% 与甲状腺素结合球蛋白结合,少量与甲状腺素结合前白蛋白或白蛋白结合。T_4 在周围组织中脱碘形成 T_3 而生物效应加强,形成反 T_3 而失去活性,T_3 也通过脱碘而失活。部分甲状腺素在肝脏中代谢,代谢产物由胆汁排泄[8]。

【药物贮存】

遮光、密封,25℃以下保存[8]。

甲 巯 咪 唑
Thiamazole

【适应证】

适用于各种类型的甲状腺功能亢进症[9]。

【用法用量】

一、新生儿

0.5~1mg/(kg·d),分 3 次口服[10]。

二、儿童及青少年

儿童应根据病情调节用量。开始时剂量为 0.4mg/(kg·d),分次口服。维持量按病情决定。用药过程中酌情应加用甲状腺片,避免出现甲状腺功能减退[11]。

【注意事项】

1. 肝功能异常、外周血白细胞数偏低者应慎用。

2. 对诊断的干扰包括甲巯咪唑可使凝血酶原时间延长,并使血清碱性磷酸酶、谷草转氨酶(GOT)和谷丙转氨酶(GPT)增高。还可能引起血胆红素及血乳酸脱氢酶升高[11]。

【用药监护】

1. 典型肝毒性为胆汁淤积症,肝细胞疾病罕见。

2. 不良反应呈剂量依赖性。服药期间宜定期检查血象。

3. 使用抗甲状腺药物的患者出现发热性疾病和咽炎时应检查白细胞分类计数。尽管粒细胞缺乏症的发生频率很低,但常发生突然而严重。

4. 如在使用甲巯咪唑或丙硫氧嘧啶过程中出现粒细胞缺乏症或严重的副作用,更换为另一种药物是绝对禁忌证,因为两种药物制剂的不良反应风险存在交叉。

5. 如发现甲状腺功能减退,应及时减量或加用甲状腺片[11]。

【相互作用】

药品名称	作用程度	相互作用
茶碱、氨茶碱	慎用	血液中甲状腺素浓度可能与茶碱清除率有正性相关或间接的关系。甲状腺功能亢进患者中茶碱的清除率增加。当甲状腺功能正常时清除率也会恢复正常
肝素、依诺肝素	慎用	该药物和肝素、依诺肝素药物可通过药效学的拮抗作用降低对方的效应
华法林	慎用	合用时口服抗凝血药的效应可能会改变
米力农	慎用	该药物和米力农通过药效学的协同作用增强对方的效应

【不良反应】

1. 较多见皮疹或皮肤瘙痒及白细胞减少。

2. 较少见严重的粒细胞缺乏症。

3. 可能出现再生障碍性贫血。

4. 可能致味觉减退、恶心、呕吐、上腹部不适、关节痛、头晕头痛、脉管炎、红斑狼疮样综合征。

5. 罕见致肝炎、间质性肺炎、肾炎和累及肾脏的血管炎,少见致血小板减少、凝血酶原减少或凝血因子Ⅶ减少[11]。

【药理作用】

本品为抗甲状腺药物。其作用机制是抑制甲状腺内过氧化物酶,从而阻碍甲状腺内碘化物的氧化及酪氨酸的偶联,阻碍甲状腺素(T_4)和 3,5,3′- 三碘甲腺原氨酸(T_3)的合成。动物实验观察到可抑制 B 淋巴细胞合成抗体,降低血循环中甲状腺刺激性抗体的水平,使抑制性 T 细胞功能恢复正常[11]。

【药代动力学】

本品口服后由胃肠道迅速吸收,吸收率为 70%~80%,广泛分布于全身,但浓集于甲状腺。在血液中不和蛋白质结合。$t_{1/2}$ 约为 3 小时,其生物学效应能持续相当长时间。甲巯咪

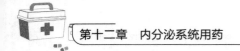

唑及代谢物 75%~80% 经尿排泄,易通过胎盘并能经乳汁分泌[11]。

【药物贮存】

密闭保存[11]。

胰　岛　素
Insulin

【适应证】

用于高血糖、酮症酸中毒及高钾血症的治疗[12]。

【用法用量】

一、新生儿

1. 高血糖

持续静脉输注:每小时 0.01~0.1U/kg。根据血糖浓度调整剂量。

间接剂量:0.1~0.2U/kg 皮下注射,每 6~12 小时 1 次[13]。

2. 高钾血症　初始静脉输注给予胰岛素每小时 0.1~0.2U/kg,与 0.5g/(kg·h)的葡萄糖联用。胰岛素和葡萄糖的剂量应根据血糖浓度和血钾浓度调整[14]。

二、儿童及青少年

1. 糖尿病酮症酸中毒(DKA)　持续静脉输注:初始给予 0.1U/(kg·h)普通胰岛素。调整剂量以获得目标血糖浓度。对于 DKA,建议控制血糖浓度应缓慢下降。液体替代疗法开始后 1~2 小时内给予持续输注胰岛素。

不建议短时间内给予大量胰岛素,对于临床的治疗没有明显的益处。且高剂量的胰岛素可能会增加脑水肿的风险。建议当血糖到 13.89~16.67mmol/L(250~300mg/dl)的时候,给予葡萄糖静脉输液以避免低血糖症的发生[15]。

2. 高钾血症　0.1U/kg 普通胰岛素联合 0.5g/kg 葡萄糖静脉输注持续 30 分钟[16]。也有建议 0.1U/kg 胰岛素联合 400mg/kg 葡萄糖[17]。

3. 1 型糖尿病　维持剂量:儿童糖尿病患者的胰岛素平均需求量为每日 0.5~1U/kg(青春期前)及 0.8~1.2U/kg(青春期),皮下注射。在缓解期,需求量可能小于每日 0.5U/kg[18-20]。

【给药说明】

1. 只有注射用普通胰岛素可通过静脉给药。

2. 对于持续输注,应用适宜的溶液将其稀释到 0.05~1U/kg[21]。

3. 推荐新生儿标准的使用浓度为 0.1U/kg 和 0.5U/kg[13]。

4. 在输注前应用胰岛素溶液填充输液管道并等待至少 20 分钟[21]。

5. 建议患者每次抽取使用剂量前摇动混悬液[22]。

【注意事项】

低血糖症患者禁用。对胰岛素或本品中其他成分过敏者禁用[21]。

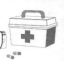

【用药监护】

1. 由于对不同物种来源的胰岛素可能会有不同的反应,应该避免将一个物种的胰岛素换成另一种。在把动物胰岛素换为人胰岛素时,需减少胰岛素的使用剂量。

2. 一些因素,如热水浴、桑拿浴或使用日光浴,可加速皮下注射的胰岛素的吸收,有发生低血糖的风险[22]。

3. 为了血糖达标,定期在各时点测血糖(如三餐前、餐后及睡前)和测定糖化血红蛋白,帮助制订适当的胰岛素治疗方案(单独或联合用药,剂量调整等)。

4. 为了尽早发现各种慢性并发症、伴发病或相关疾病,每次访视应包括体重、体重指数、血压、尼龙丝试验、足背动脉搏动等;有些视病情定期监测,例如视力、眼底检查、血脂谱、肝肾功能、尿常规、尿白蛋白排泄率、心电图、神经传导速度等,以便早期发现微血管病变、大血管病变或神经病变等。

5. 不同患者或同一患者的不同病期,其胰岛素敏感性不同,即使血糖值相近,其胰岛素需要量也不同,治疗中应注意个体化,按病情需要监测血糖,随时调整胰岛素用量。

6. 下列情况其胰岛素需要量可能会增加:高热;甲状腺功能亢进症;肢端肥大症;库欣综合征;糖尿病酮症酸中毒;严重感染、外伤、大手术;较大的应激情况,如急性心肌梗死、脑卒中;同时应用拮抗胰岛素的药物。

7. 下列情况其胰岛素需要量可能会减少:①严重肝功能受损。②在肾功能受损时由于胰岛素在肾脏的代谢和排泄减少,其需要量可减少。在尿毒症时,由于出现胰岛素抵抗,其需要量也随之变化,应密切监测血糖,调整剂量。③腺垂体功能减退症、肾上腺皮质功能减退症、甲状腺功能减退症。④其他,如腹泻、胃排空障碍、肠梗阻,呕吐及其他引起食物吸收延迟的因素等,胰岛素应酌情减量。

8. 无论是哪一类型的糖尿病,胰岛素治疗必须在饮食、运动治疗的基础上进行。应有相对固定、合适的总热量、食物成分以及规则的餐次安排。有时除早、午、晚三餐外,在不增加每日总热量的前提下,抽取部分热量安排在上午、下午或睡前加餐,以便减少血糖波动,降低餐后血糖高峰和防止低血糖的发生。

9. 开始胰岛素治疗时,应从小剂量开始,注意患者对胰岛素的敏感性和治疗反应,记录血糖谱。如无条件监测血糖,至少应测尿糖,以便为调整胰岛素剂量提供依据。病情需要时对尿酮体、糖化血红蛋白和糖化血浆白蛋白测定有助于全面了解一个阶段的血糖控制情况。

10. 用药后应观察有无局部或全身过敏反应。

11. 有计划地改变注射部位(如双侧上臂、大腿、腹部),如注射部位出现发红、硬结应及时处理。

12. 原用口服降血糖药者可按需要直接改用胰岛素,但应注意某些口服药制剂尤其是长效磺酰脲类药物(如氯磺丙脲),在停药后其作用仍会持续一段时间,因此,换药后应密切监测血糖,调整胰岛素剂量。

13. 如因病情需要将常规胰岛素和中效或长效胰岛素混合,应先抽取常规胰岛素,以避免常规胰岛素瓶中混入其他胰岛素制剂(尤其是含有多余的鱼精蛋白或锌者),从而改变其速效的生物活性。此外,应注意不宜将酸性胰岛素(pH 3.5)与中性胰岛素(pH 7.0)混合。

14. 胰岛素治疗计划与患者的饮食、活动状态(包括运动)是一个整体,任何一点变化均与血糖变动有关,应视病情进行调整。

15. 若发生其他疾病,如发热、上呼吸道感染等,其胰岛素需要量可能增加,应酌情增加胰岛素剂量,而不应无故停用胰岛素及误餐[23]。

16. 儿童易产生低血糖,血糖波动幅度较大,调整剂量应在 0.5~1U,逐步增加或减少;青春期少年适当增加剂量,青春期后再逐渐减少[21]。

【相互作用】

药品	作用程度	相互作用
乙醇	严重	乙醇可增强或降低胰岛素的降血糖能力;乙醇可减少内源性糖生成(增加高血钾的风险)或使摄入卡路里后不易控制血糖
阿卡波糖、氯磺丙脲、度拉糖肽、格列丙脲、格列吡嗪、格列本脲、利拉鲁肽、二甲双胍、那格列奈、吡格列酮、罗格列酮、米格列醇、特布他林	慎用	这些药物和胰岛素均通过药效学协同作用增加对方的效应
阿司匹林、卡托普利	慎用	这两种药物通过药效学协同作用增强胰岛素的效应。注意监测。合用可增加低血糖的风险
氟西汀、氯沙坦、奥曲肽、磺胺嘧啶、缬沙坦	慎用	这些药物增强胰岛素的效应,机制不明确

【药物相容性】

容器	相容的药物	不相容的药物
Y 型管	—	氨力农、苯海拉明、地西泮、酚妥拉明、氯胺酮、氯丙嗪、米卡芬净、头孢哌酮、异丙肾上腺素
混合管	氨苄西林舒巴坦、胺碘酮、丙泊酚、多巴酚丁胺、肝素、硫酸镁、氯化钾、咪达唑仑、米力农、吗啡、庆大霉素、头孢唑林、硝酸甘油、万古霉素、西咪替丁	地高辛、地尔硫䓬、多巴胺

【不良反应】

不良反应	处置方法
低血糖反应:与胰岛素剂量偏大和/或饮食不匹配有关。若血糖下降速度快,可出现交感神经兴奋为主的症状,若血糖下降速度缓慢或在上述基础上进一步下降且降低程度较重,则出现以神经系统症状为主的表现	(1)意识清楚且可以配合的低血糖患者,可以采用口服糖类这种可以使糖迅速吸收的方式,如糖块或含有葡萄糖的饮料。 (2)如果患者昏迷或意识丧失,需要静脉持续给予葡萄糖。如果患者在静脉注射葡萄糖数分钟内没有恢复意识,需要考虑脑水肿的可能。如果静脉给予葡萄糖不可行,可以经皮下、肌内或静脉注射胰高血糖素,体重超过 25kg 的儿童 1mg,体重不足 25kg 的儿童用 0.5mg,以唤醒患者使其能够口服葡萄糖。如果患者在 10~15 分钟内对胰高血糖素没有反应,不管有何种情况存在,仍必须静脉给予葡萄糖。 (3)患者在恢复意识之后仍需要继续口服糖类直到胰岛素的作用停止

续表

不良反应	处置方法
水肿	一般可自行缓解而无须停药
视物模糊	常于数周内自然恢复
胰岛素抵抗	此现象可于数月至 1 年内自行消失,也可做相应处理,如原来动物胰岛素引起胰岛素抵抗,可改用人胰岛素
过敏反应	对必须使用胰岛素又有全身过敏反应者,脱敏治疗。对胰岛素产生皮肤超敏反应的患者在用标准脱敏疗法治疗失败后,可以采用经口途径给予胰岛素来尝试脱敏。还可以口服阿司匹林 1.3g,每日 3 次(成人),以拮抗该反应的血管介质。1 周以后,用注射胰岛素进行脱敏治疗可获得成功。当患者 6 个月后停止服用阿司匹林时,原有的超敏反应可以再次出现;患者需要永久服用阿司匹林 1.3g,每日 2 次(成人)[22]
脂肪营养不良,表现为注射部位呈皮下脂肪萎缩或增生	停止在该部位注射后可缓慢自然恢复,为防止其发生,应经常更换注射部位
体重增加	可通过健康指导、学习交流、监测体重并调整胰岛素、饮食和运动间的平衡,可使体重的幅度减少至最小。联合使用二甲双胍等对体重影响小的药物可以避免或减少胰岛素引起的体重增加[21]

【药物过量】

对糖尿病患者,如用量过大或未按规定进食,均可引起血糖过低甚至产生低血糖性昏迷。有先兆症状时应口服葡萄糖,进食糕饼或糖水,如患者失去知觉,应肌内、皮下或静脉注射胰高血糖素,神志清醒后,口服糖类物质。对胰高血糖素无反应者,须静脉注射葡萄糖溶液。同样还需要纠正胰岛素诱导的低血钾[22]。

【药理作用】

胰岛素通过与靶组织(主要是肝、脂肪和肌肉)细胞膜上的特殊性受体(胰岛素受体)结合后起作用,然后引发一系列生理效应。其主要作用是增加葡萄糖的跨膜转运,促进靶组织葡萄糖的摄取,促进葡萄糖在细胞的氧化、利用;抑制肝糖原分解、促进糖原合成,抑制肝葡萄糖输出;促进蛋白质和脂肪的合成,总的效应是降低血糖,并有抑制酮体生成的作用。此外,与生长激素有协同作用,促进生长,促进钾向细胞内转移,并有水钠潴留作用[23]。

【药代动力学】

本品皮下注射后吸收较迅速,0.5~1 小时开始生效,2~4 小时作用达高峰,维持时间 5~7 小时,剂量愈大,维持时间愈长。静脉注射 10~30 分钟起效,15~30 分钟达高峰,持续时间 0.5~1 小时。胰岛素吸收到血液循环后,只有 5% 与血浆蛋白结合,但可与胰岛素抗体结合,后者使胰岛素作用时间延长。本品主要在肾和肝中代谢,少量由尿排出。静脉注射的胰岛素在血液循环中半衰期为 5~10 分钟,皮下注射后半衰期为 2 小时[21]。

【药物贮存】

国内目前大部分商业化胰岛素制剂的制造厂家推荐将胰岛素制剂贮存于冰箱 2~8℃，并且不允许冻结，应避光。患者将产品打开后贮存在 25℃条件下 4 周是可以接受的。仍建议患者不要把药瓶或注射针暴露于高温或阳光下[22]。

地特胰岛素
Insulin Detemir

【适应证】

用于 1 型糖尿病的治疗[24]。

【用法用量】

用于 2 岁及以上患者。

初始剂量：给予每日胰岛素所需总剂量的三分之一皮下注射，推荐初始每日剂量为 0.2~0.4U/kg。与速效或短效胰岛素合用。

维持剂量：个体化给予皮下注射的剂量，每日 1 次或 2 次。与速效或短效胰岛素合用。

每日 1 次给药应在晚饭时或睡前给予。每日 2 次给药应在早晨及晚饭时或睡前或早晨给药后 12 小时[25]。

【给药说明】

本品不能用于静脉注射。应经皮下给药，给药部位为大腿、腹壁、上臂。应在注射区域内持续轮换注射点[24]。

【注意事项】

1. 低血糖症患者禁用。
2. 对胰岛素或本品中其他成分过敏者禁用[24]。

【用药监护】

1. 本品作用缓慢，不能用于抢救酮症酸中毒及高血糖高渗性昏迷患者。

2. 由于本品作用时间长，发生低血糖时可能会延缓血糖的恢复，应严密观察[24]。

3. 为了血糖达标，定期在各时点测血糖（如三餐前、餐后及睡前）和测定血糖化血红蛋白，帮助制订适当的胰岛素治疗方案（单独或联合用药，剂量调整等）。

4. 为了尽早发现各种慢性并发症、伴发病或相关疾病，每次访视应包括体重、体重指数、血压、尼龙丝试验、足背动脉搏动等；有些视病情定期监测，例如视力、眼底检查、血脂谱、肝肾功能、尿常规、尿白蛋白排泄率、心电图、神经传导速度等，以便早期发现微血管病变、大血管病变或神经病变等。

5. 不同患者或同一患者的不同病期，其胰岛素敏感性不同，即使血糖值相近，其胰岛素需要量也不同，治疗中应注意个体化，按病情需要监测血糖，随时调整胰岛素用量。

6. 下列情况其胰岛素需要量可能会增加:高热;甲状腺功能亢进症;肢端肥大症;库欣综合征;糖尿病酮症酸中毒;严重感染、外伤、大手术;较大的应激情况,如急性心肌梗死、脑卒中;同时应用拮抗胰岛素的药物。

7. 下列情况其胰岛素需要量可能会减少:①严重肝功能受损。②在肾功能受损时由于胰岛素在肾脏的代谢和排泄减少,其需要量可减少。在尿毒症时,由于出现胰岛素抵抗,其需要量也随之变化,应密切监测血糖,调整剂量。③腺垂体功能减退症、肾上腺皮质功能减退症、甲状腺功能减退症。④其他,如腹泻、胃排空障碍、肠梗阻,呕吐及其他引起食物吸收延迟的因素等,胰岛素应酌情减量。

8. 无论是哪一类型的糖尿病,胰岛素治疗必须在饮食、运动治疗的基础上进行。应有相对固定、合适的总热量、食物成分以及规则的餐次安排。有时除早、午、晚三餐外,在不增加每日总热量的前提下,抽取部分热量安排在上午、下午或睡前加餐,以便减少血糖波动,降低餐后血糖高峰和防止低血糖的发生。

9. 开始胰岛素治疗时,应从小剂量开始,注意患者对胰岛素的敏感性和治疗反应,记录血糖谱。如无条件监测血糖,至少应测尿糖,以便为调整胰岛素剂量提供依据。病情需要时对尿酮体、糖化血红蛋白和糖化血浆白蛋白测定有助于全面了解一个阶段的血糖控制情况。

10. 用药后应观察有无局部或全身过敏反应。

11. 有计划地改变注射部位(如双侧上臂、大腿、腹部),如注射部位出现发红、硬结应及时处理。

12. 原用口服降血糖药者可按需要直接改用胰岛素,但应注意某些口服药制剂尤其是长效磺酰脲类药物(如氯磺丙脲),在停药后其作用仍会持续一段时间,因此,换药后应密切监测血糖,调整胰岛素剂量。

13. 如因病情需要将常规胰岛素和中效或长效胰岛素混合,应先抽取常规胰岛素,以避免常规胰岛素瓶中混入其他胰岛素制剂(尤其是含有多余的鱼精蛋白或锌者),从而改变其速效的生物活性。此外,应注意不宜将酸性胰岛素(pH 3.5)与中性胰岛素(pH 7.0)混合。

14. 胰岛素治疗计划与患者的饮食。

15. 活动状态(包括运动)是一个整体,任何一点变化均与血糖变动有关,应视病情进行调整。

16. 若发生其他疾病,如发热、上呼吸道感染等,其胰岛素需要量可能增加,应酌情增加胰岛素剂量,而不应无故停用胰岛素及误餐[23]。

17. 儿童易产生低血糖,血糖波动幅度较大,调整剂量应在 0.5~1U,逐步增加或减少;青春期少年适当增加剂量,青春期后再逐渐减少[21]。

【相互作用】

药品	作用程度	相互作用
乙醇	严重	乙醇可增强或降低地特胰岛素的降血糖能力;乙醇可减少内源性糖生成(增加高血钾的风险)或使摄入卡路里后不易控制血糖
阿卡波糖、氯磺丙脲、度拉糖肽、格列丙脲、格列吡嗪、格列本脲、利拉鲁肽、二甲双胍、那格列奈、吡格列酮、罗格列酮、米格列醇	慎用	这些药物和地特胰岛素均通过药效学协同作用增加对方的效应

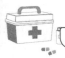

续表

药品	作用程度	相互作用
阿司匹林	慎用	该药物通过药效学协同作用增强地特胰岛素的效应。注意监测。合用可增加低血糖的风险
氟西汀、氯沙坦、奥曲肽、磺胺嘧啶、缬沙坦	慎用	这些药物增强地特胰岛素的效应,机制不明确
烟酸	慎用	该药物通过药效学拮抗作用降低地特胰岛素的效应

【不良反应】

不良反应	处置方法
低血糖反应:与胰岛素剂量偏大和/或饮食不匹配有关。若血糖下降速度快,可出现交感神经兴奋为主的症状,若血糖下降速度缓慢或在上述基础上进一步下降且降低程度较重,则出现以神经系统症状为主的表现	(1)意识清楚且可以配合的低血糖患者,可以采用口服糖类这种可以迅速吸收的方式,如糖块或含有葡萄糖的饮料。 (2)如果患者昏迷或意识丧失,需要静脉持续给予葡萄糖。如果患者在静脉注射葡萄糖数分钟内没有恢复意识,需要考虑脑水肿的可能。如果静脉给予葡萄糖不可行,可以经皮下、肌内或静脉注射胰高血糖素,体重超过 25kg 的儿童用 1mg,体重不足 25kg 的儿童用 0.5mg,以唤醒患者使其能够口服葡萄糖。如果患者在 10~15 分钟内对胰高血糖素没有反应,不管有何种情况存在,仍必须静脉给予葡萄糖。 (3)患者在恢复意识之后仍需要继续口服糖类直到胰岛素的作用停止
水肿	一般可自行缓解而无须停药
视物模糊	常于数周内自然恢复
胰岛素抵抗	此现象可于数月至 1 年内自行消失,也可做相应处理,如原来动物胰岛素引起胰岛素抵抗,可改用人胰岛素
过敏反应	对必须使用胰岛素又有全身过敏反应者,脱敏治疗。对胰岛素产生皮肤超敏反应的患者在用标准脱敏疗法治疗失败后,可以采用经口途径给予胰岛素来尝试脱敏。还可以口服阿司匹林 1.3g,每日 3 次(成人),以拮抗该反应的血管介质。1 周以后,用注射胰岛素进行脱敏治疗可获得成功。当患者 6 个月后停止服用阿司匹林时,原有的超敏反应可以再次出现;患者需要永久服用阿司匹林 1.3g,每日 2 次(成人)[22]
脂肪营养不良,表现为注射部位呈皮下脂肪萎缩或增生	停止在该部位注射后可缓慢自然恢复,为防止其发生,应经常更换注射部位
体重增加	可通过健康指导、学习交流、监测体重并调整胰岛素、饮食和运动间的平衡,可使体重的幅度减少至最小。联合使用二甲双胍等对体重影响小的药物可以避免或减少胰岛素引起的体重增加[21]

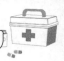

【药理作用】

与靶组织（主要是肝、脂肪和肌肉）细胞膜上的特殊性受体（胰岛素受体）结合后起作用，然后引发一系列生理效应。其主要作用是增加葡萄糖的跨膜转运，促进靶组织葡萄糖的摄取，促进葡萄糖在细胞的氧化、利用；抑制肝糖原分解、促进糖原合成，抑制肝葡萄糖输出；促进蛋白质和脂肪的合成，总的效应是降低血糖，并有抑制酮体生成作用。此外，与生长激素有协同作用，促进生长，促进钾向细胞内转移，并有水钠潴留作用。

本品为可溶性长效基础胰岛素类似物，作用持续时间长。其长效作用是通过在注射部位地特胰岛素分子之间强大的自身聚合以及通过脂肪酸侧链与白蛋白相结合而实现的。与人中效胰岛素相比，地特胰岛素分子向外周靶组织分布更为缓慢。这些延长作用的联合机制使本品的吸收和作用曲线比人中性鱼精蛋白胰岛素（neutral protamine hagedorn，NPH）更易重复，即变异度小。本品皮下注射后，观察到剂量与效应（最大效应、作用持续时间、总药效）呈现比例关系[24]。

【药代动力学】

本品为可溶性的基础胰岛素类似物，其作用持续时间长达 24 小时。在肝肾功能不全的受试者及健康受试者之前，其药代动力学尚未出现有临床意义的相关差异。本品注射后 6~8 小时达到最大血清浓度。当每日注射 2~3 次后达到稳态血清浓度。本品吸收的个体内变异要低于其他基础胰岛素制剂。本品表观分布容积约为 0.1L/kg，表明大部分地特胰岛素分布在血液中。在体外和体内蛋白结合研究的结果表明，在本品与脂肪酸或者其他蛋白结合药物之间没有临床上的有关相互作用。本品的降解与人胰岛素类似，所有形成的代谢物都是没有活性的。根据剂量的不同，终末半衰期在 5~7 小时。生物利用度为 60%。6~8 小时达 C_{max} 即稳态血药浓度峰值，24 小时内浓度 / 时间情况相对恒定。V_d 为 0.1L/kg。蛋白结合率大于 98%。皮下注射后地特胰岛素终末半衰期 5~7 小时（剂量依赖）[24]。

【药物贮存】

推荐将胰岛素制剂贮存于冰箱 2~8℃，并且不允许冻结，应避光。目前大部分商业化胰岛素制剂的制造厂家认为，患者将产品打开后贮存在 25℃条件下 4 周是可以接受的。仍建议患者不要把药瓶或注射针暴露于高温或阳光下[22]。

甘精胰岛素
Insulin Glargine

【适应证】

用于 1 型糖尿病的治疗[26-27]。

【用法用量】

6 岁及以上：给予每日所需胰岛素总剂量的三分之一皮下注射，推荐初始每日剂量为 0.2~0.4U/kg，每日 1 次，每日在同一时间给药。根据临床反应调整剂量。与短效或速效餐前

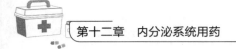
胰岛素合用。

从其他胰岛素制剂换为本品时,用法用量如下。

从每日 1 次的长效或中效胰岛素换为甘精胰岛素:基础胰岛素的剂量可能需要改变。短效胰岛素的给药时间和剂量可能需要调整。

从中效胰岛素换为每日 1 次的甘精胰岛素:当从每日 2 次的中效胰岛素换为本品,开始给予中效胰岛素 80% 剂量的甘精胰岛素。当从每日 1 次的中效胰岛素换为本品,开始给予中效胰岛素相同剂量的甘精胰岛素[26-27]。

【给药说明】

本品是胰岛素类似物,具有长效作用,应该每日 1 次在同一时间皮下注射给药,通常于睡前或早餐前注射。

给药部位为腹部、大腿、三角肌,应在同一注射区域内持续轮换注射点。每日应在同一时间给药。不能通过静脉注射或胰岛素泵给药。不能稀释或与其他胰岛素或溶液混合[28]。

【注意事项】

1. 低血糖症患者禁用。
2. 对胰岛素或本品中其他成分过敏者禁用。用药后应观察有无局部或全身过敏反应[28]。

【用药监护】

1. 本品的剂量及给药时间必须个体化,对预期的血糖水平、口服降血糖药的剂量及给药时间进行确定及调整。

2. 口服降血糖药失效时,可联合甘精胰岛素睡前注射,根据空腹血糖变化调整剂量,直至空腹血糖达标。

3. 当患者体重或生活方式变化、胰岛素给药时间改变或出现发生低血糖或高血糖的情况时可能需要调节剂量[28]。

4. 为了血糖达标,定期在各时点测血糖(如三餐前、餐后及睡前)和测定血糖化血红蛋白,帮助制订适当的胰岛素治疗方案(单独或联合用药,剂量调整等)。

5. 为了尽早发现各种慢性并发症、伴发病或相关疾病,每次访视应包括体重、体重指数、血压、尼龙丝试验、足背动脉搏动等;有些视病情定期监测,例如视力、眼底检查、血脂谱、肝肾功能、尿常规、尿白蛋白排泄率、心电图、神经传导速度等,以便早期发现微血管病变、大血管病变或神经病变等。

6. 不同患者或同一患者的不同病期,其胰岛素敏感性不同,即使血糖值相近,其胰岛素需要量也不同,治疗中应注意个体化,按病情需要监测血糖,随时调整胰岛素用量。

7. 下列情况其胰岛素需要量可能会增加:高热;甲状腺功能亢进症;肢端肥大症;库欣综合征;糖尿病酮症酸中毒;严重感染、外伤、大手术;较大的应激情况,如急性心肌梗死、脑卒中;同时应用拮抗胰岛素的药物。

8. 下列情况其胰岛素需要量可能会减少:①严重肝功能受损。②在肾功能受损时由于胰岛素在肾脏的代谢和排泄减少,其需要量可减少。在尿毒症时,由于出现胰岛素抵抗,其需要量也随之变化,应密切监测血糖,调整剂量。③腺垂体功能减退症、肾上腺皮质功能减退症、甲状腺功能减退症。④其他,如腹泻、胃排空障碍、肠梗阻,呕吐及其他引起食物吸收延迟的因素等,胰岛素应酌情减量。

9. 无论是哪一类型的糖尿病,胰岛素治疗必须在饮食、运动治疗的基础上进行。应有相对固定、合适的总热量、食物成分以及规则的餐次安排。有时除早、午、晚三餐外,在不增加每日总热量的前提下,抽取部分热量安排在上午、下午或睡前加餐,以便减少血糖波动,降低餐后血糖高峰和防止低血糖的发生。

10. 开始胰岛素治疗时,应从小剂量开始,注意患者对胰岛素的敏感性和治疗反应,记录血糖谱。如无条件监测血糖,至少应测尿糖,以便为调整胰岛素剂量提供依据。病情需要时对尿酮体、糖化血红蛋白和糖化血浆白蛋白测定有助于全面了解一个阶段的血糖控制情况。

11. 有计划地改变注射部位(如双侧上臂、大腿、腹部),如注射部位出现发红、硬结应及时处理。

12. 原用口服降血糖药者可按需要直接改用胰岛素,但应注意某些口服药制剂尤其是长效磺酰脲类药物(如氯磺丙脲),在停药后其作用仍会持续一段时间,因此,换药后应密切监测血糖,调整胰岛素剂量。

13. 如因病情需要将常规胰岛素和中效或长效胰岛素混合,应先抽取常规胰岛素,以避免常规胰岛素瓶中混入其他胰岛素制剂(尤其是含有多余的鱼精蛋白或锌者),从而改变其速效的生物活性。此外,应注意不宜将酸性胰岛素(pH 3.5)与中性胰岛素(pH 7.0)混合。

14. 胰岛素治疗计划与患者的饮食、活动状态(包括运动)是一个整体,任何一点变化均与血糖变动有关,应视病情进行调整。

15. 若发生其他疾病,如发热、上呼吸道感染等,其胰岛素需要量可能增加,应酌情增加胰岛素剂量,而不应无故停用胰岛素及误餐[23]。

16. 儿童易产生低血糖,血糖波动幅度较大,调整剂量应0.5~1U,逐步增加或减少;青春期少年适当增加剂量,青春期后再逐渐减少[21]。

【相互作用】

药品	作用程度	相互作用
普兰林肽	禁忌	相互作用机制不明确,必须分开使用
乙醇	严重	乙醇可增强或降低甘精胰岛素的降血糖能力;乙醇可减少内源性糖生成(增加高血钾的风险)或使摄入卡路里后不易控制血糖
阿卡波糖、阿格列汀、氯磺丙脲、度拉糖肽、格列美脲、格列丙脲、格列吡嗪、格列本脲、利拉鲁肽、二甲双胍、那格列奈、吡格列酮、罗格列酮、米格列醇、特布他林	慎用	这些药物和甘精胰岛素均通过药效学协同作用增加对方的效应
阿司匹林、贝那普利、卡托普利	慎用	这些药物通过药效学协同作用增强甘精胰岛素的效应。注意监测。合用可增加低血糖的风险
氯沙坦、奥曲肽、磺胺嘧啶、缬沙坦	慎用	这些药物增强甘精胰岛素的效应,机制不明确

【不良反应】

不良反应	处置方法
低血糖反应：与胰岛素剂量偏大和/或饮食不匹配有关。若血糖下降速度快，可出现交感神经兴奋为主的症状，若血糖下降速度缓慢或在上述基础上进一步下降且降低程度较重，则出现以神经系统症状为主的表现	（1）意识清楚且可以配合的低血糖患者，可以采用口服糖类这种可以迅速吸收的方式，如糖块或含有葡萄糖的饮料。 （2）如果患者昏迷或意识丧失，需要静脉持续给予葡萄糖。如果患者在静脉注射葡萄糖数分钟内没有恢复意识，需要考虑脑水肿的可能。 （3）如果静脉给予葡萄糖不可行，可以经皮下、肌内或静脉注射胰高血糖素，体重超过 25kg 的儿童用 1mg，体重不足 25kg 的儿童用 0.5mg，以唤醒患者使其能够口服葡萄糖。如果患者在 10~15 分钟内对胰高血糖素没有反应，不管有何种情况存在，仍必须静脉给予葡萄糖。 （4）患者在恢复意识之后仍需要继续口服糖类直到胰岛素的作用停止
水肿	一般可自行缓解而无须停药
视物模糊	常于数周内自然恢复
胰岛素抵抗	此现象可于数月至 1 年内自行消失，也可做相应处理，如原来动物胰岛素引起胰岛素抵抗，可改用人胰岛素
过敏反应	对必须使用胰岛素又有全身过敏反应者，脱敏治疗。对胰岛素产生皮肤超敏反应的患者在用标准脱敏疗法治疗失败后，可以采用经口途径给予胰岛素来尝试脱敏。还可以口服阿司匹林 1.3g，每日 3 次（成人），以拮抗该反应的血管介质。1 周以后，用注射胰岛素进行脱敏治疗可获得成功。当患者 6 个月后停止服用阿司匹林时，原有的超敏反应可以再次出现；患者需要永久服用阿司匹林 1.3g，每日 2 次（成人）[22]
脂肪营养不良，表现为注射部位呈皮下脂肪萎缩或增生	停止在该部位注射后可缓慢自然恢复，为防止其发生，应经常更换注射部位
体重增加	可通过健康指导、学习交流、监测体重并调整胰岛素、饮食和运动间的平衡，可使体重的幅度减少至最小。联合使用二甲双胍等对体重影响小的药物可以避免或减少胰岛素引起的体重增加[21]

【药物过量】

对糖尿病患者，如用量过大或未按规定进食，均可引起血糖过低甚至产生低血糖性昏迷。有先兆症状时应口服葡萄糖，进食糕饼或糖水，如患者失去知觉，应肌内、皮下或静脉注射胰高血糖素，神志清醒后，口服糖类物质。对胰高血糖素无反应者，须静脉注射葡萄糖溶液[21]。同样还需要纠正胰岛素诱导的低血钾[22]。

【药理作用】

胰岛素通过与靶组织（主要是肝、脂肪和肌肉）细胞膜上的特殊性受体（胰岛素受体）结合后起作用，然后引发一系列生理效应。其主要作用是增加葡萄糖的跨膜转运，促进靶组织

葡萄糖的摄取,促进葡萄糖在细胞的氧化、利用;抑制肝糖原分解、促进糖原合成,抑制肝葡萄糖输出;促进蛋白质和脂肪的合成,总的效应是降低血糖,并有抑制酮体生成作用。此外,与生长激素有协同作用,促进生长,促进钾向细胞内转移,并有水钠潴留作用[23]。

甘精胰岛素为长效胰岛素类似物,注射后持续长时间缓慢释放而延长作用时间,可模拟生理性基础胰岛素分泌,良好控制血糖,减少低血糖(尤其是夜间低血糖)的风险,减少胰岛素治疗相关的体重增加,具有长效、平稳的特点,无峰值血药浓度,属一日用药 1 次的长效制剂[28]。

【药代动力学】

甘精胰岛素的起效时间比中性低精蛋白锌人胰岛素慢,但作用特性为平稳、无峰值、作用时间长。皮下注射甘精胰岛素持续作用中位时间为 24 小时[28]。

【药物贮存】

目前国内大部分商业化胰岛素制剂的制造厂家推荐将胰岛素制剂贮存于冰箱 2~8℃,并且不允许冻结,应避光。患者将产品打开后贮存在 25℃条件下 4 周是可以接受的。仍建议患者不要把药瓶或注射针暴露于高温或阳光下[22]。

门冬胰岛素
Insulin Aspart

【适应证】

用于 1 型糖尿病的治疗[29]。

【用法用量】

应根据给药途径、个体代谢需求、血糖情况及血糖的控制目标进行个体化给药。皮下注射,常规剂量根据体重确定,0.5~1.0U/kg[29]。

【给药说明】

1. 饮食相关的给药方案　饭前 10 分钟内皮下注射给药。通常需与中效或长效胰岛素联用。

2. 必要时可用胰岛素稀释介质进行稀释。可用 9 倍胰岛素体积的介质稀释或相同体积的介质稀释。可与人中效胰岛素混合,混合时应先吸取门冬胰岛素,再吸取 NPH,混合后立即皮下注射。给药部位包括腹部、大腿、臀部或上臂。经常改变给药部位以降低脂肪代谢障碍的风险。

3. 也可通过外部泵持续输注进皮下组织中。输注部位应至少每 3 日改变一次,应在腹壁皮下给药。不应稀释或与其他胰岛素混合[29]。

【用药监护】

1. 低血糖症患者禁用。对胰岛素或本品中其他成分过敏者禁用。

2. 用药后应观察有无局部或全身过敏反应[29]。

3. 为了血糖达标,定期在各时点测血糖(如三餐前、餐后及睡前)和测定血糖化血红蛋白,帮助制订适当的胰岛素治疗方案(单独或联合用药,剂量调整等)。

4. 为了尽早发现各种慢性并发症、伴发病或相关疾病,每次访视应包括体重、体重指数、血压、尼龙丝试验、足背动脉搏动等;有些视病情定期监测,例如视力、眼底检查、血脂谱、肝肾功能、尿常规、尿白蛋白排泄率、心电图、神经传导速度等,以便早期发现微血管病变、大血管病变或神经病变等。

5. 不同患者或同一患者的不同病期,其胰岛素敏感性不同,即使血糖值相近,其胰岛素需要量也不同,治疗中应注意个体化,按病情需要监测血糖,随时调整胰岛素用量。

6. 下列情况其胰岛素需要量可能会增加:高热;甲状腺功能亢进症;肢端肥大症;库欣综合征;糖尿病酮症酸中毒;严重感染、外伤、大手术;较大的应激情况,如急性心肌梗死、脑卒中;同时应用拮抗胰岛素的药物。

7. 下列情况其胰岛素需要量可能会减少:①严重肝功能受损。②在肾功能受损时由于胰岛素在肾脏的代谢和排泄减少,其需要量可减少。在尿毒症时,由于出现胰岛素抵抗,其需要量也随之变化,应密切监测血糖,调整剂量。③腺垂体功能减退症、肾上腺皮质功能减退症、甲状腺功能减退症。④其他,如腹泻、胃排空障碍、肠梗阻,呕吐及其他引起食物吸收延迟的因素等,胰岛素应酌情减量。

8. 无论是哪一类型的糖尿病,胰岛素治疗必须在饮食、运动治疗的基础上进行。应有相对固定、合适的总热量、食物成分以及规则的餐次安排。有时除早、午、晚三餐外,在不增加每日总热量的前提下,抽取部分热量安排在上午、下午或睡前加餐,以便减少血糖波动,降低餐后血糖高峰和防止低血糖的发生。

9. 开始胰岛素治疗时,应从小剂量开始,注意患者对胰岛素的敏感性和治疗反应,记录血糖谱。如无条件监测血糖,至少应测尿糖,以便为调整胰岛素剂量提供依据。病情需要时尿酮体、糖化血红蛋白和糖化血浆白蛋白测定有助于全面了解一个阶段的血糖控制情况。

10. 有计划地改变注射部位(如双侧上臂、大腿、腹部),如注射部位出现发红、硬结应及时处理。

11. 原用口服降血糖药者可按需要直接改用胰岛素,但应注意某些口服药制剂尤其是长效磺酰脲类药物(如氯磺丙脲),在停药后其作用仍会持续一段时间,因此,换药后应密切监测血糖,调整胰岛素剂量。

12. 如因病情需要将常规胰岛素和中效或长效胰岛素混合,应先抽取常规胰岛素,以避免常规胰岛素瓶中混入其他胰岛素制剂(尤其是含有多余的鱼精蛋白或锌者),从而改变其速效的生物活性。此外,应注意不宜将酸性胰岛素(pH 3.5)与中性胰岛素(pH 7.0)混合。

13. 胰岛素治疗计划与患者的饮食、活动状态(包括运动)是一个整体,任何一点变化均与血糖变动有关,应视病情进行调整。

14. 若发生其他疾病,如发热、上呼吸道感染等,其胰岛素需要量可能增加,应酌情增加胰岛素剂量,而不应无故停用胰岛素及误餐[23]。

15. 儿童易产生低血糖,血糖波动幅度较大,调整剂量应 0.5~1U,逐步增加或减少;青春期少年适当增加剂量,青春期后再逐渐减少[21]。

【相互作用】

药品	作用程度	相互作用
乙醇	严重	乙醇可增强或降低门冬胰岛素的降血糖能力；乙醇可减少内源性糖生成（增加高血钾的风险）或使摄入卡路里后不易控制血糖
阿卡波糖、氯磺丙脲、度拉糖肽、格列丙脲、格列吡嗪、格列本脲、利拉鲁肽、二甲双胍、那格列奈、吡格列酮、罗格列酮、米格列醇、特布他林	慎用	这些药物和门冬胰岛素均通过药效学协同作用增加对方的效应
阿司匹林、贝那普利、卡托普利	慎用	这些药物通过药效学协同作用增强门冬胰岛素的效应。注意监测。合用可增加低血糖的风险
氟西汀、氯沙坦、奥曲肽、磺胺嘧啶、缬沙坦	慎用	这些药物增强门冬胰岛素的效应，机制不明确
烟酸	慎用	该药物通过药效学拮抗作用降低门冬胰岛素的效应
阿立哌唑、氯氮平	慎用	本品与这两种药物合用可能会影响血糖的控制，严密监测血糖
苯扎贝特	慎用	该药物增强门冬胰岛素的效应，机制不明确。低血糖和低蛋白血症的风险增加

【药物相容性】

　　一些物质加到本品中可能导致门冬胰岛素的降解，如含有巯基或亚硫酸盐的药品。本品也不可与其他产品混合，但中性鱼精蛋白胰岛素和适宜的胰岛素稀释介质除外[29]。

【不良反应】

不良反应	处置方法
低血糖反应：与胰岛素剂量偏大和/或饮食不匹配有关。若血糖下降速度快，可出现交感神经兴奋为主的症状，若血糖下降速度缓慢或在上述基础上进一步下降且降低程度较重，则出现以神经系统症状为主的表现	（1）意识清楚且可以配合的低血糖患者，可以采用口服糖类这种可以迅速吸收的方式，如糖块或含有葡萄糖的饮料。 （2）如果患者昏迷或意识丧失，需要静脉持续给予葡萄糖。如果患者在静脉注射葡萄糖数分钟内没有恢复意识，需要考虑脑水肿的可能。如果静脉给予葡萄糖不可行，可以经皮下、肌内或静脉注射胰高血糖素，体重超过 25kg 的儿童用 1mg，体重不足 25kg 的儿童用 0.5mg，以唤醒患者使其能够口服葡萄糖。如果患者在 10~15 分钟内对胰高血糖素没有反应，不管有何种情况存在，仍必须静脉给予葡萄糖。 （3）患者在恢复意识之后仍需要继续口服糖类直到胰岛素的作用停止
水肿	一般可自行缓解而无须停药

续表

不良反应	处置方法
视物模糊	常于数周内自然恢复
胰岛素抵抗	此现象可于数月至 1 年内自行消失,也可做相应处理,如原来动物胰岛素引起胰岛素抵抗,可改用人胰岛素
过敏反应	对必须使用胰岛素又有全身过敏反应者,脱敏治疗。对胰岛素产生皮肤超敏反应的患者在用标准脱敏疗法治疗失败后,可以采用经口途径给予胰岛素来尝试脱敏。还可以口服阿司匹林 1.3g,每日 3 次(成人),以拮抗该反应的血管介质。1 周以后,用注射胰岛素进行脱敏治疗可获得成功。当患者 6 个月后停止服用阿司匹林时,原有的超敏反应可以再次出现;患者需要永久服用阿司匹林 1.3g,每日 2 次(成人)[22]
脂肪营养不良,表现为注射部位呈皮下脂肪萎缩或增生	停止在该部位注射后可缓慢自然恢复,为防止其发生,应经常更换注射部位
体重增加	可通过健康指导、学习交流、监测体重并调整胰岛素、饮食和运动间的平衡,可使体重的幅度减少至最小。联合使用二甲双胍等对体重影响小的药物可以避免或减少胰岛素引起的体重增加[21]

【药物过量】

对糖尿病患者,如用量过大或未按规定进食,均可引起血糖过低甚至产生低血糖性昏迷。有先兆症状时应口服葡萄糖,进食糕饼或糖水,如患者失去知觉,应肌内、皮下或静脉注射胰高血糖素,神志清醒后,口服糖类物质。对胰高血糖素无反应者,须静脉注射葡萄糖溶液[21]。同样还需要纠正胰岛素诱导的低血钾[22]。

【药理作用】

胰岛素通过与靶组织(主要是肝、脂肪和肌肉)细胞膜上的特殊性受体(胰岛素受体)结合后起作用,然后引发一系列生理效应。其主要作用是增加葡萄糖的跨膜转运,促进靶组织葡萄糖的摄取,促进葡萄糖在细胞的氧化、利用;抑制肝糖原分解、促进糖原合成,抑制肝葡萄糖输出;促进蛋白质和脂肪的合成,总的效应是降低血糖,并有抑制酮体生成作用。此外,与生长激素有协同作用,促进生长,促进钾向细胞内转移,并有水钠潴留作用[23]。

【药代动力学】

注射本品后,在餐后 4 小时内,本品比可溶性人胰岛素起效快,使血糖浓度下降得更低。本品皮下注射后作用持续时间比可溶性人胰岛素短。皮下注射后,10~20 分钟内起效,最长作用时间为注射后 1~3 小时,作用持续时间为 3~5 小时。

本品与可溶性人胰岛素相比,其皮下吸收速度更快。门冬胰岛素达到最高血药浓度的平均时间为可溶性人胰岛素的 50%。达峰时间的体内变异性显著减小,但最高血药浓度的个体内变异性较大[29]。

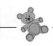

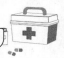

【药物贮存】

目前我国大部分商业化胰岛素制剂的制造厂家推荐将胰岛素制剂贮存于冰箱 2~8℃，并且不允许冻结，应避光。患者将产品打开后贮存在 25℃条件下 4 周是可以接受的。仍建议患者不要把药瓶或注射针暴露于高温或阳光下[22]。

第十二章
参考文献

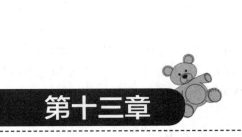
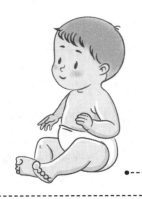

第十三章

抗肿瘤药及其辅助用药

第一节　作用于DNA分子结构药

多 柔 比 星
Doxorubicin

【适应证】

适用于急性白血病（淋巴细胞性和粒细胞性）、恶性淋巴瘤、乳腺癌、肺癌（小细胞和非小细胞肺癌）、卵巢癌、骨及软组织肉瘤、肾母细胞瘤、神经母细胞瘤、膀胱癌、甲状腺癌、前列腺癌、头颈部鳞癌、睾丸癌、胃癌、肝癌等[1]。

【用法用量】

用于静脉冲入、静脉滴注，用药方案如下。

1. 常用剂量　每日 20~25mg/m²，连续给药 3 日。累计总量不超过 400mg/m²，以免造成心肌损害[2]。

2. 急性淋巴细胞白血病（acute lymphoblastic leukemia, ALL）　延迟强化治疗中，每日25mg/m²，每周给药 1 次，连用 3~4 周，与长春新碱、地塞米松、门冬酰胺酶联合化疗[3]。

【给药说明】

临用前加灭菌注射用水溶解，浓度为 2mg/ml[1]。

【注意事项】

下列情况禁用：心肺失代偿患者、严重心脏病患者、已引起骨髓抑制的患者、血象中白细胞低于 3.5×10^9/L 或血小板低于 50×10^9/L 患者、明显感染或发热患者、恶病质患者、水或电解质失调患者、胃肠道梗阻患者、肝功能损害患者、明显黄疸患者、水痘或带状疱疹患者[1]。

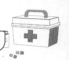

【用药监护】

1. 用药后 1~2 日内可出现红色尿，一般都在 2 日后消失。肾功能不全患者用药警惕高尿酸血症出现。

2. 少数患者用药可引起肝功能损害，肝功能不全患者用量酌减。

3. 用药期间检查：心脏功能、监测心电图、超声心动图、血清酶学和其他心肌功能试验。每周检查血象，随访肝功能，必要时检查血清尿酸或肾功能。

4. 经常查看有无口腔溃疡、腹泻以及黄疸情况，嘱病患多饮水。

5. 骨髓抑制毒性是剂量限制性毒性，严重的骨髓抑制可导致严重感染、感染性休克、需要输血，甚至死亡。主要表现为白细胞和中性粒细胞减少，血小板减少和贫血也可能会发生。最低点通常发生在给药后的 10~14 日，细胞计数在第 21 日可恢复，用药期间应密切监测外周血象[1]。

6. 用药可引起心脏毒性，包括急性左心功能衰竭，当多柔比星累积剂量从 $300mg/m^2$ 增加到 $500mg/m^2$ 时，心脏毒性发生的概率从 1% 提高到 20%，药物治疗前后应监测心功能并定期评估左室射血分数（left ventricular ejection fraction，LVEF）。越来越多的研究证实，蒽环类药物对心脏起执行损害从第 1 次应用时就可能出现，且呈进行性加重，且不可逆[4]。右雷佐生是唯一可以有效预防蒽环类药物所致心脏毒性的药物。为防止蒽环类药物导致的心脏毒性，推荐在第 1 次使用蒽环类药物前就联合应用右雷佐生，右雷佐生与多柔比星的剂量比为 20∶1。30 分钟内滴完，滴完后即可给予蒽环类药物[5]。其他心脏保护剂包括辅酶 Q_{10}、左卡尼汀、抗氧化剂（维生素 C 或维生素 E）、N- 乙酰半胱氨酸以及其他的铁螯合剂，用于防治蒽环类药物所致的心脏毒性尚需进一步研究。

7. 多柔比星为发疱剂，药物外渗可以导致严重的组织损伤和坏死，出现外渗立即停止药物输注，并进行冰敷，不可通过肌内注射或皮下途径给药。确保在输注药物前和输注中正确放置针头或导管[1]。

8. 多柔比星剂量大于 $60mg/m^2$ 时为高致吐风险化疗药物，小于 $60mg/m^2$ 为中致吐风险，应根据剂量不同，给予镇吐药物预防[6]。

【相互作用】

药物	作用程度	相互作用
胺碘酮	慎用	胺碘酮通过 P 糖蛋白外排转运子增加该药物的浓度或效应
苯巴比妥	慎用	巴比妥类可能诱导肝微粒体酶增强多柔比星的代谢，多柔比星的治疗效应可能降低
地高辛	慎用	地高辛的血药浓度可能减低，治疗效应可能降低
氟康唑、红霉素	慎用	氟康唑通过影响 CYP3A4 代谢增加该药物的浓度或效应
更昔洛韦	慎用	更昔洛韦通过药效学协同作用增加该药物的毒性
环孢素	慎用	环孢素通过影响 CYP3A4 增加该药物的浓度或效应。环孢素通过 P 糖蛋白增加该药物的浓度或效应。环孢素通过减少肾清除率增加该药物的浓度

续表

药物	作用程度	相互作用
左氧氟沙星、环丙沙星	慎用	与抗肿瘤药合用可减少喹诺酮的吸收,喹诺酮的抗菌效应可能降低
环磷酰胺、甲氨蝶呤	慎用	如合用,多柔比星一次量与总剂量均应酌减
阿糖胞苷	慎用	同用可导致坏死性结肠炎
柔红霉素	慎用	与柔红霉素呈交叉耐药性
氟胞嘧啶	慎用	氟胞嘧啶不宜和骨髓抑制药物同时使用

【不良反应】

不良反应	处置方法
骨髓抑制	白细胞于用药后 10~14 日下降至最低点,大多在 3 周内逐渐恢复正常,贫血和血小板减少一般不严重
心脏毒性	一过性心电图改变,一般不影响治疗,延迟性毒性表现为急性充血性心力衰竭,大多出现在总量 >400mg/m^2 的患者
消化道反应	表现为食欲减退、恶心呕吐、也可有胃炎、溃疡,对症处置
脱发	停药 1~2 个月可恢复
高尿酸血症	初次用药因瘤细胞大量破坏引起,可对症处理。痛风患者应用时,别嘌醇用量要相应增加[1-2]

【药物过量】

表现:急性药物过量会加重黏膜损伤、白细胞减少和血小板减少的毒性作用;积累剂量会增加心肌病和充血性心力衰竭的风险[7]。

处置:对于严重骨髓抑制的患者,药物过量需住院治疗,给予抗菌治疗、血小板输注或黏膜损伤的对症治疗。可考虑应用集落刺激因子[1-2]。对于积累剂量导致的药物过量,对充血性心力衰竭的治疗包括洋地黄制剂、利尿药和抗高血压药如 ACEI 类[2,5]。

【药理作用】

1. 结构中的脂溶性蒽环配基和水溶性的柔红糖胺可起到较强的抗肿瘤作用。作为一种周期非特异性的抗癌化疗药物,本品对各期细胞均有作用,但对 S 期的早期最为敏感,M 期次之,而对 G_1、S、G_2 有延缓作用。直接作用于 DNA,插入 DNA 双螺旋使其解开,改变 DNA 的模板性质。

2. 具有形成超氧基自由基的功能,有特殊破坏细胞膜结构和功能的作用[1]。

【药代动力学】

给药途径	分布相半衰期 /h	消除相半衰期 /h	终末相半衰期 /h
静脉注射	0.5	3	40~50[1]

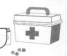

【药物贮存】

遮光、密闭在阴凉处保存[1]。

表 柔 比 星
Epirubicin

【适应证】

用于恶性淋巴瘤、乳腺癌、肺癌、软组织肉瘤、食管癌、胃癌、肝癌、胰腺癌、黑色素瘤、结肠直肠癌、卵巢癌、多发性骨髓瘤、白血病。膀胱内给药有助于浅表性膀胱癌、原位癌的治疗和预防其经尿道切除术后的复发[8]。

【用法用量】

静脉滴注：每次 $25\sim35mg/m^2$，每 3 周 1 次[9]。

【给药说明】

1. 静脉给药，用注射用生理盐水或者注射用水稀释，使其终浓度不超过 2mg/ml。

2. 建议先注入生理盐水检查输液管通畅性及注射针头确实在静脉之后，再经此通畅的输液管给药。以此减少药物外溢的危险，并确保给药后静脉用盐水冲洗。

3. 表柔比星注射时溢出静脉会造成局部的疼痛、组织的严重损伤（起疱、严重的蜂窝织炎）和坏死。小静脉注射或反复注射同一血管会造成静脉硬化。建议以中心静脉输注较好。一旦在注射的时候发生外渗的体征或症状，应立刻停止注射。

4. 不可肌内注射和鞘内注射。

5. 尿路感染、膀胱炎症、血尿者禁用膀胱内给药。

6. 在用药 1~2 日可出现尿液红染[8]。

【注意事项】

下列情况禁用：持续的骨髓抑制者；严重肝损伤患者；心肌病、最近发作过心肌梗死、严重心律失常者；已用过最大累积剂量的表柔比星和 / 或其他蒽环类药物者[8]。

【用药监护】

1. 患者在使用药物之前，必须从既往细胞毒化疗的急性毒性作用中恢复，包括口腔炎、中性粒细胞减少、血小板减少、全身感染等。

2. 蒽环类药物会发生心脏毒性的风险，可以发生在早期（急性）或晚期（延迟的）。在使用表柔比星治疗前，需要进行心脏功能的评估，而且在整个治疗期间需要监测心脏情况，以尽可能地减少发生严重心脏功能损害的风险。在治疗期间定期监测左室射血分数，一旦出现心脏功能损害的表现立即停用表柔比星就可能减小发生的风险。早期心脏毒性包括窦性心动过速和 / 或心电图异常如非特异性的 ST-T 波的改变。可能发生快速心律失常，过早的心室收缩，室性心动过速，心动过缓及房室传导阻滞和束支传导阻滞等不良事件。延迟的心

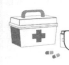

脏毒性通常在治疗结束后的 2~3 个月内发生,通常表现为左室射血分数降低和 / 或充血性心力衰竭(CHF)的症状,如呼吸困难、肺水肿、坠积性水肿、心脏肥大、肝脏肿大、少尿、腹水、胸腔积液、奔马律等。蒽环类药物毒性导致的最严重心肌病是致命性的充血性心力衰竭,为该药的剂量累积限制性毒性。

3. 表柔比星可能会导致骨髓抑制。使用表柔比星前及每个周期都应进行血液学检查,包括各种白细胞的计数。剂量依赖性可逆的白细胞减少和 / 或粒细胞减少(中性粒细胞减少)是使用表柔比星药物最主要的血液学毒性,也是这种药物最常见的急性剂量限制性毒性。通常在高剂量治疗的时候,会发生更严重的白细胞减少和中性粒细胞减少,通常是在用药后的 10~14 日降到最低点;这通常是暂时的,大多数病例在第 21 日的时候白细胞 / 中性粒细胞会恢复正常。也可能发生血小板减少和贫血。严重骨髓抑制的临床表现包括发热、感染、脓毒症 / 败血症,感染性休克,出血,组织缺氧,甚至死亡。

4. 有报道使用蒽环类药物(包括表柔比星)的患者出现了继发性白血病,可伴或不伴白血病前期症状。此类白血病的潜伏期一般为 1~3 年。

5. 表柔比星主要通过肝胆系统清除,仅少量的药物经肾脏排出。肝功能不全者应减量,以免蓄积中毒,中度肾功能受损患者无须减少剂量。

6. 已有报道表柔比星和其他细胞毒性药物同时使用时,患者有发生血栓性静脉炎、血栓栓塞现象,包括肺栓塞的可能(其中有些是致命的)。

7. 使用表柔比星可能会导致高尿酸血症,其原因是伴随药物诱导的肿瘤细胞的迅速崩解而产生的过度的嘌呤分解代谢(肿瘤溶解综合征)。

8. 正在接受表柔比星的患者应该避免接种活疫苗。可以接种死疫苗或者灭活疫苗,但是对这些疫苗的免疫应答可能会降低。

9. 表柔比星和多柔比星引起相同程度心功能减退的蓄积剂量之比为 2:1。当表柔比星总累积剂量超过 900mg/m^2 时有引起原发性心肌病的风险,超过该累积剂量的使用需要非常小心。

10. 表柔比星会引起呕吐反应。为中至重度致吐药物,需按照化疗方案给予镇吐药物预防性应用。黏膜炎 / 口腔炎通常会发生在给药后的早期,如果情况严重,几日后可能会进展为黏膜溃疡。但是绝大多数的患者在治疗第 3 周得以恢复。

11. 表柔比星主要通过肝胆系统清除。在用药前及用药过程中需对血清总胆红素和 GOT 水平进行评估。伴有胆红素或谷草转氨酶(GOT)升高的患者可能出现该药清除减慢,全身毒性增加。胆红素 20.52~51.3μmol/L(1.2~3mg/dl)或者 GOT 为 2~4 倍的正常上限:推荐的起始剂量为原起始剂量的 1/2;胆红素高于 51.3μmol/L(3mg/dl)或者 GOT 高于 4 倍的正常上限:推荐的起始剂量为原起始剂量的 1/4;伴有严重肝功能不全的患者不能使用表柔比星。

12. 在治疗前及治疗期间需要进行血清肌酐的检查。血清肌酐 >85.5μmol/L(5mg/dl)的患者需要调整剂量。

13. 小静脉注射或者反复注射同一静脉可能造成静脉硬化,按照推荐的给药流程可以尽可能地减少注射部位静脉炎 / 血栓性静脉炎的发生风险。

14. 因此在治疗开始后需要评估血尿酸、钾、磷酸钙、肌酐等情况。水化、碱化尿液、预防性使用别嘌呤醇预防高尿酸血症的出现,以尽可能地减少肿瘤溶解综合征的潜在并发症发生[8]。

【相互作用】

药品名称	相互作用
肝素	二者混合注射会发生沉淀反应
紫杉醇	引起表柔比星浓度增加。联合给药需先给表柔比星
肝毒性药物	加重肝毒性,需密切监测
其他细胞毒性药物	加重骨髓抑制,不可同瓶滴注
西咪替丁	西咪替丁可通过抑制代谢,增加药物在体内的浓度或效应
氟胞嘧啶	氟胞嘧啶不宜和骨髓抑制药物同时使用

【药物相容性】

容器	相容的药物	不相容的药物
Y 型管	昂丹司琼、阿米卡星、奥曲肽、苯海拉明、多巴胺、多巴酚丁胺、芬太尼、伏立康唑、氟康唑、甘露醇、红霉素、环磷酰胺、甲氨蝶呤、甲硝唑、克林霉素、利多卡因、利奈唑胺、罗库溴铵、氯丙嗪、氯化钾、咪达唑仑、纳洛酮、庆大霉素、去甲肾上腺素、肾上腺素、舒芬太尼、顺铂、万古霉素、维库溴铵、西咪替丁、硝酸甘油、亚胺培南西司他丁、依托泊苷、胰岛素、异丙嗪、异丙肾上腺素、异环磷酰胺、右雷佐生、左氧氟沙星	阿昔洛韦、氨茶碱、地塞米松、地西泮、氟尿嘧啶、肝素、更昔洛韦、甲泼尼龙、硫酸镁、美罗培南、哌拉西林他唑巴坦、碳酸氢钠、头孢呋辛、头孢曲松、头孢他啶、亚叶酸钙
混合管	异环磷酰胺	氟尿嘧啶、肝素

【不良反应】

不良反应	处置方法
感染	对症治疗
骨髓抑制	监测血常规
结膜炎/角膜炎	对症治疗
心功能异常	监测心电图、心脏超声,必要时支持治疗
胃肠道异常	镇吐药物治疗
高尿酸血症	口服别嘌醇片[8]

【药物过量】

本品总限量为按体表面积 $550\sim800\text{mg/m}^2$。累积剂量高于该剂量需格外小心充血性心力衰竭的发生。当累积剂量达到 550mg/m^2 时临床上出现明显充血性心力衰竭的患者约为 0.9%;当累积剂量达到 700mg/m^2 时临床上出现充血性心力衰竭的患者约为 1.6%;当累积剂量达到 900mg/m² 时临床上出现明显充血性心力衰竭的患者约为 3.3%[8]。

【药理作用】

1. 细胞周期非特异性药物,其主要作用部位是细胞核。作用机制与其能与 DNA 结合有关。细胞培养研究表明本品可迅速透入胞内,进入细胞核与 DNA 结合,从而抑制核酸的合成和有丝分裂。

2. 已证实表柔比星具有广谱的抗实验性肿瘤的作用,对拓扑异构酶也有抑制作用[8]。

【药代动力学】

平均血浆半衰期约为 40 小时,主要在肝脏代谢,经胆汁排泄。48 小时内,9%~10% 的给药量由尿排出,4 日内,40% 的给药量由胆汁排出,该药不通过血 - 脑屏障[8]。

【药物贮存】

遮光、密闭保存[8]。

博 来 霉 素
Bleomycin

【适应证】

用于皮肤恶性肿瘤,头颈部肿瘤(颌癌、舌癌、唇癌、咽部癌、口腔癌等)、肺癌(尤其是原发和转移性鳞癌)、食管癌、恶性淋巴瘤(网状细胞肉瘤、淋巴肉瘤、霍奇金瘤),子宫颈癌、神经胶质瘤、甲状腺癌[10]。

【用法用量】

1. 常规剂量　静脉注射,0.3~0.6mg/kg,每周 1~2 次;或每 2~4 周 1 次,并与其他药物合用[11]。

2. 霍奇金淋巴瘤　根据国家卫生健康委员会颁布的《儿童霍奇金淋巴瘤诊疗规范(2019 年版)》,对于低危组(ⅠA、ⅡA),治疗方案是 ABVE/PC。具体指:环磷酰胺(C)600mg/(m²·d),静脉滴注,d1,水化碱化 2 日;长春新碱(V)1.4mg/(m²·d),静脉注射,每次最大剂量为 2mg,d1、d8;多柔比星(A)25mg/(m²·d),静脉滴注,d1、d2;博来霉素(B)5U/(m²·d),静脉滴注,d1;10U/(m²·d),静脉滴注,d8;依托泊苷(E)75mg/(m²·d),静脉滴注,d1~d5,给药时间大于 1 小时;泼尼松(P)40mg/(m²·d),口服,d1~d8;粒细胞刺激因子 5μg/(kg·d),皮下注射,q.d.,d6 开始直至中性粒细胞绝对计数 >1 000/mm³[12]。

【给药说明】

1. 规格剂量换算,1.5 万博来霉素单位 =15 个 USP 博来霉素单位 =15mg 效价药物。

2. 首次用药,应先肌内注射 1/3 剂量,若无反应,再注射其余剂量。静脉注射应缓慢,每次时间不少于 10 分钟。

3. 可配伍的溶液包括 0.9% 氯化钠注射液、5% 葡萄糖注射液。

4. 肌内注射或皮下注射,用上述溶液不超出 5ml,溶解 15~30mg 的博来霉素,肌内注射或皮下注射。用于皮下注射时,1mg/ml 以下浓度注射为适度。

5. 动脉内注射,将药物 5~15mg 溶解后,直接缓慢注射。

6. 静脉注射,用 5~20ml 适合静脉注射用的溶液,溶解 15~30mg 的药物后,缓慢静脉滴入。如果明显发热,则应减少药物单次使用量为 5mg 或更少,同时可以增加使用次数,如每日 1 次。

7. 用药后避免日晒[13]。

【注意事项】

对本品过敏者禁用;水痘患者禁用;白细胞计数低于 2.5×10^9/L 者禁用;发热患者禁用;肝肾功能及肺功能损害者禁用[13]。

【用药监护】

1. 儿童应考虑对性腺的影响。

2. 本药总剂量不可超过 400mg,因其可导致严重的与剂量相关的肺纤维化。

3. 使用本品时接种活疫苗(如轮状病毒疫苗),将增加活疫苗所致感染的危险,故接受免疫抑制化疗的患者禁止注射活疫苗;处于缓解期的白血病患者,化疗结束后至少间隔 3 个月才能注射活疫苗。

4. 药物可导致间质性肺炎,肺纤维化,发现异常时应该立即停药,按特发性肺纤维化处置,给予糖皮质激素及抗生素预防继发感染。肺功能基础较差者,间质性肺炎及肺纤维化出现频率较高,总剂量应在 150mg 以下。

5. 用药期间随访肺部有无啰音、胸部 X 线检查、肺功能检查,10%~23% 的用药患者可出现肺毒性,表现为呼吸困难、咳嗽、胸痛、肺部啰音等,导致非特异性肺炎和肺纤维化,甚至快速死于肺纤维化。用药 400mg 的患者,肺功能失常发生率约为 10%,1%~2% 患者死于肺纤维化;用药 500mg 以上的患者死亡率可达 3%~5%。应随时注意肺部纤维化,尤其注意肺活量、一氧化碳扩散容积、动脉血氧分压等指标,胸部放射科照片检查,当发现肺部异常时,应立即停止用药,并适当地对症治疗。心肺功能不良的患者,应特别注意,要减少用药剂量或延长用药间隔时间。

6. 用药期间随访血常规血小板计数。注意化疗药物引起的骨髓抑制。

7. 任何剂量的博来霉素均为极低致吐药物,不需要予以镇吐药物预防应用。

8. 用药期间注意随访血胆红素、谷丙转氨酶、血尿素氮、血尿酸、肌酐清除率。注意药物引起的肝肾功能损害。

9. 监测用药前后的体温,约 1/3 患者于用药后 3~5 小时可出现发热,一般 38℃左右,个别有高热,常在几小时后体温自行下降。

10. 长期静脉用药,可出现注射部位周围静脉壁变硬,此时应改成肌内注射;反复肌内注射会引起局部硬结,应经常改变注射部位。

11. 用药过程中出现发热、咳嗽、活动性呼吸困难等,应立即停药。进行胸部 X 线检查、血气分析、动脉血氧分压、一氧化碳扩散度等相关检查。随后 2 个月定期检查[13]。

【相互作用】

药品名称	相互作用
顺铂	降低博来霉素的消除率
地高辛	地高辛的血药浓度可能减低,治疗效应可能降低
苯妥英钠	通过减少苯妥英钠的吸收或增加其代谢,苯妥英钠的血药浓度可能会降低,导致治疗效果降低
氟胞嘧啶	氟胞嘧啶不宜和骨髓抑制药物同时使用

【不良反应】

不良反应	处置方法
肺毒性	当发现肺部异常时,应立即停止用药,并适当地对症治疗。可给予糖皮质激素及抗生素预防继发感染
静脉炎	经常改变注射部位
肝大	监测肝功能指标
消化道功能异常	注意口腔炎及呕吐、腹泻症状,必要时对症处置
皮肤改变	必要时对症处置,严重时停药[13]

【药物过量】

表现:药物过量可致肺毒性,表现为呼吸困难、咳嗽、胸痛、肺部啰音等,导致非特异性肺炎和肺纤维化,甚至快速死于肺纤维化。

处置:当发现肺部异常时,应立即停止用药,并适当地对症治疗[13]。

【药理作用】

本品与铁的复合物嵌入 DNA,引起 DNA 单链和双链断裂。它不引起 RNA 链断裂。作用的第一步是本品的二噻唑环嵌入 DNA 的 G-C 碱基对之间,同时末端三肽氨基酸的正电荷和 DNA 磷酸基作用,使其解链。作用的第二步是本品与铁的复合物导致超氧或羟自由基的生成,引起 DNA 链断裂[13]。

【药代动力学】

口服无效。须经肌内或静脉注射。注射给药后,在血中消失较快,广泛分布到肝、脾、肾等各组织中,尤以皮肤和肺较多。部分药物可透过血 - 脑屏障。血浆蛋白结合率仅为 1%。连续静脉滴注 4~5 日,每日 30mg,24 小时内血浆浓度稳定在 146ng/ml,一次量静脉注射后初期和终末消除半衰期分别为 24 分钟及 4 小时,3 岁以下儿童则为 54 分钟及 3 小时。静脉滴注后 $t_{1/2}$ 相应参数分别为 1.3 小时和 8.9 小时。本品在组织细胞内由酰胺酶水解而失活。主要经肾排泄,24 小时内排出 50%~80%。不能被透析清除[13]。

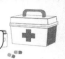

【药物贮存】

密封,在阴凉(不超过 20℃)干燥处保存[13]。

环 磷 酰 胺
Cyclophosphamide

【适应证】

1. 肿瘤疾病　对恶性淋巴瘤、急性或慢性淋巴细胞白血病、多发性骨髓瘤有较好的疗效,对乳腺癌、睾丸肿瘤、卵巢癌、肺癌、头颈部鳞癌、鼻咽癌、神经母细胞瘤、横纹肌肉瘤及骨肉瘤均有一定疗效。

2. 风湿性疾病　适用于系统性红斑狼疮、大动脉炎、韦格纳肉芽肿病、结节性动脉周围炎、显微镜下多动脉炎、类风湿关节炎等[14]。

【用法用量】

1. 儿童常用量　静脉注射每次 10~15mg/kg,加生理盐水 20ml 稀释后缓慢注射,每周 1 次,连用 2 次,休息 1~2 周后重复,也可肌内注射[14]。

2. 血液病、恶性肿瘤　急性淋巴细胞白血病、急性髓系白血病、乳腺癌、伯基特淋巴瘤、慢性髓细胞性白血病、霍奇金病(Ⅲ/Ⅳ期)、恶性组织细胞增多症、恶性淋巴瘤、套细胞淋巴瘤(Ⅲ/Ⅳ期)、多发性骨髓瘤、神经母细胞瘤、非霍奇金淋巴瘤。

(1)静脉注射:总剂量 40~50mg/kg,在 2~5 日内分次给药;或 10~15mg/kg,每 7~10 日给药 1 次;或每次 3~5mg/kg,每周 2 次。

(2)口服:每日 2~6mg/kg,连用 10~14 日,休息 1~2 周重复[15]。

3. 狼疮性肾炎　静脉注射,每月 500~750mg/m²,可根据病情调整至每月 1g/m²[16]。

4. 微小病变及激素治疗不敏感的患者　口服,每日 1 次,每次 2mg/kg,连续用药 8~12 周,最大积累剂量为 168mg/kg[17]。

【给药说明】

1. 直接静脉注射,使用 0.9% 氯化钠注射液复溶至终浓度为 20mg/ml。

2. 静脉滴注,使用 0.9% 氯化钠注射液或无菌注射用水复溶至浓度为 20mg/ml,进一步稀释可选用 5% 葡萄糖注射液、5% 葡萄糖 0.9% 氯化钠注射液、0.9% 氯化钠注射液或 0.45% 氯化钠注射液,最小浓度为 2mg/ml。

3. 0.9% 氯化钠注射液复溶(未经稀释的复溶液)可在室温下稳定 24 小时,冰箱内稳定 6 日。

4. 稀释后的药物溶液,可在室温下稳定 24 小时(使用 0.9% 氯化钠注射液、5% 葡萄糖注射液或 5% 葡萄糖 0.9% 氯化钠注射液稀释),冷藏可稳定 36 小时(使用 5% 葡萄糖注射液或 5% 葡萄糖 0.9% 氯化钠注射液)[14]。

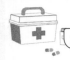

【注意事项】

有骨髓抑制、感染、肝肾功能损害者禁用或慎用[14]。

【用药监护】

1. 本品的代谢产物对尿路有刺激性,可致出血性膀胱炎。

2. 肝肾功能损害患者,环磷酰胺的剂量应减少。

3. 环磷酰胺可使血清中假胆碱酯酶减少,使血清尿酸水平增高。

4. 监测血细胞计数,用药后的白细胞减少较血小板减少为常见,最低值在用药后 1~2 周,多在 2~3 周后恢复。

5. 监测肝功能,因药物对肝功能有影响。

6. 应用时鼓励患者多饮水,大剂量应用可引起出血性膀胱炎,用水化碱化尿液及美司钠注射液来预防。

7. 在有粒细胞缺乏并发症风险的患者中,可考虑给予粒细胞刺激因子的预防[14]。

【相互作用】

药品名称	相互作用
疫苗(活)	禁止合用,存在感染风险
别嘌呤醇	可增加本品骨髓毒性。必须合用时,密切观察
巴比妥类	增加本品急性毒性
多柔比星	增加心脏毒性
琥珀胆碱	增强神经肌肉阻滞作用,延长呼吸暂停
可卡因	延长可卡因作用并增加毒性

【药物相容性】

容器	相容的药物	不相容的药物
Y 型管	昂丹司琼、红霉素、氯化钾、美罗培南、美司钠、咪达唑仑、米力农、哌拉西林他唑巴坦、葡萄糖酸钙、氢化可的松、柔红霉素、柔红霉素脂质体、肾上腺素、顺铂、碳酸氢钠、头孢吡肟、头孢呋辛、头孢哌酮、头孢曲松、头孢他啶、头孢唑林、托泊替康、万古霉素、维库溴铵、西咪替丁、硝普钠、硝酸甘油、亚胺培南西司他丁、亚叶酸钙、伊达比星、依托泊苷、异丙嗪、异丙肾上腺素、右雷佐生、右美托咪定	地西泮、门冬酰胺酶
混合管	氨苄西林、氨茶碱、氨甲苯酸、昂丹司琼、丙泊酚、地塞米松、东莨菪碱、多巴胺、酚磺乙胺、酚妥拉明、呋塞米、氟康唑、肝素、红霉素、甲氨蝶呤、间羟胺、利多卡因、磷霉素、硫酸镁、氯胺酮、氯化钾、葡萄糖酸钙、青霉素、去甲肾上腺素、肾上腺素、顺铂、碳酸氢钠、头孢呋辛、头孢哌酮、头孢唑林、维生素 B$_6$、维生素 C、西咪替丁、亚叶酸钙、依托泊苷、胰岛素、异丙肾上腺素、右旋糖酐 40	苯巴比妥、阿米卡星、阿托品、地西泮、更昔洛韦、甲泼尼龙、甲硝唑、吗啡、尿激酶、哌替啶、氢化可的松、庆大霉素、新斯的明、异丙嗪

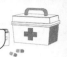

【不良反应】

不良反应	处置方法
骨髓抑制	白细胞在给药后 10~14 日最低,多在 21 日恢复正常。血小板减少较其他烷化剂少见
出血性膀胱炎	大量补充液体可避免
水中毒	与大剂量补液合用时常见,可同时给予呋塞米
心脏毒性	常规剂量不常见,高剂量可产生,对症处理
生殖系统毒性	避免妊娠期及青春期用药
高尿酸血症	大量补液,碱化尿液

其余不良反应包括发热、过敏、皮肤及指甲色素沉着、黏膜溃烂、口咽部感觉异常、荨麻疹、视物模糊等,可对症处理[14]。

【药物过量】

药物过量可致骨髓抑制和白细胞下降。骨髓抑制的严重程度和持续时间取决于药量。应尽快进行血液透析治疗[14]。

【药理作用】

1. 本品为氮芥的衍生物,但抗瘤谱比氮芥广,毒性亦比氮芥小,亦为细胞周期非特异性药物。

2. 在体外无抗瘤活性,在体内经肝细胞微粒体混合功能氧化酶细胞色素 P450 活化后具有烷化活力。

3. 磷酰胺氮芥是本品的活性代谢物,具有烷化活性和细胞毒作用,4- 羟基环磷酰胺和醛磷酰胺不具有烷化活性,是一种转运型化合物,将高度急性的磷酰胺氮芥转运到细胞内和血液循环中,磷酰胺氮芥和 DNA 形成交叉连接,影响 DNA 功能,抑制肿瘤细胞生长和繁殖。

4. 可减少 T 淋巴细胞和 B 淋巴细胞数目,减少抗体生成,抑制淋巴细胞增殖,抑制迟发型过敏反应[14]。

【药代动力学】

半衰期为 4~6.5 小时。可少量通过血 - 脑屏障,脑脊液中浓度仅为血浆浓度的 20%。本品本身不与蛋白结合,代谢物约 50% 与血浆蛋白结合。静脉注射后,50%~70% 在 48 小时内通过肾脏排泄,其中 68% 为代谢物,32% 为原型。口服后吸收完全,血药浓度 1 小时后达峰,生物利用度 74%~97%[14]。

【药物贮存】

避光,密闭,30℃以下保存[14]。

异环磷酰胺
Ifosfamide

【适应证】

可用于非霍奇金淋巴瘤、霍奇金淋巴瘤、难治或复发的神经母细胞瘤及横纹肌肉瘤的治疗[18]。

【用法用量】

儿童应用的资料有限,应根据方案决定给药剂量、给药频次及联合应用的药物。

1. 单药治疗　静脉滴注,每日 1 次,每次 $1.2\sim2.5g/m^2$,连用 3~5 日为 1 个疗程。联合用药,每日 $1.2\sim2.0g/m^2$,连续 5 日为 1 个疗程,每个疗程间歇 3~4 周[19]。

2. 非霍奇金淋巴瘤、霍奇金淋巴瘤

ICE 方案(I:异环磷酰胺,C:卡铂,E:依托泊苷,三种药物联合化疗):日剂量 1 800mg/m²,每日 1 次静脉滴注,连用 5 日,21 日为 1 个疗程,使用 6 个疗程[20]。

IE 方案(I:异环磷酰胺,E:依托泊苷,两种药物联合化疗):日剂量 1 800mg/m²,每日 1 次静脉滴注,连用 5 日,21 日为 1 个疗程,使用 4 个疗程[21]。

MIED 方案(M:甲氨蝶呤,I:异环磷酰胺,E:依托泊苷,D:地塞米松,四种药物联合化疗):静脉滴注,每日 1 次,日剂量 2 000mg/m²,在每疗程的 2~4 日给药,每个疗程为 4 日[22]。

3. 难治或复发的神经母细胞瘤　HD-ICE 方案［HD:高剂量(high-dose),I:异环磷酰胺,C:卡铂,E:依托泊苷,三种药物联合化疗］:每日 1 次,剂量 2 000mg/m²,静脉滴注 2 小时,连用 5 日[23]。

4. 横纹肌肉瘤　IE 方案(I:异环磷酰胺,E:依托泊苷,两种药物联合化疗):1 岁以内的婴儿,每日剂量 900mg/m²,每日 1 次给药,连用 5 日,在第 9 周、第 13 周、第 17 周、第 26 周给药。1~17 岁的儿童及青少年,日剂量 1 800mg/m²,每日 1 次给药,连用 5 日,在第 9 周、第 13 周、第 17 周、第 26 周给药。婴儿的剂量可根据临床症状和耐受情况进行调整,可以调整到儿童剂量[24]。

【给药说明】

1. 水溶液不稳定,需现用现配。

2. 药物可使用 5% 葡萄糖注射液、0.9% 氯化钠注射液、乳酸钠林格注射液进一步稀释到浓度为 0.6~20mg/ml。

3. 给药之前应目视检查药物中是否有颗粒物质和是否变色。

4. 注射液应缓慢静脉滴注至少 30 分钟[18]。

【注意事项】

1. 尿路梗阻禁用。

2. 慎用　低白蛋白血症者;肝肾功能不全者;骨髓抑制者[18]。

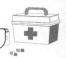

【用药监护】

1. 药物使用后可引起骨髓抑制,进而导致严重感染,甚至致命。白细胞减少更为常见,最低值在用药后 1~2 周,多在 2~3 周内恢复。应定期监测血细胞计数。骨髓抑制毒性是剂量依赖性的,与分次给药相比,单次高剂量给药风险更大。

2. 化疗后导致的免疫抑制可能会继发脓毒血症或感染性休克,细菌、病毒、真菌、寄生虫的感染都有报道。对于严重中性粒细胞缺乏的患者,可考虑给予抗菌药物预防。除非临床必需,当细胞低于 $2.0 \times 10^9/L$ 或血小板低于 $50 \times 10^9/L$ 时,不应用药。用药前后应监测血细胞计数。

3. 本品代谢产物对尿路有刺激性,为防止药物导致的出血性膀胱炎,应用时应鼓励患者多饮水,大剂量应用时应水化、利尿,有在儿科患者中给予每日液体量 $3L/m^2$,连用 2 日的经验,同时给予尿路保护剂美司钠。开始治疗之前,应纠正尿路梗阻。

4. 异环磷酰胺具有肾毒性,需在治疗前后监测肾小球和肾小管的功能。通过监测尿沉渣判断是否有肾毒性的迹象。定期监测血尿离子浓度,有指征时给予支持治疗。肾功能障碍的表现包括肾小球滤过率降低、血清肌酐浓度升高、蛋白尿、糖尿、肾小管酸中毒等。可随时间的推移而缓解,也可能在数月或数年内进展,有报道患者应用后出现肾小管坏死和急慢性肾功能衰竭。如果用药后出现镜下血尿,应终止用药直至血尿完全消失。

5. 异环磷酰胺给药后可能会导致中枢神经毒性,对于高危患者需要密切监护。神经系统毒性的表现为嗜睡、困惑、幻觉、锥体外系症状、尿失禁、癫痫发作等,也有周围神经系统病变的报道。神经毒性可在首次用药后的几小时至几日内出现,大部分在停药后的 48~72 小时内消失,有一部分会持续较长时间。必要时应给予支持性治疗,并在用药期间尽量避免应用作用于中枢神经系统的药物,一旦患者发生脑病,应终止继续用药。

6. 药物导致的心脏毒性包括室上性或室性心律失常,心动过速,QRS 下降,ST 段或 T 波改变,心肌病以及心力衰竭、心包积液等,有致死性的报道。

7. 用药后可能出现间质性肺炎肺纤维化和其他形式的肺毒性,需要检测肺部症状和体征,必要时给予治疗。

8. 异环磷酰胺为中度致吐药物,推荐给予镇吐药物预防恶心和呕吐[18]。

【相互作用】

异环磷酰胺为 CYP3A4 酶和 CYP2B6 酶的底物。卡马西平、苯妥英钠、利福平可增加异环磷酰胺的代谢,可能增加代谢产物的生成,增加毒性,应考虑调整剂量;氟康唑、伊曲康唑、葡萄柚可抑制异环磷酰胺的代谢,可能会降低药效[18-19]。

药品	作用程度	相互作用
华法林	慎用	华法林的抗凝血效应可增强
胺碘酮、伊马替尼	慎用	上述药物可通过影响 CYP3A4 代谢降低该药物的浓度或效应
氟胞嘧啶	慎用	氟胞嘧啶不宜和骨髓抑制药物同时使用

【药物相容性】

容器	相容的药物	不相容的药物
Y 型管	阿奇霉素、阿米卡星、阿曲库铵、阿糖胞苷、阿昔洛韦、氨苄西林、氨茶碱、胺碘酮、昂丹司琼、奥曲肽、奥沙利铂、苯巴比妥、苯海拉明、表柔比星、丙泊酚、博来霉素、布美他尼、长春新碱、地高辛、地塞米松、多巴胺、多巴酚丁胺、多柔比星、多柔比星脂质体、厄他培南、放线菌素 D、芬太尼、呋塞米、伏立康唑、氟康唑、氟尿嘧啶、甘露醇、肝素、格拉司琼、更昔洛韦、红霉素、甲泼尼龙、甲硝唑、卡铂、卡泊芬净、克林霉素、利多卡因、利奈唑胺、利妥昔单抗、两性霉素 B 脂质体、硫酸镁、罗库溴铵、氯丙嗪、氯化钙、氯化钾、美罗培南、美沙酮、美司钠、咪达唑仑、米力农、纳洛酮、哌拉西林他唑巴坦、哌替啶、葡萄糖酸钙、普鲁卡因胺、庆大霉素、去甲肾上腺素、去氧肾上腺素、瑞芬太尼、肾上腺素万古霉素、舒芬太尼、顺铂、碳酸氢钠、替加环素、头孢呋辛、头孢哌酮、头孢曲松、头孢他啶、头孢唑林、维库溴铵、西咪替丁、硝普钠、硝酸甘油、亚胺培南西司他丁、亚叶酸钙、伊达比星、依托泊苷、胰岛素、异丙嗪、异丙肾上腺素、右雷佐生、右美托咪定	苯妥英钠、地西泮、甲氨蝶呤、头孢吡肟
混合管	昂丹司琼、表柔比星、丙泊酚、氟尿嘧啶、卡铂、美司钠、顺铂、碳酸氢钠、依托泊苷	苯巴比妥、地西泮、吗啡、哌替啶、氯胺酮、异丙嗪

【不良反应】

不良反应	处置方法
骨髓抑制	白细胞减少常见,对于中性粒细胞缺乏的患者,必要时给予预防性的抗菌药物
肾毒性	监测尿沉渣,出现镜下血尿及时停药
出血性膀胱炎	用药前后充分水化,保证液体入量
神经毒性	必要时支持性治疗,出现脑病停药
免疫抑制	必要时应对症支持[18-19]

【药物过量】

药物过量可出现剂量依赖性毒性,包括骨髓抑制、肾毒性、中枢神经系统(central nervous system,CNS)毒性等。一般的支持性措施,治疗感染,异环磷酰胺及其代谢产物是可以通过透析来清除的[18]。

【药理作用】

1. 本品在体外无抗癌活性,进入体内被肝脏或肿瘤内存在的磷酰胺酶或磷酸酶水解,变为活性作用型的磷酰胺氮芥而起作用。

2. 作用机制为与 DNA 发生交叉联结,抑制 DNA 的合成,也可干扰 RNA 的功能,属细胞周期非特异性药物[18]。

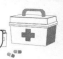

【药代动力学】

体内主要通过肝脏激活，并可在肝脏内降解，活性代谢产物仅少量可通过血 - 脑屏障。按体表面积给药，用量为 1.6~2.4g/m²，血药浓度曲线呈单相，半衰期 7 小时，70%~86% 通过肾脏清除[18-19]。

【药物贮存】

未开封的药物需遮光、密封，在冷处保存[18]。

卡　铂
Carboplatin

【适应证】

主要用于卵巢癌、小细胞肺癌、非小细胞肺癌、头颈部鳞癌、食管癌、精原细胞瘤、膀胱癌、间皮瘤等[25]。

【用法用量】

儿科应用资料有限，应参照具体的化疗方案决定给药剂量和给药频次。

儿童可依据改良的 Calvert 公式来计算卡铂的用量，包括 Marina/St.Jude 公式，即剂量（mg/m²）= 目标 AUC ×（0.93 × 校正 GFR+15），其中校正 GFR 单位为 ml/（min·1.73m²）[26]。

儿童标签外应用推荐剂量范围 300~600mg/m²，联合应用异环磷酰胺、依托泊苷等化疗[27]。

【给药说明】

1. 用 5% 葡萄糖注射液溶解，浓度为 10mg/ml，再加入 5% 葡萄糖注射液 250ml~500ml 中静脉滴注。本品溶解后应在 8 小时内用完。

2. 铝与卡铂接触反应会导致沉淀形成和药效下降，含有铝的针头或静脉注射装置，不可用于卡铂的配制及给药。

3. 滴注时避免阳光直射。

4. 注射药物会出现注射部位疼痛[25]。

【注意事项】

下列情况禁用：有明显骨髓抑制者禁用；肝肾功能不全者禁用；对铂类药物过敏者禁用；对甘露醇过敏者禁用。

下列情况慎用：水痘患者慎用；肾功能减退者慎用；带状疱疹患者慎用；感染患者慎用[25]。

【用药监护】

1. 治疗前应检查血象及肝肾功能，血细胞计数应在治疗期间每周至少监测 1 次。药物过量可致骨髓抑制和肝功能损伤。

2. 用药期间应随访：听力，神经功能，血尿素氮，肌酐清除率与血清肌酐，红细胞压积，血红蛋白,白细胞分类与血小板计数,血清钙、镁、钾、钠含量的测定等。

3. 药物产生的骨髓抑制为剂量限制毒性,白细胞与血小板在用药 21 日后达最低点,通常在用药后 30 日左右恢复;粒细胞的最低点发生于用药后的 21~28 日,通常在 35 日左右恢复。白细胞与血小板减少的发生与剂量有关,有蓄积作用。

4. 卡铂会引起耳毒性,有儿科患者出现听力退化的报道,尤其是联合应用其他的耳毒性药物时,必须随访听力[25,28]。

5. 卡铂可导致呕吐,根据 NCCN 的化疗药物致吐级别,根据药物的 AUC 不同,卡铂为中、高级别致吐药物,用药时需根据用量预防性给予镇吐药物[29]。

6. 卡铂经肾脏途径清除,对于肌酐清除率低于 $60ml/(min \cdot 1.73m^2)$ 的患者,药物的清除速率会下降,对于这部分患者,必要时剂量需调整。

7. 对于铂类药物的过敏反应会在用药后的几分钟内出现,一旦出现过敏,应及时停药并给予支持治疗。

8. 有病例报道卡铂用药后出现视力损伤,停药后可恢复[25,28]。

【相互作用】

药品名称	作用程度	相互作用
庆大霉素、阿米卡星、万古霉素	慎用	上述药物与阿米卡星均增加肾毒性和／或耳毒性
环孢素	慎用	该药物与环孢素均增强肾毒性及耳毒性
氟胞嘧啶	慎用	氟胞嘧啶不宜和骨髓抑制药物同时使用

【不良反应】

不良反应	处置方法
骨髓抑制	用药 30 日左右会恢复,对症处理
过敏反应	出现皮疹或瘙痒,立即停药并对症处理
周围神经毒性	出现后再次用药不会加重
耳毒性	避免合用耳毒性药物
黏膜炎或口腔炎	对症处理
胃肠道反应	镇吐药物预防性应用,出现症状调整镇吐方案
肝功能异常	大剂量应用时会出现,监测肝功能[25,28]

【药理作用】

周期非特异性抗肿瘤药,直接作用于 DNA,通过与细胞 DNA 链间及链内交联,破坏 DNA 而抑制肿瘤的生长[25]。

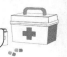

【药代动力学】

静脉给药半衰期为 29 小时。药物与血浆蛋白不结合,主要通过肾脏清除,肌酐清除率在 60ml/(min·1.73m²)的正常人,12 小时内会有 65% 的药物经尿排出,71% 的药物在 24 小时内经尿排出[25]。

【药物贮存】

遮光,在阴凉处(不超过 20℃)保存[25]。

第二节 影响核酸合成药

甲 氨 蝶 呤
Methotrexate

【适应证】

具有广谱抗肿瘤活性,可单独应用或与其他化疗药物联合应用,具体适应证包括以下五方面。①抗肿瘤治疗,单独使用:乳腺癌、妊娠性绒毛膜癌、恶性葡萄胎或葡萄胎;②抗肿瘤治疗,联合使用:急性白血病(特别是急性淋巴细胞白血病)、伯基特淋巴瘤、晚期淋巴肉瘤(Ⅲ 和Ⅳ 期,据 Peter 分期法)和晚期蕈样肉芽肿;③鞘内注射:治疗脑膜转移癌(只能使用等渗制剂);④大剂量治疗:大剂量甲氨蝶呤单独应用或与其他化疗药物联合应用治疗下列肿瘤,包括成骨肉瘤、急性白血病、支气管肺癌或头颈部表皮癌;⑤银屑病化疗:甲氨蝶呤可用于治疗对常规疗法不敏感的严重、顽固、致残性银屑病。但因使用时有较大危险,应在经过活检和 / 或皮肤科医师会诊明确诊断后使用[30]。

【用法用量】

1. 急性淋巴细胞白血病　根据国家卫健委颁布的《儿童急性淋巴细胞白血病诊疗规范(2018 年版)》,治疗如下。

(1)缓解后巩固治疗

1)甲氨蝶呤 + 巯嘌呤方案低、中危组:甲氨蝶呤静脉滴注每次 2~5g/m²,每 2 周 1 次,共 4 次。

2)高危组 1、2 方案:甲氨蝶呤每次 5g/m²,静脉滴注,d1。

高危组 1 方案:地塞米松每日 1 次 20mg/m²,口服或静脉滴注,d1~5;长春新碱每次 1.5mg/m²(最多 2mg),静脉注射,d1、d6;高剂量甲氨蝶呤每次 5g/m²,静脉滴注,d1;亚叶酸钙每次 15mg/m²,静脉滴注,6 小时 1 次,3~8 次,根据甲氨蝶呤血药浓度调整;环磷酰胺每次 200mg/m²,12 小时 1 次,静脉滴注,d2~4,共 5 次,高剂量甲氨蝶呤结束后 7 小时开始给予;美司钠每次 400mg/m²,静脉滴注,于环磷酰胺给药后的 0、4、8 小时给药;阿糖胞苷每次 2 000mg/m²,静脉滴注,12 小时 1 次,d5,共 2 次;维生素每次 B₆ 150mg/m²,静脉滴注或口服,

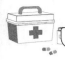

12 小时 1 次,d5,共 2 次;培门冬酶每次 2 500U/m²,肌内注射,d6;三联鞘内注射,d1。

高危组 2 方案:地塞米松每日 1 次 20mg/m²,口服或静脉注射,d1~5;长春地辛 3mg/m²,静脉注射,d1、d6;高剂量甲氨蝶呤每次 5g/m²,静脉滴注,d1;亚叶酸钙每次 15mg/m²,静脉滴注,6 小时 1 次,3~8 次,根据甲氨蝶呤血药浓度调整;异环磷酰胺每次 800mg/m²,静脉滴注,12 小时 1 次,d2~4,共 5 次,高剂量甲氨蝶呤结束后 7 小时开始给予;柔红霉素每次 30mg/m²,静脉滴注,d5;培门冬酶 2 500U/m²/ 次,肌内注射,d6;三联鞘内注射,d1。

(2)继续治疗(中间治疗)

1)中危组患儿可选择继续治疗与否,如选择则推荐以下 2 个方案:

A. 巯嘌呤 + 甲氨蝶呤方案:甲氨蝶呤每次 15~30mg/m²,每周 1 次,口服或肌内注射;共 8 周。

B. 巯嘌呤,或巯嘌呤 + 甲氨蝶呤,或巯嘌呤 + 长春新碱 + 地塞米松,或地塞米松 + 柔红霉素 + 长春新碱 + 巯嘌呤 + 培门冬酶方案交替。

2)低危组第 2、3、5、6、10~12、10~16 周采用巯嘌呤 + 甲氨蝶呤治疗;甲氨蝶呤 25mg/(m²·d),d1 口服。

(3)维持期治疗:巯嘌呤 + 甲氨蝶呤方案,即甲氨蝶呤每次 15~30mg/m²,每周 1 次,口服或肌内注射,持续至终止治疗(男 2.5~3 年,女 2~2.5 年)。根据白细胞调整方案中的药物剂量。

(4)中枢神经系统白血病(central nervous system leukemia,CNSL)的防治:初诊未合并 CNSL 的患儿取消放疗,在进行全身化疗的同时,采用三联鞘内注射。脑脊液分级为 2 级 (CNS2)者在诱导早期增加 1~2 次腰穿及鞘内注射至少 17~26 次,根据危险度分组可单用甲氨蝶呤(methotrexate,MTX)或三联鞘内注射,具体药物剂量如表 13-2-1[31]。

表 13-2-1　中枢神经系统白血病防治鞘内注射剂量

月龄 / 个月	阿糖胞苷 /mg	甲氨蝶呤 /mg	地塞米松 /mg
<12	12	6	2
12~23	24	8	2.5
24~35	30	10	3
≥36	36	12	4

2. 儿童非霍奇金淋巴瘤 - 淋巴母细胞淋巴瘤　根据国家卫健委发布的《儿童淋巴母细胞淋巴瘤诊疗规范(2019 年版)》,以 BFM90 为基础的治疗方案包括 VDLP+CAM 诱导缓解治疗、4 疗程大剂量甲氨蝶呤或 6 疗程高危方案的缓解后巩固治疗、VDLD+CAM 延迟强化治疗、6-MP+MTX 的维持治疗等环节。其中甲氨蝶呤用药剂量如下。

(1)初始诱导化疗方案

1)长春新碱 + 柔红霉素 + 门冬酰胺酶 + 泼尼松方案诱导治疗阶段:单联甲氨蝶呤鞘内注射,d1;三联鞘内注射(TIT),CNS1:d15、d33;CNS2、CNS3:d8、d15、d22、d33。剂量同急性淋巴细胞白血病 CNSL 的防治剂量。

2)环磷酰胺 + 阿糖胞苷 + 巯嘌呤方案:三联鞘内注射,d10。剂量同急性淋巴细胞白血病 CNSL 的防治剂量。

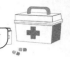

（2）缓解后巩固治疗

1）低危组和中危组巩固治疗 M 方案：甲氨蝶呤静脉滴注 3~5g/（m²·d），每 2 周 1 次，共 4 次 [T 淋巴母细胞淋巴瘤：5g/（m²·次）；B 淋巴母细胞淋巴瘤：3g/（m²·次）]，d8、d22、d36、d50。三联鞘内注射：d8、d22、d36、d50。剂量同急性淋巴细胞白血病 CNSL 的防治剂量。

2）高危组巩固治疗方案：高危组 1、2 方案：甲氨蝶呤 5g/（m²·次），静脉滴注，d1。

3）中间维持治疗：中危组患者完成延迟强化治疗后进入 8 周中间维持治疗（即用 8 周巯嘌呤 + 甲氨蝶呤 / 长春新碱 + 地塞米松方案，甲氨蝶呤具体方案为：20mg/m²，每周 1 次，共 8 次，口服或肌内注射。

4）维持治疗方案：低危组和高危组患者完成延迟强化治疗后进入维持治疗阶段。即巯嘌呤 + 甲氨蝶呤方案期间每 4 周插入长春新碱 + 地塞米松方案 1 次。甲氨蝶呤 20mg/m²，每周 1 次，口服或肌内注射。

5）中枢神经系统浸润的预防及治疗：剂量同急性淋巴细胞白血病 CNSL 的防治剂量。

A. CNS1 的治疗：所有患者均接受预防性三联鞘内注射及 4 个疗程大剂量甲氨蝶呤化疗，其中 T 淋巴母细胞淋巴瘤 5g/m²；B 淋巴母细胞淋巴瘤 3g/m²。整个化疗过程中，B 淋巴母细胞淋巴瘤至少三联鞘内注射 20 次，T 淋巴母细胞淋巴瘤 22 次。

B. CNS2 的治疗：在诱导缓解长春新碱 + 柔红霉素 + 门冬酰胺酶 + 泼尼松方案中（第 8、22 日）增加 2 次三联鞘内注射，即每周 1 次，共 5 次。全程共 22~24 次。

C. CNS3 的治疗：在诱导缓解长春新碱 + 柔红霉素 + 门冬酰胺酶 + 泼尼松方案中（第 8、22 日）增加 2 次三联鞘内注射，即每周 1 次，共 5 次。延迟强化治疗长春新碱 + 柔红霉素 + 门冬酰胺酶 + 地塞米松（第 1、15 日）增加 2 次鞘内注射。全程共 26~30 次。

D. 维持治疗期间的 CNS 治疗：CNS2（包括中枢邻近部位侵犯者）、CNS3 患者维持治疗期间增加两次鞘内注射。T 淋巴母细胞淋巴瘤维持治疗期间每 4 周鞘内注射 1 次，共 12 次；B 淋巴母细胞淋巴瘤每 8 周鞘内注射 1 次，共 8 次[12]。

3. 儿童噬血细胞综合征 根据国家卫健委《儿童噬血细胞综合征诊疗规范（2019 版）》，采用鞘内注射：化疗前（患儿出凝血功能允许的情况下）和化疗 2 周时（化疗前脑脊液异常）行腰穿，如 2 周后中枢神经系统症状加重或脑脊液异常无改善（包括细胞数和蛋白），开始鞘内注射治疗，每周 1 次，共 4 周，具体剂量为：<1 岁者，甲氨蝶呤 6mg，地塞米松 2mg；≥1~2 岁者，甲氨蝶呤 8mg，地塞米松 2mg；≥2~<3 岁者，甲氨蝶呤 10mg，地塞米松 4mg；≥3 岁者，甲氨蝶呤 12mg，地塞米松 4mg[32]。

【给药说明】

1. 鞘内注射只能使用等渗制剂。2ml:50mg 和 20ml:500mg 规格内加有氯化钠，以使溶液等渗。

2. 甲氨蝶呤注射液 10ml:1 000mg 规格为高渗溶液，用适当的不含防腐剂的溶剂如 0.9% 氯化钠注射液稀释。

3. 大剂量给药方案只能在具备充分设备处理不良反应的条件下，由有资质的专家执行[33]。

【注意事项】

下列情况下禁用：对甲氨蝶呤过敏者。严重肝、肾功能损害者。酒精中毒或酒精性肝病

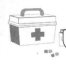

患者。已存在严重骨髓抑制者。严重急性或慢性感染者。消化性溃疡病或溃疡性结肠炎的银屑病患者[33]。

【用药监护】

1. 甲氨蝶呤治疗过程中不可接种活疫苗。

2. 腹泻及溃疡性口腔炎是最常见的毒性反应,注意用药期间的口腔护理。

3. 甲氨蝶呤可以引起显著的骨髓抑制、贫血、再生障碍性贫血、白细胞减少、中性粒细胞减少、血小板减少和出血。应进行血细胞计数监护。

4. 甲氨蝶呤可能具有肝脏毒性,特别是在大剂量或长时间治疗的情况下。曾报道有肝萎缩、肝坏死、肝硬化、脂肪变性和门静脉周围纤维化。由于这些反应可以在没有胃肠道或血液学毒性的预兆下发生,所以必须在治疗开始前评估肝功能,并且在治疗的过程中定期监测。在已有肝细胞损害或肝功能受损的情况下要特别注意。必须避免同时使用其他有潜在肝脏毒性的药物(包括乙醇)。

5. 用药会产生潜在的致死性的机会性感染,特别是卡氏肺孢子虫肺炎,可以发生在甲氨蝶呤治疗过程中,化疗患儿应从治疗开始每日使用复方新诺明 25mg/kg,分 2 次口服,每周使用 3 日进行预防,除大剂量 MTX 化疗期间。

6. 大剂量甲氨蝶呤治疗时,应按照化疗计划进行亚叶酸钙的解救,监测血药浓度调整亚叶酸钙用量。

7. 甲氨蝶呤从第三间隙腔内缓慢排出(如胸腔积液或腹水),这会导致末相半衰期的延长和不可预知的毒性。如果患者存在胸腔积液和腹水,建议治疗前进行引流抽出体液并监测药物浓度。

8. 可导致体内有快速生长肿瘤的患者出现肿瘤溶解综合征。必要时可口服别嘌醇片避免高尿酸引起的肾功能损害。

9. 全身高剂量或鞘内注射甲氨蝶呤会引起明显的中枢神经系统毒性。严密监测患者的神经系统症状,如果在治疗期间发生异常,需要停止用药并给予相应的治疗。

10. 药物使用后有光敏反应的可能性,告知患者避免无防护下接受阳光的照射[33]。

【相互作用】

药品名称	作用程度	相互作用
阿莫西林、氨苄西林、氯唑西林、美洛西林、哌拉西林、青霉素	慎用	上述药物可通过降低肾清除率,增加甲氨蝶呤的浓度,发生毒性的风险增加
胺碘酮	慎用	甲氨蝶呤的毒性可能增加
奥美拉唑	慎用	建议开始甲氨蝶呤治疗前数日停止给予奥美拉唑。甲氨蝶呤的血药浓度增加,发生毒性的风险增加。可能与甲氨蝶呤的肾清除率降低有关
苯妥英钠	慎用	通过减少苯妥英钠的吸收或增加其代谢,苯妥英钠的血药浓度可能会降低,导致治疗效果降低

续表

药品名称	作用程度	相互作用
布洛芬、酮洛芬、吲哚美辛	慎用	甲氨蝶呤的毒性增加,但剂量低时不易出现,可能与肾清除率降低有关
地高辛	慎用	地高辛的血药浓度可能减低,治疗效应可能降低
氟哌啶醇	慎用	发生甲氨蝶呤诱导的皮肤问题(如光敏性皮炎)的风险可能提高。建议患者避免阳光
环孢素	慎用	合用时甲氨蝶呤的血药浓度可能升高,药效和不良反应可能增强
磺胺甲噁唑	慎用	磺胺类将甲氨蝶呤从蛋白结合位点置换出来,降低磺胺类肾清除率。甲氨蝶呤可能导致叶酸缺乏,同用复方新诺明易导致巨幼红细胞性贫
咖啡因	慎用	合用时甲氨蝶呤的抗肿瘤作用可能降低
万古霉素	慎用	甲氨蝶呤血药浓度可能升高,清除可延迟,增加发生毒性的风险
新霉素	慎用	合用时可能减少甲氨蝶呤的胃肠道吸收,甲氨蝶呤的抗肿瘤作用可能降低
阿司匹林	慎用	同用时可减少甲氨蝶呤与蛋白的结合,减少其从肾脏的排泄,使血药浓度升高而增加毒性反应
阿糖胞苷	慎用	静脉注射阿糖胞苷与鞘内注射甲氨蝶呤合用会增加严重神经系统不良反应的风险,如头痛、瘫痪、昏迷和卒中样发作
阿昔洛韦	慎用	同时甲氨蝶呤鞘内注射,可能引起精神异常
氟尿嘧啶	慎用	合用可影响氟尿嘧啶的抗癌作用或毒性。氟尿嘧啶不宜和骨髓抑制药物同时使用
碳酸氢钠	微弱	尿液碱化促进甲氨蝶呤的肾脏排泄。甲氨蝶呤的药学效应可能降低

【药物相容性】

容器	相容的药物	不相容的药物
混合管	氨甲苯酸、阿托品、东莨菪碱、多巴胺、酚妥拉明、肝素、红霉素、环磷酰胺、间羟胺、利巴韦林、两性霉素 B、硫酸镁、氯化钾、氯霉素、吗啡、咪达唑仑、尿激酶、哌拉西林他唑巴坦、哌替啶、葡萄糖酸钙、氢化可的松、去甲肾上腺素、三磷酸腺苷、山莨菪碱、肾上腺素、碳酸氢钠、维生素 C、西咪替丁、亚胺培南西司他丁、胰岛素、异丙肾上腺素	青霉素、胺碘酮、苯海拉明、丙泊酚、地高辛、地塞米松、芬太尼、氟康唑、甘露醇、甲泼尼龙、利多卡因、去乙酰毛花苷、头孢他啶、万古霉素、维生素 B_6、新斯的明、亚叶酸钙、异丙嗪、异环磷酰胺

【不良反应】

不良反应	处置方法
胃肠道毒性	消化性溃疡禁用,支持性治疗(包括预防脱水)直至恢复
骨髓移植	既往严重骨髓抑制禁用,监测血细胞计数,出现中性粒细胞减少伴发热患者及时予以抗感染治疗
肝脏毒性	对已有肝病进行再评估,监测肝功能检查,避免合用肝毒性药物,避免饮酒
肌肉骨骼坏死	对症支持治疗
感染发生	治疗期间对卡氏肺孢子虫肺炎进行预防,患者出现肺部症状,及时处理
神经系统毒性	鞘内注射后监测神经毒性症状(脑膜刺激、短暂性或永久性麻痹、脑病)
肾脏系统毒性	治疗过程中保持高液体出入量和碱化尿液至 pH 6.5~7.0
皮肤过敏反应	对症治疗[30,33]

【药物过量】

表现:过量可出现畏食、进行性体重减少、血性腹泻、白细胞减少、抑郁和昏迷。

处置:亚叶酸(亚叶酸钙)可有效中和甲氨蝶呤当即产生的毒性反应。甲氨蝶呤不慎过量后,要尽快给予亚叶酸钙,且最好在甲氨蝶呤给药后 1 小时内给药。因为随着甲氨蝶呤与亚叶酸钙的给药间隔增加,亚叶酸钙的解毒效力会随之降低。在确定亚叶酸最佳剂量及治疗持续时间时,血清甲氨蝶呤浓度的监测至关重要。大量药物过量的病例须进行水化治疗和碱化尿液,以预防甲氨蝶呤和 / 或其代谢物在肾小管内的沉积。无论是标准的血液透析或者腹膜透析都不能明显改善甲氨蝶呤的清除。如果患者完全无尿,那么通过血液透析可能会清除部分甲氨蝶呤,此外也没有其他可以选择的治疗手段。有报道使用高通量透析器进行急性间断性血液透析对甲氨蝶呤的清除是有效的[33]。

【药理作用】

1. 甲氨蝶呤的主要作用机制是竞争性抑制叶酸还原酶。在 DNA 合成和细胞复制的过程中叶酸必须被此酶还原成四氢叶酸。甲氨蝶呤抑制叶酸的还原,并且干扰了组织细胞的复制。

2. 甲氨蝶呤是一种细胞周期特异性药物,它主要作用于 DNA 合成期的细胞。增殖活跃的组织如恶性肿瘤细胞、骨髓、胚胎细胞、皮肤上皮细胞、口腔和肠黏膜以及膀胱细胞通常对甲氨蝶呤作用更敏感。恶性肿瘤组织中的细胞增殖比大部分正常组织中的更快,因此甲氨蝶呤可以削弱恶性肿瘤的生长而不对正常组织产生非可逆性的损伤[30,33]。

【药代动力学】

吸收:静脉给药或肌内注射本品 0.5~2.0 小时后可达稳态血药浓度峰值,约有 50% 的药物与血浆蛋白可逆性结合。

分布:甲氨蝶呤广泛分布于体内各组织,也可分布如腹水或胸腔积液之类的第三间隙积蓄的体液中。甲氨蝶呤在某些组织中可滞留较长时间,如在肾脏可滞留数周,在肝脏中可滞留数月。正常剂量下,甲氨蝶呤不易通过血 - 脑屏障,如中枢神经系统需高浓度的甲氨蝶呤时,则应作鞘内注射。

代谢和排泄:常规剂量下,甲氨蝶呤在体内无明显代谢,而大剂量时,则可有部分代谢。消除似乎符合三相模式。甲氨蝶呤主要经肾脏排泄,少部分可能经由胆道,最后由粪便排出。肾功能受损的患者,甲氨蝶呤的排泄减少,此状况下血清及组织中药物浓度会迅速增高[33]。

【药物贮存】

避光、密闭、在阴凉处(不超过 20℃)保存[33]。

阿 糖 胞 苷
Cytarabine

【适应证】

急性非淋巴细胞性白血病的诱导缓解和维持治疗。它对其他类型的白血病也有治疗作用,如:急性淋巴细胞白血病和慢性髓细胞性白血病(急变期)。可单独或与其他抗肿瘤药联合应用[34]。

【用法用量】

1. 常规剂量

皮下注射或静脉注射:每日 1 次,每次 75~200mg/m²,5~7 日,可用至 10 日。

鞘内注射:每日 1 次,每次 25~30mg/m²。

静脉滴注:大剂量每次 1~3g/m²,12 小时 1 次,2~3 日为 1 个疗程[35]。

2. 儿童急性淋巴细胞白血病 根据国家卫生健康委员会颁布的《儿童急性淋巴细胞白血病诊疗规范(2018 年版)》,治疗方法如下:

(1)早期强化治疗:阿糖胞苷(cytarabine,Ara-C)75~100mg/m²/ 次,7~8 日,每日 1~2 次静脉滴注(如每日 1 次,Ara-C 可每周 5 日,连续 2 周共 10 日)。

(2)缓解后巩固治疗:

1)高危组 1 方案:Ara-C 2 000mg/m²/ 次,静脉滴注,12 小时 1 次,d5,共 2 次。

2)高危组 3 方案:Ara-C 2 000mg/m²/ 次,静脉滴注,12 小时 1 次,d1~2。

(3)延迟强化治疗:环磷酰胺 + 阿糖胞苷 + 巯嘌呤,或环磷酰胺 + 阿糖胞苷 + 巯嘌呤 + 培门冬酶方案中,Ara-C 75~100mg/m²/ 次,7~8 日,每日 1~2 次静脉滴注(如每日 1 次,Ara-C 可每周 5 日,连续 2 周共 10 日)。

(4)CNSL 的防治:与甲氨蝶呤、地塞米松联合鞘内注射预防中枢神经系统白血病,三联鞘内注射,给药时间根据危险度分型不同,剂量如表 13-2-2[31]。

表 13-2-2 中枢神经系统白血病防治鞘内注射剂量

年龄 / 岁	甲氨蝶呤 /mg	阿糖胞苷 /mg	地塞米松 /mg
<1	6	18	2.0
1~<2	8	24	2.5

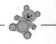

续表

年龄/岁	甲氨蝶呤/mg	阿糖胞苷/mg	地塞米松/mg
2~<3	10	30	3.0
≥3	12	36	4.0

3. 儿童非霍奇金淋巴瘤-淋巴母细胞淋巴瘤 根据国家卫健委发布的《儿童淋巴母细胞淋巴瘤诊疗规范》(2019 年),有如下两种治疗:

(1) 初始诱导化疗方案:VDLP 方案[长春新碱(V)+柔红霉素(D)+左旋门冬酰胺酶(L)+泼尼松(P)方案]+2 个疗程的 CAM 方案[环磷酰胺(C)+阿糖胞苷(A)+硫嘌呤(M)方案]。CAM 方案中阿糖胞苷(Ara-C)75mg/(m²·d),d3~6,d10~13,共 8 日。

(2) 缓解后巩固治疗

1) 高危组 1 方案:Ara-C 2 000mg/(m²·次),静脉滴注,12 小时 1 次,d5,共 2 次。

2) 高危组 3 方案:Ara-C 2 000mg/(m²·次),静脉滴注,12 小时 1 次,d1~2。

3) 延迟强化治疗:CAM 方案,Ara-C 75mg/(m²·d),d3~6,d10~13,共 8 日[36]。

【给药说明】

1. 本品口服无活性,可供静脉滴注、静脉注射、皮下注射或鞘内注射。快速静脉注射能耐受更高的剂量。儿童剂量和给药频次不同的化疗计划有所不同,具体给药方案参见详细化疗计划。

2. 如行鞘内用药,不得使用含苯甲醇的稀释液。许多医师用不含防腐剂的 0.9% 氯化钠注射液来配制注射液并立即应用。

3. 阿糖胞苷无菌粉末能溶于注射用水、0.9% 氯化钠注射液或 5% 葡萄糖注射液,含或不含防腐剂。当配制成多次用药时,溶剂中需含防腐剂。单剂量给药可使用不含防腐剂的 0.9% 氯化钠注射液复溶,可配制的最高浓度为 100mg/ml。

4. 阿糖胞苷注射液以及用此注射液配制的静脉输注液中均不含抑菌剂。因此建议使用前再进一步稀释,且输注液配制好后应尽快开始输注。输注应在溶液配制好后的 24 小时内完成并将残液丢弃。用含防腐剂的稀释液配制后,此溶液可在规定的室温下贮藏 48 小时。若用不含防腐剂的稀释液配制,此溶液应尽快使用以保证溶液的无菌状态。

5. 药物稳定性数据见表 13-2-3。

表 13-2-3 阿糖胞苷在不同溶液中的稳定性

溶媒	浓度*	稳定性
注射用水	0.5mg/ml,8~32mg/ml	室温可稳定 7 日
5% 葡萄糖注射液	0.5mg/ml	室温可稳定 7 日
0.9% 氯化钠注射液	0.5mg/ml,8~32mg/ml	室温可稳定 7 日
5% 葡萄糖 0.2% 氯化钠注射液	8~32mg/ml	室温、-20℃、4℃可稳定 7 日

注:* 因给药途径及给药剂量不同,药物浓度也不尽相同。不同浓度范围的稳定性汇总成表 13-2-3,因而此列有时不止一个值。

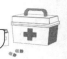

6. 部分制剂中稀释液含苯甲醇 9mg/ml,使用稀释液配制后,禁用于儿童肌内注射及鞘内注射[34]。

【剂量调整】

对于肝或肾功能不全的患者应谨慎使用本品并可减少药物剂量[34]。

【用药监护】

1. 用药期间,接种活疫苗可能会产生严重或致命的感染。正在接受阿糖胞苷治疗的患者应该避免接种活疫苗。可以接种死疫苗,但是对这些疫苗的免疫应答可能会降低。

2. 鞘内注射可引起全身毒性,需仔细监测造血系统。

3. 用药后会出现贫血、白细胞减少、血小板减少、巨幼红细胞增多和网织红细胞减少。这些反应的严重程度取决于剂量和疗程。骨髓和周围血涂片可见细胞形态学改变。白细胞计数在 24 小时内开始下降,7~9 日达到低谷,然后在 12 日时有一个短暂的上升。第二次更严重的下降出现在 15~24 日,随后的 10 日内迅速上升至用药前水平。血小板抑制在第 5 日开始出现,并在 12~15 日降至最低点,然后在以后的 10 日内迅速上升至用药前水平[34]。

4. 根据美国国立综合癌症网络(National Comprehensive Cancer Network,NCCN)指南,阿糖胞苷低于 $100mg/m^2$ 为微致吐风险化疗药物,$100~200mg/m^2$ 为中致吐风险化疗药物,高于 $200mg/m^2$ 为重致吐风险化疗药物,应根据剂量不同,给予镇吐药物预防化疗引起的呕吐[29]。

5. 注意阿糖胞苷综合征的监护,其主要表现为:发热、肌痛、骨痛、偶尔胸痛、斑丘疹、结膜炎和不适,通常发生于用药后 6~12 小时。如认为需要治疗此综合征,可使用皮质类固醇与本品同时应用。

6. 当药物引起骨髓抑制使血小板计数低于 50 000/mm^3 或中性粒细胞计数低于 1 000/mm^3 时,应考虑停药或更改治疗方案。

7. 大剂量应用($2~3g/m^2$)可发生严重的甚至是致命性的中枢神经系统、胃肠道和肺部毒性反应(不同于阿糖胞苷常规方案治疗引起的毒性反应)。其中包括可逆的角膜毒性和出血性结膜炎,可通过预防性局部应用类固醇滴眼剂能预防或减轻症状;大脑和小脑功能失调,包括人格改变、嗜睡、惊厥和昏迷,通常可逆;严重的胃肠道溃疡,包括肠壁囊样积气导致的腹膜炎、脓毒血症和肝脓肿;肺水肿、肝脏损伤伴高胆红素血症;肠坏死;坏死性结肠炎。可发生呼吸窘迫综合征,并迅速进展为肺水肿。

8. 本品可引起继发于肿瘤细胞迅速溶解的高尿酸血症,应观察患者血尿酸水平,并准备在需要时用支持治疗和药物治疗来控制病情。

9. 用药期间要增加液体摄入量达 2~3L/d,预防尿酸盐沉积和结石形成,减轻肾损害。

10. 用药后每日用水或碳酸氢钠溶液漱口 2~3 次,避免使用商业漱口水,每日用棉质或软毛牙刷刷牙 2~3 次,预防口腔炎(表现为口腔干燥、溃疡、白斑、疼痛、出血和吞咽困难等)的发生;用药期间避免食用含有柠檬酸、辛辣和纹理较粗的食物,以免诱发口腔炎;餐后及时漱口,每日检查患者口腔,出现出血、白斑和溃疡症状时及时报告[34,37]。

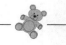

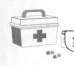

【相互作用】

药物	作用程度	相互作用
地高辛	慎用	地高辛的血药浓度可能减低,治疗效应可能降低
氧氟沙星、左氧氟沙星、环丙沙星	慎用	与抗肿瘤药合用可减少喹诺酮的吸收,喹诺酮的抗菌效应可能降低
甲氨蝶呤	慎用	静脉注射阿糖胞苷与鞘内注射甲氨蝶呤合用会增加严重神经系统不良反应的风险,如头痛、瘫痪、昏迷和卒中样发作
多柔比星	慎用	同用可导致坏死性结肠炎
庆大霉素	关注	在使用庆大霉素治疗肺炎克雷伯菌感染时,应用阿糖胞苷的患者如不迅速出现治疗作用可能需要重新调整抗菌治疗方案
氟胞嘧啶	禁忌	阿糖胞苷可使氟胞嘧啶抗真菌作用失活

【药物相容性】

容器	相容的药物	不相容的药物
Y型管	阿奇霉素、阿米卡星、阿曲库铵、阿昔洛韦、氨苄西林、氨茶碱、昂丹司琼、奥曲肽、苯巴比妥、苯海拉明、丙泊酚、博来霉素、长春新碱、地塞米松、多巴胺、多巴酚丁胺、芬太尼、呋塞米、伏立康唑、氟康唑、甘露醇、肝素、格拉司琼、红霉素、环磷酰胺、甲氨蝶呤、甲泼尼龙、甲硝唑、卡铂、克林霉素、利多卡因、利奈唑胺、两性霉素B脂质体、硫酸镁、罗库溴铵、氯丙嗪、氯化钙、氯化钾、美罗培南、美司钠、门冬酰胺酶、咪达唑仑、米力农、米托蒽醌、纳洛酮、哌拉西林他唑巴坦、哌替啶、葡萄糖酸钙、庆大霉素、去甲肾上腺素、去氧肾上腺素、柔红霉素、瑞芬太尼、三氧化二砷、肾上腺素、舒芬太尼、顺铂、碳酸氢钠、头孢吡肟、头孢呋辛、头孢哌酮、头孢曲松、头孢他啶、头孢唑啉、万古霉素、维库溴铵、西咪替丁、硝酸甘油、亚胺培南西司他丁、亚叶酸钙、伊达比星、依托泊苷、胰岛素、异丙嗪、异丙肾上腺素、异环磷酰胺、右雷佐生、右美托咪定、左氧氟沙星	胺碘酮、地西泮、更昔洛韦
混合管	氨苄西林、阿米卡星、氨茶碱、昂丹司琼、丙泊酚、长春新碱、地塞米松、地西泮、多巴酚丁胺、氟康唑、红霉素、甲硝唑、间羟胺、利巴韦林、氯化钾、米托蒽醌、尿激酶、哌拉西林他唑巴坦、柔红霉素、山莨菪碱、头孢吡肟、头孢呋辛、头孢美唑、头孢哌酮、头孢他啶、头孢唑林、西咪替丁、依托泊苷、异丙嗪、异丙肾上腺素、鱼精蛋白	阿托品、氟尿嘧啶、B族维生素、苯海拉明、东莨菪碱、肝素、华法林、环磷酰胺、甲泼尼龙、硫酸镁、琥珀胆碱、葡萄糖酸钙、青霉素、氢化可的松、庆大霉素、三磷酸腺苷、维生素C、新斯的明、胰岛素

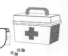

【不良反应】

不良反应	处置方法
骨髓抑制	慎用于已经有骨髓抑制的患者,注意监测外周血细胞及骨髓变化。监测感染指征
神经系统症状	注意监测,嗜睡、惊厥和昏迷症状通常可逆
结膜炎、角膜毒性	预防性局部应用类固醇滴眼剂
心脏症状	用药前监测心功能,包括心电图及心肌酶谱检查
阿糖胞苷综合征	可使用类固醇激素治疗
胃肠道副作用	推荐预防应用镇吐药物
药物过敏	对症处理,停药后多可逆
肿瘤溶解综合征	血尿酸浓度监测,必要时应用抗尿酸药物
呼吸系统症状	治疗期间注意监测肺部影像学变化,注意感染征象
肝功能异常	给药前后注意行肝功能检查
肾脏损害	血肌酐及电解质水平监测[34,37]

【注意事项】

按照 $4.5g/m^2$ 静脉滴注超过 1 小时,每 12 小时 1 次,共 12 次已能引起不可逆中枢神经系统毒性的增加和死亡。无过量解毒药[34]。

【药理作用】

1. 本品是一种抗代谢药物,通过抑制 DNA 聚合酶而起作用。另据报道,少量阿糖胞苷即能与 DNA 和 RNA 产生明显结合。

2. 阿糖胞苷经脱氧胞苷激酶和其他核苷酸激酶代谢生成三磷酸核苷酸,后者为一种有效的 DNA 聚合酶抑制药。阿糖胞苷主要在肝脏迅速被胞苷脱氨基酶脱氨基形成无活性的代谢产物阿糖尿苷。

3. 激酶和脱氨基酶水平的平衡状态可能是决定细胞对阿糖胞苷敏感和耐药的重要因素[34,37]。

【药代动力学】

口服无效,持续静脉滴注可达到相对稳定的血药浓度。

给药途径	分布相半衰期 /min	消除相半衰期 /h
静脉滴注	10~15	2~2.5

鞘内给药时半衰期可延长至 11 小时,在 24 小时内约 90% 以无活性物质形式从肾脏排泄[34]。

【药物贮存】

未配制的产品应在规定的室温下贮藏（15~25℃）[34]。

巯 嘌 呤
Mercaptopurine

【适应证】

可口服用于儿童急性淋巴细胞白血病的治疗[38]。

【用法用量】

急性淋巴细胞白血病：口服，早期强化治疗，50~75mg/（m²·d）；巩固治疗，25mg/（m²·d）[31]。

【注意事项】

1. 过敏者禁用。

2. 下列情况应慎用：骨髓已有显著的抑制现象（白细胞减少或血小板显著降低），并出现相应的严重感染或明显的出血倾向；肝功能损害、胆道疾患者、有痛风病史、尿酸盐肾结石病史者；4~6周内已接受过细胞毒性药物或放射治疗者。用药期间应注意定期检查外周血象及肝、肾功能，每周应随访白细胞计数及分类、血小板计数、血红蛋白1~2次，对血细胞在短期内急剧下降者，应每日观察血象[38]。

【用药监护】

白血病治疗初期可出现高尿酸血症，注意监测肾功能[38]。

【相互作用】

药品名称	相互作用
别嘌醇	抑制巯嘌呤代谢，明显增加巯嘌呤的效能和毒性
肝毒性药物	增加肝毒性

【不良反应】

不良反应	处置方法
骨髓移植	监测血细胞计数，对症处置
肝脏损害	避免合用肝毒性药物，定期监测
消化系统毒性	对症处置
高尿酸血症	必要时口服别嘌醇降低血尿酸[38]

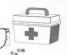

【药理作用】

1. 抑制嘌呤合成途径的细胞周期特异性药物,能竞争性地抑制次黄嘌呤的转变过程,在细胞内活化后方具有活性。

2. 抑制辅酶Ⅰ的合成,减少生物合成 DNA 所必需的脱氧腺苷三磷酸及脱氧鸟苷三磷酸,因而肿瘤细胞不能增殖。

3. 对处于 S 期的细胞较敏感[38]。

【药代动力学】

口服胃肠道吸收不完全,约 50%。广泛分布于体液内。血浆蛋白结合率约为 20%。本品吸收后的活化分解代谢过程主要在肝脏内进行,在肝内经黄嘌呤氧化酶等氧化及甲基化作用后分解为硫尿酸等而失去活性。静脉注射后的半衰期约为 90 分钟,约半量经代谢后在 24 小时即迅速从肾脏排泄,其中 7%~39% 以原型排出[38]。

【药物贮存】

遮光,密封保存[38]。

第三节 其他抗肿瘤药

长 春 瑞 滨
Vinorelbine

【适应证】

用于难治性或复发性霍奇金淋巴瘤、非小细胞肺癌、乳腺癌等[39-41]。

【用法用量】

1. 难治性或复发性霍奇金淋巴瘤 ≥10 岁:静脉滴注,每次 $25mg/m^2$,21 日为 1 个周期,分别在第 1 日、第 8 日各给药 1 次[39]。

2. 非小细胞肺癌及乳腺癌 静脉滴注:推荐剂量为每次 $25~30mg/m^2$,21 日为 1 个周期,分别在第 1 日、第 8 日各给药 1 次,2~3 周为 1 个疗程[40-41]。

【剂量调整】

1. 肝功能不全时应减少用药剂量。

2. 肾功能不全时,应慎重用药[42]。

【给药说明】

1. 药物必须溶于生理盐水,于短时间内(15~20 分钟)静脉滴注,然后静脉滴注生理盐水冲洗静脉。

2. 避免药物接触眼部[42]。

【注意事项】

严重肝功能不全者禁用[42]。

【用药监护】

1. 治疗必须在严密的血液学监测下进行,每次用药前均须检查外周血象。当粒细胞减少时(<2 000/mm³),应停药至血象恢复正常。

2. 输液前确认导管或针头位置,避免药物外渗,外渗可能导致局部组织坏死和/或血栓性静脉炎

3. 注意患者胃肠道功能,长春瑞滨应用可能发生严重和致命麻痹性肠梗阻、便秘等不良反应,建议应用镇吐药物预防化疗引起的恶心或呕吐。

4. 治疗开始前和治疗期间监测肝功能。

5. 药物可能引起感觉和运动神经病变,患者出现感觉异常、低反射等情况,需考虑停药。

6. 长春瑞滨可引起包括严重急性支气管痉挛、间质性肺炎、急性呼吸窘迫综合征在内的肺毒性,需注意监护相关症状及体征[40,42]。

【相互作用】

药品	作用程度	相互作用
西咪替丁	慎用	西咪替丁可通过影响CYP3A4代谢,增加药物在体内的浓度或效应

【不良反应】

1. 血液学毒性

(1)粒细胞减少。

(2)贫血常见,但多为中度。

2. 神经毒性

(1)外周神经毒性:一般限于深腱反射消失,感觉异常少见。长期用药可出现下肢无力。

(2)自主神经毒性:主要表现为小肠麻痹引起的便秘。麻痹性肠梗阻罕见。

3. 胃肠道毒性

(1)便秘。

(2)恶心呕吐常见,程度较轻。

4. 呼吸道毒性

(1)与其他长春花碱相似,本品可引起呼吸困难和支气管痉挛。这些反应可于注药后数分钟或数小时发生。

(2)可见有中度进行性脱发和下颌痛。

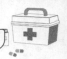

5. 静脉用药外渗可引起局部皮肤红肿甚至坏死[40,42]。

【药理作用】

长春瑞滨为长春碱半合成衍生物,主要通过抑制微管蛋白的聚合,使细胞分裂停止于有丝分裂中期,为细胞周期特异性的药物[42]。

【药代动力学】

静脉给药后,血浆动力学符合三室模型,终末相平均半衰期为40小时,血浆清除率较高,约为每小时0.8L/kg。主要在肝脏代谢与清除,经胆道,从粪便排出[42]。

【药物贮存】

遮光,密闭,在2~8℃保存[42]。

高三尖杉酯碱
Homoharringtonine

【适应证】

各型急性非淋巴细胞白血病,对骨髓增生异常综合征、慢性髓细胞性白血病及真性红细胞增多症等亦有一定疗效[43]。

【用法用量】

1. 儿童常用量　静脉滴注,每日按0.05~0.1mg/kg给药,以4~6日为1个疗程[43]。
2. 急性髓系白血病　根据国家卫生健康委员会颁发的《儿童急性早幼粒细胞白血病诊疗规范(2018年版)》,*PML-RARα*(早幼粒细胞白血病英文全写为 promyelocytic leukemia,缩写为 PML。第15号染色体上的 PML 基因和第17号染色体上的 *RARα* 基因融合后形成 *PML-RARα* 融合基因)阳性的急性髓系白血病,减积治疗:若初诊白细胞或诱导后白细胞 $>10 \times 10^9$/L,可选该药治疗,高三尖杉酯碱,静脉滴注,每日1次,1mg/m^2(使用不超过5日)[44]。

【给药说明】

缓慢滴注,临用时加入5%葡萄糖注射液250~500ml使溶解,稀释500ml的本品滴注时间在3小时以上[43]。静脉滴注速度过快会产生心脏毒性,宜缓慢静脉给药[45]。

【注意事项】

1. 严重或频发的心律失常及器质性心血管疾病患者禁用。
2. 骨髓功能显著抑制或血象呈严重粒细胞减少或血小板减少患者慎用。
3. 肝功能或肾功能损害者慎用。
4. 有痛风或尿酸盐肾结石病史者慎用。
5. 药物可能引起高血糖,糖尿病患者血糖控制不佳者慎用[43,45]。

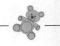

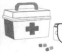

【用药监护】

1. 肝功能或肾功能损害者用药期间应监测肝肾功能。

2. 药物可能引起高血糖,糖尿病血糖控制不佳的患者应注意监测血糖。

3. 本品的骨髓抑制作用,对粒细胞系列的抑制较重,红细胞系列次之,对巨核细胞系列的抑制较轻。用药期间每周应检查白细胞计数及分类、血小板计数及血红蛋白量。

4. 较常见的药物心脏毒性有:窦性心动过速、房性或室性期前收缩、心电图出现 S-T 段变化及 T 波平坦等心肌缺血表现,极少数患者可出现奔马律、程度不一的房室传导阻滞及束支传导阻滞、心房颤动。用药期间应监测心脏体征及心电图。

5. 白血病患者用药期间,大量白血病细胞破坏增多,血中尿酸浓度可能增高,注意监测高尿酸血症的发生[43,45]。

【相互作用】

药品名称	相互作用
蒽环类抗生素	合用可能增加心脏毒性[43]

【不良反应】

不良反应	处置方法
骨髓抑制	监测血液参数,注意感染征象
出血	可能导致脑出血或消化道出血,注意监测血小板计数,注意出血倾向
高血糖	用药期间监测血糖
胃肠道症状	对症处理,提醒患者注意监测
低血压	每次剂量 >3mg/m^2 时,部分患者于用药后 4 小时左右出现,注意监测血压[43,45]

【药物过量】

表现:过量可出现胃肠道症状、牙龈出血、脱发、血小板减少和中性粒细胞减少。

处置:部分症状停药后可逆,过量无特效解毒药,以对症支持为主[45]。

【药理作用】

本品是从三尖杉属植物中提取出的有抗癌作用的生物酯碱,能抑制真核细胞蛋白质的合成,使多聚核糖体解聚,是干扰核糖体功能的抗肿瘤药物,对细胞内 DNA 的合成亦有抑制作用[43]。

【药代动力学】

静脉给药半衰期 3~50 分钟。在体内代谢活跃,主要代谢在肝内进行,但其代谢物尚不明确。经肾脏及胆道排泄,少量经粪便排泄,在排出物中,原型药占三分之一,给药 24 小时内的排出量约占给药总量的 50%[43]。

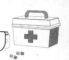

【药物贮存】

遮光,密闭,在阴凉处(不超过 20℃)保存[43]。

门冬酰胺酶
Asparaginase

【适应证】

适用于治疗急性淋巴细胞白血病、急性髓系白血病、急性单核细胞白血病、慢性淋巴细胞白血病、霍奇金淋巴瘤及非霍奇金淋巴瘤、黑色素瘤等。本品对上述各种瘤细胞的增殖有抑制作用,其中对儿童急性淋巴细胞白血病的诱导缓解期疗效最好,有时对部分常用化疗药物缓解后复发的患者也可能有效,但单独应用时缓解期较短,而且容易产生耐药性,故多与其他化疗药物组成联合方案应用,以提高疗效[46]。

【用法用量】

急性淋巴细胞白血病:儿童每日 1 次,剂量 5 000~10 000U/m²,肌内注射或静脉滴注,在急性淋巴细胞白血病不同的治疗阶段,根据化疗计划规定日期给药,与其他化疗药物组成联合方案应用[31]。

【给药说明】

1. 静脉注射前必须用灭菌注射用水或氯化钠注射液加以稀释,每 10 000U 的小瓶稀释液量为 5ml。静脉注射给药时,应经正在静脉注射的氯化钠或葡萄糖注射液的侧管注入,静脉注射的时间不得短于半小时。

2. 静脉滴注法给药,要先用等渗液如氯化钠或 5% 葡萄糖注射液稀释,然后加入氯化钠或 5% 葡萄糖注射液中滴入。

3. 肌内注射,在含本品 10 000U 的小瓶内加入 2ml 氯化钠注射液加以稀释,每个肌内注射部位每次的肌内注射量不应超过 2ml。

4. 不论经静脉或肌内注射,稀释液一定要澄清才能使用,且要在稀释后 8 小时内应用[46]。

【注意事项】

1. 使用该药物的患者必须住院治疗,每次注射前须备有抗过敏反应的药物及抢救器械。

2. 凡首次采用本品或已用过本品但已停药 1 周或以上的患者,须做皮试。皮试液的浓度为 20U/ml,使用 0.1ml 皮试液做皮试,至少观察 1 小时,如有红斑或风团即为皮试阳性反应,必须皮试阴性才能接受治疗。

3. 对本品有过敏史或皮试阳性者禁用。胰腺炎病史或患胰腺炎者禁用。现患水痘、广泛带状疱疹等严重感染者禁用。

4. 糖尿病患者慎用。痛风或肾尿酸盐结石病史者慎用。肝功能不全者慎用。感染患者慎用。既往接受细胞毒性药物治疗或放射治疗患者慎用。

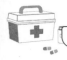

5. 在接受本品治疗的 3 个月内不宜接受活病毒疫苗接种[46]。

【用药监护】

1. 治疗开始前及治疗期间需要随访的项目包括:周围血象、血浆凝血因子,血糖、血清淀粉酶,血尿酸、肝功能、肾功能、骨髓涂片分类、血清钙、中枢神经系统功能等。

2. 从静脉大量补充液体,碱化尿液,口服别嘌醇,以预防白血病或淋巴瘤患者发生高尿酸血症和尿酸性肾病[46]。

3. 门冬酰胺酶注射可发生过敏反应,给药时应在床旁准备抢救药物及器材,给药后应观察 1 小时,必要时给予激素、抗组胺药物、氧气吸入或肾上腺素。使用大肠埃希菌源性门冬酰胺酶过敏的患者,可选择欧文氏菌源性门冬酰胺酶作为替代治疗的选择。发生 3 级以上毒性反应时应停用药物并考虑替代治疗[47]。

4. 胰腺炎发生的机制尚不明确,儿童用药后胰腺炎发生的概率可高达 18%,出现腹痛、呕吐、高淀粉酶血症、高脂血症、查体或影像学诊断与胰腺炎一致时应停药,直到症状缓解及淀粉酶、脂肪酶恢复正常时可恢复用药;出现 4 级毒性,淀粉酶和脂肪酶评估高于上限 3 倍持续三日和 / 或发展到胰腺囊肿时,应永久停止用药。目前有资料证明奥曲肽用于儿童和儿童胰腺炎的治疗可能是安全有效的[48]。对于严重的胰腺炎,可持续性动脉输入蛋白酶抑制剂和应用亚胺培南抗生素。高甘油三酯血症往往是胰腺炎的先兆,因此用药前后应监测血脂[49]。

5. 白血病患者治疗期间出现的内分泌并发症非常常见,由于激素的使用导致胰岛素抵抗而出现的高血糖也可发生在使用门冬酰胺酶的患者身上。门冬酰胺酶相关高血糖在儿童的发生概率在 10%~17%,高血糖的症状一般比较轻微,多为 1~2 级毒性,用药期间监测血糖,高血糖症状可通过静脉补液和胰岛素注射缓解,但关于胰岛素的给药时机尚缺少资料。对于有糖尿病家族史的患者应更加密切关注,并对患者进行积极锻炼和饮食注意的教育。

6. 门冬酰胺酶会引起精神改变,症状包括昏迷、嗜睡、癫痫。对于出现精神状态异常、无法解释的疲劳、嗜睡或癫痫发作的患者,应进行血清氨的监测,并终止用药给予对症支持。

7. 门冬酰胺酶同时影响促凝蛋白和溶栓蛋白,因此会同时提高出血和血栓生成的风险,临床中,血栓的发生更为棘手。儿童门冬酰胺酶相关性血栓的发病率报道在 3%~5%,凝血酶和冷沉淀输注可治疗因凝血因子Ⅲ和纤维蛋白原缺乏导致的血栓性出血事件,对于不紧急的血栓性出血,避免应用新鲜冰冻血浆,由于新鲜冰冻血浆中含有门冬酰胺可能会降低门冬酰胺酶的抗肿瘤作用。出现血栓不良反应后恢复用药的时间应根据临床症状决定,有报道在儿童中,继续用药时可联合应用低分子肝素。

8. 通常在治疗的 2 周内发生肝脏损害,可能出现多种肝功能异常,包括 GOT、GPT、胆红素等升高,用药前后需监测肝功能[50]。

【相互作用】

药品名称	相互作用
泼尼松、长春新碱	增强致高血糖作用,增加毒性,先用上述药物后应用门冬酰胺酶
巯嘌呤、硫唑嘌呤、环磷酰胺、环孢素	提高疗效,可下调上述药物的剂量

续表

药品名称	相互作用
甲氨蝶呤	阻断甲氨蝶呤抗肿瘤作用,应在给甲氨蝶呤9~10日之前应用或在给药后24小时内应用,可避免抑制作用,并可减少甲氨蝶呤对胃肠道和血液系统的不良反应[46,50]

【不良反应】

不良反应	处置方法
过敏反应	严重时停药
神经毒性	疑似可逆性后部白质脑病综合征(posterior reversible encephalopathy syndrome,PRES)时中断治疗并控制血压,密切监测癫痫发作
胰腺炎	一旦发生严重胰腺炎,永久性中断用药。中度胰腺炎,症状好转后可恢复用药
高血糖	监测血糖浓度,必要时给予胰岛素治疗
血栓形成和出血	凝血功能紊乱出现后停止用药,症状缓解后可继续用药
高血氨相关性疲劳	二级以下毒性可继续治疗,高于二级毒性需停药,症状缓解后可继续治疗
高甘油三酯血症	严重时停药,甘油三酯水平恢复后可恢复治疗[46,50]

【药物过量】

表现:成人应用10 000U/m² 有报道肝功能异常及注射时皮疹。

处置:过量应用若出现前述各项不良反应,可针对不良反应对症处置[50]。

【药理作用】

1. 本品是取自大肠埃希菌(*Escherichia*)或欧文氏菌(*Erwinia*)的酶制剂类抗肿瘤药物。能将血清中的门冬酰胺水解为天冬氨酸和氨,门冬酰胺是细胞合成蛋白质所必需的氨基酸。正常细胞有自身合成门冬酰胺的功能,而急性白血病等肿瘤细胞则无此功能,本品导致门冬酰胺急剧缺失时,肿瘤细胞蛋白质合成受障碍、增殖受抑制,细胞大量破坏而不能生长、存活。

2. 干扰细胞DNA、RNA的合成,可能作用于细胞G_1增殖周期中,为抑制G_1期细胞分裂的细胞周期特异性药[46]。

【药代动力学】

途径	$V_d/(L \cdot kg^{-1})$	半衰期/h	达峰时间/h
静脉注射	4~5	39~49	—
肌内注射	4~5	8~30	14~24[46]

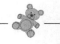

【药物贮存】

遮光、密闭、冷处（2~10℃）保存[46]。

培 门 冬 酶
Pegaspargase

【适应证】

本品可用于儿童急性淋巴细胞白血病患者的一线治疗。与门冬酰胺酶一样，本品一般被用于联合化疗，推荐与长春新碱、泼尼松和柔红霉素联合使用。本品目前尚无单药使用临床研究信息[51]。

【用法用量】

肌内注射或静脉滴注。

体表面积大于 0.6m^2 者，每次 2 500U/m^2，每 2 周 1 次；体表面积小于 0.6m^2 者，每次 82.5U/kg，每 2 周 1 次[52]。

诱导期治疗及延迟强化治疗：每次 2 000~2 500U/m^2，肌内注射，根据化疗计划给药[31]。

【给药说明】

1. 本品冷冻结冰后不能使用。冷冻后药物的外观虽然没有明显的改变，但是药物的活性已经消失。

2. 使用前通过肉眼检查颗粒物质、混浊和变色。如发现溶液中有微粒、混浊、污点，须扔掉该药品[51]。

【注意事项】

1. 本品主要成分为培门冬酶，培门冬酶为门冬酰胺酶与一定数量的活化态聚乙二醇（PEG）5000 通过共价结合而制得的酶制剂。本品所用起始原料门冬酰胺酶生产菌为大肠埃希菌（E. coli）。

2. 以下患者禁用：对培门冬酶有严重过敏史患者。既往使用门冬酰胺酶治疗出现过急性血栓症者。既往使用门冬酰胺酶治疗出现胰腺炎患者。既往使用门冬酰胺酶治疗出现严重出血事件者[51]。

【用药监护】

1. 监护药物过敏反应的发生，出现皮疹、过敏性哮喘、过敏性休克、喉头水肿或肌内注射部位的红肿热痛，立即停药。对速发型的 3~4 级过敏反应首选肾上腺素，对 1~2 级过敏反应可选用抗组胺药。

2. 注意门冬酰胺酶相关胰腺炎的发生，怀疑胰腺炎的腹痛必须做腹部超声、CT 检查或MRI 检查。出现重度胰腺炎应立即停药。

3. 严重血栓现象，包括矢状窦血栓可能发生在培门冬酶给药患者身上。发生时应停止

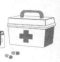

使用该药。

4. 给予培门冬酶的患者或可发生凝血酶原时间延长,部分凝血活酶时间延长,低纤维蛋白原血症等凝血相关现象。给药期及给药后应定期检测相关凝血参数是否超过基线。对于有急性凝血征兆的患者在给药前应用新鲜冷冻的血浆替代凝血因子[31,51]。

【不良反应】

1. 血液　可引起凝血因子 I 水平降低、抗凝血酶活性低致血栓形成、凝血酶原时间(prothrombin time,PT)延长、白细胞减少、血小板减少、全血细胞减少等。

2. 心血管系统　可见高血压、低血压、心动过速、胸痛、感染性心内膜炎。

3. 精神神经系统　约 33% 的患者出现乏力和疲劳,10% 的患者出现思维混乱和定向障碍,另有患者出现头痛、头晕、盗汗、嗜睡、昏迷、情绪不稳定、感觉障碍、癫痫发作和帕金森样症状。

4. 代谢/内分泌系统　高血糖症、低血糖症、低钠血症、高尿酸血症、酸中毒及血氨升高。

5. 胃肠道　恶心、呕吐、腹胀、腹痛、腹泻、便秘以及食欲减退或食欲增强,静脉用药约 50% 的患者出现轻到中度恶心和呕吐,本品可导致胰腺炎。

6. 泌尿生殖系统　血尿素氮和肌酐水平升高、蛋白尿、血尿、尿频等。

7. 肝　血清谷丙转氨酶、谷草转氨酶及胆红素水平升高,可出现黄疸、腹水及低白蛋白血症。肝功能异常大多可恢复,个别患者出现肝功能衰竭。

8. 皮肤　皮肤瘙痒、皮疹、水疱、紫癜、红斑、指甲发白和起皱、脱发等。

9. 呼吸系统　咳嗽、支气管痉挛等。

10. 肌肉骨骼系统　可见关节痛、关节僵硬和肌肉痉挛等。

11. 超敏反应　本品超敏反应主要症状包括支气管痉挛、呼吸困难、关节痛、红斑、硬化、水肿、寒战、发热等。

12. 其他　全身不适、感染以及注射局部疼痛、肿胀和发红[51-52]。

【药物过量】

国外文献报道,三名患者静脉注射 10 000U/m² 后,1 位患者出现轻度氨基转移酶增加;1 位患者在开始注射 10 分钟后出现皮疹,通过使用抗组胺药物和减慢输注速度得到控制;另 1 位患者未出现任何副作用[51]。

【药理作用】

培门冬酶通过选择性耗竭血浆中的门冬酰胺而杀伤白血病细胞。这些白血病细胞由于缺乏门冬酰胺合成酶不能合成门冬酰胺,而需依赖外来的门冬酰胺存活。通过门冬酰胺酶来耗竭血液中的门冬酰胺,可以杀死白血病细胞。而正常细胞由于含有门冬酰胺合成酶,不缺乏门冬酰胺,较少受药物的影响[51]。

【药代动力学】

使用免疫测试法(BA-EIA),在 11 例中国急性淋巴细胞白血病儿童患者(男性 7 人,女性 4 人)中进行了培门冬酶药代动力学研究。在肌内注射 2 500U/m² 培门冬酶注射液(每 2

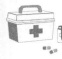

周给药一次,共给药 2 次)后的血清样品中,定量检测培门冬酶浓度,得到血清药物浓度 - 时间曲线,获得相关的药代动力学参数如表 13-3-1[51]:

表 13-3-1　培门冬酶药代动力学参数

给药	t_{max}/h	C_{max}/(U·ml^{-1})	$t_{1/2}$/h	AUC$_{0\sim t}$/(U·h^{-1}·ml^{-1})	AUC$_{(0\sim\infty)}$/(U·h^{-1}·ml^{-1})	MRT/h	V_{ss}/(ml·kg^{-1})	Cls/(ml·h^{-1}·kg^{-1})
第一次给药	89 ± 40	1.3 ± 1.34	157 ± 49	243.805 ± 257.566	313.144 ± 321.821	234.393 ± 58.987	425.089 ± 891.353	1.942 ± 4.131
第二次给药	46 ± 25	2.04 ± 1.97	123 ± 27	373.346 ± 428.809	380.888 ± 438.425	181.127 ± 56.893	286.371 ± 714.757	1.043 ± 2.06

注:t_{max} 表示达峰时间;C_{max} 表示药峰浓度;$t_{1/2}$ 表示生物半衰期;AUC$_{0\sim t}$ 表示 0~t 时间药物 - 时间曲线下面积;AUC$_{(0\sim\infty)}$ 表示;MRT 表示平均滞留时间;V_{ss} 表示稳态时的表观分布容积;Cls 表示全身清除率。

【药物贮存】

遮光、密闭,在 2~8℃保存[51]。

三氧化二砷
Arsenic Trioxide

【适应证】

本品可用于急性早幼粒细胞白血病(acute promyelocytic leukemia,APL)的治疗[53,54]。

【用法用量】

急性早幼粒细胞白血病:儿童常用量为每次静脉滴注 0.15~0.16mg/kg,4 周为 1 个疗程,间歇 1~2 周,也可连续用药[53-54]。

【给药说明】

1. 用 5% 葡萄糖注射液或 0.9% 氯化钠注射液 500ml 溶解稀释后静脉滴注 3~4 小时。

2. 注射后勿存留残余本品以后继续使用[54]。

【注意事项】

严重的肝、肾功能损害者禁用。长期接触砷或有砷中毒者禁用[54]。

【用药监护】

1. 本品为医疗用毒性药品,必须在专科医师指导下使用。

2. 本品检查前需进行心电图、血清内电解质(钾、钙、镁)和肌酐的检查;纠正电解质异常后使用药物;心电图异常者慎用。

3. 本品可引起致命性的维 A 酸 -APL 分化综合征。

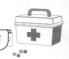

4. 使用本品期间,不宜同时应用延长 Q-T 间期的药物及导致电解质异常的药物[54]。

5. 治疗前进行心电图检查(评估有无 Q-T 间期延长),进行血电解质和肌酐的检查,治疗期间维持血钾离子浓度 >4mmol/L,血镁离子浓度 >18mg/L[55]。

6. 治疗期间,至少每周检查 2 次血电解质、血常规及凝血功能,至少每周监测 1 次心电图。

7. 白细胞过多综合征的监护:在三氧化二砷缓解 APL 的过程中,部分患者出现外周血白细胞增多(为异常中幼粒细胞),此时会引起 DIC 或加重 DIC、纤溶亢进,脑血管栓塞引起脑出血、肺血管栓塞引起呼吸窘迫综合征、浸润症状加重等症状。可酌情选用白细胞单采分离,或应用羟基脲、高三尖杉酯碱、阿糖胞苷等化疗药物。

8. 使用过程中,避免使用含硒药品及食用含硒食品[54]。

【相互作用】

药品名称	作用强度	相互作用
红霉素、阿奇霉素、胺碘酮、氟康唑	禁忌	上述药物和该药物均可延长 Q-T 间期
卡托普利	慎用	该药物和卡托普利通过药效学协同作用增加对方的效应。二者均降低血压,注意监测
氟胞嘧啶	慎用	氟胞嘧啶不宜和骨髓抑制药物同时使用

【药物相容性】

勿将本品与其他药物混合使用[54]。

【不良反应】

不良反应	处置方法
APL 分化综合征	尽早使用地塞米松 10mg,每日 2 次,应用 2 周以上,直至症状解除
Q-T 间期延长	对症处理,治疗期间维持血钾、血镁浓度
胃肠道反应	对症处理
皮肤干燥、面部潮红、手掌角质化	对症处理,可监测指甲、血液、尿液、头发中砷浓度
假性脑瘤	良性颅内压升高,对症处理
神经系统损伤	用药后 10~20 日出现,周围神经炎样症状

其他的不良反应包括体重增加、酸中毒、水和电解质失衡、咳嗽、呼吸困难、肌痛、肌无力、肝损伤、过敏反应、注射部位疼痛、红斑、水肿等,均可对症处理[54]。

【药物过量】

表现:未按规定用法用量引起急性中毒者,表现为砷中毒症状,急性中毒早期常见消化道症状,如恶心、呕吐、腹痛和腹泻,同时可有头痛、眩晕、烦躁、谵妄、中毒性心肌炎、多发性

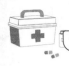

神经炎等,严重者可于中毒后24小时至数日发生循环衰竭而死亡。少见并发症包括肝炎、横纹肌溶解、溶血性贫血、肾衰竭、单侧面神经麻痹、胰腺炎、心包炎、胸膜炎;亚急性中毒时出现多发性神经炎的症状,四肢感觉异常,先是疼痛、麻木,继而无力、衰弱,直至完全麻痹或不全麻痹,出现腕垂、足垂及腱反射消失;慢性中毒多表现为衰弱、食欲减退,偶有恶心、呕吐、便秘或腹泻,可出现白细胞和血小板减少,贫血、脱发、皮肤色素沉着,可有剥脱性皮炎,手掌及足的皮肤过度角化,指甲失去光泽和平整状态,变薄且脆,出现白色横纹,并有肝脏及心肌损害。

处置:急性中毒可用二巯丙醇抢救。若患儿症状明显且有接触史,不需要等待实验室检查结果即可应用螯合剂,静脉补液促进毒物排泄并纠正水和电解质失衡;慢性中毒可给青霉胺治疗,也可给予10%硫代硫酸钠静脉注射,每日1次,每次10~20mg/kg。并注意对症处理[56]。

【药理作用】

三氧化二砷能够引起白血病细胞形态学变化、DNA断裂和细胞凋亡,也可引起早幼粒细胞白血病/维A酸受体融合蛋白(PML-RARα)的损伤和退化[54]。

【药代动力学】

持续2小时静脉滴注10mg三氧化二砷,药代动力学参数如下。

给药途径	达峰时间 /h	稳态血药浓度峰值 /(mg·L^{-1})	分布半衰期 /h	清除半衰期 /h	分布容积 /L
静脉滴注	4	0.94 ± 0.37	0.89 ± 0.29	12.13 ± 3.31	3.83 ± 0.45

静脉给药,组织分布较广,停药时检测组织中砷含量由高到低依次为皮肤、卵巢、肝脏、肾脏、脾脏、肌肉、睾丸、脂肪、脑组织等。停药4周后检测,皮肤中砷含量与停药时基本持平,脑组织中含量有所增加,其他组织中含量均有下降[54]。

【药物贮存】

密闭保存[54]。

替 莫 唑 胺
Temozolomide

【适应证】

本品可用于复发或进展的恶性胶质瘤[57]、难治性或复发的神经母细胞瘤[58]的治疗。

【用法用量】

1. ≥3岁儿童复发或进展的恶性胶质瘤　口服,推荐剂量是每日200mg/m²,共5日,每28日为1个周期,对于以前曾接受化疗的患儿,本品起始剂量是每日150mg/m²,共5日,如

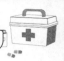

果没有出现毒性,下个周期剂量增至每日 $200mg/m^2$[57]。

2. 儿童及青少年难治性或复发的神经母细胞瘤 口服,每次 $100mg/m^2$,连用 5 日,每 21 日为 1 个周期。联合伊立替康给药,在伊立替康给药前 1 小时服药,治疗周期每 3 周重复 1 次,最多用药 6 个周期[58]。

【给药说明】

1. 食物会影响药物的吸收,应空腹(进餐前至少 1 小时)服用本品。

2. 服用本品前后可使用镇吐药。如果服药后出现呕吐,当日不能服用第二剂。不能打开或咀嚼本品,应用一杯水整粒吞服。

3. 如果胶囊有破损,应避免皮肤或黏膜与胶囊内粉状内容物接触。建议给予口服药时戴单层手套,避免接触药物[57]。

【用药监护】

1. 对替莫唑胺过敏者禁用。严重骨髓抑制患者禁用。因代谢产物相同,对达卡巴嗪过敏者禁用。

2. 部分制剂含有乳糖,患有遗传性半乳糖不耐受、乳糖酶缺乏的患者,不应服用。

3. 密切观察替莫唑胺治疗的全部患者发生卡氏肺囊虫性肺炎的可能性,特别是接受类固醇治疗的患者。

4. 监测肝功能变化,使用本品进行治疗前,必须进行基线肝功能检查。如果基线肝功能异常,医师需进行风险获益评估。

5. 镇吐治疗 新诊断患者,在开始接受替莫唑胺合并治疗前,建议采用镇吐药预防,单药治疗期间,极力建议采用镇吐药预防,神经胶质瘤复发或进展的患者,在以前治疗中出现过重度呕吐的患者需要镇吐药治疗。

6. 监测全血细胞计数,该药物使用会出现骨髓抑制,包括持续的全血细胞计数降低,可能会导致再生障碍性贫血。

7. 必须符合以下实验室参数才能用药:$ANC \geq 1.5 \times 10^9/L$ 和血小板计数 $\geq 100 \times 10^9/L$。第 22 日(首剂后 21 日)或距离这一日的 48 小时内进行全血细胞计数,此后每周 1 次,直至 $ANC \geq 1.5 \times 10^9/L$ 和血小板计数 $\geq 100 \times 10^9/L$。如果任何一个周期内的 $ANC < 1.0 \times 10^9/L$ 或血小板计数 $< 50 \times 10^9/L$,下个周期剂量降低一个水平。剂量水平包括 $100mg/m^2$、$150mg/m^2$ 和 $200mg/m^2$。推荐的最低剂量为 $100mg/m^2$[57]。

【相互作用】

药品	作用程度	相互作用
氟胞嘧啶	慎用	氟胞嘧啶不宜和骨髓抑制药物同时使用

【不良反应】

不良反应	处置方法
恶心、呕吐	建议在给药前给予镇吐药预防

续表

不良反应	处置方法
头痛、倦怠	对症处理
骨髓抑制	剂量限制性不良反应,通常在治疗的第 1 个周期发生,不累积
口腔念珠菌病、感染、食欲减退、脱发、皮疹	对症处理[57]

【药物过量】

表现:药物过量可致使全血细胞计数减少、发热、多器官衰竭和死亡。

处置:应进行血液学评价,必要时应采取支持性措施[57]。

【药理作用】

本品为具有抗肿瘤活性的烷化剂,在体循环生理 pH 下,迅速转化为活性产物,通过甲基化加成物的错配修复,发挥细胞毒作用[57]。

【药代动力学】

群体分析表明本品血浆清除率与年龄、肾功能或吸烟无关。儿科患者的 AUC 高于成人,但每周期最大耐受剂量都是 $1\,000mg/m^2$。

给药途径	达峰时间 /h	表观分布容积 /(L·kg^{-1})	$t_{1/2}$/h
口服	0.5~1.5	0.4	1.8

可迅速通过血 - 脑屏障,进入脑脊液。本品蛋白结合率低(10%~20%),口服 24 小时后,尿内的原型药占剂量的 5%~10%,其余以代谢物形式排泄到尿中[57]。

【药物贮存】

2~25℃保存[57]。

托 泊 替 康
Topotecan

【适应证】

用于神经母细胞瘤及尤因肉瘤的治疗[59-61]。

【用法用量】

1. 神经母细胞瘤高危组　静脉滴注,每日 1 次,每次 $1.2mg/m^2$,连用 5 日,根据化疗计划确定给药时间[60]。

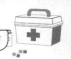

2. 尤因肉瘤　静脉滴注,每日 1 次,每次 1.5~2.0mg/m²,连用 2 日,静脉滴注 3 小时以上,根据化疗计划确定给药时间[61]。

【给药说明】

1. 每瓶托泊替康(1mg)先用 1.1ml 无菌注射用水溶解;在使用前,按推荐剂量抽取适量体积的药物溶液,用 0.9% 氯化钠注射液或 5% 葡萄糖注射液再次稀释,得到浓度为 25~50μg/ml 的溶液。

2. 由于本品不含抗菌防腐剂,配制后的溶液应立即使用。配制好的盐酸托泊替康注射液在 30℃ 以下、不避光可稳定保存 24 小时[62]。

【注意事项】

有对托泊替康和 / 或其辅料严重过敏反应的病史者禁用[62]。

【用药监护】

1. 血液系统毒性与剂量相关,要定期监测全血细胞计数,包括血小板计数。本品仅用于有一定骨髓储备的患者,即在接受化疗前,患者的基础中性粒细胞数需高于 1 500 个 /mm³,血小板数需高于 100 000 个 /mm³。

2. 托泊替康引起的中性粒细胞减少可引起中性粒细胞减少性结肠炎。托泊替康的临床试验中报告有中性粒细胞减少性结肠炎所致的死亡。有发热、中性粒细胞减少和相应腹痛体征的患者中,应当考虑中性粒细胞减少性结肠炎的可能性。

3. 有与托泊替康相关的弥漫性实质性肺疾病(diffuse parenchymal lung disease,DPLD)的报道(罕见,1/10 000 到 1/1 000),有些可危及生命。患者同时伴有的危险因素包括间质性肺疾病(interstitial lung disease,ILD)病史、肺纤维化、肺癌、肺部放疗和使用肺毒性药物和 / 或集落刺激因子。应该注意患者出现的提示 ILD 的肺部表现(例如,咳嗽、发热、呼吸困难和 / 或缺氧),如果确定新发间质性肺疾病的诊断,应该停止托泊替康用药[62]。

【不良反应】

1. 感染　伴有中性粒细胞减少性败血症或发热 / 感染。

2. 新陈代谢和营养失调　畏食。

3. 神经系统　头痛。

4. 呼吸、胸和纵隔　呼吸困难、咳嗽。

5. 胃肠道系统　恶心、呕吐、腹泻、便秘、腹痛、口腔炎。

6. 皮肤　脱发、皮疹。

7. 全身和给药部位　疲劳、发热、疼痛、无力。

8. 血液系统　骨髓抑制、中性粒细胞减少、血小板减少、贫血[62-63]。

【药物过量】

药物过量的主要并发症为骨髓抑制,与已知的托泊替康不良反应一致。另外,还有报道药物过量之后出现氨基转移酶升高和黏膜炎[62]。

【药理作用】

托泊替康为半合成的喜树碱衍生物，是一种具有抑制Ⅰ型DNA拓扑异构酶活性作用的抗肿瘤药物。Ⅰ型DNA拓扑异构酶可使DNA螺旋松解，从而在DNA复制中起重要作用。托泊替康通过与Ⅰ型DNA拓扑异构酶和松开的DNA链形成的共价复合物结合，从而阻碍断裂的DNA单链的重新连接。托泊替康抑制Ⅰ型DNA拓扑异构酶后对细胞产生的后继影响是诱导DNA蛋白质单链的断裂[62]。

【药代动力学】

托泊替康在肿瘤患者中进行药代动力学评估的剂量范围为0.5~1.5mg/m²，输注时间是30分钟，每日1次，共5日。托泊替康表现为多级药代动力学特征，终末半衰期2~3小时。曲线下面积与剂量增加基本成正比。托泊替康的分布容积很大，约为132L，约为全身总液体量的3倍。托泊替康灭活的主要途径是可逆性pH依赖的开环过程，转变为无活性的羧酸盐形式。代谢产物占托泊替康总排泄量的10%以下。托泊替康在体外不抑制人细胞色素P450酶CYP1A2、CYP2A6、CYP2C8/9、CYP2C19、CYP2D6、CYP2E、CYP3A或CYP4A，也不抑制人二氢嘧啶脱氢酶或黄嘌呤氧化酶。

在儿科患者中，对托泊替康在儿童中的药代动力学进行了研究，受试者用接受24小时连续滴注2~7.5mg/m²或者72小时连续滴注0.75~1.95mg/(m²·d)的托泊替康。两个研究中，清除率与用相同给药方案的成人中的清除率相似[62]。

【药物贮存】

30℃以下、遮光、密封保存[62]。

伊立替康
Irinotecan

【适应证】

用于儿童及青少年横纹肌肉瘤的治疗[64]。

【用法用量】

中高危组化疗方案Ⅵ（长春新碱＋伊立替康）：伊立替康50mg/m²，d1~5，长春新碱后静脉滴注90分钟，单次最大量≤100mg/d[64]。

【给药说明】

1. 可用0.9%氯化钠注射液、5%葡萄糖注射液稀释，终浓度0.12~2.8mg/ml。滴注时间大于90分钟。

2. 输注液在2~8℃条件下贮藏时间不应超过24小时，或在室温条件（25℃）贮藏时间不超过6小时。

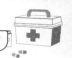

3. 推荐用药前(输注本品前至少 30 分钟)先给予镇吐药[65]。

【注意事项】

1. 慢性炎性肠病和/或肠梗阻者禁用。

2. 高胆红素血症的患者伊立替康的清除率下降,血液毒性的风险增加。胆红素超过正常值上限的 3 倍者禁用。

3. 严重骨髓抑制者禁用。

4. 生命质量评分 ECOG-Zubrod-WHO 功能状态评分标准(Performance status,PS)>2 分者禁用[65]。

【用药监护】

1. 应用本品前要密切监测白细胞计数及分类、血红蛋白和血小板计数。在每次用药前、每月或有临床指征时监测肝功能。

2. 注意防止外渗,静脉滴注部位要注意观察是否有炎症发生。一旦发生外渗,用无菌水冲洗并推荐给予冰敷。

3. 使用化疗药物的患者应避免接种活疫苗,可以接种死疫苗,但是可能会减弱疫苗的疗效。

4. 某些制剂含有山梨糖醇,所以不适用于有遗传性果糖不耐受症的患者。

5. 不推荐预防性应用粒细胞刺激因子。

6. 输注本品时要监测患者是否出现胆碱能效应,并准备好阿托品以及时给予对症治疗。胆碱能综合征:患者可能出现鼻炎、流涎增多、瞳孔缩小、流泪、出汗、潮红和可引起腹部痉挛或早发性腹泻的肠蠕动亢进等症状。这些症状在静脉滴注的同时或结束后短时间内发生。

7. 告知患者出现下列任一情况,必须向医师咨询:第一次腹泻,24 小时内无法控制腹泻,呕吐,发热或感染征象,脱水症状如身体衰弱、轻度头晕或头昏,血便或黑便,因恶心、呕吐而不能摄入液体。告知患者有脱发的可能[65-66]。

【相互作用】

药品	作用程度	相互作用
胺碘酮、氟康唑	慎用	上述药物可通过影响 CYP3A4 代谢降低该药物的浓度或效应
红霉素	慎用	红霉素可通过 P 糖蛋白(MDR1)外排转运子增加该药物的浓度或效应
环孢素	慎用	环孢素通过影响 CYP3A4 代谢增加该药物的浓度或效应。环孢素通过 P 糖蛋白外排转运子增加该药物的浓度或效应
西咪替丁、伊马替尼	慎用	上述药物可通过影响 CYP3A4 代谢,增加该药物在体内的浓度或效应
氟胞嘧啶	慎用	氟胞嘧啶不宜和骨髓抑制药物同时使用

【药物相容性】

容器	相容的药物	不相容的药物
Y 型管	阿奇霉素、阿糖胞苷、氨苄西林、氨苄西林舒巴坦、氨茶碱、胺碘酮、昂丹司琼、奥曲肽、奥沙利铂、苯巴比妥、顺阿曲库铵、博来霉素、地高辛、地塞米松、多巴胺、多巴酚丁胺、多柔比星、多柔比星脂质体、厄他培南、芬太尼、酚妥拉明、伏立康唑、氟康唑、甘露醇、肝素、红霉素、环磷酰胺、甲硝唑、间羟胺、卡铂、卡泊芬净、克林霉素、利多卡因、利奈唑胺、硫酸镁、罗库溴铵、氯化钙、琥珀胆碱、氯化钾、美罗培南、美司钠、咪达唑仑、米力农、纳洛酮、哌替啶、葡萄糖酸钙、庆大霉素、去甲肾上腺素、柔红霉素、柔红霉素脂质体、瑞芬太尼、肾上腺素、舒芬太尼、顺铂、碳酸氢钠、头孢呋辛、头孢他啶、头孢唑林、万古霉素、维库溴铵、西咪替丁、硝酸甘油、亚胺培南西司他丁、亚叶酸钙、伊达比星、依托泊苷、异丙嗪、异丙肾上腺素、右雷佐生、左氧氟沙星	阿昔洛韦、苯妥英钠、地西泮、呋塞米、氟尿嘧啶、更昔洛韦、甲泼尼龙、两性霉素 B 脂质体、氯丙嗪、氯霉素、哌拉西林他唑巴坦、头孢吡肟、头孢曲松、硝普钠、右美托咪定
混合管		表柔比星

【不良反应】

不良反应	处置方法
胆碱能综合征（早发型腹泻）	静脉注射或皮下注射 0.25~1mg（总剂量 <1mg/d）的阿托品（除外禁忌证）
迟发型腹泻	给予盐酸洛哌丁胺治疗，出现脱水要补充电解质和水。洛哌丁胺不能预防腹泻，不能作为预防用药
中性粒细胞减少	出现中性粒细胞减少的并发症应及时给予抗生素治疗，并不需要常规给予粒细胞刺激因子治疗
结肠炎 / 肠梗阻	发生肠梗阻应及时接受抗生素治疗
超敏反应	对症处理[65-66]

【药物过量】

表现：过量可导致严重中性粒细胞减少和严重腹泻。

处置：无专用解毒剂，应支持呼吸和循环系统功能，为防止腹泻引起的脱水应给予最佳对症支持治疗，并治疗所有感染并发症[65]。

【药理作用】

1. 伊立替康和它的活性代谢产物 SN-38 结合到 I 型 DNA 拓扑异构酶 -DNA 复合物上，阻止断裂的单链再链接。其细胞毒作用是由于 DNA 双链的破坏，哺乳动物细胞不能有效地修复这种双链的破坏。

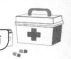

2. 盐酸伊立替康是乙酰胆碱酯酶的非竞争性抑制剂,该特性与用药后出现的胆碱能综合征相关[65]。

【药代动力学】

本品静脉注射后,大部分迅速转化为活性代谢产物 SN-38,其消除呈三相,分布相半衰期约为 6 分钟,消除相半衰期为 2.5 小时,终末相半衰期为 16.5 小时。药物主要经胆道排泄,代谢途径是与葡糖醛酸结合,24 小时尿中排泄量仅为 0.1%~0.2%[66]。

【药物贮存】

避光,30℃以下保存,不可冷冻[65]。

达 沙 替 尼
Dasatinib

【适应证】

用于治疗对伊马替尼耐药或不耐受的费城染色体(Philadelphia chromosome)阳性(Ph+)急性淋巴细胞白血病(acute lymphoblastic leukemia,ALL)[31]、慢性髓细胞性白血病(chronic myelogenous leukemia,CML)慢性期的患者[67]。

【用法用量】

口服,每日 1 次。

1. 新诊断的费城染色体阳性(Ph+)急性淋巴细胞白血病(ALL)[31] 80mg/(m² · d)。

2. 初诊的慢性髓细胞性白血病,慢性期中、高危患儿的初始治疗[67-68] 60mg/(m² · d),总剂量≤100mg/d。

【给药说明】

1. 不建议增加剂量。每隔 3 个月根据体重重新计算剂量。

2. 每日服药时间应保持一致,早上或晚上均可。

3. 片剂不得压碎或切割,必须整片吞服。

4. 本品可与食物同服或空腹服用。

5. 避免与葡萄柚汁同服[69]。

【注意事项】

对达沙替尼或任何一种辅料过敏的患者,禁用本品[69]。

【用药监护】

1. 出现或可能出现 Q-Tc 延长者慎用,包括低钾血症或低镁血症的患者、先天性 Q-T 间期延长综合征的患者、正在服用抗心律失常药物或其他可能导致 Q-T 间期延长药物的患者,以及接受累积高剂量蒽环类药物治疗的患者。

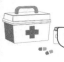

2. 部分片剂中含有乳糖,患有罕见的遗传性半乳糖耐受不良、Lapp 乳糖酶缺乏症或葡萄糖 - 半乳糖吸收不良的患者不应服用本品。

3. 治疗会伴随有贫血、中性粒细胞减少症和血小板减少症发生。因此治疗前 2 个月内应每周进行一次全血细胞计数,随后每月一次,或在有临床指征时进行。骨髓抑制通常都是可逆的,通过暂时停用达沙替尼或降低剂量即可。

4. 密切监测血小板计数。谨慎服用抑制血小板功能的药物或抗凝血药。

5. 达沙替尼的治疗会伴有体液潴留,需注意患者用药后出现的水肿症状。常规处理方法是支持治疗,包括利尿药和短期的激素治疗。

6. 开始达沙替尼治疗前,应评估患者是否有潜在心肺疾病的症状和体征。如果确诊了肺动脉高压,应永久停用达沙替尼。

7. 需监护患者的心功能,如出现心功能不全的症状或体征,应暂停达沙替尼用药[69]。

【相互作用】

药品名称	相互作用
CYP3A4 强效抑制剂(伊曲康唑、红霉素、克拉霉素等)	可增加达沙替尼的血药浓度,需减少达沙替尼的用量并严密监测。不推荐全身给予 CYP3A4 强抑制剂
CYP3A4 强效诱导剂(利福平等)、H$_2$ 受体拮抗剂或质子泵抑制剂(法莫替丁、奥美拉唑)、抗酸药(氢氧化铝、氢氧化镁等)	降低达沙替尼的血药浓度[69]

【不良反应】

1. 非常常见的不良反应　感染(细菌性、病毒性、真菌性、非特异性感染)、头痛、出血、胸腔积液、呼吸困难、咳嗽、腹泻、呕吐、恶心、腹痛、皮疹、肌肉骨骼疼痛、体液潴留、疲劳、浅表性水肿、发热。

2. 常见的不良反应　败血症、肺炎(细菌性、病毒性和真菌性肺炎)、上呼吸道感染 / 炎症、疱疹病毒感染、小肠结肠炎感染、发热性中性粒细胞减少症、全血细胞减少、畏食症、食欲障碍、高尿酸血症、抑郁、失眠、神经疾病(包括周围神经疾病)、眩晕、味觉障碍、嗜睡、视力障碍(包括视觉障碍和视敏度降低)、干眼、耳鸣、充血性心衰 / 心功能不全、心包积液、心律失常(包括心动过速、心悸)、高血压、面红、肺水肿、肺动脉高压、肺浸润、肺炎、胃肠道出血、大肠炎(包括中性粒细胞减少性大肠炎)、胃炎、黏膜炎症(包括黏膜炎 / 口腔炎)、消化不良、腹胀、便秘、口腔软组织疾病、关节痛、肌痛、肌肉炎症、肌肉骨骼僵硬、无力、疼痛、胸痛、全身水肿、寒冷、体重变化、挫伤。

3. 不常见的不良反应　肿瘤溶解综合征、过敏症(包括结节性红斑)、焦虑、精神错乱状态、情感不稳定、中枢神经系统出血、晕厥、颤动、健忘症、结膜炎、眩晕、心肌梗死、心电图 Q-T 间期延长、心包炎、室性心律失常(包括室性心动过速)、心绞痛、心脏扩大、低血压、血栓性静脉炎、支气管痉挛、哮喘、胰腺炎、上消化道溃疡、食管炎、腹水、肛裂、吞咽困难、肝炎、胆囊炎、胆汁淤积、急性发热性嗜中性皮肤病、色素沉着、脂膜炎、大疱、指甲疾病、手足红肿疼痛综合征、横纹肌溶解、肾衰、尿频、蛋白尿、男性乳腺发育、月经不调、温度不耐受、血肌酸激

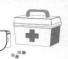

酶升高。

4. 罕见的不良反应　低白蛋白血症、红细胞发育不全、脑血管意外、短暂性缺血性发作、惊厥、肺源性心脏病、心肌炎、急性冠脉综合征、网状青斑、急性呼吸窘迫综合征、肌腱炎[69]。

【药理作用】

达沙替尼属于蛋白激酶抑制剂,可抑制 Bcr/Abl 激酶和 SRC 家族激酶以及许多其他选择性的致癌激酶,包括 c-KIT、肝配蛋白(ephrin,EPH)受体激酶和血小板衍生生长因子(platele derived growth factor,PDGF)β 受体。体外研究中,达沙替尼在表达各种伊马替尼敏感和耐药疾病的白血病细胞系中具有活性。这些非临床研究的结果表明,达沙替尼可以克服由下列原因导致的伊马替尼耐药:Bcr/Abl 过表达、Bcr/Abl 激酶区域突变、激活包括 SRC 家族激酶(LYN,HCK)在内的其他信号通道,以及多药耐药基因过表达。此外,达沙替尼可在次纳摩尔(subnanomolar)浓度下抑制 SRC 家族激酶[69]。

【药代动力学】

达沙替尼口服半衰期为 5~6 小时,具有较大的表观分布容积(2 505L),表明该药物可以广泛地分布于血管外。体外试验表明,达沙替尼在临床相关的浓度下与血浆蛋白结合率大约为 96%。在人体被广泛地代谢,有多个酶参与了代谢产物的形成。CYP3A4 是主要负责达沙替尼代谢的酶。该药主要通过粪便清除,大部分是以代谢产物的形式。达沙替尼及其代谢产物很少通过肾脏清除[69]。

【药物贮存】

遮光,密封,常温(10~30℃)保存[69]。

第四节　抗肿瘤辅助药

美 司 钠
Mesna

【适应证】

预防环磷酰胺、异环磷酰胺等药物的泌尿道毒性。本品的保护作用只限于泌尿系统的损害。美司钠不能预防所有患者的出血性膀胱炎,对血小板减少引起的血尿无效。对于环磷酰胺或异环磷酰胺出现的其他毒性,美司钠不能起到预防作用[70]。

【用法用量】

本品常用量为环磷酰胺、异环磷酰胺剂量的 20%,静脉注射或静脉滴注,给药时间为 0 小时(用细胞抑制剂的同一时间)、4 小时后及 8 小时后的时段,共 3 次。对儿童投药应较频繁（例如 6 次）及在较短的间隔时段（例如 3 小时）为宜[70]。

【用药监护】

1. 自身免疫功能紊乱的患者使用本品发生过敏反应的病例较肿瘤患者为多。

2. 应用美司钠可能出现过敏反应或皮肤毒性，可能在第一次接触或治疗几个月后发生。

3. 用药后需监测晨尿中是否出现血尿，治疗过程中应充分水化[70-71]。

【药物相容性】

在试管实验中，与顺铂及氮芥不相容[70]。

【不良反应】

可见皮肤与黏膜的过敏反应、低血压、心率加快、短暂 GPT 及 GOT 升高、发热、恶心、呕吐、痉挛性腹痛、腹泻、疼痛、肢体痛、血压降低、心动过速、皮肤反应、抑郁、疲倦、虚弱、注射部位静脉刺激[72]。

【药理作用】

环磷酰胺类化疗药在体内产生的丙烯醛和 4- 羟基代谢物对泌尿道有一定的毒性。本品可与丙烯醛的双链结合，形成稳定的硫醚化合物；另外，本品可减低尿中 4- 羟基代谢产物的降解速度，形成一种相对稳定的 4- 羟基环磷酰胺或 4- 羟基异环磷酰胺与美司钠缩合而成的物质，此物质对膀胱无毒性[71]。

【药代动力学】

静脉注射半衰期为 1.5 小时，主要分布于肾脏，并可迅速在组织中转化为无生物活性的二硫化物，经肾小球滤过后，在肾小管上皮又转变成巯乙磺酸钠。本品吸收后立即开始代谢，并于 8 小时内大部分清除。24 小时内约有 80% 的药物从尿中排泄[70]。

【药物贮存】

遮光，密闭保存[70]。

右 雷 佐 生
Dexrazoxane

【适应证】

本品可减少蒽环类药物引起的心脏毒性的发生率和严重程度[73]。

【用法用量】

推荐在第 1 次使用蒽环类药物前联合使用右雷佐生，与蒽环类药物的剂量比见表 13-4-1。

表 13-4-1　右雷佐生与蒽环类药物推荐剂量比

药物	剂量比
右雷佐生：多柔比星（DZR：ADM）	20：1
右雷佐生：柔红霉素（DZR：DNR）	20：1
右雷佐生：表柔比星（DZR：EPI）	10：1
右雷佐生：米托蒽醌（DZR：MIT）	50：1
右雷佐生：多柔比星脂质体（DZR：PLD）	10：1

　　该药物在儿童应用的资料有限，有文献应用的经验，其中用量按照右雷佐生：多柔比星剂量 10：1 给药[72,74]。

【给药说明】

　　1. 右雷佐生必须在蒽环类药物用药前给予。

　　2. 为避免注射部位出现血栓性静脉炎，不得在乳酸钠溶液稀释之前输注。

　　3. 药物通常配有 0.167mol/L 乳酸钠注射液（25ml：0.468g）作为专用溶剂。

　　4. 每 250mg 药物需用 25ml 专用溶剂配成 10mg/ml 溶液，缓慢静脉注射或转移到输液袋内，快速静脉滴注，30 分钟内滴完，滴完后即刻给予蒽环类药物。

　　5. 用专用溶剂配制的药物，可进一步用 5% 葡萄糖注射液或 0.9% 氯化钠注射液稀释成浓度为 1.3~5.0mg/ml 溶液，移入输液袋，该输液在室温 15~30℃或冷藏 2~8℃只能保存 6 小时[73]。

【注意事项】

　　不含有蒽环类药物的化学治疗禁用[73]。

【用药监护】

　　1. 本品的粉末或溶液接触到皮肤和黏膜，应立即用肥皂和水彻底清洗。

　　2. 右雷佐生可以引起轻微的骨髓抑制，由于总是和细胞毒性药物合并使用，可以增加化疗药物的骨髓抑制作用，因此需对用药患者经常进行全血检查。

　　3. 有报道长期口服丙亚胺的患者可以继发恶性肿瘤，右雷佐生为丙亚胺的右旋体，用药时注意患者的肿瘤进展情况。英国药品和健康产品管理局（Medicines and Healthcare Products Regulatory Agency，MHRA）曾发表过右雷佐生与儿童继发恶性肿瘤风险升高相关的信息[73]。有文献报道在霍奇金淋巴瘤患儿中开展的 2 项临床试验中，有 6 例使用右雷佐生的患儿出现了急性髓系白血病或骨髓增生异常综合征[75]。

　　4. 药物外渗可能会引起血栓性静脉炎，出现外渗需及时停药处置。

　　5. 该药物对接受蒽环类药物化疗的患者具有心脏保护作用，是预防心脏毒性，而非用于治疗蒽环类药物导致的心衰、心肌病等[73]。

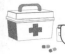

【 相互作用 】

药品	作用程度	相互作用
氟胞嘧啶	慎用	氟胞嘧啶不宜和骨髓抑制药物同时使用

【 药物相容性 】

容器	相容的药物	不相容的药物
Y 型管	阿米卡星、阿奇霉素、阿曲库铵、阿糖胞苷、氨苄西林、胺碘酮、昂丹司琼、奥曲肽、苯巴比妥、苯海拉明、表柔比星、博来霉素、长春新碱、醋酸钾、地高辛、地塞米松、多巴胺、多柔比星、多柔比星脂质体、厄他培南、放线菌素 D、芬太尼、酚妥拉明、伏立康唑、氟康唑、氟尿嘧啶、甘露醇、肝素、红霉素、环磷酰胺、甲硝唑、间羟胺、卡铂、卡泊芬净、克林霉素、利多卡因、利奈唑胺、利妥昔单抗、罗库溴铵、氯丙嗪、氯化钾、美罗培南、美司钠、门冬酰胺酶、咪达唑仑、米力农、纳洛酮、哌拉西林他唑巴坦、哌替啶、葡萄糖酸钙、庆大霉素、去甲肾上腺素、柔红霉素、瑞芬太尼、肾上腺素、舒芬太尼、顺铂、碳酸氢钠、头孢呋辛、头孢曲松、头孢噻肟、头孢他啶、头孢西丁、头孢唑林、托泊替康、万古霉素、维库溴铵、西咪替丁、硝普钠、硝酸甘油、亚胺培南西司他丁、亚叶酸钙、伊达比星、伊立替康、依托泊苷、胰岛素、异丙嗪、异丙肾上腺素、异环磷酰胺	阿昔洛韦、氨茶碱、苯妥英钠、地西泮、多巴酚丁胺、呋塞米、更昔洛韦、磺胺甲噁唑甲氧苄啶、甲氨蝶呤、甲泼尼龙、两性霉素 B 脂质体、头孢吡肟

【 不良反应 】

不良反应	处置方法
骨髓抑制	对症处理
注射部位疼痛	出现药物外渗及时停药处理[73]

【 药物过量 】

对于心脏保护性实验中的右雷佐生用量最大为 1 000mg/m^2,每周 3 次,未见过量症状。可用常规的腹膜和血液透析方法来处置右雷佐生过量。怀疑过量患者可采取支持疗法,改善骨髓抑制和控制病情,处理应包括控制感染、体液调节及补充必需的营养[73]。

【 药理作用 】

本品为乙二胺四乙酸(ethylenediaminetetra-acetic acid,EDTA)的环状衍生物,容易穿透细胞膜,实验研究表明,右雷佐生在细胞内转变为开环螯合剂,干扰铁离子中介的自由基形成,从而对抗蒽环类抗生素产生的心脏毒性起到保护作用[73]。研究还显示右雷佐生在无铁无酶的情况下,本身就有清除自由基和抗氧化的作用[76]。

【药代动力学】

途径	表观分布容积 /(L/m²)	清除半衰期 /h	血浆清除率 /(L·h⁻¹·m⁻²)
静脉注射	25	21~25	6.25~7.88

主要由尿排泄,体外试验证明右雷佐生不与血浆蛋白结合[73]。

【药物贮存】

遮光,密闭,低温(2~8℃)保存[73]。

环 孢 素
Ciclosporin

【适应证】

已确认的适应证有预防异体移植物的排斥反应、内源性葡萄膜炎、银屑病、异位性皮炎、类风湿关节炎及肾病综合征等[77-78]。

【用法用量】

下列口服推荐剂量为微乳化剂型。

1. 移植　大部分病例推荐口服治疗。仅在特殊情况下采用静脉滴注,建议剂量相当于口服剂量的 1/3。之后应尽快转为口服治疗。

(1)器官移植:手术前 12 小时开始治疗,每日口服 10~15mg/kg,分 2 次给药。维持至术后 1~2 周。依据血药浓度逐渐减至每日口服 2~6mg/kg,分 2 次口服。

与其他免疫抑制剂合用作为三联或四联用药的一部分时,开始用量为每日口服 3~6mg/kg,分 2 次口服(静脉滴注每日 1~2mg/kg)。肾移植患者每日口服 3~4mg/kg 的较低剂量时,可因环孢素血药浓度低于 50~100ng/ml 而发生排斥反应的危险。

(2)骨髓移植:应于移植前一日开始治疗,初期最好采用静脉滴注,每日 3~5mg/kg,最多 2 周。之后改为口服,每日 12.5~15mg/kg,维持剂量每日 12.5mg/kg,分 2 次口服,最好持续 6 个月。随后逐渐减量,直至移植 1 年后停药。胃肠道疾病可减少药物吸收,需加大剂量或静脉滴注。

部分患者在停用环孢素后可能发生移植物抗宿主病(graft versus host disease,GVHD),但通常对再次用药反应良好。此时首次口服负荷剂量 10~12.5mg/kg,然后每日服用之前适宜的维持剂量。治疗慢性轻度 GVHD 时,宜用较小剂量。

2. 非移植　一般原则:①治疗期间定期评估肾功能,以便实时对剂量进行调整,详见用药监护;②仅可使用口服给药途径,暂无非肠道给药经验;③每日总剂量不应超过 5mg/kg(可致视力丧失的内源性葡萄膜炎及肾病综合征的患儿除外);④依个体决定最低有效且耐受性良好的维持剂量;⑤给定时间内未有理想疗效或有效剂量超过已确定的安全性指南,应停用。

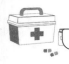

（1）内源性葡萄膜炎：开始剂量为每日 5mg/kg，分 2 次口服，直至炎症缓解、视力改善；疗效不显著者短期可增至每日 7mg/kg。如单用本品不能有效控制病情。可配合皮质激素全身给药（如泼尼松每日 0.2~0.6mg/kg）。3 个月内病情仍无改善应停用。为维持疗效，应逐渐减至最低有效剂量。缓解期内每日不应超过 5mg/kg。

（2）皮肤病：对伴有皮肤癌变或癌前变者，仅在对此类病变进行治疗后，以及在无其他有效疗法可供选择时，才可采用本品。活动性单纯性疱疹感染应先清理皮肤，之后开始使用本品。若在使用期间发生皮肤感染，若不严重则不必停药。

1）银屑病：推荐初始剂量为每日 2.5mg/kg，分 2 次口服。若治疗 4 周后病情无改善，可每月逐步增加 0.5~1.0mg/（kg·d），但每日不应超过 5mg/kg。若需快速改善病情，可将初始剂量调整至每日 5mg/kg。使用此剂量 4 周仍不能改善皮损，或有效剂量不符合安全指南，均应停药。调整至最低有效剂量以维持疗效，每日不得超过 5mg/kg。如果症状持续缓解 6 个月以上应停用。尽管停药后复发可能增加。曾采用补骨脂素 - 长波紫外线（PUVA）或紫外线 B 段（ultraviolet B，UVB）疗法、放射性疗法、化学疗法、甲氨蝶呤等免疫抑制剂、中波紫外线、煤焦油等方式治疗的银屑病患者，服用本品时皮肤恶性肿瘤的发生风险增加，禁用本品。

2）异位性皮炎：16 岁以上患者推荐剂量为每日 2.5~5.0mg/kg，分 2 次口服。初始剂量为每日 2.5mg/kg，两周内未获得满意疗效，可迅速提高至最高剂量 5mg/kg。疗程不超过 8 周。使用最高剂量 5mg/kg 1 个月内仍未获得满意疗效，应停用。由于治疗经验有限，不推荐用于儿童异位性皮炎患者。

（3）类风湿关节炎：最初 6 周推荐剂量为每日口服 3mg/kg，分 2 次口服。若疗效不明显，可逐渐增加至 5mg/（kg·d）的最高剂量。最高剂量 3 个月后疗效仍不显著，应停用。可与小剂量皮质激素和 / 或非甾体抗炎药联用。

（4）肾病综合征：推荐最高剂量儿童每日 6mg/kg，分 2 次口服。所用剂量应根据疗效（蛋白尿）和安全性（血清肌酐）而调整。逐渐减至最低有效维持量。肾功能不全但处于允许程度的患者，初始剂量不应超过 2.5mg/（kg·d）。成人血清肌酐 >200μmol/L，儿童 >140μmol/L 应禁用。单用本品疗效不佳，特别是对皮质激素耐受的患者，可与小剂量皮质激素联用。3 个月后疗效仍不理想，应停用本品[77]。

【给药说明】

1. 胶囊应整粒吞服。打开铝箔包装可闻到特别气味，属正常现象。

2. 每日总量分早晚 2 次服用。体重轻者不能精确等分，可早晚给予不同剂量，或使用口服液[77]。

3. 注射浓缩液应用 0.9% 氯化钠注射液、5% 葡萄糖注射液按 1∶20 或 1∶100 的比例稀释，缓慢给药，时间为 2~6 小时。稀释后若不能立即使用应于 2~8℃处保存，于 24 小时内使用[78]。

4. 静脉给药存在过敏风险。应尽快转为口服给药[77-78]。

5. 乳化型与非乳化型环孢素口服不具有生物等效性。若采用相同稳态血药浓度谷值，乳化型暴露量高于非乳化型。两者交换应特别小心[77]。

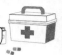

【注意事项】

1. 3 岁以下儿童和 17 岁以下类风湿关节炎的患者禁用。

2. 肾功能异常、高血压未得到控制、有恶性肿瘤的类风湿关节炎患者禁用。

3. 高尿酸血症、高血钾症患者慎用[77-78]。

【用药监护】

1. 口服环孢素更换品种需谨慎，必须监测血药浓度确保其能达到原水平。

2. 金黄色葡萄球菌皮肤感染并非本品的绝对禁忌证，但需给予适当的抗生素治疗。

3. 应对使用本品的移植和类风湿关节炎患者环孢素血液浓度进行监测，以避免由高浓度导致的毒性反应。

4. 对移植患者应进行剂量调节，以减少由于低浓度导致的器官排斥反应。

5. 有致肾功能（包括肾脏结构性）损害的可能，可能出现血清肌酐和尿素氮（blood urea nitrogen,BUN）升高，提示肾小球滤过率下降。治疗期间必须监测肾功能，频繁调整剂量。治疗开始前，应至少测定 2 次血清肌酐以确定可靠的基线值，以此分别计算相应的肌酐清除率，其值均应在正常范围内。治疗开始后 4 周内，每周测定 1 次血清肌酐和血压，之后每月测定 1 次。若增加剂量，则增加测定次数。患者血清肌酐值超过基线值的 30%，即使该值仍属正常范围，亦应将剂量降低 25%~50%。若 1 个月内仍不降低，则停用。短时间肌酐值超过基线值 20%~30%，应反复测定，以排除暂时性非肾源性血清肌酐增高的可能。原有肾功能损害的肾病综合征患者，很难判断其肾组织的改变是否由本品所致。故应用超过 1 年的、对皮质激素耐受的微小病变型肾病患者，应考虑行肾脏活检。

6. 严重肝功能障碍的肾病综合征患者，应密切监护其血清肌酐值及环孢素血药浓度，必要时做剂量调整。

7. 若血压明显超过基线值，应行降压治疗。若无法控制，则应停用。

8. 本品可增加高血钾的风险，特别是有肾功能障碍的患者，与保钾药及含钾药物合用或食用含钾食物应谨慎，建议控制血钾水平。

9. 本品可增加镁的清除，导致症状性低镁血症，特别是移植期间，建议控制血镁水平，尤其出现神经系统症状时。如有必要，应补充镁。

10. 对于皮肤病患者，若患者的皮肤损害并非典型的银屑病，或怀疑为癌变或癌前变者，应做活检。

11. 提醒患者治疗期间避免过度暴露于紫外线环境，以减少皮肤恶性肿瘤发生风险[77-78]。

【相互作用】

药品	作用程度	相互作用
两性霉素 B 脂质体	禁忌	该药物和环孢素均增加肾毒性和耳毒性
小檗碱	禁忌	合用时环孢素血药浓度可升高，增加发生毒性的风险
胺碘酮	慎用	胺碘酮可增加环孢素的血药浓度，可能增加肾毒性的发生风险。可能与胺碘酮抑制环孢素代谢有关

药品	作用程度	相互作用
苯巴比妥	慎用	巴比妥类可降低环孢素的浓度,减少环孢素的效应
红霉素、阿奇霉素、克拉霉素	慎用	大环内酯类抗菌药可干扰环孢素的代谢,增强其吸收的速度和程度或降低其分布容积。环孢素的浓度升高,发生毒性的风险增加
地高辛	慎用	地高辛的药学效应可能增强,可能出现毒性
阿米卡星、阿昔洛韦、奥沙利铂、卡铂、顺铂、碘佛醇、万古霉素	慎用	这些药物和环孢素均增加肾毒性和耳毒性
磺胺甲噁唑	慎用	该药物降低环孢素的效应,机制不明确
罗红霉素	慎用	该药物通过抑制代谢增加环孢素的浓度
奥曲肽、碳酸钙、碳酸氢钠	慎用	这些药物通过抑制胃肠道吸收降低环孢素的浓度
硝苯地平	慎用	该药物通过影响 CYP3A4 代谢增加环孢素的浓度或效应,该药物通过 P 糖蛋白外排转运子降低环孢素的浓度或效应
氨氯地平	慎用	该药物增加环孢素的浓度,机制不明确
苯妥英钠	慎用	合用可能减少环孢素的吸收或增强其代谢,环孢素的浓度可降低,导致免疫抑制作用下降
更昔洛韦	慎用	合用可能增加血肌酐的水平
布洛芬	慎用	合用时二者的肾毒性可增强
甲氧氯普胺	慎用	合用时环孢素的免疫抑制作用和毒性可增加。可能是因为甲氧氯普胺使胃排空时间增加促进了环孢素的吸收
奥美拉唑	慎用	合用时环孢素的浓度可能受影响
甲氨蝶呤	慎用	合用时甲氨蝶呤的血药浓度可能升高,药效和不良反应可能增强
华法林	慎用	华法林和环孢素的效应可降低
哌甲酯	慎用	环孢素的浓度可增加,发生毒性的风险增加
卡泊芬净、米卡芬净	慎用	环孢素的全血药浓度可升高,增强药学效应和不良反应
两性霉素 B	慎用	环孢素的肾毒性效应可增强
甲硝唑	慎用	环孢素的血药浓度和产生毒性的风险增加,可能与抑制环孢素的代谢有关
氨苯蝶啶、甲氧苄啶	慎用	环孢素和这两种药物均提高血钾浓度
吗替麦考酚酯	慎用	环孢素可能降低麦考酚酸的稳态血药浓度谷值

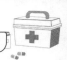

续表

药品	作用程度	相互作用
维库溴铵	慎用	环孢素可能通过抑制代谢延长神经肌肉阻滞作用
左甲状腺素	慎用	环孢素可增加有机阴离子转运蛋白底物的浓度增加该药物的浓度或效应
吡嗪酰胺	慎用	环孢素全血浓度可能降低,可能导致免疫抑制的作用降低
柔红霉素、长春新碱	慎用	环孢素通过 P 糖蛋白外排转运子增加这两种药物的浓度或效应
奈替米星、庆大霉素	慎用	环孢素通过 P 糖蛋白外排转运子增加这两种药物的浓度或效应。这两种药物与环孢素均增强肾毒性及耳毒性
风疹疫苗、脊髓灰质炎病毒疫苗、卡介苗、狂犬病疫苗、流感疫苗、轮状病毒口服活疫苗、麻疹疫苗	慎用	环孢素通过药效学拮抗作用降低这些药物的效应
氯雷他定、布地奈德、地塞米松、泼尼松、氢化可的松	慎用	环孢素通过影响 CYP3A4 代谢增加这些药物的浓度或效应。这些药物通过 P 糖蛋白外排转运子增加环孢素的浓度或效应
多柔比星	慎用	环孢素通过影响 CYP3A4 增加该药物的浓度或效应。环孢素通过 P 糖蛋白增加该药物的浓度或效应。环孢素通过减少肾清除率增加该药物的浓度
氢氯噻嗪	慎用	环孢素增加该药物的毒性,机制不明确,高尿酸血症和痛风的发生风险增加
甲泼尼龙	慎用	尽管二者联用时对于器官移植时可能有益,但毒性可能增强
螺内酯	慎用	螺内酯通过 P 糖蛋白外排转运子增加该药物的浓度或效应
他克莫司	慎用	肾毒性的发生风险可能增加。有毒性的相加或协同作用。避免同时使用
呋塞米	慎用	同时使用环孢素和呋塞米可使痛风性关节炎发生的风险增加
西咪替丁	慎用	西咪替丁可通过影响环孢素代谢,增加药物在体内的浓度或效应
依托泊苷	慎用	依托泊苷的血药浓度可能升高,可能导致毒性增加
氟康唑、伏立康唑、伊曲康唑	慎用	在开始抗真菌药治疗后 1~3 日后环孢素的浓度及毒性可增加,并持续至停止使用抗真菌药后 1 周
丙米嗪、地西泮、芬太尼、咪达唑仑	慎用	环孢素通过影响 CYP3A4 代谢增加这些药物的浓度或效应
奥卡西平	关注	环孢素浓度可能减少,药效降低
头孢曲松	关注	合用时环孢素血药浓度可升高,增加发生毒性的风险
环丙沙星、左氧氟沙星	关注	合用时抑制环孢素代谢(CYP3A4),环孢素毒性增强

续表

药品	作用程度	相互作用
氯霉素	关注	环孢素的稳态血药浓度谷值可升高,增加不良反应发生的可能性
亚胺培南西司他丁	关注	两者的中枢神经系统的副作用均增多,可能与相加或协同的毒性有关

【药物相容性】

容器	相容的药物	不相容的药物
Y 型管	地塞米松、米卡芬净、表柔比星	
混合管	丙泊酚	两性霉素 B、镁剂

【不良反应】

1. 主要不良反应包括震颤、多毛症、腹泻、畏食、恶心和呕吐,程度与剂量相关,降低剂量后减退。

2. 推荐给药剂量下会导致高血压,肝、肾毒性,风险随剂量增加。

3. 有发生恶性肿瘤(特别是皮肤癌)的报告。

4. 本品为全身免疫抑制剂,可使感染和肿瘤发生风险增加。

5. 使用环孢素期间,特别是与大剂量甲泼尼龙联用时可发生惊厥。其他神经系统反应包括意识、视觉和运动功能的障碍及精神疾病。下调剂量或停药后上述改变通常可改善[77]。

【药物过量】

曾有意外过量静脉用于早产儿导致严重中毒症状的报道。给予支持性对症治疗。透析和活性炭血液吸附无法充分去除体内的环孢素[78]。

【药理作用】

环孢素是一种含 11 个氨基酸的环形多肽,为 T 淋巴细胞功能调节药。用于临床实体器官移植和骨髓移植;预防和治疗排斥反应以及 GVHD。对多种已知的或正在研究中的自身免疫性疾病具有良好疗效。特异性地抑制辅助性 T 淋巴细胞的活性,但不抑制抑制性 T 细胞的活性,反而促进其增殖;抑制 B 淋巴细胞的活性;选择性抑制 T 淋巴细胞所分泌的 IL-2、干扰素 -γ,也能抑制单核巨噬细胞所分泌的 IL-1;在明显抑制宿主细胞免疫的同时,对体液免疫也有抑制作用;抑制体内移植物抗体的产生,具有抗排斥反应的作用;不影响吞噬细胞的功能,不产生明显的骨髓抑制作用[77]。

【药代动力学】

胃肠道吸收不规则;体内分布广泛;蛋白结合率为 90%;经肝脏代谢,主要通过胆汁或粪

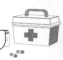

便排泄;不能通过血液透析消除。成人半衰期为 10~27 小时,儿童为 7~19 小时[77]。

【药物贮存】

25℃以下保存[77]。

他 克 莫 司
Tacrolimus

【适应证】

适用于治疗中重度特应性皮炎[79]、溃疡性结肠炎、预防移植术后的移植物排斥反应及肾病综合征等[80]。

【用法用量】

1. 中 / 重度特应性皮炎　≥2 岁儿童,于患处皮肤涂上一薄层 0.03% 浓度的他克莫司软膏,每日 2 次。应采用能控制特应性皮炎症状和体征的最小量,当特应性皮炎的症状和体征消失时应停止使用。本品不应采用封包敷料外用[79]。

2. 预防移植物抗宿主病　≥6 个月儿童,每日口服 0.12mg/kg,分为每 12 小时 1 次。调整给药剂量以达到目标稳态血药浓度谷值。本品可在移植后 2~6 个月且没有发生移植物排斥反应时逐步停药[81]。

3. 治疗移植物抗宿主病　≥6 个月儿童,每日口服 0.12mg/kg,分为每 12 小时 1 次。调整给药剂量以达到目标稳态血药浓度谷值[82]。

4. 预防移植排斥　每日口服 0.2~0.3mg/kg,分为每 12 小时 1 次。调整给药剂量以达到目标稳态血药浓度谷值。在心脏或者肝移植的患者中,应于移植后至少 6 小时后给予首剂他克莫司[83]。

5. 肾病综合征,激素抵抗型　≥2 岁儿童,每日口服 0.1~0.2mg/kg,分为每 12 小时 1 次。调整剂量以达到目标稳态血药浓度谷值 5~10ng/ml[84]。

6. 溃疡性结肠炎,激素抵抗型　≥2 岁儿童,每 12 小时口服 0.1mg/kg,诱导期调整剂量以达到目标稳态血药浓度谷值 10~15ng/ml,缓解期调整剂量以达到目标稳态血药浓度谷值 5~10ng/ml,3~4 个月后停止给药[85]。

【剂量调整】

口服剂型:肝损伤,严重肝损伤时,可能需要更低的剂量;肾损伤,本身有肾损伤的心脏或者肝移植的患者应考虑给予更低的初始剂量[80]。

【给药说明】

1. 通常先口服给药,必要时将胶囊内容物悬浮于水中,鼻饲给药。

2. 推荐每日服药 2 次(如早晨和晚上)。胶囊从泡罩中取出后应立即用液体送服(最好用水)。

3. 建议空腹或餐前 1 小时或餐后 2~3 小时服用胶囊。以使药物最大程度被吸收[80]。

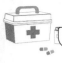

4. 对于使用软膏剂的患者,应进行指导:不要长期连续应用他克莫司软膏。只是在湿疹受累的皮肤区域应用他克莫司软膏[79]。

【注意事项】

1. 他克莫司软膏不应用于免疫受损患者。不要将他克莫司软膏用于 2 岁以下的儿童。如果特应性皮炎的症状和体征在 6 周内未改善,患者病情应再次被评估[79]。

2. 对他克莫司或制剂中任何其他成分有过敏史的患者禁用本品。对他克莫司或其他大环内酯类药物过敏者服药后可能出现过敏反应。

3. 肝肾功能不全、糖尿病、高钾血症、心室肥大、有神经性毒性表现者,如震颤、头痛、共济失调、精神状态改变等慎用[80]。

【用药监护】

1. 治疗过程中,应最低限度减少或避免自然或人工阳光暴露。

2. 不慎、无意或在无监督下的他克莫司胶囊和他克莫司缓释胶囊之间的转换是不安全的。这可能导致移植物排斥或增加不良反应的发生,包括由他克莫司全身暴露的临床相关差异导致的免疫抑制不足或过度。患者应维持他克莫司单一剂型及相应的日给药方案进行治疗。改变剂型或调整剂量只能在移植专家严密的监督下进行。任何剂型转换后,都需要监测治疗药物,并调整剂量以保证他克莫司的全身暴露前后一致。

3. 给药剂量主要基于对每位患者排斥反应和耐受性的临床评估。他克莫司属于治疗窗窄的药物,治疗剂量和中毒剂量相当接近,且个体间和个体内差异大,因此,移植术后应该监测他克莫司的稳态血药浓度谷值。

4. 他克莫司胶囊服用后需进行血药浓度监测,口服给药时,应在给药后 12 小时左右即在下次给药前测定稳态血药浓度谷值。稳态血药浓度谷值监测频率根据临床需要而定。

5. 肝移植患者在临床实践中理想的监测时间为开始服药后的第 2 日或第 3 日,移植术后的前 1~2 周,每周平均监测 3 次,以后逐渐减少,第 3~4 周每周 2 次,第 5~6 周每周 1 次,第 7~12 周每 2 周 1 次。维持治疗期应定期监测。

6. 肾移植患者在移植术后的前 1~2 周,每周平均监测 1~2 次,以后逐渐减少,第 3~4 周每周 1 次,第 5~12 周每 2 周 1 次。维持治疗期应定期监测[80]。

7. 临床研究分析表明,他克莫司稳态血药浓度谷值维持在 20ng/ml 以下,大多数患者临床状况可控。因此,当说明稳态血药浓度谷值时要考虑患者的临床状况。肝移植患者:术后 1 个月内目标稳态血药浓度谷值为 10~15ng/ml,第 2~3 个月为 7~11ng/ml,3 个月后为 5.0~8.0ng/ml 并维持。肾移植患者:术后 1 个月内目标稳态血药浓度谷值为 6~15ng/ml,第 2~3 个月为 8~15ng/ml,第 4~6 个月为 7~12ng/ml,6 个月后为 5~10ng/ml 并维持在该水平[83,85-87]。

8. 移植术后早期应对下列参数进行常规监测:血压、心电图、神经和视力状态、空腹血糖、电解质(特别是血钾)、肝肾功能检查、血液学参数、凝血值、血浆蛋白测定。如上述参数发生了临床相关变化,应考虑调整免疫抑制治疗方案。

9. 肝功能对术前及术后药代动力学参数均有明显影响,对肝移植失败及用过其他免疫抑制剂转而再用他克莫司的患者,必须密切监测,以避免发生药物过量[80]。

【相互作用】

药品	作用程度	相互作用
阿米卡星	慎用	该药物与阿米卡星均增强肾毒性和/或耳毒性
胺碘酮	慎用	胺碘酮通过 P 糖蛋白外排转运子增加该药物的浓度或效应
苯巴比妥	慎用	巴比妥类可能增强他克莫司的肝脏代谢（CYP3A4），他克莫司的浓度可能降低
乙醇	慎用	出现暂时性面部潮红的概率增加
地高辛	慎用	该药物通过 P 糖蛋白外排转运子增加地高辛的浓度或效应
庆大霉素	慎用	该药物通过 P 糖蛋白外排转运子增加庆大霉素的浓度或效应。该药物和庆大霉素均增加肾毒性和/或耳毒性
阿奇霉素	慎用	该药物通过影响 P 糖蛋白外排转运子增加阿奇霉素的浓度或效应
甲硝唑、红霉素、克拉霉素、西咪替丁	慎用	合用时抑制他克莫司的肝脏代谢（CYP3A4）。他克莫司的血药浓度可能升高，增加发生毒性的风险
万古霉素	慎用	合用增加肾毒性和/或耳毒性
茶碱	慎用	肌酐的浓度和他克莫司的稳态血药浓度谷值可能升高，增加发生毒性的风险
利福平、利福霉素	慎用	上述药物可能诱导他克莫司的代谢，使用利福霉素 2 日后他克莫司的免疫抑制效应即可出现降低
螺内酯	慎用	螺内酯通过 P 糖蛋白外排转运子增加该药物的浓度或效应
吗替麦考酚酯	慎用	麦考酚酸的稳态血药浓度谷值可能升高，发生不良反应的风险增加
环孢素	慎用	肾毒性的发生风险可能增加。有毒性的相加或协同作用。避免同时使用
氟康唑、伊曲康唑	慎用	他克莫司的代谢受到抑制，其浓度和毒性可能增加
伏立康唑	慎用	他克莫司的稳态血药浓度谷值可能升高，增加发生毒性的风险。伏立康唑抑制他克莫司的肝脏代谢（CYP3A4）
氯霉素	慎用	他克莫司的浓度可能升高，增加发生毒性的风险。可能与他克莫司的肝脏代谢受到抑制有关
泼尼松	慎用	他克莫司的血药浓度可能降低，增加排斥的风险
奥美拉唑	慎用	他克莫司的血药浓度可能升高，增加发生毒性的风险
苯妥英钠	慎用	他克莫司血药浓度可能降低，苯妥英钠血药浓度可能升高。苯妥英钠可能促进他克莫司的代谢
左氧氟沙星	慎用	左氧氟沙星可能抑制他克莫司的代谢（CYP3A4），他克莫司的血药浓度可能升高，增加发生毒性的风险

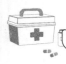

【不良反应】

1. 软膏剂在儿童中常见的不良反应（临床研究中发生率大于10%）　皮肤烧灼感、瘙痒、流感样症状、皮肤红斑、皮肤感染、发热、咳嗽增加、中耳炎等[79]。

2. 胶囊剂常见的不良反应

（1）胃肠道不良反应：腹泻、恶心、胃肠道炎、胃肠道溃疡和穿孔、胃肠道出血、口腔炎和溃疡、腹水、呕吐、胃肠道和腹部疼痛、消化不良体征和症状、便秘、胃胀、气胀、便溏、胃肠道体征和症状。

（2）神经系统不良反应：震颤、头痛、癫痫发作、意识障碍、感觉异常和迟钝、外周神经病变、眩晕、书写障碍、神经系统失调，失眠、焦虑、意识错乱和定向障碍、抑郁、情绪低落、情绪不稳和情绪障碍、噩梦、幻觉、精神障碍。

（3）泌尿系统不良反应：肾损伤、肾衰竭、少尿症、肾小管坏死、中毒性肾病、泌尿系统异常、膀胱和尿道症状。

（4）肝脏不良反应：氨基转移酶和肝功能异常、胆汁淤积和黄疸、肝细胞损伤和肝炎、胆管炎。

（5）血液系统不良反应：贫血、白细胞减少、血小板减少、白细胞增多、红细胞分析异常。

（6）心血管系统不良反应：缺血性冠状动脉疾病、心动过速，高血压、出血、血栓和局部缺血、外周血管异常、血管性低血压。

（7）视觉影响：视力模糊、畏光、眼睛不适。

（8）其他：耳鸣；呼吸困难、肺实质异常、胸腔积液、咽炎、咳嗽、鼻充血和炎症；瘙痒症、皮疹、脱发、痤疮、多汗；关节痛、肌肉痉挛、肢体疼痛、背痛；高血糖、糖尿病、高钾血症、低镁血症、低磷酸盐血症、低钾血症、低钙血症、低钠血症、体液潴留、高尿酸血症、食欲减退、畏食、代谢性酸中毒、高脂血症、高胆固醇血症、高甘油三酯血症、其他电解质异常；虚弱、发热、水肿、疼痛和不适、血碱性磷酸酶升高、体重增加、体温感觉障碍；与其他强效免疫抑制剂一样，服用他克莫司的患者感染的风险增加（病毒、细菌、真菌和原虫）。已有的感染可能会加重，也可能发生全身感染或局部感染。接受免疫抑制剂包括本品治疗的患者，已有报道与 BK 病毒相关的肾病和与 JC 病毒相关的进行性多灶性白质脑病（progressive multifocal leukoencephalopathy，PML）[80]。

【药物过量】

表现：药物过量的症状（初始剂量是目前推荐剂量的 2~3 倍）可能包括肾、神经及心脏方面疾病、糖耐量异常、高血压及电解质紊乱（高钾血症）。过度免疫抑制会增加严重感染的风险性。

处置：尚无特定的解毒剂。若发生药物过量，应采用一般支持疗法及对症治疗。由于其水溶性差且与血浆蛋白及红细胞广泛结合，不能通过血液透析来清除。对于个别血浆浓度极高的患者，有报道渗透疗法及透析能显著降低血浓度，对于口服过量者，洗胃及使用吸附剂（如活性炭）可能会有所帮助[80]。

【药理作用】

他克莫司是大环内酯类强效免疫抑制药。抑制造成移植物排斥反应的细胞毒性淋巴细

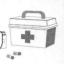

胞的形成。抑制 T 淋巴细胞活化及 Th 细胞依赖型 B 淋巴细胞的增殖以及抑制淋巴细胞因子的生成如白介素 -2、白介素 -3 和干扰素 γ，以及白介素 -2 受体的表达[80]。

【药代动力学】

口服吸收不完全，个体差异大。口服生物利用度在 15%~20% 较为常见，在肝脏抑制患者中平均生物利用度约为 21.8%，肾移植患者约为 20.1%。空腹吸收速率和程度最大，当进食中等程度的脂肪食物后再给药，口服生物利用度下降，AUC 和 C_{max} 降低，t_{max} 增加。血浆蛋白结合率约为 99%，血药浓度达峰时间为 1~3 小时。健康受试者全血半衰期约为 43 小时，成人和儿童肝移植患者平均半衰期分别为 11.7 小时和 12.4 小时。他克莫司由肝脏代谢清除，口服或静脉给药后仅有低于 1% 的他克莫司原型在尿中出现[80]。

【药物贮存】

室温下保存[80]。

吗替麦考酚酯
Mycophenolate Mofetil

【适应证】

本品与皮质类固醇以及环孢素或他克莫司同时应用，适用于治疗：接受同种异体肾脏、肝脏及心脏移植的患者中预防器官的排斥反应，以及狼疮性肾炎和肾病综合征的治疗[88-92]。

【用法用量】

1. 肾移植　根据肾脏移植之后儿童的药代动力学和安全性数据，推荐剂量是吗替麦考酚酯口服 600mg/m²，每日 2 次，最大剂量每次 1g[88]。

2. 肝脏、心脏移植　在接受心脏或肝脏同种异体移植的 3 个月至 17 岁儿童患者，用药方案如下。

1.25m²<BSA<1.5m²：口服 750mg/ 次，每日 2 次。

BSA≥1.5m²：口服 1 000mg/ 次，每日 2 次[89]。

3. 狼疮性肾炎（儿童及青少年）

（1）根据体表面积计算

1）诱导阶段：每次口服 300~600mg/m²，每日 2 次。每日不超过 3 000mg。

2）维持阶段：起始剂量每次口服 300~600mg/m²，每日不超过 2 000~3 000mg。病情稳定后可考虑减量服用。

（2）按固定剂量给药：5 岁以上儿童及青少年，诱导及维持阶段，起始剂量口服 250~500mg/ 次，每日 2 次；逐渐增加剂量至 750~1 000mg/ 次，每日 2 次[90]。

4. 肾病综合征，频复发

（1）根据体表面积，每次口服 600mg/m²，每日 2 次。连续应用至少 12 个月[84]，每日剂量不超过 2 000mg[91]。

（2）根据体重，每次口服 12.5~18mg/kg，每日 2 次，每日剂量不超过 2 000mg。在泼尼松

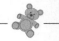

逐渐减量的同时,连续应用 1~2 年[92]。

5. 肾病综合征,激素依赖型

（1）根据体表面积,每次口服 600mg/m², 每日 2 次。连续应用至少 12 个月[84],每日剂量不超过 2 000mg[91]。

（2）根据体重,每次口服 12.5~18mg/kg, 每日 2 次,每日剂量不超过 2 000mg[92]。

【剂量调整】

对于有严重慢性肾功能损害［肾小球滤过率小于 25ml/（min·1.73m²）］的肾移植受者,在度过了术后早期后,应避免使用大于每次 1g、每日 2 次的剂量。而且对这些患者需要严密观察[88]。

【给药说明】

食物对药物的 AUC 无影响,但使 C_{max} 下降 40%。推荐本品空腹服用。但是对稳定的肾脏移植受者,如果需要本品可以和食物同服[88]。

【注意事项】

1. 免疫抑制剂可能导致对细菌、真菌、病毒等病原微生物的易感性增加,包括机会性感染,乙型肝炎病毒、丙型肝炎病毒感染。

2. 免疫抑制剂可能导致淋巴瘤和其他恶性肿瘤的发生,只有在有专科经验的医师指导下才可服用。

3. 慎用于有活动性消化系统疾病的患者。

4. 避免用于罕见的次黄嘌呤 - 鸟嘌呤磷酸核糖转移酶（HGPRT）遗传缺陷的患者,如莱施 - 奈恩综合征（Lesch - Nyhan syndrome）和 Kelley-Seegmiller 综合征[88]。

【用药监护】

1. 患者发生皮肤癌的危险性增加,应通过穿防护衣或含高防护因子的防晒霜减少暴露于阳光和紫外线下。同时监测皮肤变化,注意淋巴瘤的发生。

2. 用药后可能出现严重中性粒细胞减少症（中性粒细胞计数 ANC<0.5 × 10³/μl）,患者在接受本品治疗的第 1 个月内,应每周完成 1 次全血细胞计数检验;在治疗的第 2 个月和第 3 个月内,应每月完成 2 次检验;然后至 1 年时,应每月完成 1 次检验。应特别监测中性粒细胞减少症的出现情况。当 ANC<1.3 × 10³/μl 应中断本品给药,或降低剂量并密切观察。观察到预防肾移植、心脏移植或肝移植排斥反应患者最常出现中性粒细胞减少症的时间是移植后 31~180 日。

3. 应告知接受本品治疗的患者,在出现任何感染症状、意外挫伤、出血或其他骨髓抑制表征时应立即汇报。

4. 患者在治疗期间以及本品停药后至少 6 周内不应献血。

5. 应告知患者在本品治疗中进行疫苗接种可能效果欠佳。而且应当避免使用减毒活疫苗[88]。

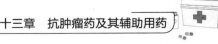

【相互作用】

药品名称	作用程度	相互作用
富马酸亚铁	慎用	同时使用可降低麦考酚酸的血药浓度及麦考酚酯的临床效应
环孢素	慎用	环孢素可能降低麦考酚酸的稳态血药浓度谷值
甲硝唑	慎用	甲硝唑可降低麦考酚酸的浓度
利福平、利福霉素	慎用	上述药物可能降低麦考酚酸的血药浓度,减弱药效
他克莫司	慎用	麦考酚酸的稳态血药浓度谷值可能升高,发生不良反应的风险增加
阿昔洛韦	微弱	阿昔洛韦的血药浓度可上升,药效增强,机制不明确,可能与阿昔洛韦的肾清除率降低有关

【不良反应】

1. 进行性多灶性白质脑病:使用本品治疗的患者中,有发生与 JC 病毒相关的进行性多灶性白质脑病(PML)病例中报道,且部分病例为致死性病例,PML 通常表现为轻偏瘫、冷淡、意识模糊、认知障碍和共济失调。对于免疫抑制患者,医师应考虑对报告有神经症状的患者采取 PML 鉴别诊断,还应请神经病学家给予专科意见。

2. 全身反应　无力、发热、头痛、感染、疼痛、水肿、脓毒症等。

3. 血液系统　贫血、白细胞增多、白细胞减少、血小板减少等。

4. 泌尿生殖系统　血尿、肾小管坏死、尿道感染等。

5. 代谢和营养　高胆固醇血症、高血糖症、高钾血症、低钾血症、低磷酸盐血症等。

6. 消化系统　便秘、腹泻、消化不良、恶心、呕吐、口腔溃疡等。

7. 呼吸系统　咳嗽增加、呼吸困难、咽炎、肺炎、支气管炎等。

8. 皮肤及其附属物　痤疮、单纯疱疹等。

9. 中枢神经系统　头昏、失眠、震颤等。

10. 心血管系统　高血压[88]。

【药物过量】

表现:过量可能会导致免疫系统的过度抑制,增加感染和骨髓抑制的易感性。

处置:血液透析不能清除药物;可被胆酸结合剂消除,如考来烯胺[88]。

【药理作用】

1. 吗替麦考酚酯是麦考酚酸(MPA)的 2- 乙基酯类衍生物。MPA 是高效、选择性、非竞争性、可逆性的次黄嘌呤单核苷酸脱氢酶抑制剂,可抑制鸟嘌呤核苷酸的经典合成途径,抑制有丝分裂原和同种特异性刺激物引起的 T 淋巴细胞和 B 淋巴细胞增殖,还可抑制 B 淋巴细胞产生抗体,抑制淋巴细胞和单核细胞糖蛋白的糖基化,因此可抑制白细胞进入炎症和移植物排斥反应的部位。

2. 不能抑制外周血单核细胞活化的早期反应,如白介素 -1 和白介素 -2 的产生等,但可以抑制这些早期反应所导致的 DNA 合成和增殖反应[88]。

【药代动力学】

口服或静脉给药后,吗替麦考酚酯迅速并完全代谢为活性代谢产物 MPA。药物口服吸收迅速和基本完全吸收。MPA 代谢为 MPAG 的形式,后者无药理活性。原药吗替麦考酚酯在静脉注射的过程中在身体中可以检测到,注射停止或口服后很短时间(大约 5 分钟),本品的浓度低于可定量的下限(0.4μg/ml)。儿童的药代动力学数据有限,但可见与成人数据相比变异性较大,需加强监测[88]。

【药物贮存】

本品应于 15~30℃避光保存[88]。

匹多莫德
Pidotimod

【适应证】

用于细胞免疫功能低下的患者,如上下呼吸道反复感染(咽炎、气管炎、支气管炎、扁桃体炎),耳鼻喉科反复感染(鼻炎、鼻窦炎、耳炎),泌尿系统感染等,用以减少急性发作的次数,缩短病程,减轻发作的程度;也可作为急性感染时抗菌药物的辅助用药[93]。

【用法用量】

3 岁以下儿童禁用。

1. 急性期用药:开始口服 2 周,每次 0.4g,每日 2 次,随后减为每次 0.4g,每日 1 次,连续用药 60 日或遵医嘱。

2. 预防用药:每次 0.4g,口服,连续用药 60 日或遵医嘱[94]。

【给药说明】

食物可影响匹多莫德的吸收,故宜在两餐间服用[94]。

【注意事项】

伴有既往过敏史的患者慎用[94]。

【用药监护】

如过量服用,需用常规方法如催吐、导泻、输液等促进过量药物排出[94]。

【不良反应】

偶见头晕、头痛、恶心、呕吐、皮疹等。一般无须停药治疗[94]。

【药理作用】

本品是一种全合成的免疫增强药,可增强巨噬细胞和中性粒细胞的吞噬活性,提高其趋

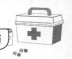

化性;激活自然杀伤细胞,促进有丝分裂原引起的淋巴细胞增殖,使免疫功能低下时降低的辅助性 T 细胞(CD4+)与抑制性 T 细胞(CD8+)的比值升高恢复正常;通过刺激白介素 -2(IL-2)和干扰素 γ(IFN-γ)促进细胞免疫反应。故既可促进机体的非特异性免疫反应,又可促进特异性免疫反应,但无直接的抗菌、抗病毒作用[94]。

【药代动力学】

健康成人口服 400mg 匹多莫德后,血药浓度达峰时间为(1.8±0.1)小时,生物利用度为 42%,半衰期 $t_{1/2}$ 为(4.4±0.2)小时。口服后不被代谢分解,以原型经肾排出。颗粒剂和片剂具有生物等效性[94]。

【药物贮存】

在阴凉处(不超过 20℃)保存[94]。

羟 氯 喹
Hydroxychloroquine

【适应证】

本品适用于疟疾的治疗和预防,用于类风湿关节炎,红斑狼疮,狼疮性肾病,幼年特发性关节炎,幼年型皮肌炎的治疗[95]。

【用法用量】

口服。年龄低于 6 岁的儿童禁用[95]。

1. 预防疟疾　5mg/kg,每周 1 次。

2. 治疗疟疾　首次 10mg/kg,6 小时后服药 5mg/kg,之后每日 1 次 5mg/kg[96]。

3. 类风湿关节炎　每日口服 1 次,不得超过 6.5mg/(kg·d),每日最大剂量 400mg。

4. 红斑狼疮　每日口服 1 次,不得超过 6.5mg/(kg·d),每日最大剂量 400mg[97]。

5. 狼疮性肾病　推荐剂量为每日 1 次口服 4~6mg/(kg·d)[98]。

6. 幼年特发性关节炎　作为联合用药方案。适用于 6 岁以上儿童,口服剂量为 3~6mg/(kg·d),分 1~2 次服用,最大剂量 <400mg/d[99]。

7. 幼年型皮肌炎　5.0~6.5mg/(kg·d),分 1~2 次口服,最大剂量为 0.3g/d[100]。

【给药说明】

1. 每次服药应同时进食或饮用牛奶。

2. 羟氯喹具有累积作用,需要几周才能发挥它有益的作用,而轻微的不良反应可能发生相对较早。如果风湿性疾病治疗 6 个月没有改善,应终止治疗。

3. 在治疗光敏感疾病时,应仅在最大程度暴露于日光下给予。

4. 应按照理想体重给药。若按照绝对体重作为给药指导,对肥胖患者会导致药物过量[95]。

【注意事项】

1. 已知对 4- 氯基喹啉类化合物过敏的患者禁用。

2. 患有半乳糖不耐受、乳糖酶缺乏或葡萄糖 - 半乳糖吸收不良的罕见的遗传疾病的患者不应服用本品。

3. 先前存在眼睛黄斑病变的患者禁用。

4. 对奎宁敏感的患者、葡萄糖 -6- 磷酸脱氢酶有缺陷的患者、服用羟氯喹能加剧迟发性皮肤卟啉病的患者、银屑病患者应谨慎使用本品,因为本品可能增加皮肤不良反应风险[95]。

【用药监护】

1. 在开始使用本品治疗前,所有患者均应进行眼科学检查,检查包括视力灵敏度、眼科镜检、中心视野、色觉和眼底检查等。此后,应每年至少检查一次。注意视力和视网膜变化。视网膜病变与药物剂量有很大相关性。下列情况应增加眼科检查频次:每日剂量超过 6.5mg/kg(标准体重)、肾功能不全、累积用药量超过 200g、视敏度受损。如果出现视力障碍(视觉灵敏度、色觉等发生异常),应立即停药,并密切观察患者异常情况的进展。甚至在停止治疗后,视网膜病变(和视力障碍)仍可能进一步发展。

2. 对接受羟氯喹治疗的患者,应警告其有出现低血糖的风险及相关的临床体征和症状。在接受羟氯喹治疗期间,如出现低血糖症状,应检查血糖水平,如有必要应对治疗进行再评价。

3. 肝肾功能严重受损的患者应进行血浆羟氯喹水平的估测以便调节所用剂量。

4. 建议进行定期的血细胞计数,如出现骨髓抑制等异常应停用本品。

5. 进行长期治疗的患者定期检查骨骼肌功能和腱反射。用药后如果出现骨骼肌功能和腱反射降低,应该停药。

6. 建议临床监测心肌病的体征和症状。出现心肌病时应停用本品。当发现有心脏传导异常(束支传导阻滞 / 房室传导阻滞)及双侧心室肥大时,应考虑药物的慢性毒性[95]。

【相互作用】

药品名称	作用程度	相互作用
地高辛	慎用	本品可增加地高辛血浆浓度,合用应严密监测血清地高辛水平
氨基糖苷类	慎用	本品可增强前者直接阻滞神经肌肉接头的作用
新斯的明	慎用	本品可拮抗前者的效应
西咪替丁	慎用	可抑制本品代谢,增加血浆浓度
人用狂犬病疫苗(人二倍体细胞)	慎用	减弱机体对前者皮内注射的初次免疫应答
环孢素	慎用	与本品合用时可使前者血浆浓度升高
氨苄西林	慎用	本品可降低前者的生物利用度

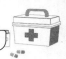

【不良反应】

1. 视觉影响

（1）视网膜变化：可发生视网膜色素沉着变化和视野缺损。早期停用本品病变可逆。如果进一步发展，即使停用本品，仍有加重的危险。报告有黄斑病变和黄斑变性的病例，并且可能为不可逆。视网膜病变的患者早期可能没有症状，或者伴有旁中心或中心环形暗点、暂时性的盲点、颞侧视野缺损和异常色觉。

（2）角膜的变化：有角膜变化的报道包括角膜水肿和混浊，可以无自觉症状或可引起诸如光晕、视力模糊或畏光。可能是暂时的或停药后会逆转。由调节功能异常导致的视力模糊是剂量依赖的，也可能是可逆的。

2. 皮肤影响　有时可发生皮疹、瘙痒症，皮肤黏膜色素变化、头发变白和脱发也有报道发生，通常停药后容易恢复。有大疱疹包括十分罕见的多形性红斑和重症多形性红斑、中毒性表皮坏死松解症、药物反应伴嗜酸性粒细胞增多和全身性症状（drug reaction with eosinophilia and systemic symptoms，DRESS）、光敏感和剥脱性皮炎的报道。十分罕见的急性泛发性发疹性脓疱病（acute generalized eruptive impetigo，AGEP）病例，须与银屑病进行区别。

3. 胃肠道影响　可出现胃肠道功能紊乱，例如恶心、腹泻、畏食、腹痛和罕见的呕吐。在减小剂量或停止治疗后，这些症状通常会立刻消失。

4. 中枢神经系统影响　使用此类药物较少见的不良反应如头晕、眩晕、耳鸣、听觉缺失、头痛、神经过敏和情绪不稳、精神病、惊厥，但均有报道。

5. 神经肌肉影响　可发生感觉运动神经疾病。有进行性虚弱和近端肌群萎缩的骨骼肌肌病或神经肌病的报道。停药后肌病可能恢复，但恢复需要几个月时间。可能观察到伴有轻微的感觉变化，腱反射抑制和异常神经传导。

6. 心血管系统影响　心肌病（可能导致心力衰竭），一些病例报告了死亡。当发现有心脏传导异常（束支传导阻滞/房室传导阻滞）及双侧心室肥大时，应怀疑到药物的慢性毒性。停药后可能恢复。

7. 血液学影响　骨髓抑制的报道比较罕见。血液学的异常如贫血、粒细胞缺乏症、其他白细胞减少症和血小板减少症都曾有报道。羟氯喹可能会促发或加重卟啉病。

8. 肝脏影响　有肝功能检测异常的个例报道，并有一些暴发性肝功能衰竭的病例报道。

9. 过敏反应　荨麻疹、血管性水肿和支气管痉挛均有报道。

10. 代谢和营养系统影响　可能发生低血糖症，频率未知[95]。

【药物过量】

药物过量的症状可能包括头痛、视力失常、心血管衰竭、惊厥、低血钾、心脏节律和传导障碍（包括 Q-T 间期延长，尖端扭转型室性心动过速，其他类型的室性心动过速和心室纤颤，甚至发生突然的、潜在致命的呼吸和心脏停搏）。应通过催吐或洗胃的方式赶快排空胃内容物。在摄药后 30 分钟内，洗胃后通过胃管导入至少 5 倍服药量的活性炭粉末可抑制进一步的吸收。在过量时应考虑胃肠外给予地西泮显示有利于逆转氯喹的心脏毒性。必要时采取呼吸支持、休克处理方案。急性期存活的患者即使没有症状也应至少严密观察 6 小时[95]。

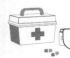

【药理作用】

抗疟药如氯喹和羟氯喹具有几个药理学作用,包括治疗风湿性疾病所涉及的治疗效应,但每个效应的作用尚不清楚。这些包括与巯基的相互作用、干扰酶的活性(包括磷脂酶、NADH- 细胞色素 C 还原酶、胆碱酯酶、蛋白酶和水解酶)、DNA 结合、稳定溶酶体膜、抑制前列腺素的形成、抑制多形核细胞的趋化作用和吞噬细胞的作用、可能干扰单核细胞白介素 -1 的形成和抑制中性粒细胞超氧化物的释放[95]。

【药代动力学】

羟氯喹具有和氯喹相似的药理作用、药代动力学和体内代谢过程。口服后,羟氯喹被快速和几乎全部吸收。平均生物利用度约为 74%。其在全身广泛分布,蓄积部位包括血细胞内和其他组织,如肝、肺、肾和眼。其在肝脏中部分被转化为活性乙基化代谢产物,主要通过肾脏消除(23%~25% 原型药),也能通过胆汁消除。排泄缓慢,终末消除半衰期约为 50 日(全血)和 32 日(血浆)。羟氯喹可穿过胎盘,可能类似于氯喹,可进入乳汁[95]。

【药物贮存】

密封,25℃以下保存[95]。

第十三章
参考文献